国家出版基金项目
NATIONAL PUBLICATION FOUNDATION

齐鲁医派文库

总主编 ○ 王振国

齐鲁医籍丛刊

医经卷

宋咏梅 主编

山东科学技术出版社
·济南·

图书在版编目（CIP）数据

齐鲁医籍丛刊.医经卷/宋咏梅主编.--济南：山东科学技术出版社，2023.10
（齐鲁医派文库/王振国总主编）
ISBN 978-7-5723-1612-8

Ⅰ.①齐… Ⅱ.①宋… Ⅲ.①中医典籍 Ⅳ.①R2-5

中国国家版本馆CIP数据核字（2023）第056274号

齐鲁医籍丛刊 医经卷
QILU YIJI CONGKAN YI JING JUAN

责任编辑：马 祥
装帧设计：孙 佳

主管单位：	山东出版传媒股份有限公司
出 版 者：	山东科学技术出版社
	地址：济南市市中区舜耕路517号
	邮编：250003 电话：（0531）82098088
	网址：www.lkj.com.cn
	电子邮件：sdkj@sdcbcm.com
发 行 者：	山东科学技术出版社
	地址：济南市市中区舜耕路517号
	邮编：250003 电话：（0531）82098071
印 刷 者：	山东联志智能印刷有限公司
	地址：山东省济南市历城区郭店街道相公庄村
	文化产业园2号厂房
	邮编：250100 电话：（0531）88812798

规格：16开（184 mm×260 mm）
印张：46　字数：760千　印数：1~1000
版次：2023年10月第1版　印次：2023年10月第1次印刷
定价：188.00元

文库规划委员会

主　　　任　马立新
常务副主任　张立祥
副　主　任　马　强
委　　　员　毛　新　卢　钢　吕　征　潘　凯

专家指导委员会

顾　　　问　王新陆　武继彪　钟永诚
委　　　员　（按姓氏笔画排序）
　　　　　　丁元庆　于俊生　尹常健　刘更生
　　　　　　刘持年　刘桂荣　谷越涛　迟华基
　　　　　　姜建国　徐云生　郭　栋　郭伟星

丛刊编委会

主　编　宋咏梅

副主编　崔利锐　刘　伟

编　委（按姓氏笔画排序）

于真苹　王云超　王法帅　王粲然

司尚坤　吕佳蔚　乔　利　刘　伟

闫文丽　李念真　李睿康　余赟楠

宋咏梅　林艳华　季晨露　孟　丹

赵　秀　赵啸虎　相光鑫　高寰宇

唐尊昊　崔利锐　阚遵琪

文库序

齐鲁大地，东临渤海、西接中原、北傍燕赵、南依徐淮，是连接华东与华北、大海与中原的纽带。先秦时期，华夏文明的重心在齐鲁，多元文化融合而成的齐鲁文化是中国优秀传统文化的重要源头。在齐鲁文化的滋养下，齐鲁大地产生了独特的地域性中医药文化，形成了"儒医文化""扁鹊故里""针砭发源地"三张名片，齐鲁医派即是在这种具有地域特色的中医药厚土上孕育、发展、壮大的中医学术流派，是齐鲁中医药文化的重要组成部分，在医学理论和诊疗技术方面形成了自己独特的体系，对我国中医药事业的发展影响至深。

"十四五"时期，我国转向高质量发展阶段，人民健康处于优先发展的战略位置，中医药振兴发展迎来天时地利人和的大好时机，山东省也进入由中医药大省向强省跨越的关键时期。习近平总书记就中医药工作做出的一系列重要指示和重要批示，为新时代中医药事业传承创新发展提供了根本遵循。2018年以来，山东省委、省政府先后出台了多个促进中医药发展的重要文件，为齐鲁中医药文化的弘扬与齐鲁医派的传承创新发展增添了巨大的推动力。其中，《齐鲁医派文库》的出版就是大力实施齐鲁中医药"六大工程"的重要举措之一。

《齐鲁医派文库》是以习近平新时代中国特色社会主义思想为指导，深入贯彻落实全国、全省中医药大会精神，以挖掘、建设与普及齐鲁中医药文化及特色技术为主要目的的大型中医药文化传承出版工程，是山东省政府首次对齐鲁中医药文化精髓进行的全面深刻的挖掘与传承。该项目聚焦齐鲁医籍、医史汇考、经验辑要和中医药文化等板块，重点整理抢救濒临失传的珍稀和珍贵古医籍，深入挖掘整理扁鹊、淳于意、王叔和、钱乙、成无己、黄元御等为代表的古代齐鲁医家理论精华，全面梳理齐鲁中医药名堂、名号及名家理论，系统整理齐鲁当代名老中医、中青年人才的学术和临床经验。在对齐鲁历代名医的相关文献和资料进行搜集、解读、阐释、评议的基础上，本着历史、文献、理论研究有机结合的原则，厘清齐鲁医学的基本发展脉络，系统总结齐鲁古代名医、近现代名医及当代名医的特色医学理论、临床实践经验、传承谱系和历史影响，为当代齐鲁医派的发展提供理论及技术支持。

《齐鲁医派文库》秉承"整体设计、分步实施、突出特色、强化实践"的研究宗旨，以文化建设为前提，以学术传承为根本，密切结合社会发展需要，力图打造形成特色鲜明、优势突出的齐鲁中医药文化特色品牌。其编纂历时五年，编写组由齐鲁中医药古籍文献研究、中医临床、中药炮制等知名专家组成，有力地保障了作品的顺利实施及高质量完成。文库的问世将填补山东地区中医药文献与文化整理的多项空白，对山东特色的中医药文化核心价值体系的建立、齐鲁中医药非物质文化遗产的保护，以及齐鲁中医药典籍、文物、古迹和古今名医学术思想及其文化内涵的传承，起到巨大的推动作用。希望后续能有更多更好的齐鲁中医药著作问世，从而掀起齐鲁医派研究的巨浪，将齐鲁中医药的宝贵财富奉献给社会，为中医药的传承创新发展贡献齐鲁力量。

文库规划委员会

2023年9月于泉城

王琦序

今天我们对中医学术流派的一般定义，是指中医学在长期历史发展过程中形成的具有独特学术思想或学术主张及独到临床诊疗技艺，有清晰的学术传承脉络、一定历史影响与公认度的学术派别。我认为，中医学术流派的内涵有狭义和广义的区别。狭义的中医学术流派是指以师承为核心，有独特主张的医家群体；而广义的中医学术流派还包含了以学术理论或经典为核心的中医学派，以及经过长期传承而形成的以地域环境为基础的各类中医派别。

齐鲁医派就是我国地域性医学流派的重要代表，是产生于齐鲁大地、根植于齐鲁文化、受齐鲁地域环境特异性影响而形成的医学流派，是对齐鲁大地这一特定地域医家医学与文化特征的整体概括。中医药文化植根于中国传统文化的土壤，融合了母体文化中的自然观、哲学观、思维模式，滋养着中医学的创造与发明，具有主宰着自己命运的卓然自立的"思想自我"。这种"思想自我"是集自然科学与社会科学相融合的中医思维，是具有东方特色的原创性思维。中医药文化从中国传统文化的母体里走出来，带着历史的轨迹走到今天，充分显示了自身的价值。齐鲁文化主张以人为本，以仁为核心，以和为贵，以礼为范，追求"天人合一""与时俱进"，是中国传统文化中最灿烂的瑰宝，也塑造和丰富了中医药学自然科学与人文科学的双重属性。齐鲁医派是齐鲁文化的承载者，也是齐鲁文化的践行者。

丰厚的文化底蕴既是中医学术流派形成与发展的灵魂，也是中医学术传承创新发展的凝聚力所在。综观中医学术流派发展历程，其兴衰每与文化相应。宋明儒家摒斥旧学，各立新说，金元时期医派林立；近代学人弃旧维新，各流派亦积极采纳西学，中西汇通、衷中参西等主张也风行一时。中医药学之所以历数千年而不衰，正在于其拥有自我创新的机制，表现为随着时代变迁而不断调整创新，从而显示出强大的生命力。医学流派的发展，离不开文化的滋养，要促进医学流派的繁荣，必须将其植于中华优秀传统文化土壤中，必须将其置于各地文化发展的脉络中，把流派文化传承与研究放在首要地位。推动传统文化的创造性转化和创新性发展，使之与现实文化相融相通，共同服务以文化人的时代任务，这对中医药文化发展尤为重要。

齐鲁大地名医辈出，开山立派的大家众多。汉代司马迁《史记》之《扁鹊仓公列传》，是我国正史中第一部医家传记，入传的扁鹊（秦越人）、仓公（淳于意），都是齐鲁医家。如司马迁所言："扁鹊言医，为方者宗。"又说："至今天下言脉者，由扁鹊也。"淳于意"诊籍"开创中国乃至世界医案之先河。还有王叔和撰第一部脉学专著《脉经》，钱乙世称"儿科鼻祖"，成无己首注《伤寒论》，开创方论之先河，等等。在儒家文化影响下，齐鲁医家精通文化典籍，熟悉传统思维，援儒入医，格物穷理，融会贯通，促进了中医药理论的系统整理、凝练与升华，更因其具有区别于一般医家独特的道德理想，处世风范，"立德、立功、立言"，使医学获得广泛的社会认同。迄今齐鲁中医整体上依然保持着"重传承，重脉学，重经典"的特点。

中医流派研究要"古为今用"，要密切结合社会发展的需要。我认为现代中医流派传承有以下三大基点。

首先，中医流派多样性的重塑是学术繁荣的动因。两千多年来，从扁鹊学派到中西汇通派，中医流派的稳定结构一直存在着。学术流派的根本特征在于有鲜明独特的学术思想，稳定的学术体系，以及完整的学术群体。中医流派的多样性是中医水系不断流的重要因素，流派之间相互切磋互补是形成理论张力、推动中医学发展的重要存在。然而当前中医学术特色淡化，中医流派出现严重断层和脱节，甚至消亡。如何做到传承和而不同，重塑中医流派的多样性问题迫在眉睫。

其次，中医流派新学说的开创是学术发展的引擎。形成中医流派需要具备的三个主要条件：一是有学术（说）奠基人，即开启山林的鼻祖，或者叫作宗师；二是有一部或一类旗帜鲜明、理论独特的传世之作；三是有一个不断相传研习、传播实践的学术群体。中医学术呈现流派特色淡化和传承危机的问题虽与教育模式有关，但根本原因在于学术源头缺少新学说。今天的中医学术多偏重于学术的共性，而缺少学术的个性。理论界的一个重要欠缺是流派与学派稀少。只要有新学说，就会有新流派。只要学术本身有生命力、有价值，这个学术流派就会有追随者、实践者、继承者、推广者。

再次，中医流派的时代性特征是学术传承的生命力。流派独特的理论与临床技艺是中医学术流派产生、发展的生命力所在，学术流派的繁荣发展离不开对流派诊疗理论与特色技艺的继承掌握和创新优化研究。每个学派的形成必有其鲜明的时代印记，当时代需求发生改变时，必然有新学说的创立。传统不是过去，而是能够随着时光的推移，在历史长河中连接过去、传承现在、对接未来的存在，这样的传统才有生命力。中医学术流派应敢于突破与超越，既从传统中来，又超越传统，从而达到传承与发展。

《论语·雍也》："齐一变，至于鲁；鲁一变，至于道。"齐鲁文化是中华优秀传统文化的主干，齐鲁医派是山东中医学术的一张熠熠生辉的金名片。《齐鲁医派文库》秉承"整体设计、分步实施、突出特色、强化实践"的研究宗旨，以齐鲁医派文化渊源研究、齐鲁医派发展史研究、齐鲁名医考、齐鲁医籍考、齐鲁医籍名著整理、齐鲁医派当代主要流派研究为基本架构，传承与创新并举，形成了一个完整的体系，不仅致力于坚守中医药文化根脉，更着眼于激活中医学的现代转型。文库的编纂出版，功在当代，利在千秋，必将为促进山东乃至全国的中医药事业传承、繁荣与发展，为"健康中国""健康山东"建设作出贡献。

中国工程院院士 王琦
国医大师

2023 年 9 月于北京

王新陆序

齐鲁大地人杰地灵，齐鲁文化浩浩汤汤，齐鲁医学源远流长。"齐鲁"缘起于先秦齐、鲁两国，最早将其作为统一地域概念使用见于《荀子·性恶篇》。后人用"齐鲁"指代山东地区。山东是中国古代文化的发源地之一，曾出现过许多杰出的思想家、政治家、军事家、科学家、文学家和艺术家。他们的思想、理论、智慧和学术成就，构成了中国传统文化的重要内容，形成了具有独特地域优势的齐鲁文化。齐鲁医学滥觞于齐鲁大地，齐鲁文化为齐鲁医学的孕育和壮大提供了丰富的养分，形成了独具特色、影响巨大的齐鲁医学，对整个中医药学的形成与发展产生了巨大的推动作用。

齐鲁地区自古以来就有比较先进的医学。"砭石者，亦从东方来"，济南城子崖文化遗址中出土的陶制"尖头器"，平阴县朱家桥商周文化遗址中出土的长约8厘米的无孔骨针，据考都是砭刺人体穴位祛除疾病的医疗工具。春秋战国时期，齐鲁大地就形成了独具特色的齐派医学。早期的齐派医学主要包括前后相接的两个医疗群体，前者以秦越人（扁鹊）为核心，后者以淳于意（仓公）为基干。他们不但有独特的理论和技术，而且形成了完整的传承谱系。其中扁鹊是脉学的创始者，开创了我国医学史上第一个医学学派，即扁鹊学派。淳于意则为扁鹊学派的重要医家。

扁鹊学派在齐鲁中医学的发展中成为齐鲁医派的核心，后世王叔和完善了脉学体系，钱乙创立了独特的儿科治疗体系，徐之才、成无己、黄元御等齐鲁医学名家各有发挥，形成了体系完善的地域性中医学术流派——齐鲁医派。伴随着齐鲁文化的兴旺发达，齐鲁医派也曾经历过辉煌的历史阶段，但由于宋代以后文化中心的南移而趋于平缓。长期以来，齐鲁医派的文献整理始终处于"零散性""规模小"的状态。因此，齐鲁中医学界有必要在山东省卫生健康委员会、山东省中医药管理局的支持下，对齐鲁医派进一步整理挖掘，促进其繁荣与发展。

值得庆幸的是，山东省委、省政府很早就注意到了齐鲁中医学术流派的发展。《山东省卫生事业发展第十二个五年规划》中首次提到了齐鲁中医学术流派传承工作，明确指出"建设好一批国家级、省级名老中医药专家传承工作室和中医学术流派传承工作室"。2012年9月9日，山东中医流派继承与发展研讨会讨论了齐鲁医派的研究与发展策略，确定了以山东中医流派研究为契机，推动山东中医事业的新发展这一目标。山东省一系列的政策支持为齐鲁医派的当代发展注入了新的活力，为《齐鲁医派文库》的编写奠定了基础。

《齐鲁医派文库》是以挖掘、建设与普及齐鲁中医药文化及特色技术为主要目的的大型文化出版工程，符合习近平新时代中国特色社会主义思想的根本要求。项目由中医文献专家和中医临床专家经过多年考察、收集、编撰而成，上承齐鲁古代名家名著，中继近现代中医药名家理论，下接当代名老中医学术经验及中青年人才的临床经验，主要包括中医古籍系列、医史汇考系列、经验辑要系列和中医药文化系列等。文库展示了齐鲁医派的发展过程、宝贵经验和理论精华，是对传统中医药文化的一次深刻挖掘与守正创新。

2023年6月，习近平总书记在文化传承发展座谈会上强调，在新的起点上继续推动文化繁荣、建设文化强国、建设中华民族现代文明，是我们在新时代新的文化使命。中医药学不仅是中国传统文化的重要组成部分，还是中华民族贡献于人类科学文化领域的瑰宝，是中华民族智慧的结晶。传承创新发展中医药，是当前复兴中华传统文化，提高文化软实力的重要举措。齐鲁医派是齐鲁文化的承载者，是齐鲁文化的践行者，《齐鲁医派文库》首次将齐鲁历代中医古籍、齐鲁古代名医、齐鲁近现代名医、齐鲁当代优秀中医人才、齐鲁中药炮制等进行全面系统整理与传承，有利于打造形成特色鲜明、优势突出的齐鲁中医药品牌，给宣传和推广山东地域文化开辟了一个重要途径和新亮点，这对我省深化医药卫生体制改革、提高人民群众健康水平、弘扬中华优秀传统文化、促进区域经济发展和社会和谐，具有十分重要的意义。同时，文库的顺利出版对中医药这一中华优秀传统文化的创造性转化和创新性发展也具有重要的意义。

《齐鲁医派文库》的推出恰逢其时，是以为序。

国医大师

2023年9月于泉城

文库前言

学术流派是中医学术发展历程中的一个显著特征。中医学在漫长的发展过程中，逐步形成了独具特色的医学流派，各个流派以其独特的理论、学说以及灵活的辨治方法，不断丰富和完善中医学术体系，呈现出"一源多流"的学术特色。我国幅员辽阔，地大物博，不同地域有着不同的地理风貌、气候物产、饮食结构、风土民俗，并形成了相应的地域文化。在学术史上，以地域相称的学术流派，中外皆有之。空间的相近，文化的融通，学术的传承，是地域性学术流派形成的重要因素。空间的相近使学术交流十分便捷，相同的地域往往具有一致的文化背景，同乡人在心理上的认同感，学术观点、思维方式易趋于一致；加之古代信息闭塞、交通不便，也更有利于地域性学术流派的形成。可以说，地域性医学流派是对某一特定地域医家特点的整体概括，其对该地域发病倾向性与治疗特殊性的集中阐发，凸显了中医辨证论治的多样性和灵活性。

一、中医学术流派研究的简要回顾

班固在《汉书·艺文志》中，将"生生之具"的"方技"类著作分为医经、经方、房中、神仙四类，医经有黄帝（《内经》《外经》）、扁鹊（《内经》《外经》）、白氏（《内经》《外经》《旁篇》）诸流派，也就是所谓的"医经七家"，经方则有十一家之多。清代纪昀在《四库全书总目提要·医家类》"小序"中提出"儒之门户分于宋，医之门户分于金元"的观点，影响至巨。其后，史家与医家都关注到了中国医学历史上不同时期医家思想的"流"与"变"、"学"与"派"问题，并提出了各自的判断与主张。著名医史学家陈邦贤 1914 年在《中西医学报》刊文指出，一般将清代医家分为古派和今派的方法实有偏颇，所列古派人物，基本上是以尊奉仲景为代表的医家；而所谓的新派或者今派，则是以清代的温病学家为代表的医家。陈邦贤同时提出了将清代著名医家分为七派的观点："嘉言派黜邪崇正，韵伯派去伪存诚，天士派援古证今，灵胎派补偏矫枉，各有特长，宗之者尚多。石顽派执一失中，坤载派胶柱鼓瑟，各有偏颇，宗之者甚少。修园派因陋就简，而宗之者颇不乏其人。"谢观1935年在《中国医学源流论》中提出的中医六大学派，以刘河间、李东垣、张景岳、薛立斋、赵献可、李士材为代表。

迄于当代，北京中医药大学任应秋教授对学术流派的概念与内涵进行了系统阐述，并以《中医各家学说》作为讲述中医学术流派相关理论与知识的课程。主要的中医学术流派，也经过了多次的分析与修正，从1964年《中医各家学说》第二版教材提出河间、易水、伤寒、温病四个主要学术流派，到1980年《中医各家学说》第四版教材增加医经、经方、汇通三个学派，最终于1986年五版教材确定为伤寒、河间、易水、丹溪、攻邪、温补、温病七大学术流派。虽然如此，但在中医药高等院校教育模式日渐走向规范和统一的过程中，学术流派还是逐渐淡出了人们的视野，在统一的教科书中流派的痕迹日渐模糊，流派传承出现严重的断层和脱节，影响了学术争鸣、理论创新与中医临床特色的发挥。

二、国家对中医学术流派研究的重视与推动

2006年2月，中华中医药学会召开"中医药特色优势及古今学术流派研究专家座谈会"，时任卫生部（现国家卫生健康委员会）副部长兼国家中医药管理局局长佘靖同志出席会议。与会专家分析了当代中医学术流派现状及其在保持中医药特色、发挥中医药优势中的重要作用。会后，国家中医药管理局将"中医学术流派研究"确定为重点课题并立项研究；2007年，国家"十一五"科技支撑计划项目将"当代名老中医学术流派分析整理研究"列入其中。这两个项目的确立，是国家立项支持中医学术流派研究的重要开端。"中医学术流派研究"工作启动后，在时任山东中医药大学校长王新陆教授的支持和指导下，于山东中医药大学中医文献研究所设立工作办公室，中华中医药学会、各地方中医行政管理机关给予大力支持，全国13家中医药大学、研究院所与医疗机构的50多名专家学者在全国开展了中医学术流派调查研究工作。课题组采取理论研究与实地调研相结合、典型流派与全面调查相结合的研究方法，通过名家访谈、集体讨论、专家论证、调查问卷等多种形式，对全国中医学术流派现状进行了全面研究，获取了大量的一手资料，形成了关于当前中医学术流派发展状况的客观评价与建议。"当代名老中医学术流派分析整理研究"对"十五""十一五"期间209位名老中医的学术特色、学术传承及成才经历等进行了全面分析，梳理了当代名老中医学术流派现状，总结了当代中医学术流派的主要特点，完成了当代典型学术流派的形成背景、师承脉络、学术特色、临证特点等的分析整理。上述课题成果，一方面为中医临床提供了借鉴，一方面又为中医学术创新以及流派发展提供了思路，带动了相关研究向纵深发展。

中医学术流派研究的系统开展在全国范围内引起了很大反响，《中国中医药报》曾多次报道研究进展，《健康报》以"专版"对中医学术流派的现状、存在的问题及对策进行了全面报道。此后，各地学者纷纷开展学术流派研究，相关研究论文及著作的产出明显增加，形成了中医学术流派研究的高潮。同时，国家中医药管理局、各地方政府及相关医疗教学部门对学术流派的关注度空前提高。2008年，山东中医药大学中医学术流派研究室被确立为国家中医药管理局重点研究室，成为全国中医学术流派研究的旗舰平台。2009年1月，"中医学术流派研究"项目顺利结题，课题组系统梳理了中医学术流派概念体系和框架，首次调查并勾勒出全国中医学术流派概貌，初步构建了当代中医学术流派的评价体系，首次分析了国家级名老中医群体学术流派特征，总结了学术流派推动中医理论与临床创新的机制与规律，并向国家中医药管理局提出了系统的政策建议。2011年，项目成果结集为《争鸣与创新：中医学术流派研究》，由华夏出版社出版。"中医学术流派研究与当代评价体系的建立及应用"获2015年度中华中医药学会"李时珍医药创新奖"。

中医学术流派研究成果的发表，提高了中医界对中医学术流派的认识，同时在社会树立了正确的舆论导向，为中医学术发展营造了和谐的社会环境，也为国家相关部门制定促进中医学术流派发展的政策、措施提供了有力的支撑，为提高中医教学水平及临床效果发挥了重要的作用。

2010年9月，由科技部、国家中医药管理局主办的首届"国家中医药发展论坛（珠江论坛）"在广州召开，会议主题是"中医学术流派的继承与发展"。时任国家卫生与计划生育委员会（现国家卫生健康委员会）副主任兼国家中医药管理局局长王国强等领导和专家出席，陈可冀院士为大会主席。笔者作了名为"中医学术流派研究思路与方法"的主题报告。2011年，国家中医药管理局发布《中医药事业发展"十二五"规划》，其中关于"加强中医药人才队伍建设"部分提出："完善中医药师承教育制度，探索不同层次、不同类型的师承教育模式，进一步落实全国老中医药专家学术经验继承工作与临床医学专业学位教育相衔接的政策。建设一批名老中医药专家传承工作室及中医药学术流派传承基地（工作室）。"正式将中医学术流派传承工作纳入国家中医药人才队伍建设规划。

2012年，国家中医药管理局从全国500多家申报单位中遴选了第一批64个全国中医学术流派传承工作室，开启了从国家层面集中力量对代表性中医学术流派进行重点投入、规范建设和保护传承的新阶段。2017年，第一批全国中医学术流派传承工作室建设项目全部验收合格。2019年，国家中医药管理局又择优确定了51个流派传承工作室，开展第二轮建设。十多年来，学术界对中医学术流派的研究经历了从论文寥若晨星、著作屈指可数、流派隐晦不显，到论文迅速增加、著作相继出版、流派百花齐放的过程。

三、中医学术流派相关概念问题

中医"学派""流派""学术流派""医派"等概念早已见诸教材、著作、论文及媒体报道中，但一直缺乏明确界定。山东中医药大学"中医学术流派研究"课题组综合各学科相关定义，结合中医理论与临床实际，对这些概念进行了梳理，明确指出：中医学派是指"中医学的某个学科中因不同的师承而形成的以某种独特的理论主张或独特的方法、技艺为基础的不同学术派别"，强调在学术上要有自成系统的主张与风格；中医流派则是指"中医学同一个学科内因不同的师承而形成的以独特的研究旨趣、技艺、方法为基础的不同学术派别"，强调观点的鲜明与独特，不一定要有系统的学说；"医派"是"医学学派"的简称，属于地域性医学学派的范畴，其下可以包容各种流派，如"齐鲁小儿推拿流派""海派中医蔡氏妇科流派"等，且"医派"往往是在该地域其他学科流派的基础上提出的，如"永嘉学派"与"永嘉医派"、"吴中画派"与"吴门医派"、"海派"与"海派中医"等。

2012年，国家中医药管理局在《关于开展中医学术流派传承工作室建设项目申报工作的通知》中，将"中医学术流派"界定为"中医学在长期历史发展过程中形成的具有独特学术思想或学术主张及独到临床诊疗技艺，有清晰的学术传承脉络和一定历史影响与公认度的学术派别"。

关于"地域性医学流派"，学术界认识近年来渐趋一致，认为"地域流派"反映的是一个地方的医学风格和人物群体特色，虽然医家之间可能学术观念不完全一致，也不一定有传承关系，但同受地域或者特定文化氛围熏陶培育，可以在文化上找出共性特征。

四、齐鲁医派的提出

山东地处东海之滨，齐鲁建邦于斯，孔孟兴儒之地。山东文化昌盛，号称"礼仪之邦"，是齐鲁文化的发祥地，地域文化特色明显，齐鲁医学则是齐鲁文化不可分割的组成部分。

关于齐鲁大地的医学流派，国内学者首先提出的是"扁鹊学派"与"齐派医学"这两个名称。1925年，谢观在《中国医学源流论》一书中说："《史记·扁鹊列传》载其所治诸人，多非同时，或疑史公好奇，不衷于实，不知'扁鹊'二字，乃治此一派医学者之通称，秦越人则其中之一人耳。"1962年，范行准在《科学史集刊》刊发的《张仲景〈伤寒杂病论〉的成书探讨》一文中，指出"华佗是属于古代扁鹊学派的北方医学者"。1979年，任应秋在《中医各家学说》教材中指出："越人在当时在某些医学问题上，确是一位与《内经》具有不同见解，而另立一个学派的大医学家。"1990年，李伯聪在《扁鹊和扁鹊学派研究》一书中，正式提出了"扁鹊学派"的名称："中医史上的第一个医学学派，并且是在战国、秦汉时期产生过最大社会影响的医学学派——扁鹊学派，其在中医史上的存在竟然在隋唐以后的医史著作中被一笔抹杀了。所以，本书的首要目的就是想恢复扁鹊学派在中医史上的'合法地位'，为扁鹊学派的医史人物和医学著作搞清其学派归属和真实源流情况。"

关于"齐派医学"，陈邦贤在1937年版的《中国医学史》中指出："司马迁著《史记》，扁鹊和仓公同传……汉代的良医，不止仓公一人。仓公生长在临淄，他的先生元里公乘阳庆，也是临淄的人，和扁鹊同国，大概是齐派；到了汉的时候，齐派的医学代秦派医学便兴起了……齐派的医学，从战国以来，可以说是没有一日的休止……自扁鹊以至仓公，可以说是实验派的始祖。"1958年，陈直在《科学史集刊》发表的《玺印木简中发现的古代医学史料》一文中，根据玺印木简中发现的古代医学史料，把春秋战国至秦汉时期的医学划分为东西两大派别，即"齐派"和"秦派"，前者重视针灸，后者重视汤药。1983年，著名医史学家俞慎初在《中国医学简史》一书中明确提出"齐派医学"的名称，并指出："淳于意和扁鹊同属齐派医学，故司马迁著《史记》时将扁鹊、仓公列入同传。淳于意之后，齐派医家如马长、冯信、杜信、唐安等人均能各传其术。"1990年，医史学家何爱华在《管子学刊》刊发了《齐派医学简论》一文，比较清晰地勾画出了齐派医学的基本轮廓。齐派医学主要包括两个学术共同体，一个以秦越人（扁鹊）为核心，一个以淳于意（仓公）为核心。他们不但有独特的理论和技术，而且形成了完整的传承谱系。秦越人师承长桑君，授徒子明、子豹、子同等；淳于意师承公孙光和公乘阳庆，授徒宋邑、高期、王禹等。齐派医学有丰富的医学著作，如长桑君授给秦越人的《禁方》；公孙光授给淳于意的《方化阴阳》《传语法》；公乘阳庆授给淳于意的《黄帝脉书》《扁鹊脉书》《上经》《下经》《五色诊》《奇咳》《揆度》《阴阳外变》《药论》《接阴阳禁书》等；淳于意授给宋邑、高期、王禹等的《五诊》《经脉上》《经脉下》《奇络结》《论俞所居》《案法》《逆顺》《论药法》《定五味》《和齐汤法》《四时应阴阳重》等。总之，以秦越人（扁鹊）和淳于意（仓公）为核心人物的汉以前齐鲁医家，已经形成独特的医学理论和诊疗技术，有"古先道遗传"下来的医书以及完整传承谱系，具备了中医学术流派成立的核心要素，形成了传承千年的基本范式。不论称之为"扁鹊学派"，抑或是"齐派医学"，都是持之有故、言之成理的。

众所周知，中医深深植根于中国传统文化的土壤中，而文化又是一个在特定的空间发展起来的历史范畴，地理环境是文化赖以产生的基石，带有鲜明的地域特征。换言之，中国传统文化是在中国这块古老的土地上产生、演化、发展而成的。在具体的演化、发展过程中，由于受历史、自然等因素的制约和影响，它又是在不同的区域内进行的，这就生成了各具地域特色的地方文化。

春秋时期，作为齐鲁文化的核心成分——儒学，产生于鲁国。战国时期，儒家的杰出代表孟子两度游学于齐，并在齐国居住了十几年，他的学术思想受到齐文化的熏陶。此外，作为儒家思想的集大成者的荀子在丰富和完善儒学思想的同时，通过学术交流将儒家思想在齐国的文士阶层传播开来。在此背景下，齐文化和鲁文化开始走向融合，共同构筑了辉煌灿烂的齐鲁文化。虽然齐鲁文化不能等同于中国传统文化，但中国传统文化的核心是齐鲁文化，中国传统文化的精华、主干也在齐鲁文化，这是世所公认的。

齐鲁文化的主干是儒家文化，到战国中后期，儒学与墨学成为当时的"显学"。汉武帝"罢黜百家"之后，儒学成了唯一的正统学说，《诗》《书》《礼》《易》《春秋》这"五经"便完全超出了一般历史文化典籍，成为国家全部思想与政治生活所必须遵循的指针，成为神圣不可侵犯的经典，并对中医药理论体系建立作出了重要贡献，对中医药学术发展发挥了重要推动作用。

2012年，时任山东省政协副主席、山东中医药大学名誉校长王新陆教授，仿永嘉医派、新安医学、吴门医派、钱塘医派、孟河医派、岭南医学之例，首次提出了"齐鲁医学流派"的概念，并做了多方面的考证与梳理，此为"齐鲁医派"名称之肇始。

五、齐鲁医派的主要特点

齐鲁医派是指产生于齐鲁大地、根植于齐鲁文化而形成的具有地域性特色的医学流派。恢弘博大的齐鲁文化为中医学确立了"医乃仁术"的本质定位，奠定了"精气为本"的学术基础，明确了"以和为贵"的学术宗旨，形成了"儒医"这一独特的医学群体，对中医学的影响可谓"根深而蒂固、巨大而广泛、深远而深刻"（张效霞：《齐鲁文化对中医药理论和实践的推动和影响》）。齐鲁医派并不像某些地域性医学流派有一个中心人物，有完整传承，特点是开山立派的大家很多，如扁鹊创立发明脉诊，淳于意开创医案之先河，王叔和撰写第一部脉学专著，钱乙为儿科鼻祖，成无己开创方论之先河。概括而言，以扁鹊为代表的齐派医学开创中国医学流派传承的基本范式，齐鲁医派涌现开山立派的众多大家，齐鲁文化形塑了中国医学"仁、和、精、诚"的亮丽底色。总体而言，齐鲁医派具有以下五个主要特点。

（一）崇尚脉学

山东是中医脉学的发源地，诊疗疾病崇尚和重视脉诊，是齐鲁医派的一大特色。"齐派医学"的代表人物扁鹊（秦越人）是脉诊的创立者，司马迁在《史记·扁鹊仓公列传》中对其给予极高的评价："至今天下言脉者，由扁鹊也。"继扁鹊之后，汉代淳于意亦相当重视脉诊，其"诊籍"所记载的25个病案中有20个病案运用了脉诊。晋代王叔和总结前人脉学经验，撰成第一部脉学专著——《脉经》，为脉学的发展作出重要贡献。他系统总结出数、弦、紧、细、迟等二十四种脉象，并具体阐释每种脉象的形态标准及其主病，将脉、症、治三者有机地结合起来，为论脉辨证提供了依据。清代黄元御也非常重视脉诊，在其论著中特设"脉解专篇"，对二十四种脉象进行了详细论述。据不完全统计，在山东各级地方志中记载的脉学著作达四十余种。"脉理"是否精细，已经成为齐鲁医派医家学术与临床水平的标志。"按脉察疾，疗病如神""术精岐黄，诊脉能决人生死""精《脉诀》，临症治疗，应手立效"，是史志对齐鲁医家医学水平的最高评价。

（二）注重经典

齐鲁医派历来重视经典的研究与学习，并以此指导临床实践。尤其是《伤寒论》被誉为"众方之祖"，尊为"经方"。历代齐鲁医家，不仅对《伤寒论》的整理、注释有开创之功，也将其视为中医临床的源头活水，细读精研，颇多发挥。《伤寒杂病论》问世不久，由于战乱而散失不全，王叔和不遗余力，四处收集，加以整理，并重新进行编排，分为《伤寒论》和《金匮要略》，使仲景著作得以保存并流传。宋代林亿等评价："近世太医令王叔和撰次仲景遗论甚精，皆可施用。""自仲景于今八百余年，唯王叔和能学之。"成无己则是注解《伤寒论》的第一人。其书卷二亦赞："仲景之书逮今千年，而显用于世者，王叔和之力也。"清代汪琥《伤寒论辨证广注》评成氏则谓："成无己注解《伤寒论》，犹王太仆之注《内经》，所难者惟创始耳。后之人于其注之可疑者，虽多所发明，大半由其注而启悟。"清代黄元御著《素灵微蕴》《四圣心源》《四圣悬枢》《素问悬解》《灵枢悬解》《伤寒悬解》《伤寒说意》等医书十一种，是"尊经派"的代表人物。当代齐鲁医家的代表刘惠民、周凤梧、徐国仟、李克绍等前辈也都以注重研究《黄帝内经》《伤寒论》等经典医籍而闻名，为临床诊疗及理论创新打下了坚实的基础。

(三) 弘扬"儒医"

齐鲁医派具有鲜明的传统文化属性。齐鲁文化形塑了中国医学"仁、和、精、诚"的亮丽底色，齐鲁医派彰显了中医学独特的"儒医"现象。恢弘博大的齐鲁文化，是中华优秀传统文化的主干和核心。特别是以孔子为代表的儒家文化，上承三代，下启百世，将中华数千年文化传统联为一体，表现出强大的凝聚力、广阔的包容性和顽强的生命力。不仅齐鲁医学在齐鲁文化影响下形成、发展、完善，对于整个中医学来说，齐鲁文化的影响也是至关重要、无可取代的。"仁"是儒家伦理思想的核心，对中国传统医德观的形成有重大影响。儒家格物穷理的思维方式对中医认识人体生理状态、病理变化及治疗原则等方面也有重要影响。特别是唐宋以后，儒家思想对医学进行了全方位、多层次的渗透和形塑。"儒医"是以儒家学说为行医指导思想，精通医学理论与技术的医者。通过援儒入医、以儒治医等手段，"立德、立功、立言"，促进了中医理论的系统整理、凝练和升华，也提高了医家的人文境界和社会地位，使得被视为"小道"的医学获得了更加广泛的社会认同。儒医逐渐成为医学传承的主流，对于医学影响力的提升和理论水平的提高都产生了显著的影响。"医儒同源""医儒同道"道出了二者之间的密切关系。齐鲁医家在诊疗过程中处处体现"以人为本"的人本主义和人文精神，医者对患者要有"仁爱之德"，医者对疾病的治疗，要"以和为贵"，过犹不及，以恢复患者"阴平阳秘，精神乃治"的正常生理状态。

(四) 创新立宗

齐鲁文化对阴阳五行与精气学说的创新与发展，为中医学阐释生命本质、生命现象、生命规律提供了理论基础与方法指导，齐鲁医家是中医诸多核心学术思想与医疗方法的创立者，开宗立说的大家很多，学术思想在全国范围内广泛传播，影响卓著。《素问·异法方宜论》云："东方之域，天地之所始生也……其病皆为痈疡，其治宜砭石，故砭石者，亦从东方来。"这里的"东方"，主要指今山东东部及南部地区。这是揭示针砭外治起源的文献证据之一，也显示了针砭医学的地域性。文献记载的砭石用途，主要是刺脉放血，治疗痈肿类疾病。考古发现与文献记载是完全一致的。出土文物也表明，在距今4000～5000年之际，一种用于治病的锥形砭石已流行于山东、江苏等地，其中大汶口文化遗址出土的砭石数量最多，表明山东一带是砭石的主要发源地。在济南城子崖文化遗址中，出土的陶制"尖头器"，据考证是一种砭刺人体穴位祛除病患的医疗工具。在平阴县朱家桥商周文化遗址中，出土的无孔骨针长约8厘米，同样也是针灸所用。可见，针刺疗法起源于齐鲁。山东主要地域出土的很多汉画像石也有与之相应的内容，《扁鹊行针图》中的扁鹊都是人首鸟身，一手持脉，一手持针。《史记》载齐勃海秦越人为虢太子治病时，"乃使弟子子阳厉针砥石"。所谓"厉针"与"砥石"，都是言其使用前需要磨制。《素问·宝命全形论》中"四曰制砭石小大"，全元起注云："砭石者，是古外治之法……古来未能铸铁，故用石为针，故名之针石。言工必砥砺锋利，制其小大之形，与病相当。"司马迁说："扁鹊言医，为方者宗。"扁鹊不仅首创脉学理论，也是针刺疗法的代表人物。扁鹊大胆创新，用铁针代替砭石治疗疾病，可以说是医学史上的一次重大变革。仓公淳于意精于医道，其平时诊病均详细记录患者姓名、居所、病候、脉象、治法等，即所谓"诊籍"，《史记》中记录了仓公诊籍25则，为医学史上最早的医案集。晋太医令王叔和编撰我国第一部脉学专著《脉经》，以脉学的体系化而名垂青史。钱乙著《小儿药证直诀》，并以善于"化裁古方，勇创新方"而著称，如将金匮肾气丸化裁成六味地黄丸，影响深远。钱乙被称为"儿科鼻祖"，名不虚传。成无己首开方论先河，对传承仲景学术，厥功甚伟。他们不仅是我国医药史上贡献卓越的著名医家，而且使得齐鲁医学在金元之前始终处于中国医学界的先进行列。概而言之，齐鲁医派在医经整理、注释，脉学与针灸理论，儿科乃至养生等方面，开宗立说，引领一时风骚。

（五）世家众多

齐鲁有一些大家辈出、名垂青史的医学世家。如南北朝时期，东海徐氏医学家族相传八代，历时二百余年，载入史册的有徐熙、徐秋夫、徐道度、徐叔响、徐文伯、徐嗣伯、徐成伯、徐雄、徐践、徐之才、徐之范、徐敏齐、徐复等人。徐道度著有《疗脚弱杂方》，是目前世界上最早的治疗脚气病的专著。徐叔响对针灸、小儿科、本草学等都有研究和著述。徐之才在徐氏家族历代名医中影响最大，他曾医治过梁国魏帝、东魏孝静帝、北齐文宣帝和武成帝等，深得信任。据《北史》卷九十列传、《北齐书》卷八记载，徐之才在武平元年（570）封西阳王，武平二年（571）任尚书令，卒年80岁。著有《徐王八代家传效验方》十卷、《徐氏家秘方》两卷、《徐王方》五卷等，为总结家传医疗经验之书。另有《药对》（或作《雷公药对》）两卷。他把药分为宣、通、补、泻、涩、滑、燥、湿、轻、重十剂，还提出了孕妇逐月养胎法。徐氏世医历时之长，名医之多，医名之显，为我国医学史上所罕见。明清时期诸城臧氏家族，也是代有名医，如明末太医院吏目臧惟几，清康熙间医家臧达德，清乾隆年间与昌邑黄元御并称、有"南臧北黄"之誉的臧应詹。臧应詹之孙臧岱谷，传祖父之业，亦以医术知名。考诸历代史志，在齐鲁各地，享誉一方的中医世家，更是不可胜数。

六、齐鲁医派研究目的和意义

开展齐鲁医派研究，厘清山东中医药历史文化的发展脉络，整理、总结山东历代名中医的特色医学理论与临床实践经验，对山东中医学术发展史进行重新审视，密切结合社会发展需要，灵活应用，积极推广，促进其有效传承与纵深发展，促进山东中医事业的传承、繁荣与发展，对于建设山东中医药文化强省，服务于"健康中国""健康山东"建设，具有重要的理论价值。

开展齐鲁医派研究，概括和彰显齐鲁医家的整体特性，挖掘齐鲁中医药学术精华，树立齐鲁医派的学术旗帜，兼融并包，传承精华，守正创新，展示山东中医的理论创新与临床实效，宣传和推广齐鲁医派的学术经验成果，促进山东中医理论创新与临床疗效的提高，让中医成果真正造福百姓，对于促进山东医疗卫生事业的健康发展，具有重大的实践价值。

开展齐鲁医派研究，充分发挥齐鲁文化优势，系统研究齐鲁文化与中医药的广泛交融，系统梳理齐鲁中医药文化传承脉络，以儒医文化、扁鹊文化、针砭发源地为核心，以"尼山世界中医药论坛""泰山论灸""沂山论健"打造齐鲁中医药文化研究与传承传播高地，擦亮山东中医药文化特色品牌。

开展齐鲁医派研究，全面整理齐鲁中医药古籍，凝练齐鲁中医药名家学术精华，健全齐鲁中医药非物质文化遗产保护传承体系，促进齐鲁中医药文化遗存的研究与保护，使之成为宣传和推广齐鲁文化的一个重要途径和崭新亮点。

七、齐鲁医派研究的主要内容

（一）齐鲁医派文化渊源研究

从齐鲁文化产生的地理环境、历史渊源和社会背景入手，研究和探讨以"人"为本、以"仁"为核心、以"和"为贵、以"礼"为形式、以"天人合一"为目标、以"因时变革"为灵魂（王修智：《齐鲁文化对山东的深远影响》）的齐鲁文化对齐鲁医派形成和发展的历史影响，重点阐明先秦学术流派中与齐鲁有着密切关系的儒家、道家（黄老学派）、阴阳家、墨家、法家、兵家在中医理论体系形成过程中的地位、作用和贡献。

（二）齐鲁名医汇考

广泛搜集历代史书、方志（通志、府志、州志、县志）、文集、笔记、杂录、碑传、墓志、族谱等文献中有关齐鲁医家的生平资料，以历史朝代为序，以医家姓名为目，以历史唯物主义和辩证唯物主义的观点，实事求是、客观公正地对齐鲁历代医家的生卒年月、主要著述、学术经验、临床心得、著作流传等加以考证、研究与评价。

《齐鲁名医汇考》的编撰，不仅有助于厘清齐鲁医学的基本发展脉络，而且有助于梳理齐鲁医派的学术特色、传承谱系和历史影响，为一步开展齐鲁医派研究打下坚实的基础。

（三）齐鲁医籍辑考

将历代史书（艺文志、经籍志）、方志（通志、府志、州志、县志）、各种公私藏书目录以及子部集部、丛书类书、笔记杂录等所记载的有关齐鲁医家的著作进行穷尽式收罗和整理，按照医经、伤寒温病、诊法、本草、方书、内科、外科、妇科、儿科、骨科、喉科、眼科、针灸推拿、医案医话、养生等学科分类方法进行编排，每书首列书名（包括异名），次列朝代、作者、该书出处、卷次、存佚、内容（包括原书序言、跋语及古代对此书进行的历史考证与评价）、版本馆藏，最后列按语（包括著作异名考、作者考、存佚考、版本考、内容考等内容）。

《齐鲁医籍辑考》的编撰，既可通过汇集的每本书的序跋、提要等内容，从总体上把握和了解其主要学术思想及价值，又可征引资料，方便实用；既可了解齐鲁医籍存佚情况，又可直接到所藏图书馆去查阅。力求做到一书在手，齐鲁医书尽在其中。

（四）齐鲁医籍丛刊

从齐鲁历代名医传世著作中，选择学术影响较大、学术价值较高的《难经》（秦越人）、《脉经》（王叔和）、《小儿药证直诀》（钱乙）、《注解伤寒论》《伤寒明理论》（成无己）、《素问悬解》《灵枢悬解》《难经悬解》《伤寒悬解》《金匮悬解》《伤寒说意》《四圣心源》《四圣悬枢》《素灵微蕴》《长沙药解》《玉楸药解》（黄元御）、《松峰说疫》（刘奎）、《经穴解》（岳含珍）、《伤寒论选注》《外科大成》《类方大全》（臧枚吉）、《履霜集》（臧达德）、《经络汇编》《脉诀汇编说统》《治症提纲》《医学启蒙汇编》（翟良）、《要略厘辞》（于溥泽）、《医鉴草》（孔继焱）、《胎产方案》（高淑濂）等书籍，采用最佳版本为底本，按照《中医古籍整理规范》的要求进行整理，结集为《齐鲁医籍丛刊》系列，分医经、伤寒、温病等卷出版。

《齐鲁医籍丛刊》的整理与出版，不仅可以树立起"齐鲁医派"的旗帜，而且能够传承齐鲁医派的学术薪火，弘扬齐鲁医学的学术成就。

（五）齐鲁医派发展史研究

从齐鲁医派的兴起发展与延续、齐鲁名医与名著、齐鲁医派的主要特点、齐鲁医派的主要成就、齐鲁主要医学流派及特色、齐鲁医家的从医之路与治学特点、齐鲁医派的历史地位及影响等方面，对齐鲁医派的历史进行全方位的考察。从自然科学的角度，客观地总结、分析、评价齐鲁医派对中医学的继承、发展所起的作用和所处的地位；从社会科学的角度，对齐鲁医派兴盛的人文社会因素进行探讨与分析。

（六）齐鲁医派近现代主要流派研究与传承

基于"纵向研究与横向研究相结合、群体研究与典型流派研究相结合"的研究思路，以齐鲁近现代名老中医群体为研究对象，摸清近现代各学术流派，如齐鲁李（克绍）氏伤寒、刘（惠民）氏内科、孔氏（伯华）内科、郑氏（惠芳）妇科、潍坊姜氏外科、文登孙氏骨科、泰安梁氏骨科、齐鲁小儿推拿三大流派（三字经派、张汉臣派、孙重三派）等的继承、发展、应用情况，挖掘近现代各学术流派中对当今中医理论创新与临床诊疗具有重要指导意义的学术思想、独特诊疗技术及验方，更好地服务于中医药的继承与创新工作，为中医临床诊疗提供更多的借鉴。该部分研究内容包括《齐鲁近现代中医药名家传略》《齐鲁当代名老中医学术经验辑要》《齐鲁优秀中医药人才临床经验集萃》《齐鲁中药炮制技术辑要》等。

八、齐鲁医派研究的组织实施

齐鲁医派是齐鲁文化的承载者，也是齐鲁文化的践行者。整体规划并开展全面深入的齐鲁医派研究是建设经济文化大省不可或缺的内容。山东省有着独树一帜的研究平台和优秀的研究团队，先后主持完成了"十一五"国家科技支撑计划"名老中医临床经验学术思想传承研究"、国家中医药管理局重点课题"中医学术流派研究""中医药传统知识保护研究"、山东省文化厅"齐鲁非物质文化遗产丛书·传统医学卷"、山东省教育厅"中医药知识产权法律保护"等项目课题，出版或即将出版《争鸣与创新：中医学术流派研究》《异法方宜：地域性中医学术流派评价研究》《中医学术流派发展报告》等著作，带动国内中医学术流派研究成为本学科领域的研究热点，取得的系列研究成果为现代中医教育、中医药学术传承、中医药文化国际传播及国家相关中医药政策法规的制定提供了理论指导和决策依据，为保持与发挥中医药传统特色与优势，发挥了重要的作用，也为《齐鲁医派文库》的成功编纂奠定了学术、人才、团队、平台基础。开展齐鲁医派的研究是我们不可推卸的责任，更是迫在眉睫的任务。

2012年9月9日，山东省政协办公厅组织的"山东省中医流派继承与发展研讨会"在省政协会堂召开。时任山东省政协副主席、山东中医药大学名誉校长的王新陆教授指出，山东中医传统源远流长，名医辈出，在我国中医药发展史上具有重要地位，要以山东中医流派研究为契机，推动山东中医事业的新发展；要以山东中医为整体，认真总结山东中医发展的独特理念，深入挖掘山东中医的特点，充分展示山东中医的临床实效，为打造齐鲁医派奠定基础；要概括和突显齐鲁医派的整体特性，用齐鲁医派的旗帜，将中医各科包容进来，共同发展，让中医成果真正造福百姓；要充分发挥政协优势，汇聚各方智慧力量，积极建言献策，为我省医疗卫生事业发展凝聚合力，作出贡献。《联合日报》以《齐鲁医派，呼之欲出》为题进行了专版报道。

根据山东省政府《关于贯彻落实国家中医药发展战略规划纲要（2016—2030）的实施方案》的要求，2018年5月29日，山东省委宣传部、山东省卫生和计划生育委员会、山东省财政厅、山东省文化厅、山东省中医药管理局联合下发《关于印发齐鲁中医药名家理论精华整理传承工程实施方案的通知》，从总体要求、工作任务、保障措施三方面全面规划了"齐鲁中医药名家理论精华整理传承工程"的指导思想、工作原则、工作目标和具体任务，标志着"齐鲁医派研究"得到山东省政府立项支持和组织落实，研究工作进入新阶段。

2019年10月17日，山东省卫生健康委员会、山东省文化和旅游厅联合下发《关于公布齐鲁医学中医药名家理论精华整理传承工程组织编辑委员会、专家组和项目组人员名单的通知》；2019年11月20日，山东省卫生健康委员会发布《关于印发〈齐鲁医派中医学术流派传承项目实施方案〉的通知》，组织全省相关部门申报"齐鲁医派中医学术流派传承项目"；2020年11月，山东省卫生健康委员会发布《关于成立齐鲁医派中医学术流派传承项目办公室的通知》，对"齐鲁医派"研究工作的推动进行了具体细致的统筹，保障了项目的顺利实施。

《齐鲁医派文库》还得到了国家出版基金和山东省委宣传部"齐鲁文库"的立项支持。我们对所有支持、鼓励、帮助齐鲁医派学术研究和成果出版的组织机构、领导、专家表示衷心的感谢！

《齐鲁医派文库》的编纂出版，植根优秀齐鲁文化，弘扬和传播中医药文化，旨在为山东经济社会文化事业发展作出新贡献。山东是我国中医药产业大省，随着以健康为中心的思想变化和医学模式的转变，中医药越来越显示出独特优势。通过对齐鲁医派源流的梳理，可以进一步推动对中医学术思想的深入研究，促进其有效传承与纵深发展。打造形成特色鲜明、优势突出的齐鲁中医药品牌，是宣传和推广山东地域文化的一个重要途径和新亮点，这对我省深化医药卫生体制改革、提高人民群众健康水平、弘扬中华优秀传统文化、促进区域经济发展和社会和谐，具有十分重要的意义。

《齐鲁医派文库》的编纂出版，秉承"整体设计、分步实施、突出特色、强化实践"的研究宗旨，以学术传承为根本，以人才建设为先导，以文化建设为目标，以提升条件为基础，以科学管理为保障，不仅通过齐鲁医派文化渊源研究、齐鲁医派发展史研究、齐鲁名医考、齐鲁医籍考、齐鲁医派近现代主要学术流派的调查研究，产出一系列研究成果，还将培养一支高水平人才团队，形成中医学术流派研究、中医文化传播发展研究、中医药知识产权保护研究等领域的学术高地，为中医药学"传承精华，守正创新"作出新贡献。

总主编 王振国

2023 年 9 月 20 日

前言

齐鲁大地是中国传统文化的发祥地，齐鲁医学植根于深厚的文化底蕴，特色鲜明，成就卓著，名家辈出。在我国第一部纪传体通史《史记》中，司马迁叙列了齐鲁医家扁鹊、仓公的事迹，传诵至今。据《史记·扁鹊仓公列传》记载，扁鹊，姓秦氏，名越人，春秋战国时人，其里籍为齐国卢邑，即今山东省济南市长清区。他医术精湛，长于内科，兼通妇儿等科，行医足迹遍布齐赵多国，享誉天下。司马迁说："扁鹊言医，为方者宗""至今天下言脉者，由扁鹊也"。脉诊和针刺疗法至今仍是中医诊治疾病的重要手段。以秦越人（扁鹊）、淳于意（仓公）、王叔和、徐之才、钱乙、成无己、黄元御等为代表的齐鲁医家，是中医核心学术思想与方法的创立者，在我国中医药发展史上具有深远影响。

历代齐鲁医家尊经重典，师古不泥，融会新知，勤于著述。研究表明，民国之前的山东医籍近千种。其中西汉初年临淄（今山东省淄博市）人淳于意，史称太仓公或仓公，得名医公孙光、公乘阳庆亲传，精通黄帝、扁鹊脉书，平时诊病均详细记录患者姓名、居所、病候、脉象、治法等，即所谓"诊籍"，《史记》收录了25则，是我国乃至世界医学史上最早的医案。魏太医令山阳郡高平（今山东省微山县）王叔和，编撰了我国第一部脉学专著《脉经》，成为后世中医脉学的圭臬，同时还编次整理了张仲景《伤寒杂病论》，成为伤寒学传承发展的重要里程碑。北宋郓州（今山东省东平县）钱乙著《小儿药证直诀》，被后世称为"儿科鼻祖"。金代聊摄（今山东省茌平县）成无己，开注解《伤寒论》之先河，对传承仲景学术，厥功甚伟。

清代昌邑名医黄元御，医术精湛，声望素著，乾隆皇帝亲书"妙悟岐黄"褒奖其学识，亲书"仁道药济"概括其一生，黄氏著有《四圣心源》《素问悬解》等11部传世著作，见解独到，名冠医林。清嘉庆年间，诸城名医刘奎与其子秉锦合著《松峰说疫》，首创三疫说、避瘟方，在瘟疫治疗方面独树一帜。历代齐鲁医籍承载着数千年来积累的理论知识和临床经验，承载着中医药学的基因和血脉，是中医药文化传承发展的宝贵财富。

齐鲁医家代表性医籍的整理研究，是齐鲁医派研究的基础性工作，也是整个中医古籍保护与利用能力建设的重要组成部分。系统整理研究齐鲁医籍，对厘清齐鲁医学流派的基本发展脉络，系统总结齐鲁古代名医的特色医学理论、临床实践经验和历史影响，形成具有齐鲁特色的中医药文化名片，促进地方中医药资源的创新性发展和创造性转化，推动中医学术传承，具有重要的现实意义。《齐鲁医籍丛刊》以服务齐鲁医派研究为目标，按医籍内容分为医经、伤寒金匮等不同卷次，依据《中医古籍整理规范》，分批次进行系统整理出版。

希冀本丛刊的出版，能为学习与研究齐鲁医派的同道提供更多资料，为推动齐鲁医派的传承与发展作出新的贡献。

编　者

2023年9月

校注说明

《齐鲁医籍丛刊（医经卷）》收录了存世的医经类齐鲁医籍5种，即《难经》《素灵微蕴》《素问悬解 附〈校余偶识〉》《灵枢悬解》《难经悬解》。其作者生平、内容提要、版本流传及校注原则如下。

《难经》，旧题为战国时秦越人所作。秦越人，姓秦氏，名越人，春秋战国时人，其里籍为齐国卢邑，即今山东省济南市长清区。全书采用问答体裁，阐释了《黄帝内经》及先秦其他医籍的要言大义，在脉法、元气、命门、三焦、经络（特别是奇经八脉）、腧穴（特别是特定穴）、刺法、病因病机、治则治法和预防等方面，均有创造性发挥，对于中医基础理论和诊断学、针灸学等学科的形成和发展，贡献卓著，与《黄帝内经》《神农本草经》《伤寒杂病论》并称为中医四大经典著作。《难经》成书后，历代注释、发挥者甚多。其中元代滑寿的《难经本义》、明代王九思《难经集注》、明代熊宗立《勿听子俗解八十一难经》、清代徐大椿《难经经释》、清代黄元御《难经悬解》流传较广，影响较大。本次校注以《王翰林集注黄帝八十一难经》庆安五年日本武村市兵卫本为底本，以《难经经释》《难经集注》为校本，以《黄帝内经素问》《灵枢经》《脉经》为他校本。

《素灵微蕴》，4卷，26篇，清代医家黄元御撰。黄元御（1705—1758），名玉璐，一字坤载，号研农，别号玉楸子，山东昌邑人。少为诸生，年三十因目疾遭庸医误治之苦，遂发奋于医道。医术精湛，声望素著，乾隆皇帝亲书"妙悟岐黄"褒奖其学识，亲书"仁道药济"概括其一生。黄氏著有《四圣心源》《素问悬解》等11部传世著作，见解独到，名冠医林。为溯四圣之心传，原始要终，究天人之际，成一家之言，作《素灵微蕴》二十有六篇，以《素问》《灵枢》原文立论，引经据典，融会贯通，且结合临床心得予以发明，使各专题有理有据，系统深入，在该书中黄氏首次提出"培植中气，扶阳抑阴"的理论。书中对钱仲阳、刘河间、李东垣等著名医家的批判有失公允，但从全书来看则瑕不掩瑜。书成于乾隆五年庚申（1740）九月二十八日。现存清道光十年庚寅（1830）阳湖张琦宛邻书屋刻本、清咸丰十年庚申（1860）长沙徐树铭燮和精舍刻本（闽本）、清同治五年丙寅（1866）陈氏爱竹山房刻本等，本次校注以清道光十年庚寅（1830）阳湖张琦宛邻书屋刻本为底本，以清咸丰十年庚申（1860）长沙徐树铭燮和精舍刻本（闽本）为校本，以《黄帝内经素问》《灵枢经》为他校本。

《素问悬解》，13卷，81篇，清代医家黄元御撰。据《素问悬解》自序可知，乾隆二十年乙亥（1755）春初，受弟子毕武龄之请，黄氏将《素问》81篇分为养生、藏象、脉法、经络、孔穴、病论、治论、刺法、雷公问、运气10类，重予编次并逐段注释。叙注文多采摭历代注家之精论，间附本人独到之心得，确有精辟见解。书成于乾隆二十年乙亥（1755）十一月，其后以抄本行于世，且"其后裔珍藏甚密"，学人"欲一觏卒不可得"。同治十一年壬申（1872），阳湖冯承熙久仰黄氏才学，闻"先生遗书抄本若干帙"流转于坊肆，遂亟购以归，于同治十一年壬申四月梓而行之，并将《校余偶识》一卷附于书末，此乃《素问悬解》存世之最早刊本。本次校注以此为底本，以《黄帝内经素问》为他校本。

《灵枢悬解》，9卷，81篇，清代医家黄元御撰。黄氏以为《灵枢》乃《素问》之原，凡刺法、腧穴、经络、藏象皆自《灵枢》发之，然世本错乱舛互，遂以《灵枢经》81篇分为刺法、经络、营卫、神气、脉象、外候、病论、贼邪及疾病9类，重予编次并在部分原文之后加以注释，正其错乱，发其幽杳。书成于乾隆二十一年丙子（1756）五月。光绪六年庚辰（1880）阳湖冯承熙梓而行之。本次校注以此为底本，以《灵枢经》为他校本。

《难经悬解》，2卷，清代医家黄元御撰。乾隆二十一年丙子五月，黄氏完成《灵枢悬解》，其后以"岐黄而后，难《灵》《素》者，扁鹊耳。代天地司生者，聊聊无几，代天地司杀者，芸芸不绝，《难经》不可不解也"，遂于五月十六日始对《难经》全书八十一条进行逐一诠释，五月二十二日书竣。该书对人体尺寸部位、脉法病能、气血营卫分属、左肾右命门、泻南补北法等经旨尤有阐释、发挥。全书条分缕析，释文撮要精炼，义理深奥明澈，具有较高的文献、理论及临床应用价值。同治十一年壬申（1872）四月，阳湖冯承熙偶得秘帙，付梓刊行。本次整理以清同治十一年壬申（1872）阳湖冯氏刻本为底本，以《难经集注》《黄帝内经素问》《灵枢经》为他校本。

本次校注的具体原则如下。

1. 全书采用简体横排，并以现代标点符号句读。

2. 原书目录据校定后的正文重新编排。

3. 凡底本中异体字、俗写字、古字，如"体"作"躰"，"粗"作"麤"，"妙"作"玅"，"期"作"朞"，"胸"作"胷"，"鲠"作"骾"，"暖"作"煖"，"效"作"効"，"翻"作"番"等，予以径改，不出校。

4. 底本与校本互异，若显系底本有误、脱、衍、倒者，则据他校本或本书前后文例、文义改之、补之、删之或乙正之，并出校注明。若怀疑底本有误、脱、衍、倒者，则不改动原文，只出校注明疑误理由。凡底本无误，校本有误者，一律不出校记。

5. 对难字、僻字、异读字，采用汉语拼音加直音的方法加以注音，释字义；对费解的专用名词或术语加以注释；对通假字予以指明，并解释其假借义。

总目录

难　　经 …………………………………… 001

素灵微蕴 …………………………………… 045

素问悬解 …………………………………… 117
　　附《校余偶识》 ………………………… 451

灵枢悬解 …………………………………… 477

难经悬解 …………………………………… 655

难经

战国·秦越人 撰

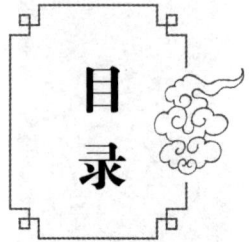

一难	005
二难	005
三难	005
四难	006
五难	007
六难	007
七难	007
八难	008
九难	008
十难	009
十一难	009
十二难	009
十三难	010
十四难	010
十五难	012
十六难	013
十七难	014
十八难	015
十九难	016
二十难	016

二十一难	016
二十二难	017
二十三难	017
二十四难	018
二十五难	019
二十六难	019
二十七难	019
二十八难	020
二十九难	021
三十难	021
三十一难	022
三十二难	022
三十三难	022
三十四难	023
三十五难	023
三十六难	024
三十七难	024
三十八难	025
三十九难	025
四十难	026
四十一难	026
四十二难	026
四十三难	027
四十四难	028
四十五难	028
四十六难	028
四十七难	029
四十八难	029
四十九难	029
五十难	031
五十一难	032

五十二难 …… 032
五十三难 …… 032
五十四难 …… 033
五十五难 …… 033
五十六难 …… 033
五十七难 …… 035
五十八难 …… 035
五十九难 …… 036
六十难 …… 036
六十一难 …… 036
六十二难 …… 037
六十三难 …… 037
六十四难 …… 037
六十五难 …… 037
六十六难 …… 038
六十七难 …… 038
六十八难 …… 039
六十九难 …… 039
七十难 …… 039
七十一难 …… 040
七十二难 …… 040
七十三难 …… 041
七十四难 …… 041
七十五难 …… 041
七十六难 …… 042
七十七难 …… 042
七十八难 …… 043
七十九难 …… 043
八十难 …… 044
八十一难 …… 044

一难

一难曰：十二经皆有动脉，独取寸口以决五脏六腑死生吉凶之法，何谓也？

然，寸口者，脉之大会，手太阴之脉动①也，人一呼脉行三寸，一吸脉行三寸，呼吸定息，脉行六寸。人一日一夜，凡一万三千五百息②，脉行五十度，周于身，漏水下百刻，荣卫行阳二十五度，行阴亦二十五度，为一周也，故五十度复会于手太阴。寸口者，五脏六腑之所终始，故法取于寸口也。

二难

二难曰：脉有尺寸，何谓也？

然，尺寸者，脉之大要会也。从关至尺是尺内，阴之所治也；从关至鱼际是寸口内，阳之所治也。故分寸为尺，分尺为寸③。故阴得尺内一寸，阳得寸内九分，尺寸终始一寸九分，故曰尺寸也。

三难

三难曰：脉有太过，有不及，有阴阳相乘，有覆有溢，有关有格，何

---

① 脉动：《脉经》作"动脉"。
② 一万三千五百息：人之经脉上下、左右、前后二十八脉，周身共计十六丈二尺，1尺等于10寸，即1620寸，一昼夜运行50周，得810丈，即8100寸；而呼吸定息，气行6寸，故一昼夜需要呼吸13 500次（息）。即162×10×50÷6=13 500（次）。
③ 分寸为尺，分尺为寸：阳在上而阴在下，寸在上为阳，尺在下为阴，寸之下为阴，尺之上为寸；而关在尺、寸之间，居其中。

谓也?

然,关之前者,阳之动也,脉当见九分而浮。过者,法曰太过;减者,法曰不及。遂上鱼为溢,为外关内格,此阴乘之脉也。

关之后者,阴之动也,脉当见一寸而沉。过①者,法曰太过;减者,法曰不及②。遂入尺为覆,为内关外格,此阳乘之脉也。故曰覆溢③,是其真脏之脉,人不病而死也。

四难

四难曰:脉有阴阳之法,何谓也?

然,呼出心与肺,吸入肾与肝,呼吸之间,脾受谷味也,其脉在中,浮者阳也,沉者阴也,故曰阴阳也。

心肺俱浮,何以别之?

然,浮而大散者,心也;浮而短涩者,肺也。

肾肝俱沉,何以别之?

然,牢而长者,肝也;按之濡,举指来实者,肾也;脾者中州,故其脉在中。是阴阳之法也。

脉有一阴一阳,一阴二阳,一阴三阳;有一阳一阴,一阳二阴,一阳三阴。如此之言,寸口有六脉俱动耶?

然,此言者,非有六脉俱动也,谓浮、沉、长、短、滑、涩也。浮者,阳也;滑者,阳也;长者,阳也;沉者,阴也;短者,阴也;涩者,阴也。所谓一阴一阳者,谓脉来沉而滑也;一阴二阳者,谓脉来沉滑而长也;一阴三阳者,谓脉来浮滑而长,时一沉也;所谓一阳一阴者,谓脉来浮而涩也;一阳二阴者,谓脉来长而沉涩也;一阳三阴者,谓脉来沉涩而短,时一浮也。各以其经所在,名病逆顺也。

---

① 过:过于本位,过于常脉,为病脉。
② 不及:不及本位,不及常脉,为病脉。
③ 覆溢:覆,如物之覆,由上而下。溢,如水之溢,由内而外。覆溢之脉,乃孤阴独阳、上下相离、无胃气的征象,故曰真脏之脉。

五难

五难曰：脉有轻重，何谓也？

然，初持脉，如三菽之重，与皮毛相得者，肺部也。如六菽之重，与血脉相得者，心部也。如九菽之重，与肌肉相得者，脾部也。如十二菽之重，与筋平者，肝部也。按之至骨，举指来疾者，肾部也。故曰轻重也。

六难

六难曰：脉有阴盛阳虚，阳盛阴虚，何谓也？

然，浮之损小，沉之实大，故曰阴盛阳虚；沉之损小，浮之实大，故曰阳盛阴虚。是阴阳虚实之意也。

七难

七难曰：《经》言少阳之至，乍大乍小，乍短乍长；阳明之至，浮大而短；太阳之至，洪大而长；太阴之至，紧细而长；少阴之至，紧细而微；厥阴之至，沉短而敦[1]。此六者，是平脉耶，将病脉耶？

然，皆王脉也[2]。

其气以何月，各王几日？

---

[1] 敦：《八十一难经集解》据《脉经》以"敦"作"紧"。
[2] 王脉也：得其时而气应生则为王脉。

然，冬至之后，得甲子少阳王①，复得甲子阳明王②，复得甲子太阳王。复得甲子少阴王，复得甲子太阴王，复得甲子厥阴王。王各六十日，六六三百六十日，以成一岁。此三阳三阴之王时日大要也。

八难

八难曰：寸口脉平而死者，何谓也？

然，诸十二经脉者，皆系于生气之原。所谓生气之原者，谓十二经之根本也③，谓肾间动气也。此五脏六腑之本，十二经脉之根，呼吸之门，三焦之原。一名守邪之神。故气者，人之根本也，根绝则茎叶枯矣。寸口脉平而死者，生气独绝于内也。

九难

九难曰：何以别知脏腑之病耶？

然，数者，腑也；迟者，脏也。数则为热，迟则为寒。诸阳为热，诸阴为寒④。故以别知脏腑之病也。

---

① 得甲子少阳王：自古历元皆起于冬至，其日必以甲子，然岁周三百六十五日四分日之一，则日有零余，每岁递差，至日不必皆当甲子。冬至后得甲子，乃指至日之当甲子。至日当甲子，立春后十五日历一甲，木气始盛，故曰少阳王也。若至日不当甲子，少阳之王大概以六十日，不复以甲子为限。

② 复得甲子阳明王：少阳之阳尚微，阳明则阳已盛，太阳则阳极盛，极则阴生而太阴用事；太阴之阴尚微，少阴则阴已盛，厥阴则阴极盛，极则阳生，如是循环而已。

③ 谓十二经之根本也：孙鼎宜《难经章句》疑此八个字为衍文。

④ 诸阳为热，诸阴为寒：一呼一吸，脉来四至，闰以太息，脉来五至，命曰平人，常人之脉，即不病之脉也。一息三至曰迟，不足之脉；一息六至曰数，太过之脉。脏为阴，腑为阳。脉数者属腑，为阳为热；脉迟者属脏，为阴为寒。诸阳脉皆为热，诸阴脉皆为寒，脏腑之病，由此判断。

十难

十难曰：一脉为十变者，何谓也？

然，五邪①刚柔②相逢③之意也。假令心脉急甚者，肝邪干心也；心脉微急者，胆邪干小肠也。心脉大甚者，心邪自干心也；心脉微大者，小肠邪自干小肠也。心脉缓甚者，脾邪干心也；心脉微缓者，胃邪干小肠也。心脉涩甚者，肺邪干心也；心脉微涩者，大肠邪干小肠也。心脉沉甚者，肾邪干心也；心脉微沉者，膀胱邪干小肠也。五脏各有刚柔邪，故令一脉辄变为十也。

十一难

十一难曰：《经》言脉不满五十动而一止，一脏无气者，何脏也？

然，人吸者随阴入，呼者因阳出④。今吸不能至肾，至肝而还，故知一脏无气者，肾气先尽也。

十二难

十二难曰：《经》言五脏脉已绝于内，用针者反实其外；五脏脉已绝于外，用针者反实其内。内外之绝，何以别之？

然，五脏脉已绝于内者，肾肝气已绝于内也，而医反补⑤其心肺；五脏脉已绝于外者，心肺气⑥已绝于外也，而医反补其肾肝。阳绝补阴，阴绝补

---

① 五邪：五脏六腑之气，失其正即为邪。
② 刚柔：五脏为柔为阴，六腑为刚为阳。
③ 相逢：脏邪干脏，腑邪干腑为相逢。也有人认为，于本位见他脉曰相逢相干者。
④ 吸者随阴入，呼者因阳出：吸入肾与肝，故吸随阴入。呼出心与肺，故呼因阳出。
⑤ 补：以针补之。
⑥ 气：原作"脉"，据《灵枢·九针十二原第一》"五脏之气，已绝于外"改。

阳，是谓实实虚虚，损不足，益有余。如此死者，医杀之耳。

十三难

十三难曰：《经》言见其色而不得其脉，反得相胜之脉者，即死；得相生之脉者，病即自已。色之与脉当参相应，为之奈何？

然，五脏有五色，皆见于面，亦当与寸口、尺内①相应。假令色青，其脉当弦而急；色赤，其脉浮大而散；色黄，其脉中缓而大；色白，其脉浮涩而短；色黑，其脉沉濡而滑。此所谓五色之与脉，当参相应②也。脉数，尺之皮肤亦数；脉急，尺之皮肤亦急；脉缓，尺之皮肤亦缓；脉涩，尺之皮肤亦涩；脉滑，尺之皮肤亦滑。

五脏各有声、色、臭、味，当与寸口、尺内相应，其不应者病也。假令色青，其脉浮涩而短，若大而缓为相胜；浮大而散，若小而滑为相生也。《经》言知一为下工，知二为中工，知三为上工。上工者十全九，中工者十全七③，下工者十全六。此之谓也。

十四难

十四难曰：脉有损至④，何谓也？

然，至之脉，一呼再至曰平，三至曰离经，四至曰夺精，五至曰死，六至曰命绝。此至之脉也。

何谓损？

一呼一至曰离经，再呼一至曰夺精，三呼一至曰死，四呼一至曰命绝。

---

① 寸口、尺内：寸口指脉诊，尺内指肤诊。
② 五色之与脉，当参相应：皮肤颜色与脉象应当相应，即见其色，得其脉。
③ 七：吕广《难经集注》作"八"。
④ 损至：少曰损，多曰至。

此损之脉也。至脉从下上，损脉从上下也。

损脉之为病，奈何？

然，一损损于皮毛，皮聚而毛落；二损损于血脉，血脉虚少，不能荣于五脏六腑；三损损于肌肉，肌肉消瘦，饮食不能为肌肤；四损损于筋，筋缓不能自收持；五损损于骨，骨痿不能起于床。反此者，至脉之病①也。从上下者，骨痿不能起于床者死；从下上者，皮聚而毛落者死。

治损之法，奈何？

然，损其肺者，益其气；损其心者，调其荣卫；损其脾者，调其饮食，适其寒温；损其肝者，缓其中；损其肾者，益其精。此治损之法也。

脉有一呼再至，一吸再至；有一呼三至，一吸三至；有一呼四至，一吸四至；有一呼五至，一吸五至；有一呼六至，一吸六至；有一呼一至，一吸一至；有再呼一至，再吸一至；有呼吸再至②。脉来如此，何以别知其病也？

然，脉来一呼再至，一吸再至，不大不小曰平。一呼三至，一吸三至，为适得病，前大后小，即头痛、目眩；前小后大，即胸满、短气。一呼四至，一吸四至，病欲甚，脉洪大者，苦烦满；沉细者，腹中痛；滑者伤热，涩者中雾露。一呼五至，一吸五至，其人当困，沉细夜加，浮大昼加，不大不小，虽困可治，其有大小者，为难治。一呼六至，一吸六至，为死脉也，沉细夜死，浮大昼死。一呼一至，一吸一至，名曰损，人虽能行，犹当著床，所以然者，血气皆不足故也。再呼一至，再吸一至，呼吸再至，名曰无魂，无魂者当死也。人虽能行，名曰行尸③。

上部有脉，下部无脉，其人当吐，不吐者死。上部无脉，下部有脉，虽困无能为害。所以然者，譬如④人之有尺，树之有根，枝叶虽枯槁，根本将自生。脉有根本，人有元气，故知不死。

---

① 至脉之病：原作"至于收病也"，据《难经本义》改。
② 有呼吸再至：《难经经释》称"此五字疑衍。"
③ 行尸：生道已绝，如尸之行。
④ 譬如：《难经本义》"譬如"二字，当在"人之有尺"下。

十五难

十五难曰：《经》言春脉弦，夏脉钩，秋脉毛，冬脉石。是王脉①耶？将病脉也？

然，弦、钩、毛、石者，四时之脉也。春脉弦者，肝东方木也，万物始生，未有枝叶，故其脉之来，濡弱而长，故曰弦。夏脉钩者，心南方火也，万物之所茂，垂枝布叶，皆下曲如钩，故其脉之来②，来疾去迟，故曰钩。秋脉毛者，肺西方金也，万物之所终，草木华叶，皆秋而落，其枝独在，若毫毛也。故其脉之来，轻虚以浮，故曰毛。冬脉石者，肾北方水也，万物之所藏也，盛冬之时，水凝如石，故其脉之来，沉濡而滑，故曰石。此四时之脉也。

如有变③，奈何？

然，春脉弦，反者为病。

何谓反？

然，其气来实强，是谓太过，病在外；气来虚微，是谓不及，病在内。脉④来厌厌⑤聂聂，如循榆叶曰平；益实而滑，如循长竿曰病；急而劲益强，如新张弓弦曰死。春脉微弦曰平。弦多胃气少曰病，但弦无胃气曰死，春以胃气为本。

夏脉钩，反者为病。何谓反？

然，其气来实强，是谓太过，病在外；气来虚微，是谓不及，病在内。其脉来累累如环，如循琅玕⑥曰平；来而益数，如鸡举足者曰病；前曲后居，如操带钩曰死。夏脉微钩曰平，钩多胃气少曰病，但钩无胃气曰死，夏以胃气为本。

秋脉毛，反者为病。何谓反？

---

① 王脉：即四时之脉，脉应于四时。
② 来：原无，据《增辑难经本义》及上下文补。
③ 变：逆四时之脉为变。
④ 脉：原作"气"，据下文改。
⑤ 厌厌：浮薄而虚。
⑥ 琅玕：美石如玉珠。

然，其气来实强，是谓太过，病在外；气来虚微，是谓不及，病在内。其脉来蔼蔼如车盖①，按之益大曰平；不上不下，如循鸡羽曰病；按之萧索，如风吹毛曰死。秋脉微毛曰平，毛多胃气少曰病，但毛无胃气曰死，秋以胃气为本。

冬脉石，反者为病。何谓反？

然，其气来实强，是谓太过，病在外；气来虚微，是谓不及，病在内。脉来上大下兑，濡滑如雀之喙曰平；啄啄连属②，其中微曲③曰病；来如解索④，去如弹石⑤曰死。冬脉微石曰平，石多胃气少曰病，但石无胃气曰死，冬以胃气为本。

胃者，水谷之海，主禀，四时皆以胃气为本，是谓四时之变病，死生之要会也。

脾者，中州也，其平和不可得见⑥，衰乃见耳。来如雀之啄，如水之下漏，是脾衰见也。

十六难

十六难曰：脉有三部九候，有阴阳，有轻重，有六十首，一脉变为四时，离圣久远，各自是其法，何以别之？

然，是⑦其病，有内外证。

其病为之奈何？

---

① 车盖：浮大而虚。
② 啄啄连属：指脉象搏手而数。
③ 微曲：似钩。
④ 解索：紧而散。
⑤ 弹石：紧而促。
⑥ 平和不可得见：脾寄旺于四季，不独主四时，四脏之脉平和，则脾脉在中而不可见。
⑦ 是：《难经集注》"'是'字当作视物之'视'，言视其精明五色，循按察之左右，即知内外之证。故知'是'字当作视物字用。此'是'字传写之误。"

然，假令得肝脉，其外证：善洁，面青，善怒；其内证：齐①左有动气，按之牢若痛；其病：四肢满，闭淋，溲便难，转筋。有是者肝也，无是者非也。

假令得心脉，其外证：面赤，口干，喜笑；其内证：齐上有动气，按之牢若痛；其病：烦心，心痛，掌中热而哕。有是者心也，无是者非也。

假令得脾脉，其外证：面黄，善噫，善思，善味；其内证：当齐有动气，按之牢若痛；其病：腹胀满，食不消，体重节痛，怠堕嗜卧，四支②不收。有是者脾也，无是者非也。

假令得肺脉，其外证：面白，善嚏，悲愁不乐，欲哭；其内证：齐右有动气，按之牢若痛；其病：喘咳，洒淅寒热。有是者肺也，无是者非也。

假令得肾脉，其外证：面黑，善恐欠；其内证：齐下有动气，按之牢若痛；其病：逆气，小腹急痛，泄如下重，足胫寒而逆。有是者肾也，无是者非也。

十七难

十七难曰：《经》言病或有死，或有不治自愈，或连年月不已。其死生存亡，可切脉而知之耶？

然，可尽知也。诊病若闭目不欲见人者，脉当得肝脉强③急而长，而反得肺脉浮短而涩者，死也。

病若开目而渴，心下牢者，脉当得紧实而数，反得沉涩而微者，死也。

病若吐血，复鼽衄血者，脉当沉细，而反浮大而牢者，死也。

病若谵言妄语，身当有热，脉当洪大，而反手足厥逆，脉沉细而微者，死也。

病若大腹而泄者，脉当微细而涩，反紧大而滑者，死也。

---

① 齐：通"脐"。
② 支：通"肢"。
③ 强：《脉经》作"弦"。

十八难

十八难曰：脉有三部，部有四经①，手有太阴、阳明，足有太阳、少阴，为上下部②，何谓也？

然，手太阴、阳明金也，足少阴、太阳水也，金生水，水流下行而不能上，故在下部也。足厥阴、少阳③木也，生手太阳、少阴④火，火炎上行而不能下，故为上部。手心主、少阳⑤火，生足太阴、阳明⑥土，土主中宫，故在中部也。此皆五行子母更相生养者也。

脉有三部九候，各何主之？

然，三部者，寸、关、尺也。九候者，浮、中、沉也。上部法天，主胸以上至头之有疾也；中部法人，主膈以下至脐之有疾也；下部法地，主脐以下至足之有疾也。审而刺之者也。

人病有沉滞久积聚，可切脉而知之耶？

然，诊在右胁有积气⑦，得肺脉结，脉结甚则积甚，结微则气微。

诊不得肺脉，而右胁有积气者，何也？

然，肺脉虽不见，右手脉当沉伏。

其外痼疾⑧同法耶？将异也？

然，结者，脉来去时一止，无常数，名曰结也。伏者，脉行筋下也。浮者，脉在肉上行也。左右表里，法皆如此。假令脉结伏者，内无积聚；脉浮结者，外无痼疾；有积聚脉不结伏，有痼疾脉不浮结，为脉不应病，病不应脉，是为死病⑨也。

---

① 三部、四经：三部，寸、关、尺。四经，两手寸、关、尺各候一脏一腑。
② 为上下部：右寸候肺、大肠为上，左尺候肾、膀胱为下。
③ 足厥阴、少阳：足厥阴属肝，少阳属胆，皆诊于左关。
④ 太阳、少阴：手太阳属小肠，手少阴属心，皆诊于左寸。
⑤ 手心主、少阳：手心主，即手厥阴心包络，手少阳属三焦，皆诊于右尺。
⑥ 足太阴、阳明：足太阴属脾，足阳明属胃，皆诊于右关。
⑦ 积气：积聚之气。
⑧ 外痼疾：肌肉、筋骨间久留不去之病为痼疾，因其不在脏腑，故曰外。
⑨ 死病：病脉不相应，为真气已离、血脉不相联属之象，故云死病。

十九难

十九难曰：《经》言脉有逆顺，男女有恒，而反者，何谓也？

然，男子生于寅，寅为木，阳也。女子生于申，申为金，阴也。故男脉在关上，女脉在关下，是以男子尺脉恒弱，女子尺脉恒盛，是其常也。反者，男得女脉，女得男脉也。

其为病何如？

然，男得女脉为不足，病在内；左得之，病在左，右得之，病在右，随脉言之也。女得男脉为太过，病在四肢；左得之，病在左，右得之，病在右，随脉言之，此之谓也。

二十难

二十难曰：《经》言脉有伏匿。伏匿于何脏而言伏匿耶？

然，谓阴阳更相乘、更相伏也。脉居阴部而反阳脉见者，为阳乘阴也，虽阳脉[1]时沉涩而短，此谓阳中伏阴也；脉居阳部而反阴脉见者，为阴乘阳也，虽阴脉时浮滑而长，此谓阴中伏阳也。

重阳者狂，重阴者癫。脱阳者见鬼[2]，脱阴者目盲[3]。

二十一难

二十一难曰：《经》言人形病，脉不病，曰生；脉病，形不病，曰死。何谓也？

---

[1] 虽阳脉、虽阴脉：原作"脉虽"，据《千金翼方》改。
[2] 脱阳者见鬼：脱阳者阴旺，鬼为阴类，故见鬼。
[3] 脱阴者目盲：肝开窍于目，肝藏血，血属阴，目受血而能视，今阴脱，是以目盲。

然，人形病，脉不病，非有不病者也①，谓息数不应脉数也。此大法。

二十二难

二十二难曰：《经》言脉有是动，有所生病。一脉变为二病者，何也？

然，《经》言是动者，气也；所生病者，血也。邪在气，气为是动；邪在血，血为所生病。气主呴②之，血主濡之。气留而不行者，为气先病也；血壅而不濡者，为血后病也。故先为是动，后所生病也。

二十三难

二十三难曰：手足三阴三阳，脉之度数，可晓以不？

然，手三阳之脉，从手至头，长五尺，五六合三丈。手三阴之脉，从手至胸中，长三尺五寸，三六一丈八尺，五六三尺，合二丈一尺。足三阳之脉，从足至头，长八尺，六八四丈八尺。足三阴之脉，从足至胸，长六尺五寸，六六三丈六尺，五六三尺，合三丈九尺。人两足跷脉，从足至目，长七尺五寸，二七一丈四尺，二五一尺，合一丈五尺。督脉、任脉，各长四尺五寸，二四八尺，二五一尺，合九尺。凡脉长一十六丈二尺，此所谓经脉长短之数也。

经脉十二，络脉十五，何始何穷也？

然，经脉者，行血气，通阴阳，以荣于身者也。其始从中焦，注手太阴、阳明；阳明注足阳明、太阴；太阴注手少阴、太阳；太阳注足太阳、少阴；少阴注手心主、少阳；少阳注足少阳、厥阴。厥阴复还注手太阴。

别络十五，皆因其原③，如环无端，转相灌溉，朝于寸口、人迎，以处百

---

① 非有不病者也：《难经汇注笺正》："人形体虽有病态、而脉来安和，则气血自调，必非沉困之候。"
② 呴：开口出气。此处有温煦、温暖之意。
③ 皆因其原：因者，随也。原者，始也。

病，而决死生也。

《经》曰：明知终始，阴阳定矣。何谓也？

然，终始者，脉之纪也。寸口、人迎，阴阳之气通于朝使，如环无端，故曰始也。终者，三阴三阳之脉绝，绝则死。死各有形，故曰终也。

二十四难

二十四难曰：手足三阴三阳气已绝，何以为候①？可知其吉凶不？

然，足少阴气绝，即骨枯。少阴者，冬脉也，伏行而濡于骨髓。故骨髓不濡，即肉不著骨；骨肉不相亲，即肉濡而却；肉濡而却②，故齿长③而枯，发无润泽；无润泽者，骨先死。戊日笃，己日死。

足太阴气绝，则脉不营其口唇。口唇者，肌肉之本也。脉不营，则肌肉不滑泽；肌肉不滑泽，则人中满④；人中满，则唇反⑤；唇反，则肉先死。甲日笃，乙日死。

足厥阴气绝，即筋缩引卵⑥与舌卷。厥阴者，肝脉也。肝者，筋之合也。筋者，聚于阴器而络于舌本。故脉不营，则筋缩急；筋缩急，即引卵与舌；故舌卷卵缩，此筋先死。庚日笃，辛日死。

手太阴气绝，即皮毛焦。太阴者，肺也。行气温于皮毛者也。气弗营，则皮毛焦；皮毛焦，则津液去；津液去，即皮节伤；皮节伤，则皮枯毛折⑦；毛折者，则毛先死。丙日笃，丁日死。

手少阴气绝，则脉不通；脉不通，则血不流；血不流，则色泽去；故面

---

① 候：征象、验证之意。
② 濡而却：濡，滞；却，退缩。
③ 齿长：牙龈萎缩显得齿长，而非真正的牙齿生长。
④ 满：浮肿。
⑤ 反：通"翻"。唇反，指上唇向上翻。
⑥ 卵：睾丸。
⑦ 折：萎缩。

色黑如黧①,此血先死。壬日笃,癸日死。

三阴气俱绝者,则目眩转、目瞑;目瞑者,为失志;失志者,则志先死。死,即目瞑也。

六阳气俱绝者,则阴与阳相离,阴阳相离,则腠理泄,绝汗乃出,大如贯珠②,转出不流,即气先死。旦占夕死,夕占旦死。

二十五难

二十五难曰:有十二经,五脏六腑十一耳,其一经者,何等经也?

然,一经者,手少阴与心主③别脉也,心主与三焦为表里,俱有名而无形,故言经有十二也。

二十六难

二十六难曰:经有十二,络有十五,余三络者,是何等络也?

然,有阳络,有阴络,有脾之大络。阳络者,阳跷之络也。阴络者,阴跷之络也。故络有十五焉。

二十七难

二十七难曰:脉有奇经八脉者,不拘于十二经,何也?

然,有阳维,有阴维,有阳跷,有阴跷,有冲,有督,有任,有带之

---

① 黧:黑黄色。
② 贯珠:连贯的珠子,比喻汗珠连续不断地落下。
③ 心主:心主者,即心包,有脂膜以卫心,所以不称为脏,因为心主代心行事,本无所藏。三焦无形,但心包有形。

脉。凡此八脉者，皆不拘于经，故曰奇经八脉也。

经有十二，络有十五，凡二十七气，相随上下，何独不拘于经也？

然，圣人图设沟渠，通利水道，以备不然①，天雨降下，沟渠溢满，当此之时，霶霈妄行，圣人不能复图也，此络脉②满溢，诸经不能复拘也。

二十八难

二十八难曰：其奇经八脉者，既不拘于十二经，皆何起、何继③也？

然，督脉者，起于下极之俞④，并于脊里，上至风府，入属于脑⑤。

任脉者，起于中极之下⑥，以上毛际，循腹里，上关元，至喉咽。

冲脉者，起于气冲⑦，并足阳明之经⑧，夹脐上行，至胸中而散也。

带脉者，起于季胁，回身一周。

阳跷脉者，起于跟中，循外踝上行，入风池。

阴跷脉者，亦起于跟中，循内踝上行，至咽喉，交贯冲脉。

阳维、阴维者，维络于身，溢畜⑨不能环流灌溉诸经者也。故阳维起于诸阳会也，阴维起于诸阴交也。

比于圣人图设沟渠，沟渠满溢，流于深湖，故圣人不能拘通也。而人脉隆盛，入于八脉，而不环周⑩，故十二经亦不能拘之。其受邪气，畜则肿热，砭射之也。

---

① 不然，《脉经》卷二作"不虞"。
② 此络脉：指奇经八脉而言。
③ 继：《脉经》卷二第四作"系"。孙鼎宜曰："'继'，疑当作'止'。"
④ 下极之俞：即长强穴。
⑤ 脑：《针灸甲乙经》"脑"下有"上巅循额，至鼻柱，阳脉之海也"12字。
⑥ 中极之下：即会阴穴。
⑦ 气冲：足阳明经穴位，耻骨联合上缘旁开2寸。
⑧ 并足阳明之经：《素问·骨空论篇六十》作"少阴之经"。
⑨ 畜：贮存、积蓄之意，此处指气血郁积、郁滞的病理机制。
⑩ 不还周：气血之运行不再回到十二经脉。

二十九难

二十九难曰:奇经之为病何如?

然,阳维维于阳,阴维维于阴,阴阳不能自相维,则怅然失志,溶溶①不能自收持。阳维为病苦寒热,阴维为病苦心痛。

阴跷为病,阳缓而阴急②;阳跷为病,阴缓而阳急③。

冲之为病,逆气而里急。

督之为病,脊强而厥。

任之为病,其内苦结④,男子为七疝⑤,女子为瘕聚⑥。

带之为病,腹满,腰溶溶若坐水中。此奇经八脉之为病也。

三十难

三十难曰:荣气之行,常与卫气相随不?

然,《经》言人受气于谷,谷入于胃,乃传与五脏六腑,五脏六腑皆受于气。其清者为荣,浊者为卫;荣行脉中,卫行脉外,营周不息,五十而复大会。阴阳相贯,如环之无端,故知荣卫相随也。

---

① 溶溶:浮荡的样子。
② 阳缓而阴急:阳脉弛缓,阴脉拘挛。
③ 阴缓而阳急:阴脉弛缓,阳脉拘挛。
④ 结:凝聚之病状。
⑤ 七疝:其中疝气,一厥、二盘、三寒、四癥、五附、六脉、七气。
⑥ 瘕聚:气血凝聚之病,腹部脐下有硬块,推之可移,痛无定处。

三十一难

三十一难曰：三焦者，何禀何生①，何始何终？其治②常在何许？可晓以不？

然，三焦者，水谷之道路，气之所终始也。上焦者，在心下，下膈，在胃上口，主内③而不出；其治在膻中，玉堂下一寸六分，直两乳间陷者是。中焦者，在胃中脘，不上不下，主腐熟水谷；其治在脐傍。下焦者，当膀胱上口，主分别清浊，主出而不主内，以传导也；其治在脐下一寸④。故名曰三焦，其府⑤在气街。

三十二难

三十二难曰：五脏俱等，而心肺独在膈上者，何也？

然，心者血，肺者气。血为荣，气为卫；相随上下，谓之荣卫。通行经络，营周于外，故令心肺在膈上也。

三十三难

三十三难曰：肝青象木，肺白象金。肝得水而沉，木得水而浮；肺得水而浮，金得水而沉。其意何也？

然，肝者，非为纯木也，乙角也，庚之柔。大言阴与阳，小言夫与妇。

---

① 生：《八十一难经集解》郭注："按'生'字误，当作'主'。'生''主'形近致误。下文上焦'主内而不出'、下焦'主出而不主内'是可证。"
② 治：所在之处。
③ 内：同"纳"，纳水谷之气。
④ 脐下一寸：阴交。
⑤ 府：藏聚之意。

释其微阳，而吸其微阴之气，其意乐金，又行阴道多①，故令肝得水而沉也。

肺者，非为纯金也，辛商也，丙之柔。大言阴与阳，小言夫与妇。释其微阴，婚而就火，其意乐火，又行阳道多②，故令肺得水而浮也。

肺熟而复沉，肝熟而复浮者，何也？

故知辛当归庚，乙当归甲也。

三十四难

三十四难曰：五脏各有声、色、臭、味、液③，皆可晓知以不？

然，《十变》言，肝色青，其臭臊，其味酸，其声呼，其液泣；心色赤，其臭焦，其味苦，其声言④，其液汗；脾色黄，其臭香，其味甘，其声歌，其液涎；肺色白，其臭腥，其味辛，其声哭，其液涕；肾色黑，其臭腐，其味咸，其声呻，其液唾。是五脏声、色、臭、味⑤也。

五脏有七神，各何所藏耶？

然，脏者，人之神气所舍藏也。故肝藏魂，肺藏魄，心藏神，脾藏意与智，肾藏精与志也。

三十五难

三十五难曰：五脏各有所，腑皆相近，而心肺独去大肠、小肠远者，何也？

然，《经》言心荣、肺卫，通行阳气，故居在上；大肠、小肠，传阴气

---

① 行阴道多：肝属足厥阴经，位于膈下，故行阴道多。
② 行阳道多：肺属手太阴经，位于膈上，故行阳道多。
③ 液：原无，据《难经本义》补。
④ 言：《素问·阴阳应象大论篇第五》作"笑"。
⑤ 味：其下当有"液"字。

而下，故居在下，所以相去而远也。

又诸腑者，皆阳也，清净之处。今大肠、小肠、胃与膀胱，皆受不净，其意何也？

然，诸腑者，谓是。非也。《经》言小肠者，受盛之腑也；大肠者，传泻行道之腑也；胆者，清净之腑也；胃者，水谷之腑也；膀胱者，津液之腑也。一腑犹无两名，故知非也。小肠者，心之腑；大肠者，肺之腑；胆者，肝之腑；胃者，脾之腑；膀胱者，肾之腑。

小肠谓赤肠，大肠谓白肠，胆者谓青肠，胃者谓黄肠，膀胱者谓黑肠。下焦之所治①也。

三十六难

三十六难曰：脏各有一耳，肾独有两者，何也？

然，肾两者，非皆肾也。其左者为肾，右者为命门。命门者，诸神精之所舍，原气之所系也；男子以藏精，女子以系胞②。故知肾有一也。

三十七难

三十七难曰：五脏之气，于何发起，通③于何许，可晓以不？

然，五脏者，当上关④于七窍⑤也。故肺气通于鼻，鼻和则知香臭矣；肝

---

① 下焦所治：以五行、五脏之色，以分别五腑，皆名为肠，则俱受秽浊，以明不净之故。《灵枢·营卫生会第十八》曰："水谷者，常并居于胃中，成糟粕而俱下于大肠，而成下焦，渗而俱下，济泌别汁，循下焦而渗入膀胱焉。"故五腑皆下焦之气所治。
② 男子以藏精，女子以系胞：男子于脐下而藏精，受五脏六腑之精而藏之。女子于脐下而系胞，是得精而能孕化。精、胞也可指男女生殖器官，如睾丸、附睾、精囊、子宫、卵巢、输卵管等。
③ 通：输注、灌注、传输。
④ 关：《灵枢·脉度第十七》作"阅"，义胜。
⑤ 七窍：原作"九窍"，据《灵枢·脉度第十七》改。下同。

气通于目,目和则知黑白矣;脾气通于口,口和则知谷味矣;心气通于舌,舌和则知五味矣;肾气通于耳,耳和则知五音矣。五脏不和,则七窍不通;六腑不和,则留结为痈。

邪在六腑,则阳脉不和;阳脉不和,则气留之;气留之,则阳脉盛矣。邪在五脏,则阴脉不和;阴脉不和,则血留之;血留之,则阴脉①盛矣。阴气太盛,则阳气不得相营也,故曰格②。阳气太盛,则阴气不得相营也,故曰关。阴阳俱盛,不得相营也,故曰关格。关格者,不得尽其命而死矣。

《经》言气独行于五脏,不营于六腑者,何也?

然,夫气之所行也,如水之流,不得息也。故阴脉营于五脏,阳脉营于六腑,如环无端,莫知其纪,终而复始,其不覆溢。人气内温于脏腑,外濡于腠理。

三十八难

三十八难曰:脏唯有五,腑独有六者,何也?

然,所以腑有六者,谓三焦也。有原气之别③焉,主持诸气,有名而无形,其经属手少阳,此外腑④也,故言腑有六焉。

三十九难

三十九难曰:《经》言腑有五,脏有六者,何也?

---

① 阳脉、阴脉:《灵枢·脉度第十七》作"阳气""阴气"。
② 格、关:据《素问·六节藏象论篇第九》《灵枢·脉度第十七》《灵枢·终始第九》《灵枢·禁服第四十八》,均二字互倒。
③ 别:六十六难作"别使"。
④ 外腑:言三焦于诸脏腑之外另设。《灵枢·本输第二》云:"三焦者,中渎之腑也,水道出焉,属膀胱,是孤之腑也。"以其不附于脏,故曰孤腑,即外腑之义。

然，六腑者，正①有五腑也。五脏亦有六脏者，谓肾有两脏也。其左为肾，右为命门。命门者，谓精神之所舍也，男子以藏精，女子以系胞，其气与肾通。故言脏有六也。

腑有五者，何也？

然，五脏各一腑，三焦亦是一腑，然不属于五脏，故言腑有五焉。

四十难

四十难曰：《经》言，肝主色，心主臭，脾主味，肺主声，肾主液。鼻者，肺之候，而反知香臭；耳者，肾之候，而反闻声。其意何也？

然，肺者，西方金也，金生于巳，巳者，南方火，火者心，心主臭，故令鼻知香臭；肾者，北方水也，水生于申，申者，西方金，金者肺，肺主声，故令耳闻声。

四十一难

四十一难曰：肝独有两叶，以何应也？

然，肝者，东方木也。木者，春也。万物始生，其尚幼小，意无所亲，去太阴尚近，离太阳不远，犹有两心，故有两叶，亦应木叶也。

四十二难

四十二难曰：人肠胃长短，受水谷多少，各几何？

然，胃大一尺五寸，径五寸，长二尺六寸，横屈受水谷三斗五升，其

---

① 正：《八十一难经集解》注"按丁锦本'正'作'止'。"止，有只、仅之意。

中常留谷二斗，水一斗五升。小肠大二寸半，径八分分之少半，长三丈二尺，受谷二斗四升，水六升三合，合之大半。回肠大四寸，径一寸半，长二丈一尺，受谷一斗，水七升半。广肠①大八寸，径二寸半，长二尺八寸，受谷九升三合八分合之一。故肠胃凡长五丈八尺四寸，合受水谷八斗七升六合八分合之一。此肠胃长短，受水谷之数也。

肝重四斤四两，左三叶右四叶，凡七叶，主藏魂。心重十二两，中有七孔三毛，盛精汁②三合，主藏神。脾重二斤三两，扁广三寸，长五寸，有散膏③半斤，主裹血④，温五脏，主藏意。肺重三斤三两，六叶两耳，凡八叶，主藏魄。肾有两枚，重一斤一两，主藏志。

胆在肝之短叶间，重三两三铢，盛精汁⑤三合。胃重二斤二两，纡曲屈伸，长二尺六寸，大一尺五寸，径五寸，盛谷二斗，水一斗五升。小肠重二斤十四两，长三丈二尺，广二寸半，径八分分之少半，左回叠积十六曲，盛谷二斗四升，水六升三合合之大半。大肠重二斤十二两，长二丈一尺，广四寸，径一寸，当齐右回十六曲，盛谷一斗，水七升半。膀胱重九两二铢，纵广九寸，盛尿九升九合。

口广二寸半，唇至齿长九分，齿以后至会厌，深三寸半，大容五合。舌重十两，长七寸，广二寸半。咽门重十二两，广二寸半，至胃长一尺六寸。喉咙重十二两，广二寸，长一尺二寸，九节。肛门重十二两，大八寸，径二寸大半，长二尺八寸，受谷九升三合八分合之一。

四十三难

四十三难曰：人不食饮，七日而死者，何也？

---

① 广肠：直肠。
② 精汁：此处指精血。
③ 散膏：津液之不凝者。
④ 裹血：统之使不散，即脾主统血。
⑤ 精汁：此处指胆汁。

然，人胃中常有留谷二斗，水一斗五升，故平人日再至圊①，一行二升半，日中五升，七日五七三斗五升，而水谷尽矣。故平人不食饮七日而死者，水谷津液俱尽，即死矣。

四十四难

四十四难曰：七冲门何在？

然，唇为飞门②，齿为户门，会厌为吸门，胃为贲门，太仓下口为幽门，大肠小肠会为阑门③，下极为魄门④，故曰七冲门也。

四十五难

四十五难曰：《经》言八会者，何也？

然，腑会太仓⑤，脏会季胁⑥，筋会阳陵泉，髓会绝骨⑦，血会膈俞，骨会大杼，脉会太渊，气会三焦外一筋直两乳内也。热病在内者，取其会之气穴也。

四十六难

四十六难曰：老人卧而不寐，少壮寐而不寤者，何也？

---

① 圊：厕所。
② 飞门："飞"，通"扉"，即门扇，指嘴唇像门扇一样可以自由开合。
③ 阑门："阑"，通"拦"。《难经汇注笺证》："阑门之阑，固取遮阑之义。"
④ 魄门：即肛门。肛门连大肠，大肠与肺为表里，肺主魄，故肛门曰魄门。《素问·五脏别论篇第十一》云："魄门亦为五脏使，水谷不得久藏。"
⑤ 太仓：中脘。
⑥ 季胁：章门。
⑦ 绝骨：悬钟。

然，《经》言少壮者，血气盛，肌肉滑①，气道通，荣卫之行，不失于常，故昼日精，夜不寤也。老人血气衰，肌肉不滑，荣卫之道涩②，故昼日不能精，夜不得寐也。故知老人不得寐也。

四十七难

四十七难曰：人面独能耐寒者，何也？

然，人头者，诸阳之会也。诸阴脉皆至颈、胸中而还，独诸阳脉皆上至头耳，故令面耐寒也。

四十八难

四十八难曰：人有三虚三实，何谓也？

然，有脉之虚实，有病之虚实，有诊③之虚实也。脉之虚实者，濡者为虚，紧牢者为实。病之虚实者，出者为虚，入者为实；言④者为虚，不言⑤者为实；缓者为虚，急者为实。诊之虚实者，濡者为虚，牢者为实；痒者为虚，痛者为实；外痛内快，为外实内虚；内痛外快，为内实外虚。故曰虚实也。

四十九难

四十九难曰：有正经自病，有五邪所伤，何以别之？

---

① 滑：润泽。
② 涩：不润泽。
③ 诊：证候。
④ 言：多言也，病气内乏，神气自清，故能言。
⑤ 不言：不能言也，邪气外攻，神智昏乱，故不能言。

然,"经"言忧愁思虑则伤心；形寒饮冷则伤肺；恚怒气逆,上而不下则伤肝；饮食劳倦则伤脾；久坐湿地,强力入水则伤肾。是正经之自病也。

何谓五邪？

然,有中风,有伤暑,有饮食劳倦,有伤寒,有中湿。此之谓五邪。

假令心病,何以知中风得之？

然,其色当赤。何以言之？肝主色,自入为青,入心为赤,入脾为黄,入肺为白,入肾为黑。肝为心邪①,故知当赤色。其病身热,胁下满痛。其脉浮大而弦。

何以知伤暑得之？

然,当恶臭②。何以言之？心主臭,自入为焦臭,入脾为香臭,入肝为臊臭,入肾为腐臭,入肺为腥臭。故知心病伤暑得之,当恶臭,其病身热而烦,心痛③。其脉浮大而散。

何以知饮食劳倦得之？

然,当喜苦味也。虚为不欲食,实为欲食。

何以言之？

脾主味,入肝为酸,入心为苦,入肺为辛,入肾为咸,自入为甘。故知脾邪入心,为喜苦味也。其病身热而体重嗜卧,四肢不收④。其脉浮大而缓。

何以知伤寒得之？

然,当谵言妄语。

何以言之？

肺主声,入肝为呼,入心为言,入脾为歌,入肾为呻,自入为哭,故知肺邪入心,为谵言妄语也。其病身热,洒洒恶寒,甚则喘咳。其脉浮大而涩。

何以知中湿得之？

然,当喜汗出不可止。

何以言之？

---

① 肝为心邪：肝主风,此处指风邪入于心。
② 臭：《八十一难经集解》引孙鼎宜注：臭,当作焦,字误。
③ 心痛：邪在心即痛。
④ 四肢不收：四肢乏力、弛纵不收。

肾主液①，入肝为泣，入心为汗，入脾为涎，入肺为涕，自入为唾。故知肾邪入心，为汗出不可止也。其病身热而小腹痛，足胫寒而逆。其脉沉濡而大。

此五邪之法也。

五十难

五十难曰：病有虚邪，有实邪，有贼邪，有微邪，有正邪，何以别之？

然，从后来者为虚邪②，从前来者为实邪③，从所不胜来者为贼邪④，从所胜来者为微邪⑤，自病者为正邪⑥。

何以言之？

假令心病，中风得之为虚邪，伤暑得之为正邪，饮食劳倦得之为实邪，伤寒得之为微邪，中湿得之为贼邪。

---

① 液：原作"湿"，据《四十难》改。
② 从后来者为虚邪：根据五行生克推断。后，为生我者。邪挟生气而来，则邪虽已侵入但易祛除，故为虚邪。如心属火，其病邪从肝木而来，木生火，则木位居火之后，为生我者，故心病之邪从肝而来，易于治疗。
③ 从前来者为实邪：前，为我生者。受我之气者，其力方盛，其势正甚，故为实邪。如心属火，其病邪从脾土而来，火生土，则土位居火之前，是受我之气者，故心病之邪从脾而来发病则症状表现较重。
④ 从所不胜来者为贼邪：所不胜，为克我者。脏气本已相制，而邪气挟其力而来，正虚更甚，故为贼邪。心属火，其病邪从肾水而来，水本来就克火，心受克而不能胜，心脏之气本已受肾所制，故心病之邪从肾而来，发病则症状表现较重，因为心脏之气本已弱病，更显病邪之盛。
⑤ 从所胜者为微邪：所胜，为我所克者。脏气已受制于我，则邪气不能深入，发病必轻微，故为微邪。心属火，其邪从肺金而来，火本来就克金，金受克而火能胜金，故心病之邪从肺而来，发病则较轻微。
⑥ 自病者为正邪：即本经自病。如心脏本身感邪而发之病，非从其他脏腑传来。

五十一难

五十一难曰：病有欲得温者，有欲得寒者，有欲得见人者，有不欲得见人者，而各不同，病在何脏腑也？

然，病欲得寒，而欲见人者，病在腑也；病欲得温，而不欲见人者，病在脏也。

何以言之？

腑者，阳也，阳病欲得寒，又欲见人；脏者，阴也，阴病欲得温，又欲闭户独处，恶闻人声。故以别知脏腑之病也。

五十二难

五十二难曰：脏腑发病，根本等不？

然，不等也？

其不等奈何？

然，脏病者，止而不移，其病不离其处；腑病者，仿佛①贲响，上下行流，居处无常。故以此知脏腑根本不同也。

五十三难

五十三难曰：《经》言七传②者死，间脏③者生，何谓也？

然，七传者，传其所胜也。间脏者，传其子也。

---

① 仿佛：无形质。
② 七传：《难经集注》吕广注曰："'七'，当为'次'字之误也。"按照相克之顺序传病。如肝病传脾。
③ 间脏：按照相生之脏传病。如肝病传心。

何以言之？

假令心病传肺，肺传肝，肝传脾，脾传肾，肾传心，一脏不再伤，故言七传者死也。间脏者，传其所生也。假令心病传脾，脾传肺，肺传肾，肾传肝，肝传心，是母子相传，竟而复始，如环无端，故曰生也。

五十四难

五十四难曰：脏病难治，腑病易治，何谓也？

然，脏病所以难治者，传其所胜也；腑病易治者，传其子也。与七传、间脏同法也。

五十五难

五十五难曰：病有积、有聚，何以别之？

然，积者，阴气也；聚者，阳气也。故阴沉而伏，阳浮而动。气之所积名曰积，气之所聚名曰聚。故积者，五脏所生；聚者，六腑所成也。积者，阴气也，其始发有常处，其痛不离其部，上下有所终始，左右有所穷处；聚者，阳气也，其始发无根本，上下无所留止，其痛无常处，谓之聚。故以是别知积聚也。

五十六难

五十六难曰：五脏之积，各有名乎？以何月、何日得之？

然，肝之积，名曰肥气，在左胁下，如覆杯①，有头足②，久不愈，令人发

---

① 覆杯：积块形状底部大末端小。
② 头足：积块形状向外发叉生长，似有头有足。

咳逆、痎疟，连岁不已，以季夏戊己日得之。

何以言之？

肺病传于肝，肝当传脾，脾季夏适王①，王者不受邪，肝复欲还肺，肺不肯受，故留结为积，故知肥气以季夏戊己日得之。

心之积，名曰伏梁②，起脐上，大如臂，上至心下，久不愈，令人病烦心，以秋庚辛日得之。

何以言之？

肾病传心，心当传肺，肺以秋适王，王者不受邪，心复欲还肾，肾不肯受，故留结为积，故知伏梁以秋庚辛日得之。

脾之积，名曰痞气③，在胃脘，覆大如盘，久不愈，令人四肢不收，发黄疸，饮食不为肌肤，以冬壬癸日得之。

何以言之？

肝病传脾，脾当传肾，肾以冬适王，王者不受邪，脾复欲还肝，肝不肯受，故留结为积，故知痞气以冬壬癸日得之。

肺之积，名曰息贲④，在右胁下，覆大如杯，久不已，令人洒淅寒热，喘咳，发肺壅，以春甲乙日得之。

何以言之？

心病传肺，肺当传肝，肝以春适王，王者不受邪，肺复欲还心，心不肯受，故留结为积，故知息贲以春甲乙日得之。

肾之积，名曰贲豚⑤，发于少腹，上至心下，若豚状⑥，或上或下无时，久不已，令人喘逆，骨痿，少气，以夏丙丁日得之。

何以言之？

脾病传肾，肾当传心，心以夏适王，王者不受邪，肾复欲还脾，脾不肯受，故留结为积，故知贲豚以夏丙丁日得之。

此五积之要法也。

---

① 脾季夏适王：脾当时之旺令。
② 伏梁：病名，形状如横亘屋梁，伏而不动。
③ 痞气：病名，胃脘部痞塞不通之状。
④ 息贲：病名，气息奔迫之状。
⑤ 贲豚：病名，如豚奔突之状。
⑥ 若豚状：形容躁动的症状。

五十七难

五十七难曰：泄凡有几，皆有名不？

然，泄凡有五，其名不同。有胃泄，有脾泄，有大肠泄，有小肠泄，有大瘕泄，名曰后重①。

胃泄者，饮食不化，色黄。

脾泄者，腹胀满，泄注，食即呕吐逆。

大肠泄者，食已窘迫，大便色白，肠鸣切痛。

小肠泄者，溲而便脓血，少腹痛。

大瘕泄者，里急后重，数至圊而不能便，茎中痛。

此五泄之要法也。

五十八难

五十八难曰：伤寒有几，其脉有变否？

然，伤寒有五，有中风，有伤寒，有湿温，有热病，有温病，其所苦各不同。中风之脉，阳浮而滑，阴濡而弱。湿温之脉，阳濡而弱，阴小而急。伤寒之脉，阴阳俱盛而紧涩。热病之脉，阴阳俱浮，浮之而滑，沉之散涩。温病之脉，行在诸经，不知何经之动也，各随其经所在而取之。

伤寒有汗出而愈，下之而死者；有汗出而死，下之而愈者，何也？

然，阳虚阴盛，汗出而愈，下之即死；阳盛阴虚，汗出而死，下之而愈。

寒热之病，候之如何也？

然，皮寒热者，皮不可近席，毛发焦，鼻槁，不得汗；肌寒热者，皮肤痛，唇舌槁，无汗；骨寒热者，病无所安，汗注不休，齿本槁痛。

---

① 后重：肛门下坠感、便意频频。

五十九难

五十九难曰：狂癫之病，何以别之？

然，狂疾之始发，少卧而不饥，自高贤也，自辨智也，自倨贵也①，妄笑，好歌乐，妄行不休是也。癫疾始发，意不乐，僵仆，直视。其脉三部阴阳俱盛②是也。

六十难

六十难曰：头心之病，有厥痛③，有真痛，何谓也？

然，手三阳之脉，受风寒，伏留而不去者，则名厥头痛；入连在脑者，名真头痛。其五脏气相干，名厥心痛；其痛甚，但在心，手足青④者，即名真心痛。其真头⑤、心痛者，旦发夕死，夕发旦死。

六十一难

六十一难曰：《经》言望而知之谓之神，闻而知之谓之圣，问而知之谓之工，切脉而知之谓之巧。何谓也？

然，望而知之者，望见其五色以知其病。闻而知之者，闻其五音以别其病。问而知之者，问其所欲五味，以知其病所起所在也。切脉而知之者，诊其寸口，视其虚实，以知其病，病在何脏腑也。《经》言以外知之曰圣，以内知之曰神，此之谓也。

---

① 自高贤也，自辨智也，自倨贵也：三者皆为狂之状态，因为狂属阳，阳性动散而常有余。
② 脉三部阴阳俱盛：狂则三部阳脉皆盛，癫则三部阴脉皆盛。
③ 厥痛：厥，逆也，厥痛即气逆而痛，分厥头痛、厥心痛。
④ 青：《灵枢·厥病第二十四》篇作"清"。"清"通"清"，冷也。
⑤ 头：原无。据《难经本义》"'真'字下当欠一'头'字，盖阙文也"补。

六十二难

六十二难曰：脏井荥有五，腑独有六者，何谓也？

然，腑者阳也，三焦行于诸阳，故置一腧，名曰原。腑有六者，亦与三焦共一气也。

六十三难

六十三难曰：《十变》言，五脏六腑荥合，皆以井为始者，何也？

然，井者，东方春也，万物之始生，诸蚑行喘息，蜎飞蠕动，当生之物，莫不以春生，故岁数始于春，日数始于甲。故以井为始也。

六十四难

六十四难曰：《十变》又言，阴井木，阳井金；阴荥火，阳荥水；阴输土，阳输木；阴经金，阳经火；阴合水，阳合土。阴阳皆不同，其意何也？

然，是刚柔之事也。阴井乙木，阳井庚金。阳井庚，庚者，乙之刚也。阴井乙，乙者，庚之柔也。乙为木，故言阴井木也。庚为金，故言阳井金也。余皆仿此。

六十五难

六十五难曰：《经》言所出为井，所入为合，其法奈何？

然，所出为井，井者，东方春也，万物之始生，故言所出为井也。所入为合，合者北方冬也，阳气入脏，故言所入为合也。

六十六难

六十六难曰：《经》言肺之原出于太渊，心①之原出于大陵，肝之原出于太冲，脾之原出于太白，肾之原出于太溪，少阴之原出于兑骨②，胆之原出于丘墟，胃之原出于冲阳，三焦之原出于阳池，膀胱之原出于京骨，大肠之原出于合谷，小肠之原出于腕骨。十二经皆以输为原者何也？

然，五脏输者，三焦之所行，气之所留止也。

三焦所行之输为原者，何也？

然，脐下肾间动气者，人之生命也，十二经之根本也，故名曰原。三焦者，原气之别使也，主通行三气，经历于五脏六腑。原者，三焦之尊号也，故所止辄为原，五脏六腑之有病者，皆取其原也。

六十七难

六十七难曰：五脏募③皆在阴④，而腧⑤在阳⑥者，何谓也？

然，阴病行阳，阳病行阴⑦，故令募在阴，腧在阳。

---

① 心：心包。
② 兑骨：神门。
③ 募：募穴，脏腑之气结聚之处。
④ 阴：胸腹部。
⑤ 腧：腧穴，脏腑之气输注之处。
⑥ 阳：背腰部。
⑦ 阴病行阳，阳病行阴：因为人体之阴阳经络，气相交贯；而脏腑腹背，气相通应，所以脏病可以取背腰部的俞穴，腑病可以取胸腹部的募穴治疗，此即《素问·阴阳应象大论篇第五》所言："从阳引阴，从阴引阳。"

六十八难

六十八难曰：五脏六腑，皆有井、荥、输、经、合，皆何所主？

然，《经》言所出为井，所流为荥，所注为输，所行为经，所入为合。井主心下满，荥主身热，输主体重节痛，经主喘咳寒热，合主逆气而泄。此五脏六腑井、荥、输、经、合所主病也。

六十九难

六十九难曰：《经》言虚者补之，实者泻之，不虚不实，以经取之，何谓也？

然，虚者补其母，实者泻其子①。当先补之，然后泻之②。不虚不实，以经取之者，是正经自生病，不中他邪也，当自取其经③，故言以经取之。

七十难

七十难曰：春夏刺浅，秋冬刺深者，何谓也？

然，春夏者，阳气在上，人气亦在上，故当浅取之。秋冬者，阳气在下，人气亦在下，故当深取之。

春夏各致一阴，秋冬各致一阳者，何谓也？

---

① 虚者补其母，实者泻其子：此为选穴方法，按五输穴五行属性以生我者为母，我生者为子的原则进行选穴，虚证选用母穴，实证选用子穴。这就是当今所称的补母泻子法，如肺属金，虚则取太渊（土），实则取尺泽（水），此为本经补母泻子法；肺虚取母经脾经（土经）的输（原）穴太白（土穴），肺实取子经肾经（水经）的合穴阴谷（水穴），此为异经补母泻子法。余仿此。
② 当先补之，然后泻之：《难经本义·阙误总类》曰："八字疑衍。"滑寿注曰："先补后泻，即后篇阳气不足，阴气有余，当先补其阳而后泻其阴之意。然于此，义不属，非缺误即衍文也。"
③ 自取其经：在本经取适当穴位针刺，不必用补母泻子之法取穴。

然，春夏温，必致一阴者，初下针，深而①沉之至肾肝之部，得气，引持之阴也。秋冬寒，必致一阳者，初内针，浅而浮之至心肺之部，得气，推内之阳也。是谓春夏必致一阴，秋冬必致一阳。

七十一难

七十一难曰：《经》言刺荣无伤卫②，刺卫无伤荣③，何谓也？

然，针阳者，卧针④而刺之；刺阴者，先以左手摄按⑤所针荣输之处，候⑥气散乃内针。是谓刺荣无伤卫，刺卫无伤荣也。

七十二难

七十二难曰：《经》言能知迎随⑦之气，可令调之，调气之方，必在阴阳，何谓也？

然，所谓迎随者，知荣卫之流行，经脉之往来也，随其逆顺而取之，故曰迎随⑧。调气之方，必在阴阳者，知其内外表里，随其阴阳而调之。故曰：调气之方，必在阴阳。

---

① 深而：据下文"浅而浮之"补。
② 无伤卫：《太平圣惠方》卷九十九作"无伤于卫"。"无"通"毋"，即不要、禁止之意。
③ 刺荣无伤卫，刺卫无伤荣：营主血在内，卫主气在外，营卫有病，针刺时各中其所，刺营宜深，刺卫宜浅，不得针刺过深过浅。即《素问·刺齐论篇第五十一》所云："刺骨者无伤筋，刺筋者无伤肉，刺肉者无伤脉，刺脉者无伤皮，刺皮者无伤肉，刺肉者无伤筋，刺筋者无伤骨"之义。
④ 卧针：使针身卧倒，即平刺，针体与皮肤呈15°～25°角进针。
⑤ 摄按：《太平圣惠方》卷九十九"摄"作"捻"。七十八难"摄"作"厌"，同有持之义。
⑥ 候：据《太平圣惠方》补。
⑦ 迎随：此处指经脉气血的运行有逆有顺，互相衔接，周而复始，如环无端。
⑧ 迎随：此处指迎随补泻法，顺经脉方向而刺为随为补，逆经脉方向而刺为迎为泻。

七十三难

七十三难曰：诸井者，肌肉浅薄，气少不足使也。刺之奈何？

然，诸井者，木也；荥者，火也。火者，木之子。当刺井者，以荥泻之①。故《经》言补者不可以为泻，泻者不可以为补。此之谓也。

七十四难

七十四难曰：《经》言春刺井，夏刺荥，季夏刺输，秋刺经，冬刺合者，何谓也？

然，春刺井者，邪在肝；夏刺荥者，邪在心；季夏刺输者，邪在脾；秋刺经者，邪在肺；冬刺合者，邪在肾。

其肝、心、脾、肺、肾，而系于春、夏、秋、冬者，何也？

然，五脏一病，辄有五也。假令肝病：色青者，肝也；臊臭者，肝也；喜酸者，肝也；喜呼者，肝也；喜泣者，肝也。其病众多，不可尽言也。四时有数，而并系于春、夏、秋、冬者也。针之要妙，在于秋毫者②也。

七十五难

七十五难曰：《经》言东方实，西方虚，泻南方，补北方，何谓也？

---

① 当刺井者，以荥泻之：根据子母补泻法，当泻井穴时，因其肌肉浅薄，不便操作，可以其子穴荥穴代之。如当补井穴，则以合穴代之，即"泻井当泻荥，补井当补合"。

② 针之要妙，在于秋毫者也：春、夏、季夏、秋、冬与肝、心、脾、肺、肾相应，也与井、荥、输、经、合相应，故四时有病，则脏气亦与之相应，脏之色、臭、味、音、液也有相应的表现，应综合诊察；而针刺亦应从时，针刺时应掌握井、荥、输、经、合的正确选穴和深浅。秋毫：针刺的重要性，不可有误差。

然，金、木、水、火、土，当更相平①。东方木也，西方金也。木欲实，金当平之；火欲实，水当平之；土欲实，木当平之；金欲实，火当平之；水欲实，土当平之。东方肝也，则知肝实；西方肺也，则知肺虚。泻南方火，补北方水②。南方火，火者，木之子也；北方水，水者，木之母也。水胜火，子能令母实，母能令子虚，故泻火补水，欲令金不得平木③也。《经》曰：不能治其虚，何问其余？此之谓也。

七十六难

七十六难曰：何谓补泻，当补之时，何所取气，当泻之时，何所置气？

然，当补之时，从卫取气；当泻之时，从荣置气。其阳气不足，阴气有余，当先补其阳，而后泻其阴；阴气不足，阳气有余，当先补其阴，而后泻其阳。荣卫通行，此其要也。

七十七难

七十七难曰：《经》言上工治未病，中工治已病者，何谓也？

然，所谓治未病者，见肝之病，则知肝当传之与脾，故先实其脾气，无④令得⑤受肝之邪，故曰治未病焉。中工者，见肝之病，不晓相传，但一心治肝，故曰治已病也。

---

①更相平：木克土，土克水，水克火，循环相制，保持一种动态的生理平衡，不令一脏独盛而生病。
②泻南方火，补北方水：《太素》杨注引《太平圣惠方》卷九十九无"火""水"两字。
③金不得平木：《难经本义》认为"不"字疑衍，并注云："东方实，西方虚，泻南方，补北方者，木金火水欲更相平也……泻南方火者，夺子之气，使食母之有余；补北方水者，益子之气，使不食于母也。如此则过者退，而抑者进，金得平其木，而东西二方，无复偏盛偏亏之患矣。"
④无：通"毋"，不，不要。
⑤得：《类说》卷三十七引《难经》作"脾"。

七十八难

七十八难曰：针有补泻，何谓也？

然，补泻之法，非必呼吸出内针也。知为针①者，信其左②；不知为针者，信其右。当刺之时，先以左手厌③按所针荥输之处，弹而努之，爪而下之④，其气之来，如动脉之状，顺针而刺之。得气，因推而内之，是谓补；动而伸之，是谓泻⑤。不得气，乃与男外女内；不得气，是谓十死，不治也。

七十九难

七十九难曰：《经》言迎而夺之，安得无虚？随而济之，安得无实？虚之与实，若得若失⑥；实之与虚，若有若无。何谓也？

然，迎而夺之者，泻其子也；随而济之者，补其母也。假令心病，泻手心主输，是谓迎而夺之者也；补手心主井，是谓随而济之者也。所谓实之与虚者，牢濡之意也。气来实牢者为得，濡虚者为失。故曰若得若失也。

---

① 知为针：此上原有"然"字，据《难经本义》及文义体例删。
② 信其左：强调押手的重要性。用左手弹、爪、按压等手法施于穴位以宣导气行，利于右手顺利进针。左手在进针前要激发脉气，进针后要寻按经脉，调整气机。
③ 厌：疑为压，即压的手法。
④ 弹而努之，爪而下之：弹，弹击皮肤、肌肉之手法；努，读若怒，鼓舞正气。爪，掐之手法；下，使气血下沉、入里。目的是促进气血来至并扩散，利于进针。
⑤ 推而内之，是谓补；动而伸之，是谓泻：即提插补泻。在进针得气的基础上，将针推进下插为补法，动伸上提为泻法。通过"推而内之"的操作，使在表的阳气深入体内；通过"动而伸之"的操作，使深部之邪气，向外排泄。《灵枢·官能第七十三》补法为"微旋而徐推之，必端以正，安以静，坚心无解，欲微以留，气下而疾出之，推其皮，盖其外门，真气乃存"。泻法"切而转之，其气乃行，疾而徐出，邪气乃出，伸而迎之，遥大其穴，气出乃疾"。可互参。
⑥ 若得若失：得，求而有所获，得到。失，遗失、失去。

八十难

八十难曰:《经》言有见如入,有见如出者,何谓也?

然,所谓有见如入、有见如出者,谓左手见气来至,乃内针,针入见气尽,乃出针,是谓有见如入,有见如出也。

八十一难

八十一难曰:《经》言无[①]实实虚虚,损不足而益有余,是寸口脉耶?将病自有虚实耶?其损益奈何?

然,是病,非谓寸口脉也。谓病自有虚实也。假令肝实而肺虚,肝者木也,肺者金也,金木当更相平,当知金平木。假令肺实而肝虚,微少气,用针不补[②]其肝,而反重实其肺,故曰实实虚虚,损不足而益有余,此者中[③]工之所害也。

---

① 无:通"毋",不要,禁止。
② 补:原作"泻",据《古本难经阐注》改。
③ 中:疑为"下"。

素灵微蕴

清·黄元御 撰

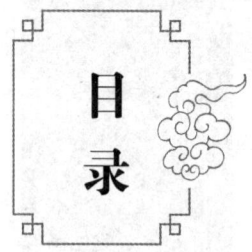

《素灵微蕴》序	048
素灵微蕴卷一	049
胎化解	049
藏象解	051
经脉解	055
营卫解	060
脏候解	062
素灵微蕴卷二	066
五色解	066
五声解	069
问法解	071
诊法解	073
医方解	078
素灵微蕴卷三	080
䏚喘解	080
吐血解	081
惊悸解	083
悲恐解	087
飧泄解	089

肠澼解 ·· 092
  脾胃解 ·· 093
  火逆解 ·· 096

素灵微蕴卷四 ·· 098
  消渴解 ·· 098
  气鼓解 ·· 100
  噎膈解 ·· 101
  反胃解 ·· 103
  中风解 ·· 104
  带下解 ·· 106
  耳聋解 ·· 107
  目病解 ·· 110
  序　意 ·· 112
  杝　元 ·· 113

《素灵微蕴》序

《素灵微蕴》四卷，昌邑黄坤载先生所著也。抉天人之奥赜，演阴阳之宰运，阐上圣之微言，扫下士之瞽说。法必轨理，病无遁情，大而不欿①，细而不越，味别渑淄，气通葭管，以兹况彼，精识略同。美矣！善矣！蔑以加矣。

医学蒙昧，于今为甚，脏腑喜恶，阴阳逆顺，罔或措意，诊病则不审其原，处方则不察其变，若乃奇偶佐使之宜，气味制化之理，益懵如也。俗学谬妄，广设方论，伐阳滋阴，数十百年，不可譬晓，以人试药，南北金同，夭人寿命，良可悼叹。得先生此书，绎其义，通其法，其于治也，庶有瘳乎。

道光九年冬十一月阳湖张琦

---

① 欿：不满。

素灵微蕴卷一

昌邑黄元御坤载著

胎化解

两精相搏,合而成形,未形之先,爰有祖气,人以气化而不以精化也。精如果中之仁,气如仁中之生意,仁得土气,生意为芽,芽生而仁腐,故精不能生,所以生人者,精中之气也。天地之理,动极则静,静极则动,静则阴生,动则阳化,阴生则降,阳化则升。《关尹子》①:无有升而不降,无有降而不升。降者为水,升者为火。《河图》之数:天一生水,地六成之。此阳之动极而静,一阴生于午也,阴盛则下沉九地而为水,而其生水之根,则在于天。地二生火,天七成之。此阴之静极而动,一阳生于子也,阳盛则上浮九天而为火,而其生火之根,则在于地。天三生木,地八成之。阳自地生,未浮于天而为火,先升于左而为木,得乎天者亲上,阳动而左升,故曰天生。地四生金,天九成之。阴自天生,未沉于地而为水,先降于右而为金,得乎地者亲下,阴静而右降,故曰地生。凡物先生而后成,故以初气生而终气成。天与地旋,相生成者,独阳不能生,独阴不能成也。

知天道则知人道矣。男子应坎,外阴而内阳;女子象离,外阳而内阴。男以坎交,女以离应。离中之阴,是为丁火;坎中之阳,是为壬水。阳奇而施,阴偶而承,丁壬妙合,凝蹇②而成。阴阳未判,是谓祖气。气含阴阳,则有清浊。清者浮轻而善动,浊者沉重而善静。动静之交,是曰中皇。中皇运转,阳中之阴,沉静而降;阴中之阳,浮动而升。升则成火,降则成水。

---

① 关尹子:关尹子,先秦天下十豪之一,周朝大夫、大将军、哲学家、教育家,为先秦重要道家流派,道教楼观派与文始派祖师,字公度,名喜,曾为关令,与老子同时。
② 凝蹇:凝结。

水旺则精凝，火旺则神发。火位于南，水位于北。阳之升也，自东而南，在东为木。阳之在东，神未发也，而神之阳魂已具。魂藏于血，升则化神。阴之降也，自西而北，在西为金。阴之在西，精未凝也，而精之阴魄已成。魄藏于气，降而生精。升降之间，黄庭四运，土中之意在焉，是曰五神。五神既化，爰生五气，以为外卫，产五精，以为内守，结五脏，以为宫城，开五官，以为门户。肾以藏精，开窍于耳，生骨而荣发。心以藏神，开窍于舌，生脉而荣色。肝以藏魂，开窍于目，生筋而荣爪。肺以藏魄，开窍于鼻，生皮而荣毛。脾以藏意，开窍于口，生肉而荣唇。气以煦之，血以濡之，日迁月化，潜滋默长，形完气足，十月而生，乃成为人。

其或男或女者，水火感应先后之不齐也。壬水先来，丁火后至，则阳包阴而为女，丁火先来，壬水后至，则阴包阳而为男。《易》谓乾道成男，坤道成女者，以坤体而得乾爻则成男，以乾体而得坤爻则成女，非秉父气则为男，秉母气则为女也。

生理皆同，而情状殊绝者，气秉之不均也。《灵枢·通天》分言五态之人：太阴之人，秉水气也；太阳之人，秉火气也；少阴之人，秉金气也；少阳之人，秉木气也；阴阳和平之人，秉土气也。阴阳二十五人，备言五形之人，是秉五气之全者。一气又分左右，左右又分上下，五行各五，是为二十五人。生人之大凡①也。

五行异气，情貌爰别，而人之受气，又有偏完偏实之不一，清浊厚薄之迥异，因而性质运命，高下霄壤。推其原始，总由祖气而分。祖气不同，故精神异其昏明，气血殊其滑涩，五脏五官以及筋脉骨肉、皮毛爪发，胥有美恶之辨，灵蠢寿夭，富贵贫贱，于此悬别，所谓命禀于生初也。人与天地同气，秉赋既异，乃与天运之否泰，无心而合，此气化自然之妙也。

祖气秉于先天，冲漠②无形，其通塞从违，显而可见者，后天之气也。凡气数之乖蹇③，虽机兆未形，而其精神溲越④，见之梦寐，气血郁浊，蒸为虮虱虫虱，甚至色已明征，神且先告，第昧者不知耳。及其否极病生，疾痛

---

① 大凡：大抵、大概。
② 冲漠：恬静虚寂。
③ 乖蹇：不顺利。
④ 精神溲越：汉代《文选·枚乘·七发》："精神溲越，百病咸生。"溲越：涣散。

切身，然后能觉，此愚夫之恒情也。《太素》以脉而谈禄命，深有至理，而拘士①非之，以为穷通身外之事，与血气无关，智浅鲜矣。叔皮②之论《王命》，萧远之论《运命》，及孝标《辨命》之作，皆言天运而不言人理，则亦知其略而未睹其原也。

藏象解

太真剖判，离而为两，各有专精，是名阴阳。清阳升天，浊阴归地，升天成象，降地成形，清则气化，浊则质生。《素问·阴阳应象论》：在天为玄，在地为化，玄生五神，化生五味。神在天为风，在地为木，在天为热，在地为火，在天为湿，在地为土，在天为燥，在地为金，在天为寒，在地为水。五气分治，是为五行。人与天地相参也，感五行之气，而生脏腑焉。五脏者，肝、心、脾、肺、肾也；六腑者，胆、胃、大肠、小肠、三焦、膀胱也。脏五而腑六，《灵枢·胀论》：膻中者，心主之宫城也，是为心包，合为六脏。脏为阴，腑为阳，阴阳相合，则为表里。肝者，将军之官，谋虑出焉。肝合胆，胆者，中正之腑，木也。心者，君主之官，神明出焉。心合小肠，小肠者，受盛之腑，火也。脾者，仓廪之官，五味出焉。脾合胃，胃者，五谷之腑，土也。肺者，相傅之官，治节出焉。肺合大肠，大肠者，传道之腑，金也。肾者，作强之官，伎巧出焉。肾合膀胱，膀胱者，津液之腑，水也。膻中者，臣使之官，喜乐出焉。膻中合三焦，三焦者，决渎之腑，相火也。三焦亦合于肾，而别为孤腑，以三焦水道所出，肾为水脏，故并领之。《灵枢·本输》：少阳属肾。肾上连肺，故将两脏。三焦者，中渎之腑也，水道出焉，属膀胱，是孤之腑也。肝位于东，其气风，其志怒，其音角，其液泣，其声呼，其色青，其臭臊，其味酸。心位于南，其气热，其志喜，其音徵，其液汗，其声笑，其色赤，其臭焦，其味苦。脾位于中，其气湿，其志思，其音宫，其液涎，其声歌，其色黄，其臭香，其味甘。肺位于西，其气燥，其志悲，其音商，其液涕，其声哭，其色白，其臭腥，其味辛。肾位于北，其气寒，其志恐，其音羽，其液唾，其声呻，其色黑，其臭

---

① 拘士：拘泥固执，不知变通的人。
② 叔皮：班彪（3—54年），字叔皮，扶风安陵（今陕西咸阳东北）人，出身于汉代显贵和儒学之家。

腐，其味咸。《四十九难》：肝主色，自入为青，入心为赤，入脾为黄，入肺为白，入肾为黑。心主臭，自入为焦，入脾为香，入肺为腥，入肾为腐，入肝为臊。脾主味，自入为甘，入肺为辛，入肾为咸，入肝为酸，入心为苦。肺主声，自入为哭，入肾为呻，入肝为呼，入心为笑，入脾为歌。肾主液，自入为唾，入肝为泣，入心为汗，入脾为涎，入肺为涕。《关尹子》：木茂故华为五色，火飞故达为五臭，土和故滋为五味，金坚故实为五声，水潜故蕴为五精也。肝气司生，其时应春，其性为暄，其化为荣，其政为散，其令宣发，其变摧拉，其合筋，其荣爪也。心气司长，其时应夏，其性为暑，其化为茂，其政为明，其令郁蒸，其变炎铄，其合脉，其荣色也。脾气司化，其时应长夏，其性静兼，其化为盈，其政为谧，其令云雨，其变动注，其合肉，其荣唇也。肺气司收，其时应秋，其性为凉，其化为敛，其政为劲，其令雾露，其变肃杀，其合皮，其荣毛也。肾气司藏，其时应冬，其性为凛，其化为肃，其政为静，其令闭塞，其变凝烈，其合骨，其荣发也。

五脏者，所以藏精神魂魄者也。《灵枢·本神》：肝藏血，血舍魂；心藏脉，脉舍神；脾藏营，营舍意；肺藏气，气舍魄；肾藏精，精舍志。五脏皆有神而藏之于心，五脏皆有精而藏之于肾。神为阳而精为阴，土居阴阳之交，魂者自阴而之阳，阳盛则生神；魄者自阳而之阴，阴盛则生精。血，阴也，而其中有阳，得木气之散，则阳升而气化。气，阳也，而其中有阴，得金气之收，则阴降而质结。盖阴浊则有质，阳清则有气，将结此质而质之魄先生，将化此气而气之魂先见。气之虚灵者，则为神；质之静凝者，则为精。神清而明，精浊而暗。古人以升魂为贵，降魄为贱，缘魂向阳而魄向阴也。物生于春夏而死于秋冬，人之大凡，阳盛则壮，阴盛则老，及其死也。神魂去而精魄存，气虽亡而质仍在也，于此可悟阴阳之贵贱矣。

五行之理，相生以气，非相生以质，《谭子》所谓形不灵而气灵也。地之木火土金水者，五行之质也；天之风火燥湿寒者，五行之气也。天气盛于东南，地气盛于西北。东南者，生长之位；西北者，收藏之位。阳主生长，阴主收藏。阳生于东而长于南，阴收于西而藏于北。阳之方生则为春，三阳在上，故春之气温；既长则为夏，六阳在上，故夏之气热；阴之方收则为秋，三阴在上，故秋之气凉；既藏则为冬，六阴在上，故冬之气寒。天气一日而四周，将寒则凉，将热则温，故寒生东方之温，温生南方之热，热生中央之湿，湿生西方之凉，凉生北方之寒。其相生全是气化，非木之质生火，火之质生土，土之质生金，金之质生水，水之质生木也，成质则不能生矣。相克者，制其太过也。木气过散，则土不坚，故敛之以收气；火气过炎，则金不肃，故聚之以藏气；土气过湿，则水不升，故散之以风气；金气过收，则木不达，故温之以热气；水气过润，则火不降，故燥之以土气。水升则火降，火降则金肃，金肃则木荣，木荣则土燥，土燥则水升。相生则无不及，相克则无太过。生则见变化之妙，克则见制伏之巧，亦克以气而不克以质也。前人据五行形质而论生克，逖其远矣。

《尚书·洪范》：木曰曲直，金曰从革，火曰炎上，水曰润下，土爰稼穑，此五行之性也。曲直作酸，炎上作苦，从革作辛，稼穑作甘，润下作咸，此五行之味也。盖水宜浮而火宜沉，木宜升而金宜降，土居中皇，是为四象转运之机。润下者，水气之不浮也。炎上者，火气之不沉也。直则木升，曲者，木气之不升也。从则金降，革者，金气之不降也。甘者，稼穑之正位，平则不见，不平则见。甘味之见者，土气之不运也。五气堙郁，而后五味以生，五脏乃病，升水木而降火金，其权在土，土气不运，则四维莫转，此五味郁生之原也。善乎！庚桑子①之言：草郁则为腐，树郁则为蠹，人郁则为病。阳性动而阴性止，动则运而止则郁，阳盛而生病者，千百之一，阴盛而生病者，尽人皆是，此凡物之大情也。

五脏开窍于五官。《子华子》：心之气为离，其神为朱鸟，其窍通于舌；肾之气为坎，其神为玄龟，其窍通于耳；肝之气为震，其神为苍龙，其窍通于目；肺之气为兑，其神为伏虎，其窍通于鼻；脾之气为戊己，其神为凤凰，其窍通于口。故肝心脾肺肾五脏之司，目舌口鼻耳五官之候。《灵枢·脉度》：五脏常内阅于上七窍也，肝气通于目，肝和则目能辨五色矣；心气通于舌，心和则舌能知五味矣；脾气通于口，脾和则口能知五谷矣；肺气通于鼻，肺和则鼻能知臭香矣；肾气通于耳，肾和则耳能闻五音矣。

五脏，阴也；五官，阳也。阳升于阴，阴降于阳。头上七窍，位为纯阳。阴性重浊，阳性清虚，清虚之极，神明出焉。五神发露，则开七窍。七

---

① 庚桑子：一名亢桑子，老聃弟子。春秋时期哲学家、教育家。

窍者，神气之所游行而出入也。壮则阳旺而神清。浊阴沉降，故七窍灵通，老则阳衰而神散，浊阴填凑，故七窍晦塞。

六腑者，所以受水谷而行化物者也，水谷入胃，脾气消磨，渣滓下传，精微上奉，化为雾气，归之于肺。肺司气而主皮毛，将此雾气，由脏而经，由经而络，由络而播宣皮腠，熏肤充身泽毛，是谓六经之气。雾气降洒，化而为水，津液精血，于是生焉。阴性亲内，自皮而络，自络而经，自经而归趋脏腑。津入于肺，液入于心，血入于肝，精入于肾，是谓五脏之精。阳根于阴，故生于内而盛于外。阴根于阳，故生于外而盛于内。五脏之部，心位于上，肾位于下，肝位于左，肺位于右，脾位于中。谷气为阳，升于心肺，谷精为阴，入于肾肝。肾为纯阴，阴极则阳生；心为纯阳，阳极则阴生。故上亦有精而下亦有气。下之气，阳之根也，上之精，阴之根也。

饮入于胃，脾阳蒸动，化为云雾，而上升于肺，是为肺气。肺气清降，化而为水，游溢经络，表里皆周。天暑衣厚，腠理开发，则外泄而为汗，天寒衣薄，腠理闭塞，则下行而为尿。膀胱者，水之壑也。三焦之火，随膀胱太阳之经下行而司水道。下焦之火秘，则膀胱清利而水道通；下焦之火泄，则膀胱热涩而水道闭。火泄脾虚，不能蒸水化气，则水谷并趋二肠，而成泄利。泄利之家，膀胱热涩而脾肾寒滑，全因相火之泄陷也。《灵枢·营卫生会》：上焦如雾，中焦如沤，下焦如渎。水性流下，下焦之水独盛，故如渎，气性亲上。上焦之气独盛，故如雾。中焦，气水之交，故如沤。譬之如釜，火炎水沸，上则热气之升腾，雾也；中则泡波之起灭，沤也；下则釜底之水，渎也。

《列子》：属天者，清而散，属地者，浊而聚。腑禀天气，故泻而不藏，脏禀地气，故藏而不泻。《五脏别论》：五脏者，藏精气而不泻也，故满而不能实；六腑者，传化物而不藏也，故实而不能满。阴阳互根，五脏阴也，而阳神藏焉，非五脏之藏，则阳神飞矣；六腑阳也，而阴精化焉，非六腑之化，则阴精竭矣。盖阴以吸阳，故神不上脱，阳以煦阴，故精不下流。阳盛之处而一阴已生，阴盛之处而一阳已化，故阳自至阴之位而升之，使阴不下走，阴自至阳之位而降之，使阳不上越。上下相包，阴平阳秘，是以难老。阴在内，阳之守也，阳在外，阴之卫也。阴能守则阳秘于内，阳能卫则阴固于外。阳如珠玉，阴如蚌璞，含珠于蚌，完玉以璞，而昧者不知，弃珠玉而珍蚌璞，是之谓倒置之民矣。

经脉解

六脏六腑，是生十二经。经气内根于脏腑，外络于肢节。其浮气之不循经者，为卫气。其精气行于经者，为营气。《灵枢·决气》：壅遏营气，令无所避，是谓脉。脏脉为阴，腑脉为阳。脾、肾、肝、胆、胃、膀胱经行于足，是谓足之三阴三阳，肺、心、心包、三焦、大肠、小肠经行于手，是谓手之三阴三阳。脾肺之经，太阴；心肾之经，少阴；肝与心包之经，厥阴；胆与三焦之经，少阳；胃与大肠之经，阳明；膀胱小肠之经，太阳。太阳与少阴为表里，阳明与太阴为表里，少阳与厥阴为表里。手经与手配，足经与足配。经络回环，运行不息也。

《灵枢·经脉》：肺手太阴之脉，起于中焦，下络大肠，还循胃口，上膈，属肺，从肺系横出腋下，下行臑内，行少阴心主之前，下肘中，循臂内，上骨下廉，入寸口，上鱼，循鱼际，出大指之端。其支者，从腕后循次指内廉，出其端。大肠手阳明之脉，起于次指之端，循指上廉，出合谷两骨之间，上入两筋之间，循臂上廉，入肘外廉，上臑外前廉，上肩，出髃骨之前廉，上出于柱骨之会上，下入缺盆，络肺，下膈，属大肠。其支者，从缺盆上颈，贯颊，下入齿中，还出挟口，交人中，左之右，右之左，上挟鼻孔。胃足阳明之脉，起于鼻之交頞中，旁纳太阳之脉，下循鼻外，入上①齿中，还出挟口，环唇；下交承浆，却从颐后下廉出大迎，循颊车，上耳前，过客主人，循发际，至额颅。其支者，从大迎前下人迎，循喉咙，入缺盆，下膈，属胃，络脾。其直者，从缺盆下乳内廉，下挟脐，入气街中。其支者，起于胃口，下循腹里，下至气街中而合，以下髀关，抵伏兔，下膝髌中，下循胫外廉，入足跗，入中指内间。其支者，下廉三寸而别，下入中指外间。其支者，别跗上，入大指间，出其端。脾足太阴之脉，起于大指之端，循指内侧白肉际，过核骨后，上内踝前廉，上腨内，循胫骨后，交出厥阴之前，上膝骨内前廉，入腹，属脾，络胃，上膈，挟咽，连舌本，散舌下。其支者，复从胃别上膈，注心中。心手少阴之脉，起于心中，出属心

---

① 上：原作"下"，据《灵枢·经脉第十》改。

系,下膈,络小肠。其支者,从心系上挟咽,系目系。其直者,复从心系却上肺,下出腋下,下循臑内后廉,行太阴心主之后,下肘内,循臂内①后廉,抵掌后锐骨之端,入掌内后廉,循小指之内,出其端。小肠手太阳之脉,起于小指之端,循手外侧,上腕,出踝中,直上循臂骨下②廉,出肘内侧两筋之间,上循臑外后廉,出肩解,绕肩胛,交肩上,入缺盆,络心,循咽,下膈,抵胃,属小肠。其支者,从缺盆循颈,上颊,至目锐眦,却入耳中。其支者,别颊,上䪼,抵鼻,至目内眦,斜络于颧。膀胱足太阳之脉,起于目内眦,上额,交巅。其支者,从巅至耳上角。其直者,从巅入③络脑,还出别下项,循肩髆内,挟脊,抵腰中,入循膂,络肾,属膀胱。其支者,从腰中下挟脊,贯臀,入腘中。其支者,从髆内左右别,下贯胛,挟脊内,过髀枢,循髀外,从后廉下合腘中,以下贯腨内,出外踝之后,循京骨,至小指外侧。肾足少阴之脉,起于小指之下,斜趋足心,出于然谷④之下,循内踝之后,别入跟中,以上腨内,出腘内廉,上股内后廉,贯脊,属肾,络膀胱。其直者,从肾上贯肝膈,入肺中,循喉咙,挟舌本。其支者,从肺出络心,注胸中。心主手厥阴心包络之脉,起于胸中,出属心包络,下膈,历络三焦。其支者,循胸,出胁,下腋三寸,上抵腋下,循臑内,行太阴少阴之间,入肘中,下臂,行两筋之间,入掌中,循中指,出其端。其支者,别掌中,出名指之端。三焦手少阳之脉,起于名指之端,上出两指之间,循手表腕,出臂外两骨之间,上贯肘,循臑外,上肩,交出足少阳之后,入缺盆,布膻中,散络心包,下膈,属三焦。其支者,从膻中上出缺盆,上项,系⑤耳后,直上出耳上角,以屈下颊,至䪼。其支者,从耳后入耳中,出走耳前,过客主人前,交颊,至目锐眦。胆足少阳之脉,起于目锐眦,上抵头角,下耳后,循颈,行手少阳之前,至肩上,却交出手少阳之后,入缺盆。其支者,从耳后入耳中,出走耳前,至目锐眦后。其支者,别锐眦,下大迎,合于手少阳,抵于䪼,下加颊车,下颈,合缺盆,以下胸中,贯膈,络

①内:原脱,据《灵枢·经脉第十》补。
②下:原作"作",据《灵枢·经脉第十》改。
③入:原作"别",据《灵枢·经脉第十》改。
④谷:原作"骨",据《灵枢·经脉第十》《灵枢悬解·经脉》改。
⑤系:原作"挟",据《灵枢·经脉第十》改。

肝，属胆，循胁里，出气街，绕毛际，横入髀厌中。其直者，从缺盆下腋，循胸，过季胁，下合髀厌中，以下循髀阳，出膝外廉，下外辅骨之前，直下抵绝骨之端，下出外踝之前，循足跗上，入名指之间。其支者，别跗上，循大指歧骨内，出其端①，还贯爪甲，出三毛。肝足厥阴之脉，起于大指丛毛之际，上循足跗上廉，去内踝一寸，上踝八寸，交出太阴之后，上腘内廉，循股阴，入毛中，过阴器，抵少腹，挟胃，属肝，络胆，上贯膈，布胁肋，循喉咙之后，上入颃颡，连目系，上出额，与督脉会于巅。其支者，复从肝别贯膈，上注肺。其支者，从目系下颊里，环唇内。此经脉之起止，即营气之行次也。

阳经在表，阴经在里。太阳居外，皮毛之分也，次则阳明，次则少阳，次则太阴，次则少阴，次则厥阴，近于骨矣。阳经则属腑络脏，阴经则属脏络腑。足之阴经行于股里，阳经行于股外，手之阴经行于臂里，阳经行于臂外。阴经之次，太阴在前，厥阴在中，少阴在后；阳经之次，阳明在前，少阳在中，太阳在后。手之阴经自胸走手，阳经自手走头，足之阳经自头走足，阴经自足走胸。手三阳自手走头，足三阳自头走足，皆行于颈项而会于督之大椎。

颈脉之次，任行于前，督行于后，俱在中央，足阳明在任脉之次，二次手阳明，三次手太阳，四次足少阳，五次手少阳，六次足太阳，七次则项之中央，下连脊骨，督脉之部也。

在项之脉，任督各一，其余左右各二，合二十四经。

足经之部，太阳少阴行身之背，阳明太阴行身之前，少阳厥阴行身之侧。除足太阳外，阴阳皆会于宗筋。手经悉行于手，惟手少阳并足太阳而下行，出腘中，贯腨肠，而入外踝。

脏腑之募皆在前，散见诸脉，而俞则在后，发于太阳之一经。以人身前阴而后阳，故太阳为诸阳之主，脏腑之阳，以类相从，而发见于背膂也。

手之阳经则升，阴经则降，足之阳经则降，阴经则升。手之三阳，阳中之太阳也，皆升。手之三阴，阳中之少阴也，皆降。足之三阳，阴中之少阳也，皆降。足之三阴，阴中之太阴也，皆升。盖手足阴阳，浊中之清者，

---

① 端：原作"间"，据《灵枢·经脉第十》改。

则从下而升，清中之浊者，则从上而降。《太阴阳明论》：阴气从足上行至头，而下行循臂至指端。阳气从手上行至头，而下行至足。阳病者，上行极而下；阴病者，下行极而上。以阴极则阳生，阳极则阴生。凡物之理，穷则反，终则始也。

阳受气于四末，故四肢为诸阳之本。然阳升于手而降于足，阴升于足而降于手。升为初气，降为终气，则阳盛于手而阴盛于足，故手巧而足拙，以阳性轻捷而阴性迟重故也。

五脏开窍于五官，清阳由经脉而升也。经脉之中，清者升而浊者降。《灵枢·阴阳清浊》：其清者上走空窍，浊者下行诸经。清气升则孔窍灵，故能辨声色，别臭味。阳性热，阴性寒，阴阳平者，下反温而上反清，以阳降而化浊阴，阴升而化清阳故也。

手足之经，阴阳各三，是谓六气。手少阴以君火主令，足少阴水也，从妻①化气而为热。足太阳以寒水主令，手太阳火也，从夫化气而为寒。足厥阴以风木主令，手厥阴火也，从母②化气而为风。手少阳以相火主令，足少阳木也，从子化气而为暑。足太阴以湿土主令，手太阴金也，从母化气而为湿。手阳明以燥金主令，足阳明土也，从子化气而为燥。

经别者，正经之别行者也。营于脉中，直道而行则为正，内则脏腑。表里之经，相为络属。及本经之支派他交者，则为别，详见《灵枢·经别》。

经筋者，十二经之筋也。起于各经，分道而行。所行之道，多与经脉相同，独足之三③阴，始同终异。而其结聚，则在四肢溪谷之间，以诸筋皆属于节也。肝主筋而荣爪，故十二经筋皆始自爪甲而结于腕踝，聚于肘膝，会于肩髀，联属肌肉，维络颈项，裹缠头面。大筋为纲，小筋为维，阳筋则刚，阴筋则柔，约束百骸，而会于宗筋，故《痿论》：宗筋主束骨而利机关也。详见《灵枢·经筋》。

奇经者，督、任、冲、带、阳跷、阴跷、阳维、阴维也。《二十八难》：督脉者，起于下极之俞，并于脊里，上至风府，入属于脑。任脉者，起于中极之下，以上毛际，循腹里，上关元，至咽喉，上颐，循面，入目，络舌。

---

① 妻：原作"火"，据下文改。
② 母：原作"水"，据下文改。
③ 三：原作"二"，据《灵枢·经筋第十三》改。

冲脉者，起于气冲，并足阳明①之经，挟脐而上，至胸中而散。带脉者，起于季胁，回身一周。阳跷者，起于跟中，循外踝上行，入风池。阴跷者，亦起于跟中，循内踝上行，至喉咙②，交贯冲脉。阳维、阴维者，维络于身，阳维起于诸阳会，阴维起于诸阴交也。凡此八脉者，经脉之络也。经盛则入络，络脉满溢，不拘于经，内溉脏腑，外濡腠理。譬之圣人图设沟渠，通利水道，天雨降下，沟渠满溢，霶霈妄行，流于深湖，圣人不能复图也。经脉隆盛，入于八脉，而不环周，故八脉溢蓄，别道自行诸经，不能复拘也。

任、督、冲三脉一源，同起于会阴。督则循背而行身后，为诸阳之纲；任则循腹而行身前，为诸阴之领；冲则挟脐上行，为诸经之海。督行于后，而亦行于前。《骨空论》：督脉起于少腹，以下骨中央，入系廷孔，其孔，溺孔之端也。其络循阴器，合篡间，别绕臀，至少阴与巨阳中络者，合少阴，上股内后廉，贯脊，属肾，与太阳起于目内眦，上额，交巅，入络脑，还出别下项，循肩髆内，挟脊，抵腰中，入循膂，络肾。其少腹直上者，贯脐中央，上贯心，入喉，上颐，环唇，上系两目之下中央，是督脉之前行也。盖任督本一脉，以前后而异名耳。冲行于上，而亦行于下。《灵枢·动输》：冲脉者，十二经之海也，与少阴之大络起于肾下，出于气街，循阴股内廉，邪入腘中，循京骨内廉，并少阴之经，下入内踝之后，入足下。其别者，邪入踝，出属跗上，入大指之间，注诸络，以温足胫，是冲脉之下行也。

阳跷、阳维者，足太阳之别，阴跷、阴维者，足少阴之别。阳跷主左右之阳，阴跷主左右之阴，阳维主一身之表，阴维主一身之里。带则横束一身之脉者也。

别络者，诸经别出之大络也。《灵枢·经别》：手太阴之别，名曰列缺，起于腕上分间，并太阴经，直入掌，散入于鱼际。手少阴之别，名曰通里，去腕一寸半，别而上行，循经入于心中，系舌本，属目系。手心主之别，名曰内关，去腕二寸，出于两筋之间，循经以上，系于心包，络心系。手太阳之别，名曰支正，上腕五寸，内注少阴。其别者，上走肘，络肩髃。手阳明之别，名曰偏历，去腕三寸，别入太阴。其别者，上循臂，乘肩髃，上曲

---

① 阳明：原作"少阴"，据《难经·二十八难》改。
② 至喉咙：原脱，据《难经·二十八难》改。

颊，遍齿。其别者，入耳，合于宗脉。手少阳之别，名曰外关，去腕二寸，外绕臂，注胸中，合心主。足太阳之别，名曰飞扬，去踝七寸，别走少阴。足少阳之别，名曰光明，去踝五寸，别走厥阴，下络足跗。足阳明之别，名曰丰隆，去踝八寸，别走太阴。其别者，循胫骨外廉，上络头项，合诸经之气，下络喉嗌。足太阴之别，名曰公孙，去本节之后一寸，别走阳明。其别者，入络肠胃。足少阴之别，名曰大钟，当踝后，绕跟，别走太阳。其别者，并经上走于心包下，外贯腰脊。足厥阴之别，名曰蠡沟，去内踝五寸，别走少阳。其别者，循胫上睾，结于茎。任脉之别，名曰尾翳，下鸠尾，散于腹。督脉之别，名曰长强，挟膂，散头上，下当肩胛左右，别走太阳，入贯膂。脾之大络，名曰大包，出渊液下三寸，布胸胁。此十五络也。《素问·平人气象论》：胃之大络，名曰虚里，贯膈，络肺，出于左乳下，其动应衣，宗脉气也，此又胃之一大络也。诸经之络各一，而脾胃之络则二，以脾胃者，诸经之本故也。

经脉为里，支而横者为络，络之别者为孙，孙络三百六十五，此外丝分而缕析焉，巧历不能得矣。经脉十二，左右二十四，奇经八脉，左右十四，别络十六，左右三十，共六十八脉，相随而上下。阴脉营其脏，阳脉营其腑，区处条别，不相紊乱已。

营卫解

人受气于谷，谷入于胃，以传于肺，精华氤氲，而生气血。其清者为营，浊者为卫，营行脉中，卫行脉外，一日一夜，周身五十。

脉中之血，其名曰营。血中之气，是曰营气，营气在脉，随宗气而行。谷精之化营气，其大气之抟而不行者，积于胸中，命曰宗气。宗气者，所以贯心肺而行呼吸。营气之行，以息往来。盖血之动，气鼓之也。人一呼脉再动，一吸脉再动，呼吸定息，脉五动，闰以太息，脉六动。一动脉行一寸，六动脉行六寸。《灵枢·脉度》：手之六阳，从手至头，长五尺，五六三丈。手之六阴，从手至胸中，三尺五寸，三六一丈八尺，五六三尺，合二丈一尺。足之六阳，从足至头，八尺，六八四丈八尺。足之六阴，从足至胸中，六尺五寸，六六三丈六尺，五六三尺，合三丈九尺。跷脉从足至目，七尺五寸，二七一丈四尺，二五一尺，合一丈五尺。督脉、任脉，各四尺五寸，二四八尺，二五一尺。合九尺。凡都合一十六丈二尺，此气之大经隧也。平人，一日一夜一万三千五百息，上下、左右、前后二十八脉，以应二十八宿。周天二十八宿，宿三十六分，一日之度，一千八分。漏水下百刻，以分昼夜，每刻一百三十五息。一息气行六寸，十息气行六尺，一百三十五息，人气半周于身，脉行八丈一尺，下水一刻，日行十分。二百七十息，气行十六丈二尺，是谓一周，下水二刻，日行二十五分。五百四十息，人气再周于身，脉行三十二丈四尺，下水四刻，日行四十分。二千七百息，人气十周于身，脉行一百六十二丈，下水二十刻，日行五宿二十分。一万三千五百息，人气五十营于身，脉行八百一十丈，水下百刻，日行二十八宿，一千八分。

营气之行，常于平旦寅时，从手太阴之寸口始，以肺主气而朝百脉也。自手之太阴阳明，注足之阳明太阴，手之少阴太阳，注足之太阳少阴，手之厥阴少阳，注足之少阳厥阴，即经脉之行次也，终于两跷督任。周而复始，阴阳相贯，如环无端。昼夜五十周毕。明日寅时，又会于气口。此营气之度也。

卫气者，不随宗气，而自行于脉外，昼行阳经二十五周，夜行阴脏二十五周。其行于阳也，常于平旦寅时从足太阳之睛明始。睛明者，目之内眦。《灵枢·卫气行》：平旦阴尽，阳气出于目，目张则气上行于头，循项，下足太阳，至小指之端。其散者，别于目内眦，下手太阳，至小指之端。其散者，别于目锐眦，下足少阳，至小指次指之端，以上循手少阳之分侧，下至名指之端。别者，至耳前，合于颔脉，注足阳明，下至跗上，入中指之端。其散者，从耳下下手阳明，入次指之端。其至于足也，入足心，出内踝，下足少阴。阴跷者，足少阴之别，属于目内眦，自阴跷而复合于目，交于足太阳之睛明。是谓一周。

岁有十二月，日有十二辰，子午为经，卯酉为纬。日行二十八宿，而一面七星，四七二十八星。房昴为纬，虚张为经。房至毕为阳，昴至心为阴，阳主昼，阴主夜。夜半为阴陇，鸡鸣而阴衰，平旦阴尽，而阳受气矣，日中为阳陇，日西而阳衰，日入阳尽，而阴受气矣。

太阴主内，太阳主外，卫气至阳而起，至阴而止，各行二十五度，分为昼夜。日行一舍，人气行一周于身与十分身①之八。日行二舍，人气行三周于身与十分身之六。日行三舍，人气行②五周于身与十分身之四。日行四舍，人气行③七周于身与十分身之二。日行五舍，人气行于身九周。日行六舍，人气行于身十周与十分身之八。日行七舍，人气行于身十二周与十分身之六。日行十四舍，人气二十五周于身与十分之身之二，阳尽于阴，阴受气矣。

其入于阴也，常从足少阴注于肾，肾注于心，心注于肺，肺注于肝，肝注于脾，脾复注于肾，为一周。夜行一舍，人气行于阴脏一周与十分脏之八。夜行十四舍，人气行于阴脏二十五周与十分脏之二，从肾至少阴之经，而复合于目。

阴阳一日一夜，各行二十五周而有奇分，在身得十分身之二，在脏得十分脏之二，合得十分之四。从房至毕十四舍，水下五十刻，日行半度，卫气出于阳则寤，从昴至心十四舍，水下五十刻，卫气入于阴则寐。人之所以卧起之时有早晏者，奇分不尽数也。此卫气之度也。

《三十难》言营卫相随，盖相随之义，如日月之度，虽不同道，而并行不悖也。营自起于宗气，卫自起于睛明，营则阴阳相间，卫则夜阴昼阳。起止不同，道路各异，非同行于一经之谓也。

脏候解

人秉五气，是生脏腑。受气不同，脏腑亦别，强弱殊质，邪正异性，感而生病，千变不一。脏腑幽深，人不能见，而相形察色，可以外候也。《灵枢·本脏》：脏腑者，所以参天地而副阴阳，运四时而化五节。五脏固④有小大、高下、坚脆、端正、偏倾，六腑亦有小大、长短、厚薄、结直、缓急，吉凶善恶之殊，由此分焉。

心小则脏安，邪弗能伤，易伤以忧，大则忧不能伤，易伤于邪。高则满于肺中，俯而善忘，难开以言，下则易伤于寒，易恐于言。坚则脏安守固，

---

① 身：原脱，据《灵枢·卫气行第七十六》补。
② 行：原脱，据《灵枢·卫气行第七十六》补。
③ 行：原脱，据《灵枢·卫气行第七十六》补。
④ 固：原作"因"，据《灵枢·本脏第四十七》改。

脆则善病消瘅、热中。端正则和利难伤，偏倾则操持不一，无守司也。肺小则脏安少饮，不病喘喝，大则多饮，善病胸痹、喉痹、逆气。高则上气肩息、咳，下则居贲迫肝①，善胁下痛。坚则不病咳上气，脆则善病消瘅，易伤。端正则和利难伤，偏倾则胸偏痛也。肝小则脏安，无胁下之病，大则逼胃迫咽，苦膈中，且胁下痛。高则上支贲切，胁悗为息贲，下则逼胃，胁下空而易受邪。坚则脏安难伤，脆则善病消瘅，易伤。端正则和利难伤，偏倾则胁下痛也。脾小则脏安，难伤于邪，大则苦凑胗而痛，不能疾行。高则胗引季胁而痛，下则下加于大肠，而脏苦受邪。坚则脏安难伤，脆则善病消瘅，易伤。端正则和利难伤，偏倾则善满善胀也。肾小则脏安难伤，大则善病腰痛，不可以俯仰，易伤以邪。高则苦背膂痛，不可以俯仰，下则腰尻痛，不可以俯仰，为狐疝。坚则不病腰背痛，脆则善病消瘅，易伤。端正则和利难伤，偏倾则苦腰尻痛也。凡此二十五变者，人之所以强弱不同也。

　　赤色小理者，心小，粗理者，心大。无髃骭者，心高，髃骭小短举者，心下。髃骭长者，心下坚，髃骭弱小以薄者，心脆。髃骭直下不举者，心端正，髃骭倚一方者，心偏倾也。白色小理者，肺小，粗理者，肺大。巨肩反膺陷喉者，肺高，合腋张胁者，肺下。好肩背厚者，肺坚，肩背薄者，肺脆。背膺厚者，肺端正，胁偏疏者，肺偏倾也。青色小理者，肝小，粗理者，肝大。广膺反骹者，肝高，合胁兔骹者，肝下，胸胁好者，肝坚，胁骨弱者，肝脆。膺腹好相得者，肝端正，胁骨偏举者，肝偏倾也。黄色小理者，脾小，粗理者，脾大。揭唇者，脾高，唇下纵者，脾下。唇坚者，脾坚，唇大而不坚者，脾脆。唇上下好者，脾端正，唇偏举者，脾偏倾也。黑色小理者，肾小，粗理者，肾大。高耳者，肾高，耳后陷者，肾下。耳坚者，肾坚，耳薄不坚者，肾脆。耳好前居牙车者，肾端正，耳偏倾②者，肾偏倾也。

　　五脏皆小者，少病，苦焦心，大愁忧，皆大者，缓于事，难使以忧。皆高者，好高举措，皆下者，好出人下。皆坚者，无病，皆脆，不离于病。皆端正者，和利得人心，皆偏倾者，邪心而善盗，不可以为人平，反覆言语也。

---

① 肝：原作"肺"，据上下文改。
② 倾：《灵枢·本脏第四十七》作"高"。

六腑之应，肺合大肠，大肠者，皮其应也。心合小肠，小肠者，脉其应也。肝合胆，胆者，筋其应也。脾合胃，胃者，肉其应也。肾合三焦膀胱，三焦膀胱者，腠理毫毛其应也。肺应皮，皮厚者，大肠厚，皮薄者，大肠薄，皮缓腹裹大者，大肠大而长，皮急者，大肠急而短，皮滑者，大肠直，皮肉不相离者，大肠结也。心应脉，皮厚者，脉厚，脉厚者，小肠厚，皮薄者，脉薄，脉薄者，小肠薄，皮缓者，脉缓，小肠大而长，皮薄而脉冲小者，小肠小而短，诸①阳经脉皆多纡屈者，小肠结也。脾应肉，肉䐃坚大者，胃厚，肉䐃么者，胃薄，肉䐃小而么者，胃不坚，肉䐃不称身者，胃下，胃下者，下管约不利，肉䐃不坚者，胃缓，肉䐃无小理累者，胃急，肉䐃多小理累者，胃结，胃结者，上脘约不利也。肝应爪，爪厚色黄者，胆厚，爪薄色红者，胆薄，爪坚色青者，胆急，爪濡色赤者，胆缓，爪直色白无约者，胆直，爪恶青黑多纹者，胆结也。肾应骨，密理厚皮者，三焦膀胱厚，粗理薄皮者，三焦膀胱薄，疏腠理者，三焦膀胱缓，皮急而无豪②毛者，三焦膀胱急，豪毛美而粗者，三焦膀胱直，稀豪毛者，三焦膀胱结也。

《灵枢·师传》：五脏者，心为之主，缺盆为之道，骷骨有余，以候䯏骬。肺为之盖，巨肩陷喉，候见其外。肝者主为将，使之候外，欲知坚脆，视目小大。脾者主为卫，使之迎粮，视唇舌好恶，以知吉凶。肾者主为外，使之远听，视耳好恶，以知其性。六腑者，胃为之海，广颏，大颈，张胸，五谷乃容。鼻隧以长，以候大肠。唇厚，人中长，以候小肠。目下裹大，其胆乃横。鼻孔在外，膀胱漏泄。鼻柱中央起，三焦乃约。此五脏六腑之外候也。凡官骸美恶，胥禀脏气，生死寿夭，不外乎此。

《灵枢·五色》：明堂者，鼻也。阙者，眉间也。庭者，颜也。蕃者，颊侧也。蔽者，耳门也。五官之位，其间欲方大，去之十步，皆见于外，如是者，寿必中百岁。故五官以辨，阙庭以张，明堂广大，蕃蔽见外，方壁高基，引垂居外，寿考之征也。若五官不辨，阙庭不张，小其明堂，蕃蔽不见，又卑墙基，墙下无基，垂角去外，如是者，虽平常殆，加之以疾，百不一生也。

《灵枢·天年》：五脏坚固，血脉和调，肌肉解利，皮肤致密，营卫之行，

---

① 诸：原脱，据《灵枢·本脏第四十七》补。
② 豪：通"毫"。动物长而细的毛。

不失其常，呼吸微徐，气以度行，六腑化谷，津液布扬，各如其常，故能长久。使道隧以长，墙基高以方，通调营卫，三部三里起，骨高肉满，百岁乃得终。五脏不坚，使道不长，空外以张，喘息暴疾，又卑墙基薄，脉少血，其肉不石，故中寿而尽也。

《灵枢·寿夭刚柔》：形与气相任则寿，不相任则夭。皮与肉相果则寿，不相果则夭。形充而皮肤缓者则寿，急者则夭。形充而颧不起者骨小，骨小则夭。形充而䐃肉坚者肉坚，肉坚则寿，䐃肉不坚者肉脆，肉脆则夭。墙基卑，高不及其地者，不满三十而死，其有因加疾者，不及二十而死也。平人而气胜形者寿，病而形肉脱，气胜形者死，形胜气者危①矣。此即官骸以测寿夭之法也。

经脉十二，根于脏腑，而一身毛发，又秉经气而生，观之可以知血气之盛少焉。《灵枢·阴阳二十五人》：足三阳之上者，皆行于头。阳明之经，其荣髯也，少阳之经，其荣须也，太阳之经，其荣眉也，血气盛则美而长，血气少则恶而短。三经之下者，皆循阴器而行于足。阳明之血气盛，则下毛美长，血气少则无毛，足指少肉而善寒。少阳之血气盛，则胫毛美长，外踝毛坚而厚。太阳之血气盛，则跟肉满而踵坚，血气少则跟瘦而善转筋。手三阳之上者，亦行于头。阳明之经，其荣髭也，少阳之经，其荣眉也，太阳之经，其荣须也，血气盛则美而长，血气少则恶而短。三经之下者，皆循臂臑②而行于手，血气盛而掌肉充满而温，血气少则掌瘦以寒。阳明之血气盛，则腋下之毛美。少阳之血气少，则手瘦而多脉。知皮毛则知经脉，知经脉则知脏腑，表里一气，内外合符，察微洞幽，不逾迹象，此亦精义入神之事也。

---

① 危：原作"微"，据《灵枢·寿夭刚柔第六》改。
② 臑：原作"胕"，据手三阳经循行部位改。

素灵微蕴卷二

昌邑黄元御坤载著

五色解

上工望而知之，中工问而知之，下工切而知之。《六十一难》：望而知之谓之神，闻而知之谓之圣，问而知之谓之工，切而知之谓之巧。神圣工巧，优劣悬殊，故四诊之中，首推望色。

《四十九难》：肝主色，自入为青，入心为赤，入脾为黄，入肺为白，入肾为黑。五色者，五脏之气所发，故五脏在中，上结五官，外现五色。肝官于目，心官于舌，脾官于口，肺官于鼻，肾官于耳。病生五脏，则色现五官。《灵枢·五阅五使》：肝病者眦青，心病者舌短颧赤，脾病者唇黄，肺病者喘息鼻张，肾病者颧与颜黑。《灵枢·五色》：青黑为痛，黄赤为热，白为寒。

五官之中，尤重明堂。明堂骨高以起，平以直，润泽以清，真色以致，病色不见，则五脏安和，壮盛无疾。骨陷色夭，则五脏不安，诸病乃作。不第五脏，凡六腑、四肢、百节，病则色征于面，按部而发。《灵枢·五色》：五脏次于中央，六腑挟其两侧，首面上于阙庭，王宫在于下极。庭者，首面也。阙上者，咽喉也。阙中者，肺也。下极者，心也。直下者，肝也。肝左者，胆也。下者，脾也。方上者，胃也。中央者，大肠也。挟大肠者，肾也。当肾者，脐也。面王以上者，小肠也。面王以下者，膀胱子处也。此脏腑之现于面部者也。颧者，肩也。颧后者，臂也。臂下者，手也。目内眦上者，膺乳也。挟绳而上者，背也。循牙车以下者，股也。中央者，膝也。膝以下者，胫也。当胫以下者，足也。巨分者，股里也。巨屈者，膝膑也。此肢节之现于面部者也。

左右殊方，男女异位。浮泽为外，沉浊为内，察其浮沉，以知浅深，察其泽夭，以观成败，察其散抟，以知远近。视色上下，以知病处，其色上行者，病益甚，其色下行，如云彻散者，病方已。色从外走内者，病从外走内，色从内走外者，病从内走外。其相乘制也，肾乘心，心先病，肾为应。他皆如是也。

《素问·玉机真脏论》：形气相得，谓之可治，色泽以浮，谓之易已，形气相失，谓之难治，色夭不泽，谓之难已。《三部九候论》：五脏已败，其色必①夭，夭则死矣。《灵枢·本神》：心怵惕思虑则伤神，神伤则恐惧自失，破䐃脱肉，毛悴色夭，死于冬。脾盛怒而不解则伤意，意伤则悗乱，四肢不举，毛悴色夭，死于春。肝悲哀动中则伤魂，魂伤则狂妄不精，阴缩而筋挛，筋骨不举，毛悴色夭，死于秋。肺喜乐无极则伤魄，魄伤则狂，意不存人，皮革焦，毛悴色夭，死于夏。肾忧愁而不止则伤志，志伤则喜忘其前言，腰脊不可以俯仰，毛悴色夭，死于季夏。

五脏之外，兼审经脉。《诊要经终论》：太阳之脉其终也，戴眼，反折，瘈疭，其色白，绝汗乃出，出则死矣。少阳终者，百节皆纵，目𢠳绝系，绝系一日半死，其死也，色先青白，乃死矣。阳明终者，口目动作，善惊，妄言，色黄，其上下之经，盛而不行，则终矣。少阴终者，面黑，齿长而垢，腹胀闭，上下不通，而终矣。太阴终者，腹胀闭，不得息，善噫善呕，呕则逆，逆则面赤，不逆则上下不通，面黑，皮毛焦，而终矣。厥阴终者，中热，嗌干，善溺，心烦，甚则舌卷，卵上缩，而终矣。此十二经之终也。《灵枢·经脉》：手太阴气绝则皮毛焦，太阴者，行气温于皮毛，皮毛焦则津液去，皮节伤，爪枯毛折，毛折者，毛先死，丙笃丁死，火胜金也。

手少阴气绝则脉不通，脉不通则血不流，血不流则色不泽，其面黑如漆柴者，血先死，壬笃癸死，水胜火也。足太阴气绝则脉不荣其唇舌，唇舌者，肌肉之本也，脉不荣则肌肉软却，舌萎人中满，人中满则唇反，唇反者，肉先死，甲笃乙死，木胜土也。足少阴气绝则骨枯，少阴者，伏行而濡于骨髓，骨髓不濡，则肉不着骨，骨肉不相亲，则肉软而却，故齿长而垢，发无润泽，发无润泽者，骨先死，戊笃己死，土胜水也。足厥阴气绝则筋绝，筋者，聚于阴器而络于舌本，脉弗荣则筋急，引卵与舌，唇青舌卷

---

① 必：原作"不"，据《素问·玉机真脏论篇第十九》改。

卵缩，则筋先死，庚笃辛死，金胜木也。五阴气俱绝则目系转，转则目运，目运者，志先死，志先死，则远一日半死矣。六阳气俱绝则阴与阳相离，离则腠理发泄，绝汗乃出，大如贯珠，转出不流，旦占夕死，夕占旦死矣。

经脉之外，兼察络脉。经脉十二者，伏行分肉之间，深而不见，其常见者，手太阴过外踝之上，无所隐故也。诸脉之浮而常见者，皆络脉也。凡诊络脉，青则寒且痛，赤则有热。胃中寒，手鱼之络多青矣，胃中有热，鱼际络赤。其暴黑者，留久痹也。其有赤有黑有青者，寒热气也。其青短者，少气也。《灵枢·论疾诊尺》：耳间青脉起者，掣痛。《平人气象论》：臂多青脉，曰脱血。《经络论》：经有常色而络无常变也，阴络之色应其理，阳络之色变无常，随四时而行也，寒多则凝涩，凝涩则青黑，热多则淖泽，淖泽则黄赤也。

经脉之外，兼观眸子。《脉要精微论》：精明五色者，气之华也。赤欲如白裹朱，不欲如赭。白欲如鹅羽，不欲如盐。青欲如苍璧之泽，不欲如蓝。黄欲如罗裹雄黄，不欲如黄土。黑欲如重漆色，不欲如地苍。夫精明者，所以别白黑，观长短，以白为黑，以长为短，如是则精衰，精衰则神败，寿命不久矣。《三部九候论》：目匡陷者死，神败故也。《五脏生成论》：凡相五色之奇脉，面黄目青，面黄目赤，面黄目白，面黄目黑者，皆不死也。面青目赤，面赤目白，面青目黑，面黑目白，面赤目青，皆死也。《论疾诊尺》：目赤色者病在心，白在肺，青在肝，黄在脾，黑在肾。黄色不可名者，病在胸中。诊目痛，赤脉从上下者，太阳病；从下上者，阳明病；从外走内者，少阳病。诊寒热瘰疬，赤脉上下至瞳子，见一脉，一岁死，见一脉半，一岁半死，见二脉，二岁死，见二脉半，二岁半死，见三脉，三岁死。《四时气》曰：观其色，察其目，知其散复者，视其目色，以知病之存亡也。

盖色者，脏腑经络之外荣，一病见则一色应。《素问·评热病论》：诸有水者，微肿先见于目下也。《灵枢·水胀》：水始起也，目窠上微肿，如新卧起之状，腹胀，身皆大，大与肤胀等也。《论疾诊尺》：目痛而色微黄，齿垢黄，爪甲上黄，黄疸也。《灵枢·五色》：男子色在于面王，为小腹痛，下为卵痛，其圜直为茎痛，高为本，下为首。女子色见于面王，为膀胱子处之病，散为痛，抟为聚。赤色见于颧，大如拇指，病虽小愈，必卒死。黑色出于庭，大如拇指，必不病而卒死。《大要》以浮泽为生，沉夭为死。《五脏生成论》：青如翠羽者生，赤如鸡冠者生，黄如蟹腹者生，白如豕膏者生，黑如乌羽者生，此五色之见生也。青如草兹者死，赤如衃血者死，黄如枳实者死，黑如炱者死，白如枯骨者死，此五色之见死也。凡精神之舒惨，气血之通塞，无不征之于色，病色一见，则上工一望而知。子长谓越人饮上池而见五脏，非解者之言矣。

五声解

《素问·三部九候论》：五色微诊，可以目察，五脏相音，可以意识。声者，气之所发，气者，肺之所司，《关尹子》：金坚故实为五声也。《六节藏象论》：五气入鼻，藏于心肺，上使五色修明，音声能彰。《五脏别论》：心肺有病，鼻为之不利。《灵枢·本神》：肺气虚则鼻塞不利，少气，实则喘喝，胸盈仰息。故肺病则见之于气，气病则见之于声。然五脏皆有气，则五脏皆有声。气司于肺，而传于五脏，则为五气，发于五脏，则为五音。闻声而五音以辨，则五脏攸分矣。

《四十九难》：肺主声，入肝为呼，入心为言，入脾为歌，入肾为呻，自入为哭。盖人秉五气，而生五脏，五气所发，是谓五声。肝秉木气，在音为角，在志为怒，在声为呼，心秉火气，在音为徵，在志为喜，在声为笑。脾秉土气，在音为宫，在志为忧，在声为歌。肺秉金气，在音为商，在志为悲，在声为哭。肾秉水气，在音为羽，在志为恐，在声为呻。《宣明五气论》：五气所病，心为噫，肺为咳，肝为语，脾为吞，肾为欠为嚏，胃为气逆，为哕为恐。《灵枢·经脉》：足阳明病则洒洒恶寒，苦呻数欠。足太阴病则呕，胃脘痛，腹胀善噫。足少阴病则饥不欲食，咳唾则有血，喝喝而喘。足少阳病则口①苦，善太息，面微有尘，体无膏泽。《阴阳别论》：二阳一阴发病，主惊骇背痛，善噫。若欠，名曰风厥。《灵枢·口问》：寒气客于胃，厥逆上下散，复出于胃，故为噫。

卫气昼行于阳，夜行于阴，行阳则寤，行阴则寐。阳者主上，阴者主下，阴气积于下，阳气未尽，阳引而上，阴引而下，阴阳相引，故数欠。阳

---

① 口：原作"舌"，据《灵枢·经脉第十》改。

气和利，满于心，出于鼻，故为嚏。谷入于胃，胃气上注于肺，今有故寒气与新谷气俱还入于胃，新故相乱，真邪相攻，气并相逆，复出于胃，故为哕。阴气盛而阳气虚，阴气疾而阳气徐，故为唏。忧思则心系急，心系急则气道约，约则不利，故太息以伸出之。

呻者，肾之声也，而亦见于足阳明者，水胜而侮土也。噫者，脾之声也，而亦见于手少阴者，子病则传母也。《素问·脉解》：太阴所谓上走心而噫者，阴盛而上走于阳明，阳明络属心，故上走心为噫也。喘咳者，肺之声也，而亦见于足少阴者，子病而累母也。二阳者，手足阳明，一阴者，手之①厥阴也。肝胆主惊，此则土金木火发病皆主惊骇者，手之阳明则金胜木，足之阳明则木胜土，手之厥阴则子传母也。欠者，肾之声也，水灭火则见于手厥阴，侮土则见于足阳明，传子则见于足厥阴，传母则见于手阳明也。而诸声之中，莫重于哕。《素问·三部九候论》：若有七诊之病，其脉候亦败者，死矣，必发哕噫。《宝命全形论》：弦绝者，其音嘶败。木敷者，其叶发，病深者，其声哕。

凡声不离气，气之方升而未升则其声怒，气之方降而未降则其声悲，气之已降则其声恐，气之已升则其声喜。气壮则声宏，气怯则声细，气塞则沉郁而不扬，气散则浮飘而不归，气滑利则流畅而敏给，气结滞则梗涩而迟发。阳气盛则清而长，阴气盛则浊而促。《阴阳应象论》：视喘息，听声音，而知所苦，良工闻声而知病者，以气寓于声也。

然气也，而神传之矣。《灵枢·忧恚无言》：咽喉者，水谷之道也。喉咙者，气之所以上下也。会厌者，音声之户也。口唇者，音声之扇也。舌者，音声之机也。悬雍者，音声之关也。颃颡者，分气之所泄也。横骨者，神气所使，主发舌者也。厌小而薄，则开阖利，其出气疾，厌大而厚，则开阖难，其出气迟，而气之所以迟疾，则神之所使也。

《脉要精微论》：五脏者，中之守也。中盛脏满，声如从室中言，是中气之湿也。言而微，终日乃复言者，此夺气也。衣被不敛，言语善恶不避亲疏者，此神明之乱也。得守者生，失守者死，故阳虚而见谵言，百无一生，神败故也。

---

①之：原作"足"，据上文改。

古之言音者，于铎鼓琴瑟无情之物，而情达焉。聪者审音知其情状而悉其善恶，以声通乎气而气通于神也。况人以神气之激荡发为五声，较之丝竹金石更近自然。陆士衡《文赋》：思涉乐，其必笑，方言哀，而已叹。《邓析子》：体痛者，口不能不呼，心悦者，颜不能不笑。《庄子》：强哭者，虽悲不哀，强亲者，虽笑不和。故语可伪也，而声不可伪，神气之默喻也。由五声而知五气，由五气而测五神，《谭子》所谓语不灵而声灵也。

问法解

《灵枢·师传》：临病人问所便。中暑消瘅则便寒，寒中之属则便热。问居四诊之一，中工用药，寒热不失，全凭此法。药之寒热，一违病人所便，则药下而病增矣。但寒热有上下，病人所便，自有正反。凡上热下寒，口嗜寒冷，及其入腹而痛满泄利者，便于上而不便于下也。从其上之便而违其下之不便，是为庸工。

其寒热之上下，厥有外候，胃中热则消谷，令人悬心善饥，脐以上皮热，肠中热则出黄如糜，脐以下皮热。胃中寒则腹胀，肠中寒则肠鸣飧泄。胃中寒，肠中热，则胀而不泄，胃中热，肠中寒，则疾饥，小腹痛胀，飧泄。《灵枢·论疾诊尺》：肘所独热者，腰以上热。手所独热者，腰以下热。肘前独热者，膺前热，肘后独热者，肩背热。臂中独热者，腰腹热。掌中热者，腹中热，掌中寒者，腹中寒。凡身热而肢寒者，土败阳亏，不能行气于四肢也。头热而足寒者，土败火泄，不能下蛰于癸水也。朝凉而暮热者，日夕阴盛而阳气不藏也。发热而恶寒者，表闭经郁而阳气不达也。阳郁不发，则生外寒，外寒者，容①有内热，阳泄不归，则生外热，外热者，多有内寒。此脏腑寒热之外候也。问其身上之寒热，问其饮食所便之寒热，参之则无微不彰矣。

饮食者，脏腑所消受也。脾以湿土主令，胃从燥金化气，燥湿均平，则脾升而善消，胃降而善受。食而不饥者，能受不能消也。饥而不食者，能消不能受也。喜吞干燥者，水旺而土湿也。嗜啖滋润者，火盛而土燥也。食宿不能化者，太阴之湿增也，食停而不消者，阳明之燥减也。早食而困倦者，

---

① 容：当也。《后汉书·李固传》："宫省之内，容有阴谋。"

阳衰而湿旺也，晚饭而胀满者，阴盛而燥虚也。水谷下咽而胸膈壅塞者，胃逆而不降也，饮食入胃而脐腹郁闷者，脾陷而不升也。胃逆而甲木上遏，则胸胁生痛，脾陷而乙木下抑，则脐肋作痛。甲木刑胃则生呕吐，呕吐者，胃逆而不受也，乙木贼脾则生泄利，泄利者，脾陷而不消也。

水之难化，较甚于谷。水谷消磨，化而为气，上归肺部，气降津生，由经络而渗膀胱，是为小便。水注于前，则谷传于后而大便坚硬。阳衰土湿，但能化谷，不能化水，水谷并入于二肠，故大便利而小便涩。木性上达，水盛土湿，脾气下陷，抑乙木升达之性，郁怒冲突，则生痛胀。冲而莫达，则下决谷道而为溏泄。小便之利，木泄之也。水入二肠而不入膀胱，故乙木下泄，但能开其谷道，不能开其水道。水道不通，短涩而黄赤者，土湿木陷而不能泄也。淋沥之家，小便偏涩，噎膈之家，大便偏塞，虽溺色红浊，粪粒坚小，而实缘脾土湿寒，木郁不能疏泄，郁陷而生风热，传于下窍，无关于中焦也。

《庚桑子》：人郁则为病。中气堙塞，四维莫运，由是而蒸为五气，瘀为五味，淫为五液，发为五声，征为五色，感为五情。臊者，肝之气也。焦者，心之气也。香者，脾之气也。腥者，肺之气也。腐者，肾之气也。酸者，肝之味也。苦者，心之味也。甘者，脾之味也。辛者，肺之味也。咸者，肾之味也。泪者，肝之液也。汗者，心之液也。涎者，脾之液也。涕者，肺之液也。唾者，肾之液也。呼者，肝之声也。笑者，心之声也。歌者，脾之声也。哭者，肺之声也。呻者，肾之声也。青者，肝之色也。赤者，心之色也。黄者，脾之色也。白者，肺之色也。黑者，肾之色也。怒者，肝之情也。喜者，心之情也。忧者，脾之情也。悲者，肺之情也。恐者，肾之情也。

寤寐者，阴阳之动静也。卫气昼行于六经，则阳动而为寤，夜行于五脏，则阴静而为寐。而卫气之出入，司之中气，阳衰土湿，阳明不降，则卫气升逆而废眠睡。卫秉金气，其性收敛，收敛失政而少阳不蛰，则胆木虚飘而生惊恐。虚劳之家，惊悸不寐者，土败而阳泄也。

痛痒者，气血之郁塞也。经络壅滞，气阻而不行，则为痛，行而不畅，则为痒。内外感伤诸病，筋脉痛楚而皮肤瘙痒者，皆经气之闭痹也。

一证之见，必有至理，内而五脏六腑，外而四肢九窍，凡寒热痛痒，饮食寤寐，声色臭味，情志形神之类，质问详悉，合而审焉，病如洞垣矣。问法在于善解，解极其彻，则问致其详，不解者，不能问也。

诊法解

《素问·脉要精微论》：诊法常以平旦，阴气未动，阳气未散，饮食未进，经脉未盛，络脉调匀，气血未乱，故乃可诊有过之脉。

上古诊有三法，一则三部九候，以诊周身，一则气口人迎，以候阴阳，一则但诊气口，后世之所宗也。《三部九候论》：人有三部，脉有三候，三候者，有天有地有人也。上部天，两额之动脉（足少阳之颔厌）。上部地，两颊之动脉（足阳明之地仓、大迎）。上部人，耳前之动脉（手少阳之和髎）。中部天，手太阴也（太渊、经渠，即寸口之动脉）。中部地，手阳明也（合谷，在大指次指歧骨之间）。中部人，手少阴也（神门，在臂内后廉，掌后锐骨之间）。下部天，足厥阴也（五里，在毛际外，羊矢下一寸陷中。女子取太冲。在大指本节后二寸陷中）。下部地，足少阴也（太溪，在内踝后，跟骨上陷中）。下部人，足太阴也（箕门，在五里下，鱼腹上。胃气则候于阳明之冲阳，在足跗上，即仲景所谓趺阳也）。下部之天以候肝，地以候肾，人以候脾胃之气。中部之天以候肺，地以候胸中之气，人以候心。上部之天以候头角之气，地以候口齿之气，人以候耳目之气。察九候独小者病，独大者病，独疾者病，独迟者病，独热者病，独寒者病，独陷下者病，所谓七诊也。七诊虽见，九候皆①从者，不死。若有七诊之病，其脉候亦败者，死。三部九候皆相失者，死。中部乍数乍疏者，死。九候之脉，皆沉细弦绝者为②阴，以夜半死，躁盛喘数者为阳，以日中死。《气交变论》：岁木太过，风气流行，脾土受邪，冲阳绝，死不治。岁火太过，炎暑流行，肺金受邪，太渊绝，死不治。岁土太过，雨湿流行，肾水受邪，太溪绝，死不治。岁金太过，燥气流行，肝木受邪，太冲绝，死不治。岁水太过，寒气流行，心火受邪，神门绝，死不治。是皆三部九候之法也。

气口者，手太阴之经，鱼际下之动脉。人迎者，足阳明之经，结喉旁之动脉。气口，脏脉，脏阴盛则气口大于人迎，虚则小于人迎。

人迎，腑脉，腑阳盛则人迎大于寸口，虚则小于寸口。《灵枢·九针

---

① 皆：原作"不"，诸本同，据《素问·三部九候论篇第二十》改。
② 为：原脱，据下文"躁盛喘数者为阳"补。

十二原》：气口候阴，人迎候阳。阳明行气于三阳，故以之候表，太阴行气于三阴，故以之候里。《灵枢·禁服》：寸口主中，人迎主外，春夏人迎微大，秋冬寸口微大，如是者，命曰平人。人迎大一倍于寸口，病在足少阳，一倍而躁，在手少阳。人迎二倍，病在足太阳，二倍而躁，在手太阳。人迎三倍，病在足阳明，三倍而躁，在手阳明。盛则为热，虚则为寒，紧则痛痹，代则乍甚①乍间。人迎四倍，且大且数，名曰溢阳，溢阳为外格，死不治。寸口大一倍于人迎，病在足厥阴，一倍而躁，在手心主。寸口二倍，病在足少阴，二倍而躁，在手少阴。寸口三倍，病在足太阴，三倍而躁，在手太阴。盛则胀满寒中食不化，虚则热中出糜，少气溺色变，紧则痛痹，代则乍痛乍止。寸口四倍，且大且数，名曰溢阴，溢阴为内关，死不治。《灵枢·经脉》：人迎与脉口俱盛四倍以上，名曰关格，关格者，与之短期。《灵枢·五色》：人迎盛坚者，伤于寒，气口盛坚者，伤于食。以伤食则脏郁于里，故气口盛坚，伤寒则经郁于表，故人迎盛坚也。

但诊气口者，《灵枢·经脉》：经脉者，常不可见也，其虚实也，以气口知之。缘肺朝百脉，十二经之脉气，皆朝宗于肺脉。寸口者，脉之大会，一日一夜，脉行五十度，平旦而复会于寸口。肺主气，经脉之动者，肺气鼓之也。肺气行于十二经中，故十二经之盛衰，悉见于寸口，此气口所以独为五脏主也。寸口在鱼际之分，关上在太渊之分，尺中在经渠之分，即《三部九候论》所谓中部天也。《脉要精微论》：尺内两旁，则季胁也，尺外以候肾，尺里以候腹。中附上左外以候肝，内以候膈，右外以候胃，内以候脾，两关部也。上附上右外以候肺，内以候胸中，左外以候心，内以候膻中，两寸部也。前以候前，后以候后。上竟上者，胸喉中事也，下竟下者，少腹腰股膝胫足中事也。关前为阳，关后为阴，阳者主上，阴者主下。凡脉气上行者，病见于上，脉气下行者，病见于下。手之三阳，自手走头，大小肠位居至下而脉则行于至上，故与心肺同候于两寸。庸医乃欲候大小肠于两尺，不通之至！越人《十难》一脉十变之义，《十八难》尺寸三部之法，气口脉法之②祖也。下士不解，是以妄作如此。

气口之中，又有但诊尺脉之法，《灵枢》垂《论疾诊尺》之篇，曰：审

---

① 甚：原作"盛"，据《灵枢·禁服第四十八》改。
② 法之：原作"之法"，据集成本乙转。

其尺之缓急小大滑涩，肉①之坚脆，而病形定矣。盖观上可以知下，察下可以知上，所谓善调寸②者，不待于尺，善调尺者，不待于寸也。

人与天地相参也，天地之气，四时迭运，人之脉气，与之息息相应，毫发不爽，故春之脉升，夏之脉浮，秋之脉降，冬之脉沉。《宣明五气》：肝脉弦，心脉钩，脾脉代，肺脉毛，肾脉石。《脉要精微论》：天地之变，阴阳之应，彼春之暖为夏之暑，彼秋之忿为冬之怒。四变之动，脉与之上下，以春应中规，夏应中矩，秋应中衡，冬应中权。是故冬至四十五日，阳气微上，阴气微下，夏至四十五日，阴气微上，阳气微下。阴阳有时，与脉为期，期而相失，知③脉所分，分之有期，故知死时。微妙在脉，不可不察，察之有纪，从阴阳始，始之有经，从五行生，生之有度，四时为宜。春日浮，如鱼之游在波，夏日在肤，泛泛乎万物有余，秋日下肤，蛰虫将去，冬日在骨，蛰虫周密，君子居室。《玉机真脏论》：春脉如弦，春脉者，肝也，东方木也，万物之所以始生也，其气来软弱轻虚而滑④，端直以长，故曰弦。反此者病，其来实而强，此谓太过，病在外，其来不实而微，此谓不及，病在中。太过则令人善忘，忽忽眩冒而巅疾，不及则令人胸痛引背，下则两胁胠满。夏脉如钩，夏脉者，心也，南方火也，万物之所以盛长也，其气来盛去衰，故曰钩。反此者病，其来盛去亦盛，此谓太过，病在外，其来不盛去反盛，此谓不及，病在中。太过则令人身热而肤痛，为浸淫，其不及则令人烦心，上见咳唾，下为气泄。秋脉如浮，秋脉者，肺也，西方金也，万物之所以收成也，其气来轻虚以浮，来急去散，故曰浮。反此者病，其来毛而中央坚，两旁虚，此谓太过，病在外，其来毛而微，此谓不及，病在中。太过则令人逆气而背痛，不及则令人喘，呼吸少气而咳，上气见血，下闻病音。冬脉如营，冬脉者，肾也，北方水也，万物之所以合藏也，其气来沉以抟，故曰营。反此者病，其来如弹石者，此谓太过，病在外，其去如数者，此谓不及，病在中。太过则令人解㑊，脊脉痛而少气不欲言，其不及则令人心悬如病饥，䏚中清，脊中痛，少腹满，小便变。脾脉者，土也，孤脏以灌四旁

---

① 肉：原作"内"，据《灵枢·论疾诊尺第七十四》改。
② 寸：原作"上"，据集成本改。
③ 知：原作"如"，据《素问·脉要精微论篇第十七》改。
④ 滑：原作"浮"，据《素问·脉要精微论篇第十七》改。

者也，善者不可见，恶者可见。其来如水之流者，此谓太过，病在外，如鸟之喙者，此谓不及，病在中。太过则令人四肢不举，不及则令人九窍不通，名曰重强。《平人气象论》：平人之常气禀于胃，胃者，平人之常气也，人无胃气曰逆，逆者死。春胃微弦曰平，弦多胃少曰肝病，但弦无胃曰死，胃而有毛曰秋病，毛甚曰今病，脏真散于肝，肝藏筋膜之气也。夏胃微钩曰平，钩多胃少曰心病，但钩无胃曰死，胃而有石曰冬病，石甚曰今病，脏真通于心，心藏血脉之气也。长夏胃微软弱曰平，弱多胃少曰脾病，但代无胃曰死（代乃脾之平脉，言随四时更代，与代止不同也）。软弱有①石曰冬病，石甚曰今病，脏真濡于脾，脾脏肌肉之气也。秋胃微毛曰平，毛多胃少曰肺病，但毛无胃曰死，毛而有弦曰春病，弦甚曰今病，脏真高于肺，以行营卫阴阳也。冬胃微石曰平，石多胃少曰肾病，但石无胃曰死，石而有钩曰夏病，钩甚曰今病，脏真下于肾，肾藏骨髓之气也。平心脉来，累累如连②珠，如循琅玕，曰心平，夏以胃气为本。病心脉来，喘喘连属，其中微曲，曰心病。死心脉来，前曲后居，如操带钩，曰心死。平肺脉来，厌厌聂聂，如落榆荚，曰肺平，秋以胃气为本。病肺脉来，不上不下，如循鸡羽，曰肺病。死肺脉来，如物之浮，如风吹毛，曰肺死。平肝脉来，软弱招招，如揭长竿末梢，曰肝平，春以胃气为本。病肝脉来，如循长竿，曰肝病。死肝脉来，急益劲，如新张弓弦，曰肝死。平脾脉来，和柔相离，如鸡践地，曰脾平，长夏以胃气为本。病脾脉来，实而盈③数，如鸡举足，曰脾病。死脾脉来，锐坚如乌④之喙，如鸟之距，如屋之漏，如水之流，曰脾死。平肾脉来，喘喘累累如钩，按之而坚，曰肾平，冬以胃气为本。病肾脉来，如引葛，按之益坚，曰肾病。死肾脉来，发如夺索，辟辟如弹石，曰肾死。诸死脉，皆真脏也。

　　《玉机真脏论》：大骨枯槁，大肉陷下，胸中气满，喘息不便，其气动形，期六月死，真脏脉见，乃与之期日。大骨枯槁，大肉陷下，胸中气满，喘息不便，内痛引肩项，期一月死，真脏见，乃与之期日⑤。大骨枯槁，大肉

---

① 有：原作"而"，据《素问·平人气象论篇第十八》改。
② 连：原作"环"，据《素问·平人气象论篇第十八》改。
③ 盈：原作"益"，据《素问·平人气象论篇第十八》改。
④ 乌：原作"鸟"，据《素问·平人气象论篇第十八》改。
⑤ 大骨枯槁……乃与之期日：原脱，据《素问·玉机真脏论篇第十九》补。

陷下，胸中气满，喘息不便，内痛引肩项，身热，脱肉破䐃，真脏脉见，十日之内死。大骨枯槁，大肉陷下，肩①髓内消，动作日衰，真脏未见，期一岁死，见其真脏，乃与之期日。大骨枯槁，大肉陷下，胸中气满，心中不便，腹内痛引肩项②，身热，破䐃脱肉，目眶陷，真脏见，目不见人，立死，其见人者，至其所不胜之时乃死。其脉绝不来，若人一呼五六至，其形肉不脱，真脏虽不见，犹死也。所谓不胜之时者，肝见庚辛死，心见壬癸死，脾见甲乙死，肺见丙丁死，肾见戊己死，是谓真脏见皆死。

人以水谷为本，故人绝水谷则死，脉无胃气亦死。所谓无胃气者，但得真脏脉，不见胃气也。所谓真脏脉者，真肝脉至，中外急，如循刀刃责责③然，如按琴瑟弦，色青白不泽，毛折，乃死。真心脉至，坚而搏，如循薏苡子累累然，色赤黑不泽，毛折，乃死。真肺脉至，大而虚，如以毛羽中人肤，色白赤不泽，毛折，乃死。真脾脉至，弱而乍数乍疏，色黄青不泽，毛折，乃死。真肾脉至，搏而绝，如指弹石辟辟然，色黑黄不泽，毛折，乃死。诸真脏脉见者，皆死不治也。五脏者，皆禀气于胃，胃者，五脏之本也。脏气者，不能自致于手太阴，各以其时自胃而至于手太阴。邪气胜者，精气衰也，病甚者，胃气不能与之俱至于手太阴，故真脏之气独见。独见者，病胜脏也，故曰死。

迟速者，阴阳自然之性也。人一呼脉再动，一吸脉再动，呼吸定息，脉五动，闰以太息，脉六动，命曰平人。平人者，不病也。阳性急，阴性缓，阳泄则脉数，阴凝则脉迟，数则为热，迟则为寒。《十四难》：一呼三至曰离经，一呼四至曰夺精，一呼五至曰死，一呼六至曰命经，此至之脉也。一呼一至曰离经，二呼一至曰夺精，三呼一至曰死，四呼一至曰命绝，此损之脉也。

浮沉者，阴阳自然之体也。心肺俱浮，肾肝俱沉，浮而大数者，心也，浮而短涩者，肺也，沉而实坚者，肾也，沉而牢长者，肝也。《五难》：初持脉，如三菽之重，与皮毛相得者，肺部也，如六菽之重，与血脉相得者，

---

① 肩：原作"骨"，据《素问·玉机真脏论篇第十九》改。
② 心中不便，腹内痛，引肩项：原作"腹中痛，心中不便，肩项"，据《素问·玉机真脏论篇第十九》改。
③ 责责：原作"啧啧"，据《素问·玉机真脏论篇第十九》改。

心部也，如九菽之重，与肌肉相得者，脾部也，如十二菽之重，与筋平者，肝部也，按之至骨，举指来疾者，肾部也。阳主外，阴主内，阳泄则脉浮，阴凝则脉沉，浮为在表，沉为在里。病甚者，沉细夜加，浮大昼加，沉细夜死，浮大昼死。阴阳之理，彼此互根，阳位于上而根于下，阴位于下而根于上。阳盛者，下侵阴位而见沉数，不可以为阴旺，阴盛者，上侵阳位而见浮数，不可以为阳旺，是当参伍而尽变也。

代者，数疏之不调也。《灵枢·根结》：一日一夜五十营，以营五脏之精，不应数者，名曰狂生。五十动而不一代者，五脏皆受气，四十动一代者，一脏无气，三十动一代者，二脏无气，二十动一代者，三脏无气，十动一代者，四脏无气，不满十动一代者，五脏无气，与之短期。与之短期者，乍疏乍数也。乍疏乍数者，代更之象，与宣明五气之言代不同也。

呼吸者，气之所以升降也。《四难》：呼出心与肺，吸入肾与肝，呼吸之间，脾受谷味也，其脉在中。呼则气升于心肺，吸则气降于肾肝，一呼一吸，经脉五动之间，即可以候五脏。气不至于一脏，则脉必代矣。《十一难》：吸者随阴入，呼者因阳出，今吸不能至肾，至肝而还，故知一脏无气者，肾气先尽也。由肾而肝，由肝而脾，由脾而心，由心而肺，可类推也。气尽则死，其死期之迟速不应者，仓公所谓安谷者则过期，不安谷者，不及期也。

尺寸者，阴阳之定位也。男女殊禀，阴阳不同，受气既别，诊法亦异。《十九难》：男脉在关上，女脉在关下。男子尺脉恒弱，寸脉恒盛，女子尺脉恒盛，寸脉恒弱，是其常也。故有男子之平脉，女得之而病作，女子之病脉，男得之而疾瘳，此秉赋之定数也。

医方解

医自岐伯立言，仲景立法，百世之师也。后此惟思邈真人祖述仲景《金匮》之法，作《千金》之方，不失古圣之源。其余方书数百种，言则荒唐而讹谬，法则怪妄而差池。上自东汉以来，下自昭代[1]以还，著作如林，竟无一线微通者。

---

[1] 昭代：对本朝之颂称。《杜工部草堂诗笺·奉留赠集贤院崔于二学士》："昭代将垂老，途穷乃叫阍。"

今之庸愚，习用诸方，如四物、八珍、七宝、六味、归脾、补心滋肾养营之类，纷纭错出，不可胜数。是皆无知妄作，误人性命，而下士奉行不替①。百世不生圣人，千里不产贤士，何凌夷以至于斯耶！

惊悸之证，其在伤寒，皆得之汗多阳亡。惟少阳之证，相火郁发，或以汗下伤阴，甲木枯槁，内贼戊土，乃有小建中、炙甘草证，重用芍药、生地，以清相火。至于内伤虚劳，惊悸不寐，俱缘水寒土湿，神魂不藏，无相火上旺而宜清润者。即其千百之中偶而有之，而究其脾肾，终是湿寒。严用和贸昧而造归脾之方，以补心血。薛立斋又有丹皮栀子加味之法。张景岳、赵养葵、高鼓峰、吕用晦，更增地黄、芍药之辈。复有无名下士作天王补心丹，肆用一派阴凉。群儿醉梦不醒，成此千秋杀运，可恨极矣！

夜热之证，因阴旺土湿，肺胃不降，君相失根，二火升泄。钱仲阳乃作六味汤丸，以滋阴亏。薛氏推广其义，以治男女劳伤，各种杂病。张氏、赵氏、高氏、吕氏，祖述而发扬之。遂成海内恶风，致令生灵夭札，死于地黄者最多，其何忍乎！下至二地、二冬、龟板、黄柏诸法，不可缕悉。

究其源流，泻火之论，发于刘河间；补阴之说，倡于朱丹溪。二悍作俑，群凶助虐，莫此为甚！

足之三阳，自头走足，凡胸胁壅满，上热燔蒸，皆足阳明少阳之不降也。李东垣乃作补中益气之方，以升麻、柴胡升胆胃之阳，谬矣，而当归、黄芪，亦复支离无当。薛氏辈效尤而习用之，遂成不刊之法。

风寒之证，仲景之法备矣。陶节庵妄作九味羌活之法，杂乱无律，而俗子遵行，天下同符，弃圭璧②而宝碔砆③，那可解也。

诸如此类，连床充栋④，更仆难明⑤。昔徐世勋少年作无赖贼，逢人则杀。检阅古今方书，何其无赖贼之多而仁人君子之少也。设使贾太傅尚在，不知如何痛哭矣！

---

① 替：止也。《尔雅·释诂》："替，止也。"
② 圭璧：贵重的玉器。
③ 碔砆：似玉的石头。
④ 连床充栋：形容藏书、著述多，堆满了房间。
⑤ 更仆难明：形容人或事物很多，难以说清楚。

素灵微蕴卷三

昌邑黄元御坤载著

鼽喘解

赵彦威,病鼽喘,秋冬病作,嚏喷涕流,壅嗽发喘,咽喉闭塞,呼吸不通,腹胀呕吐。得后泄失气稍差,胀微则病发略减。少时素患鼻渊。二十余岁,初秋晚食后,偶因惊恐,遂成此病,自是不敢晚饭。嗣后凡夜被风寒,或昼逢阴雨,或日昃饱啖,其病即发。发则二三日,或八九日、二十余日方愈。病十二年矣。

此其素禀肺气不清。肺旺于秋,主皮毛而司收敛,肺气清降,则皮毛致密,风寒不伤。肺气郁升,皮毛蒸泄,凉风一袭,腠理闭敛。肺气臌塞,逆冲鼻窍,鼻窍窄狭,奔气迫促,出之不及,故嚏喷而下,如阳郁阴中,激而为雷。肺气遏阻,爰生嗽喘。津液埋瘀,乃化痰涕。

此肺气上逆之病也,而肺逆之原,则在于胃。脾以太阴而主升,胃以阳明而主降。《经脉别论》:脾气散精,上归于肺,是脾之升也。《逆调论》:胃者,六腑之海,其气下行,是胃之降也。盖脾以阴体而抱阳气,阳动则升,胃以阳体而含阴精,阴静则降。脾升则肝气亦升,故乙木不陷,胃降则肺气亦降,故辛金不逆。胃气不降,肺无下行之路。是以逆也。

肺胃不降,病在上焦,而究其根本,则缘中气之虚。中气者,阴阳升降之枢轴也。盖太阴以湿土主令,阳明从燥金化气,中气在太阴阳明之间,和平无亏,则阴不偏盛而阳不偏衰,燥不偏虚而湿不偏长,故脾胃转运,升降无阻。中气虚损,阴旺湿滋,埋郁不运,则脾不上升而清气常陷,胃不下降而浊气常逆,自然之理也。

饮食入胃,脾土温燥,而后能化。阴盛土湿,水谷不消,中焦壅满,是以作胀。胀则脾气更陷而胃气更逆,一遭风寒,闭其皮毛,肺气郁遏,内无下达之路，外无升泄之孔，是以冲逆咽喉，而病嗽喘。雨降则湿动，日暮则阴隆，病所以发也。日昃阳衰，阴停不化，中气一郁，旧证立作，故不敢晚饭也。吐泄去其陈宿，中脘冲虚，升降续复，故病差也。是其虚在中气，而其起病之时，则因木邪。以五情之发，在肾为恐，在胆为惊。胆以甲木而化相火，随戊土下行而温癸水，相火蛰于癸水之中，肾水温暖则不恐，胆木根深则不惊。平日湿旺胃逆，相火之下蛰不秘，一遇非常之事，动其神志，胆木上拔而惊生，肾水下沦而恐作。己土侮于寒水，故脾气下陷，戊土贼于甲木，故胃气上逆。初因惊恐而病成者，其故如是。《奇病论》：惊则气上。《举痛论》：恐则气下。上下反常，故升降倒置，此致病之原委也。

法当治中以培升降之用，燥土而拨转运之机，所谓发千钧之弩者，由一寸之机，转万斛之舟者，由一寻之木也。

南齐·褚澄有言：上病治下。凡病水火分离，下寒上热，不清心火，而温肾水，较之庸工，颇为得矣，而总不如治中。中者，坎阳离阴交媾之媒。此义得之《灵》《素》，读唐宋以后书，未易生兹妙悟也。

齁证即伤风之重者。感冒之初，内有饮食，外有风寒，法宜理中而兼发表。表解后，温燥水土，绝其寒湿之根。盖饮食未消，感袭风寒，湿土堙瘀，肺气不降。风闭皮毛，内郁莫泄，表里皆病，故内外兼医。

彦威病，用燥土疏木、温中降浊之剂，茯苓、甘草、干姜、细辛、橘皮、半夏、桂枝、砂仁，十余剂，不再作。

吐血解

钱叔玉，初秋农事过劳，痰嗽唾血，紫黑成块，一吐数碗，吐之不及，上溢鼻孔。肌肤生麻，头痛寒热，渴燥食减，出汗遗精，惊恐善忘，通夜不瞑，胸腹滞痛，气逆作喘。朝夕倚枕侧坐，身欹①血遂上涌。天寒风冷，或饮食稍凉，吐血更甚。右脚热肿作痛，大便溏滑。

此缘中焦阳败，水陷火飞。肺主气，肝主血，而气根于心，血原于肾。《管子》：南方曰日，其气为热，热生火与气，北方曰月，其气为寒，寒生水与血。心火清降，则化肺气，肾水温升，则化肝血。血升而化火，故水不

---

① 欹：斜也。《荀子·宥坐》："吾闻宥坐之器者，虚则欹，中则正，满则覆。"

下注，气降而化水，故火不上炎。气降而不至于陷泄者，血温而升之也，血升而不至于逆流者，气清而降之也。水木不能温升，则下病遗泄，火金不能清降，则上病吐血，理有固然，不足怪也。

水陷火飞，是谓未济，而交济水火，其职在中。中者，四维之枢也，中气运则脾升而胃降，脾土左升，肝血上行而化心火，阳气发生，故精不下走，胃土右降，肺气下行而化肾水，阴气收敛，故血不上溢，《子华子》所谓上水而下火，二气升降，以相济也。中气不运，肝脾下陷而肺胃上逆，水火分离，冰炭不交，此遗精吐血之原也。后世庸工，于亡血失精之理，茫乎不解，或用清凉，或事敛涩，阳败土郁，中气不转，火愈飞而水愈陷，是拯溺而锤之以石，救火而投之以薪也，不极不止耳。

气藏于金，血藏于木，而溯厥由来，总化于土。以水谷入胃，中气健旺，泌糟粕而蒸津液，化其精微，上注于肺，肺气宣扬而洒布之。慓悍者，化而为阳，行于脉外，命曰卫气，《灵枢·决气》：上焦开发，宣五谷味，熏肤，充身，泽毛，若雾露之溉，是谓气也。气者，水之源也。精专者，化而为阴，行于脉中，命曰营血。《灵枢·决气》：中焦受气取汁，变化而赤，是谓血也。血者，火之本也。劳苦动其中气，络脉伤则血溢。《灵枢·百病始生》：卒然多食饮则肠满，起居不节，用力过度则络脉伤，阴络伤则血内溢，血内溢则后血，阳络伤则血外溢，血外溢则衄血。中气未败，一衄即止，中气亏败，肺胃常逆，则血之上溢，遂成熟路，是以横流不已。衄出于鼻，来自肺脏，吐出于口，来自胃腑，血之别道上溢者，来历不同，而其由于肺胃之不降，一也。其一溢而即吐者，血色红鲜，其离经瘀停，陈宿腐败，而后吐者，则成块而紫黑也。

肺气下降，而生肾水，而肾水之中，又含肺气，越人《八难》所谓肾间动气，呼吸之门也。平人呼则气升于肺金，吸则气降于肾水，息息归根，故嗽喘不作。胃土上逆，肺失收降之令，气不归水而胸膈壅遏，故冲激而生嗽喘也。肺胃不降，则胆火不得下行，金火燔蒸，故发热汗出。而风寒外束，卫气不达，是以恶寒。阳衰土湿，水谷不消，而食寒饮冷，愈难腐化，中焦壅满，肺胃更逆，故血来倍多。风闭皮毛，肺腑郁闷，故嗽喘增加而血来益甚，肺气埋瘀，津液凝结，故痰涎淫生。阳气静藏则为寐，肺胃不降，阳气升泄，蛰藏失政，故夜不成寐。胆火虚浮，不根于水，心神浮散，不藏于精，故善惊而善忘。君相皆升，寒水独沉，肾志沦陷，是以恐也。脾胃凝滞，中气不能四达，故经络闭塞而为麻。缘卫气壅塞，郁冲于汗孔之中，不得畅行，故簌簌麻生，如万针错杂而攒簇也。阳气下降，先至右足，阳气不降，经脉瘀滞，故右脚肿痛。营卫梗阻，故郁而生热。不降右足而逆冲头上，故头痛也。总之，中气不运，则升降之源塞，故火炎于上，水流于下，木陷于左，金逆于右，而四维皆病。

法宜补中而燥土，升陷而降逆。阳回湿去，谷神来苏，中枢已运，四维自旋，随推而转，因荡而还，水火金木，皆得其处而安其常。然后阴营其脏，阳固其腑，气充而不盈，血满而不溢，鳞飞羽伏，各复其太和之天已。

叔玉病失血年余，已数十日不卧。自来医方，失血、遗精、惊悸、嗽喘，皆用清润之法，未有知其阳亏湿旺者。百不一生，千秋不悟，既非彻识，安能洞详。用燥土降逆、温中清上之品，茯苓、甘草、半夏、干姜、丹皮、牡蛎、桂枝、白芍，月余病愈。

庸工误解本草，谓血证最忌半夏，由其不知医理也。

惊悸解

陈梦周，患作酸嗳气，头晕耳鸣，春季膈热，火升头痛，手麻惊悸，不寐善忘，左乳下跳动不息。每午后膝冷病作，鸡鸣膝温而轻，平旦膝暖而差。服燥土疏木之药，饱食甘寝，但胸有火块，游移上下左右，时时冲击微痛，心跳未已。初秋膝冷又发，项脊两肩作痛，面颧浮肿，喷嚏时来，四肢拘急，心跳连脐，遍身筋脉亦动。八月后睡醒口苦，舌根干燥，每夜鸡鸣膝冷病作，午后膝温而轻，日夕膝暖①而差。病来计粒而食，饮啖稍过，胀闷不消，滞气后泄。略啖瓜果，便觉腹痛。食粥则吐稀痰，晚食更多。

此缘土湿不运，阳气莫藏。心藏神，肾藏精，人之虚灵善悟者，神之发也，睹记不忘者，精之藏也。而精交于神，神归于精，则火不上炎，水不下润，是谓既济。精不交神，则心神飞越，不能知来，神不归精，则肾精驰走，不能藏往，此善忘之由也。精根于神，及其右降而为金，则魄俱而精生，神根于精，及其左升而为木，则魂成而神化，《子华子》所谓精秉于金火而气谐于水木也。今火炎于上，则金被其克而不降，水润于下，则木失其

---

① 暖：原作"冷"，据集成本改。

政而不升矣。

木自东升。《尚书·洪范》：木曰曲直，曲直作酸。曲者，木气之不直也。木性直遂升达，发荣滋畅，故不作酸，曲折抑郁，不得直上①，则盘塞地下，而克脾土。土困不能消化水谷，故变稼穑甘味，腐而为酸。土主五味，其味为甘，一得木气贼伤，则甘化而为酸也。以五行之气，阳降阴升，则水旺而为寒，阳升阴降，则火旺而为热，阴方升而阳方降，则金旺而为凉，阳方升而阴方降，则木旺而为温。阳之动，始于温而盛于暑，阴之静，始于凉而盛于寒。物惟温暖而加覆盖，气不宣扬，则善酸，方热、既凉、已寒，不作此味。譬之釜水，薪火未燃，是水之寒，火燃未沸，是木之温，炉红汤沸，是火之热，薪尽火熄，是金之凉。后世庸工，以酸为热，岂有鼎沸而羹酸者乎。

悸者，乙木之郁冲。惊者，甲木之浮宕②。乙木之枝叶敷舒于上，甲木之根本栽培于下，则惊悸不生。乙木不能直升，枝叶上郁，肝气振摇，则善悸，甲木不能顺降，根本下拔，胆气虚飘，则善惊。

头耳者，少阳胆经之所络也。甲木下降，则浊气退藏，上窍清空。甲木上逆，浊气升塞，故头晕而耳鸣，甚则壅遏而头痛也。胆气上溢则口苦。《奇病论》：肝者，中之将也。取决于胆，咽为之使。此人数谋虑不决，故胆③气上溢而口为之苦。胆木化气于相火，相火上炎，故作苦也。相火下蛰则水温，甲木失根，火泄水寒，是以膝冷。相火逆升，是以膈热。甲木冲击，是以胸痛也。

金自西降。《尚书·洪范》：金曰从革，从革作辛。革者，金气之不从也。金性从顺降敛，清凉肃静，故不作辛，革碍郁遏，不得从下，上被火刑，则生辛味。肺主气而司皮毛，肺气郁升，收令不遂，皮毛疏泄，感袭风寒，则生嚏喷。以肺主呼吸，而呼吸之气，直达肾水，故肾水之中，亦有肺气，越人《八难》所谓肾间动气，呼吸之门也。吸随阴入，呼因阳出，肺心为阳，肾肝为阴，《四难》：呼出心与肺，吸入肾与肝。一呼自肾而至肺，一吸自肺而至肾，其息深深，故喷嚏不作。肺气不降，而皮毛不阖，积郁莫

---

① 上：原作"下"，据上下文改。
② 宕：通"荡"。《正字通》曰："宕，与荡通。"
③ 胆：原作"虚"，据《素问·奇病论篇第四十七》改。

泄，逆冲鼻窍，鼻窍迫狭，出之不及，故作喷嚏，如药在炮中，激而为响也。肺气逆行，横塞肩脊，故作痛，壅阏头面，故作肿也。

左右者，阴阳之道路也。木陷于左，金逆于右，阴阳之道路塞矣，而不可徒求之左右，必责中气之虚。胃为阳土，脾为阴土，阳土顺降，阴土逆升。脾升则平旦而后乙木左升，胃降则日夕而后辛金右降，木升则阳气发生而善寤，金降则阳气收藏而善寐。脾土不升，则木郁于左而清昼欲寝。胃土不降，则金郁于右而终夜不睡。寤寐者，卫气所司，卫气昼行于阳，夜行于阴，阳尽则寐，阴尽则寤，随中气而出入也。胃土不降，收气失政，卫气不得入于阴，常留于阳，留于阳则阳气盛，不得入于阴则阴气虚，故目不瞑。阴气虚者，阴中之阳气虚，非精血之亏损也。盖阳动而阴静，静则睡，动则醒，卫不入阴，阳泄而失藏，浮动无归，故不能寐。孤阴无阳，故曰阴气虚也。胃土不降，由于太阴之湿，《灵枢·邪客》有半夏秫米之法，半夏降逆，秫米泻湿（秫米即高粱米，善泄湿气）。深中病情。仲景而后，此义不传矣。

肝藏魂，肺藏魄，《灵枢·本神》：随神往来谓之魂，并精出入谓之魄。以神发于魂，肝之魂生则胎心神，故魂含子气而知来，精产于魄，肺之魄结则孕肾精，故魄含子气而藏往。胃土上逆，肺金不降，阴魄浮升，不能并肾精下蛰，故往事遗忘而不藏也。

中气运转，脾阳升动，则饮食磨化。湿旺脾郁，饮食不化，故过啖则胀。《子华子》：流水之不腐，以其逝也。水谷陈宿，脾土郁陷，抑遏乙木，不得发扬，故瘀生酸味。肝气不达，而时欲发舒，故当脐而跳。中气不转，胸腹闷塞，故上嗳而下泄也。左乳下者，胃之虚里，《素问·平人气象》：胃之大络。名曰虚里，贯膈络肺，出于左乳下，其动应衣，宗气泄也。宗气在胸，降于少腹，平人喘息，动见少腹者，宗气之升降也。胃气既逆，肺无降路，宗气不能下行，故横冲于虚里，失其收敛降蛰之性，泄而不藏，故曰泄也。此与心下之悸动异委同源，木不得直升，则动在心下，金不得顺降，则动在乳下，总缘胃气之上壅也。肺胃升填，收令莫行，甲木莫由下达，相火渫①越，是膝冷髓寒之本。阳衰土湿，再以薄粥助之，故气滞痰生。得之日晚湿旺之时，故痰涎愈多。四肢秉气于胃，脾病不能为胃行气于四肢，故

---

① 渫：散也。

拘急而生麻。寒水侮土，中气愈滞，故膝冷则病作。

阳气春升而秋降，阴气春降而秋升，一日之中，亦分四时，其阴阳升降，与一岁相同。《灵枢·根结》：发于春夏，阴气少，阳气多，发于秋冬，阳气少，阴气多。春阳上升，则地下之阴多，故阳升之时，午后阴升而膝冷，秋阳下降，则地下之阳多，故阳降之时，鸡鸣阴降而膝冷。《素问·厥论》：阴气起于五指之里，阳脉者，集于膝下而聚于膝上，故阴气盛则从五指至膝上寒。其寒也，不从外，皆从内也。

膝膑者，溪谷之会，机关之室，精液之所朝夕也。寒水归壑，流注关节，故膝膑寒冷，所谓肾有邪而气流于两腘也。

治法惟宜燥土。土居二气之中，以治四维，在阴而阴，在阳而阳，随四季而递变。土旺则上清下温，升左降右，稍助其推迁，而南北互位，东西贸区，静与阴同闭，动与阳俱开，成然寐，遽然觉，经目而讽于口，过耳而识于心，泰山崩而色不变，迅雷震而心不摇，神宇泰定，诸病俱消矣。

惊悸之证，阳败土湿，后世庸工，以为阴亏，归脾、补心诸方，谬妄极矣。梦周平日强记善睡，涉秋病作，服归脾、六味诸药，大损眠食，惕然惊悸，通夜不寐。年逾六十，中气衰弱，而常服滋润，伐其微阳，神思荒浪，欲作阜落国人。其老矣，何以堪此哉！

《宋书》：谢晦与檀道济将发荥①阳，晦其夕悚动不眠，道济就寝便熟。何其胆壮如是？是宜泻湿降逆，以培甲木，甲木根深，自当宠辱不惊。

世之医士，未穷梦觉之关，神浮于上而散以远志，阳败于中而伐以地、冬，火灭于下而泻以栀、柏，彼直真梦者矣，何以使梦者之觉②乎。悲夫！

晋唐而后，世阅人而为世③者多矣。但守奕奥④之萤烛，不仰天庭之白日，是使长夜杳杳，千秋不寤。己且未觉，而偏能觉人？设遇伤寒少阴善寐之证，又能使人长睡不觉矣，可胜叹哉！

---

① 荥：原作"营"，据集成本改。
② 梦者之觉：原作"觉者之梦"，据集成本改。
③ 世阅人而为世：典出晋陆机《叹逝赋》："悲夫川阅水以成川，水滔滔而日度，世阅人而为世，人冉冉而行暮，人何世而弗新，世何人之能故。"其意本出夫子逝川之叹。此处指观察经历人生就有了对人世的认识。
④ 奕奥：室之东南隅曰奕，西南隅曰奥。《汉书·叙传上》："守奕奥之萤烛，未仰天庭而睹日月也。"

悲恐解

邵熙伯，病惊悸悲忧，二十年中，病凡四发。初发四月而愈，后发愈期渐晚，或至数年。发则数月不食不寝，饭至疑有毒药，绝粒不尝。便数遗精，多欲好淫，膝冷心凉，欠伸太息，忧愁思虑，惊惧悲惋，常恐见杀，尸碎体分，逢人求救，屈膝哀恳，独处则泣下沾衣。时或自刎①几死，使人守之，静夜磨笄自刺，室中锥刀绳索之类，尽为收藏，乃私服大黄，泻下求死。凡诸病象，每发皆同。

此缘火败土湿，金水俱旺。肝之气为风，心之气为热，脾之气为湿，肺之气为燥，肾之气为寒，此五脏之气也。肝之志为怒，心之志为喜，脾之志为忧，肺之志为悲，肾之志为恐，此五脏之志也。凡一脏之气偏盛，则一脏之志偏见，悲者燥金之气盛，恐者寒水之气盛，忧思者湿土之气盛也。肝木主生，肺金主杀，木因火灭，金燥无制，则杀机常动，《方盛衰论》：肺气盛则梦见斩血籍籍。人于醒后，神气浮动，脏真之盛衰，不能自觉。寐而神气宁谧，静中独觉，故脏中之盛衰，形而为梦，《谭子》所谓醒不灵而梦灵也。梦中觉者，盛未极也，盛之极则不梦而亦觉之。金旺木枯，但觉杀气之烈，而无生意之萌，肢骸分裂，恍在目前，故时欲自刎，冀得完尸而死。金旺则欲哭，是以悲涕流连也（《金匮》：妇人脏躁，喜悲伤欲哭，是其肺金之燥也）。金为水母，燥金生其寒水，是以恐作。盖人之五志，神气升达则为喜，将升未升，喜之弗遂，则郁勃而为怒，精气沦陷则为恐，将陷未陷，恐之欲生，则凄凉而为悲。木火衰而金水旺，故有悲恐而无喜怒，水寒则火灭，金燥则木伤故也。

肾主蛰藏，肝主疏泄，火泄水寒，不能温养肝木，而水泛土湿，陷遏乙木升达之气，生发不遂，则愈欲流泄，其性如是。遇夜半阳生，宗筋一举，则梦交接。木能疏泄而水不蛰藏，是以精遗。温气常陷，不得升达而化君火，是以好淫。总缘生气之失政也。

精藏于肾，水藏于膀胱。《脉要精微论》：水泉不止者，是膀胱不藏也。膀胱之藏泄司于三焦，《灵枢·本输》：三焦者，入络膀胱，约下焦，实则闭癃，虚则遗溺。然水道之通塞虽在三焦，而其疏泄之权实在乙木。以相火

---

① 刎：《玉篇》："刎，以刀割颈也。"

秘藏，肾水温暖，则肝气升达，膀胱清利，疏泄适中，而小便常调。相火不秘，泄于膀胱，肾寒不能生木，郁陷而欲疏泄。火旺膀胱热涩，泄而不通，火衰则膀胱寒滑，泄而不藏。人之大恐而便溺俱下者，水寒火败而木气陷泄也。

胆以甲木而化相火，亦与三焦同归癸水，根深蒂固，则惊骇不生。三焦陷泄，甲木逆飘，胆气虚浮，故生惊骇。相火者，君火之佐，相火败而君火熄，寒水上凌，故病心凉。《四气调神论》：逆夏气则太阳不长，心气内洞，夏为寒变。以夏暑之月，而热火变为寒灰，至于三时①，则霜雪不能喻其冷，汤火不能使之温矣。君火失职，阳不归阴，则卫气常浮，夜不成寐。人之卫气，日行阳经二十五度，夜行阴脏二十五度。其行于阳也，常以平旦从足太阳而出于内眦，其行于阴也，常以日暮从足少阴而入于阴分。卫气入阴，则火交于水，神归于精，一身之阳气，悉退于至阴之中，群动皆息，是以能寐。卫不入阴，魂神飞宕，故终夜不寝。卫气入阴，原于胃气右降，金水收藏，胃土不降，收藏失令，是以卫浮而不入也。

阳明胃气，下行则开，上行则闭。脾胃为仓廪之官，人之食下者，仓廪开也，胃土上逆，仓廪不开，故食不下咽，下咽则呕。胃土不降，全因于湿。火败不能生土，寒水泛滥，入土化湿，金旺木枯，土邪无制。湿土司气而风木不承，中气于是不运，故升降倒行，胃土上逆而废饮食，脾土下陷而善忧思也。湿土在中，水冷金凉，木衰火熄，变生诸证，奇诡异常，而实非怪病。

治法以燥土为主，而温暖金水，长养木火。使恐化为怒，悲转为喜，则脏气平均，情志调和矣。

《吕氏春秋》：齐王疾痏（灸瘢也，谓灸后病癫）。使人之宋迎文挚。文挚至，谓太子曰：王之疾，必可已也。虽然王之疾已，则必杀挚也。太子曰：何故？文挚曰：非怒王则疾不可治，王怒则挚必死。太子顿首强请曰：苟已王之疾，臣与臣之母以死争之于王，王必幸臣与臣之母，愿先生勿患也。文挚曰：诺。请以死为王。与太子期而将往，不当者三，齐王固已怒矣。文挚至，不解履登床，履王衣。问王之疾，王怒而不与言。文挚因出，辞以重王

---

① 三时：三秋之月。

怒。王怒而起，疾乃遂已。王大怒，将生烹文挚。太子与王后争之而不能得，文挚遂烹焉。

《东汉书》①：一郡守病，华佗以为盛怒则差，乃多受其货而不加功。无何弃去，又留书骂之。太守果大怒，使人追杀之。不及，因瞋恚，吐黑血数升而愈。

熙伯病与此同。盖木虚不能制土，土之湿盛则善思，金燥则善悲，水寒则善恐，水寒不能生木故不怒，木枯不能孕火故不喜。怒则木旺而克土，生火而克金，土位之下，风气承之，则土燥而克水，故病可已。熙伯病先发时，将愈必有怒色，经所谓思伤脾，怒胜思者，至理不爽也。第② 其胆破魂亡，百计激之，绝不敢怒。用燥土培木、温金暖水之剂，十余日后，小有不快，怒气勃然，遂瘳。

飧泄解

崔季长，素病腿膝寒冷，日暮环脐腹痛，胀满作泄，阳痿肩寒，服燥土疏木药愈。夏初童试，劳倦病发，吐黑血数日，饮食不甘，胀满吐泄，腹中郁热，积块坟起，泄则气块宣鸣而下，小便红涩，日夕脐腹痛连左胁，往来寒热，作酸嗳气，壅嗽生痰，四肢酸凉，膝股如冰，时常倦睡，夜卧腘中作痛，仰卧冲气上奔，左侧冲气横塞，满腹剧痛，惟右胁着席。

此缘水寒土滞，金木结辖③。人身脐居上下之间，太阴阳明之中气也。中气盛则运，衰则滞，运则清虚，衰则胀塞，《关尹子》所谓实即虚而虚即实也。饮食入胃，脾土消磨，中气运行，是以不胀。水谷腐化，精华升而渣滓降，津液渗于膀胱，渣滓传于二肠，便溺分途，故前不至淋而后不至泄。阳衰土湿，不能蒸水化气，而与渣滓并注二肠，水渍湿旺，脾气郁陷，抑遏乙木，不得升达，木气郁冲，故作痛胀。木性升泄，遏于湿土之下，冲突击撞，不得上达，则下走二肠，以泄积郁。水在二肠，不在膀胱，故乙木冲决，膀胱闭塞而大肠泄利也。《灵枢·口问》：中气不足，溲便为之变，正此义也。盖脾胃者，仓廪之官。《脉要精微论》：仓廪不藏者，是门户不要

---

① 东汉书：即《后汉书》。
② 第：但也。《史记·陈丞相世家》："陛下第出伪游云梦，会诸侯于陈。"
③ 辖（sè 色）：气结也。《文选·枚乘·七发序》："邪气袭逆，中若结辖。"

也。肾开窍于二阴，是为胃之关门。肾以癸水居土之下，心以丁火居土之上，而水交于火，则浊气下降而上不热，火交于水，则清气上升而下不寒。《阴阳应象论》：寒气生浊，热气生清。火不上热，则浊生而右降，水不下寒，则清生而左升，浊气在下，故上不胀，清气在上，故下不泄。而水火之交，全恃乎土，土者，如车之输，如户之枢，四象皆赖以为推迁。《子华子》：阳之正气，其色赤，阴之正气，其色黑。上赤下黑，左青右白，黄潜于中宫，而五运流转，故有输枢之象焉。输枢运则火下炎而浊降，水上润而清升，是以坎离独斡乎中气。土虚则鸟飞而上，鱼动而下，火则上炎，水则下注，浊气在上，则生䐜胀，清气在下，则生飧泄。

胀泄者，太阴脾土之湿盛也。土生于火而败于水，火旺则阳明盛而湿亦化燥，水旺则太阴盛而燥亦化湿。燥则运行，湿则滞塞，运行则谷消而便坚，滞塞则完谷而后泄。《调经论》：志有余则腹胀飧泄。肾藏志而气寒，志有余者，寒水泛滥，入土化湿，木郁风动，是以胀泄并作也。

太阳以寒水主令，手太阳化气于寒水，故丁火常热而丙火常清，少阴以君火主令，足少阴化气于君火，故癸水常温而壬水常寒。今癸水反寒而壬水反热，此以下焦之火泄也。《灵枢·本输》：三焦者，足太阳少阴之所将，太阳之别也，并太阳之正，入络膀胱，约下焦，实则闭癃，虚则遗溺。三焦之火，秘于肾脏，则腑清而水利，泄于膀胱，则腑热而溺涩。以水性蛰藏，木性疏泄，相火内秘，癸水温暖，此乙木生发之根。火败水寒，乙木不生，益以湿土陷遏，生发不遂，而愈欲疏泄，故相火离根，泄于膀胱。乙木常陷，则肾精不藏，泄而不通，则小便不利。此癸水寒滑，壬水热涩之原也。

三焦之火，随太阳寒水下行，秘于癸水而不泄者，寒水蛰藏之力也。手之六经，皆行于手，惟三焦之下腧在足太阳之前，出于腘中，下贯腨肠，而入于外踝。肾得此火，癸水温暖，故骨髓不寒，《二十四难》所谓少阴冬脉，伏行而温于骨髓也。火泄髓寒，则腿足不温。膝膑者，溪谷之会，寒水下流，溪谷凝冱，故膝冷倍常也。足太阳入于腘之外廉，脉动委阳，足少阳出于腘之内廉，脉动阴谷，经络寒冱，血涩而筋急，夜卧寒增而气滞，故相引而痛也。

寒水不生乙木，筋脉失荣，故病阳痿。肝主筋而脉循于阴器，前阴者，筋之聚，故名宗筋。木生于水而长于土。《痿论》：阳明者，五脏六腑之海，主润宗筋。阴阳总宗筋之会，会于气街，而阳明为之长。足之三阴、阳明、少阳、冲、任、督、跷九脉，同会于宗筋而独长于阳明者，以阳明为多气多血之经。气以煦之，血以濡之，筋脉滋荣，则坚硬不痿。水寒土湿，生长失政，木气菀槁，故阳痿而囊缩也。

寒热者，阴阳胜复之故，属在少阳。少阳居二阳三阴之中，半表半里，午后阴长阳消，阴盛而侵阳分，表闭而寒来，阳复而侵阴分，里郁而热来。胜复迭乘，则往来寒热。凡病一见寒热，是为外阳内阴二气不和。表里阴盛，则但寒而不热，表里阳盛，则但热而不寒，里阴表阳均势相争，则见寒热。从此阴胜阳奔，乃至惟有恶寒。抑三阴而扶二阳，当为预计也。

肝胆不调，总由土湿。土湿则脾陷而胃逆，脾陷则乙木不升而郁冲于下，胃逆则甲木不降而郁冲于上。木位于左，故痛连左胁。肝胆左郁，故气结而作酸。土困木贼，故脐腹作痛也。胃逆则肺无降路，刑于胆①火，而病嗽咳。

肺司气而主声，《关尹子》：金坚故实为五声。以肺之为体，孔窍玲珑，清气飘扬，冲而不盈，呼之则气升于颠，吸之则气降于踵，息息归根，孔窍无阻，是以不嗽。肺气逆升，冲于孔窍，窍阻气塞，则嗽而出之，故戛然而鸣。《生气通天论》所谓秋伤于湿，上逆而咳者，正谓此也。

人身之气，足阳明化气于燥金，手太阴化气于湿土者，常也。燥胜其湿，则肺金收降，湿胜其燥，则肺金郁升。今手太阴化己土之湿，足阳明不化庚金之燥，胃土上逆而湿气堙塞，则津液瘀浊而化痰涎，日见其多耳。土困于中，而四维皆病。

治法燥土暖水，疏木达郁，清金降逆。水温土燥，则土气回旋，木升金降，痰消而嗽止，水利而便调矣。

季长病泄半载，为庸医误药，已至危急。用温中燥土、暖水达木之方，腹中滞气，一啜而散，阳气浸淫，见于眉宇之间，数剂泄止。

庸工以胀泄为脾气之散，用五味、木瓜、山萸、芍药诸品。中气郁结，而再服酸收，是益其源而障其流也。至于十全大补一方，真俗腐之妄作，人每用以治泄利，不通之至！

---

① 胆：原作"肝"，据上下文义改。

肠澼解

田西山，乡试旅中饮冷露卧，因病下痢，日百余次。少腹痛坠，绕脐气块如石，数道上攻，左胁更甚，痛叫不已，胸膈若烧，肛门如烙，小便热涩，气街大筋突起，跳动鼓指，发手热气下于两股，状如汤沃，阳缩囊绉，蜷卧膝冷，谵语离魂，不食数日矣。

此其中焦寒湿，上下俱热。常人胃土右降，则甘饮食，脾土左升，则化水谷，胃降则甲木不逆，脾升则乙木不陷，木气无郁，故上下冲和，痛胀不生。饮食寒冷，伤其脾阳，不能蒸水化气，水谷并下，注于二肠。水气浸淫，脾土湿陷，抑遏乙木，不能升达，肝气郁冲，故生痛胀。木以升泄为性，既不上达，则下决二阴，以泄粪溺。水在二肠，不在膀胱，故小便不开而大便不阖。水去土燥，肝脾升运，泄利自止。脾阳陷败，寒湿愈增，则泄利不止，遂便脓血。盖乙木直升，糟粕顺下，隧道无阻，故脂血不伤。乙木郁陷，滞气梗塞，糟粕不能顺行，脂血摧剥，与之俱下，是以作痛。君火胎于乙木，温气陷遏，不得上化君火，故生下热。湿邪淫蒸，脂血腐化，是以成脓。乙木陷于大肠，沉坠不升，是以后重。久而脂血伤残，刮迹而去，侵及脏腑，中气溃败，是以死也。

阳明以戊土而化燥金，金燥则能收降，故阳明之气，善于下行。太阴之湿，胜其阳明之燥，则脾既下陷，胃亦上逆。胃逆则甲木无下行之路，甲木化气于相火，相火上炎，是以胸膈烦热。君相同气，二火燔腾，心神扰乱，是以谵语。胆木失根，相火郁升，营血不谧，是以魂离。胆位于左，经络瘀塞，是以结梗，下行无路，是以逆冲而上也。

气冲者，阳明动脉，在毛际之旁，腿腹之交。阳明之气，不遂其下行之性，故气冲（即气街）。郁蓄，而生跳动。《灵枢·百病始生》：虚邪之中人也，其着于伏冲之脉，揣之应手而动，发手则热气下于两股，如汤沃之状。《痿论》：冲脉者，经脉之海，主渗灌溪谷，与阳明合于宗筋。阴阳总宗筋之会，会于气街，而阳明为之长。阳明多气多血，而冲脉又与诸筋总会阳明之气街，穴腧充满，故气街之动脉常大。伏冲即冲脉之深而在脊者，风寒袭于冲脉，郁其经气，盛满莫容，走阳明而归气街，是以跳动鼓指也。是其上热在于少阳，下热在于厥阴，而上下郁热之根，则由己土之湿，土湿之故，则由癸水之寒。

后世庸工以为痢证无寒，不知其热并不在于中焦，况三焦皆寒，上下无热者亦复不少，而以硝黄重泻胃气，湿寒愈增，轻则生鼓胀之病，重则死矣。大凡新秋病痢，皆暑夏生冷之所伤，俗医以为暑邪，而用寒攻，无有不误者也。

治法当泻土湿而疏木郁，其热盛者，凉行其滞，其寒盛者，温行其结。令其脾燥肝升，凝结通达，瘀清腐扫，脂血调和，则痛坠全瘳，脓血弗下矣。至于历代医书痢证诸方，荒唐不经，未足深辨也。

西山平素尚俭，量腹而食，度身而衣，病不服药，已至危剧。诊之尚可救挽，而自分不起，意欲勿药。谓半月以来，神魂迷离，精魄荒散，窃觉病势已革，卢扁复生，恐难为力。君且莫喧，以扰余心。仆与西山童稚交善，解而慰之曰：今卢扁在此，公未见知耳。若得灵药一匙，即可返魂，勿恐。用燥土温中、行瘀散滞、清胆达木之方，强而饮之。一服而差，遂不再服。

月余扶杖而行，善饥善后，食入俄顷即下。问何以故？仆闻语大笑：公少服药数剂，此成洞风矣。《史·仓公传》：阳虚侯相赵章，齐淳于司马皆尝病此。公脾土未调，土郁风旺，疏泄水谷，肠胃空洞，风木不达，中气难复也。问：此可无患恐之？曰：赵章之病，仓公以为法五日死，公尚无子，那可惜此小费，为后世嗤耶！曰：淳于司马何以不死？吾命在天，不在吾子之手。言之再四不听，如此数月，后竟无恙。但右手战麻，写字艰难，每为考试所苦，终不服药也。

脾胃解

业师于子蓬，司铎^①金乡，录证来问：自来饮食不多，今止三分之一，稍多即伤食泄利，鱼肉绝不思食，食枣数枚即发热，食柿饼半枚即欲泄，陪客茶多，晚即不寐，不食晚饭十余年矣。饮食调适，终日不唾，若晚饮杯酒，略服温燥，则痰唾黏联，长如唾丝，睡即涎流，大便成粒。每晚将睡，必思登溷^②，小便短少，夜醒必溺，五更水谷消化，此时更觉^③溺多。晨起必渴，饮食亦甘。平素气禀如是，往时自制加减四君丸，黄芪、白术、茯苓、

---

① 司铎：掌教化之令者。此处指金乡县令。
② 溷：厕也。《南史·范缜传》：" 花自有关篱墙，落粪溷之中。"
③ 觉：原作"多"，据集成本改。

橘皮、甘草、当归，遇脾胃寒湿，便服一二次，甚觉有效。向来不敢饮酒及食诸燥热之物，六月食凉粉，霍乱呕吐并作，八月六日食黍糕半枚，午后省牲，在明伦堂呕吐原物。自此饭后常觉气逆欲吐，左胁贴乳，上冲喉下，隐隐似痛，半日食消，方才气顺。服四君丸，发热面赤，耳后如火，两臂①酸痛，胸腹燥渴。啖黄梨半枚而愈，是后每日啖梨乃安。往日一食便泄，今止大便润湿，不似从前结若羊矢而已。吾恐饭后欲吐，将成反胃证，则可虑矣。前时腰痛腿重，此际已愈，但坐卧少久，不能遽起，是老年常景，非关病也。但有还少仙方，自当更妙，但恐不能耳。偶服六味丸，即觉腹中寒滞，服八味三剂后，更觉燥热，耳后如火，或谓附桂少故，非也，吾脏腑大概寒热俱不受，须不寒不热、不燥不湿、平中带补之剂乃可。此意与县中医士言之，为吾制菟丝丸，服之甚不佳，而四君丸平日最效，今便燥热不受。大抵渐老渐衰，甚有血虚火起之意，当用何药治之，人还即寄方来。

　　详观平日旧证：自来饮食不多，渐老渐减，稍多即伤食作泄，此脾气之弱也。脾为太阴湿土，阳明之燥，足以济太阴之湿，则脾阳升运，水谷消磨。湿旺燥衰，中气莫运，多食不能消化，故病泄利。肉食更难消磨，过时陈宿，反伤胃气，是以不思食。食枣生热者，甘缓之性，善滞中气，土滞则脾陷而胃逆，胃逆而甲木不降，相火上炎，是以生热，非大枣之性热也。食柿饼作泄者，寒败脾阳也。茶多不寐者，阳气收藏则为寐，收藏之权，虽关金水降蛰，而金水降蛰之原，实由戊土之降。茶多滋其土湿，阳明不降，金水失收藏之政，故神魂升泄而不寐也。不食晚饭者，日暮阳衰，不能腐化耳。晚饮杯酒，痰生涎流者，酒助土湿，湿动胃逆，津液堙郁，则化痰涎，下行无路，是以逆行也。大便成粒，硬若羊矢者，下焦阴旺，肠窍约结，糟粕传送，不能顺下。下而辄闭，蓄积既多，乃复破隘而下。下而又闭，零星续下，不相联属。大肠以燥金主令，而手足太阴，湿旺津瘀，但化痰涎，不能下润大肠，是以燥结成丸，枯涩难下，实非下焦之阳盛也。晚思登溷者，阳衰湿动，肝脾郁陷也。夜多小便者，子半阳生，水谷消化也。便多水利土燥，故思饮而甘食。四君丸，术、甘补中，茯苓泄湿，橘皮利肺，当归滋肝，与脏气颇合，是以能效。近食凉粉吐泄，寒湿伤脾。黍糕胶黏难化，原

---

① 臂：原作"背"，据集成本改。

物涌吐。阳明胃气，本自下行，屡呕气逆，因而上行。饭后中焦郁满，胃气不下，是以欲呕。胃逆则胆无降路，亦遂上冲，胆位于左，故左胁冲喉，隐隐而痛。食消而胆胃皆降，故气顺也。平时颇宜四君丸，今乃燥热不受，非药性之热，乃中气之愈衰也。归、芪、术、甘，壅滞不行，茯苓、橘皮，不能开其郁塞，君相之火，不得归根，遂生上热，与食枣发热之故，理相同也。梨以甘寒疏利之性，清其郁热，是以渴燥皆止。菟丝收敛固涩，与湿旺土郁之证，愈为助虐，甚不宜也。八味暖水滋木，与肝肾燥寒，未为相反，但以地黄入胃，留恋湿土，湿动胃逆，则附子不能下温癸水，而反助甲木上炎之火。耳后火起，少阳胆经络于耳后故也，何关桂附多少乎！六味滋湿伐阳，原属庸工妄作，更与此证相左①矣。

法宜燥土暖水，疏木达郁。水温土燥，木达风清，脾旺湿消，神气渐盈，百龄易得，还少仙方，何其不能！《素问·生气通天论》：圣人服天气而通神明。《阴阳应象论》：能知七损八益，则耳目聪明，身体轻健，老者复壮，壮者益治。年高之人，阳衰阴旺，是以易老。若以药物抑阴扶阳，本有还童之理，而愚昧以为妄诞，此下士闻道，所以大笑也。至于素禀脏气虽与人别，而寒热燥湿，一切不受，是方药之差误，非宜寒不受寒，宜热不受热也。此以肠胃柔脆，不堪毒药②，少服便效，未宜多用也。

十一月初，先生又录证来问：吾十月十五生日，行香后，使客③纷纭，颇劳酬酢，饭毕腰痛，脊骨两旁，筋急如扯，旧病复发。又因初五六日每晚饮酒数杯，湿热郁积，遂成此证。十六日大势已差，尚能回拜客，进县署。误服八味丸，腰弯不能立行，痛连脊背，乃服羌活、独活、白术、地黄、杜仲、甘草二剂，背痛少减，而不能行立如故。又服左归饮加白术、葳蕤，痛如前，且觉大便燥，腹内热，两膝酸热。乃服当归地黄饮加黄芩、栀子五分，晨起破腹两三次，身颇轻爽，腰微能直，火气似去，其痛乃移左胯。因往年病疟，左半伤耗，上年腿肿，亦在左畔，此时渐轻，但不及未痛前耳。今欲去黄芩、栀子，第服当归地黄饮。昨日已服一剂，大便尚未滋润，而脾甚觉其湿。思欲空腹服之，压以干物，未审何如？

---

① 左：反也。《左传·襄公十年》："所左，亦左之。"《疏》："不助者为左。"
② 毒药：治病之药也。《周礼·天宫·冢宰》："聚毒药以供医事。"
③ 使客：来客。《史记·夏侯婴传》："每送使客还。"

前悉腰痛一证，已获康愈，今又因饮酒动湿，脾土郁陷，肝气抑遏，盘塞肾部，而生痛楚。肾位于腰，为肝之母，子气不能生发，是以腰痛也。误服八味，助其土湿，木气更遏，是以痛剧。张景岳之左归饮，服之脾湿愈滋，木郁风生，而成燥热。归、地、栀、苓，寒湿败脾，木郁作泄，泄后郁热清利，是以微差，而肝气益陷，故痛移左胯，实明减而暗增，非药效也。前此已为误用，若今后常服，土湿日滋而脾阳日败，断不可也。大便之燥，全缘脾湿，湿去阳回，饮食消化，精华升布，津液降洒，大肠滋润，自然便调。倘以归地滋湿，变结燥而为滑溏，则脾阳亏败，为祸深矣。

火逆解

王文源，平日膈上壅塞，常吐清痰。冬夜心惊火发，下自足心，上自腨内，直冲心胸。胸膈痞闷，咽喉闭塞，耳鸣头眩，气虚心馁，四肢无力，遍身汗流，烦躁饮冷，得食稍差，小便清数，大便重坠，阴精欲流，胸腹腰脊表里皆热，手足独凉。将愈则冲气下行，渐而火降烦消，小便热黄乃瘳。五六日、半月一作，凡腹中壅滞，或食肉稍多则发。先时足心常热，近则溺孔亦热。医用六味、八味不受，病已四年矣。

此缘土湿胃逆，相火上炎。足少阳以甲木而化相火，自头走足，下行而温癸水。癸水蛰藏，相火不泄，则肾脏温暖而上下清和。癸水不蛰，相火升泄，下自九原①，上出重霄，变清凉之境，为曦赫之域，是以烦热而燥渴也。阳根下拔，浮越无归，故耳鸣头眩，扰乱不宁，以少阳经脉，自锐眦而绕头耳也。热蒸窍泄，是以汗流。君相同气，心火升浮，不根肾水，故虚馁空洞，欲得谷气。足心者，足少阴之涌泉，少阴之脉，自足心循腨内，出腘中，上络于心，循喉咙而挟舌本，相火泄于涌泉之下，故根起足心，自少阴肾脉逆行而上也。其足心溺孔之热者，手少阳相火之陷也。足少阳从相火化气，病则上逆，手少阳以相火主令，病则下陷。以足之三阳，自头走足，其气本降，手之三阳，自手走头，其气本升，降者不降而升者不升，反顺为逆，是以病也。少阴主藏，手足少阳之火，秘藏癸水之中，则浊气不逆，清气不陷，故上热不生，下热不作。少阴失藏，甲木常逆，则三焦常陷。陷于

---

① 九原：九州之城也。《国语·周语下》："汩越九原。"在此指身体下部。

少阴之经，则热在足心，陷于太阳之腑，则热在溺孔。《灵枢·本输》：三焦者，足太阳少阴之所将，太阳之别也，并太阳之正，入络膀胱，约下焦，实则闭癃，虚则遗溺。三焦之火，陷于水底，沦落涌泉之下，则不在州都之中，故膀胱寒滑而溲溺清数，是即虚则遗溺之义也。及火退病除，溺孔方热，是相火不归水脏，而又陷于水腑，此乃异日甲木飞腾之原也。甲木之降，机在戊土，戊土降则肺金能收，肾水善藏。戊土右转，金水得收藏之政，此胆火所以下行也。戊土上逆，浊气升填，肺无下行之路，收敛失政，则胆火不藏。遇饮食弗消，中气郁满，胃土全逆，肺金尽革，则胆火拔根而上炎，是旋至而立应者也。其发于食肉中满之际者，土气埋塞，窒其四运之轴，是以胃逆而病作耳。胃腑既逆，脾脏必陷，陷遏乙木升发之气，不得上达，必将下泄，故精欲前流而粪欲后失也。胃逆脾陷，由于土湿，而土湿之故，全因寒水之旺。土不克水，而寒水泛滥，反得侮土。土被水渍，既湿且寒，运化之机，迟蹇失度。一得肥腻，不能消腐，凝滞愈增，则升降悉反，乌得不病耶！土旺四季，人之四肢，即岁之四季。四肢秉气于脾胃，而寒湿在中，流注肢节，故手足厥冷，改其温和之常也。

是宜燥土降逆，以蛰相火。土燥阳回，中气旋转，升降复职，水火归根，君相宁谧，则胆壮而神清，惊骇不生，烦热不作矣。

唐太仆王冰注《素问》，发壮水益火之言。嗣后薛立斋、赵养葵、高鼓峰、吕用晦辈祖述其说，乃以六味壮水，退膈上之热，以八味益火，除脐下之寒。不知下寒上热，缘于土败，地黄滋湿伐阳，溃败脾土，服之上热愈增，下寒更剧，是以水益水以火益火也。土败阳亡，则人死矣。至于今日，恶风布扬，遍满天下，此实仁人君子之所深忧也。

自医理失传，火逆上热之证，概谓阴虚，肆用归地败土，枉杀生灵。至于妖魔下鬼，乃以龟板、天冬、知母、黄柏泻其微阳，得之立死，其祸更惨，此刘朱之遗毒也。君子不操燮理之权，以康斯世，见此群凶屠毒万代，安能默默无言耶！

治文源病，用燥土降逆、暖水蛰火之法，十余剂，不再发。

素灵微蕴卷四

昌邑黄元御坤载著

消渴解

吴智渊，病消渴，胸膈燥热如焚，日饮凉水石余，溲亦石余，溲下温热，将毕则寒，其色白浊，魄门失气亦凉，天寒腿膝颇冷，善食善饥，数倍其常。

此缘湿土遏抑，风木疏泄。心火本热，肾水本寒，平人火不上热，水不下寒者，以水根于火，火根于水也。水根于火，则九天之上，阳极阴生，常肃然而如秋，火根于水，则九地之下，阴极阳化，常煦然而如春。盖阳降而化浊阴，又含阳气，阴升而化清阳，又抱阴精，此水火交济之常也。阴阳之升降，必由左右，左右者，阴阳之道路也。右为肺金，左为肝木，金不右降，则火逆而生上热，木不左升，则水陷而生下寒。下寒则肝木郁泄而善溲，上热则肺金枯燥而善饮。而消渴之病，则独责肝木而不责肺金。仲景《伤寒》《金匮》：厥阴之为病，消渴。以厥阴风木，生于癸水而长于己土，水寒土湿，生长不遂，木郁风动，疏泄失藏，则善溲溺，风燥亡津，肺金不泽，则善消渴。溲溺不止者，乙木之陷也，消渴不已者，甲木之逆也。甲木化气于相火，与手少阳三焦并归癸水，而约小便。《灵枢·本输》：三焦者，入络膀胱，约下焦，实则闭癃，虚则遗溺。手足少阳，秘藏癸水之中，则下不淋遗而上无消渴。癸水不藏，甲木上逆，则相火升炎而病消渴，三焦下陷，则相火沦落而病淋遗。盖膀胱者，州都之官，津液藏焉，三焦者，决渎之官，水道出焉，膀胱主藏，三焦主出，水善藏而火善泄，其性然也。三焦之火，秘于肾脏，则脏温而腑清，三焦之火，泄于膀胱，则脏寒而腑热，腑清则水利，腑热则溺癃。而三焦之火，不无盛衰，其火盛而陷者，则水腑热涩，其火衰而陷者，则水腑寒滑。热涩者，实则闭癃也，寒滑者，虚则遗溺也。膀胱寒滑，藏气失政，故多溲溺。甲木之逆，三焦之陷，则皆乙木泄之也，是以独责之厥阴。

而乙木之泄，则由太阴之湿陷，阳明之燥逆也。《阴阳别论》：二阳结，谓之消。二阳者，手足阳明。手阳明以燥金主令，足阳明从令而化燥，足太阴以湿土主令，手太阴化气而为湿，湿济其燥，则肺胃清降而上不过饮，燥济其湿，则肝脾温升而下不多溲。阳明燥结于上脘，故相火燔蒸而善渴，太阴湿郁于下脘，故风木疏泄而善溺。《金匮》：男子消渴，饮水一斗，小便一斗者，肾气丸主之。相火在水，是为肾气，附子补肾中阳根，召摄相火，相火蛰藏，则渴止而逆收，此反本还原之法也。地黄、丹皮，清乙木而润风燥，泽泻、茯苓，渗己土而退湿淫，桂枝达肝脾之遏陷，薯蓣、茱萸①，敛精溺之输泄，附子温肾水之寒②，制方精良，毫无缺欠矣。

然阴阳有进退，燥湿有消长，此非尽阳明之病也。消渴而水利者，燥多而湿少，当属之阳明，消渴而溺癃者，湿多而燥少，宜属之太阴。以土湿非旺，则风木疏泄而不藏，是以水利，土湿过甚，则风木疏泄而不通，是以溺癃。二阳结，谓之消、是阳明燥盛而水利者也，二阳之病发心脾，有不得隐曲，女子不月，其传为风消，是太阴湿盛而溺癃者也。盖乙木藏血则孕丁火，脾土湿陷，木郁风生，必病消渴。血中温气，化火之根，温气抑遏，子母感应，心火必炎。相火者，君火之佐，君相同气，有感必应，其势如此。病起二阳而究归心脾者，太阴之湿盛也。心火上③炎，热甚津亡，故常燥渴，脾土下陷，湿旺木郁，故少溲溺。肝主筋，前阴者，筋之聚，其在男子，则宗筋短缩，隐曲不利，其在女子，出经血瘀涩，月事不来，总由风木盘塞而莫能泄也。如此则宜减地黄而增丹皮，去附子而加芍药。缘木郁不泄，温气陷而生下热，膀胱热癃，则宜芍药，经脉闭结，营血不流，则宜丹皮，去附子之助热，减地黄之滋湿，药随病变，无容胶执也（《金匮》以八味治小便不利，是无下热者）。

后世庸工或以承气泻火，或以六味补水，或以四物滋阴。述作相承，千秋一例，而《金匮》立法，昭若日星，何其若罔闻知也。至喻嘉言解《金

---

① 茱萸：原脱，据《金匮悬解》补。
② 附子温肾水之寒：原脱，据《四圣心源·消渴》补。
③ 上：原作"势"，据上下文义改。

匮·消渴》厥阴为病一条，以为后人从《伤寒》采入，其于《伤寒》《金匮》，一丝不解，是又庸医之下者矣。（嘉言谓伤寒热深厥深，与杂证不同，是袭传经为热之说，不通极矣。又以下消为热，更谬！）

经义渊微，固属难解，仲景八味之法，与岐伯二阳结义同符，特①庸工不悟耳。

智渊病用肾气丸料煎汤冷饮，覆杯渴止，积年之苦遂除。

气鼓解

田龙章，初秋病痢，服药数剂，痢愈而腹胀，得食更甚，胁内气冲作痛。用温中散滞之方，胀消，心绪烦乱，悦怒不平。又以忿恚而发，数发之后，脐内肿胀，遂成气鼓，喘呼不卧，溲溺艰涩，诸味俱绝，食甘稍差。

此缘脾土湿陷，木郁不达。肾司二便，而粪溺之输泄，其职在肝。阳衰土湿，脾气郁陷，抑遏乙木升发之气，下冲魄门，泄其积郁，而传道阻梗，是以病痢。过服寒泄，伤其脾阳，痢止土败，不能升运，木气犹遏，故多忿怒。怒伤肝气，贼虚脾土，肝脾郁迫，不得发舒，故清气壅阻而为肿胀。脾主消磨，肝主疏泄，饮食入胃，脾阳升磨，谷精上运，则化气血，谷滓下传，则为大便。而水之消化，全赖土燥，克以燥土，蒸而为气，雾气降洒，化而为水，以输膀胱。粪溺蓄积，泄以风木之气，水利于前，谷行于后，则后不至泄而前不至淋。水利土燥，脾升木达，清阳旋转，肿胀所以不作也。土湿不能蒸水化气，乃与谷滓并入二肠，水停湿旺，土陷木郁，木气冲决，但冲二肠而为泄利，不开膀胱而导闭癃，是以后窍滑而前窍涩。前窍不开，湿无去路，肝脾日郁，此肿胀所由作也。

肺主气而行水，脾气陷塞，胃无下行之路，则肺金逆上，不能下降而为水，雾气埋淤，故生痰喘。气位于上，水位于下，上不病气鼓，下不病水胀者，气水各得其位也。惟水逆于上，则病水胀，气陷于下，则病气鼓。《金匮》：腰以上肿，当发其汗，腰以下肿，当利其小便。发其汗者，使积水化气，泄于汗孔，利其小便者，使积气化水，泄于膀胱也。

膀胱通塞，司于三焦，三焦之火，随太阳下行，温肾水而约膀胱，虚

---

① 特：但也。《吕氏春秋·审分览·君守》："夫国岂特为车哉。"

则遗溺而不藏，实则闭涩而不通。所谓实者，三焦之火陷于膀胱也，火陷于膀胱者，肝脾之不升也。肝木下陷，郁而生热，传于脾土，土木合邪，传于膀胱，膀胱瘀热，故小便淋涩黄赤。黄者土色之下行，赤者火色之下现。肾主蛰藏，三焦之火秘于肾脏，肾水暖则上生肝木，木之温者，秉于水中之火也。肝木温升，则化心火，肝木不升，温气遏陷，故生下热。温气下陷，生意不遂而愈欲疏泄，故相火失藏。

此宜燥土升陷，而达木气，土燥阳升，消化水谷，水能化气而气复化水，下注膀胱，水道清利，湿气渗①泄，肝脾升达，肿胀自消。庸工见其小便热涩，而以黄柏、知母清泻膀胱之热，脾阳更败，湿陷益增，是拯溺而投之以石也，岂不谬与！若脏腑之中，湿旺气结，久而不行，化生腐败，腐败瘀填，则用疏涤五脏之法，去其菀陈。腐败全消，脾阳升布，则精气动薄，神化回漓，寿命永固，长生不老。此除旧布新之法也。

人生于火而死于水，以阳生而阴杀也。土者，火之子而水之夫，所以制水而救火。太阴湿土，虽名克水，而湿性易发，辄为水侮，故仲景立方，第有泄湿之论，而无补水之条。至刘朱二家，专事泻火，而鼓胀一门，亦谓湿热。不知湿热之原，何由而成，此井蛙夏虫之见耳。薛氏加减肾气之法，地黄滋其土湿，牛膝陷其脾阳，附子不能补水中之火，反以益肝胆膀胱之热，服之病轻者效，病重者死，非气鼓之良法也。其减地黄、附子，增车前而倍茯苓，亦恐其滋湿而生热，而不知为湿热之媒，譬犹遗盖而逃雨也，无之而非湿矣。庸工见八味助火，改事寒凉，杀人更捷。此刘朱之遗祸，至今不息，良可悲夫！

龙章病用燥土达木、行郁升陷之味，十余日全瘳。

噎膈解

李玉林，因积忿病膈，喉紧胸痞，饮食艰阻，焦物稍下，右胁胀痛，腹满气逆，环脐痛楚，酸水泛溢，日呕胶痰，得酒更多，便干，完谷不化。病将半年，日月增剧，医教以多饮牛乳，或欲以甘遂下痰，迟疑未服。

此缘肝脾湿陷，肺胃壅阻。人之中气，左旋而化脾土，右转而化胃土。

---

① 渗：原作"糁"，据集成本改。

中气健旺，阴阳不偏，则胃气下行，浊阴右降，清虚而善容，脾气上行，清阳左升，温暖而善消。枢轴运动，水谷消磨，精华上奉，渣滓下传。旧谷既腐，新谷又至，气化循环，仓廪常开，所以不病噎膈也。

中气在阴阳之交，水火之分，不燥不湿，不热不寒。脾升则阳气发生而化温，胃降则阴气收敛而化燥，清阳化火乃为热，浊阴化水乃为寒。然则坎离之本，是在戊己，戊己之原，实归中气。中年以外，戊土之阴渐长，己土之阳渐消，往往湿增而燥减，水旺而火衰。寒水胜火，入土化湿，水寒则乙木不生，土湿则肝气不达。重以积怒伤肝，克贼脾土，肝脾郁陷，水谷不消，则肺胃痞升，饮食不纳，相因之理也。

肺位于胸，胆位于胁，皆随胃土下行。胃气上逆，肺胆无下行之路，食下而肺胆愈壅，故胸痞而胁胀。背者胸之腑，肺气壅遏，胸膈莫容，逆冲肩背，故肩胛之痛生焉。痰饮者，土金湿旺，雾气堙郁所化。饮食入胃，水谷之消磨，赖乎脾阳，精华之洒陈，赖乎肺气。饮食腐化，游溢精气，上输于脾，脾气散精，上归于肺，肺气飘扬，氤氲布濩，所谓上焦如雾者也。肺气清肃，将此水谷精华，宣布于毛脉脏腑之中，化为津液精血，所谓上焦开发，宣五谷味，熏肤，充身，泽毛，若雾露之溉者是也。足太阴以湿土主令，手太阴从湿土化气，燥衰湿旺，木郁金革，水谷在脾而消磨不速，精华入肺而洒陈不利，则气滞津凝，淫泆而化痰涎。肺胃上逆，浊气填塞，益以痰涎瘀阻，胶黏不下，此噎膈所由来也。

肺与大肠，表里同气，肺气化津，滋灌大肠，则肠滑而便易。饮食消腐，其权在脾，粪溺疏泄，其职在肝。以肝性发扬，而渣滓盈满，碍其布舒之气，则冲决二阴，行其疏泄，催以风力，故传送无阻。脾土湿陷，风木不达，疏泄之令弗行，则阴气凝塞，肠窍全闭，关隘阻隔，传道维艰。而饮食有限，糟粕无多，不能冲关破隘，顺行而下，零星断落，不相联接。大肠以燥金之腑，而津液上凝，不复下润，故粪粒干燥，梗涩难下。膀胱者，津液之腑，津液之源，化于肺气，气滞痰结，不获化生津液，下注膀胱，故水道枯竭，小便不利。《阴阳别论》：三阳结，谓之膈。三阳者，太阳也，足太阳膀胱结则小便癃，手太阳小肠结则大便闭。前后闭癃，浊气不能下泄，因而上逆。浊气冲逆，上脘痞塞，是以食阻而不纳。肝脾升达，则下窍疏通而善出，肺胃降敛，则上窍空洞而善入，脾陷胃逆，升降颠倒，则上下不开，出纳俱废。病在饮食便溺之间，而总以中脘之阳虚也。

朱丹溪以下愚谈医，于噎膈一门。首开滋润之法。阳虚湿旺，再以牛羊乳酪败脾阳而助土湿，无不死者。赵氏《医贯》，更扇其虐，乃以六味补阴，吕用晦赞扬而刻行之，致使群愚诵习，毒流天下后世，可胜叹哉！

丹溪论病，悉归于痰。不知痰饮化生，全因土败湿滋，乃于噎膈痰多，竟以为燥，此狂夫之下者。是后医书，皆袭其讹，以为阴亏燥甚，遂使病者多死。此自中古以来，庸流立法之误，并非不起之证也。

玉林病，用燥土行郁、升陷降逆、温胃滑肠之法，十余日后，二便皆通，逆气悉下，饮啖如常。

反胃解

林氏，怒后胸膈热痛，吐血烦闷，多痰，头疼作呕，因成反胃。头面四肢浮肿，肌骨渐瘦，常下紫血。夏月心痛恒作，腹中三块如石，一在左胁，一在右胁，一在心下。痛时三块上冲，痞满嗳浊，心烦口渴，旋饮旋吐。手足厥冷如冰，交秋则愈。经来腹痛，遍身皮肉筋骨皆痛，上热燔蒸。初病因丧爱子痛哭，泪尽血流。后遭父姑之丧，凡哭皆血。鱼肉瓜果，概不敢食，恃粥而已。粥下至膈即上，时而吐蛔。少腹结塞，喘息不通，小便红浊淋涩，粪若羊矢。半月以后，嗽喘惊悸不寐，合眼欲睡，身跳尺余，醒梦汗流，往来寒热。凡心绪不快，及目眶青黑，则病发必剧。病九年矣。滴水弗存，粒米不纳，服药汤丸俱吐。

此缘脾陷胃逆，出纳皆阻。胃主降浊，脾主升清，脾升则清气上达，粪溺无阻，胃降则浊气下传，饮食不呕。脾陷而清气填塞，是以涩闭，胃逆而浊气冲逆，是以涌吐。而出纳废弃，上下关格，总由中脘阳虚，脾胃湿寒，不能消水而化谷。盖水谷消化，糟粕下传，胃无陈宿，故不呕也，即呕亦无物。脾胃湿寒，水谷不消，陈宿停留，壅碍阳明虚受之常，则中脘郁胀，升降倒行，胃气上逆，故呕吐不存也。胃以下行为顺，上行为反，上行之久，习为自然，食停即吐，永不顺降，故曰胃反。饮食不存，无复渣滓入于二便，而肝脾郁结，肠窍塞闭，是以便溺不利。胃气上逆，肺胆莫降，相火刑金，故上热郁蒸，嗽喘燥渴。辛金不收，则气滞而痰凝。甲木失藏，则胆虚而惊作。相火升炎，泄而不秘，皮毛开滑，斯常汗流。神气浮动，自少梦寐。六月湿旺，胃气更逆，愈阻胆经降路，甲木郁迫，贼伤胃气，则胃口疼痛。少阳经脉，自胃口而下两胁，经腑俱逆，不得舒布，两气抟塞，因成三块。甲木升击，则三块齐冲。土木纠缠，故痞塞嗳气。交秋燥动湿收，是以病愈也。

血藏于肝而敛于肺，阴分之血，肝气升之，故不下脱，阳分之血，肺气敛之，故不上溢。血以阴体而含阳气，温则升，清则降，热则上流，寒则下泄。下温而上清，则条达而红鲜，上热而下寒，则瘀凝而紫黑。凝瘀之久，蓄积莫容，乃病外亡。相火升泄，上热下寒，阳分之血，已从上溢，阴分之血。必从下脱。经脉败漏，紫黑不鲜，一月数来，或半月方止者，血海寒陷而不升也。经血寒瘀，月期满盈，阻碍风木发舒之气，郁勃冲突，是以腹痛。既不上达，则必下泄。而木气遏陷，疏泄不畅，是以血下而梗涩也。刘朱论血，以紫黑为热，谬矣！肝藏血而窍于目，肾主五液，入肝为泪，肝气上通于心。《灵枢·口问》：心者，五脏六腑之主也，目者，宗脉之所聚，上液之道也。悲哀忧愁则心动，心动则五脏六腑皆摇，摇则宗脉感而液道开，故泣出焉。悲哀动中，肝液上涌，营血感应，宗脉开张，木火升泄，而金水不能敛藏，是以血泪俱下也。肝脾郁陷，下焦堵塞，故少腹结硬，喘息不通。肝属木，其色青，其志怒，其窍为目。《灵枢·五阅五使》：肝病者，眦青。肝病则郁怒而克脾土，故青色见于目眦。目眦青则病重者，木贼而土败也。木郁则生虫，肝郁则生蛔，故《伤寒·厥阴》有吐蛔之条，亦由土湿而木遏也。脾主肌肉，四肢之本，湿旺脾郁，肌肉壅滞而四肢失秉，故生肿胀。经后血脱，温气亡泄，脾阳愈败，故肿胀愈加也。土亏阳败，病重邪深，幸以下窍结涩，阳根未断，是以久病长危而不死也。

林氏久病，几于绝粒。用燥土暖水、温胃降逆、疏木行郁之法，川椒、附子、干姜、茯苓、甘草、桂枝、白芍、丹皮、半夏、苁蓉，半月愈。

中风解

马孝和，素以生计忧劳，因怒中风，左手足卷屈，寒冷如冰，遍身骨痛，惟左半无觉。夜烦谵语不寐，能食不能饮，饮则气逆欲吐，胸闷痰多，大便燥结，小便痛涩，肌色䵟黣①，精神惶惑，遇亲故慰问，泣下沾衣。

此缘水寒土湿，木郁风生。肝位于左，其志为怒，其气为风。《子华子》：西方阴，止以收，而生燥；东方阳，动以散，而生风。观之于天，大块之噫气，必自春发，推之于人，人生之息吹，必自肝生。厥阴风木之气，天人所同也，而土燥水暖，则风生不烈。以木生于水而长于土，水暖则生发滋荣，土燥则长育条畅，和风舒布，必无飘忽激扬之灾。水寒土湿，生长不遂，木郁风发，极力疏泄，乃有播土扬沙，摧枯拉朽诸变。木性疏泄，水性蛰藏，使阳根未断，脏气稍存，虽风木飘扬，不至尽泄。《子华子》：水阳也，而其伏为阴，风阴也，而其发为阳。阳根不至升泄于风木者，全赖肾阴之能伏耳。今土湿水寒，阳根欲绝，风木郁飘，肾精不藏。值怒动肝气，飘风勃发，益以感冒虚邪，束其皮毛，里气郁遏，愈增激烈。风力簸扇，津液消亡，则筋脉挛缩，而病偏枯。此病生于内，而非中八风之虚邪，不能伤也。

肾藏精而主骨，肝藏血而主筋，风燥亡阴，精血枯槁，筋骨失养，故卷屈疼痛。左手足者，风木之位，是以偏伤。肝血既耗，则阳明与冲脉之血，必不充足。阳明多气多血之经，主润宗筋，宗筋主束骨而利机关。冲脉者，经脉之海，主渗灌溪谷，与阳明合于宗筋。肘膝者，溪谷之会，机关之室。阳明冲脉经血枯燥，溪谷焦涸，故机关不利。肝心子母之脏，肝气传心，母病累子，心液亡而神明乱，故烦躁谵语。风木疏泄，阳气不敛，君相升浮，故不能寐。夜半阴隆，阳泄而不藏，故中夜病剧也。大小便者，膀胱大肠之腑，开窍于肾，而输泄之权，则在于肝，风动血亏，输泄不畅，故便干而溺涩也。腿膝厥冷之证，属在厥阴。阴性寒而阳性热，平人阴阳交济，则上不热而下不寒。厥阴阴极阳生，水为母而火为子，受母气于北地，所以下寒，胎子气于南天，所以上热。阳上阴下，不相交接，故厥阴经病，独有厥证。上下者，阴阳之定位也，左右者，阴阳之道路也。风木未极疏泄，则火炎于子宫，水冱于母位，上下之寒热，不至易地。风木大发，扫地无余，阳根尽亡，温气全泄，乙木之温夺于癸水之寒，变东方阳和之地为北边冰雪之场，是以左半手足寒凉而无觉也。肺属金，其气燥，其志悲，其声哭，风伤

① 䵟黣：黎黑、枯槁，粗糙。

津液，燥动悲生，触绪哀感，其性如此也。总以寒水泛滥，入土生湿，木郁风作，筋脉失荣。

脾者，孤脏以灌四旁，湿旺津瘀，不能四灌，故内愈湿而外益燥。一旦因情志之内伤，虚邪外袭，风燥血烁，筋挛体枯。以风木而刑湿土，湿气堙郁，化生败浊，孔窍填塞，肺腑郁闷，胃逆则神迷，脾陷则言拙，是皆中气之败也。汤入则吐者，滋其土湿，胃气愈逆也。

法当暖水燥土，而润风木。水暖土燥，乙木荣达，风静体伸，复其骨健筋柔之素矣。

中风证，时医知有外邪，不知有内伤，全用辛温发散，误矣，又或用硝黄下药，是速其死。病理微妙，非近代粗工所知，如刘河间、李东垣、朱丹溪辈，曷能解此！张景岳愚而妄作，又创为非风之论，是敢与岐黄仲景为敌也，又与气脱之证相提并论，尤属愚昧。气脱者，昏迷颠仆，朝病夕死，中风偏枯痿废，犹延数年之命，久病方死，安可混言！风者，百病之长，外感悉同，而病象悬殊，以人之本气不一也。中风水寒土湿，木郁风摇，外袭风淫，表里皆病，初无西北东南真假之殊。前人之论，一字不通，无足多辨者。

孝和病用暖水燥土、滋木清风之法，十余剂拥杖而起，放杖而笑，不知病之去也。

《吕氏春秋》：鲁人有公孙绰者，谓人曰：吾能起死人，吾固能治偏枯，今吾倍所以治偏枯之药，则能起死人矣。公孙绰虽不能起死人，然未尝不善治偏枯。后之医者，倍死人之药，以起偏枯，良可叹息也。

带下解

李氏，夏病赤带，内杂白沙如豆，并下紫血。食不甘味，入口作苦，咽干胸燥思饮，而内实不渴，大便泄利，小便淋浊，溺前作痛，溺后作痒。

此缘脾土湿陷，风木疏泄。精藏于肾，其性封蛰，而肾水蛰封，由于肺金之收敛。收则生燥，手阳明以燥金主令，足阳明从燥金化气，戊土燥降，收敛得政，阳蛰九地之下，则癸水温暖而不泄。阳明之燥夺于太阴之湿，则戊土不降，肺金失收敛之令，相火升泄，于是癸水莫藏。肾主蛰藏，肝主疏泄，己土湿陷，抑遏乙木生发之气，郁怒生风，竭力疏泄。木能疏泄而水不蛰藏，其在男子，则病遗精，其在女子，则病带下。《灵枢·五癃津液》：阴阳不和（即水火不交），则使液溢而下流于阴，髓液皆减而下，下过度则虚，虚故腰背痛而胫酸，即遗精带下之证也。女子带下，精液流溢，五色不同。《上古天真论》：肾者主水，受五脏六腑之精而藏之。肾水失藏，五脏陷流，一脏偏伤，则一色偏下。肝青、心赤、脾黄、肺白、肾黑，各有本色，是以不一也。

风木郁泄，相火不秘，甲木之火逆，则胸膈烦热，三焦之火陷，则膀胱热涩。风力郁冲，而木气遏陷，不能畅泄，故溲溺淋漓，梗阻难下。木以疏泄为性，水道不开，势必后冲谷道，以泄怫郁，水谷齐下，则成泄利。水曰润下，润下作咸，水之润下，莫过于海，故海水独咸，一经火煎日晒，则结咸块，白沙成粒者，相火陷于膀胱，煎熬溲溺而结，与煮海成盐之义正相同。膀胱热癃，精溺蹇塞，木气郁碍，是以作痛。精溺既下，而木郁未达，是以发痒。风木陷泄，肝血失藏，离经瘀郁，久而腐败，故紫黑时下。其病于夏暑者，湿旺木郁，非关热盛。秋凉则愈者，燥动而湿收也。然木郁热作，是病之标，而火泄水寒，是病之本。推其源流，则由奇经之任带二脉。《骨空论》：任脉为病，男子内结七疝，女子带下瘕聚。任为诸阴之长，水寒血冷，任脉凝沍，阴气抟结则为疝瘕，阴精流注则为带下，无二理也。带脉起于季胁，回身一周，居中焦之位，处上下之间，横束诸脉，环腰如带，所以使阳不上溢，阴不下泄。土败湿滋，带脉不束，督升任降，阳飞阴走，故精液淫溢而不收也。

《金匮》：妇人病下利，数十日不止，暮即发热，少腹里急，手掌烦热，唇口干燥，此病属带下。曾经半产，瘀血在少腹不去。以瘀血凝结，阻水火升降之路，则火逆而生热烦，水陷而为带下，此带证发作之因也。

此当温燥脾肾，疏木达郁，以荣风木。后之庸医，或用清利，或事固涩，阳败郁增，则风木愈泄，是决江河之流而障之以手也，不竭不止矣。

男子淋浊遗精，女子崩漏带下，病悉同源。而庸工不解，其所制各方，无可用者。李氏用燥土温中、疏肝清下，蛰火敛精之法，数日而瘳。

耳聋解

张氏，少因半产，下血虚损。中年腹中郁满，头目昏晕，咽喉有物如草。后因媳女卒病，惊悸火发，自肩上项，升腾耳后，右耳遂聋，数日左耳亦病滞塞，怒则更甚。头面麻痒，如蜂蚁纷挠，心烦生躁，则头上汗流，膈右烦热，胶痰瘀塞，食下胸闷吐酸，项脊筋疼，饥则心空气馁，酸水浸淫，心神慌乱不寐，寐必手足麻软，醒后不能转移，腿胫骨髓空虚，筋脉酸楚，膝踝浮肿，小便赤涩。病半年矣。

此缘土湿火升，清陷浊逆。《阴阳应象论》：北方生寒，在脏为肾，在窍为耳。耳为肾官，亦为心官。《金匮真言论》：南方赤色，入通于心，开窍于耳。肾藏精，心藏神，神为阳，精为阴。阳清而阴浊，清气上升，则孔窍空虚，浊气上逆，则孔窍闭塞，空虚则善听，闭塞则莫闻。而阴根于阳，阳根于阴，阴生则浊，阳生则清，清则必升，浊则必降。盖水为纯阴而内含阳气，此气左升，则化木火，是清阳出于浊阴之中也，火为纯阳而中抱阴精，此精右降，则化金水，是浊阴生于清阳之内也。肾水之内，一阳常升，心火之中，一阴常降，七窍空虚，但有清阳布濩，而无一线浊阴，稍生闭塞，是以声入耳通，钜细必闻。非水火相济，精神互交，不能如是，故耳以一窍而并官心肾。

心为君火，相火者，君火之佐也。胆以甲木而化相火，随君火而交癸水，君相下根，则精温而清升，神肃而浊降。神胎于魂，魂藏于血，血统于肝，肝胆之气，表里相合。血脱则温气亡泄，魂虚木陷，不能生火化神，则心君浮动，常有升摇之意，而温泄胆寒，甲木失其培养，君相感应，亦将飞腾。其头目昏晕，咽喉梗碍者，皆甲木飘扬，根本不秘之象也，但未全逆耳。偶因惊悸卒发，君相同奔，浊气上逆，孔窍冲塞，是以重听不闻。少阳之脉，循耳后而下肩项，甲木逆冲，由经倒上，故相火升炎，自肩项而绕耳后也。君相下行，肺金敛之也。肺自右降，相火上逆，肺金被克，收令不行，故先聋右耳。胆自左升，续则渐及本位，故后聋左耳。怒则胆气更逆，是以病加。甲木郁升，浊气纷乱，故头面麻痒，如蚁动蜂飞。火能上泄，金不下敛，故头上汗流。肺被火刑，故膈右烦热。君相虚浮，故心慌胆怯，不能寐①也。

究其根原，总由阳衰而湿旺。太阴以湿土主令，而清气左升，则化阳

---

① 寐：其上原衍"梦"字，据集成本删。

魂，阳明从燥金化气，而浊气右降，则生阴魄。盖肺金藏气而含魄，胃为化气之原，气清则魄凝，肝木藏血而含魂，脾为生血之本，血温则魂见。气之清者，生水之基，故精孕于魄，血之温者，化火之根，故神胎于魂。火旺则土燥，水盛则土湿，燥济其湿，则胃降而脾升，湿夺其燥，则脾陷而胃逆。血脱温亡，泻其化火之根，火衰水盛，精脏生寒，寒水上泛，脾土滋湿，湿夺阳明之燥，脾陷胃逆，故君相拔根而肺失收藏之政也。

胃土不降，浊气右填，肺津郁遏，凝为痰涎，蒸以君相之火，则胶塞不流。脾湿不化水谷，食下而中焦郁胀，肺胃更逆，故胸膈壅闷。肺气不得前下，逆而上冲，后侵太阳之部，故项脊筋疼。肾主髓，《灵枢·决气》：谷入气满，淖泽注于骨，补益脑髓，是肾为髓之下源而肺为髓之上源也。肺郁化痰，无缘下生肾水，故骨髓空虚。脾陷木遏，筋脉不舒，故觉酸楚。脾主五味，入肝为酸，土燥则乙木直升，土湿则乙木曲陷，吞吐酸水者，湿土而遭曲木，温气抑郁之所化也。谷消气馁，胃虚心空之时，乙木郁冲，故酸水泛滥。阳气不得下达，阴凝气滞，故膝踝浮肿。寐而中气愈郁，不能四布，故手足麻软。水源上竭，膀胱空涸，而乙木遏陷，疏泄不行，是以水道淋涩也。

《灵枢·决气》：液脱者，脑髓消而胫酸，精脱者，耳聋。今骨髓空虚，膝胫酸楚，孔窍闭塞，音响不闻，浮①据经语，参以当年失血，甚似精血脱亡，阴虚阳盛。不知亡血失精，泻其阳根，水寒土湿，胃逆火升，故令病此。《灵枢·邪气脏腑病形②》：十二经脉，三百六十五络，其血气皆上于面而走孔窍，其别气走于耳而为听。而胆脉下行，正由耳旁，《灵枢·卫气》：足少阳之标，在窗笼之前。窗笼者，耳也，胃降则胆木下达而耳聪，胃逆则胆木上盘而耳聋，以耳者宗脉之所聚，胃者十二经脉之海，宗脉浊降而清升，机在阳明。《通评虚实论》：头痛耳鸣，九窍不利，肠胃之所生也。手阳明之燥衰，足阳明之湿旺，胃不化气于燥金，而化气于湿土，此头痛耳鸣，九窍不利之原也。

张氏病，为制燥土降逆、清金敛火、暖水升陷、疏木达郁之方，晨起净鼻，右耳响声如雷，豁然而通，鸟语蝇声，聒耳喧心，盘水洗面，波涛渊

---

① 浮：轻也。《国语楚语》："疏其秽而镇其浮。"
② 形：其下原衍"论"字，据《灵枢·邪气脏腑病形第四》《灵枢悬解·邪气脏腑病形》删。

沛。此以久塞之窍，忽得清空，虚灵乍复，无足为怪。《晋书》：殷仲堪父（名师），尝病耳聪，闻床下蚁动，声若牛斗，亦由宿障新开，是以如此。午后气平，声闻如常。接服十余剂，加椒、附温下而康。

目病解

玉楸子中外条固，夙无苛殃。甲寅八月，时年三十，左目红涩。三日后白睛如血，周外肿起，渐裹黑珠，口干不饮，并无上热烦渴之证。延一医诊之，高冠严色，口沫泉涌，以为大肠之火，用大黄黄连下之，不泄。又以重剂下之，微泄，不愈。乃意外有风寒，用滚茶一盆，覆衣熏蒸，汗流至踵，不愈。有老妪善针，轻刺白珠，出浊血数十滴如胶，红肿消退，颇觉清朗，前医犹谓风火不尽，饮以风燥苦寒数十剂，渐有飞白拂上，如轻雾蒙笼。伊谓恐薄翳渐长，乃用所谓孙真人秘方，名揭障丹，一派辛寒，日服二次。又有熏法，名冲翳散，药品如前，煎汤热覆，含筒吹熏，取汗如雨，每日一作。如此半月，薄翳渐长渐昏，蟹睛突生外眦，光流似电，脾阳大亏，数年之内，屡病中虚，至今未复。

此缘阳泄土败，木陷火亏。《金匮真言论》：东方色青。入通于肝，开窍于目。《灵枢·脉度》：肝气通于目，肝和则目能辨五色矣。目官于肝而实窍于心，《解精微论》：心者，五脏之专精，目者，其窍也。盖肝藏魂，肺藏魄，肾藏精，心藏神。肾为阴，心为阳，五行之性，阴静而阳动，静极则阴凝而为精，动极则阳发而为神。方其半静，精未凝也，而精之阴魄已结，方其半动，神未发也，而神之阳魂先生。《关尹子》：精者魄藏之，神者魂藏之，即此理也。阴静则精凝而为幽，阳动则神发而为明，神魂者，肝心之阳，故并官于目。心以丁火而含阴根，降则化水，肾以癸水而含阳根，升则化火。火降而化浊阴，必由心而之肺，水升而化清阳，必由肾而之肝。有阳必升，无阴不降，升则下浊，降则上清。阴浊则暗，阳清则光，清阳之位，微阴不存，而后神魂发露而为明也。清阳上升，必由于脉，脉之沉者为经，浮者为络。头上经络，清升浊降，是谓纯阳，而诸脉皆属于目。《灵枢·邪气脏腑病形》：十二经脉，三百六十五络，其血气皆上于面而走孔窍，其精气上走于目而为睛，是周身之阳，无不由脉而上升于目也。而诸脉之升，则由于心，以心主脉而窍于目，故诸脉在胸则皆属于心，在头则皆属于目，心目者，同为宗脉之所聚也。阳由脉升，则清明在上。以神生于阳而阳旺于火。少阴者，君火也，太阳者，寒水也，少阴以君火主令，降则下温而不寒，太阳从寒水化气，升则上清而不热。君火之降，必协甲木，甲木化气于相火，君令臣随，自然之理。君相之降，司之于金，金主收而水主藏，收令旺则君相之火由金而归水，神交于精。深根宁极，而后太阳之上升者，清虚而不乱，火清则神宇泰定，而天光发矣（手太阳以丙火而化寒水，升则火清）。金气不降，则君火上炎而刑金，相火秉令，甲木亦逆，肺金被克，收令不行。火随经上，营血沸腾，白睛红肿，阳光散乱。清气陷遏，浊气郁升，云雾迷漫，乃生翳障。火退清升，云消雾散，翳障自平。阳衰气滞，云翳不退，障其神明，神虚不能外发，久则阳气陷亡，神去而明丧矣。

左目者，阳中之阳也。《阴阳应象论》：天不足西北，故西北阴也，而人右耳目不如左明，地不满东南，故东南阳也，而人左手足不如右强。阳者其精并于上，则上明而下虚，故其耳目聪明而手足不便也，阴者其精并于下，则下盛而上虚，故其耳目不聪明而手足便也。以东方者，金水既衰，木火方旺，清阳当令，神魂畅发，此升魂所以为贵而降魄所以为贱也。而阴魄右降，阳魂左升，全赖中气之运。中气运转，胃降脾升，则金收西北，阴从魄敛，木生东南，阳自魂发，浊阴归地，清阳上天，《亢仓子》所谓清而能久则明也。阳衰土湿，中气莫运，则升降迟滞，四维不转，水陷火逆，是以目病。水陷则乙木与庚金不升，火逆则甲木与辛金不降。木主血，金主气，乙木庚金不升，则气血之清者下陷，甲木辛金不降，则气血之浊者上凝，翳膜凝结。中气未败，俟其浊降清升，则明复翳退，弗为害也。乃火已降矣，犹以苦寒泄于下，辛燥汗于上，内外铲削，元气败竭。辛金甲木，永不能降，庚金乙木，永不能升，则阳常下陷而阴常上逆。头上经络，浊阴冲塞，气血凝涩，津液堙瘀，翳障层生。阳神蔽锢，而光明损矣。

《灵枢·决气》：气脱者，目不明。气统于外而根于中，人身下则肾气，上则肺气，中则胃气，外则卫气。气盛于外，故悉统于卫，而卫生于谷，故并根于中。卫气夜行于阴，昼行于阳，常随中气出入。其行于阳也。平旦寅初从足太阳之经而出于睛明，睛明在目之内眦，故目张而能视。卫出于目，则上下中外之阳随而俱升，阳盛则日月淑清而扬光矣。中气亡泄，诸阳俱败而不升，故目不明也。《五脏生成论》：肝受血而能视，以血藏温气，升则化火，魂舍于血而神生于魂也。《二十难》：脱阴者目盲，以阳根于阴，阴脱则阳根绝也。而究其根本，悉关中气。

后世庸工不解，或谓火盛，或谓阴虚，是以天之中央在燕之北与越之南也。至于火退昏翳，全由阳败，而再服清润，不亦谬乎。眼科如《原机启微》，一字不通。张子和、刘守真之论，更属荒诞。薛立斋妄载《医案》之中，赵养葵、吕用晦等谬加赞扬。继以《证治准绳》《眼科全书》《审视瑶函》《银海精微》《龙木禅师》诸书，真介葛卢①、管公明②所不解也。而九域传诵，业此名家，从此目病之人，皆变离朱③而为瞽旷④矣，何图天壤之间，又有孙真人《秘谈》一书，更出诸人之下。今《千金》具在，岂思邈仙灵，而为此厉鬼耶！庸愚醉梦，习之以胶人目，谓非酷欤！

眼病悉在经络，其赤肿疼痛，皆手太阴足少阳二气之逆冲也，法宜清胆肺而降冲逆。至于中虚下寒，则全宜温燥，白珠红肿，当行其瘀血，浮翳初生，先破其滞气，自应随手病除。乃不事此，妄以汗下亡阳，致使中气颓败，翳障坚老，何哉！

序　意

玉楸先生，宰思⑤捐虑，气漠神融，清耳而听，明目而视。既遭庸医之祸，乃喟然太息，仰榱而叹曰：是余之罪也。夫昔杜子夏⑥、殷仲堪⑦辈，祸剧折肱，而未尝游思医事，后之病者，不能遁天之刑也。

古之至人，视听不用耳目，自兹吾作庚桑子矣。杜门谢客，馨心渺虑，思黄帝、岐伯、越人、仲景之道，三载而悟，乃知夫圣人之言冥冥，所以使人盲也。

---

① 介葛卢：春秋时介国国君，相传通兽语，见《左传·僖公二十九年》。
② 管公明：即管辂，字公明。三国·魏平原人，明《周易》，善卜筮。
③ 离朱：中国上古时期能视于百步之外，见秋毫之末的人物。
④ 瞽旷：春秋时盲人乐官师旷。
⑤ 宰思：凝神，集中思绪。
⑥ 杜子夏：汉杜邺，字子夏。长于文字之学，多藏书。哀帝时为凉州刺史数年，后以病免。
⑦ 殷仲堪：东晋陈郡人，曾官尚书，孝武帝时督荆、益、宁三州事，谋反兵败自杀。其父尝病，堪"执药挥泪，遂眇一目"。

轩岐既往，《灵》《素》犹传，世历三古①，人更四圣②，当途而后，赤水迷津③，而一火薪传，何敢让焉。因溯四圣之心传，作《素灵微蕴》二十有六篇，原始要终，以究天人之际，成一家之言。藏诸空山，以待后之达人。岁在庚申九月二十八日草成。

悲夫！昔屈子④、吕氏⑤之伦，咸以穷愁著书，自见于后，垂诸竹素⑥，不可殚述。使非意有郁结，曷能冥心于冲虚之表，骛精于恍惚之庭，论书策以抒怀，垂文章以行远哉！

枿⑦元

玉楸子著《素灵微蕴》既成，徇华之客，以为不急之务，虚缅岁月，乃述上圣之功，剖作者之意，作枿元以解嘲。其辞曰：

涒滩之岁⑧，节届初冬，玉楸子独处乎寒青之馆，神宁于遥碧之亭。时则玄阴晦朔，素雪飘零，梧槭槭而叶堕，松谡谡而风清，闲庭寂寥，不闻人声。

有北里望人者，轩车南驾，驻辔相过。袨服绰縩，高冠伟峨，扬眉张颊，言涌如波。闻子穷年作解⑨，一空冥搜，椓天地之奥，锲鬼神之幽，障千寻之浪，扫五里之雾，信乎？玉楸子曰：唯。客乃傲然而笑曰：吁嗟吾子，茫乎愚矣！乃者乾光耀采，文运璘斌，群才云骇，万汇烟屯，人附虬龙之翼，家荫鸾凤之林，蔚然如长风之凌劲翮，荡乎若大壑之纵游鳞。是以朝无佞禄，野无伪隐，滋兰蕙之不足，又曷事乎析薪。今吾子匿秀山巅，藏云水曲，栖心于恍惚之庭，梏神于冥漠之麓，意疲精殚，手胼口瘃⑩，仰远骛乎九

---

① 三古：即三代，夏、商、周也。
② 四圣：指黄帝、岐伯、越人、仲景。
③ 赤水迷津：寻觅不到赤水的渡口。在此指迷失方向。
④ 屈子：屈原。
⑤ 吕氏：吕不韦。
⑥ 竹素：竹帛，代指典籍。
⑦ 枿：依木之纹理劈开。引申作依理剖析。
⑧ 涒滩之岁：古代以干支纪年，太岁在申。
⑨ 作解：撰著《素灵微蕴》。
⑩ 手胼口瘃：手生茧，口生疮。

霄，俯深钓于穷谷。纵彰微理于遐年，畅名言于遗录，曾不得掇巍科①，阚朝轴②，凌高轩③，纡佩玉，洵所谓刻棘端之沐猴，镂冰玉之画斑。人以为结珞之与玙璠，吾以为燕石之与鼠璞。况今医子蜂生，方书代作，人自以为俞跗，家自以为扁鹊，附讬贵游，凭依高爵，舒虹霓以蕃尘，攀骊龙而云薄，莫不意色碌磕，声华灼烁。今吾子足不出于方州，行不越乎闾里，抱一篇以长吟，面百城以自喜，仰屋梁以咨嗟，抚空几而叹只。子不如还车息驾，折柱摧弦，萧凉书阁，寂寞云檐，松声两岸，花影一帘。于焉啸乐可以盘桓，何为涉彼漫漫之歧路，遣此骎骎之岁年！

玉楸子振臂而起，仰天而嘘：夫闻清商④而谓角，非徽⑤弦之过，听者之不聪也。见和璧而曰石，非琼瑶之贱，视者之不明也。世皆宝瓴甋而憎琬璞，重筘拍而弃钟吕，又何诧乎子之舌谰谰而口讦讦。

厥初生民，风淳气平，浑固敦庞，人鲜疾病。五子⑥相荡，二气⑦初竞，夭札疵疠，梏窔厥性。乃有黄帝，运起天钟，传经玉版，示药昆峰。道遵岐伯，业受雷公，向天老而问凤，驱黄神以驭龙，补造化之缺漏，济民物之伤残，功与天地相并，术与鬼神通玄，遐哉邈矣，不可得而述殚。

无何鼎湖一去，攀髯长号，云迷大谷，鬼哭秋郊，黎丘昼市，枭鸱夜咷。人误药术，家习圭刀，双目戢戢，众口呶呶。聆其议论，则风飞云逸，溯厥指归，则烟笼雾飘，无不齿有刃而舌有剑，胸有斧而手有刀。似此悠悠，何足谈悉，遥望前修，慨而叹矣。关情玉机，阻隽灵兰，如墨如漆，亦几千年。谁从此日，握要钩玄，相煦以燠，相濯以寒。至于仆者，丘园散诞，松菊徘徊。慕仲长统之乐志，企赵元叔之壮怀，晓云西去，夜月东来，挥落叶哀鸿之曲，倾梅花寒雪之杯，既息心以遗累，复违俗而舒襟，良无求于富贵，亦何羡乎卢文，乃偶撄末疾，见误庸医，夷然太息，键户深思，澄心凝虑，六年于兹。当其午夜篝灯，心源默辟，擢笔灵飞，抚几神荟，耸然

---

① 巍科：科举之高第。
② 阚朝轴：览朝庭之文件，在此借指辅弼朝政。
③ 凌高轩：居高贵之位。高轩，贵显者所乘，亦借指贵显者。
④ 清商：古代音乐五音（宫、商、角、徵、羽）之一，商声。《韩非子·十过》："此所谓清商也。"
⑤ 徽：通"挥"。
⑥ 五子：五行。
⑦ 二气：阴阳。

天开，磔然理易。于是凿先圣未雕之璞，探千秋永坠之奇，腾幽振微，破险开迷，闶言眇旨，磅礴陆离。不知兹固不足以扬天地之大化，继古圣之匡维，衷群言之淆乱，回苍生之颠沛也。

呜呼！玄风既邈，大道遂沦，世憎其璞，人恶其真，率信耳而疑目，咸誉古而疵今。季主①揲卦，贾生②有居鄙③之诮。子云④著书，刘子⑤发覆瓿之言，故孟坚⑥寄慨于《宾戏》之作，景纯⑦述意于《客傲》之篇。纵受嗤于一世，终留誉于万年，彼流俗之谣诼⑧，亦何屑而论旃。

今子失辔于康庄之路，熏心于荣利之场，虽目动而言肆，实墨明而狐苍。乃欲持眇见以訾大道，是何异乘车鼠穴而欲穷章亥⑨之广狭，企足蚁封而欲测渤海之渺茫也，不亦妄欤！

---

① 季子：季主，古善卜卦者。
② 贾生：汉代贾谊。
③ 居鄙：行于市井。
④ 子云：汉代杨雄，著有《太玄经》。
⑤ 刘子：汉代刘歆，著有《七略》。
⑥ 孟坚：汉代班固，字孟坚，著有《答宾戏》。
⑦ 景纯：晋代郭璞，字景纯，著有《客傲》。
⑧ 谣诼：造谣毁谤。
⑨ 章亥：大章和竖亥，皆为善走之人。

素问悬解

清·黄元御 撰

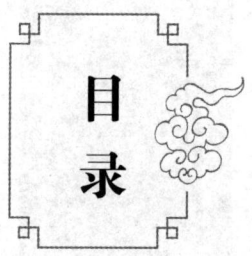

目 录

黄帝内经素问序 122
重广补注黄帝内经素问序 124
素问悬解自序 126
新刻素问悬解叙 128
素问悬解卷一 129
  养　生 129
    上古天真论一 129
    四气调神论二 133
    金匮真言论三 136
    生气通天论四 138
    阴阳应象论五 145
素问悬解卷二 151
  藏　象 151
    十二脏相使论六 151
    五脏别论七 152
    五脏生成论八 153
    脏气法时论九 154
    宣明五气十 159
  脉　法 160
    经脉别论十一 160
    三部九候论十二 162

| 平人气象论十三 …………………………………… 166
| 脉要精微论十四 …………………………………… 169

素问悬解卷三 …………………………………………… 177
脉　法 …………………………………………………… 177
| 玉机真脏论十五 …………………………………… 177
| 通评虚实论十六 …………………………………… 180
| 诊要经终论十七 …………………………………… 184
| 玉版论要十八 ……………………………………… 188
| 阴阳别论十九 ……………………………………… 190
| 大奇论二十 ………………………………………… 194

素问悬解卷四 …………………………………………… 199
经　络 …………………………………………………… 199
| 阴阳离合论二十一 ………………………………… 199
| 血气形志二十二 …………………………………… 201
| 太阴阳明论二十三 ………………………………… 202
| 脉解二十四 ………………………………………… 204
| 阳明脉解二十五 …………………………………… 208
| 皮部论二十六 ……………………………………… 209
| 经络论二十七 ……………………………………… 211
孔　穴 …………………………………………………… 213
| 气穴论二十八 ……………………………………… 213
| 气府论二十九 ……………………………………… 216
| 水热穴论三十 ……………………………………… 220
| 骨空论三十一 ……………………………………… 223

素问悬解卷五 …………………………………………… 226
病　论 …………………………………………………… 226
| 风论三十二 ………………………………………… 226
| 痹论三十三 ………………………………………… 230
| 痿论三十四 ………………………………………… 234
| 厥论三十五 ………………………………………… 236
| 咳论三十六 ………………………………………… 240
| 疟论三十七 ………………………………………… 242

热论三十八 ·················· 248
　　评热病论三十九 ·············· 251

素问悬解卷六 ···················· 253
病　论 ······························ 253
　　举痛论四十 ·················· 253
　　气厥论四十一 ················ 256
　　逆调论四十二 ················ 259
　　腹中论四十三 ················ 261
　　病能论四十四 ················ 264
　　奇病论四十五 ················ 266
　　标本病传论四十六 ············ 270
　　本病论四十七 ················ 273
治　论 ······························ 276
　　汤液醪醴论四十八 ············ 276
　　移精变气论四十九 ············ 278
　　异法方宜论五十 ·············· 278

素问悬解卷七 ···················· 280
刺　法 ······························ 280
　　宝命全形论五十一 ············ 280
　　针解五十二 ·················· 283
　　八正神明论五十三 ············ 284
　　离合真邪论五十四 ············ 287
　　四时刺逆从论五十五 ·········· 290
　　刺法论五十六 ················ 292
　　刺志论五十七 ················ 295
　　刺禁论五十八 ················ 297
　　刺要论五十九 ················ 299
　　刺齐论六十 ·················· 300
　　长刺节论六十一 ·············· 300

素问悬解卷八 ···················· 304
刺　法 ······························ 304
　　调经论六十二 ················ 304

缪刺论六十三 …………………… 311
　　刺疟六十四 ……………………… 316
　　刺热六十五 ……………………… 320
　　刺腰痛六十六 …………………… 323

素问悬解卷九 …………………… 328
雷公问 …………………………… 328
　　阴阳类论六十七 ………………… 328
　　著至教论六十八 ………………… 332
　　示从容论六十九 ………………… 333
　　疏五过论七十 …………………… 336
　　征四失论七十一 ………………… 338
　　方盛衰论七十二 ………………… 339
　　解精微论七十三 ………………… 343

素问悬解卷十 …………………… 346
运　气 …………………………… 346
　　六节藏象论七十四 ……………… 346
　　天元纪大论七十五 ……………… 353
　　五运行大论七十六 ……………… 357
　　六微旨大论七十七 ……………… 363

素问悬解卷十一 ………………… 372
运　气 …………………………… 372
　　气交变大论七十八 ……………… 372
　　五常政大论七十九 ……………… 381

素问悬解卷十二 ………………… 397
运　气 …………………………… 397
　　至真要大论八十 ………………… 397

素问悬解卷十三 ………………… 420
运　气 …………………………… 420
　　六元正纪大论八十一 …………… 420

黄帝内经素问序①

启玄子王冰撰

夫释缚脱艰，全真导气，拯黎元②于仁寿，济羸劣以获安者，非三圣道则不能致之矣。孔安国序《尚书》曰：伏羲、神农、黄帝之书，谓之三坟，言大道也。班固《汉书·艺文志》曰：《黄帝内经》十八卷。《素问》即其经之九卷也，兼《灵枢》九卷，乃其数焉。虽复年移代革，而授学犹存，惧非其人，而时有所隐，故第七一卷，师氏藏之，今之奉行，惟八卷尔。然而其文简，其意博，其理奥，其趣深，天地之象分，阴阳之候列，变化之由表，死生之兆彰，不谋而遐迩自同，勿约而幽明斯契，稽其言有征，验之事不忒③，诚可谓至道之宗，奉生之始矣。假若天机迅发，妙识玄通，蔵谋虽属乎生知，标格亦资于诂训，未尝有行不由径，出不由户者也。然刻意研精，探微索隐，或识契真要，则目牛无全。故动则有成，犹鬼神幽赞，而命世奇杰，时时间出焉。则周有秦公，汉有淳于公，魏有张公、华公，皆得斯妙道者也。咸日新其用，大济蒸人，华叶递荣，声实相副，盖教之著矣，亦天之假也。

冰弱龄慕道，夙好养生，幸遇真经④，式为龟镜。而世本纰缪，篇目重叠，前后不伦，文义悬隔，施行不易，披会亦难，岁月既淹，袭以成弊。或一篇重出，而别立二名，或两论并吞，而都为一目，或问答未已，别树篇题，或脱简不书，而云世阙，重"合经"而冠"针服"，并"方宜"而为"咳篇"，隔"虚实"而为"逆从"，合"经络"而为"论要"，节"皮部"为"经络"，退"至教"以"先针"，诸如此流，不可胜数。

---

① 序文原缺，据《重广补注黄帝内经素问》顾从德本补。
② 黎元：语出董仲舒《春秋繁露》。指百姓、民众。
③ 不忒：语出《易·豫》，指没有变更，没有差错。
④ 真经：此处指《素问》。

且将升岱岳，非径奚为；欲诣扶桑，无舟莫适。乃精勤博访，而并有其人，历十二年，方臻理要，询谋得失，深遂夙心。时于先生郭子斋堂，受得先师张公秘本，文字昭晰，义理环周，一以参详，群疑冰释。恐散于末学，绝彼师资，因而撰注，用传不朽，兼旧藏之卷，合八十一篇，二十四卷，勒成一部。冀乎究尾明首，寻注会经，开发童蒙，宣扬至理而已。

其中简脱文断，义不相接者，搜求经论所有，迁移以补其处。篇目坠缺，指事不明者，量其意趣，加字以昭其义。篇论吞并，义不相涉，阙漏名目者，区分事类，别目以冠篇首。君臣请问，礼义乖失者，考校尊卑，增益以光其意。错简碎文，前后重叠者，详其指趣，削去繁杂，以存其要。辞理秘密，难粗论述者，别撰《玄珠》，以陈其道。凡所加字，皆朱书其文，使今古必分，字不杂糅。

庶厥昭彰圣旨，敷畅玄言，有如列宿高悬，奎张不乱，深泉净滢，鳞介咸分，君臣无夭枉之期，夷夏有延龄之望。俾工徒勿误，学者惟明，至道流行，徽音累属，千载之后，方知大圣之慈惠无穷。

时大唐宝应元年岁次壬寅序

将仕郎守殿中丞孙兆重改

朝奉郎守国子博士同校正医书上骑都尉赐绯鱼袋高保衡

朝奉郎守尚书屯田郎中同校正医书骑都尉赐绯鱼袋孙奇

朝散大夫守光禄卿直秘阁判登闻检院上护军林亿

重广补注黄帝内经素问序①

臣闻安不忘危，存不忘亡者，往圣之先务，求民之瘼②，恤民之隐者，上主之深仁。在昔黄帝之御极也，以理身绪余治天下。坐于明堂之上，临观八极，考建五常，以谓人之生也，负阴而抱阳，食味而被色。外有寒暑之相荡，内有喜怒之交侵，夭昏札瘥③，国家代有。将欲敛时五福，以敷赐厥庶民，乃与岐伯上穷天纪，下极地理，远取诸物，近取诸身，更相问难，垂法以福万世。于是雷公之伦，授业传之，而《内经》作矣。历代宝之，未有失坠。苍周之兴，秦和述六气之论，具明于《左史》。厥后越人得其一二，演而述《难经》。西汉仓公传其旧学，东汉仲景撰其遗论，晋皇甫谧刺而为《甲乙》，及隋杨上善纂而为《太素》，时则有全元起者，始为之《训解》，阙第七一通。迄唐宝应中，太仆王冰笃好之，得先师所藏之卷，大为次注，犹是三皇遗文，烂然可观。

惜乎！唐令列之医学，付之执技之流，而荐绅先生罕言之。去圣已远，其术晻昧，是以文注纷错，义理混淆。殊不知三坟之余，帝王之高致，圣贤之能事，唐尧之授四时，虞舜之齐七政，神禹修六府以兴帝功，文王推六子以叙卦气，伊尹调五味以致君，箕子陈五行以佐世，其致一也。奈何以至精至微之道，传之以至下至浅之人，其不废绝，为已幸矣！

顷在嘉祐中，仁宗念圣祖之遗事将坠于地，乃诏通知其学者，俾之是正。

臣等承乏典校，伏念旬岁。遂乃搜访中外，裒集众本，浸寻其义，正其讹舛，十得其三四，余不能具。窃谓未足以称明诏，副圣意，而又采汉唐书

---

① 序文原缺，据《重广补注黄帝内经素问》顾从德本补。
② 瘼：病也。
③ 夭昏札瘥：《左传·昭公十九年》："郑国不天，寡君之二三臣，札瘥夭昏。"注："大死曰札，小疫曰瘥，短折曰夭，未名曰昏。"

录古医经之存于世者，得数十家，叙而考正焉。贯穿错综，磅礴会通，或端本以寻支，或溯流而讨源，定其可知，次以旧目，正缪误者六千余字，增注义者二千余条，一言去取，必有稽考，舛文疑义，于是详明。以之治身，可以消患于未兆，施于有政，可以广生于无穷。恭惟皇帝抚大同之运，拥无疆之休，述先志以奉成，兴微学而永正，则和气可召，灾害不生，陶一世之民，同跻于寿域矣。

国子博士臣高保衡
光禄卿直秘阁臣林亿等谨上

素问悬解自序

　　黄帝咨岐伯作《内经》，垂《素问》《灵枢》之篇，医法渊源，自此而始，所谓玄之又玄，众妙之门者也。秦汉而后，韦绝简乱，错落舛互，譬之棼丝，不可理矣。玉楸子盛壮之年（雍正甲寅，时年三十）。误服庸工毒药，幸而未死。遂抱杜钦、褚祒之痛，愤检汉后医书，恨其不通（通者，思邈真人《千金》一书而已）。上溯岐黄，伏读《灵》《素》，识其梗概，乃悟医源。至其紊乱错讹，未能正也。乾隆甲戌，客处北都，成新书八部。授门人毕子武龄（字维新，金陵人），服习年余，直与扁仓并驾。毕子既得先圣心传，复以笺注《素》《灵》为请。其时精力衰乏，自维老矣（时年五十），谢曰不能。乙亥春初，毕子又以前言请，且谓医尊四圣，自今日始，仲景二注①已成，岐黄扁鹊之书，迄无解者，三圣之灵，未无遗恨。过此以往，来者诵法新书，心开目明，而不解先圣古义，又将恨无终穷也。

　　时维二月，寒消冻解，律转阳回②，门柳绽金，庭兰孕玉。玉楸子客况萧蓠，旅怀索落，歌远游之章，诵闲居之赋，幽思缕起，殊非杜康所解，乃笺释《素问》，以消郁烦。十一月终书成，淆乱移正，条绪清分，旧文按部，新义焕然。嗟乎！仆以东海顽人，远宾上国，研田为农③，管城作君，流连尺素，爱惜分阴。春雪才收，秋露忽零，星斗屡易，弦望几更。倏而陇阴促节，急景④催年，冰澌长河，霜结修檐。岁凛凛以愁暮，心恨恨而哀离，夜耿耿而永怀，昼营营而遥思。此亦羁客迁人骚牢悱怨之极，概诚足悲忧不可说也。无何稿脱书清，事竣业就，遂作岐伯之高弟，黄帝之功臣。是即拥旄

---

① 仲景二注：《伤寒悬解》《金匮悬解》。
② 律转阳回：古有律管候气以察时变之说，故此处代指时光流转，岁月更替。
③ 研田为农：以田喻砚，指把读写看作耕作。
④ 急景：急促的时光。

万里之荣，南面百城之乐也，贫而暴富，莫加于此矣。《南史》沈攸之有言，穷达有命，不如读书。掩卷怆然，情百其慨。武夫学剑，仅敌一人，医士读书，遂宰天下。痛念先圣传经，本以起死，讵知下工学古，反以戕生。良由文义玄深，加之编写凌乱，岂其终身无灵，实乃白头不解。仆以为死生大矣，何必读书也！

乾隆二十年十一月己亥黄元御撰

新刻素问悬解叙

昔唐太仆王冰注《素问》，精勤博访，历十二年方臻理要。宋光禄卿林亿辈典校旧文，犹或议之。盖将阐扬至道，羽翼微言，固若斯之难也。迄今披览遗编，综观体要，未尝不叹其研精于经者深，而为功于世者大也。然或条绪未明，强为移置，或讹舛未正，曲为诠释，诚有足议，未可尽从。林亿辈从而正之，虽多所发明，亦得失相半，要未能踌躇而满志也。夫后人之著述，每视古人而益详。观王冰之注，视全元起之训解为详矣，观林亿之校正，视王冰之注又加详矣。岂古人之心思材力果不逮后人耶？非也。道经递阐而益明，理以互证而愈邃。窃意后世必有探微穷奥，集其大成，远胜于前人之所为者。乃自宋元以来，士大夫咸薄为艺术，置而勿讲，盖斯道亦渐微矣。

向读黄坤载先生《素灵微蕴》《四圣心源》诸书，奥析天人，妙烛幽隐，每谓自越人、仲景而后，罕有其伦。继而闻先生邃犹有《素问》《灵枢》《难经》诸解，神往者久之。顾世无刊本，且闻其后裔珍藏甚密，欲一觏卒不可得。春初，陈子梦陶偶游坊肆，见先生遗书抄本若干帙，举以告余。遂与访之，则《素问》《灵枢》《难经》诸解具在焉。亟购以归，日夜披读，寝食俱忘。观其条理分明，篇第昭晰，其所移置，则若符节之合也。义意周密，脉络融贯，其所诠释，则若日星之炳也。然后叹穷微探奥，集其大成，远胜于前人之所为者，窃幸于先生见之也。

《难经悬解》既已梓而行之，今将刻《素问悬解》，因书以冠篇首。

同治十一年壬申四月阳湖冯承熙叙

素问悬解卷一

昌邑黄元御解

养生①

上古天真论一②

昔在黄帝，生而神灵，弱而能言，幼而徇齐，长而敦敏，成而登天。

初，神农氏母弟封于有熊之国。神农之后，炎帝榆罔之代。有熊国君少典之妃曰附宝，感电光绕斗而有娠。生帝于轩辕之丘，因名轩辕，国于有熊，故号有熊氏，出于公族，故姓公孙氏，长于姬水，又姓姬氏。神农氏衰，帝与炎帝榆罔战于阪泉之野，三战胜之，诸侯尊为黄帝，代神农氏以治天下。在位百年，崩于荆山之阳。黄帝初生而有神灵，方弱而能言语，幼而徇顺齐整，长而敦厚敏捷，成而羽化登天（成谓道成）。黄帝铸鼎于鼎湖之山，鼎成升天。西汉方士传述此语，意黄帝、老子为道家之祖，尚养生之术，其终当必不死也。

乃问于天师曰：余闻上古之人，春秋皆度百岁而动作不衰，今时之人，年半百而动作皆衰者，时势异耶？人将失之耶？

天师，岐伯。古人百岁不衰，今人半百而衰，此古今时势之异耶？抑人失调摄之法耶？

岐伯对曰：上古之人，其知道者，法于阴阳，和于术数，饮食有节，起居有常，不妄作劳。故能形与神俱，而尽终其天年，度百岁乃去。

上古之人，其知道者，法阴阳，和术数，节饮食，慎起居，不妄作以劳形神，故形神健旺，终其天年，百岁乃去，不伤夭折也。

---

① 养生：原缺，据目录补。
② 一：原缺，据目录补。

今时之人不然也。以酒为浆，以妄为常，起居无节，醉以入房，以欲竭其精，以耗散其真，不知持满，不时御神，务快其心，逆于生乐，故半百而衰也。

今时之人，不知养生之法，以酒醪为浆，以妄作为常，起居无节，醉以入房（醉以入房，正其起居无节；起居无节，正其妄作为常也），以淫欲竭其精液，散其天真，不知保盈而持满，时尝劳思而用神，务求快心于当前，遂至戕生于异日，是以早衰也。

夫上古圣人之教下也，虚邪贼风，避之有时，恬淡虚无①，真气从之，精神内守，病安从来。是以志闲而少欲，心安而不惧，形劳而不倦，气从以顺，各从其欲，皆得所愿。故美其食，任其服，乐其俗，高下不相慕，其民故曰朴。

风随八节，居八方，自正面来，谓之正风，不伤人也，自冲后来者，谓之虚邪贼风，乃伤人也。如冬至后四十六日，天气在北，风自北来，是为正风，风自南来，是谓贼风（义详《灵枢·九宫八风篇》）。上古圣人知道，其教下也，虚邪贼风，避之有时，冬避南风，夏避北风，四时八节，以类推之。恬淡虚无，神宇不扰，真气自然顺从，精神内守，毫无走散，病邪安所从来。是以志闲而少嗜欲，心安而不恐惧，形劳而不倦乏，气从而顺，各从其欲，上下俱足，皆得所愿。故美其食不择精粗，任其服不论善恶，乐其俗不争荣辱，高下不相倾慕，其民故曰浑朴。

是以嗜欲不能劳其目，淫邪不能惑其心，愚智贤不肖②不惧于物，故合于道，所以能年皆度百岁而动作不衰者，以其德全不危也。

道合则德全，故百岁不衰。

帝曰：人年老而无子者，材力③尽耶？将天数④然也？岐伯曰：女子七岁，肾气盛，齿更发长。二七而天癸至。任脉通，太冲脉盛，月事以时下，故有子。

肾主骨，其荣发。齿者骨之余，肾气方盛，故齿更而发长。天一生水，故

---

① 恬淡虚无：清神清静安闲而没有杂念。
② 不肖：不善。
③ 材力：此指生殖能力。
④ 天数：自然定数。此指生理规律。

癸水谓之天癸，阴气始凝，则天癸至。任脉者，八奇经之一，行于身前，为诸阴脉之统领，阴旺则此脉通达。太冲者，八奇经之一，行于身前，为诸经脉之血海。奇经乃十二经之络脉，血生于脾，藏于肝，注于经脉，经脉隆盛，流于络脉，归诸太冲，故血富于冲，为人身血海之一。太冲脉盛，月满而泄，是谓月事。月事初来，阴气盛壮，不后不先，应时而下，地道通畅，故一承雨露，则能有子。

三七肾气平均，故真牙生而长极。四七筋骨坚，发长极，身体盛壮。五七阳明脉衰，面始焦，发始堕。六七三阳脉衰于上，面皆焦，发始白。七七任脉虚，太冲脉衰少，天癸竭，地道不通，故形坏而无子也。

肾气盛满，平均莫溢，故真牙皆生，发长已极。阳明胃脉行身之前，自面下项而走两足，其经多气多血，少年发荣而面润者，血以濡之，气以煦之也。阳明脉衰，气血消减，故面焦而发堕。手之三阳，自手走头，足之三阳，自头走足，三阳俱衰，故面焦而发白。任脉虚空，冲脉衰少，天癸枯竭，地道不通，故形容敝坏，而无子也。任主胞胎，缘三阴以任脉为宗。血，阴也，而内含阳气，故温暖而化君火。任脉充盈，血海温暖，则能受妊。以其原于任脉，故名为妊。任脉虚空，血海虚寒，是以无子也。

丈夫八岁，肾气实，发长齿更。二八肾气盛，天癸至，精气溢泻，阴阳和，故能有子。

天癸既至，精气溢泻，阴阳和敷，故能有子。天癸者，男女肾水之总名也。

三八肾气平均，筋骨劲强，故真牙①生而长极。四八筋骨隆盛，肌肉满壮。五八肾气衰，发堕齿槁。六八阳气衰竭于上，面焦，发鬓颁白。七八肝气衰，筋不能动，天癸竭，精少，肾气衰，形体皆极。八八则齿髪去。

肝主筋，前阴，诸筋之聚，肝木生于肾水，水寒木枯，生气亏败，故筋力消乏，而前阴痿弱也。

肾者主水，受五脏六腑之精而藏之，故五脏盛乃能泻。今五脏皆衰，筋骨解堕②，天癸尽矣，故发鬓白，身体重，行步不正，而无子耳。

五脏六腑皆有精，而总藏于肾，故五脏之精俱盛，而后肾能泻。今五脏皆衰，以至筋骨懈惰，则天癸尽矣，故发白身重，行步倾斜，而无子也。

---

① 真牙：指智齿。
② 解堕：懈怠无力。解，通"懈"；堕，通"惰"。

肾为水，肾气者，水中之阳，三阳之根也。肾气温升，化生肝木，肝木主生，人老而不生者，肾气之败，而非肾水之亏。发白面焦，由于三阳之衰。三阳之上衰者，肾气之下虚也。

帝曰：有其年已老而有子者，何也？岐伯曰：此其天寿过度，气脉常通，而肾气有余也。此虽有子，男不过尽八八，女不过尽七七，而天地之精气皆竭矣。

肾气有余，则生意未枯，老犹生子。然此虽有子，而人之大凡，男不过尽于八八六十四，女不过尽于七七四十九，而天地之精气皆竭，不能生矣。怀胎生子，精气之交感也。乾为天，坤为地，男应乾，女应坤。乾以中爻交坤则为坎，坤以中爻交乾则为离，坎离者，乾坤所生之男女也。人之夫妇相交，男以精感，而精中有气，是即乾卦之阳爻也；女以气应，而气中有精，是即坤卦之阴爻也。男子之气先至，女子之精后来，则阴包阳而为男；女子之精先来，男子之气后至，则阳包阴而成女，是即坎男离女①之义也。《易》曰：乾道成男，坤道成女，先至者在内，后至者在外，包负不同，故男女殊象也。

帝曰：夫道者，年皆百数，能有子乎？岐伯曰：夫道者，能却老而全形，身年虽寿，能生子也。

有道之人，能延年却老，形体不坏，身年虽寿，实与少壮无异，故能生子。

黄帝曰：余闻上古有真人者，提挈天地，把握阴阳，呼吸精气，独立守神②，肌肉若一，故能寿敝天地③，无有终时，此其道生。

上古真人，天地在其提携之内，阴阳归其把握之中，呼水中之气以交阳，吸火中之精以交阴，独立而守阳神，年高而有童颜，故能寿敝天地，无有尽时。此其得道长生，所谓却老而全形者也。

中古之时，有至人者，淳德全道，和于阴阳，调于四时，去世离俗，积精全神，游行天地之间，视听八达之外，此盖益其寿命而强者也，亦归于真人。

中古至人，德淳而道全，和于阴阳之消长，调于四时之寒温，去尘世而离凡俗，积阴精而全阳神，游行天地之间，形骸常存，视听八达之外（八达与八方

---

① 女：原作"阴"，据上下文改。
② 独立守神：坚守精神而不外越，超然独处。
③ 寿敝天地：与天地同寿。敝，极也。

同），聪明无蔽，此盖益其寿命而强壮者也，其究亦归于真人。

其次有圣人者，处天地之和，从八风之理，适嗜欲于世俗之间，无恚嗔之心，行不欲离于世，举不欲观于俗，外不劳形于事，内无思想之患，以恬愉为务，以自得为功，形体不敝，精神不散，亦可以百数。

其次圣人，处天地之中和，顺八风之道理（八风，见《灵枢·九宫八风篇》），调适嗜欲于世俗之间，消除恚嗔于方寸之内，和光同尘，行事不欲离绝于人世，抱真怀朴，举动不欲观美于凡俗，外无事务之劳形，内无思想之害心，以恬愉无竞为务，以优游自得为功，形体不至敝坏，精神不至散失，此虽未必长生，亦可享年百数也。

其次有贤人者，法则天地，象似日月，辨列星辰，逆从阴阳，分别四时，将从上古合同于道，亦可使益寿，而有极时。

其次贤人，法则天地之清宁，象似日月之升沉，辨列星辰之盈缩，逆从阴阳之消长，分别四时寒温，效其开阖，将从上古真人合同至道，此亦可使益其年寿，而但有尽时，不能长存也。

四气调神论二①

春三月，此谓发陈，天地俱生，万物以荣。夜卧早起，广步于庭，被发②缓形，以使志生，生而勿杀，予而勿夺，赏而勿罚。此春气之应，养生之道也。逆之则伤肝，夏为寒变，奉长者少。

春属木而主生，阳气舒布，此谓发陈（言其发达敷陈）。天地合德，俱布生气，万物滋息，以此向荣。当夜卧早起，广步于庭，被发缓形，以使志生（松活官骸，以畅血气）。生而勿杀，予而勿夺，赏而勿罚（厚施恩膏，以济生灵）。此春气之应，养木令发生之道也。逆之则伤肝木，木枯不生心火，夏为寒变（灾变），所以奉火令之长育者少矣。

夏三月，此谓蕃秀，天地气交，万物华实。夜卧早起，无厌于日，使志无怒，使华英成秀，使气得泄，若所爱在外。此夏气之应，养长之道也。逆之则伤心，秋为痎疟，奉收者少，冬至重病。

---

① 二：原缺，据目录补。
② 被发：披散开头发。被，通"披"。

夏属火而主长，阳气畅茂，此谓蕃秀（言其蕃衍颖秀）。天地合气，上下交通，万物盛大，以此华实。当夜卧早起，无厌倦于长日，使志无怒，令华英之成秀，使气得泄，若所爱之在表。此夏气之应，养火令长育之道也。逆之则伤心火，火郁而感风寒，秋为痎疟（义详《疟论》），所以奉金令之收敛者少矣，冬寒一至，必当重病，以长气失政，秋冬之收藏皆废也。

　　秋三月，此谓容平，天气以急，地气以明。早卧早起，与鸡俱兴，使志安宁，以缓秋刑，收敛神气，使秋气平，无外其志，使肺气清。此秋气之应，养收之道也。逆之则伤肺，冬为飧泄，奉藏者少。

　　秋属金而主收，阴气凝肃，此谓容平（言其形容平淡）。天气敛缩，政令不舒，地气消落，以此清明（燥旺湿收，云消雾散故也）。当早卧早起，鸡鸣而兴，使志安宁，以缓秋刑，收敛神气，使秋气得平，无外其志，使肺气肃清。此秋气之应，养金令收敛之道也。逆之则伤肺金，金病不能敛藏，冬为飧泄（肺金不敛，则肾水不藏，相火泄露，水寒土湿，饮食不消，肝木冲决，是为飧泄也），所以奉水令之封藏者少矣。

　　冬三月，此谓闭藏，水冰地坼，无扰乎阳。早卧晚起，必待日光，使志若伏若匿，若有私意，若已有得，去寒就温，无泄皮肤，使气亟夺①。此冬气之应，养藏之道也。逆之则伤肾，春为痿厥，奉生者少。

　　冬属水而主藏，阴气蛰封，此谓闭藏（言其蛰闭归藏）。天政严寒，水冰地裂，保守精神，无扰阳气。当早卧晚起，必待日光，使志若沉伏不发。若隐匿不宣，若有私意暗存，若有独得秘宝。去寒就温，以避杀厉，无泄露皮肤，使卫气亟夺。此冬气之应，养水令闭藏之道也。逆之则伤肾水，水衰不生肝木，春为痿厥（阳气不藏，则水寒不能生木），所以奉木令之发生者少矣。

　　逆春气则少阳不生，肝气内变。逆夏气则太阳不长，心气内洞。逆秋气则太阴不收，肺气焦满。逆冬气则少阴不藏，肾气独沉。

　　春生、夏长、秋收、冬藏，此四时自然之令也。逆春气则少阳不生，肝气内郁而变作，是君火失胎，夏为寒变之由也。逆夏气则太阳不长，心气内虚而空洞，是风寒乘袭，秋为痎疟之由也。逆秋气则太阴不收，肺气枯焦而壅满（焦即《痿论》肺热叶焦之意），是相火失藏，冬为飧泄之由也。逆冬气则少阴不藏，

---

① 亟夺：频繁夺失。

肾气寒陷而独沉（相火蛰藏，则肾水温升，而化乙木，少阴不藏，相火外泄，水寒不能生木，故肾水独沉），是风木伤根，春为痿厥之由也。

《脏气法时论》：肝主春，足厥阴少阳主治；心主夏，手少阴太阳主治；肺主秋，手太阴阳明主治；肾主冬，足少阴太阳主治。肝为足厥阴乙木，胆为足少阳甲木，心为手少阴丁火，小肠为手太阳丙火，肺为手太阴辛金，大肠为手阳明庚金，肾为足少阴癸水，膀胱为足太阳壬水。逆春气，病在肝木，而曰少阳不生；逆夏气，病在心火，而曰太阳不长；逆秋气，病在肺金，而曰太阴不收；逆冬气，病在肾水，而曰少阴不藏者，以春夏为阳，故言少阳、太阳，而不言厥阴、少阴，秋冬为阴，故言太阴、少阴，而不言阳明、太阳也。

夫阴阳四时者，万物之终始，生死之根本也。逆其根则伐其本，坏其真矣。所以圣人春夏养阳，秋冬养阴，以从其根，故与万物沉浮于生长之门。

万物发荣于春夏，枯悴于秋冬，是阴阳四时者，万物之终始，死生之根本也。若违阴阳之宜，而逆其根，则伐其本源，坏其天真，出生而入死矣。所以圣人于春夏阳盛之时，而养其阳根，阳根在阴；秋冬阴盛之时，而养其阴根，阴根在阳。盖春夏阳旺于外，而根则内虚，秋冬阴旺于外，而根则里弱，养阴阳以从其根者，恐其标盛而本衰也。根本既壮，故与万物沉浮于生长之门。生长者，天地之大德，秋冬之收藏，所以培春夏生长之原也。

从阴阳则生，逆之则死。从之则治，逆之则乱。反顺为逆，是谓内格。唯圣人从之，故身无苛病，万物不失，生气不竭。

从阴阳之理则生，逆阴阳之性则死，从之则无有不治，逆之则无有不乱。从者，顺也。反顺为逆，是谓内与道格。唯圣人从之，故身康而无苛病，万物皆无所失，生气不至败竭也。

逆之则灾害生，从之则苛疾不起，是谓得道。道者，圣人行之，愚者佩之。是故圣人不治已病治未病，不治已乱治未乱，此之谓也。夫病已成而后药之，乱已成而后治之，譬犹渴而穿井，斗而铸兵，不亦晚乎！

阴阳之理，逆之则灾害生焉，唯从之则苛疾不起，是谓得道（道即上文养生长收藏之道也）。道者，圣人行之，愚者背之（佩与背同）。是故圣人不治已病而治未病，不治已乱而治未乱，正此谓也。盖病有本，乱有源，道者，拔本塞源之法也，故病不作而乱不生。若已病已乱而后治之，则已晚矣。

金匮真言论三①

黄帝问曰：天有八风，经有五风，何谓？岐伯对曰：八风发邪，以为经风，触五脏，邪气发病。

风随八节，而居八方，所居之处，正面为实，冲后为虚（冲后，对面）。八方之风，自正面来者，为正风，不伤人也，自冲后来者，谓虚邪贼风，乃伤人也（义详《灵枢·九宫八风》）。邪风有八，而经止五风（《风论》：肝风、心风、脾风、肺风、肾风，是为五风，即下文东、西、南、北、中央之五风也），缘八风各自冲后发为邪风，是其常也（经，常也），而风客五脏，脏伤病发，止有五邪，故曰五风。

东风生于春，病在肝，俞在颈项；南风生于夏，病在心，俞在胸胁；西风生于秋，病在肺，俞在肩背；北风生于冬，病在肾，俞在腰股；中央为土，病在脾，俞在脊。

五风各秉五方之气，同类相感，而伤五脏。肝木应春，春风在东；心火应夏，夏风在南；肺金应秋，秋风在西；肾水应冬，冬风在北；脾土应中，风在四维。其伤人也，悉自本经腧穴而入。风自正面来者，其伤人浅，是谓正风；自冲后来者，其伤人深，是谓贼风（如春之西风，秋之东风也）。此皆言正风者，举正风以概邪风也。

故春气者，病在头；夏气者，病在胸胁；秋气者，病在肩背；冬气者，病在四肢。故春善病鼽衄，仲夏善病胸胁，长夏善病洞泄寒中，秋善病风疟，冬善病痹厥。

春病在头，以肝俞在颈项，夏病在胸胁，以心俞在胸胁，秋病在肩背，以肺俞在肩背，冬病在四肢，以肾俞在腰股。鼽衄者，头病也（鼽，伤寒鼻塞。衄，血自鼻流）。长夏土湿，益以饮食寒冷，伤其脾阳，水谷不化，脾陷肝郁，风木下冲，故生洞泄（《史·仓公传》谓之迵风，迵与洞同，即此病也）。秋风敛束，闭其经脉，寒邪则病风疟（义详《疟论》）。痹厥者，腰股以下之病也。

故冬不按跷，春不鼽衄，春不病颈项，仲夏不病胸胁，长夏不病洞泄寒中，秋不病风疟，冬不病痹厥、飧泄而汗出也（跷，音乔，又音脚）。

按跷，按摩摇动，导引血气之法也。四时之气，以冬藏为本。冬令闭藏，顺而不扰，故春木发生，金之收气不废，而无鼽衄之病，是不病颈项也。春既

---

① 三：原缺，据目录补。

不病，则生长收藏皆得其政，四时之病俱绝矣。

帝曰：五脏应四时，各有收受乎？岐伯曰：有。东方青色，入通于肝，开窍于目，藏精于肝，故病在头。其类木，其味酸，其臭臊①，其音角，其数八，其畜鸡，其谷麦，其应四时，上为岁星，是以知病之在筋也。

收受，谓同气相投也。肝主筋，故病在筋。

南方赤色，入通于心，开窍于舌，藏精于心，故病在胸胁。其类火，其味苦，其臭焦，其音徵，其数七，其畜羊，其谷黍，其应四时，上为荧惑星，是以知病之在脉也。

心主脉，故病在脉。

中央黄色，入通于脾，开窍于口，藏精于脾，故病在舌本。其类土，其味甘，其臭香，其音宫，其数五，其畜牛，其谷稷，其应四时，上为镇星，是以知病之在肉也。

脾主肉，故病在肉。

西方白色，入通于肺，开窍于鼻，藏精于肺，故病在背。其类金，其味辛，其臭腥，其音商，其数九，其畜马，其谷稻，其应四时，上为太白星，是以知病之在皮毛也。

肺主皮毛，故病在皮毛。

北方黑色，入通于肾，开窍于耳，藏精于肾，故病在溪。其类水，其味咸，其臭腐，其音羽，其数六，其畜彘，其谷豆，其应四时，上为辰星，是以知病之在骨也。

溪谓关节。肾主骨，故病在骨。

夫精者，身之本也，故藏于精者，春不病温。夏暑汗不出者，秋成风疟。

五脏之精，一身之根本也。藏于精者，四时皆可无病。独言春不病温者，以五脏虽皆藏精，而藏精之权，究归于肾。所谓肾者主水，受五脏六腑之精而藏之也（《上古天真论》语）。水旺于冬，冬水蛰藏，阳根下秘，相火莫泄，内热不生，是以春无温病。然有宜藏者，有宜泄者，若夏暑窍开，寒随窍入，而汗不出者，是宜泄而反藏也。皮毛闭敛，寒气莫泄，则秋成风疟矣。

---

① 臊：原作"燥"，据《素问》改。

故曰阴中有阴，阳中有阳。平旦至日中，天之阳，阳中之阳也；日中至黄昏，天之阳，阳中之阴也；合夜至鸡鸣，天之阴，阴中之阴也；鸡鸣至平旦，天之阴，阴中之阳也。

天之阴阳，分于昼夜。

故人亦应之。夫言人之阴阳，则外为阳，内为阴；言人身之阴阳，则背为阳，腹为阴；言人身脏腑之阴阳，则腑者为阳，脏者为阴。肝、心、脾、肺、肾五脏皆为阴，胆、胃、大肠、小肠、三焦、膀胱六腑皆为阳。

人之阴阳，分于内外、腹背、五脏六腑。

故背为阳，阳中之阳，心也。背为阳，阳中之阴，肺也。腹为阴，阴中之阴，肾也。腹为阴，阴中之阳，肝也。腹为阴，阴中之至阴，脾也。此皆阴阳、表里、内外、雌雄相输应①也，故以应天之阴阳也。

阳中有阳亦有阴，阴中有阴亦有阳，所以应天之阴阳也。

所以欲知阴中之阴、阳中之阳者，何也？为冬病在阴，夏病在阳，春病在阴，秋病在阳。皆视其所在，为施针石也。此平人脉法也。

阴盛于冬，故病在阴。阳盛于夏，故病在阳。春阳未盛，故病在阴，秋阴未盛，故病在阳。

故善为脉者，谨察五脏六腑，一逆一从，阴阳、表里、雌雄之应，藏之心意，合心于精，非其人勿教，非其真勿授，是谓得道。

察五脏六腑从逆之殊，阴阳、表里、雌雄之应，所以视其所在，为施针石也。

生气通天论四②

黄帝曰：夫自古通天者，生之本，本于阴阳。天地之间，六合之内，其九州、九窍、五脏、十二节，皆通乎天气。

人物之生，原通于天。自古及今，人物错出，所以通于天者，以其生育之本，本乎阴阳。阴阳之在人物，则为人物之气，而原其本初，实为天气。天人一气，共此阴阳而已，故天地之间，六合之内（四方、上下为六合），其凡九州

---

① 输应：相互联系和对应。
② 四：原缺，据目录补。

（冀、兖、青、徐、扬、荆、梁、豫、雍为九州）、**九窍**（上窍七、下窍二）、**五脏**（肝、心、脾、肺、肾）、**十二节**（四肢十二节），无不皆通乎天气。

天气清静，光明者也，藏德不止，故不下也。天明则日月不明，阳气者闭塞，地气者冒明，则上应云雾不精，白露不下。交通不表，万物命故不施，不施则名木多死。

天气清静，而光明者也，以其浑沦渊穆，藏德不止，清静常存，故光明不败也（不止即不竭意）。若使天德不藏（天明即不藏德），则烟雾昏蒙，日月无辉，清静既失，光明亦丧矣。日月之所以明者，清气升而浊气降也。天德泄露，浊气上逆，阳气闭塞而不显达，地气迷漫而障天光，则云雾阴晦，淑清无时，天气郁浊，白露不下（天晴则露下，一阴则不下）。乾坤交泰，天施地承，雨露降洒，膏泽下霈，故万物生长，草木畅茂。乾坤浊乱，交泰无期，天德不施，地道莫承，则物命殒伤，名木多死也（名木秉天地精华，故先应之）。

恶气不发，则风雨不节。白露不下，则菀槁不荣。贼风数至，暴雨数起，天地四时不相保，与道相失，则未央绝灭。数犯此者，则邪气伤人，此寿命之本也。

浊气不散，云雾时作，则风雨飘骤而不节（承云雾不精句），白露不下，天地常阴，则草木菀槁而不荣（菀与郁同。承白露不下句），贼风数至，暴雨常兴（承风雨不节句），天地四时，乖其常候，是为与道相失，则万物之生长未央而绝灭。人若起居不谨，数犯乎此者，则邪气伤人（贼风暴雨之邪），此寿命夭折之原也（以上二段，旧误在《四气调神论》中）。

苍天之气，清静则志意治，顺之则阳气固，虽有贼邪，弗能害也。此因时之序，故圣人抟精神，服天气而通神明。失之则卫气散解，邪害孔窍，内闭九窍，外壅肌肉，此谓自伤，气之削也。

人秉苍天之气，清静不扰，则志意平治（承天气清静，光明者也）。内无受邪之根，从顺莫违，则阳气密固，外无中邪之隙，虽有贼风虚邪，弗能害也。此善因四时之序，顺其开阖而莫违者。故圣人传此精神，佩服天气，而通神明。以人之精神，本乎天地阴阳，清静顺从，佩服不失，自能通神明之德，避贼邪之害也。若其失之，反清静顺从之常，则卫气散解，邪害孔窍。风寒裹束，气血不行，脏腑郁塞，九窍内闭，经络阻滞，肌肉外壅。此虽缘邪①气之伤，实以

---

① 邪：原缺，据上文补。

扰乱卫阳，不能保护皮毛而致，是谓自伤，人气之所以削伐，寿命之所以夭折也（此谓自伤，承上邪气伤人句）。

阳气者，若天与日。天运常以日光明，是故阳因而上，卫外者也。失其所则折寿而不彰。

人之阳气，若天之与日。天运常以日为光明，人运当以阳为寿命，此定理也。天之阳曰日，人之阳曰卫。日行三百六十五度，而天运一周。卫气一日五十度，七日有奇。卫行三百六十五度，而人运一周（所谓七日来复者，此也）。日夜沉地下，昼升天上，卫气夜入阴藏，昼出阳经，下则同下，上则同上，是故阳因而上，卫于身外者也。若失其所，不能卫护皮毛，则贼邪感伤，寿命夭折，不能与日同其彰明矣（人生于阳，死于阴，纯阳为仙，纯阴为鬼，人居鬼仙之中，阴阳各半，其半阳可仙，半阴可鬼）。

阳气者，一日而主外，平旦人气生，日中而阳气隆，日西而阳气已虚，气门乃闭。是故暮而收拒，无扰筋骨，无见雾露。反此三时，形乃困薄。

卫气夜行阴脏二十五周，平旦寅初，自足少阴经出于足太阳之睛明（穴名，在目内眦）。目开则行于头，分行手足六阳二十五周，日入阳衰，复归五脏。夜行于里，日行于表，是一日之中，全主在外也。人气即卫气。气门，汗孔也，人于卫阳出入，气门开阖之际，顺而莫逆，乃可无病。是故日暮阳藏，气门关闭，当收敛皮肤，杜拒外邪，不可扰动筋骨，以开孔窍，被冒雾露，以召虚邪。若其反此三时（平旦、日中、日西），开阖失节，以致感伤外邪，形乃困迫衰削，此夭折之由来也。

因于寒，欲如运枢，起居如惊，神气乃浮。因于暑汗，烦则喘喝，静则多言，体若燔炭，汗出而散。

虚邪乘袭，形气困薄之因，是不一致。如因于冬寒，表敛窍闭，是卫气沉潜之候。欲如户枢运转，户有开阖，而枢则不移。若起居躁率，惊动卫阳，则神气浮散，表虚邪客，此寒邪之伤卫阳者也。如因于夏暑，毛蒸理泄，是卫气浮散之候。感冒风邪，闭其经热，烦则喘喝而不安，静则多言而不慧，体如燔炭，不可向迩。一得汗出，霍然而散，此暑邪之伤卫阳者也。

因于湿，首如裹，湿热不攘①，大筋软短，小筋弛长。软短为拘，弛长为

---

① 攘：消除，排除。

痿。因于气，为肿，四维相代，阳气乃竭。

如因于湿淫，卫郁不运，头闷如裹。湿蒸为热，不得驱除，浸淫经络，伤其筋膜，大筋则软短不舒，小筋则弛长失约，软短则为拘挛，弛长则为痿痹，此湿邪之伤卫阳者也。如因于气阻，卫遏不行，皮肉肿胀，四肢更代而皆病，则经阳堙塞，乃至败竭，此气滞之伤卫阳者也。

阳气者，烦劳则张，精绝，辟积于夏，使人煎厥。大怒则形气绝而血菀于上，使人薄厥，目盲不可以视，耳闭不可以听，溃溃乎，若坏都，汨汨乎，不可止（汨，音骨）。

人之阳气，宜清静不宜烦劳。烦劳则扰其卫阳，泄而不敛，阳根失秘，君相升炎，是以有张而无弛也。壮火熏蒸，阴精消槁，日月积累，至于夏暑火旺之候，使人病热厥，燔灼如煎。邪热冲逼，有升无降，一当大怒，则形气暴绝，血菀（郁同）于上，使人卒然昏厥，迷乱无知，目盲不视，耳闭不闻。阳气升泄，奔腾莫御，溃溃乎，若大河之坏堤防（都，堤防也），汨汨乎如洪流不可止息。此烦劳之伤卫阳者也（《脉解》：少阴所谓少气善怒者，阳气不治，肝气当治而未得，故善怒。善怒者，名曰煎厥。《厥论》：厥或令暴不知人，何也？岐伯曰：阳气盛于上则邪气逆，逆则阳气乱，阳气乱则不知人。薄与暴义同。目盲耳闭者，昏溃不知人也。《大奇论》：脉至如喘，名曰暴厥。暴厥者，不知与人言，暴厥即薄厥也。《史·扁鹊传》：虢太子病尸厥，即此证也）。

阳气者，精则养神，柔则养筋。风客淫气，精乃亡，邪伤肝也。因而饱食，筋脉横解，肠澼为痔。因而大饮，则气逆。因而强力，肾气乃伤，高骨乃坏。魄汗未尽，形弱而气烁，穴腧以闭，发为风疟。俞气化薄，传为善畏，及为惊骇。

人之阳气，精专则养神明，柔和则养筋膜。神者，阳气清明所化，精而不扰，阳气淑清，则神旺也。物之润泽，莫过于气，气清则露化，所谓熏肤、充身、泽毛，若雾露之溉，是谓气也（《灵枢·决气》语）。专气致柔（《老子》语）顺其自然之性，血濡而气煦之，故筋膜和畅也。若风邪感袭，客于皮毛，淫泆不已，精液乃亡，此以同气相感，邪伤肝脏也（肝为厥阴风木）。肝主筋，心主脉，因而饱食不消，则肝气郁陷，筋脉横解，肠澼之后，必生痔病。盖金主降敛，木主疏泄，水化气升，谷消滓降，大肠以阳明燥金之气，收固魄门，是以不泄。过饱脾伤，不能化水为气，则水谷顺下，并趋二肠。脾失升磨，陷遏肝气，肝木抑郁，违其发舒之性，既不上达，自当下寻出路，以泄积郁，魄门冲决，水谷齐行，催以风木之力，故奔注而下。燥金失敛，是谓肠澼，言其辟而不阖也。

疏泄之久，筋脉下菀，三焦之火，亦随肝陷，是以肛门热肿，而成痔疮。疮溃皮破，经脉穿漏，营血不升，故随粪下。肛肿血下，全以筋脉横解之故也。因而大饮，以酒性之辛烈，益其肝胆，以酒性之濡湿，助其脾胃。肝脾湿热则下陷，胆胃湿热则上逆，而胆从相火化气，得酒更烈，故气遂常逆也。因而强力，筋骨疲乏，子病累母，肝肾俱伤，高骨乃坏。凡机关之处，必有高骨，如膝、踝、肘、腕皆是，肾伤髓败，不能充灌溪谷，故高骨枯槁也。若暑月汗流，热蒸窍泄，壮火侵食，形气消败，忽而感袭风寒，穴腧敛闭，则邪郁经中，发为风疟也。肾主恐，肝主惊，若寒邪深入，及于经脉穴俞（俞与腧同，传输之义），以从容输泄之气，化为壅迫不舒，经郁脏应，则传为善畏，及为惊骇。缘五脏俞穴皆在于背，出于太阳寒水之经，水瘀寒作，肾志感发，则生恐惧，水寒木孤，肝胆虚怯，则生惊骇也。

有伤于筋，纵，其若不容，开阖不得，寒气从之，乃生大偻。汗出偏沮，使人偏枯。汗出见湿，乃生痤疿。劳汗当风，寒薄为皶，郁乃痤。陷脉为瘘，留连肉腠。营气不从，逆于肉理，乃生痈肿。膏粱之变，足生大疔，受如持虚。

筋者，所以束骨而利机关也。若有伤于筋，则纵缓痿废，官骸失职，若不能为容。倘汗孔开阖失宜，寒气从而袭之，筋脉短缩，乃生大偻，驼背弓腰，不能直也。肝藏血，肺藏气，气盛于右，血盛于左。气阻而血凝，则右病偏枯，血瘀而气梗，则左病偏枯，总以经络闭塞，营卫不行也（经络闭塞，营卫不行，轻则为麻，重则为木，木之极，则偏枯无用矣）。若汗出偏沮，则是经络偏闭，其无汗之处，必病偏枯。若汗出窍开，而见湿气，浸淫孔穴，阻碍气道，卫气郁遏，发于气门，冲突皮肤，则生痤疿（疖之小者为痤，更小为疿）。若劳烦汗出，当风感寒，寒气外薄（薄，迫也），汗液内凝，则结为粉皶（皶，粉刺也）。若郁于皮肉之间，肉腐脓生，乃成痤证。若寒邪闭束，筋膜结郁，卫阻热发，肉腐脓生（如瘰疬、疮病），而表寒不解，卫气内陷，腐败益深，经脉穿漏，脓血常流，是谓瘘证（如鼠瘘、痔瘘病）。此其留连肉腠之中，久而不愈者也。若寒邪迫束，营气瘀涩，不得顺达，逆于肌肉腠理之间，阻梗卫气，卫郁则生表寒，营郁则生经热。久而营卫壅塞，肌肉肿硬，经热蒸腐，血肉溃烂则成痈疽。痈者，气血之浅壅于经络，疽者，气血之深阻于肌肉者也。若膏粱之人，饮食肥甘，肌肉丰盈，脉络壅塞，郁热蒸烁，多生大疔，如持虚器而受外物，得之最易也。以上诸证，皆卫气失所，不能保护皮毛，而外伤于风邪者也。

故风者，百病之始也。清静则腠理闭拒，虽有大风苛毒，弗之能害，此因时之序也。

凡诸病证，皆由经脏亏损，皮毛失护，外感风邪，郁其里气而成。故风者，百病感伤之始也。惟营卫清静，则肉腠敛闭，拒格外邪，虽有大风苛毒，弗之能害，此所谓因时之序也（上文清静则志意治，虽有贼邪，弗能害也。此因时之序，此收应其义）。

岐伯曰：阴者，藏精而起亟也；阳者，卫外而为固也。阴不胜其阳，则脉留薄疾，并乃狂。阴之所生，其本曰和，淖则刚柔不和，经气乃绝。是故刚与刚，阳气破散，阴气乃消亡。阳不胜其阴，则五脏气争，九窍不通。阴争于内，阳扰于外，魄汗未藏①，四逆而起，起则熏肺，使人喘鸣（阴之所生七句，阴争于内六句，旧误在《阴阳别论》）。

阴在内，培植阳根，所以藏精而起亟也（亟与极同。相火在水，阴气封藏，乃三阳之根，如天之斗极也）。阳在外，守护皮毛，所以卫外而为固也（封固）。阴阳不偏，彼此环抱，则表里和平，百病不起。阴不胜其阳，则经脉留薄，迫促不畅（《疏五过论》：留薄归阳。留，聚也。薄，迫也。阴虚阳盛，则阳气留聚而迫促也）。及其日久病深，阳气相并，乃成狂易（狂易，《汉书》语。《难经》：重阳者狂，重即并也）。阴之所生，其本曰和（阳不亢则阴生）。淖则刚柔不和（热多则淖泽，淖则阳刚胜其阴柔，故不和）。经气乃绝（络为阳，经为阴），是故刚与刚并而无柔，亢阳失根，终于破散，阳气破散，阴气乃至消亡也。阳不胜其阴，则阴气痞塞，五脏逼处，彼此格争，愈生胀满，隧路阻梗，九窍皆闭。阴争于内，壅滞不通，则阳扰于外，浮散无著，阳泄窍开，魄汗未藏，而手足寒冷，四逆而起。起则水土湿寒，胃气不降，君相二火，拔根上炎，逼蒸肺部，使人喘鸣也。

凡阴阳之要，阳密乃固，阳强不能密，阴气乃绝。故曰阴在内，阳之守也；阳在外，阴之使也。两者不和，若春无秋，若冬无夏。因而和之，是谓圣度。阴平阳密，精神乃治，阴阳离决，精②气乃绝。因于露风，乃生寒热。

阴根在上，阳根在下，阴气封藏，阳根下秘，则精神气血，保固不失，此乃阴阳之要也。阳强不秘，相火炎升，精血消亡，阴气乃绝。故曰：阴在内，阳之守也，阳在外，阴之使也（卫护）。阳以护阴，阴以抱阳，两者互根，宜相

---

① 藏：原作"尽"，据《素问·阴阳别论篇第七》及下文改。
② 精：原作"阴"，据《素问·生气通天论篇第三》及下文改。

和也,两者不和,则若有春而无秋,有冬而无夏。独阳孤阴,不能生长,因而和之,调济无偏,是谓圣度(先圣法度)。阴不可绝,亦不可盛,但取其收藏阳根而已,唯阴平而阳秘,精神乃交泰而治安也。精根于气,本自上生,气根于精,本自下化,阴阳离决,水火不交,则癸水下流,不能温升而化阳气,丁火上炎,不能清降而化阴精,精乃绝根于上,气乃绝根于下。一因风露侵凌,闭其皮毛,里气郁发,乃生寒热。以卫秉金气,其性清凉,感则外郁,而生表寒,营秉木气,其性温暖,感则内郁,而生里热,此经络之寒热也。而阴阳离决,上下分居,阳盛则生其上热,阴盛则生其下寒,此脏腑之寒热也(阴在内,阳之守也四句,旧误在《阴阳应象论》)。

是以春伤于风,邪气留连,乃为洞泄。夏伤于暑,秋为痎疟。秋伤于湿,上逆而咳,发为痿厥。冬伤于寒,春必温病。四时之气,更伤五脏。

四时之气,春生、夏长、秋收、冬藏,顺之则治,逆之则乱。春木发生之际,伤于风邪,闭其皮毛,郁乙木升扬之气,遏陷而贼脾土。一交夏令,木陷不生君火,火败土伤,水谷不化,催以风木,开其魄门,乃为洞泄。所谓长夏善病洞泄寒中者(《金匮真言论》语),湿旺而木郁也(《阴阳应象论》:湿盛则濡泄)。夏火长养之候,伤于暑热,开其皮毛,寒邪内入,客于经中。一得秋风敛闭,卫与邪争,则为痎疟(义详《疟论》)。秋金收敛之时,伤于湿气,湿旺胃逆,肺气不降,壅碍冲逆,则生咳嗽。肺以辛金,化气湿土(足太阴湿土主令,肺以手太阴同经共气,而不能主令,故从湿化也)。当长夏湿盛,脾阴素旺之人,多被湿伤。虽交秋令,而燥不胜湿。土湿胃逆,肺无下行之路,偶感清风,闭其皮毛,肺气郁冲,则生咳嗽。湿气不除,久而流注关节,侵伤筋膜,则发为痿厥,腿膝不用也。冬水蛰藏之会,伤于寒气,寒束皮毛,表气莫泄,郁其相火,积为内热。春阳升布,相火发泄,上热愈隆,一伤风露,卫气愈敛,内热郁发,遂成温病。四时之气,更伤五脏,缘阳强不密,精气皆竭,故感袭风露,发为诸病也。

是以圣人陈阴阳,筋脉和同,骨髓坚固,气血皆从。如是则内外调和,邪不能害,耳目聪明,气立如故。①

圣人陈布阴阳,均平不偏,使筋脉和同,骨髓坚固,气血皆从。如是则内外调和,邪不能害,清升浊降,耳目聪明,年寿虽高,气立如故,此得阴阳之要者也。

---

① 气立如故:气行如常。

阴阳应象论五①

旧名大论。按大论俱在五运六气，此无其例。

黄帝曰：阴阳者，天地之道也。万物之纲纪，变化之父母，生杀之本始，神明之府也。积阳为天，积阴为地。阳生阴长，阳杀阴藏。治病必求于本。

阴阳，天地之大道也，万物之主，变化之原，生杀之本，神明之府也（五语与《天元纪论》同）。积阳则为天，积阴则为地。阳升阴降，则能生能长，阳降阴升，则能杀能藏（《天元纪论》：天以阳生阴长，地以阳杀阴藏）。生杀之本始在是，是以治病必求于本。

故清阳为天，浊阴为地。地气上为云，天气下为雨。雨出地气，云出天气。清阳上天，浊阴归地。故清阳出上窍，浊阴出下窍；清阳发腠理，浊阴走五脏；清阳实四肢，浊阴归六腑。

清阳为天，浊阴为地，地气上腾则为云，天气下降则为雨。雨降于天，而实出地气，地气不升，则天无雨也。云升于地，而实出天气，天气不降，则地无云也。地气上为云，以浊阴而化清阳，是清阳上天也；天气下为雨，以清阳而化浊阴，是浊阴归地也。人亦如之，故清阳则出上窍，而走五官；浊阴则出下窍，而走二便。清阳则发腠理，而善疏泄；浊阴则走五脏，而司封藏（《五脏别论》：五脏者，藏精气而不泻也）。清阳则实四肢而化营卫（《阳明脉解》：四肢者，诸阳之本也，阳盛则四肢实）。浊阴则归六腑，而成粪溺。得乎天者亲上，得乎地者亲下，自然之性也。

重阳必阴，重阴必阳。寒极生热，热极生寒。寒气生浊，热气生清。清气在下，则生飧泄；浊气在上，则为䐜胀。此阴阳反作，病之逆从也。

重阳之下，化而为阴，阳极生阴也；重阴之下，化而为阳，阴极阳生也。是以寒极则生热，热极则生寒，一定之数也。寒气则生浊，寒则凝泣也；热气则生清，热则散扬也。清气宜升，清气在下，则生飧泄，肝脾下陷而不升也；浊气宜降，浊气在上，则生䐜胀，肺胃上逆而不降也。此阴阳反作，升降倒置，病之逆从也（逆顺失常）。

阴静阳躁。水为阴，火为阳。阳为气，阴为味。味归形，形归气。气归

---

① 五：原缺，据目录补。

精，精归化。化生精，气生形。精食①气，形食味。形不足者，温之以气；精不足者，补之以味。味伤形，气伤精。精化为气，气伤于味。

阴静阳躁，其性然也。故水静则为阴，火躁则为阳。阳化为气，阴化为味。味厚则形充，故味归形；形充则气旺，故形归气。气降精生，故气归精。精由气化，故精归化。精化于气，故化生精。形生于气，故气生形。精根于气，故精食气，形成于味，故形食味。气旺则形充，故形不足者，温之以气；味厚则精盈，故精不足者，补之以味。味过则形伤，故味伤形；气盛则精耗，故气伤精（精化为气，则精伤也）。精温而气化，故精化为气；味厚而气滞，故气伤于味也。

气味辛甘发散为阳，酸苦涌泄为阴。阴味出下窍，阳气出上窍。味厚者为阴，薄为阴之阳；气厚者为阳，薄为阳之阴。味厚则泄，薄则通。气薄则发泄，厚则发热。壮火之气衰，少火之气壮。壮火食气，气食少火。壮火散气，少火生气。

气味辛甘发散之气为阳，酸苦涌泄之气为阴。阴味重浊而走下窍，阳味轻清而走上窍。味厚者为阴，薄者为阴中之阳；气厚者为阳，薄者为阳中之阴。味厚则走泄，薄则流通。气薄则发泄（发泄皮毛），厚则发热。热盛则为壮火，壮火之气衰，少火之气壮。以壮火食气，火盛则气耗也；气食少火，火微则气生也。壮火散气，故气败于壮火；少火生气，故气益于少火也。

阳化气，阴成形。阴胜则阳病，阳胜则阴病。阳胜则热，阴胜则寒。重热则寒，重寒则热。寒伤形，热伤气。气伤痛，形伤肿。故先痛而后肿者，气伤形也；先肿而后痛者，形伤气也。

阳化为气，阴成其形。阴胜则阳败而病生，阳胜则阴败而病生。阳胜则为热，阴胜则生寒。重热则寒作，重寒则热生。寒闭其表则伤形，热蒸其里则伤气，气伤则内郁而为痛，形伤则外发而为肿。故先痛而后肿者，气病而伤形也；先肿而后痛者，形病而伤气也。

风胜则动，热胜则肿，燥胜则干，寒胜则浮，湿胜则濡泻。天有四时五行，生长化收藏，以生寒、暑、燥、湿、风。人有五脏，化五气，以生②喜、怒、悲、忧、恐。故喜怒伤气，寒暑伤形。喜怒不节，寒暑过度，生乃

---

① 食：消耗。
② 生：原作"应"，据《素问·阴阳应象大论篇第五》及下文改。

不固。故曰冬伤于寒，春必病温；春伤于风，夏生飧泄；夏伤于暑，秋必痎疟；秋伤于湿，冬病咳嗽。

风胜则动摇，热胜则胕肿，燥胜则干枯，寒胜则虚浮，湿胜则濡泻。五脏之化五气，偏胜则然也。天有四时，分应五行，木生、火长、土化、金收、水藏。生则生风，长则生暑，化则生湿，收则生燥，藏则生寒，是生长化收藏，以生寒、暑、燥、湿、风也。人有五脏，化为五气，肝风、心暑、脾湿、肺燥、肾寒。风则生怒，暑则生喜，湿则生忧，燥则生悲，寒则生恐，是寒、暑、燥、湿、风，以生喜、怒、忧、悲、恐也。故喜怒则内伤乎气，寒暑则外伤其形。喜怒不节，寒暑过度，形气伤损，生乃不固。故曰冬伤于寒，相火失藏，内热蓄积，春必病温；春伤于风，生气不达，陷而克土，夏生飧泄；夏伤于暑，寒随窍入，风闭皮毛，秋必痎疟；秋伤于湿，肺胃不降，寒气外敛，冬生咳嗽。此缘五情、六气、表里皆伤之故也（冬伤于寒，春必病温诸义，详见《生气通天论》中）。

岐伯曰：在天为玄，在人为道，在地为化。化生五味，道生智，玄生神。

此段同《天元纪论》（《五运行论》亦有此段）。在天为玄，玄妙不测也；在人为道，道理皆备也；在地为化，化生无穷也。地有此化，则生五味；人怀此道，则生智慧；天具此玄，则生神灵。

东方生风，风生木，木生酸，酸生肝，肝生筋，筋生心，肝主目。神在天为风，在地为木，在体为筋，在脏为肝，在窍为目，在味为酸，在色为苍，在音为角，在声为呼，在变动为握，在志为怒。怒伤肝，悲胜怒，风伤筋，燥胜风，酸伤筋，辛胜酸。

在天为风，在地为木，在人为肝。肝者，人之风木也。肝生心，木生火也。握，筋缩手卷也。悲胜怒，金克木也。燥胜风、辛胜酸亦同。

南方生热，热生火，火生苦，苦生心，心生血，血生脾，心主舌。其在天为热，在地为火，在体为脉，在脏为心，在窍为舌，在味为苦，在色为赤，在音为徵，在声为笑，在变动为忧，在志为喜。喜伤心，恐胜喜，热伤气，寒胜热，苦伤气，咸胜苦。

在天为热，在地为火，在人为心。心者，人之君火也。血生脾，火生土也。恐胜喜，水克火也。寒胜热、咸胜苦亦同。

中央生湿，湿生土，土生甘，甘生脾，脾生肉，肉生肺，脾主口。其在天为湿，在地为土，在体为肉，在脏为脾，在窍为口，在味为甘，在色为黄，在音为宫，在声为歌，在变动为哕，在志为思。思伤脾，怒胜思，湿伤肉，风胜湿，甘伤肉，酸胜甘。

在天为湿，在地为土，在人为脾。脾者，人之湿土也。肉生肺，土生金也。怒胜思，木克土也。风胜湿、酸胜甘亦同。

西方生燥，燥生金，金生辛，辛生肺，肺生皮毛，皮毛生肾，肺主鼻。其在天为燥，在地为金，在体为皮毛，在脏为肺，在窍为鼻，在味为辛，在色为白，在音为商，在声为哭，在变动为咳，在志为悲。悲伤肺，喜胜悲，燥伤皮毛，热胜燥，辛伤皮毛，苦胜辛。

在天为燥，在地为金，在人为肺。肺者，人之燥金也。皮毛生肾，金生水也。喜胜悲，火克金也。热胜燥、苦胜辛亦同。

北方生寒，寒生水，水生咸，咸生肾，肾生骨髓，髓生肝，肾主耳。其在天为寒，在地为水，在体为骨，在脏为肾，在窍为耳，在味为咸，在色为黑，在音为羽，在声为呻，在变动为栗，在志为恐。恐伤肾，思胜恐，寒伤骨，湿胜寒，咸伤骨，甘胜咸。

在天为寒，在地为水，在人为肾。肾者，人之寒水也。髓生肝，水生木也。思胜恐，土克水也。湿胜寒、甘胜咸亦同。

故曰：天地者，万物之上下也。阴阳者，万物之能始也。水火者，阴阳之征兆也。左右者，阴阳之道路也。阴阳者，血气之男女也。

天在上，地在下，万物在中，是万物之上下也。物秉阴阳，而化形神，是万物之能始也（才能所始）。阳盛则化火，阴盛则化水，是水火为阴阳之征兆也。阳升于左，阴降于右，是左右为阴阳之道路也。男子为阳，女子为阴，是阴阳即血气之男女也。盖天之六气在上，地之五行在下，人居天地之中，禀天气而生六腑，禀地气而生五脏。其阳上阴下，火降水升，亦与天地同体，是天地之阴阳，即血气之男女，无有二也。

帝曰：法阴阳奈何？岐伯曰：天不足西北，故西北方阴也，而人右耳目不如左明也；地不满东南，故东南方阳也，而人左手足不如右强也。帝曰：何以然？岐伯曰：东方阳也，阳者其精并于上，并于上则上明而下虚，故使耳目聪明而手足不便也。西方阴也，阴者其精并于下，并于下则下盛而上虚，故其耳目不聪明而手足便也。俱感于邪，其在上则右甚，在下则左甚，此天地阴阳所以不能全也，故邪居之。

东南在左，西北在右。阳气左升而上盛，故右耳目不如左耳目之明。阴气右降而下盛，故左手足不如右手足之强。上下俱感于邪，上则右甚，下则左甚。耳目为阳，手足为阴。左耳目之阳盛，右手足之阴盛，右耳目之阳虚，左手足之阴虚。此天地阴阳所偏缺而不能俱全也，故邪偏居之。

天有精，地有形。天有八纪，地有五里。天地之动静，神明为之纲纪，故能以生长收藏，终而复始，为万物之父母。惟贤人上配天以养头，下象地以养足，中傍人事以养五脏。天气通于肺，地气通于嗌，风气通于肝，雷气通于心，谷气通于脾，雨气通于肾。六经为川，肠胃为海，九窍为水注之气，以天地为之阴阳。阳之汗，以天地之雨名之，阳之气，以天地之疾风名之。暴气象雷，逆气象阳。故治不法天之纪，不用地之理，则灾害至矣。

天有精，地有形，精者形之魂也，形者精之魄也。天有八纪，八方之纪度也；地有五里，五方之道理也（里与理同）。天地之动静，有神明以为纪纲，故能以生长收藏，四时变化，终而复始，为万物之父母，以其阴阳不偏也。惟贤人上配天以养头，下象地以养足，中傍人事以养五脏，缘在人为道，维道生智，故能法天地之阴阳焉。盖天地人同气，天气轻清，而通于肺，地气重浊，而通于嗌（咽通六腑，浊阴归六腑也），风气为木，而通于肝，雷气为火，而通于心，谷气为湿，而通于脾，雨气为水，而通于肾。六经为川，肠胃为海，九窍出入，津液流通，为众水灌注之气。因人以天地为之阴阳，而禀天地阴阳之气，故与天地相参。阳分之汗，以天地之雨名之；阳分之气，以天地之疾风名之。暴烈之气象雷，违逆之气象阳。阴阳皆备，何可不法？故人之治身，而不法天之纪，不用地之理，与天地相乖，则灾害至矣。

阳胜则腠理闭，汗不出，身热齿干，喘粗为之俯仰，以烦冤腹满死，能冬不能夏。阴胜则汗出，身常清，数栗而寒。寒则厥，厥则腹满死，能夏不能冬。此阴阳更胜之变，病之形能也（能冬、能夏之能，音耐）。

灾害至则阴阳偏胜，大病作矣。阳胜则表闭无汗，身热齿干，喘粗气逆，为之俯仰（气闭不通，故身俯仰），里气壅闷，以烦冤腹满死（烦冤，郁烦懊恼之意），能冬寒不能夏热。阴胜表泄汗出，战栗身寒，寒则气逆身厥，厥则腹满死（阴凝气胀），能夏热不能冬寒，此阴阳更胜之灾变，病之形能如是也。

帝曰：调此二者奈何？岐伯曰：能知七损八益，则二者可调，不知用此，则早衰之节也。年四十，而阴气自半也，起居衰矣。年五十，体重，耳目不聪明矣。年六十，阴痿，阳大衰，九窍不利，下虚上实，涕泣俱出矣。

故曰知之则强，不知则老，故同出而异名耳。智者察同，愚者察异。愚者不足，智则有余。有余则耳目聪明，身体轻强，老者复壮，壮者益治。是以圣人为无为之事，乐恬憺之能，从欲快志于虚无之守[①]，故寿命无穷，与天地终。此圣人之治身也。

《上古天真论》：女子二七天癸至，七七天癸竭。男子二八天癸至，八八天癸竭。七为阴数，故当损；八为阳数，故当益。能知七损八益，则阴不偏胜，阳不偏衰，故二者可调，不知用此，则早衰之节也。人年四十，而阴气自居一半，起居始衰。年五十，阳气渐虚，阴气渐盛，身体沉重，耳目不聪明矣。年六十，阴气痿弱，阳气大衰，九[②]窍不利，浊阴逆升，下虚上实，涕泣俱出矣。故曰知七损八益之法则强，不知则老。人同此理，而老壮绝异，总由知与不知，故同出而异名耳。智者察其同出之原，愚者察其异名之殊，不知为人事之差，而以为天命之常，故愚者常不足，智者常有余。有余则耳目聪明，身体轻强，老者复壮，壮者益治（治，安）。是以圣人未尝无事，而所为者，无为之事，未尝无能，而所能者，恬憺之能，从欲快志于虚无之守，故寿命无穷，与天地终，此圣人之治身也。

《素问悬解》卷一终
阳湖　冯光元　校字

[①] 虚无之守：指恬静无为的快乐境界。
[②] 九：原作"七"，据上文改。

素问悬解卷二

昌邑黄元御解

藏 象①

十二脏相使论六②

旧名《灵兰秘典》。以篇末误重《气交变论》,结文有"藏之灵兰之室"一语,王冰因改此名。新校正引全元起本原名《十二脏相使》,义取篇首"愿闻十二脏之相使"名篇。《奇病论》:治在阴阳十二官相使中,即谓此篇。今故改从原名。

黄帝问曰:愿闻十二脏之相使,贵贱何如?岐伯对曰:悉乎哉问也!请遂言之。心者,君主之官也,神明出焉。肺者,相傅之官,治节出焉。肝者,将军之官,谋虑出焉。胆者,中正之官,决断出焉。肾者,作强之官,伎巧出焉。膻中者,臣使之官,喜乐出焉。脾胃者,仓廪之官,五味出焉。小肠者,受盛之官,化物出焉。大肠者,传道之官,变化出焉。三焦者,决渎之官,水道出焉。膀胱者,州都之官,津液藏焉,气化则能出矣。凡此十二官者,不得相失也。

十二脏之相使贵贱,谓五脏六腑有君有臣,臣为君使,君贵而臣贱也。膻中即心主,心之包络也,亦名心包络。《灵枢·胀论》:膻中者,心主之宫城也。卫护心君,故为臣使之官。《灵枢·行针》:膻中为二阳脏所居,故喜乐出焉。心主喜,心主与心同居膻中,故亦主喜乐也。三焦少阳相火,随太阳膀胱之经下行,而温水脏,水旺于下,故下焦如渎(《灵枢·营卫生会论》语)。川渎之决,

---

① 藏象:原缺,据目录补。
② 六:原缺,据目录补。

全赖相火之力以泄水，虽属风木，而风木之温，即水中相火所左升而变化者也，故为决渎之官，水道出焉。膀胱，水府，一身津液，归藏于此，是一贮水之州都也。水主藏，不主出，其所以出者，肺气之化水也。盖膀胱之水，悉由气化，饮入于胃，化气升腾，上归于肺，肺气清降，化为雨露，而归膀胱，则成小便。肺气善化，则水善出，缘水之所以化气，与气之所以化水，原于相火之蛰藏，脾土之温燥也。足太阴以湿土主令，湿气不盛，二火生之也。相火泄于肾而陷于膀胱，则膀胱热而肾水寒。癸水上泛，脾土寒湿，不能蒸水化气，上归肺部，水与谷滓并注二肠矣。肺从脾土化湿，清气埋塞，郁生痰涎，亦不能降气化水，下归膀胱。水贮二肠，不入膀胱，而湿土左陷，风木抑遏，又失疏泄之政。木郁欲达，冲决不已，未能前通水府，则必后开谷道，是以大便不收，而小便不利。《灵枢·本输》：三焦者，入络膀胱，约下焦，实则闭癃，虚则遗溺。所谓实者，相火陷于膀胱，生其热涩，并非相火之旺也。若相火秘藏，肾水和暖，则脾土温燥，既能化水为气，而归肺部；肺金清燥，亦能化气为水，而归膀胱。癸水温升，乙木条达，膀胱清利，疏泄无停，此水道所以通调也。

故主明则下安，以此养生则寿，殁世不殆，以为天下则大昌。主不明则十二官危，以此养生则殃，使道闭塞而不通，形乃大伤，以为天下者，其宗大危。戒之戒之！

君主明则以下皆安。以此养生，则享寿考，殁世而不危殆；以此为天下则君明臣良，朝野大昌。主不明则以下皆危。以此养生，则遭祸殃，臣使之道闭塞，气血梗阻，形乃大伤；以为天下，则君蔽臣奸，宗族大危。

五脏别论七①

黄帝问曰：余闻方士或以脑髓为脏，或以肠胃为脏，或以为腑。敢问更相反，皆自谓是。不知其道，愿闻其说。

或以脑髓肠胃为脏，或又以为腑。

岐伯对曰：脑、髓、骨、脉、胆、女子胞，此六者，地气之所生也。皆藏于阴而象于地，故藏而不泻，名曰奇恒之府。

奇恒者，异于寻常也。

---

① 七：原缺，据目录补。

夫胃、大肠、小肠、三焦、膀胱，此五者，天气之所生也。其气象天，故泻而不藏，名曰传化之府。此受五脏浊气，不能久留，输泻者也。魄门亦为五脏使，水谷不得久藏。

使，使道也。《十二脏相使论》：使道闭塞而不通，即此。

所谓五脏者，藏精气而不泻也，故满而不能实；六腑者，传化物而不藏，故实而不能满也。所以然者，水谷入口，则胃实而肠虚，食下则肠实而胃虚，故曰实而不满，满而不实也。

五脏主藏精气，精气常在，故满而不实；六腑主受水谷，水谷常消，故实而不满。

五脏生成论八①

心之合脉也，其荣色也，其主肾也。肺之合皮也，其荣毛也，其主心也。肝之合筋也，其荣爪也，其主肺也。脾之合肉也，其荣唇也，其主肝也。肾之合骨也，其荣发也，其主脾也。

心主脉，血行脉中。色者，血之外华，故合脉而荣色。心火制于肾水，其不至上炎者，肾制之也，故所主在肾。肺主皮，气行皮里。毛者，气之外发，故合皮而荣毛。肺金制于心火，其不甚肃杀者，心制之也，故所主在心。肝主筋，爪者筋之余，故合筋而荣爪。肝木制于肺金，其不过发生者，肺制之也，故所主在肺。脾主肉，唇者，肌肉之本，故合肉而荣唇。脾土制于肝木，其不至湿陷者，木制之也，故所主在肝。肾主骨，脑为髓海。发者，脑之外华，故合骨而荣发。肾水制于脾土，其不至下流者，脾制之也，故所主在脾。

色味当五脏，赤当脉，白当皮，青当筋，黄当肉，黑当骨。生于心，如以缟裹朱；生于肺，如以缟裹红；生于肝，如以缟裹绀；生于脾，如以缟裹瓜蒌实；生于肾，如以缟裹紫。此五脏所生之外荣也。

缟，素绢也。《史·高帝②纪》：为义帝发丧，兵皆缟素。五脏之色，不甚外显，皆如以素绢裹之者，此平人也（《脉要精微论》：赤欲如白裹朱，黄欲如罗裹雄黄，即此义也）。

故色见青如翠羽者生，赤如鸡冠者生，黄如蟹腹者生，白如豕膏者生，

---

① 八：原缺，据目录补。
② 帝：原缺，据文义补。

黑如乌羽者生，此五色之见生也。

五色鲜明则生。

青如草兹者死，黄如枳实者死，黑如炲①者死，赤如衃②血者死，白如枯骨者死，此五色之见，死也。

五色晦黯则死。兹与滋同。炲，烟煤也。衃血，瘀血成块也。

赤当心，苦；白当肺，辛；青当肝，酸；黄当脾，甘；黑当肾，咸。故心欲苦，肺欲辛，肝欲酸，脾欲甘，肾欲咸，此五味之所合也。

由五色而及五味，其于五脏配合相当，亦以类从，故五脏之各欲其本味者，此五味之所合也。

多食咸，则脉凝泣而变色；多食苦，则皮槁而毛拔；多食辛，则筋急而爪枯；多食酸，则肉胝䐜而唇揭；多食甘，则骨痛而发落，此五味之所伤也（泣与涩通。胝，音支。䐜，音皱）。

多食咸，脉凝涩而变色者，水胜火也。多食苦，皮槁而毛拔者，火胜金也。多食辛，筋急而爪枯者，金胜木也。多食酸，肉胝䐜而唇揭者，木胜土也（胝，皮肉生茧。《淮南子》：申包胥茧重胝䐜，皮肉卷缩，揭皮折裂也）。多食甘，骨痛而发落者，土胜水也。此五味之所伤也。

诸血者，皆属于心；诸脉者，皆属于目；诸筋者，皆属于节；诸髓者，皆属于脑，诸气者，皆属于肺，此四肢八溪之朝夕也。

心主脉，血行脉中，故诸血皆属于心。目者，宗脉之所聚也（《灵枢·口问》语），故诸脉皆属于目。筋者，所以束骨而利机关也（《痿论》语），故诸筋皆属于节。脑为髓海（《灵枢·海论》语），故诸髓皆属于脑。膻中为气海（《海论》语），故诸气皆属于肺。此四肢八溪之朝夕也〔朝夕与潮汐同。四肢八节，谓之八溪，血、气、脑、髓，朝（潮）夕（汐）灌注于此。〕

脏气法时论九③

黄帝问曰：合人形以法四时五行而治，何如而从？何如而逆？得失之意，愿闻其事。岐伯对曰：五行者，金、木、水、火、土也。更贵更贱，以

---

① 炲：烟气凝积而成的黑灰。

② 衃：凝聚成紫黑色的瘀血。

③ 九：原缺，据目录补。

知死生，以决成败，而定五脏之气，间甚之时，死生之期也。

合人形者，统脏腑、经络、一切形体而言。法四时五行而治者，法四时之分属五行者，以治人形也。贵者主令，贱者不主令，因五行贵贱，知脏气衰旺，以此断其死生成败，定有消长存亡之期也（义详下文）。

帝曰：愿卒闻之。岐伯曰：肝主春，足厥阴少阳主治，其日甲乙，肝苦急，急食甘以缓之。心主夏，手少阴太阳主治，其日丙丁，心苦缓，急食酸以收之。脾主长夏，足太阴阳明主治，其日戊己，脾苦湿，急食苦以燥之。肺主秋，手太阴阳明主治，其日庚辛，肺苦气上逆，急食苦以泄之。肾主冬，足少阴太阳主治，其日壬癸，肾苦燥，急食辛以润之。

春属木，肝木主之，足厥阴肝经（乙木）、少阳胆经（甲木）主治。其在一岁则为春，其在一日则为甲乙，皆肝气主令（下文仿此）。夏属火，心火主之，手少阴心经（丁火）、太阳小肠经（丙火）主治。长夏属土，脾土主之，足太阴脾经（己土）、阳明胃经（戊土）主治。秋属金，肺金主之，手太阴肺经（辛金）、阳明大肠经（庚金）主治。冬属水，肾水主之，足少阴肾经（癸水）、太阳膀胱经（壬水）主治。

病在肝，愈于夏。夏不愈，甚于秋。秋不死，持于冬，起于春。禁当风。肝病者，愈在丙丁。丙丁不愈，加于庚辛。庚辛不死，持于壬癸，起于甲乙。肝病者，平旦慧，下晡甚，夜半静。肝欲散，急食辛以散之，用辛补之，酸泻之。

肝病遇火则愈，火其子也，故愈于夏。遇金则甚，克我者也，故甚于秋。遇水则持，水其母也，故持于冬。遇木则起，助我者也，故起于春。肝为风木，故禁当风。十干之中，丙丁为火，庚辛为金，壬癸为水，甲乙为木，戊己为土。一日之中，平旦为木，日中为火，下晡为金，夜半为水，日昳与四季为土（日昳，日昃。四季，辰戌丑未四时），亦与一岁相同（下文仿此）。肝欲升散，故以辛味散之。辛散则为补，酸收则为泻，故用辛补之，酸泻之。凡本味为泻，对宫之味为补，下文皆然。

病在心，愈在长夏。长夏不愈，甚于冬。冬不死，持于春，起于夏。禁温食热衣。心病者，愈在戊己。戊己不愈，加于壬癸。壬癸不死，持于甲乙，起于丙丁。心病者，日中慧，夜半甚，平旦静。心欲软，急食咸以软之，用咸补之，甘泻之。

心为君火，故禁温食热衣。心欲和软，故以咸味软之。余义仿首段类推。

病在脾，愈在秋。秋不愈，甚于春。春不死，持于夏，起于长夏。禁温食饱食、湿地濡衣。脾病者，愈在庚辛。庚辛不愈，加于甲乙。甲乙不死，持于丙丁，起于戊己。脾病者，日昳慧，日出甚，下晡静。脾欲缓，急食甘以缓之，用苦泻之，甘补之。

脾为湿土，故禁湿地濡衣。温食助其湿热，饱食助其胀满，故皆禁之。脾欲松缓，故以甘味缓之。余义仿首段类推。

病在肺，愈在冬。冬不愈，甚于夏。夏不死，持于长夏，起于秋。禁寒饮食寒衣。肺病者，愈在壬癸。壬癸不愈，加于丙丁。丙丁不死，持于戊己，起于庚辛。肺病者，下晡慧，日中甚，夜半静。肺欲收，急食酸以收之，用酸补之，辛泻之。

肺为燥金，其性清凉，故禁寒饮食寒衣。肺欲降收，故以酸味收之。余义仿首段类推。

病在肾，愈在春。春不愈，甚于长夏。长夏不死，持于秋，起于冬。禁犯焠㶼热食温炙衣。肾病者，愈在甲乙。甲乙不愈，甚于戊己，戊己不死，持于庚辛，起于壬癸。肾病者，夜半慧，四季甚，下晡静。肾欲坚，急食苦以坚之，用苦补之，咸泻之（焠，音翠。㶼，音哀）。

肾以癸水从君火化气，故禁焠㶼热食温炙衣。焠㶼，煎焙烧燎之物。肾欲坚凝，故以苦味坚之。余义仿首段类推。

夫邪气之客于身也，以胜相加，至其所生而愈，至其所不胜而甚，至于所生而持，自得其位而起。必先定五脏之脉，乃可言间甚之时，死生之期也。

以胜相加者，以所胜加所不胜也。其所生者，己所生也。其所不胜者，克己者也。于所生者，生己者也。自得其位者，同气者也。先定五脏之脉，知其生克衰旺，乃可言其间甚死生之期也。

肝病者，两胁下痛引少腹，令人善怒。虚则目䀮䀮无所见，耳无所闻，善恐，如人将捕之。气逆则头痛颊肿，耳聋不聪。取其经厥阴与少阳血者（䀮，音荒）。

肝脉自足走胸，行于两胁，病则风木郁陷，故胁下痛引少腹。生气不遂，故善怒。肝窍于目，故虚则目无所见。肝与胆同气，肝木陷则胆木逆，胆脉循耳后下行，胆木上逆，浊气冲塞，故耳无所闻。肾主恐，胆木拔根，相火升泄，肾水沉寒，故善恐惧。气逆者，胆木上逆也。少阳胆脉，自头走足，循颊车，下颈，胆脉上逆，故头痛颊肿，耳聋不聪。取厥阴少阳血者，实则泻之，虚则补之也。

心病者，胸中痛，胁支满，胁下痛，膺背肩甲间痛，两臂内痛。虚则胸腹大，胁下与腰相引而痛。取其经少阴太阳、舌下血者。其变病，刺郄中血者（郄与隙同）。

心脉自胸走手，下膈上肺，循臂内后廉下行，病则君火上逆，故胸胁满痛，两臂内后廉痛。君火刑肺，肺气逆冲，故膺背肩甲间痛（小肠脉绕肩甲，交肩上，此肺与小肠交病也）。心在膈上，小肠在腹中，虚则心与小肠皆郁，故胸腹大。肝位在胁，肾位在腰，肾水凌火，火衰木陷，故胁下与腰相引而痛。心窍于舌，故取少阴太阳之经与舌下之血者。其变异殊常之病，则刺郄中之血。郄中，手少阴之郄，即阴郄穴也。

脾病者，身重善饥，肉痿，足不收，行善瘛，脚下痛。虚则腹满肠鸣，飧泄，食不化。取其经太阴阳明、少阴血者。

脾主肌肉，其经自足走胸，病则湿盛脾郁，经脉下陷，故身重肉痿，足软不收。湿伤筋脉，软短拘缩，故行则善瘛，脚下作痛（足心）。虚则不能消磨水谷，故腹满肠鸣，飧泄，饮食不化。取太阴阳明之经，兼取少阴之血者，水泛则土湿，泄肾水以泄土湿也。

肺病者，喘咳逆气汗出，肩背痛，尻、阴、股、膝、髀、腨、胻、足皆痛。虚则少气不能报息，耳聋嗌干。取其经太阴阳明，足太阳之外、厥阴之内血者（尻，音考。髀，音皮。腨，音篆。胻，音杭）。

肺主气，其性降敛，病则降敛失政，故喘咳逆气汗出。前行无路，逆冲肩背，故肩背痛。尻、阴、股、膝、髀、腨、胻、足皆痛者，肝经之病也。厥阴肝脉，起足大指，循足跗，上腘内，循股阴，过阴器，木被金刑，经脉郁陷，是以痛生。虚则肺气微弱，不能布息。甲木刑之，是以耳聋（甲木化气相火，脉循耳后下行）。乙木侮之，是以嗌干（乙木胎生君火，风火皆旺，故病嗌干。《灵枢·经脉》：肝足厥阴之脉，甚则嗌干）。足太阳经行于腿外，足厥阴经行于腿内，取太阴阳明之经，兼取太阳之外、厥阴之内血者，实则肺金刑木，故补壬水以生肝气，虚则肝木侮金，故泻寒水以弱风木也。

肾病者，胫肿腹大身重，喘咳，寝汗出，憎风。虚则胸中痛，大腹小腹痛，清厥，意不乐。取其经少阴太阳血者。

肾脉自足走胸，循腨内，入少腹，络膀胱，贯胸膈，入肺中，病则水旺土湿，故胫肿腹大身重。水泛胸膈，肺气格阻，故生喘咳。肾水主藏，藏气失政，故寝睡汗出。表泄阳虚，是以憎风。虚则肾气衰弱，阳根升泄，甲木下拔，逆冲胸膈，故胸中痛。湿土下陷，风木抑遏，怒而贼脾，故大腹小腹皆痛。湿旺脾郁，四肢失秉，故手足厥冷。阳根既败，君火失归，故意不欢乐（心主喜，君火失根，则惊怯恐惧，是以不乐）。取少阴太阳经血，实泻而虚补之也。

肝色青，宜食辛，黄黍、鸡肉、桃、葱皆辛。心色赤，宜食咸，大豆、豕肉、栗、藿皆咸。脾色黄，宜食甘，粳米、牛肉、枣、葵皆甘。肺色白，宜食酸，小豆、犬肉、李、韭皆酸。肾色黑，宜食苦，麦、羊肉、杏、薤皆苦。

五脏各有所发之色，各有所宜之味。

辛散、酸收、甘缓、苦坚、咸软。毒药攻邪，五谷为养，五畜为益，五果为助，五菜为充，气味合而服之，以补精益气。此五者，辛、酸、甘、苦、咸，各有所利，或散或收，或缓或急，或坚或软，四时五脏，病随五脏所宜也。

顺四时，按五脏，以随五味所宜，五味之用得矣。

阴之所生，本在五味，阴之五宫，伤在五味。是故味过于酸，肝气以津，脾气乃绝，味过于苦，脾气不濡，胃气乃厚。味过于甘，心气喘满，色黑，肾气不衡。味过于辛，筋脉沮弛，精神乃央。味过于咸，大骨气劳，短肌，心气抑。谨和五味，骨正筋柔，气血以流，凑理以密，如是则骨气以精，谨道如法，长有天命（沮与阻同。凑与腠同）。

气为阳，味为阴。人身阴之所生，本在五味，而一味过偏，则一宫受伤，阴之五宫，亦伤在五味。是故味过于酸，肝气敛缩，津液郁生，生气不遂，怒而贼土，脾气乃绝。味过于苦，燥其脾精，脾土失滋，中脘不运，胃气乃厚（厚，郁满也）。味过于甘，中焦壅滞，心气莫降，因生喘满，肾气莫升，因而不衡（衡，平也。肾气下陷，故不平）。色黑者，水郁之所发也。味过于辛，肝气发散，津液消耗，筋脉沮弛，精神乃央（肝主筋，心主脉。肝者肾之子，心之母。肾藏精，心藏神，精神之交，路由筋脉。筋脉沮弛，则精神交济之路格矣，故精神乃央。央者，尽也）。味过于咸，肾水伐泄，大骨气劳（大骨无力），肌肉短缩（即卷肉缩筋意）。阳根既败，心气遂抑（咸寒泄水中阳气，君火绝根，故心气抑郁）。调和五味，使之不偏，则筋骨血气皆得其养，不至偏伤矣（此段旧误在《生气通天论》）。

宣明五气十 ①

五味所入，酸入肝，苦入心，甘入脾，辛入肺，咸入肾，是谓五入。

五味各有所入之脏。

五味所禁，酸走筋，筋病无多食酸；咸走血，血病无多食咸；甘走肉，肉病无多食甘；辛走气，气病无多食辛；苦走骨，骨病无多食苦。是谓五禁，无令多食。

五脏各有所禁之味。

五脏所主，肝主筋，心主脉，脾主肉，肺主皮，肾主骨，是谓五主。

五脏各有所主之形。

五脏所藏，肝藏魂，心藏神，脾藏意，肺藏魄，肾藏精，是谓五脏所藏。

五脏各有所藏之神。

五脏化液，肝为泪，心为汗，脾为涎，肺为涕，肾为唾，是谓五液。

五脏各有所化之液。

五脏所恶，肝恶风，心恶热，脾恶湿，肺恶燥，肾恶寒，是谓五恶。

五脏各有所恶之气（本气无制，则反自伤，是以恶之）。

五脉应象，肝脉弦，心脉钩，脾脉代，肺脉毛，肾脉石，是谓五脏之脉。

五脉各有所应之象。

五邪所见，春得秋脉，夏得冬脉，长夏得春脉，秋得夏脉，冬得长夏脉，是谓五邪。

五脉各有所见之邪（贼邪刑克）。

五邪所乱，邪入于阳则狂，邪入于阴则痹，抟阳则为巅疾，抟阴则为喑，阳入之阴则静，阴出之阳则怒，是谓五乱。

五邪各有所乱之部，邪入于阳分则狂，扰其神也。邪入于阴分则痹，阻其血也。邪抟阳经则为巅疾，手足六阳皆会于头也。邪抟阴经则为喑哑，手足六阴皆连于舌也。阳邪入之阴经则静，脏气得政也。阴邪出之阳经则怒，长气不遂也。是谓五邪所乱。

---

① 十：原缺，据目录补。

五精所并，精气并于肝则怒，并于心则喜，并于脾则忧，并于肺则悲，并于肾则恐，是谓五并，虚而相并者也。

五精各有所并之脏，乘其虚而相并者也。

五气所病，肝为语，心为噫，脾为吞，肺为咳为嚏，肾为欠为恐，胆为怒，胃为气逆为哕，大肠小肠为泄，下焦溢为水，膀胱不利为癃，不约为遗溺，是谓五病。

五气各有所见之病。

五病所发，阴病发于骨，阳病发于血，阴病发于肉，阳病发于冬，阴病发于夏，是谓五发。

五病各有所发之处，所发之时。

五劳所伤，久行伤筋，久视伤血，久坐伤肉，久卧伤气，久立伤骨，是谓五劳所伤。

五劳各有所伤之体。

脉　法①

经脉别论十一②

黄帝问曰：余闻气合而有形，因变以正名，天地之运，阴阳之化，其于万物，孰少孰多，可得闻乎？岐伯对曰：悉乎哉问也！天至广，不可度，地至大，不可量，大神灵问，请陈其方。

百族之生，二气相合，而有其形。因彼万变，以正其名。天地之气运，阴阳之化生，其于万物之中，何者最少，何者最多？此亦当有自然之数也。天至广，不可度，地至大，不可量者，言天地广大，生物无穷，难可以数目计也。请陈其方者，请言其概举之法也。

草生五色，五色之变，不可胜视；草生五味，五味之美，不可胜极。天食人以五气，地食人以五味。嗜欲不同，各有所通。

---

① 脉法：原缺，据目录补。
② 十一：原缺，据目录补。

万物虽繁,五色五味概之。气为阳,本之天;味为阴,本之地。天食人以五气,地食人以五味。人之嗜好不同,而于五气五味各有所通,是人人之所不外者也。

五气入鼻,藏于心肺,上使五色修明,声音能彰,故心肺有病,而鼻为之不利也。五味入口,藏于肠胃。味有所藏,以养五气。气和而生,津液相成,神乃自生。

五脏阴也,而上化清阳。气通于天,通天气者为鼻,故五气入鼻,藏于心肺。心主五色(《五脏生成论》:心合脉,其荣色),肺主五声(《难经》语)。故上使五色鲜明,声音响振。心肺有病,则火金上逆,胸膈郁塞,故鼻窍不利(心肺有病二语,旧误在《五脏别论》中)。六腑阳也,而下化浊阴,气通于地,通地气者为口,故五味入口,藏于肠胃。味有所藏,以养五脏之气,脏气冲和,则生津液。津液相成,神乃自生。盖水谷入胃,化气生津,津者,五脏之精也。精气之清灵者,发而为神。所谓神者,水谷之精气也(《灵枢·平人绝谷》语)。心藏脉,脉舍神(《灵枢·本神》语)。神旺则脉气流通,传于气口,以成尺寸,盈虚消长之机,悉现于此。《灵枢·营卫生会》:血者,神气也,以其行于脉中,而得心神之运化故也(以上三段,旧误在《六节藏象论》)。

帝曰:气口何以独为五脏主?岐伯曰:胃者,水谷之海,六腑之大源也。五味入口,藏于胃,以养五脏气。气口亦太阴也,是以五脏六腑之气味,皆出于胃,变现于气口。

气口者(即寸口)。脉之大会,手太阴之动脉也(《难经》语)。水谷入胃,传输六腑,是胃者,水谷之海,六腑之大源也。五味入口,藏于胃腑,充灌四维,以养五脏之气。而其消磨水谷,化生精气,分输脏府,散布经络之权,全在于脾。脾以太阴,而含阳气,左旋而善动故也。肺为手太阴,气口者,肺经动脉,亦太阴也,是与足太阴同气。故五脏六腑之气味,皆出于胃,自胃而输脾,自脾而输肺,自肺而注本经,变见于气口。气口为脏腑诸气所朝宗,故独为五脏之主也(此段旧误在《五脏别论》中)。

食气入胃,散精于肝,淫气于筋。食气入胃,浊气归心,淫精①于脉。脉气流经,经气归于肺,肺朝百脉,输精于皮毛。毛脉合精,行气于腑,腑

---

① 淫精:原作"精淫",据《素问·经脉别论篇第二十一》及下文乙转。

精神明，留于四脏，气归于权衡。权衡以平，气口成寸，以决死生。

食谷入胃，脾土消磨，化生精气，上归肺金。肺气宣布，传诸皮毛脏腑，必由筋脉而行。故食气入胃，散精于肝，淫气于筋。筋者，脉之辅也。次则浊气归心，淫精于脉。脉者，血之府也（《脉要精微论》语）。脉气流于十二经中，而十二经气，总归于肺。以气统于肺，十二经之气，皆肺气也。肺朝百脉（如天子朝会诸侯然）。输精于皮毛，以肺主皮毛也。皮毛与经脉合精，行气于腑，腑精通乎神明，留于肺、肝、心、肾四脏（脾为四脏中气，故不言也）。传输均匀，则气归于权衡（权衡，所以称物者）。权衡以平，四脏无偏，注于经脉，归诸气口，气口成寸，以决死生。此气口尺寸之原委也。

饮入于胃，游溢精气。上输于脾，脾气散精；上归于肺，通调水道；下输膀胱，水精四布。五经并行，合于四时五脏阴阳，揆度以为常也。

饮入于胃，化为精气，游溢升腾，上输于脾。脾气散此水精，上归于肺。肺气降洒，化为雨露，通调水道，下输膀胱，以成小便，此水津之下传者。至其水精，则周流宣布，并行于五经之中（五脏之经），合于四时五脏之气，阴阳调适，揆度均平，以为常也。是气口尺寸之由来也。

三部九候论十二①

黄帝问曰：余闻九针于夫子，众多博大，不可胜数。余愿闻要道，以属子孙，传之后世，著之骨髓，藏之肝肺，歃血而受，不敢妄泄。令合天道，必有终始，上应天光星辰历纪，下副四时五行，贵贱更互。冬阴夏阳，以人应之奈何？愿闻其方。

四时五行，贵贱更互，当令为贵，退度为贱，五行更代于四时，互为贵贱也。

岐伯对曰：妙乎哉问也！此天地之至数。帝曰：愿闻天地之至数，合于人形血气，通决死生，为之奈何？岐伯曰：天地之至数，始于一，终于九焉。一者天，二者地，三者人，因而三之，三三者九，以应九野。故人有三部，部有三候，以决死生，以处百病，以调虚实，而除邪疾。

九野，八方与中央也。

---

① 十二：原缺，据目录补。

帝曰：何谓三部？岐伯曰：有下部，有中部，有上部。部各有三候，三候者，有天、有地、有人也。必指而导之，乃以为真。

指而导之，指其处而开导之也。

上部天，两额之动脉；上部地，两颊之动脉；上部人，耳前之动脉。中部天，手太阴也；中部地，手阳明也；中部人，手少阴也。下部天，足厥阴也；下部地，足少阴也；下部人，足太阴也。

两额之动脉，足少阳之颔厌也。两颊之动脉，足阳明之地仓、大迎也。耳前之动脉，手少阳之和髎也。手太阴，太阴之鱼际、太渊、经渠也（即寸口脉）。手阳明，阳明之合谷也（在手大指、次指歧骨间）。手少阴，少阴之神门也（在掌后高骨内）。足厥阴，厥阴之五里也（在气冲下三寸）。足少阴，少阴之太溪也（在内踝后）。足太阴，太阴之箕门也（在冲门下。胃气则候足跗上，阳明之冲阳）。

故下部之天以候肝，地以候肾，人以候脾胃之气。帝曰：中部之候奈何？岐伯曰：亦有天，亦有地，亦有人。天以候肺，地以候胸中之气，人以候心。帝曰：上部以何候之？岐伯曰：亦有天，亦有地，亦有人。天以候头角之气，地以候口齿之气，人以候耳目之气。

手阳明大肠与手太阴肺为表里。肺位在胸，手阳明经自手走头，入缺盆，络肺，下膈而属大肠，亦自胸膈下行，故阳明之合谷，可以候胸中之气。

三部者，各有天，各有地，各有人。三而成天，三而成地，三而成人。三而三之，合则为九，九分为九野，九野为九脏，故神脏五，形脏四，合为九脏。

地之九分，则为九野。人应九野，则为九脏。故神脏五，肝、心、脾、肺、肾（肝藏魂、心藏神、脾藏意、肺藏魄、肾藏精），形脏四，脑髓、骨、脉、胆（义详《五脏别论》），合为九脏（三而成天至合为九脏十句，与《六节藏象论》同）。

帝曰：何以知病之所在？岐伯曰：察九候独小者病，独大者病，独疾者病，独迟者病，独热者病，独寒者病，独陷下者病。必审问其所始病，与今之所方病，而后各切循其脉，视其经络浮沉，以上下逆从循之。其脉疾者病，其脉迟者病，其脉代而钩者病在络脉，脉不往来者死，皮肤著者死。

独小、独大、独疾、独迟、独热、独寒、独陷下，所谓七诊也。九候之中，有一候独异，如七诊之条者，则病在此经矣。必审问其往日之所始病，与今日之所方病，而后于九候之中，各切循其脉，视其经络浮沉，以上下逆顺而循之。其脉或疾或迟者，病在经脉（仲景脉法：数为在腑，迟为在脏。疾者，六腑之经，迟者，五脏之经）。其脉代而钩者，病在络脉（钩为夏脉，络脉属阳，应乎夏气。代，止也），是病脉也。其脉不往来者，经绝而死，皮肤枯著者，卫败而死，是死脉也。按其所候，以分部次，则病之所在无逃矣。

帝曰：决死生奈何？岐伯曰：九候之相应也，上下若一，不得相失。一候后则病，二候后则病甚，三候后则病危。所谓后者，应不俱也。察其脏腑，以知死生之期。必先知经脉，然后知病脉。

应不俱者，后动不能俱应也。察其腑脏，以知死生之期者，腑脉浮数，脏脉沉迟，浮数昼死，沉迟夜死也（《难经》：浮大昼死，沉细夜死）。先知经脉，然后知病脉者，经脉相应，病脉不相应，知经脉则知病脉，知病脉则知死脉矣。

帝曰：以候奈何？岐伯曰：以左手足上，去踝五寸按之，右手当踝而弹之。其应过五寸以上，蠕蠕然者不病。其应疾，中手浑浑然者病。其应迟，中手徐徐然者病。其应上不能至五寸，弹之不应者死（蠕，音渊）。

以候者，候经脉、病脉，以决死生也。以左手足上，去踝五寸按之，按手足少阴动脉之旁，相去五寸之远，右手当踝而弹之，以观神门、太溪二脉之动。其脉应过五寸以上，蠕蠕然如虫动者不病（蠕蠕，虫动貌），是经脉也。其应疾，中手浑浑然大动者病（太过）。其应迟，中手徐徐然微动者病（不及），是病脉也。其应上不能至五寸，弹之不应者死，是死脉也。此三部九候之总法，一候可以概九候也。盖心藏神，肾藏精，人以精神为本，故独取心肾之脉于左手足者，探其本也。肺气右行，若取手太阴，则应于右手候之矣。

三部九候皆相失者死。上下左右之脉相应，如参舂者病甚。上下左右相失，不可数者死。中部乍疏乍数者死。中部之候相减者死。中部之候虽独调，与众脏相失者死。参伍不调者病，形气相得者生。形盛脉细，少气不足以息者危。形瘦脉大，胸中多气者死。脱肉身不去者死。目内陷者死。形肉已脱，九候虽调，犹死。

九候相应，上下如一，不得相失。一候后则病，二候后则病甚，三候后则病危。三部九候皆相失，则九候皆后，是以死也。上下左右之脉相应，如参舂者，如数人并舂，杵声参举，参差不齐，九候杂乱，是以病甚，亦即相失之渐也。上下左右相失，不可数者死，是相失之极者也。中部乍疏乍数者死，神气俱败，迟疾无准也（中部手太阴肺①，肺主藏气，手少阴心，心主藏神也）。中部之候相

---

① 肺：原作"脉"，据下文"手少阴心"改。

减者死，神气之亏败也。中部之候虽独调，与众脏相失者死，神气无依，亦难久驻也。叁伍不调者病，未至相失之剧也。形气相得者生，脾肺无亏也（脾主肉，肺主气）。形盛脉细，少气不足以息者危，形充而气败也。形瘦脉大，胸中多气者死，气充而形败也。脱肉身不去者死，肉脱而身体不能动移，形气俱败也。目内陷者死，阳败而神脱也。形肉已脱，九候虽调，犹死，形败气无所附，亦将散亡也。

七诊虽见，九候皆从者不死。所言不死者，风气之病及经月之病，似七诊之病而非也，故言不死。若有七诊之病，其脉候亦败者死矣，必发哕噫。

七诊虽见，九候皆从顺者不死。所言不死者，是外感风气之病及女子经月之病，脉络闭涩，故相应不一，脏腑未尝亏损，虽似七诊之病，而实非也。若果有七诊之病，兼之其脉候亦败者，则人死矣。土败胃逆，必发哕噫也。

真脏脉见者，胜死。肝见庚辛死，心见壬癸死，脾见甲乙死，肺见丙丁死，肾见戊己死，是谓真脏见皆死。

所谓脉候亦败者，真脏脉也。真脏脉见者，至其胜己之时则死。肝见庚辛，金克木也。心见壬癸，水克火也。脾见甲乙，木克土也。肺见丙丁，火克金也。肾见戊己，土克水也（"肝见庚辛"六句，旧误在《平人气象论》中）。

帝曰：冬阴夏阳奈何？岐伯曰：九候之脉，皆沉细悬绝者为阴，主冬，故以夜半死；躁盛喘数者为阳，主夏，故以日中死。是故寒热病者，以平旦死。热中及热病者，以日中死。病风者，以日夕死。病水者，以夜半死。其脉乍疏、乍数、乍迟、乍疾者，日乘四季死。

寒热病者，肝胆二木之郁，平旦属木，故以平旦死。热中、热病，君相二火之亢，日中属火，故以日中死。病风者，风旺木枯，日夕属金，肝木被克，故以日夕死。病水者，夜半水旺，故以夜半死。其脉乍疏乍数乍迟乍疾，土败失其和平，四季属土，故日乘四季死。是皆冬阴夏阳之分析者也。

帝曰：其可治者奈何？岐伯曰：经病者，治其经。孙络病者，治其孙络。血病身有痛者，治其经络。其病在奇邪，奇邪之脉，则缪刺之。留瘦不移，节而刺之。上实下虚，切而从之。索其结络脉，刺出其血，以通其气。必先去其血脉，而后调之。度其形之肥瘦，以调其气之虚实，实则泻之，虚则补之，无问其病，以平为期。

留瘦不移者，病气淹留，形容瘦损，而证无改移也。节而刺之者，樽节而刺之也。

平人气象论十三①

黄帝问曰：平人何如？岐伯对曰：人一呼脉再动，一吸脉亦再动，呼吸定息脉五动，闰以太息，命曰平人。平人者，不病也。常以不病调病人，医不病，故为病人平息以调之为法。

平人之脉，一呼再动，一吸再动，呼吸定息五动，闰以太息六动（太息，众息中一息极长者）。一息六动，是谓平人。一动脉行一寸，六动六寸。每刻一百三十五息，脉行八丈一尺。两刻二百七十息，脉行十六丈二尺。左右二十四经以及任、督、两蹻，二十八脉，一周于身。一日百刻，经脉五十周。此平人营卫运行之大数也（义详《灵枢》）。

人一呼脉一动，一吸脉一动，曰少气。人一呼脉三动，一吸脉三动而躁，尺热曰病温，尺不热脉滑曰病风，脉涩曰痹。

一呼一动，一吸一动，曰少气，是阳虚而脉迟者。一呼三动，一吸三动而躁，尺肤热，曰病温，尺肤不热而脉滑，曰风，脉涩，曰痹。是阴虚而脉数者，迟数不平，所谓病人之脉也。

人一呼脉四动以上曰死，脉绝不至曰死，乍疏乍数曰死。平人之常气禀于胃，胃者平人之常气也。人无胃气曰逆，逆者死。

一呼四动以上是数之极者；绝不至，是迟之极者。乍疏乍数，是非迟非数，营卫散乱而无准，故皆主死。其所以死者，无胃气也。

春胃微弦曰平，弦多胃少曰肝病，但弦无胃曰死，弦而有毛曰秋病，毛甚曰今病。脏真散于肝，肝藏筋膜之气也。

春脉弦，春脉微弦曰平者，春有胃气，而微见弦象，曰平也。下仿此。弦而有毛，金克木也。肝旺于春，故脏真俱散于肝。肝藏筋膜之气者，肝主筋也。

夏胃微钩曰平，钩多胃少曰心病，但钩无胃曰死，钩而有石曰冬病，石甚曰今病。脏真通于心，心藏血脉之气也。

夏脉钩，钩而有石，水克火也。心旺于夏，故脏真俱通于心。心藏血脉之气者，心主脉也。

长夏胃微软弱曰平，弱多胃少曰脾病，但代无胃曰死，软弱有石曰冬病，石甚曰今病。脏真濡于脾，脾藏肌肉之气也。

---

① 十三：原缺，据目录补。

长夏脉软弱代者，土不主时，随四时代更，虽具四时之脉，而软弱犹存，软弱即胃气也。但代无胃者，更换四时之脉，而无软弱也（此统四季之月言）。软弱有石，水侮土也。脾旺于长夏，故脏真濡于脾。脾藏肌肉之气者，脾主肌肉也。

秋胃微毛曰平，毛多胃少曰肺病，但毛无胃曰死，毛而有弦曰春病，弦甚曰今病。脏真高于肺，以行营卫阴阳也。

秋脉毛，毛而有弦，木侮金也。肺旺于秋，故脏真俱高于肺（肺居五脏之上）。以行营卫阴阳者，肺主卫也。

冬胃微石曰平，石多胃少曰肾病，但石无胃曰死，石而有钩曰夏病，钩甚曰今病。脏真下于肾，肾藏骨髓之气也。

冬脉石，石而有钩，火侮水也。肾旺于冬，故脏真俱下于肾（肾居五脏之下）。肾藏骨髓之气者，肾主骨髓也。

夫平心脉来，累累如连珠，如循琅玕，曰心平，夏以胃气为本。病心脉来，喘喘连属，其中微曲，曰心病。死心脉来，前曲后居，如操带钩，曰心死。

琅玕，珠类。

平肺脉来，厌厌聂聂，如落榆荚，曰肺平，秋以胃气为本。病肺脉来，不上不下，如循鸡羽，曰肺病。死肺脉来，如物之浮，如风吹毛，曰肺死。

不上不下，不升不降也。

平肝脉来，软弱招招，如揭长竿末梢，曰肝平，春以胃气为本。病肝脉来，盈实而滑，如循长竿，曰肝病。死肝脉来，急益劲，如新张弓弦，曰肝死。

如揭长竿末梢者，软弱之象也。如循长竿者，劲而多节也。

平脾脉来，和柔相离，如鸡践地，曰脾平，长夏以胃气为本。病脾脉来，实而盈数，如鸡举足，曰脾病。死脾脉来，锐坚如乌之喙，如鸟之距，如屋之漏，如水之流，曰脾死。

如鸡举足，举而下迟也。乌喙、鸟距、锐而坚也。屋漏者，滴而不联也。水流者，往而不反也。

平肾脉来，喘喘累累如钩，按之而坚，曰肾平，冬以胃气为本。病肾脉来，如引葛，按之益坚，曰肾病。死肾脉来，发如夺索，辟辟如弹石，曰肾死。

如引葛，言其硬也。发如夺索，言其紧也。

凡治病，察其形气色泽，脉之盛衰，病之新故，乃治之，无后其时。形气相得，谓之可治；色泽以浮，谓之易已；脉从四时，谓之可治；脉弱以滑，是有胃气，命曰易治，取之以时。形气相失，谓之难治；色夭不泽，谓之难已；脉实以坚，谓之益甚；脉逆四时，为不可治。必察四难，而明告之。

脉实以坚，无胃气也。

所谓逆四时者，春得肺脉，夏得肾脉，秋得心脉，冬得脾脉。其至皆悬绝沉涩者，命曰逆四时。未有脏形，于春夏而脉沉涩，秋冬而脉浮大，名曰逆四时也。

未有脏形，未有真脏之形也（二段旧误在《玉机真脏论》）。

脉从阴阳，病易已；脉逆阴阳，病难已。脉得四时之顺，曰病无他；脉反四时及不间脏，曰难已。

间脏，隔脏相传也。《难经》：七传者死，间脏者生。

反四时者，有余为精，不足为消。应太过不足为精，应不足有余为消。阴阳不相应，病名曰关格。

有余为精，正气旺也。不足为消，正气衰也。应太过而不足为精，邪不胜正也。应不及而有余为消，正不胜邪也。阴阳不相应，失其常度也。关格，义详下文（此段旧误在《脉要精微论》）。

人迎一盛，病在少阳，二盛病在太阳，三盛病在阳明，四盛以上为格阳。寸口一盛病在厥阴，二盛病在少阴，三盛病在太阴，四盛以上为关阴。人迎与寸口俱盛四倍以上为关格。关格之脉嬴，不能极于天地之精气，则死矣（此段旧误在《六节藏象论》）。

人迎，足阳明之脉动，在喉旁，阳明行气于三阳，故人迎盛则病在三阳。寸口，手太阴之脉动，在掌后，太阴行气于三阴，故寸口盛则病在三阴。格阳者，阴盛而不交于阳，故阳为阴格而盛于人迎。关阴者，阳盛而不交于阴，故阴为阳关而盛于寸口。人迎与寸口俱盛四倍以上，为关格（义详《灵枢》"终始""禁服"二篇）。关格之脉，阴阳皆嬴（嬴，有余也），此嬴则彼绌，不能极于天地之精气，则死矣，不能尽其所受于天地精气之数也。极，尽也。

病热而脉静，泄而脉大，脱血而脉实，病在中，脉实坚，病在外，脉不实坚者，皆难治（此段误在《玉机真脏论》）。

病热而脉静，火泄而阳败也。泄而脉大，血脱而脉实，木陷而土败也（土湿木陷，疏泄失藏）病在中，脉实坚，邪盛于里也。病在外，脉不实坚，正虚于表也。

帝曰：有故病五脏发动，因伤脉色，各何以知其久暴至之病乎？岐伯曰：悉乎哉问也！脉滑浮而疾者，谓之新病；脉小弱以涩，谓之久病。徵其脉小，色不夺者，新病也；徵其脉不夺，其色夺者，此久病也。徵其脉与五色俱不夺者，新病也；徵其脉与五色俱夺者，此久病也（此段旧误在《脉要精微论》）。

有故病五脏发动，因伤脉色，有故病埋根数经，五脏发动，因以伤其色脉也（此因"病之新故"一语，而问及之）。

脉要精微论十四[①]

黄帝问曰：诊法何如？岐伯对曰：诊法常以平旦，阴气未动，阳气未散，饮食未进，经脉未盛，络脉调匀，气血未乱，故乃可诊有过之脉。

平旦经络调匀，气血安静，故可诊有过之脉。

切脉动静，而视精明，察五色，观五脏有余不足，六腑强弱，形之盛衰，以此参伍，决死生之分。

视精明，察五色，观目中五色也。余义详下文。

夫脉者，血之府也。长则气治，短则气病，代则气衰，细则气少，上盛则气高，下盛则气胀，数则烦心，涩则心痛，大则病进。浑浑革革，至如涌泉，病进而危。弊弊绵绵，其去如弦绝者死。

长者，气舒畅也。短者，气迫促也。代者，动而中止也。细者，虚而不充也。上盛则气高，肺胃之逆。下盛则气胀，肝脾之下陷也。数则心烦，君火之升炎也。涩则心痛，寒水之上犯也。大则病进，正虚而邪旺也。浑浑，盛也。革革，硬也。浑浑革革，至如涌泉，病进而危，大则病进也。弊弊，虚浮也。绵绵，软弱也。弊弊绵绵，去如弦绝者，气不续也。此明切脉动静之义。

夫精明五色者，气之华也。赤欲如白裹朱，不欲如赭；白欲如鹅羽，不欲如盐；青欲如苍璧之泽，不欲如蓝；黄欲如罗裹雄黄，不欲如黄土；黑欲

[①] 十四：原缺，据目录补。

如重漆色，不欲如地苍。五色精微象见矣，其寿不久也。

精明者，气之华也，言目乃五气之光华也（精华发越，而生光明，故曰精明）。其中五色欲鲜明，不欲晦黯。若五色微见晦黯之象（精微，微也），则光华外减，神气乃败，其寿不得久也。

夫精明者，所以视万物，别黑白，审短长。以长为短，以白为黑，如是则精衰矣。

目所以辨白黑短长，若长短黑白淆乱，则精华已衰，所以年寿不永也。此明视精明，察五色之义。

五脏者，中之守也。中盛脏满，气胜伤恐者，声如从窨中言，是中气之湿也。言而微，终日乃复言者，此夺气也。衣被不敛，言语善恶不避亲疏者，此神明之乱也。仓廪不藏者，是门户不要也。水泉不止者，是膀胱不藏也。得守者生，失守者死。

五脏者，中之守也，言五脏主藏精气，中之守护也。中气壅满，语音不彻，声如从土窨中言，是脾土之湿也。言而微弱，终日乃复言者，此肺气之夺也。衣被不掩，言语善恶不避亲疏者，此心神之乱也。水谷泄利，仓廪不藏者，是门户失约也。小便遗失，水泉不止者，是膀胱不藏也。如此则失其守矣。得守者生，失守者死。此明观五脏有余不足之义。

六腑者，身之强也。头者，精明之府，头倾视深，精神将夺矣。背者，胸中之府，背曲肩随，府将坏矣。腰者，肾之府，转摇不能，肾将惫矣。膝者，筋之府，屈伸不能，行则偻俯，筋将惫矣。骨者，髓之府，不能久立，行则振掉，骨将惫矣。得强则生，失强则死。

身之强也，言身之所以为强壮也。头倾视下（深，下也）。阳气陷也。背曲肩垂（随，垂也），宗气衰也。头、背、腰、膝、骨、髓皆见颓败，如此则失其强矣。得强则生，失强则死。此明六腑强弱，形之盛衰之义。

帝曰：脉其四时动奈何？知病之所在奈何？知病乍在内奈何？知病乍在外奈何？知病之所变奈何？请问此五者，可得闻乎？

义详下文。

岐伯曰：请言其与天运转大也。万物之外，六合之内，天地之变，阴阳之应，彼春之暖，为夏之暑，彼秋之忿，为冬之怒。四变之动，脉与之上下，以春应中规，夏应中矩，秋应中衡，冬应中权。

与天运转大，言与天运转移，同其广大也。凡万物之外，六合之内，一切天地之变，莫非阴阳之应。彼春之暖化而为夏之暑，彼秋之忿化而为冬之怒。四变之动，见于天时，脉亦与之上下。以春应中规之圆，夏应中矩之方，秋应中衡之浮，冬应中权之沉，天人合气也。

持脉有道，虚静为保。春日浮，如鱼之游在波；夏日在肤，泛泛乎万物有余；秋日下肤，蛰虫将去；冬日在骨，蛰虫周密，君子居室。

持脉有道，以清虚宁静为保（保与宝同）。春日浮，如鱼之游在水波之下，半沉半浮也。夏日在肤，泛泛乎（盛也）如万物之有余，则全浮矣。秋日下肤，如蛰虫之将去，半浮半沉也。冬日在骨，如蛰虫之周密，君子之居室，则全沉矣。

是故冬至四十五日，阳气微上，阴气微下；夏至四十五日，阴气微上，阳气微下。阴阳有时，与脉为期。期而相失，知脉所分。分之有期，故知死时。

水藏于冬，阳在下而阴在上，及冬至四十五日，则阳气微上，阴气微下。火长于夏，阴在下而阳在上，及夏至四十五日，则阴气微上，阳气微下。阴阳之上下有时，悉皆与脉为期。期而相失，是何部不应，则知何脉所分。分之有其日期，故知人死之时节也。

微妙在脉，不可不察。察之有纪，从阴阳始。始之有经，从五行生。生之有度，四时为宜。补泻无失，与天地如一。得一之情，以知死生。是故声合五音，色合五行，脉合阴阳。

阴阳者，脉之纲纪，故察之有纪，从阴阳始。阴阳分而为五行，故始之有经，从五行生。五行运而为四时，故生之有度，四时为宜。法阴阳五行四时，以治百病，则补泻无失，与天地如一。得此一之情，以知死生。是故听五声合乎五音，察五色合乎五行，诊脉合乎阴阳，神圣工巧之妙尽矣。此答帝问脉其四时动之义。

心脉搏坚而长，当病舌卷不能言。其软而散者，当消环自已。

心窍于舌，其脉搏坚而长，是心火之上炎也，当病舌卷不能言。其软而散者，则心火退矣，当消环自已。消，尽也，尽一经之环周，其病自已也。

肺脉搏坚而长，当病唾血。其软而散者，当病灌汗，至令不复散发也。

肺脉搏坚而长，是肺气之上逆也，当病唾血。其软而散者，则肺气发达，泄于皮毛，当病灌汗（汗如浇灌），至令不复发散而愈也。

肝脉搏坚而长，色不青，当病坠若搏，因血在胁下，令人喘逆，其软而散，色泽者，当病溢饮。溢饮者，渴暴多饮，而溢入肌皮肠胃之外也。

肝脉搏坚而长，是肝气之郁陷也。色青者，为肝脏内伤，色不青，当病损坠与搏击，因而瘀血在胁下，阻甲木下行之路，逆冲胸膈，令人喘逆。其软而散，色光泽者，是水气之泛溢，当病溢饮。溢饮者，渴而卒暴多饮，水未及消，而溢入于皮肤肠胃之外也（皮肤之内，肠胃之外）。

脾脉搏坚而长，其色黄，当病少气，其软而散，色不泽者，当病足胻肿，若水状也。

脾脉搏坚而长，是脾气之郁。其色黄者，湿盛阳虚，脾土困乏，当病少气。其软而散，色不泽者，则湿不上侵，而下流膝踝，当病足胻肿，若水状也。

胃脉搏坚而长，其色赤，当病折髀。其软而散者，当病食痹。

胃脉搏坚而长，是胃气之郁。色不赤，为胃腑内伤。色赤者，当病折髀，胃脉从气冲下髀，抵伏兔，经血瘀阻，故髀骨如折而色赤也。其软而散者，则胃气虚弱，当病食痹。食痹者，食下而气滞如塞也。

肾脉搏坚而长，其色黄而赤者，当病折腰。其软而散者，当病少血，至令不复也。

肾脉搏坚而长，是肾气之郁。其色黄而赤者，土邪克水，湿蒸为热，当病折腰（肾位于腰）。其软而散者，肾气微弱，当病少血，至令不能复旧也。

肝与肾脉并至，其色苍赤，当病毁伤，不见血。已见血，湿若中水也。

肝主筋，其脉弦，肾主骨，其脉沉。肝与肾脉并至，而其色苍赤，苍为肝色，赤为心色，心主脉，脉舍血（《灵枢·本神》语），脉色如此，是筋骨血脉皆病，当病形体毁伤。无论不见血与已见血，其身应湿，若中水也。中水者，水入于经，其身必湿。寒水侮土，脾湿内动，外溢经络，故湿如中水（中水与中风、中湿之中同义）。

帝曰：诊得心脉而急，此为何病？病形何如？岐伯曰：病名心疝，少腹当有形也。帝曰：何以言之？岐伯曰：心为牡脏，小肠为之使，故曰少腹当有形也。

心与小肠为表里，故小肠为心之使道，凡心内瘀浊，必传小肠。心脉紧急，病名心疝，小肠受之，是以少腹当有形也。

帝曰：诊得胃脉，病形何如？岐伯曰：胃脉实则胀，虚则泄。

胃主受盛，实则藏而不泄，故胀；虚则泄而不藏，故泄也（此皆甲木刑胃之证，非但胃土自病）。

欲知寸口太过与不及，寸口之脉中手短者，曰头痛。寸口脉中手长者，曰足胫痛。寸口脉中手促上击者，曰肩背痛。寸口脉沉而横，曰胁下有积，腹中有横积痛。寸口脉沉而喘，曰寒热。寸口脉沉而弱，曰寒热及疝瘕少腹痛。脉急者，曰疝瘕少腹痛。

中手，动应于手也。寸口脉中手而短者，足三阳之不降也。其病在上，曰头痛（足三阳自头走足，经气不降则寸浮，故脉短）。中手而长者，足三阴之不升也，其病在下，曰足胫痛（足三阴自足走胸，经气不升则尺浮，故脉长）。中手短促而上击者，手三阳之不升也。病在升路之半，曰肩背痛（手三阳自手走头，皆由肩升）。脉沉而横者，足厥阴之不升也。病在升路之半，曰胁下有积，腹中有横积痛（足厥阴由小腹上行胁肋）。脉沉而喘动应手者，曰寒热，少阳胆经外闭于风寒也（足少阳化气相火，风寒外束则生寒，相火内郁则生热也）。脉沉而软弱不达者，曰寒热及疝瘕少腹痛，厥阴肝经外闭于风寒也（厥阴，阴极阳生，阴极则生寒，阳复则发热）。木弱由于水寒，水寒木郁，结而不行，则生疝瘕，冲击不宁，则少腹疼痛。脉紧急者，曰疝瘕少腹痛，以其水寒之深，而木郁之极也。

脉滑曰风，脉涩曰痹。缓而滑曰热中，盛而紧曰胀。尺脉缓涩，谓之解㑊。安卧脉盛，谓之脱血。尺涩脉滑，谓之多汗。尺寒脉细，谓之后泄。尺粗长热者，谓之热中（解与懈同，㑊与迹同）。

风病脉滑，卫气闭敛而营血郁动也。痹病脉涩，营血凝瘀而卫气阻滞也。缓而滑曰热中，热气之外达也。盛而紧曰胀，寒气之外束也。尺脉缓涩，谓之解㑊，邪热消烁，阴精耗损而形迹懈怠也。安卧脉盛，谓之脱血，身未动摇而脉不宁静，是血亡而气不守也。尺肤涩而脉滑，谓之多汗，是营血化汗而外泄也（血亡则皮涩，脏气不行则脉滑）。尺肤寒而脉细，谓之后泄，是水寒木陷而下冲也。尺肤粗而常热，谓之热中，是邪热烁阴而皮肤失其润泽也（此上二段，旧误在《平人气象》中）。

粗大者，阴不足，阳有余，为热中也。来疾去徐，上实下虚，为厥巅疾。来徐去疾，上虚下实，为恶风也，故中恶风者，阳气受也。

皮粗而脉大者（统尺寸言），阴不足，阳有余，此为热中也（承上尺粗常热者，谓之热中，而申明之）。来疾而去徐，是上实而下虚。上实者，此为厥巅之疾（三阳不降，其病在头）。来徐去疾，是上虚而下实，上虚者，此为恶风也（《仲景脉法》：风则浮虚，恶风，邪风也）。故中恶风者，阳气受之，阳气在上，是以上虚也。

有脉俱沉细数者，少阴厥也。沉细数散者，寒热也。浮而散者，为眴仆。诸浮不躁者，皆在阳，则为热。其有躁者，在手。诸细而沉者，皆在阴，则为骨痛。其有静者，在足。数动一代者，病在阳之脉也，泄及便脓也。

有脉俱沉细数者，此少阴之厥也。足少阴自足走胸，上行为顺，下行为逆，肾气虚寒，不能上化木火，故脉沉细数者，乙木沉陷而郁动于水中也。此缘少阴逆行，肝木失生，故脉象如是。沉细数散者，此为寒热也，沉细则水旺而生寒，数散则木郁而生热。沉细者，少阴之阴胜而阳败也。数散者，厥阴之阴极而阳复也。浮而散者，此为眩仆。浮则相火上逆，散则甲木拔根。甲木失根，阳气浮散，旋转不宁，故头目眩运而昏迷颠仆也。诸浮而不躁者，皆在阳经，则为热。其有躁者，则在手三阳。手三阳者，阳中之阳也。诸细而沉者，皆在阴经，则为骨痛，其有静者，则在足三阴，足三阴者，阴中之阴也（阳性浮，故浮则皆在阳经。浮而躁，则阳盛极矣，是以在手。阴性沉，故沉则皆在阴经。沉而静，则阴盛极矣，是以在足也）。数动而一代者，此病在阳之脉也，主大便泄利及便脓血。盖阳明胃腑，主受盛水谷，胃土上逆，壅碍少阳下行之路，甲木不舒，侵逼胃腑，水谷莫容，故生泄利。少阳相火，传于胃腑，自胃腑而传大肠，瘀蒸腐烂，故便脓血，其数动而一止者，少阳阳明之经郁塞而不通畅也。

诸过者，切之涩者，阳气有余也，滑者，阴气有余也。阳气有余，为身热无汗；阴气有余，为多汗身寒。阴阳有余，则无汗而寒。

卫性收敛，敛则脉涩；营性疏泄，泄则脉滑。诸脉有过者，切之涩者，是阳气有余也，滑者，是阴气有余也。阳气有余，为身热无汗，清气之外敛也。阴气有余，为多汗身寒，温气之外泄也。阴阳俱有余，则无汗而寒，营卫皆闭，表寒而里热也。

臂多青脉曰脱血。颈脉动喘疾咳曰水。目裹微肿，如卧蚕起之状曰水。溺黄赤，安卧者，黄疸。目黄者，曰黄疸。已食如饥者，胃疸。面肿曰风。足胫肿曰水。妇人手少阴脉动甚者，妊子也。

肝藏血，其色青。臂多青脉者，风木疏泄而肝血脱亡也。颈脉者，足阳明之大迎（结喉旁之动脉）。颈脉动喘疾咳者，水邪上逆而肺胃之气阻也。目裹者，足阳明之承泣（穴名）。目裹微肿，如卧蚕起状者，水邪侮土，直犯阳位也。溺黄赤者，脾土湿陷，肝木抑遏，郁生下热，传于膀胱，膀胱湿热，故溺黄赤。水道梗涩，风木不能疏泄，湿热淫蒸，传于周身，则为黄疸。脾气困乏，故安卧不欲动转。目黄者，亦曰黄疸，湿气浸淫于头目也。已食如饥者，胃疸，胃腑湿热，水谷消化之速也（疸与瘅同，热也）。面肿曰风，风动则面浮也。足胫肿曰水，水旺土湿，阳气不能下达也。妇人手少阴脉动甚者，妊子也，手少阴脉动神门（在掌后下廉高骨内），胎生土位，碍水火交济之路，君火上炎，故神门动甚。其于气口，则应在左寸也（此段旧误在《平人气象》中）。此答黄帝问知病所在之义。

寸口脉沉而坚者，曰病在中。寸口脉浮而盛者，曰病在外。脉盛滑坚者，曰病在外。脉小实而坚者，病在内。

沉坚为中，浮盛为外。盛滑为外，小实为内。此表阳里阴之形体也（此段旧误在《平人气象》中）。

尺内两傍，则季胁也。尺外以候肾，尺里以候腹。中附上，左外以候肝，内以候膈，右外以候胃，内以候脾。上附上，右外以候肺，内以候胸中，左外以候心，内以候膻中。前以候前，后以候后。上竟上者，胸喉中事也；下竟下者，少腹、腰、股、膝、胫、足中事也。

尺内两傍，则季胁以下之部也。尺之外侧以候肾，尺之内侧以候腹，此诊下焦之法也。中附上，两关脉也。左之外以候肝，内以候膈；右之外以候胃，内以候脾，此诊中焦之法也。上附上，两寸部也。右之外以候肺，内以候胸中；左之外以候心，内以候膻中（手心主也）。此诊上焦之法也。前部之脉以候前半，后部之脉以候后半。上竟上者（竟，尽也），胸膈咽喉中事也；下竟下者，少腹、腰、股、膝、胫、足中事也。

推而外之，内而不外，有心腹积也。推而内之，外而不内，身有热也。推而上之，上而不下，腰足清也。推而下之，下而不上，头项痛也。按之至骨，脉气少者，腰脊痛而身有痹也。故曰：知内者，按而纪之；知外者，终而始之。此六者，持脉之大法。

知内者，按其处而经纪之，言不差也。知外者，终其事而如始之，言不乱也。此六者，持脉之大法，谓两寸、两关、两尺诊法之大要也。此答帝问知病乍在内、知病乍在外之义。

帝曰：病成而变何谓？岐伯曰：风成为寒热，久风为飧泄，脉风成为疠，瘅成为消中，厥成为巅疾。病之变化，不可胜数。

病成而变者，病成而变生诸证也。此因上文知病之所变，而重问之，风成为寒热者，风闭皮毛，则生寒热。久风为飧泄者，风木郁陷，则生飧泄。脉风成为疠者，风伤卫气，卫闭而遏营血，血热不得透发，经脉腐败，则生痂癞也。

瘅成为消中者，胃腑湿热，故善食而善消也。厥成为巅疾者，足之三阳，厥逆不降，故生巅顶之疾也。此皆病成之所变化，诸如此类，不可胜数也。

帝曰：诸痈肿筋挛骨痛，此皆安生？岐伯曰：此寒气之肿，八风之变也。帝曰：治之奈何？岐伯曰：此四时之病，以其所胜治之则愈也。

痈疽肿硬，筋挛骨痛，此因风寒闭其经脉，营卫阻梗而成，乃八风感袭之所变化也。按其四时之病，以其所胜治之则愈，如以寒治热，以风治湿之类。

帝曰：人之居处动静勇怯，脉亦为之变乎？岐伯曰：凡人之惊、恐、恚、劳、动、静，皆为变也。是以夜行则喘出于心，淫气病肺，有所惊恐；喘出于肺，淫气伤肝，有所坠恐；喘出于肝，淫气害脾，度水跌仆；喘出于肾与骨，淫气伤心。当是之时，勇者气行则已，怯者则着而为病也。故曰：诊病之道，观人勇怯骨肉皮肤，能知其情，以为诊法也。

夜行劳力汗出，君火失藏（汗为心液），则喘出于心。心火淫泆，而刑肺金，是以病肺。有所惊恐，胆火升炎（胆主惊），肺金受伤，则喘出于肺。肝木被刑，是以伤肝。有所堕恐，风木下陷，则喘出于肝（堕坠亦生惊恐。肝胆皆主惊，胆病则上逆，肝病则下陷，故堕坠惊恐，肝偏受之）。脾土被刑，是以害脾。度水跌仆，而生恐惧，肾水受病（肾属水而主恐）。心火被刑，是以伤心。勇者气盛，故流行而不病，怯者气虚，故留着而为病也。

夫饮食饱甚，汗出于胃；惊而夺精，汗出于心；持重远行，汗出于肾；疾走恐惧，汗出于肝；摇体劳苦，汗出于脾。故春秋冬夏，四时阴阳，生病起于过用，此为常也。

汗出则气泄而阳亡，是以病生。故春秋冬夏四时之中，或阴或阳（春夏为阳，秋冬为阴），其一切生病，皆起于过用其精气而得，此为常事也（二段旧误在《经脉别论》）。

《素问悬解》卷二终

武进　刘康来　校字

素问悬解卷三

昌邑黄元御解

脉　法①

玉机真脏论十五②

黄帝问曰：春脉如弦，何如而弦？岐伯对曰：春脉者，肝也，东方木也，万物之所以始生也，故其气来软弱轻虚而滑，端直以长，故曰弦。反此者病。帝曰：何如而反？岐伯曰：其气来实而强，此谓太过，病在外；其气来不实而微，此谓不及，病在中。帝曰：春脉太过与不及，其病皆何如？岐伯曰：太过则令人善怒，忽忽眩冒而巅疾；其不及则令人胸痛引背，下则两胁胠满。

眩冒巅疾，足少阳之上逆也。胸痛引背，胆火之刑肺也。两胁胠满，足厥阴之下陷也。

帝曰：善。夏脉如钩，何如而钩？岐伯曰：夏脉者，心也，南方火也，万物之所以盛长也，故其气来盛去衰，故曰钩。反此者病。帝曰：何如而反？岐伯曰：其气来盛去亦盛，此谓太过，病在外；其气来不盛去反盛，此谓不及，病在中。帝曰：夏脉太过与不及，其病皆何如？岐伯曰：太过则令人身热而肤痛，为浸淫；其不及则令人烦心，上见咳唾，下为气泄。

身热肤痛，君火之上炎也。肺主皮肤，君火刑肺，是以痛生。浸淫者，皮肉生疮，黄水流溢，到处湿烂，浸淫不已也。烦心咳唾，火逆而克肺金也。下为气泄，小肠陷也。

---

① 脉法：原缺，据目录补。
② 十五：原缺，据目录补。

帝曰：善。秋脉如浮，何如而浮？岐伯曰：秋脉者，肺也，西方金也，万物之所以收成也。故其气来轻虚以浮，来急去散，故曰浮。反此者病。帝曰：何如而反？岐伯曰：其气来毛而中央坚，两旁虚，此谓太过，病在外；其气来毛而微，此谓不及，病在中。帝曰：秋脉太过与不及，其病皆何如？岐伯曰：太过则令人逆气而背痛，愠愠然；其不及则令人喘，呼吸少气而咳，上气见血，下闻病音。

逆气而背痛，肺气之上逆也。愠愠，不快也。上气见血，下闻病音者，气道壅阻，上行则血见，下行则呻吟也。

帝曰：善。冬脉如营，何如而营？岐伯曰：冬脉者，肾也，北方水也，万物之所以合藏也，故其气来沉以搏，故曰营。反此者病。帝曰：何如而反？岐伯曰：其气来如弹石者，此谓太过，病在外，其去如数者，此谓不及，病在中。帝曰：冬脉太过与不及，其病皆何如？岐伯曰：太过则令人解㑊，脊脉痛而少气不欲言；其不及则令人心悬如病饥，䏚中清，脊中痛，少腹满，小便变。

如弹石者，水旺而坚凝也。如数者，火旺而阴消也。解㑊者，水旺火亏，形迹懈怠也。脊脉痛者，水寒而筋急也。少气不欲言者，阳虚而神惫也。心悬如病饥者，君火失根，心内虚馁也。䏚中清者，季胁以下寒也。少腹满，小便变，水寒土湿，木郁不能疏泄也。

帝曰：善。四时之序，逆从之变异也。然脾脉独何主？岐伯曰：脾脉者，土也，孤脏以灌四旁者也。帝曰：然则脾善恶可得见之乎？岐伯曰：善者不可得见，恶者可见。帝曰：恶者何如可见？岐伯曰：其来如水之流者，此谓太过，病在外，如鸟之喙者，此谓不及，病在中。帝曰：夫子言脾为孤脏，中央土以灌四旁，其太过与不及，其病皆何如？岐伯曰：太过则令人四肢不举，其不及则令人九窍不通，名曰重强。

帝问四时之序，心、肾、肝、肺四脏应之，从则气和，逆则变生。逆从之变，相异如此，皆四脏之所主者，而脾脉独何主也？如水之流者，土胜水也。如鸟之喙者，木克土也。四肢不举者，中气不得四达也。九窍不通者，胃逆则七窍上塞，脾陷则二窍下闭也。

胃之大络，名曰虚里，贯膈络肺，出于左乳下，脉宗气也。乳之下，其动应衣，宗气泄也。盛喘数绝者，则病在中，结而横，有积矣，绝不至曰死。

胃之大络，名曰虚里（穴名），贯胸膈，络肺脏，出于左乳下，乃诸脉之宗气也（诸脉皆禀气于胃）。乳之下，其动应衣，是宗气之外泄也。盖胃以下行为顺，下行则浊气全降，虚里不甚跳动，阳衰湿旺，胃土上逆，浊气不降，蓄积莫容，故其动应衣。此宗气升泄，不能下蛰也，虚劳惊悸之家，多有此证。若盛喘数绝者（数绝，数之极也），缘甲木克贼戊土，二气壅迫之故，则病在中。若气结而横阻，是少阳之经痞塞不开，应有积矣，此太过者也。若经脉不至，则胃败而曰死，此不及者也（此因脾脉而及胃脉）。

人以水谷为本，故人绝水谷则死，脉无胃气亦死。所谓无胃气者，但得真脏脉，不得胃气也。所谓脉不得胃气者，肝不弦、肾不石也（以上二段，旧误在《平人气象》中）。

胃气即水谷之气也，故人绝水谷则死，脉无胃气亦死。无胃气者，但得真脏脉，不得胃气也。不得胃气者，太过则肝脉但弦，肾脉但石；不及则肝并不弦，肾并不石。第见胜己之邪，而本气全无也。

真肝脉至，中外急，如循刀刃责责然，如按琴瑟弦，色青白不泽，毛折，乃死。真心脉至，坚而搏，如循薏苡子累累然，色赤黑不泽，毛折，乃死。真脾脉至，弱而乍数乍疏，色黄青不泽，毛折，乃死。真肺脉至，大而虚，如以毛羽中人肤，色白赤不泽，毛折，乃死。真肾脉至，搏而绝，如指弹石辟辟然，色黑黄不泽，毛折，乃死。诸真脏脉见者，皆死不治也。五脏已败，其色必夭，夭必死矣。

青白，金克木也。赤黑，水克火也。黄青，木克土也。白赤，火克金也。黑黄，土克水也。肺主皮毛，毛折，肺气败也。色夭，即不泽也（"五脏已败"三句，旧误在《三部九候论》中）。

大骨枯槁，大肉陷下，肩髓内消，动作并衰，真脏未见，期一岁死，见其真脏，乃与之期日。

真脏见，计其胜克，乃与之期日。

大骨枯槁，大肉陷下，胸中气满，喘息不便，其气动形，期六月死，真脏脉见，乃与之期日。

其气动形，喘息而身动也。

大骨枯槁，大肉陷下，胸中气满，喘息不便，内痛引肩项，期一月死，真脏见，乃与之期日。

内痛，胸腹胁肋诸处痛①也。

大骨枯槁，大肉陷下，胸中气满，喘息不便，内痛引肩项，身热，脱肉破䐃，真脏见，十日之内死。

身热，阳根外脱也。脱肉破䐃，脾败也。

大骨枯槁，大肉陷下，胸中气满，心中不便，腹内痛引肩项，身热，破䐃脱肉，目眶陷，真脏见，目不见人，立死。其见人者，至其所不胜之时则死。

目不见人，神败也。不胜之时，遇克贼也。

急虚，身中卒至，五脏绝闭，脉道不通，气不往来，譬于堕溺，不可为期。其脉绝不来，若人一呼五六至，其形肉不脱，真脏虽不见，犹死也。

急虚，极虚。身中卒至，邪中于身，卒然而至也。五脏绝闭，五脏内闭之甚也。脉道不通，经脉外塞也。内外皆阻，故气不往来。如此则譬于陨堕重渊之内，顷刻死亡，不可为期。如其脉绝不来，与人一呼五六至，则其形肉不脱，真脏虽不见，犹必死也。

帝曰：见真脏曰死，何也？岐伯曰：五脏者，皆禀气于胃。胃者，五脏之本也。脏气者，不能自致于手太阴，必因于胃气，乃致于手太阴也，故五脏各以其时，自胃而致于手太阴。邪气胜者，精气衰也。病甚者，胃气不能与之俱致于手太阴，故真脏之气独见。独见者，病胜脏也，故曰死。

五脏各以其时，自胃而至于手太阴者，故春弦、夏钩、秋毛、冬石之中，皆有胃气也。精气，正气也，病胜脏者，邪胜正也。

帝瞿然而起，再拜而稽首曰：善。吾得脉之大要，天下至数，五色脉变，揆度奇恒，道在于一，神转不回，回则不转，乃失其机。至数之要，迫近以微，著之玉版，藏之脏腑，每旦读之，名曰玉机。

天下至数至名曰玉机，与《玉版论要》相重。

通评虚实论十六②

黄帝问曰：何谓虚实？岐伯对曰：邪气盛则实，精气夺则虚。帝曰：虚

---

① 痛：原缺，据文义补。
② 十六：原缺，据文义补。

实何如？岐伯曰：气实者，热也。气虚者，寒也。气虚者，肺虚也。气逆者，足寒也。非其时则生，当其时则死。余脏皆如此（"气实者热"二语，旧误在《刺志论》中）。

邪气盛满则实，精气劫夺则虚。气实者，阳郁而生热。气虚者，阴郁而生寒。所谓气虚则寒者，肺主气，气虚者，肺虚也。肺气虚则上逆，气逆者，阳不归根，肾气虚，是以足寒也。非其司令之时则生，当其司令之时则死。余脏皆如此也（当其时则死，令气败故也）。

帝曰：何谓重实？岐伯曰：所谓重实者，言热病，气热脉满，是谓重实。

热病阳气实矣，益以气热而脉满，是重实也。

帝曰：何谓重虚？岐伯曰：脉气上虚尺虚，是谓重虚。帝曰：重虚何如？岐伯曰：所谓气虚者，言无常也。尺虚者，行步恇然。脉虚者，不象阴也。如此者，滑则生，涩则死也。

上，寸也。脉气寸虚，是上虚也。益以尺虚，则下亦虚，是重虚也。所谓脉气上虚者，言无平人之常气也（《平人气象论》：胃者，平人之常气也）。尺虚者，足膝无力，行步恇然（恇，虚怯也）。脉之上下俱虚者，不象太阴之候也（《难经》：寸口者，脉之大会，手太阴之动脉也）。如此者，滑则生，滑为阳也，涩则死，涩为阴也（仲景脉法）。

帝曰：络气①不足，经气有余，何如？岐伯曰：络气不足，经气有余者，脉口热而尺寒也。秋冬为逆，春夏为从。

络为阳，经为阴。络气不足，经气有余者，阳升火泄，脉口热而尺中寒也。秋冬阳气收藏则为逆，春夏阳气生长则为从也。

帝曰：经虚络满何如？岐伯曰：经虚络满者，尺热滑，脉口寒涩也。此春夏死，秋冬生也。帝曰：治此者奈何？岐伯曰：络满经虚，灸阴刺阳，经满络虚，刺阴灸阳。

经虚络满，则阳乘阴位，阴乘阳位，尺肤热滑，而脉口寒涩也。春夏阳不生长，故死；秋冬阳气收藏，故生。络满经虚，灸以补阴，刺以泻阳；经满络虚，刺以泻阴，灸以补阳也。

---

① 络：原作"脉"，据《素问·通评虚实论篇第二十八》及下文改。

帝曰：经络俱实何如？何以治之？岐伯曰：经络皆实，是寸脉急而尺缓也，皆当治之。滑则从，涩则逆。夫虚实者，皆从其物类始，故五脏骨肉滑利，可以长久也。

络实则寸急，经实则尺缓，皆当泻之（治，泻也）。滑则为从，涩则为逆。夫虚实之象，各从其物类始。物生则滑利，死则枯涩，其大凡也。故五脏骨肉之滑利者，可以长久也。

帝曰：寒气暴上，脉满而实，何如？岐伯曰：实而滑则生，实而涩则死。帝曰：脉实满，手足寒，头热，何如？岐伯曰：春秋则生，冬夏则死。帝曰：其形尽满何如？岐伯曰：脉急大坚，尺涩而不应也。如是者，从则生，逆则死。帝曰：何谓从则生，逆则死？岐伯曰：所谓从者，手足温也；所谓逆者，手足寒也。

寒气自下焦暴上，阳为阴格，则脉满而实。实而滑者，生气犹存，则生；实而涩者，阳根已断，则死（肝脉滑，肺脉涩。实而滑者，肝木之生气未亡也；实而涩者，肺金之收气绝根也）。阳不归根，则脉实满；中气不能四达，则手足寒。阳气郁升则头热，此水火不交，阳盛于上而阴盛于下者。左右者，阴阳之道路也。阳升于左则为春，升于上则为夏。春阳半升，未至极盛，故生；夏则阳盛之极，故死。其死者，上焦阳亢，而无阴也。阴降于右则为秋，降于下则为冬。秋阴半降，未至极盛，故生；冬则阴盛之极，故死。其死者，下焦阴孤，而无阳也。其形尽满者，阴内而阳外，阳盛于经而不行也。阳郁于表，则脉急大坚；阴凝于里，则尺涩而不应也。四肢禀气于脾胃，手足温者，中气未败，是谓从，从则生；手足寒者，里阳绝根，是谓逆，逆则死也。

帝曰：乳子而病热，脉悬小者，何如？岐伯曰：手足温则生，寒则死。帝曰：乳子中风热，喘鸣肩息者，脉何如？岐伯曰：喘鸣肩息者，脉实大也。缓则生，急则死。

病热而脉悬小，阳虚而外浮也。病脉相反，此非婴儿所宜，手足温者，中气未绝，则生，寒则土败而死也。中风发热，喘鸣肩息者，脉必实大，表闭而阳郁也。缓则经气松和，故生；急则经气束迫，表阳内陷，故死也。

帝曰：肠澼便血何如？岐伯曰：身热则死，寒则生。帝曰：肠澼下白沫何如？岐伯曰：脉沉则生，脉浮则死。脉浮而涩，而身有热者死。帝曰：肠澼下脓血何如？岐伯曰：脉悬绝则死，滑大则生。帝曰：肠澼之属，身不热，脉不悬绝何如？岐伯曰：滑大者曰生，悬涩者曰死，以脏期之。

肠澼便血者，泄利之后，继以下血，血藏于肝，是风木下陷，疏泄而不藏也。身热者，温气陷亡，阳根已断，浮散而无归也，故死；寒则阳根未断，故生。肠澼下白沫者，大肠下陷，而不收也。白为金也，庚金失敛，故下白沫。脉沉者，中气未败，阳随土蛰，故生；脉浮者，中气败竭，微阳散越，故死。脉浮而涩，涩而身有热者，微阳外郁，升越无归，必死无疑也。肠澼下脓血者，肝肠俱陷，脂血凝滞，湿气瘀蒸，故成腐败。脉悬绝者，金木逼迫，胃气全无，故死；滑大者，阳气未亡，结滞将开，故生。肠澼之属，身不热，脉不悬绝者，滑大则阳气未亏，故生；悬涩则阳气欲绝，故死。其将死也，以脏期之，肝见庚辛，心见壬癸，脾见甲乙，肺见丙丁，肾见戊己，则不可活矣。

帝曰：癫疾何如？岐伯曰：脉搏大滑，久自已；脉小坚急，死不治。帝曰：癫疾之脉，虚实何如？岐伯曰：虚则可治，实则死。帝曰：消瘅虚实何如？岐伯曰：脉实大，病久可治；脉悬小坚，病久不可治。

阴盛则癫，癫者，有悲恐而无喜怒，肺肾旺而心肝衰也。脉搏大滑者，阳气未败，故久而自已。脉小坚急者，纯阴无阳，故死不可治。脉虚者，正气不足，故可治。实则邪旺正亏，是以死也。消瘅者，风木疏泄，相火升炎，脉实大则阳根下盛，故病久可治。脉悬小坚则孤阴下旺，微阳失居，故病久不可治也。

帝曰：余闻虚实以决死生，愿闻其情。岐伯曰：五实死，五虚死。帝曰：愿闻五实五虚。岐伯曰：脉盛、皮热、腹胀、前后不通、闷瞀，此谓五实。脉细、皮寒、气少、泄利前后、饮食不入，此谓五虚。帝曰：其时有生者何也？岐伯曰：浆粥入胃，泄注止，则虚者活；身汗，得后利，则实者活，此其候也（此段旧误在《玉机真脏论》）。

五实者，所谓邪气盛则实者也；五虚者，所谓精气夺则虚者也。实而不虚，虚而不实则死。粥入泄止，是虚不终虚；汗出利下，是实不终实，故生也。

帝曰：愿闻虚实之要。岐伯曰：气实形实，气虚形虚，此其常也。反此者病。脉实血实，脉虚血虚，此其常也，反此者病。谷盛气盛，谷虚气虚，此其常也，反此者病。帝曰：如何而反？岐伯曰：气盛身寒，此谓反也。气虚身热，此谓反也。脉盛血少，此谓反也。脉小血多，此谓反也。谷入多而气少，此谓反也。谷不入而气多，此谓反也。

虚实之要，虚实之大要也。

气盛身寒，得之伤寒。气虚身热，得之伤暑。脉小血多者，饮中热也。

脉大血少者，脉有风气，水浆不入也。谷入多而气少者，得之有所脱血，湿居下也。谷入少而气多者，邪在胃，及于肺也。夫实者，气入也；虚者，气出也。入实者，右手开针空也；入虚者，左手闭针空也。

气盛身寒，得之伤寒，寒束而气闭也。气虚身热，得之伤暑，热烁而气泄也。脉小血多，饮中热也，酒入经络而血沸也。脉大血少，脉有风气，水浆不入也。风动血耗，水浆不能入经脉，而润其枯燥也。谷入多而气少，得之有所脱血，湿居下也。血脱亡其温气，阴旺湿生，谷入虽多，温气难复，故气少也。谷入少而气多，邪在胃，及于肺也。肺胃上逆，浊气不降，下愈虚而上愈盛也。夫实者，气入而内闭也；虚者，气出而外泄也。入实者，右手开其针空，以泄内闭也；入虚者，左手闭其针空，以防外泄也（右手出针，故左手闭针空）。虚实之大要如此（二段旧误作《刺志论》，今移正之）。

诊要经终论十七①

黄帝问曰：诊要何如？岐伯对曰：诊病之始，五决为纪。欲知其始，先建其母。所谓五决者，五脉也。

诊病之始，以决断五气之盛衰为纲纪。欲知此气盛衰之所始，先建其母，知其母气之虚实，则知子气盛衰之所始矣。所谓五决者，决断五脉也。

夫脉之大、小、滑、涩、浮、沉，可以指别。五脏之象，可以类推。五脏之音，可以意识。五色微诊，可以目察。能合脉色，可以万全。

脉之大、小、滑、涩、浮、沉，可以指下别之。寸脉大，尺脉小，肝脉滑，肺脉涩，心脉浮，肾脉沉也。五脏之象，可以其类推之。肝脉弦，心脉钩，脾脉代，肺脉毛，肾脉石也。五脏之音，可以意识。肝音呼，心音笑，脾音歌，肺音哭，肾音呻也。五色微诊，可以目察，肝色青，心色赤，脾色黄，肺色白，肾色黑也。

赤脉之至也，喘而坚，诊曰：有积气在膈中，时害于食，名曰心痹。得之外积，思虑而心虚，故邪从之。

心属火，其色赤。赤脉之至，喘而坚（《平人气象论》：病心脉来，喘喘连属，其中微曲，曰心病。死心脉来，前曲后居，如操带钩，曰心死），是心气之结滞也。诊曰有

---

① 十七：原缺，据目录补。

积气在膈中，堵塞胃脘，时害于食，名曰心痹。得之思虑劳神，而心气虚馁，故邪气从而客之。

白脉之至也，喘而浮，有积气在胸中，下虚上实，喘而虚，惊，寒热，名曰肺痹。得之醉而使内也。

肺属金，其色白。白脉之至，喘而浮，是肺气之结滞也。诊曰有积气在胸中，下虚而上实（肺气不降，痞塞胸中故也），喘促而虚乏，心胆惊怯（肺病不能收敛君相二火故也），皮毛寒热（肺主皮毛，皮毛失敛，感冒风寒，故生寒热），名曰肺痹。得之醉后入房，纵欲伤精，肺气不得归宿也（肺金生水，而水中之气，秉之于肺。是为母隐子胎。纵欲伤精，亡泄水中阳气，肺气无根，故逆而上结）。

青脉之至也，长而左右弹，有积气在心下，支胠，头痛腰痛足清，名曰肝痹。得之寒湿。与疝同法。

肝属木，其色青。青脉之至，长而左右弹（弹，动摇也），此肝气之结滞也。诊曰有积气在心下，偏支左胠，头痛腰痛足清（甲木上逆则头痛，乙木下陷则腰痛，火根于水，火泄水寒，则足清冷），名曰肝痹。得之寒湿伤其脾肾，乙木不能生长也（肾水寒则肝木不生，脾土湿则肝木不长）。此与疝气同法。

黄脉之至也，大而虚，有积气在腹中，有厥气，名曰厥疝。得之疾使四肢，汗出当风。女子同法。

脾属土，其色黄。黄脉之至，大而虚，此脾气之结滞也。诊曰有积气在腹中，有厥逆之气，名曰厥疝（土病则木克之，厥疝者，肝气之寒湿凝结者也）。得之疾使四肢，汗出当风，风闭皮毛，中气不得四达也（脾主四肢，疾使四肢，劳伤中气，汗出当风，又加外感，中气更病也）。女子亦同此法。

黑脉之至也，上坚而大，有积气在小腹与阴，名曰肾痹。得之沐浴清水而卧。

肾属水，其色黑。黑脉之至，上坚而大，此肾气之结滞也。诊曰有积气在小腹与阴器，名曰肾痹。得之沐浴清水而卧，寒气入于孔窍，随卫气而内沉（人卧则卫气内沉），伤及肾脏也。

是以头痛巅疾，下虚上实，过在足少阴巨阳，甚则入肾。

足太阳经上额交巅，下项，行身之后，自头走足，头痛巅疾，下虚上实，太阳不降，浊气上逆也。太阳与少阴为表里，故过在足少阴巨阳。甚则自少阴之经，而入肾脏也。

徇蒙招尤，目瞑耳聋，下实上虚，过在足少阳厥阴，甚则入肝。

徇蒙招尤，昏蒙扰乱之意。招尤，掉摇也（尤与䀏同音，䀏与摇相似，因作尤，古文多如此）。足少阳经起目锐眦，循耳后，下项，行身之侧，自头走足。徇蒙招尤，目瞑耳聋者，少阳不降，相火上逆也。相火拔根，升浮摇荡，故神气飞扬，耳目眩晕，此上虚也。少阳与厥阴为表里，少阳上逆，则厥阴下陷，二窍堵塞（二阴），疏泄不行，此下实也。甚则自厥阴之经，而入肝脏也。

腹满䐜胀，支膈胠胁，下厥上冒，过在足太阴阳明，甚则入脾。

足阳明经下膈抵脐，行身之前，自头走足。腹满䐜胀，支膈胠胁者，阳明不降，浊气上逆也。戊土上逆，碍甲木降路，故胸膈胠胁偏支痞塞。甲木升摇，则神气昏晕，此上冒也。阳明与太阴为表里，阳明上逆，则太阴下陷，清气不升，故腿足厥冷，此下厥也。甚则自太阴之经，而入脾脏也（"甚则入脾"句，补。下二段亦同）。

咳逆上气，厥在胸中，过在手阳明太阴，甚则入肺。

手太阴经上膈属肺，自胸走手，咳逆上气，厥在胸中（厥，气逆也），此太阴不降，浊气上逆也。太阴与阳明为表里，手阳明经自手走头，下缺盆，络肺，亦当俱病，故过在两经。甚则自太阴之经，而入肺脏也。

心烦头痛，病在膈中，过在手巨阳少阴，甚则入心。

手少阴经起于心中，上系目系，自胸走手，心烦头痛，病在膈中，此少阴不降，君火上逆也。少阴与巨阳为表里，手太阳经自手走头，入缺盆，络心，循颈上颊，至目锐眦，亦当俱病，故过在两经。甚则自少阴之经，而入心脏也（以上十二段，旧误在《五脏生成论》中）。

帝曰：愿闻十二经脉之终奈何？岐伯曰：太阳之脉，其终也，戴眼反折，瘛疭。其色白，绝汗乃出，出则死矣。

足太阳经起目内眦，上头下项，行身之背，经气绝则筋脉短缩，故戴眼反折。戴眼者，黑珠全上，但见白睛也。瘛，筋急。疭，筋缓也。色白者，肺气败也（肺金为寒水之母，其色白）。寒水主藏，绝汗出者，寒水不藏也（《难经》：六阳气俱绝，即腠理泄，绝汗乃出，大如贯珠，转出不流）。

足太阳气绝者，其足不可屈伸，死必戴眼。瞳子高者，太阳不足；戴眼者，太阳已绝，此决死生之要，不可不察也（此段旧误在《三部九候论》）。

太阳之经，自头走足，其足不可屈伸者，筋脉之瘛疭也（急则不可伸，缓则不可屈）。瞳子高者，戴眼之渐也。

少阳终者，耳聋，百节皆纵，目环绝系，绝系一日半死。其死也，色先青白，乃死矣。

足少阳经起目锐眦，循耳后，下项。经气绝则少阳上逆，浊气填塞，故耳聋。肝胆主筋（《灵枢·本脏》：肝合胆，胆者筋其应）。诸筋者皆会于节，筋败不能联属关节，故百节皆纵。目环绝系，环，惊视也（义见《说文》）。胆木拔根，目系又绝，故瞻视惊惶，眴转不定。木色青，金色白，青白者，金克木也。

阳明终者，口目动作，善惊妄言，色黄，其上下之经盛而不行则终矣。

足阳明经起于目下，环口入齿，经气绝则戊土上逆，甲木失根，升浮摇荡，故口目动作，善惊妄言。妄言者，君相皆逆，神明惑乱也。色黄者，土败也。上下之经盛而不行者，经气之郁满也。

少阴终者，面黑齿长而垢，腹胀闭，上下不通而终矣。

少阴肾水，其色黑，肾主骨，齿者，骨之余也。经气绝则面黑齿长而垢，水败而骨枯也。寒水侮土，土陷木郁，故腹胀气闭，上下不通，所谓肾气实则胀也（少阴终者，肾气之败，非肾水之枯也）。

太阴终者，腹胀闭，不得息，善噫善呕。呕则逆，逆则面赤，不逆则上下不通，不通则面黑，皮毛焦而终矣。

太阴湿土，其位在腹，经气绝则湿土郁满，故腹胀气闭。胃逆肺壅，不得喘息，浊气填塞，胃脘莫容，故善噫善呕。呕则气愈冲逆，逆则收敛失政，二火上炎，故面赤。不逆则中气胀满，上下不通，不通则水侮金败。面黑者，水侮土也。皮毛焦者，肺气败也。

厥阴终者，中热嗌干，善溺心烦，甚则舌卷卵上缩而终矣。此十二经之所败也。

厥阴风木，胎君火而主疏泄，经气绝则火胎升泄，中热心烦。风木疏泄，则小便频数，而实梗涩不利。风动津耗，故咽嗌干燥，而实不能饮。肝主筋，其脉下过阴器，上入颃颡。舌卷卵缩者，筋脉短急也。两经同气，故言一经以概两经。此六者，皆十二经之所败也。

凡相五色之奇脉，面黄目青，面黄目赤，面黄目白，面黄目黑者，皆不死也。

黄为土色，是有胃气，故皆不死。

面青目赤，面赤目白，面青目黑，面黑目白，面赤目青，皆死也（二段，旧误在《五脏生成论》）。

无黄色则胃气绝，故皆死。

玉版论要十八[①]

黄帝问曰：余欲临病人，观死生，决嫌疑，欲知其要，如日月光，可得闻乎？愿闻要道。岐伯对曰：治之要极，无失色脉，用之不惑，治之大则。色脉者，上帝之所贵也，先师之所传也。

色脉无失，是治病之极要者。先师，僦贷季也。

上古使僦贷季理色脉而通神明，合之金木水火土、四时、八风、六合，不离其常，变化相移，以观其妙，以知其要。欲知其要，则色脉是矣。

上古天帝，使僦贷季传色脉之法，而通神明之德，合之五行、四时、八风、六合，不离其平常一定之理，而于其变化移异之中，以观其综错之妙，以知其诊候之要。欲知其要，则所谓色脉是矣（答欲知其要语）。

色以应日，脉以应月，常求其要，则其要也。夫色之变化，以应四时之脉，此上帝之所贵，以合于神明也，所以远死而近生。生道以常，命曰圣王。

色以应日光之显晦，脉以应月魄之亏盈。常求其诊候之要，则此乃其要也。色之变化，以应四时之脉象，此上帝之所以贵重（上帝，天帝），以合于神明也。此所以远死而近生。生道以之增长，命曰圣王。

帝曰：余欲闻其要于夫子矣。夫子言不离色脉，此余之所知也。岐伯曰：治之极于一。帝曰：何谓一？岐伯曰：一者，因得之。帝曰：奈何？岐伯曰：凡治病必察其上下，适其脉候，观其志意，与其病能也。闭户塞牖，系之病者，数问其情，以从其意。得神者昌，失神者亡。

一者，病之主宰，必有因而后得之。闭户塞牖，系之病者，数问其情，以顺其意。察其志意之间，得神者昌，失神者亡，此得一之因也（以上四段，旧误在《移精变气论》。"凡治病"四语，旧误在《五脏别论》）。

帝曰：善。余闻揆度奇恒，所指不同，用之奈何？岐伯曰：揆度者，度病之浅深也。奇恒者，言奇病也。请言道之至数，五色脉变，揆度奇恒，道在乎一，神转不回，回则不转，乃失其机。至数之要，迫近以微，著之玉版，命曰玉机。

恒，常也。揆度奇恒者，于色脉之中，揆度奇病之异于寻常者也。五色脉

[①] 十八：原缺，据目录补。

变者，五色五脉之变化也。道在于一者，道之至数，原不繁乱也。得其一者，察脉望色，全以神遇，神明运转，无所回挠①也。倘有回惑之意，则神不运转，失其玄机矣。至数之要，迫近而不远，微渺而不著，著之玉版，命曰玉机，甚为玄妙也。

至道在微，变化无穷，孰知其原？窘乎哉，消者瞿瞿，孰知其要？闵闵之当，孰者为良？恍惚之数，生于毫厘。毫厘之数，起于度量。千之万之，可以益大。推之大之，其形乃制。

窘，难也，言至道难知也。瞿瞿，勤勤也，《檀弓》：瞿瞿如有求而弗得也。闵闵，深远也，谓至道深微。往者瞿瞿求之，孰知其要（消者，前人之既往者）？来者闵闵求之，孰者为良（当者，后人之现在者。闵，依《尔雅》作黾勉训，亦通）？由恍惚而生毫厘，由毫厘而起度量，以至千之万之，可以益大。推而大之，至于无外，其义乃备，所谓变化无穷也（此段旧误在《十二脏相使论》中）。

容色见上下左右，各在其要。上为逆，下为从。女子右为逆，左为从；男子左为逆，右为从。其色见浅者，汤液主治，十日已；其见深者，必齐主治，二十一日已；其见大深者，醪酒主治，百日已；色夭面脱，不治，百日尽已。

容色，面部之色，色见上下左右，各在其要地。自下而上为逆，阴加阳也；自上而下为从，阳加阴也。女子有余于血，不足于气，右属气分为逆，左属血分为从。男子有余于气，不足于血，左属血分为逆，右属气分为从。其色见浅者，汤液主治，十日已。其见深者，必药剂主治，二十一日已。其见大深者，醪酒主治，百日已。已者，愈也。色夭面脱者，不治，百日尽已，已者，死也（此及下文，皆言色脉变化）。

阴阳反作，易，重阳死，重阴死。脉短气绝死。病温虚甚死。搏脉痹躄，寒热之交。脉孤为消气，虚泄为夺血，孤为逆，虚为从。

阴阳反作，互易其位，以阳加阳，重阳则死，以阴加阴，重阴则死。脉短气绝者，卫阳亡脱则死。病温虚甚者，壮火食气则死。鼓搏不宁之脉，经脉闭塞，营卫不通也。其病在腿足痹躄，皮毛寒热之交。脉孤为消气，正气消败，而邪气独见也。虚泄为夺血，营血被夺，而经络虚脱也。孤者邪旺，为逆；虚

---

① 挠：弯曲。

者正衰，为从。

治在权衡相夺，奇恒事也，揆度事也。行奇恒之法，以太阴始。行所不胜曰逆，逆则死；行所胜曰从，从则活。八风四时之胜，终而复始，逆行一过，不复可数，论要毕矣。

治法在权衡轻重，以相商夺。权衡相夺，即揆度奇恒是也。奇恒，人事也，揆度，己事也。行奇恒之法，以手太阴寸口为始。太阴之脉，行所不胜曰逆，逆则死，如火克金是也。行所胜曰从，从则活，如金克木是也（手太阴肺为辛金）。八风四时之气，迭相胜克，终而复始。逆行一过，则灾变丛生，不复可数。此皆色脉之要，不可不知，论要毕于此矣。

阴阳别论十九①

黄帝问曰：人有四经十二从，何谓？岐伯对曰：四经应四时，十二从应十二月，十二月应十二脉。

四经应四时，肝心肺肾之经，分应四时。肝木应春，心火应夏，肺金应秋，肾水应冬。从，顺也。十二脉，手足十二经也。

脉有阴阳，知阳者知阴，知阴者知阳。三阳在头，三阴在手，所谓一也。

脉有阴阳，知阳脉之体象者而后知阴，知阴脉之体象者而后知阳。阳明行气于三阳，其脉在头，足阳明之人迎动于结喉之旁，是三阳之长也，故曰三阳在头。太阴行气于三阴，其脉在手，手太阴之气口动于鱼际之下，是三阴之长也，故曰三阴在手（太阴行气于三阴，是脾脉，非肺脉，而脾肺同经。故《经脉别论》：气口亦太阴也）。阴阳虽自异位，然而彼此相通，所谓一也。

所谓阴阳者，去者为阴，至者为阳，静者为阴，动者为阳，迟者为阴，数者为阳。鼓一阳曰钩，鼓一阴曰毛，鼓阳盛极曰弦，鼓阳至而绝曰石，阴阳相过曰溜。

鼓一阳曰钩，心脉也。鼓一阴曰毛，肺脉也。鼓阳盛极曰弦，肝脉也。鼓阳至而绝曰石，肾脉也。阴阳相过曰溜，脾脉也。《玉机真脏论》：其来如水之流者，此谓太过，病在外，是阴阳相过曰溜之义也（鼓，有力也。一阳，阳之微也。

---

① 十九：原缺，据目录补。

一阴，阴之微也。鼓阳盛极，直而长也。鼓阳至而绝，沉以搏也）。

凡阳有五，五五二十五阳。所谓阳者，胃脘之阳也。所谓阴者，真脏也。见则为败，败必死矣。

阳者，阳明胃气也。五脏之中，皆有胃气，故凡阳有五。而一脏之中，遇五脏相乘，则兼见五脉，故有五五二十五阳。凡此所谓阳者，即胃脘之阳也。所谓阴者，真脏脉也，见之则为胃阳之败，败必死矣。

凡持真脏之脉者，肝至悬绝急，十八日死；肺至悬绝，十二日死；心至悬绝，九日死；肾至悬绝，七日死；脾至悬绝，四日死。

悬绝者，无胃气也。脏气五日一周，肝至悬绝急，十八日死，脏气三周，遇肺而死也。肺至悬绝，十二日死，脏气二周，遇心而死也。心至悬绝，九日死，脏气不及二周，遇肾而死也。肾至悬绝，七日死，脏气一周，遇脾而死也。脾至悬绝，四日死，脏气不及一周，遇肝而死也。

死阴之属，不过三日而死；生阳之属，不过四日而死。所谓生阳死阴者，肝之心，谓之生阳，心之肺，谓之死阴。肺之肾，谓之重阴，肾之脾，谓之辟阴，死不治。

死阴之属，不过三日而死，遇其所克也。生阳之属，不过四日而死，遇其所生也。所谓生阳死阴者，肝之心，传其所生，谓之生阳（自肺之肾、之肝、之心，四日遇胜己之脏，故四日而死）。心之肺，传其所克，谓之死阴（自心之脾、之肺，三日遇胜己之脏，故三日而死）。肝心为阳，肺、脾、肾为阴，肺之肾，以金传水，谓之重阴。肾之脾，以水值土，谓之辟阴（辟，偏也）。皆死不治也。

谨熟阴阳，无与众谋。别于阳者，知病处也；别于阴者，知死生之期。善诊者，察色按脉，先别阴阳，审清浊，而知部分，视喘息，听音声，而知所苦，观权衡规矩，而知病所主，按尺寸，观浮、沉、滑、涩，而知病所生，以治无过，以诊则不失矣（"善诊者"至末，旧误在《阴阳应象论》中）。

别于阳者，知病处也，熟于二十五阳，故知病处。别于阴者，知死生之期。熟于真脏之脉，故知死生之期。善诊者，察色按脉，先别阴阳，审颜色之清浊，而知部分，视喘息，听音声，而知所苦，观脉之权衡规矩，而知病之所主，按尺寸，观浮、沉、滑、涩，而知病之所生。以治则无过，以诊则不失矣。

曰：三阳为病，发寒热，下为痈肿，及为痿厥腨㾓，其传为索泽，其传为㿉疝（㾓，音渊）。

三阳，太阳也。太阳为病，发寒热（《伤寒》：太阳病，发热恶寒是也），下则寒水泛滥，而为痈肿，及为痿厥腨痛。痿厥者，足膝不健，腨痛者，腿肚作疼也。水寒木枯，其传为索泽（木主五色，木枯则无光泽。索，尽也）。水寒筋缩，其传为癞疝（癞，囊肿而偏坠也）。

曰：二阳之病发心脾，有不得隐曲，女子不月。其传为风消，其传为息贲者，死不治。

二阳，阳明也。阳明以燥金主令，胃土从燥金化气。二阳之病，阳旺土燥，子母相传，则发于心，表里相传，则发于脾。脾藏营，是为生血之原；心藏脉，是为血行之路。心脾枯槁，前后失荣，则不得隐曲（隐曲不利）；经脉闭涩，则女子不月（月事不行）。其下传肝木而为风消（仲景《伤寒》《金匮》：厥阴之为病，消渴。肝为厥阴风木，故曰风消），其上传肺金而为息贲者（息贲，喘息奔冲，义与奔通），金木枯焦，死不治也。

曰：一阳发病，少气善咳，善泄。其传为心掣，其传为膈。

一阳，少阳也。少阳以相火主令，甲木从相火化气。一阳发病，相火上炎，肺金受刑，则少气善咳；胃土被逼，水谷莫容，则善泄。君相同气，则其传为心掣（胆火冲心，则胁肋牵心而痛。掣，引也）。胆胃俱逆，则其传为膈（胆胃俱逆，上脘填塞，饮食不下，则为噎膈）。

二阳一阴发病，主惊骇背痛，善噫善欠，名曰风厥。

一阴，厥阴也。阳明厥阴发病，厥阴则主惊骇，肝主惊也，阳明则主背痛，背者胸之府也。胃土上逆，肺金不降，则后冲脊背，而生疼痛。噫者，胃土上逆，而浊气不下行也。欠者，阴阳之相引也，日暮阳衰，阴引而下，阳引而上则为欠，肺气欲降而未降也（开口呵气为欠，义详《灵枢·口问》）。肺气降敛，随阳明而下行，故属之阳明。名曰风厥，厥阴风木之气逆也。

二阴一阳发病，善胀，心满善气。

二阴，少阴也。少阴少阳发病，少阴水泛而土湿，少阳木郁而土困，则善作䐜胀。甲木上冲，土败胃逆，而水胜火负，心君莫降，故心满而善气也（浊气上填）。

三阳三阴发病，为偏枯痿易，四肢不举。

三阴，太阴也。太阳太阴发病，水旺土湿，则为偏枯痿易，四肢不举。土湿胃逆，肺金不布，则右半偏枯。土湿脾陷，肝木不达，则左半偏枯。痿易者，湿旺而筋弛，不能联属关节也。四肢禀气脾胃，脾胃寒湿，四肢失禀，故手足不举也。

三阳结，谓之膈。二阳结，谓之消。三阴结，谓之水。一阴一阳结，谓之喉痹。结阳者，肿四肢。结阴者，便血一升，再结二升，三结三升。阴阳结斜，多阴少阳，曰石水，少腹肿。

三阳结，谓之膈，小肠手太阳结则大便干，膀胱足太阳结则小便涩。下窍不能出，则上窍不能入。缘阳衰土湿，中脘不运，肝脾下陷，则二便堵塞，粪溺不利，肺胃上逆，则胸膈壅阻，饮食莫下也。二阳结，谓之消，大肠手阳明结则燥金司令，胃足阳明结则戊土化燥，传于厥阴，血燥风生，则为消渴也。三阴结，谓之水，足太阴结则湿土司令，手太阴结则辛金化湿，土湿不能克水，癸水泛滥，则为水胀也，一阴一阳结，谓之喉痹，足厥阴结则乙木下陷，足少阳结则甲木上逆，清道堵塞，则为喉痹也。结阳者，肿四肢，四肢禀气于胃，阳明为三阳之长，阳明郁结，中气不达，则四肢臃肿也。结阴者，便血一升，再结二升，三结三升，太阴为三阴之长，太阴滞结，土湿木陷，则血从便下，愈结则愈脱也。阴阳结斜，多阴少阳，曰石水，少腹肿，阳结于上，阴结于下，阴盛阳衰，则为石水，少腹肿胀。石水者，水邪坚凝而不散也。

阳加于阴，谓之汗。阴虚阳搏，谓之崩。阴搏阳别，谓之有子。阴阳虚，肠澼死。三阴俱搏，二十日夜半死。二阴俱搏，十三日夕时死。一阴俱搏，十日平旦死。三阳俱搏且鼓，三日死。二阳俱搏，其病温，死不治，不过十日死。三阴三阳俱搏，心腹满，发尽，不得隐曲，五日死。

阳加于阴，谓之汗，阳气郁发于阴中，则表开而汗泄也。阴虚阳搏，谓之崩，太阴脾虚，风木下陷，温气抑遏，不能升达，则鼓搏弗宁，血海冲决，而为崩证也。阴搏阳别，谓之有子，胎妊凝结，中气壅阻，阴搏于下而不升，阳别于上而不降，阴阳不交，而人则无病，谓之有子也。阴阳虚，肠澼死，阴阳俱虚，而肠澼不敛，阳气脱泄，则人死也。三阴俱搏，二十日夜半死，手足太阴俱搏，脾肺阴旺，脏气四周，死于夜半阴旺之时也。二阴俱搏，十三日夕时死，手足少阴俱搏，水胜火负，脏气不及三周，夕时火衰而死也。一阴俱搏，十日平旦死，手足厥阴俱搏，脏气二周，平旦木旺而死也（木贼土败故）。三阳俱搏且鼓，三日死，手足太阳俱搏且鼓，不及一周，三日而死。二阳俱搏，其病温，死不治，不过十日死，手足阳明俱搏，其病温热，金土枯燥，死不可治，不过脏气二周，十日而死也。三阴三阳俱搏，心腹满，发尽，不得隐曲，五日死，太阴太阳俱搏，水寒土湿，心腹满胀，发作既尽，不得隐曲，脏气一周，五日而死也（不得隐曲，下部不得屈伸，胀满之极故也）。

大奇论二十①

　　肝满、肾满、肺满皆实，即为肿。肺雍，喘而两胠满。肝雍，两胠满，卧则惊，不得小便。肾雍，胠下至少腹满，胫有大小，髀胻大，跛易偏枯（雍与壅通。胠，音区）。

　　满，胀满也。肝满、肾满、肺满皆实，即为肿胀。实者，脏气郁塞而不通也。肿者，经气阻梗而不行也。肺雍则喘而两胠满，肺位于右而脉行两胁也。肝雍则两胠满，肝位于左而脉行两胁也。卧则肝气愈雍，胆气不得下降，是以惊生。风木不升，疏泄莫遂，故不得小便。肾雍，胠下至少腹满，肾位于腰，雍则肝木失生而下陷也（肝脉自少腹行两胠）。肾脉出然谷，循内踝，上腨内，出腘中，上股内后廉，贯脊属肾，经脉郁塞，故胫有大小，髀胻肿大，跛易偏枯也。易，变也，变轻捷而为跛蹇，故曰跛易。《阴阳别论》：三阳三阴发病，为偏枯痿易，亦此义也。三脏之满，皆由雍塞而致，雍者，满之原也。

　　心脉满大，痫瘛筋挛。肝脉小急，痫瘛筋挛。肝脉骛暴，有所惊骇，脉不至，若瘖，不治自已。

　　心脉满大，君火不降也，主痫瘛筋挛（痫，惊也。瘛，筋急也）。肝脉小急，风木不升也，主痫瘛筋挛。缘肝藏魂，其主筋，心藏神，其主脉，木火之升降失政，则神魂不安而病惊痫，筋脉失荣而挛瘛也。肝脉驰骛暴急，则风木疏泄而胆火弗藏，主有所惊骇。肝脉不至，若其瘖哑失声，此缘经络之结塞，气通则愈，不治自已（肝脉循喉咙，入颃颡，故脉不至有瘖哑者）。

　　肾脉小急，肝脉小急，心脉小急，不鼓，皆为瘕。肾脉大急沉，肝脉大急沉，皆为疝。心脉搏滑急为心疝，肺脉沉搏为肺疝。三阳急为瘕，三阴急为疝。二阴急为痫厥，二阳急为惊。

　　肾、肝、心脉小急而不鼓，皆为瘕聚，阳衰而阴凝也。肾脉大急沉，肝脉大急沉，皆为寒疝，水寒木郁，欲发而不能也。心脉搏滑急为心疝，肺脉沉搏为肺疝，火冷而金寒也。三阳急为瘕，三阴急为疝，寒水凝冱而瘕生，湿土郁陷而疝作也（三阳，太阳。三阴，太阴）。水寒土湿，肾肝凝瘀，阴气抟结，故生瘕

---

① 二十：原缺，据目录补。

痫。二阴急为痫厥，二阳急为惊，癸水寒而戊土湿，胃气逆而胆火升也（二阴，少阴。二阳，阳明）。水寒土湿，阳明不降，胆木拔根，故生惊痫。惊者，阳神升泄而不根于阴，是以惶骇不安。痫者，阴精沉陷而内无微阳，是以怯惧莫宁。厥者，升降颠倒而气逆也。

肾肝并沉为石水，并浮为风水，并小弦欲惊，并虚为死。

肾肝并沉为石水，水凝于下而不散也。并浮为风水，水瘀于表而莫泄也（风闭皮毛，水凝于经）。并小弦欲惊，乙木不达而甲木失根也。并虚为死，阳根断绝而生气败亡也。

脾脉外鼓沉为肠澼，久自已。肝脉小缓为肠澼，易治。肾脉小搏沉为肠澼下血，血温身热者死。心肝澼，亦下血，其脉小沉涩为肠澼。二脏同病者可治，其身热者死，热见七日死。脉至而搏，血衄身热者死。

脾脉外鼓沉，是脾土湿陷，欲升而不能也（陷而欲升，故外鼓。欲升不能，故内沉）。陷遏肝气，风木下冲，则为肠澼。久而湿去脾升，其病自已。肝脉小缓，是乙木软弱而不升也。肝气下冲，亦为肠澼。而脉见小缓，则肝邪非旺，其病易治。肾脉小搏沉，是癸水寒冱而不能升也。水寒木郁，陷冲下窍，亦为肠澼。肝藏血，肝木失生（水寒则木不生），风气疏泄（木郁不达则风生），肠澼不已，必病下血。血温而身热者，温气下亡而相火上泄，阳根败竭，则人死也。心肝合邪而肠澼者，亦主下血，以肝藏血，心藏脉，脉者血之所由行也。木陷风生，则脉不藏血而下流谷道，故病下血。若其小沉涩者，则但为肠澼而已，以涩则气梗，沉则木陷，小则沉陷未极，故第主肠澼。其心肝二脏同病者可治，以肝病则陷，心病则逆，君火上逆，风木不能全泄，阳根于下窍，是以可治。若其身热者亦死，温气下脱而君火上亡，微阳绝根，是以死也。热见七日，火之成数既满，则不可活矣。《通评虚实论》：肠澼下白沫，脉浮而涩，涩而身有热者死，正此义也。若脉至而鼓搏有力，血衄而身热者亦死，温气上脱而阳根外亡也。

胃脉沉鼓涩，胃外鼓大，心脉小坚急，皆膈偏枯。男子发左，女子发右，不喑舌转可治，三十日起。其从者喑，三岁起。年不满二十者，三岁死。

胃脉沉鼓涩（沉取鼓涩），阳明之阳虚而气滞也。胃外鼓大（浮取鼓大），阳明之湿旺而气逆也。心脉小坚急，阳明不降，君火升泄而失根也。此皆中脘阻隔（隔与膈通），室其金木升降之路，必病偏枯。肝藏血而位于左，肺藏气而位于右。男子有余于气，不足于血，病则左为逆，右为从。女子有余于血，不足于气，病则右为逆，左为从。偏枯之病，男子发左，女子发右，是逆也。若不喑而舌转者，则邪在经络而未入脏腑（仲景《金匮》：邪入于脏，舌即难言），逆而病轻，则犹可治，三十日起。其男子发右，女子发左，是为从者，若声音喑哑，则从而病重，亦当三岁乃起。若年不满二十者，以少壮而得衰老之病，则三岁死，不能起也。盖水火相交，是为既济。水交于火，则金清而右降，火交于水，则木温而左升。而金木升降之机，全在脾胃。脾土不升，则水木下陷而生寒；胃土不降，则火金上逆而生热。水木陷则左病，火金逆则右病，此偏枯之由来也。胃脉沉鼓涩，胃外鼓大，心脉小坚急，是胃逆而火升也，举此则脾陷而水沉之义，不言可知矣。

脉来悬钩浮，为常脉。脉至如喘，名曰暴厥。暴厥者，不知与人言。脉至如数，使人暴惊，三四日自已。

脉来悬钩浮，是为常脉，以阴主降，阳主升，悬钩浮者，阳气之升也。《关尹子》：升阳为贵，降阴为贱。阳气能升，平人之常，未为病也。若脉至而如喘，则阳升之过，而冲逆无根，名曰暴厥。暴厥者，神迷志乱，不知与人言也。人之经气，升降回环，则迟数平均。若脉至如数非数，浮宕无归，此缘君相二火升泄失藏，法当使人暴惊。三四日后，君相下蛰，则病自已。所以然者，脉非真数。阳根未拔也。

脉至浮合，浮合如数，一息十至以上，是经气予不足也，微见九十日死。

脉至浮合，浮合者，浮而常合，不分散也，此与数脉无异。若一息十至以上，是经气予不足也，以其浮数而不沉数，故但责经气之虚。微见此象者，法主九十日死，九十日者，一岁四分之一，经气虚败，不过三月而死也。

脉至如涌泉，浮鼓肌中，是太阳气予不足也，少气味，韭英而死。

脉至如涌泉，浮鼓肌肉之中，但有出而无入，是太阳寒水之气不足，无以封藏阳气也。法主少气，冬末春初，韭英始发，寒水方衰，则人死矣。

脉至如悬雍，悬雍者，浮揣切之益大，是十二俞之予不足也，水凝而死。

悬雍，喉间垂肉。《灵枢·忧恚无言》：悬雍者，声音之关也。脉至如喉间之悬雍，悬雍者，浮揣切之而益大，是十二俞之不足，脏腑之气输泄无余也，法主水凝而死。六脏六腑之俞，皆在背上，太阳寒水之经，是为十二俞。太阳经衰，不能蛰藏阳气，脏腑之气泄于背腧，是为十二腧之不足。俟至寒旺水凝，而阳气升泄，全失蛰藏之政，是以死也。

脉至如颓土之状，按之不得，是肌气予不足也。五色先见黑，白垒发死。

脉至如颓土之状，虚大无力，按之不得，是肌肉之气不足。五色之中，先见黑色，法主白垒发死，脾主肌肉，土败而水侮之，故先见黑色。垒与藁同，即蓬藁也。白垒发于春中，木胜土败，是以死也。

脉至如交漆，交漆者，左右旁至，是脾气予不足也，微见三十日死。

脉至如交漆，交漆者，中流已断，而左右旁至，点滴不属，非久欲绝，是脾气之不足。中气颓败，微见三十日，晦朔一更而死矣。《平人气象论》：如屋之漏，如水之流，曰脾死。水流为太过（《玉机真脏论》：其来如水之流者，此谓太过，病在外）。屋漏为不及（滴漏不连也）。屋漏，即交漆左右旁至之象也。

脉至如火薪之燃，是心精之予夺也，草干而死。

脉至如火薪之然（燃，灼也），但见其上炎而不见其下交，是心精之被夺也（心之精液被夺）。秋暮草干，寒水方交，微阳愈败，则死矣。如薪火之燃者，心火虚浮而失根也。

脉至如散叶，是肝气予虚也，木叶落而死。

脉至如树叶之散，是肝气之虚。金旺秋深，木叶脱落，则人死矣，肝木被贼故也。

脉至如省客，省客者，脉塞①而鼓，是肾气予不足也，悬去枣花而死。

脉至如省客，省客者，脉象闭塞而中有鼓动之意。其至无常，譬如省客，去来莫定，是肾气之不足。水寒木陷，悬去枣花，而人死矣。悬，远也，枣花开于夏初，至远不过去枣花之时，木终火代，肾气绝根，则人死矣。

脉至如偃刀，偃刀者，浮之小急，按之坚大急。五脏菀热，寒热，独并于肾也。如此其人不得坐，立春而死。

脉至如偃刀，偃刀者，浮之而小急，按之而坚大急，此缘五脏菀热，而发为寒热。阳郁则先寒，阳发则后热，热剧阴亡，病势独并于肾。如此阳气郁蒸，其人不得安坐，俟至立春，水枯木发，则人死矣。

---

① 塞：原作"涩"，据《素问·大奇论篇第四十八》改。

脉至如丸泥，是胃精予不足也，榆荚落而死。

脉至如丸泥，不能充灌四旁，是胃精之不足，中脘虚败而四维失养也。榆荚一落，木旺土奔，则人死矣。

脉至如横格，是胆气予不足也，禾熟而死。

脉至如横木之格阻，是胆气之不足，甲木上逆。秋深禾熟，金胜木败，则人死矣。胆脉自胃口而行两胁，胆气逆升，横塞心下，痞硬不通，故曰横格。

脉至如弦缕，是胞精予不足也。病善言，下霜而死，不言可治。

脉至如弦缕，紧急微细，是胞精之不足，寒水失藏而微阳欲败也。病善言，则君火绝根，霜落阴凝而人死，不可言治。如弦，急也。如缕，细也。胞，膀胱也。心主言，善言者，君火绝根而失藏也。火泄神败，故死于霜落之时。《易》：初六履霜，阴始凝也。

脉至如丸滑，不直手，不直手者，按之不可得也，是大肠气予不足也，枣叶生而死。

脉至①如丸滑，不直手（直，当也）。不直手者，按之则去，不可得也，是大肠之气不足。庚金失敛，初夏枣叶方生，火令甫交，金气伤败，而人死矣。

脉至如华者，令人善恐，行立常听，不欲坐卧，是小肠气予不足也，季秋而死。

脉至如草木之华者，虚浮软弱，令人善恐，行立常听，不欲坐卧，癫病初发多如此，是小肠气之不足。丁火衰而癸水旺，是以恐生（肾主恐）。季秋金谢水交，则人死矣。

所谓深之细者，摩之切之，其中手如针也。坚者，聚也。搏者，大也。

凡脉所谓深之而愈细者，摩之切之，其中手如针芒也，此解上文沉小之义。坚者，气聚而不散，搏者，脉大而不收也，此解上文坚搏之义（此段旧误在《病能论》）。

《素问悬解》卷三终
阳湖　钱增祺　校字

---

① 至：原作"直"，据文义改。

素问悬解卷四

昌邑黄元御解

经　络①

阴阳离合论二十一②

黄帝问曰：余闻天为阳，地为阴，日为阳，月为阴，大小月三百六十日成一岁，人亦应之。今三阴三阳不应阴阳③，其故何也？岐伯对曰：阴阳者，数之可十，推之可百，数之可千，推之可万。万之大，不可胜数，然其要一也。

三阴三阳，手三阴、足三阴、手三阳、足三阳也。阴阳之数，数之则少，推之则多，至于十百千万，万之大，不可胜数矣，然其要归则一也。

天覆地载，万物方生。未出地者，命曰阴中之阴；则出地者，命曰阴中之阳。阳予之正，阴为之主，故生因春，长因夏，收因秋，藏因冬，失常则天地四塞④。阴阳之变⑤，其在人者，亦数之可数。

天覆地载，万物方生，地下曰阴，地上曰阳。未出地者，命曰阴中之阴。则出地者，命曰阴中之阳。天以阳予⑥之正（天以生为正。正与政同），地以阴为之主（地以成为主），故生因于春，长因于夏，收因于秋，藏因于冬。此天地之常也，失常则天地四塞。天地不失其常，则天地之阴阳可数，人禀天地之气，阴

---

① 经络：原缺，据目录补。
② 二十一：原缺，据目录补。
③ 不应阴阳：指与天地、日月等阴阳之数不符。
④ 塞：止也。
⑤ 变：原作"数"，据《素问·阴阳离合论篇第六》及下文改。
⑥ 予：为。

阳之变，其在人者，亦有数之可数也。

帝曰：愿闻三阴三阳之离合也。岐伯曰：圣人南面而立，前曰广明，后曰太冲。太冲之地，名曰少阴。少阴之上，名曰太阳。太阳根起于至阴，名曰阴中之阳。

圣人南面而立，前向南面，后背北方，前曰广明（广大光明），后为太冲。太冲之地，名曰少阴（《水热穴论》踝上各一行，行六者，此肾脉之下行也，名曰太冲），少阴之上，名曰太阳（少阴自足上行，太阳自头下行）。太阳根起于至阴（穴名，在足小①指），名曰阴中之阳。

中身而上，名曰广明。广明之下，名曰太阴。太阴之前，名曰阳明。阳明根起于厉兑，名曰阴中之阳。

中身而上，名曰广明（阳在上）。广明之下，名曰太阴（阴在下）。太阴之前，名曰阳明（前即上也。太阴自足上行，阳明自头下行）。阳明根起于厉兑（穴名，在足大指之次指），名曰阴中之阳。

厥阴之表，名曰少阳。少阳根起于窍阴，名曰阴中之少阳。

厥阴与少阳表里，故少阳为厥阴之表。少阳根起于窍阴（穴名，在足小指之次指），名曰阴中之少阳。

是故三阳之离合也，太阳为开，阳明为阖，少阳为枢。三经者，不得相失也，搏而勿浮，命曰一阳。

太阳，阳之将衰，故为开。阳明，阳之极盛，故为阖。少阳，阳之未盛亦未衰，故为枢。三经者，不得参差相失也。阳性浮，搏而勿浮（鼓搏而不至太浮），命曰一阳，一阳者，三阳不失而合为一也。

帝曰：愿闻三阴。岐伯曰：外者为阳，内者为阴，然则中为阴，其冲在下，名曰太阴。太阴根起于隐白，名曰阴中之阴。

阳在外，阴在内，是中为阴也。其冲在下，名曰太阴。毛际两旁，足太阴之冲门也（冲者，经气之街衢也）。太阴根起于隐白（穴名，在足大指），名曰阴中之阴。

太阴之后，名曰少阴。少阴根起于涌泉，名曰阴中之少阴。

太阴在前，少阴在后。少阴根起于涌泉（穴名，在足心），名曰阴中之少阴。

---

① 小：原作"大"，据《灵枢·本输第二》改。

少阴之前，名曰厥阴。厥阴根起于大敦，阴之绝阳，名曰阴中之绝阴。

厥阴行身之侧，亦在少阴之前。厥阴根起于大敦（穴名，在足大指），阴之极，阴而绝阳，名曰阴中之绝阴（纯阴也）。

是故三阴之离合也，太阴为开，厥阴为阖，少阴为枢。三经者，不得相失也。搏而勿沉，命曰一阴。阴阳冲冲，积传为一周，气里形表，而为相成也。

太阴，阴之将衰，为开。厥阴，阴之极盛，为阖。少阴，阴之未盛亦未衰，故为枢。三经者，不得参差相失也。阴性沉，搏而勿沉（鼓搏而不至极沉），命曰一阴，一阴者，三阴不失而合为一也。阴阳运行，冲冲流注，积至传遍六经，而为一周。一日一夜，周身五十，气布于里，形固于表，而为相成也。

血气形志二十二①

夫人之常数，太阳常多血少气，少阳常少血多气，阳明常多气多血，少阴常少血多②气，厥阴常多血少气，太阴常多气少血，此天之常数。

六经气血多少，常数如此。

刺太阳出血恶气，刺少阳出气恶血，刺阳明出血气③，刺少阴出气恶血，刺厥阴出血恶气，刺太阴出气恶血也。

六经气血多少既殊，故刺法不同。

足太阳与少阴为表里，少阳与厥阴为表里，阳明与太阴为表里，是为足之阴阳也。手太阳与少阴为表里，少阳与心主为表里，阳明与太阴为表里，是为手之阴阳也。凡治病必先去其血。今知手足阴阳所苦，乃去其所苦，伺之所欲，然后泻有余，补不足。

手足阴阳有所苦欲，刺者宜顺其所苦欲而补泻之。

形乐志苦，病生于脉，治之以灸刺。形乐志乐，病生于肉，治之以针石。形苦志乐，病生于筋，治之以熨引。形苦志苦，病生于咽嗌，治之以甘药。形数惊恐，经络不通，病生于不仁，治之以按摩醪药④。是谓五形志也。

---

① 二十二：原缺，据目录补。
② 多：原作"少"，据《素问·血气形志篇第二十四》改。
③ 气：原作"恶气"，据《素问·血气形志篇第二十四》改。
④ 醪药：醪醴。

形志苦乐有五等，故有五治。

太阴阳明论二十三①

黄帝问曰：太阴阳明为表里，脾胃脉也。生病而异者，何也？岐伯对曰：阴阳异位，更虚更实，更逆更从，或从内，或从外，所从不同，故病异名也。

帝问：太阴阳明相为表里，此脾胃之脉也。生病而异者，何也？盖脾胃虽皆属土，而阴阳既异其位，则阳实而阴必虚，阳虚而阴必实，阳从而阴必逆，阳逆而阴必从，更实更虚，更逆更从，是其常也。阳主外，阴主内，其脏腑之虚实逆从，原无一定，则病邪之从外从内，实有不同，所从不同，故病异名也。

帝曰：愿闻其异状也。岐伯曰：阳者，天气也，主外；阴者，地气也，主内。阳道实，阴道虚。故犯贼风虚邪者，阳受之；饮食不节，起居不时者，阴受之。阳受之则入六腑，阴受之则入五脏。入六腑则身热不时卧②，上为喘呼。入五脏则䐜满闭塞，下为飧泄，久为肠澼。

愿闻其异状者，愿闻其所以异之状也。阳为天气，主外；阴为地气，主内。阳道实，故能格拒风寒；阴道虚，故能容纳水谷。贼风虚邪，外伤其表，故阳受之；饮食起居，内伤其里，故阴受之。阳受之则入六腑，六腑阳也。阴受之则入五脏，五脏阴也。入六腑则胃土上逆，心肺不降，身热不能时卧，上为喘呼。入五脏则脾土下陷，肝木抑遏，少腹䐜满闭塞，风木后冲，下为飧泄，久为肠澼不敛也。

喉主天气，咽主地气，故阳受风气，阴受湿气。伤于风者，上先受之。伤于湿者，下先受之。阴气从足上行至头，而下行循臂至指端；阳气从手上行至头，而下行至足。故曰阳病者上行极而下，阴病者下行极而上。

喉主天气而通于五脏，咽主地气而通于六腑，六气通于喉而伤在六腑，五味通于咽而伤在五脏者，阴阳各从其类也。故阳受天之风气，阴受地之湿气。伤于风者，上先受之，伤于湿者，下先受之，同气相感也。人之阴气，从足上行至头，而下行循臂至指端，足之三阴，自足走胸（足太阴上膈挟咽，连舌本；足少

---

① 二十三：原缺，据目录补。
② 不时卧：入睡困难。

阴上膈循喉咙，挟舌本；足厥阴上膈循喉咙，连目系，与督脉会于巅。足三阴皆上行至头），手之三阴，自胸走手也，阳气从手上行至头，而下行至足，手之三阳，自手走头，足之三阳，自头走足也。阳病者上行极而下，阳经升于手而降于足也；阴病者下行极而上，阴经降于手而升于足也。

帝曰：脾不主时何也？岐伯曰：脾者，土也，治中央，常以四时长四脏，各十八日寄治，不得独主于时也。脾脏者，常着于胃土之精也。土者，生万物而法天地，故上下至头足，不得主时也。

脾土主治中央，常以四时之季，长于四脏，各十八日，寄治于四维，不得独主于时也。脾胃相为表里，脾脏者，常附着于胃，是土之精也。土者，生万物而法天地，头象天，足象地，故上下至头足（胃土自头至足，脾土自足至头），不得主时也。

帝曰：脾病而四肢不用何也？岐伯曰：四肢皆禀气于胃，而不得至经，必因于脾，乃得禀也。今脾病不能为胃行其津液，四肢不得禀水谷气，气日以衰，脉道不利，筋骨肌肉皆无气以生，故不用焉。

土无专宫，寄旺于四维。四肢者，脾土之四维也，故脾主四肢。脾病而四肢不用者，以四肢所禀水谷之气，胃者水谷之海，是四肢皆禀气于胃也。而水谷消化，权在脾土，故水谷入胃，脾土消之，化生精气，注于四肢，然后至①手足之经。胃腑但主受盛，不主消化，水谷不消，则泄利而下，不能化生精气，至于手足经络，必因脾土之消磨，四肢乃得禀水谷之气也。今脾病不能消磨水谷，为胃腑行其津液，四肢不得禀水谷之气，气日以衰，则脉道不利，筋骨肌肉皆无气以生之，故手足不用也。

帝曰：脾与胃以膜相连耳，而能为之行其津液，何也？岐伯曰：足太阴者，三阴也。其脉贯胃属脾络嗌，故太阴为之行气于三阴。阳明者，表也，五脏六腑之海也，亦为之行气于三阳。脏腑各因其经而受气于阳明，故为胃行其津液也。

足太阴为三阴，其脉贯胃属脾络嗌，是手足三阴之长也，故太阴为之行气于三阴（行气于手足三阴）。阳明者，太阴之表，五脏六腑之海也。水谷入胃，得脾土之消磨，化生精气，传于阳明之经，亦为之行气于三阳（行气于手足三

---

① 至：原作"知"，据上下文义改。

阳）。脏腑各因其经络而受气于阳明，实即太阴之力，故为胃行其津液者，以其善消也。

脉解二十四[①]

太阳所谓肿腰脽痛者，正月寅，寅太阳也。正月阳气出在上，而阴气盛，阳未得自次也，故肿腰脽痛也。所谓病偏虚为跛者，正月阳气冻解，地气而出，冬寒，颇有不足者，故偏虚为跛也。所谓强上引背者，阳气大上而争，故强上也。所谓甚则狂巅疾者，阳尽在上，而阴气从下，下虚上实，故狂巅疾也。所谓耳鸣者，阳气盛上而跃，故耳鸣也。所谓浮为聋者，皆在气也。所谓入中为喑者，阳盛已衰，故为喑也。内夺而厥，则为喑痱。少阴不至者，厥也（脽，音谁）。

此篇解《灵枢·经脉》之义。《灵枢·经脉》：膀胱足太阳之脉，是动则病脊痛，腰似折，项、背、腰、尻、腘、踹、脚皆痛，是所谓肿腰脽痛也（肿字讹，按《经脉》当作脊作背。脽，尻骨，《汉书·东方朔传》：连脽尻。师古曰：臀也）。以正月属寅，寅为太阳，正月阳气自地下出在地上，而阴气犹盛，阳未得遽然自次于地上也。木气郁冲，故肿腰脽痛也。《经脉》：髀不可以曲，腘如结，踹如裂，是谓踝厥，是所谓病偏虚为跛也。正月阳气冻解，地气而出，而冬寒未尽，闭蛰初开，阳气颇有生发不足之处，有所不足之处，故偏虚为跛也。《经脉》：病冲头痛，项、背、腰、尻皆痛，是所谓强上引背也。以阳气大上而相争，故强上引背也。《经脉》：痔疟狂巅疾，是所谓甚则狂巅疾也。以阳尽在上，而阴气从下，下虚上实，故狂巅疾也。《经脉》：小肠手太阳之脉，耳聋、目黄、颊肿，是所谓耳鸣，所谓浮为聋也。耳聋即耳鸣之重者，以阳气盛上而跃动，冲于听宫之内，郁勃鼓荡，故耳鸣也。甚则孔窍闭塞，遂成聋病，皆在乎阳气之上浮也。所谓入中为喑者（《经脉》阙此条），以声为阳气所发，太阳入中，而交少阴，则阳盛已衰，少阴之脉贯膈入肺，循喉咙，挟舌本，阴气充塞，故为喑哑也。肾气内夺而厥逆，下陷则为喑哑而腿足痿痹，此肾气之虚也（肾气，水中之气）。厥者，阳根微弱，少阴之动气（肾间动气）不能上升而下陷也（至者，肾气上升也）。

[①]二十四：原缺，据目录补。

少阳所谓心胁痛者，言少阳盛也。盛者心之所表也，九月阳气尽而阴气盛，故心胁痛也。所谓不可反侧者，阴气藏物也。物藏则不动，故不可反侧也。所谓甚则跃者，九月万物尽衰，草木毕落而堕，则气去阳而之阴，气盛而阳之下长，故为跃。

《经脉》：胆足少阳之脉，是动则病心胁痛，是所谓心胁痛也。此以少阳之逆行而上盛也。足少阳以甲木而化相火，与少阴君火相为表里，故盛者心之所表也。九月阳衰阴旺，相火不蛰，甲木逆冲，故痛生心胁。缘少阳之脉，自心下而行两胁，胁痛者，甲木之自伤，心痛者，相火之累君火，君相同气也（心下，胃之上口，胆木刑胃，上口作痛，心君被逼故也）。《经脉》：不能转侧，是所谓不可反侧也。心胁痛甚，不可反侧，以阴主蛰藏，物藏则不动，故不可反侧也。《经脉》：手少阳三焦之脉，是动则病耳聋，浑浑焞焞，是所谓甚则跃也。以阳气盛上而踊跃，冲动听宫，则耳窍喧鸣，聋即浊气上逆而闭塞者。缘九月万物皆衰，草木堕落，则二火蛰藏，去阳之阴（之，往也），是其常也，今甲木逆行，气盛而上，自下长生，跃动不已，收藏失政，故为跃也。

阳明所谓洒洒振寒者，阳明者午也，五月盛阳之阴也。阳盛而阴气加之，故洒洒振寒也。所谓胫肿而股不收者，是五月盛阳之阴也。阳者衰于五月，而一阴气上，与阳始争，故胫肿而股不收也。所谓上喘而为水者，阴气下而复上，上则邪客于脏腑间，故为水也。所谓胸痛少气者，水气在脏腑也，水者阴气也。阴气在中，故胸痛少气也。所谓甚则厥，恶人与火，闻木音则惕然而惊者，阳气与阴气相薄，水火相恶，故惕然而惊也。所谓欲独闭户牖而处者，阴阳相薄也。阳尽而阴盛，故欲独闭户牖而居也。所谓病至则欲乘高而歌，弃衣而走者，阴阳相争，而外并于阳，故使之弃衣而走也。所谓客孙脉则头痛鼻鼽腹肿者，阳明并于上，上者，则其孙络太阴也，故头痛鼻鼽腹肿也。

《经脉》：胃足阳明之脉，是动则病洒洒振寒，是所谓洒洒振寒也。以阳明者午也，午半阴生，是五月阳盛之极，而渐之于阴也（之，往也）。一阴既生，阳盛而阴气加之，阳郁不达，故洒洒振寒也。《经脉》：大腹水肿，膝膑肿痛，循膺乳气街股伏兔皆痛，是所谓胫肿而股不收也。以五月阳盛，而生一阴，阳气衰于五月，而一阴气上，与阳始争，卫气阻格，郁为肿胀，故胫肿而股不收敛也（不收，谓肿胀也）。《经脉》：大腹水肿，是所谓上喘而为水也。以阳明阳体而含阴精，有阴则降，阴降则戊土化燥而不湿，阴气下降而复上，上则阴邪客居于肺胃之间，故为水也。水阻气道，是以上喘也。《经脉》：膺乳气街皆痛，气不足则身以前皆寒，是所谓胸痛少气也。以水在肺胃之间，水者，阴气也，阴气在中，阳气阻碍，不得下行，故胸痛少气也。《经脉》：病至则恶人与火，闻木音则惕然而惊。贲响腹胀，是谓骭厥，是所谓甚则厥，恶人与火，闻木音则惕然而惊也。以一阴逆上，与阳气相薄，水火相恶，而君火居其败地，故惕然而惊也。《经脉》：心欲动，独闭户牖而处，是所谓欲独闭户牖而处也。以阴阳相薄，阳败而阴盛，君相皆怯，故欲独闭户牖而居也。甚则欲上高而歌，弃衣而走，是所谓病至则欲乘高而歌，弃衣而走也。以阴阳相薄，始而阳败阴胜，则惊惕而安静，继而阳复，再与阴争，而一阴外并于二阳，则狂歌而奔走，故使之弃衣而走也。《经脉》：汗出鼽衄，大腹水肿，是所谓客孙脉则头痛、鼻鼽、腹肿也。以阳明之气为太阴所并，浊阴上填，上者，太阴之孙络也，太阴之脉，上膈挟咽，行于头上，阴气冲塞，故头痛、鼻鼽，脾郁湿动，故腹肿也（余义见《阳明脉解》中）。

太阴所谓病胀者，太阴子也，十一月万物气皆藏于中，故病胀也。所谓上走心为噫者，阳明络属心，故曰上走心为噫也。所谓食则呕者，物盛满而上溢，故呕也。所谓得后与气则快然如衰者，十一月阴气下衰，而阳气且出，故曰得后与气则快然如衰也。

《经脉》：脾足太阴之脉，是动则病腹胀，是所谓病胀也。以太阴子也，十一月三阳蛰闭，万物之气皆藏于中，藏而不泻，故病胀也。《经脉》：腹胀善噫，是所谓上走心为噫。以阳明之络属心，太阴之湿传之阳明，湿旺胃逆，浊气不降，郁塞心宫，则噫而出之，故上走心为噫也。《经脉》：舌本强，食则呕，是所谓食则呕也。以湿盛胃逆，水谷不下，胃口盛满莫容，因而上溢，故呕也。《经脉》：腹胀善噫，得后与气则快然如衰，是所谓得后与气则快然如衰也。以湿旺脾郁，中气不运，得后泄失气，则满胀消减。缘十一月子半阳生，阴气下衰，而阳气且出，阳出则滞气运转，泄于魄门，故曰得后与气则快然如衰也。

少阴所谓腰痛者，少阴者肾也，十月万物阳气皆伤，故腰痛也。所谓呕咳上气喘者，阴气在下，阳气在上，诸阳气浮，无所依从，故呕咳上气喘也。所谓邑邑不能久立久坐，起则目䀮䀮无所见者，万物阴阳不定，未有主也。秋气始至，微霜始下，而方杀万物。阴阳内夺，故目䀮䀮无所见也。所谓少气善怒者，阳气不治。阳气不治则阳气不得出，肝气当治而未得，故善怒。善怒者，名曰煎厥。所谓恐，如人将捕之者，秋气万物未有毕去，阴气少，阳气入，阴阳相搏，故恐也。所谓恶闻食臭者，胃无气，故恶闻食臭也。所谓面黑如地色者，秋气内夺，故变于色也。所谓咳则有血者，阳脉伤也。阳气未盛于上而脉满，满则咳，故血见于鼻也。

《经脉》：肾足少阴之脉，是动则病脊股内后廉痛，是所谓腰痛也。以少阴者肾也，十月万物之阳气皆伤，木枯不能上发，下陷水中，肾水之位在腰，故腰痛也。《经脉》：咳唾则有血，喝喝而喘，咽肿上气，是所谓呕咳上气喘也。以水主蛰藏，阳气升泄，蛰藏失政，阴气在下，阳气在上，诸阳气浮，不得归根，逆行而上，无所依然，故呕咳上气喘也。《经脉》：喝喝而喘，坐而欲起，目䀮䀮如无所见，是所谓邑邑不能久立久坐，起则目䀮䀮无所见也。以万物当阴长阳藏之时，而阴阳不定，未有主也。盖秋气始至，微霜始下，而方杀万物，阳降阴升，是其常也。而阴阳内夺，升降反作，阳气升浮，飘荡无根，故目䀮䀮无所见也。《经脉》：心如悬，若饥状，烦心心痛，是所谓少气善怒也。以少阴水胜火负，阳气不治，所以不治者，阳气虚浮，蛰藏失位也。水中之气，是谓阳根。阳失蛰藏之位，则阳根寒陷，不能温生乙木，肝气当代子布治，而生气亏虚，发达不遂，是以善怒。善怒者，木郁生热，陷而不升，名曰煎厥。《经脉》：气不足则善恐，心惕惕如人将捕之，是所谓恐，如人将捕之也。以秋气方终，万物未能遽谢，阴气犹少，而阳气已入，陷于重渊之下，阴阳相搏，故恐也。《经脉》：饥不欲食，是所谓恶闻食臭也。以寒水侮土，湿盛胃逆，上脘痞塞，胃无容纳之权，故恶闻食臭也。《经脉》：面如漆柴，是所谓面黑如地色也。以木主五色，入肾为黑，秋气内夺，水寒木枯，故黑变于色也。《经脉》：咳唾则有血，是所谓咳则有血也。以水旺阳蛰之日，而阳泄不藏，则阳脉伤矣。阳气未应上盛，而蛰藏失政，阳脉郁满，满则气逆咳生，故血见于鼻也。

厥阴所谓癫疝，妇人少腹肿者，厥阴者辰也，三月阳中之阴，邪在中，故曰癫疝少腹肿也。所谓腰脊痛，不可以俯仰者，三月一振，荣华万物，一俯而不仰也。所谓癫癃疝肤胀者，曰阴亦盛而脉胀不通，故曰癫癃疝也。所谓甚则嗌干热中者，阴阳相薄而热，故嗌干也。

《经脉》：肝足厥阴之脉，是动则病丈夫癫疝，妇人少腹肿，是所谓癫疝，妇人少腹肿也。以厥阴者辰也，三月三阳方升，三阴方降，是为阳中之阴，阴邪在中，木郁不达，故曰丈夫癫疝，妇人少腹肿也。《经脉》：腰痛不可以俯仰，是所谓腰脊痛，不可以俯仰也。以三月阳气一振，万物荣华，乃风木发达之日，而生气不足，木陷水中，肾水位在腰脊，仰则痛甚，故一俯而不能仰也。《经脉》：胸满呕逆飧泄，狐疝遗溺闭癃，是所谓癫癃疝肤胀也。以阴盛阳微，木气失荣，疏泄弗遂，脉胀不通，故肾囊癫肿，小便闭癃，而瘕疝凝结也。《经脉》：甚则嗌干，是所谓甚则嗌干热中也。以厥阴处水火之中，阴阳相薄，彼此交争。阴胜则寒，阳复则热，阳复热多，故嗌干也。

阳明脉解二十五[①]

黄帝问曰：足阳明之脉病，恶人与火，闻木音则惕然而惊，钟鼓不为动。闻木音而惊，何也？愿闻其故。岐伯对曰：阳明者，胃脉也，胃者土也，故闻木音而惊者，土恶木也。

此篇解《灵枢·经脉》足阳明脉一段（《经脉》原文，详引于《脉解》中）。

帝曰：善。其恶火何也？岐伯曰：阳明主肉，其脉血气盛，邪客之则热，热甚则恶火。帝曰：其恶人何也？岐伯曰：阳明厥则喘而惋，惋则恶人。帝曰：或喘而死者，或喘而生者，何也？岐伯曰：厥逆连脏则死，连经则生。

三阳以阳明为长，其血气最盛。风寒客之，闭其皮毛，则阳郁而发热，热甚则恶火，以其助热也。阳明以下行为顺，阳明厥逆，胃口填塞，肺气壅阻，则喘促烦乱，是以恶人，以其助烦也（惋，懊憹烦乱也）。厥逆连脏，则气闭而死，连经则经闭而脏通，是以生也。

帝曰：善。病甚则弃衣而走，登高而歌，或至不食数日，逾垣上屋，所上之处，皆非其素所能也，病反能者，何也？岐伯曰：四肢者，诸阳之本也，阳盛则四肢实，实则能登高也。帝曰：其弃衣而走者何也？岐伯曰：热盛于身，故弃衣欲走也。

阳升于手而降于足，故四肢为诸阳之本。

帝曰：其妄言骂詈，不避亲疏而歌者，何也？岐伯曰：阳盛则使人妄言骂詈，不避亲疏而不欲食，不欲食，故妄走也。

少阳胆木，随阳明胃土下行。阳明不降，则少阳不得下行。阳明与少阳皆逆，则阳盛于上。相火上炎，君火不清，烦怒时作，故使人妄言骂詈，不避亲

[①] 二十五：原缺，据目录补。

疏。甲木逆冲，胃口填塞，故不欲食。君主烦懑，神宇不宁，是以妄走也。

皮部论二十六①

黄帝问曰：余闻皮有分部，脉有经纪，筋有结络，骨有度量，其所生病各异。别其分部，左右上下，阴阳所在，病之终始，愿闻其道。岐伯对曰：欲知皮部，以经脉为纪，诸经皆然。

分，分地。部，部位。经，大经。纪，小纪。结，搏结；络，联络。度，尺度。量，寸量。皮脉筋骨，处所不同，其所生病各异，总于皮部别之。别其皮之分部，定上下左右之位，以辨阴阳所在，而详病之终始，所以考究一身之分野，而知百病之起止也。欲知皮部，必以经脉为纪，诸经皆有经纪之方，按经脉分之，则皮部明矣。

阳明之阳，名曰害蜚②。上下同法，视其部中有浮络者，皆阳明之络也。络盛则入客于经。阳主外，阴主内。

阳明之阳络，名曰害蜚。上谓手阳明，下谓足阳明。同法，主病之法皆同也。视其部中有浮络者，是皆阳明之络也。络脉盛满，则入客于经。阳络主外，阴络主内。

少阳之阳，名曰枢持③。上下同法，视其部中有浮络者，皆少阳之络也。络盛则入客于经。故在阳者主外，在阴者主出，以渗于内。诸经皆然。

义如上文。在阳络者主外，在阴经者出于经络而渗于内，亦主内之变文也。诸经皆同。

太阳之阳，名曰关枢。上下同法，视其部中有浮络者，皆太阳之络也。络盛则入客于经。

义如上文。

少阴之阴，名曰枢儒④。上下同法，视其部中有浮络者，皆少阴之络也。络盛则入客于经。其入经也，从阳部入于经，其出者，从阴内注于骨。

少阴之阴络，名曰枢儒，义如上文。络盛则入客于经。其入经也，从阳络

---

① 二十六：原缺，据目录补。
② 害蜚：开闭。害，通"阖"；蜚，通"扉"。
③ 枢持：持门之枢。
④ 儒：通"檽"，门上斗拱，可支撑门枢。

之部注于经。在阴经者主出，以渗于内，故从阴经内注于骨也。

心主之阴，名曰害肩①。上下同法，视其部中有浮络者，皆心主之络也。络盛则入客于经。

心主，手厥阴。上谓手厥阴，下谓足厥阴。义如上文。

太阴之阴，名曰关执②。上下同法，视其部中有浮络者，皆太阴之络也。络盛则入客于经。

义如上文。

凡十二经络脉者，皮之部也。邪客于皮则腠理开，开则邪入客于络脉，络脉满则注于经脉，经脉满则入舍于腑脏也。故皮有分部，不与而生大病也（与，与豫同）。

经脉附骨，络脉附皮。凡十二经之络脉，是为皮之部也。邪自皮而入络脉，自络脉而入经脉，自经脉而入腑脏，则大病成矣。而其先则自皮始，故皮有分部，不知豫为防护，此大病所由生也。

是故百病之始生也，必先于皮毛，邪中之则腠理开，开则入客于络脉，留而不去，传入于经，留而不去，传入于腑，禀于肠胃。

此言百病始生，由浅入深之原。

帝曰：夫子言皮之十二部，其生病，皆何如？岐伯曰：皮者，脉之部也。邪之始入于皮也，溯然起毫毛，开腠理。其入于络也，则络脉盛，色变。其色多青则痛，多黑则痹，黄赤则热，多白则寒，五色皆见，则寒热也。其入客于经也，则感虚，乃陷下。其留于筋骨之间，寒多则筋挛骨痛，热多则筋弛骨消，肉烁䐃破，毛直而败。

皮之十二部者，十二络脉之部也。皮者脉之部，即络脉之部也。邪之始入于皮也，溯然（犹洒然意）起毫毛，开腠理，而入于络脉。其入于络也，隧路梗阻，卫气不行，则络脉盛满，色因邪变。多青则痛，多黑则痹，黄赤则热。多白则寒，五色皆见，则阴阳交争，寒热互作也。其入客于经也，则乘虚内入，脉乃陷下。其留于筋骨之间，寒多则筋挛骨痛，热多则筋弛骨消，肉烁䐃破，毛直而败。其所生病虽异，其始不过此条，其终乃淫泆传变耳。

帝曰：善。夫络脉之见也，其五色各异。青、黄、赤、白、黑不同，其

---

① 肩：通“掮”，门上横木承枢者。

② 执：原作“蛰”，据《甲乙经》改。

故何也？岐伯对曰：经有常色，而络无常变也。帝曰：经之常色何如？岐伯曰：心赤、肺白、肝青、脾黄、肾黑，皆亦应其经脉之色也。此皆常色，谓之无病。帝曰：络之阴阳，亦应其经乎？岐伯曰：阴络之色应其经，阳络之色变无常，随四时而行也。寒多则凝泣，凝泣则青黑，热多则淖泽，淖泽则黄赤，五色具见者，谓之寒热。帝曰：善。

随四时而行者，秋冬寒盛，则营血凝涩（泣与涩通）。其色青黑，春夏热盛，则营血淖泽，其色黄赤也（此段王冰分之为《经络论》，今正之）。

经络论二十七①

督脉者，起于少腹以下骨中央。女子入系挺孔，其孔，溺孔之端也。其络循阴器，合篡间。其男子循茎，下至篡，与女子等，绕篡后，别绕臀，至少阴与巨阳中络者，合少阴，上股内后廉，贯脊属肾。

督脉者，起于少腹以下横骨之中央，女子则入系于挺孔，其孔当溺孔之端也。其络循阴器，合于篡间（督脉自尾骶以上，在脊背者，方是经脉，此乃其络脉也。前后二阴之间，即任脉之会阴也）。其男子则循茎，下至篡间，与女子等，绕篡后，别绕臀，至足少阴经与足巨阳之中络者，合少阴经，上股内后廉，贯脊属肾（足太阳经挟脊贯臀，入腘中，曰中络者，是其挟脊之里行，非外行也。足少阴经上股内后廉，贯脊属肾，合于太阳少阴，二经并行，自尾骶以上，方是督脉之经）。此督脉之下行，前通于任脉者（横骨中央，任脉之分也。篡间，会阴，督、任、冲三脉之所起也）。

其少腹直上者，贯脐中央，上贯心，入喉，上颐，环唇，上系两目之下中央。与太阳起于目内眦，上额，交巅上，入络脑，还出别下项，循肩膊内，挟脊抵腰中，入循膂，络肾（此段旧误在《骨空论》）。

督脉起于少腹以下骨中央，绕篡后而后行。其少腹直上者，贯脐中央，上贯于心，入喉，上颐，还唇，上系两目之中央，是任脉也。任督本一脉，以前后而异名耳。自两目中央交于督脉，与足太阳经起于目内眦，上额颅，交巅上，入络于脑，还出脑外，别行下项，循肩膊之内，挟脊骨，抵腰中，入循背膂，络于肾。此督脉之自头项而下行者也。

督脉为病，脊强反折。督脉生病治督脉。

---

① 二十七：原缺，据目录补。

督脉行于身后，其为病，脊强而反折。督脉生病治督脉，治其本经二十八穴（法详《气府论》）。

任脉者，起于中极之下，以上毛际，循腹里，上关元，至咽喉，上颐，循面，入目。

任脉者，起于中极之下。中极，任脉穴名，在脐下四寸。中极之下，谓会阴也（在前后二阴间）。自会阴以上毛际，循腹里，上关元（任脉穴名，在中极上），至咽喉，上颐，循面，入目。此任脉之经中行而上者也（即上文之少腹直上者）。

脉满起，斜出尻脉，络胸胁，支心，贯膈，上肩，加天突，斜下肩，交十椎下。背胸邪系阴阳左右如此（此段旧误在《气穴论》）。

任脉之经满溢而浮起者，是任脉之络也。斜出尻脉（即督脉），前行而上，旁络胸胁，支心（心旁偏支），贯膈，上肩，加于天突（任脉穴，在缺盆骨中），斜下肩后，行脊背，交于十椎之下，督脉之中枢也。督为诸阳之纲，行于背后，任为诸阴之长，行于胸前，而任脉之络，左右上行而络胸胁，自肩斜下而交脊背，其背胸邪系阴阳左右如此，不但经脉中行自腹上头而已。此任脉之络旁行而上者也。

任脉为病，男子内结七疝，女子带下瘕聚。此生病，从少腹上冲心而痛，不得前后，为冲疝。其女子不孕，癃痔遗溺嗌干。其病前后痛涩，胸胁痛而不得息，不得卧，上气短气满痛（"其病前后痛涩"至末，旧误在《气穴论》中）。

任为诸阴之长，阴凝气滞，肝肾寒郁。其为病，男子内结七疝，女子带下瘕聚。肾主蛰藏，肝主疏泄，寒水旺则结为疝瘕，风木旺则流为带下，无二理也。此脉生病，从少腹而上，冲心而痛，不得前后便溺，名曰冲疝。其女子则不孕（女子胎妊，以任脉能孕也），癃痔遗溺嗌干，木郁莫泄则为癃，木郁后陷则为痔，风木陷泄则为遗溺，风木升扬则为嗌干，总缘任脉之阴盛，水寒而木郁也。若男若女，其病前后痛涩，胸胁疼痛而不得喘息，不得睡卧，上气短气胸满而痛也。

治在骨上，甚者在脐下营。其上气有音者，治其喉中央。在缺盆中者，背与心相控而痛，所治天突与十椎及上纪。上纪者，胃脘也。下纪者，关元也。

治在骨上，谓毛际中间，任脉之曲骨穴也。甚者在脐下营，脐下之阴交穴也（任脉穴）。其上气有音者，治其喉中央，在缺盆骨中者，天突穴也（任脉穴）。背与心相控（牵也）而痛，所治天突与十椎及上纪，十椎，督脉之筋束也（以其脉斜下肩，交十椎下）。上纪者，胃脘也，任脉之中脘也。下纪者，任脉之关元也（"背与心相控"至末，旧误在《气穴论》）。

冲脉者，起于气街，并少阴之经，挟齐①上行，至胸中而散。

冲脉者，起于气街，足阳明之动脉也（在毛际旁）。并足少阴之经，挟脐两旁上行，至胸中而散。

冲脉为病，逆气里急。其病上冲喉者，治其渐。渐者，上挟颐也。

冲脉为病，经气上冲，逆气而里急。其病气逆之极，上冲咽喉者，则治其渐。渐者，上挟颐也，足阳明之大迎也（旧本《经络论》是《皮部论》后文，王冰分为两篇，此篇误在《骨空论》中。详《皮部论》论十二正经，此篇论奇经三脉，征之《气府论》，亦前论十二正经，后论奇经三脉，则此是《经络论》无疑，取此篇以补之）。

孔 穴②

气穴论二十八③

黄帝问曰：余闻上古圣人，论理人形，列别脏腑；端络④经脉，会通六合，各从其经；气穴所发，各有处名；溪谷属骨，皆有所起；分部逆从，各有条理；四时阴阳，尽有经纪；内外之应，皆有表里。其信然乎？气穴三百六十五，以应一岁，未知其所，愿卒闻之（其信然乎以上，旧误在《阴阳应象论》）。

六合，十二经脉之合。太阴阳明为一合，少阴太阳为一合，厥阴少阳为一合，手足十二经表里相合，是谓六合。气穴，脉气之孔穴。属骨，骨节之连属。分部，分野之部位。外内之应，皆有表里，阳外阴内，表里相应也。

岐伯稽首再拜对曰：窘乎哉问也！其非圣帝，孰能穷其道焉？因请溢

---

① 齐：通"脐"，肚脐。下同。
② 孔穴：原缺，据目录补。
③ 二十八：原缺，据目录补。
④ 端络：审察联系。端，端详，审察。

意尽言其处。帝捧手逡巡而却曰：夫子之开余道也，目未见其处，耳未闻其数，而目以明，耳以聪矣。岐伯曰：此所谓圣人易语，良马易御也。帝曰：余非圣人之易语也，世言真数开人意，今余所访问者真数，发蒙解惑，未足以论也。然余愿夫子溢志尽言其处，令解其意，请藏之金匮，不敢复出。

真数，至数也。

岐伯再拜而起曰：臣请言之，脏俞五十穴，腑俞七十二穴，水俞五十七穴，热俞五十九穴（俞与腧同）。

脏腧五十穴，五脏之脉，各有井荥输经合五穴，五五二十五，左右合五十穴，腑腧七十二穴。六腑之脉，各有井荥输原经合六穴，六六三十六，左右共七十二穴，详见《灵枢·本输》。水腧五十七穴，热腧五十九穴，详见《水热穴论》。

项中央一穴，暗门一穴。耳中多所闻二穴，天窗二穴，肩贞二穴。眉本二穴，天柱二穴，大椎上两傍各一，凡二穴。背俞二穴，中膂两傍各五，凡十穴，委阳二穴。

项中央，风府，一穴，喑门，即哑门，一穴，皆督脉穴也。耳中多所闻，即听宫，左右二穴，天窗左右二穴，肩贞左右二穴，皆手太阳经穴也。眉本，攒竹，左右二穴，天柱左右二穴，大椎上两旁各一，凡二穴（王冰注：《甲乙经》《孔穴图经》并不载，未详何俞。林亿新校正：大椎上旁无穴，大椎下旁穴名大杼）。背俞（王冰注：即大杼）左右二穴，中膂两旁各五，肺俞、心俞、肝俞、脾俞、肾俞，左右凡十穴，委阳左右二穴，皆足太阳经穴也。

天突一穴，脐一穴，关元一穴。扶突二穴。下关二穴，曲牙二穴，大迎二穴，犊鼻二穴，巨虚上下廉四穴。

天突一穴，脐中，神阙一穴，关元一穴，皆任脉穴也。扶突左右二穴，手阳明经穴也。下关左右二穴，曲牙，即颊车，左右二穴，大迎左右二穴，犊鼻左右二穴，巨虚上下廉，上巨虚、下巨虚，左右四穴，皆足阳明经穴也。

天牖二穴。上关二穴，目瞳子、浮白二穴，枕骨二穴，完骨二穴，肩解二穴，两髀厌分中二穴，分肉二穴。

天牖，左右二穴，手少阳经穴也。上关，即客主人，左右二穴，目瞳子髎、浮白，左右四穴，枕骨，上窍阴，左右二穴，完骨左右二穴，肩解，即肩井，左右二穴，两髀厌分中（髀枢骨分缝中），环跳，左右二穴，分肉（新校正：按《甲乙经》无分肉穴详处，所疑是阳辅，在足外踝上），左右二穴，皆足少阳经穴也。

天府二穴，膺俞十二穴，胸俞十二穴，踝上横二穴，阴阳跷四穴。

天府左右二穴，手太阴经穴也。膺俞十二穴，云门、中府，左右四穴，手太阴经穴也；周荣、胸乡、天溪、食窦，左右八穴，足太阴经穴也。胸俞十二穴，俞府、彧中、神藏、灵墟、神封、步廊，左右十二穴，足少阴经穴也。踝上横二穴，内踝上，交信，左右二穴，足少阴经穴也；外踝上，跗阳，左右二穴，足太阳经穴也。阴阳跷四穴，阴跷，即照海，左右二穴，足少阴经穴也；阳跷，即申脉，左右二穴，足太阳经穴也。

水俞在诸分，热俞在气分，寒热俞在两骸厌中二穴。大禁二十五，在天府下五寸。凡三百六十五穴，针之所游行也。

水俞在诸阴络，聚水之分（《水热穴论》：凡五十七穴，皆脏之阴络，水之所客，外侧骨厌中）。阳关，左右二穴，足少阳经穴也。大禁二十五，在天府下五寸五里，左右二穴，手阳明经穴也。大禁，谓禁刺之穴。《灵枢·玉版篇》：迎之五里，五往而脏之气尽矣。故五五二十五，而竭其俞矣。传之后世，以为刺禁，故曰大禁二十五。凡此三百六十五穴，皆针之所游行也（旧本：头上五行，行五，五五二十五穴，即热俞五十九内之穴，系《水热穴论》文，误衍于此。今删之，止得三百三十九穴。意者，大禁二十五，是五脏禁刺之穴各五，五五二十五穴，非但五里一穴也）。

帝曰：余已知气穴之处，游针之居，愿闻孙络溪谷亦有所应乎？岐伯曰：孙络三百六十五穴会，亦以应一岁，以溢奇邪，以通营卫。营卫稽留，气竭血著，卫散营溢，外为发热，内为少气。疾泻无怠，以通营卫，见而泻之，无问所会。内解泻于中者十脉，孙络之脉别经，其血盛而当泻者，亦三百六十五脉。并注于络，传注十二络脉，非独十四络脉也。

孙络，络脉之支分者。孙络三百六十五穴会（穴与别经会通，故曰穴会。经深络浅，悉共此穴，非经穴之外又有络穴也），亦以应一岁，与三百六十五穴之应岁相同，以游溢外感之奇邪（奇邪自此游溢传衍），以通达本经之营卫。若奇邪外感，营卫稽留，气竭血著，卫散营溢（奇邪外客，营涩卫阻，卫气不通，则上下断竭，郁发而散越。营血不流，则经脉痹著，瘀蓄而满溢），血著营溢，则外为发热，气竭卫散，则内为少气。此宜疾泻无怠，以通营卫之阻。一见奇邪留著，而即泻之，无问其穴俞之所会在于何经。奇邪内解，泻于在中之大经者十脉（五脏之经，左右十脉），而孙络之脉，别经而行。其血盛而当泻者，与穴数相同，亦三百六十五脉。孙络满则注于大络，传注十二络脉之中（十二经之大络）。络脉之多，以至三百六十五，非独奇经之十四络脉而已也（奇经八脉，经脉之络也。任、督各一，冲、带、阳维、阴维、阳跷、阴跷左右各二，合为十四络脉也）。

帝曰：善。愿闻溪谷之会也。岐伯曰：溪谷三百六十五穴会，亦以应一岁。肉之大会为谷，肉之小会为溪。肉分之间，溪谷之会，以行营卫，以会大气。邪溢气壅，营卫不行，脉热肉败，必将为脓，内销骨髓，外破大䐃。留于节腠，必将为败，积寒留舍，营卫不居，卷肉缩筋，肋肘不得伸，内为骨痹，外为不仁，命曰不足，大寒留于溪谷也。其小痹淫溢，循脉往来，微针所及，与法相同。

溪谷三百六十五穴会，亦以应一岁，与三百六十五络之应岁相同。肉之大会为谷（聚会）。肉之小会为溪，肉分之间（肉腠分理），溪谷之会，以行营卫，以会大气。奇邪淫溢，经气壅阻，以至营卫闭涩不行，蓄积郁蒸，脉热肉败，必将为脓，内销骨髓，外破大䐃。若留于节腠之间，必将为废败之证，以积寒留舍弗去，则营卫格碍不居，久而肉卷筋缩，肋肘不得直伸，内为骨痹，外为不仁（肌肉麻痹），命曰正气不足，此以大寒留于溪谷也。其小痹淫溢，循脉往来，而不深入者，则微针所及，与大痹之法相同也。

人有大谷十二分，小溪三百五十四名，少十二俞，此皆卫气之所留止，邪气之所客也，针石缘而去之。

大谷十二分，四肢之十二节也（此肉之所大会，亦经脉之所大会，故曰大谷）。小溪三百五十四名，十二经之气穴也。少十二俞者，除十二经之俞穴也。除十二俞外，大谷十二，小溪三百五十四，是溪谷三百六十五穴会，以应一岁也（计三百六十六穴，中多一穴，王冰注：四当作三字之讹也），此皆卫气之所留止，邪气之所客也。法用针石因而去之，去其邪而复其正也（此段旧误在《五脏生成论》）。

气府论二十九①

足太阳脉气所发者七十八穴：两眉头各一，入发至项三寸半，旁五，相去三寸。其浮气在皮中者凡五行，行五，五五二十五。项中大筋两旁各一，风府两旁各一，挟背以下至尻尾二十一节，十五间各一，五脏之俞各五，六腑之俞各六，委中以下至足小指旁各六俞。

足太阳自头走足，行身之后，其脉气所发者七十八穴。两眉头攒竹，左右

---

①二十九：原缺，据目录补。

各一。入发（曲差穴）至项三寸半（三乃五之讹，此其长不止三寸），两旁五行，相去三寸，其浮气在皮中者凡五行，每行五穴。其中行为督脉囟会、前顶、百会、后顶、强间五穴，次挟督脉旁行两行，足太阳经五处、承光、通天、络却、玉枕，左右各五穴，次挟太阳两旁二行，足少阳经临泣、目窗、正营、承灵、脑空，左右各五穴，五五共二十五（强间、玉枕、脑空穴在项上，新校正疑项为顶字之讹，非）。项中大筋两旁天柱，二穴，风府（督脉穴）。两旁风池，二穴（足少阳经穴）。挟背以下，自大椎①至尻尾二十一节，脊骨十五节间两旁各一，是太阳之外行也，附分、魄户、神堂、譩譆、膈关、魂门、阳纲、意舍、胃仓、肓门、志室、胞肓、秩边十三穴，此《中诰》《孔穴图经》所载者，合大椎旁大杼一穴，近代《铜人图》膏肓一穴，共十五穴，左右三十穴。其太阳之里行，五脏之俞各五，肺俞、心俞、肝俞、脾俞、肾俞，左右十穴。六腑之俞各六，胆俞、胃俞、三焦俞、大肠俞、小肠俞、膀胱俞，左右十二穴。委中以下至足小指傍各六俞，委中、昆仑、京骨、束骨、通谷、至阴，左右十二穴。内除督脉五穴，足少阳十二穴，共计七十八穴。其兼督脉、少阳之穴言者，以皆太阳之脉气所会通也。

足阳明脉气所发者六十八穴：额颅发际傍各三，面鼽骨空各一，大迎之骨空各一，人迎各一，缺盆外骨空各一，膺中骨间各一，挟鸠尾之外，当乳下三寸，挟胃脘各五，挟脐广三寸各三，下脐二寸挟之各三，气街动脉各一，伏兔上各一，三里以下分之，所在穴空，至中指各八俞（鼽，音求，与颇同）。

足阳明自头走足，行身之前，其脉气所发者六十八穴。额颅发际两旁各三，悬颅、阳白（足少阳经二穴），头维，左右六穴。面鼽骨空各一，四白，左右二穴。大迎之骨空各一，左右二穴。人迎各一，左右二穴。缺盆外骨空各一，天髎，左右二穴（手少阳经穴）。膺中骨间各一，气户、库房、屋翳、膺窗、乳中、乳根，左右十二穴。挟鸠尾之外（蔽心骨），当乳下三寸，挟胃脘各五，不容、承满、梁门、关门、太乙，左右十穴。挟脐旁广三寸各三，滑肉门、天枢、外陵，左右六穴。下脐二寸两傍挟之各三，大巨、水道、归来，左右六穴。气街动脉各一，左右二穴。伏兔上各一，髀关，左右二穴。三里以下分之，所在穴空，至足中指各八俞，三里、解溪、冲阳、陷谷、内庭、厉兑。此井荥输原经合六

---

① 椎：原作"指"，据《甲乙经》卷三改。

俞，合巨虚上廉、巨虚下廉，左右十六穴（三里以下分之，阳明正脉，自三里下足跗，入中指内间，其支者，自三里下廉三寸而别，入中指外间）。共六十八穴。

足少阳脉气所发者六十二穴：客主人各一，两角上各二，耳前角下各一，耳前角上各一，直目上发际内各五，锐发下各一，耳后陷中各一，下关各一，耳下牙车之后各一，缺盆各一，腋下三寸，胁下至胠八间各一，髀枢中傍各一，膝以下至足小指次指各六俞。

足少阳自头走足，行身之侧，其脉气所发者六十二穴。客主人各一，左右二穴。两角上各二，前角上曲鬓，后角上天冲，左右四穴。耳前角下各一，悬厘，左右二穴。耳前角上各一，颔厌，左右二穴，直目上发际内各五，临泣、目窗、正营、承灵、脑空，左右十穴。锐发下各一，和髎，左右二穴（手少阳经穴，手足少阳之会）。耳后陷中各一，翳风，左右二穴（手少阳经穴，手足少阳之会）。下关各一，左右二穴（足少阳经穴，足少阳阳明之会）。耳下牙车之后各一，颊车，左右二穴（足阳明经穴，足少阳阳明之会）。缺盆各一，左右二穴（足阳明经穴，手足六阳之会）。腋下三寸，胁下至胠八条肋骨之间各一，渊腋、辄筋、天池（三穴在腋下三寸。天池，手厥阴经穴）、日月、章门（章门，足厥阴经穴。天池、章门，皆足少阳厥阴之会）、带脉、五枢、维道、居髎（六穴在胁下至胠），左右共①十八穴。髀枢中傍各一，环跳，左右二穴。膝以下至足小指次指各六俞，阳陵泉、阳辅、丘墟、临泣、侠溪、窍阴，左右十二穴。共六十二穴。

手太阳脉气所发者三十六穴：目内眦各一，目外各一，䪼骨下各一，耳中各一，耳郭上各一，上天窗四寸各一，柱骨上陷者各一，巨骨穴各一，肩解各一，肩解下三寸各一，曲掖上骨穴各一，肘以下至手小指本各六俞。

手太阳自手走头，行于臂外之后，其脉气所发者三十六穴。目内眦各一，睛明，左右二穴（足太阳经穴，手太阳之会）。目外各一，瞳子髎，左右二穴（足少阳经穴，手太阳之会）。䪼骨下各一，颧髎，左右二穴。耳中各一，听宫，左右二穴。耳郭上各一，角孙，左右二穴（手少阳经穴，手太阳之会）。上天窗四寸各一，窍阴（足少阳经穴，在天窗上四寸）、天窗，左右四穴。柱骨上陷者各一，肩井，左右二穴（足少阳经穴）。巨骨穴各一，左右二穴（手阳明经穴）。肩解各一，秉风，左右二穴。肩解下三寸各一，天宗，左右二穴。曲掖上骨穴各一，臑俞，左右

---

① 左右共：原作"共左右"，据前后文义乙转。

二穴。肘以下至手小指本各六俞，小海、阳谷、腕骨、后溪、前谷、少泽，左右十二穴。共三十六穴。

手阳明脉气所发者二十二穴：大迎骨空各一，鼻孔外廉项上各二，柱骨之会各一，髃骨之会各一，肘以下至手大指次指本各六俞。

手阳明自手走头，行于臂外之前，其脉气所发者二十二穴。大迎骨空各一，左右二穴（足阳明经穴）。鼻孔外廉项上各二，迎香（在鼻孔外廉）、扶突（在项上），左右四穴。柱骨之会各一，天鼎，左右二穴。髃骨之会各一，肩髃，左右二穴。肘以下至手大指次指本各六俞，三里、阳溪、合谷、三间、二间、商阳，左右十二穴。共二十二穴。

手少阳脉气所发者三十二穴：鼽骨下各一，眉后各一，角上各一，项中足太阳之前各一，下完骨后各一，挟扶突各一，肩贞各一，肩贞下三寸分间各一，肘以下至手小指次指本各六俞。

手少阳自手走头，行于臂外之中，其脉气所发者三十二穴。鼽骨下各一，颧髎，左右二穴（手太阳经穴，手少阳之会）。眉后各一，丝竹空，左右二穴。角上各一，颔厌，左右二穴（足少阳经穴，手少阳之会）。项中足太阳之前各一，风池，左右二穴（足少阳经穴，手少阳之会）。下完骨后各一，天牖，左右二穴（完骨，足少阳经穴）。挟扶突各一，天窗，左右二穴（手太阳经穴）。肩贞各一，左右二穴（手太阳经穴）。肩贞下①三寸分间各一，肩髎、臑会、消泺，左右六穴。肘以下至手小指次指本（小指之次指）各六俞，天井、支沟、阳池、中渚、液门、关冲，左右十二穴，共三十二穴。

督脉气所发者二十八穴：面中三，发际后中八，项中央二，大椎以下凡二十一节，至尻尾及傍十五穴。脊脉法也。

督脉自头下脊，行身之后，其脉气所发者二十八穴。面中三穴，兑端、水沟、素髎。发际后中八穴，神庭、上星、囟会、前顶、百会、后顶、强间、脑户。项中央二穴，风府、哑门。大椎以下凡二十一节，至尻尾及两旁十五穴，陶道、身柱、神道、灵台、至阳、筋缩、中枢、脊中、悬枢、命门、阳关、腰俞、长强、会阳（会阳，足太阳经穴，在尻尾两旁，左右二穴，故云尻尾及旁），共二十八穴。此脊脉之法也。

---

① 下：原脱，据《素问·气府论篇第五十九》补。

任脉气所发者二十八穴：目下各一，龈交一，下唇一，喉中央二，膺中骨陷中各一，鸠尾下三寸，胃脘五寸，胃脘以下至横骨六寸半一，下阴别一。腹脉法也。

任脉自腹上头，行身之前，其脉气所发者二十八穴。目下各一，承泣，二穴（足阳明经穴，任脉之会）。龈交一，空穴（督脉穴，任脉之会）。下唇一穴，承浆。喉中央二穴、廉泉、天突。膺中骨陷中各一穴，璇玑、华盖、紫宫、玉堂、膻中、中庭，共六穴。鸠尾下三寸，胃脘五寸，胃脘以下至横骨六寸半，共长十四寸半，每寸各一穴，鸠尾（蔽心骨间）、巨阙、上脘、中脘、建里、下脘、水分、神阙、阴交、气海、石门、关元、中极、曲骨，共十四穴。下阴别一穴，会阴（督、任、冲三脉，皆起于此穴），共二十七穴（少一穴）。此腹脉之法也。

冲脉气所发者三十二穴：手少阴各一，足少阴舌下各一，挟鸠尾外各半寸至脐寸一，挟脐下傍各五分至横骨寸一，厥阴毛中急脉各一，阴阳跷各一。腹脉法也。

冲脉挟腹直上，行身之前，其脉气所发者三十二穴。手少阴阴郄，各一，左右二穴。足少阴舌下廉泉，各一，左右二穴（廉泉，任脉穴，足少阴之会。冲脉并少阴上行，故廉泉属冲脉）。挟鸠尾外广各半寸至脐，每寸一穴，幽门、通谷、阴都、石关、商曲、肓俞，左右十二穴，挟脐下傍广各五分至横骨，每寸一穴，中注、四满、气穴、大赫、横骨，左右十穴，皆足少阴经穴也（冲脉并足少阴经上行）。厥阴毛中急脉各一，左右二穴。阴阳跷各一，阴跷，足少阴之交信，左右二穴，阳跷，足太阳之跗阳，左右二穴。共三十二穴（其中手少阴、足厥阴、阴阳跷诸穴，皆冲脉之所会也）。此腹脉之法也。

手足诸鱼际脉气所发者，凡三百六十五穴也。

鱼际，手太阴寸口穴名。手足掌根丰肉皆谓之鱼，此统言手足诸经也。

水热穴论三十[①]

黄帝问曰：少阴何以主肾？肾何以主水？岐伯对曰：肾者至阴也，至阴者盛水也，肺者太阴也，少阴者冬脉也，故其本在肾，其末在肺，皆积水也。

---

① 三十：原缺，据目录补。

肾为足少阴，于五行为癸水。少阴何以主肾？肾何以主水？盖火为阳，水为阴，肾者至阴也，阴旺则水盛，是以至阴者盛水也。肺者手太阴秋脉也，肾者足少阴冬脉也，冬水生于秋金，故其本在肾，其末在肺，皆积水也。缘肺金下降，而生肾水，肾脉贯胸膈，入肺中，肾水泛滥，则自其经脉而浸肺脏，皆为积水之区也。

帝曰：肾何以能聚水而生病？岐伯曰：肾者胃之关也，关门不利，故聚水而从其类也。上下溢于皮肤，故为胕肿。胕肿者，聚水而生病也。

肾所以聚水而生病者，以肾者胃之关也。盖水谷入胃，脾阳消磨，化为雾气，上归于肺（肺主气）。肺金清降，则化精水，精藏于肾，水渗于膀胱。膀胱通利，川渎注泄，则胃无积水，而土不伤湿。而水之所以下行者，肝气泄之也。肝为风木，其性疏泄，水满膀胱，泄以风木之力，故水道流畅而不癃。而风木之生，全由水中之阳，阳根左旋，温升而化乙木故也。是胃关之开阖，悉凭肾气。肾者胃之关也，关门不利，故聚水而从其类，流于肺部，同气相投也。皮肤者，肺之所司，水自肾藏，以类相从，上下溢于皮肤，经络壅阻，则为胕肿。胕肿者，聚水泛滥而生病也。

帝曰：诸水皆生于肾乎？岐伯曰：肾者牝脏也，地气上者属于肾，而生水液也，故曰至阴。勇而劳甚则肾汗出，肾汗出逢于风，内不得入于脏腑，外不得越于皮肤，客于玄府，行于皮里，传为胕肿。本之于肾，名曰风水。所谓玄府者，汗空也。

牝，阴也。肾为牝脏，位在土下。土之湿者，水气之浸润也，故地气之上腾而生水液者（如云升雨降之义），悉属于肾（《难经》：肾主五液，自入为唾，入肝为泪，入心为汗，入脾为涎，入肺为涕），故曰至阴。勇而劳甚则肾汗出，肾汗出而逢于风，闭其皮毛，内不得入于脏腑，外不得越于皮肤，于是客于玄府，行于皮里，浸淫经络，传为胕肿。其原本之于肾，因为风邪所闭，是以名曰风水。所谓玄府者，即汗空也。

故水病下为胕肿大腹，上为喘呼不得卧者，标本俱病。肺为喘呼气逆不得卧，肾为水肿，分为相输俱受者，水气之所留也。

肾水泛滥，则下为胕肿大腹；肺气冲逆，则上为喘呼不得偃卧，是标本俱病也。喘呼气逆不得卧者，肺之所为也。水肿者，肾之所为也。分为彼此相输而上下俱受者，总皆水气之所留蓄也。

帝曰：水俞五十七处者，是何主也？岐伯曰：肾俞五十七穴，积阴之所聚也，水所从出入也。尻上五行行五者，此肾俞也。伏兔上两行行五者，此肾之街也。左右各一行行五者，三阴之所交结于脚也。踝上各一行行六者，此肾脉之下行也，名曰太冲。凡五十七穴者，皆藏之阴络，水之所客也。

水俞五十七处者，是何所主也？肾主水，故水俞之肾俞。肾俞五十七穴，乃积阴之所聚，水之所从出入也。尻上（尾骶骨上）五行，每行五穴。中行督脉，长强、腰俞、命门、悬枢、脊中五穴。次挟督脉两旁，足太阳经之里行也，白环俞、中膂俞、膀胱俞、小肠俞、大肠俞五穴，左右同。又次挟里行两旁，足太阳经之外行也，秩边、胞肓、志室、肓门、胃俞五穴，左右同。此二十五穴者，皆肾气之所输泄也。伏兔，足阳明经穴。伏兔上两行，挟脐上行，足少阴经脉也，横骨、大赫、气穴、四满、中注五穴，左右同。此十穴者，肾气之街衢也。次外左右二行，足阳明经脉也，气冲、归来、水道、大巨、外①陵五穴，左右同。此十穴者，三阴之所交会而结于脚者也。大钟、照海、复溜、交信、筑宾、阴谷六穴，左右同。此十二穴者，肾脉之下行者也，名曰太冲（以与冲脉同行，是冲脉之原，故曰太冲，非厥阴之太冲也）。凡此五十七穴者，皆脏脉之阴络所通，水之所客也。

帝曰：夫子言治热病五十九俞，余论其意，未能领别其处，愿闻其处，因闻其意。岐伯曰：头上五行行五者，以越诸阳之热逆也。大杼、膺俞、缺盆、背俞，此八者，以泻胸中之热也。气街、三里、巨虚上下廉，此八者，以泻胃中之热也。云门、髃骨、委中、髓空，此八者，以泻四肢之热也。五脏俞旁五，此十者，以泻五脏之热也。凡此五十九穴，皆热之左右也。

领别，领会而分别也。头上五行，每行五穴。中行督脉，上星、囟会、前顶、百会、后顶五穴，次挟督脉两旁，足太阳经脉也，五处、承光、通天、络却、玉枕五穴，左右同，次挟太阳两旁，足少阳经脉也，临泣、目窗、正营、承灵、脑空五穴，左右同，此二十五穴者，以散越诸阳热气之上逆也（足之三阳，自头走足，热病表闭经郁，则三阳上逆，头上发热）。大杼，足太阳经穴；膺俞，手太阴经穴（王冰注：名中府）；缺盆，足阳明经穴；背俞，足太阳经穴（王冰注：即风门热府俞。《孔穴图经》虽不名之，既曰风门热府，即治热之背俞也。按：王冰《刺疟》及《气穴论》注，并以背俞为大杼，此云即风门热府，其说殊无定准），左右各一。此八穴者，以

---

① 外：原作"五"，据《甲乙经》卷三改。

泻胸中之热也（八穴皆在胸背之间）。气街、三里、巨虚、上下廉，皆足阳明经穴，左右各一。此八穴者，以泻胃中之热也。云门，手太阴经穴；髃骨，手阳明经穴（即肩髃）；委中，足太阳经穴；髓空，督脉穴（即腰俞），左右各一。此八穴者，以泻四肢之热也（王冰注引《中诰孔穴图经》云：腰俞，一名髓空。按：腰俞是中行督脉内之一穴，不在左右，如此止有七穴，其说似未确也）。五脏俞旁五，足太阳经穴。脏俞在挟脊第一行，脏俞旁五穴在挟脊第二行，魄户、神堂、魂门、意舍、志室五穴，左右同，此十穴者，以泻五脏之热也。凡此五十九穴者，皆热病左右所输泄之处也（此谓热病五十九刺）。

所谓三里者，下膝三寸也。巨虚者，跷足骱独陷者。下廉者，陷下者也。所谓跗上者，举膝分易见也（此段旧误在《针解篇》）。

三里者，下膝三寸，是其穴也。三里之下，是谓巨虚。巨虚者，跷上（阳跷发于太阳之申脉，循外踝上行）足骱独陷者，骱外两筋之间也，此巨虚之上廉，是谓上巨虚。巨虚下廉，为下巨虚。下廉者，上巨虚之下为条口，条口之下陷下者也（以上皆足阳明经穴）。所谓跗上者（《长刺节论》：足阳明跗上动脉，灸之），举①膝分以下，鼓动应手，甚易见也（即足阳明之冲阳穴）。

骨空论三十一②

黄帝问曰：余闻风者百病之始也，以针治之奈何？岐伯对曰：风从外入，令人振寒，汗出头痛，身重恶寒，治在风府。调其阴阳，不足则补，有余则泻。

风性疏泄，皮毛不敛，是以汗出。汗出则表疏而恶寒也。

大风颈项痛，刺风府，风府在上椎。

风府，督脉穴，在项后大椎上，入发际一寸。上椎者，大椎上，项骨三节也。

大风汗出，灸䚛譆，䚛譆在背下挟脊傍三寸所，厌之令病者呼䚛譆，䚛譆应手（厌与压同）。

䚛譆，足太阳经穴，挟脊傍横广三寸所，神堂之下。以手厌之，令病者自

---

① 举：原作"与"，据上文改。
② 三十一：原缺，据目录补。

呼譩譆，则譩譆之穴应手而动也。

从风憎风，刺眉头。失枕在肩上横骨间，折使揄臂齐肘正，灸脊中。

从风憎风，病从风起，是以憎风。眉头，足太阳攒竹穴也。肩上横骨，足阳明缺盆穴也。横骨与颈骨相连，故刺缺盆。项骨与脊骨相连，又折使舒臂（折，折衷也。揄，舒也），齐其肘所正，灸脊中，其处当十六椎下，督脉之阳关也。

眇络季胁引少腹而痛胀，刺譩譆。腰痛不可以转摇，急引阴卵，刺八髎与痛上。八髎在腰骨分间（眇，音秒）。

软肋骨下曰眇中（眇，末也，胁骨尽处也），肝脉循胁眇，络季胁，引少腹而痛胀，风木郁陷也。八髎，上髎、次髎、中髎、下髎，足太阳左右八穴，在腰下尻上，骨肉分际之间。肝木生于肾水，脉循阴器而入少腹，上行两胁，腰痛不可以转摇，急引阴卵者，木陷于水（肾主水，位在腰），筋急而囊缩也。刺八髎与痛上，泄寒水以达风木也。

鼠瘘寒热，还刺寒府，寒府在附膝外解营。取膝上外者使之拜，取足心者使之跪。

寒府，寒气聚会之所。膝解（见下文），骨节断解之处也。营，窟也，其地当足少阳之阳关。足少阳之脉，自头走足，下颈，入缺盆，由胸胁而行膝外。膝腘者，机关之室，寒湿流注之壑。寒阻经络，少阳上逆，头脉臃肿，结为瘰疬。瘰疬溃烂，经脉穿漏，是谓鼠瘘。少阳甲木化气相火，外为风寒闭束，内绝下行之道，经脉郁遏，故生寒热（阴闭则寒，阳发则热）。刺膝外寒府，内泄寒邪，外散风淫，少阳下达，则鼠瘘平矣。凡取膝上以外诸穴，则使之拜，拜即穴开也。取足心以内诸穴，则使之跪，跪即穴露也。

蹇膝伸不屈，治其楗。坐而膝痛，治其机。坐而膝痛，如物隐者，治其关。立而膝解，治其骸关。膝痛，痛及拇指，治其腘。膝痛不可屈伸，治其背内。连䯒若折，治阳明中俞髎，若别，治巨阳少阴荥。淫泺胫痠，不能久立，治少阳之维，在外踝上五寸（泺，音鹿）。

蹇膝伸不屈，膝痛屈伸蹇难也。楗，关楗也，穴当足阳明髀关诸穴。坐而膝痛，筋脉短也。机，机关也，穴当少阳之环跳。坐而膝痛，如物隐者，如有物隐于其中也。关，机关也，地当膝外骨解之间。立而膝解，关节断解也。骸关，穴当足少阳之阳关。膝痛，痛及拇指，筋脉缩急而相引也。拇指，大指。腘，膝后也，穴当足太阴之委中（足太阴厥阴皆起大指，刺委中以泄肝脾之寒湿也）。膝痛不可屈伸，治其背内。穴当足太阳之大杼（膝痛缘寒湿下伤，朝大杼者，泄寒水以去寒湿也）。膝痛连骱骨（胫骨），若折，治阳明中俞髎，足阳明之三里也。若别，治则针巨阳少阴之荥穴，巨阳之荥，通谷也，少阴之荥，然谷也。淫泺，精溺淫溢也。胫痠，胫骨痠软也。淫泺胫痠，不能久立，《灵枢·本神》所谓精伤则骨痠痿软厥，精时自下也。治少阳之维，在外踝上五寸，足少阳之光明也（《灵枢·经脉》：足少阳之别，名曰光明，下络足跗，是少阳之络脉也）。

　　头横骨为枕，软骨上横骨下为楗。挟髋为机，膝解为骸关。挟膝之骨为连骸，骸下为辅，辅上为腘，腘上为关。

　　头后横骨为枕骨。辅膝骨之上，毛际横骨之下，股中大骨为楗，腿上之关楗也。尻臀大骨曰髋，挟髋骨两旁，下接楗骨之骨为机，腿足运转之枢机也。膝骨节解之处为骸关，骸骨之关节也。扶膝之骨为连骸，连接骸关之骨也。骸下为辅，辅膝骨也。辅上为腘，膝后曲折之中也。腘上为关，股胫之关节也。

　　髓空在脑后五分，颅际锐骨之下，一在龂基下，一在项后中覆骨下。数髓空在面挟鼻，或骨空在口下，当两肩。两髆骨空在髆中之阳。臂骨空在臂阳，去踝四寸，两骨空之间。脊骨上空在风府上。脊骨下空在尻骨下。尻骨空在髀骨之后，相去四寸。股际骨空在毛中动下。股骨上空在股阳，出上膝四寸。骱骨空在辅骨之上端。扁骨有渗理凑，无髓空，易髓无孔。

　　髓空，骨髓之空穴也。脑后五分，颅际锐骨之下，督脉之风府也。龂基下，《中诰图经》名下颐，任督交会之所也。项后中复（伏同）骨下，督脉之哑门也。数髓空在面挟鼻，骨空数处，手阳明之迎香，足阳明之承泣，手太阳之颧髎，其穴不一，皆在面上而扶鼻旁也。在口下，当两肩，足阳明之大迎也。髆，肩髆，髆中之阳，手阳明之肩髃也。臂阳，臂外去踝四寸，两骨空之间，手少阳之三阳络也。风府上，督脉之脑户也。尻骨下，督脉之长强也。髀骨之上，相去四寸，尻骨两旁，足太阳之八髎也。毛中动下，足太阴之冲门也。股阳，股外出上膝四寸，足阳明之伏兔也。辅骨之上端，足阳明之犊鼻也。扁骨，骨之扁者，如肋骨之类，有津液渗灌之凑理也，而无髓空，以其内无髓也，易其骨髓（易，变也，言易有为无），是以无孔也。

《素问悬解》卷四终
阳湖　钱增祺　校字

素问悬解卷五

昌邑黄元御解

病 论①

风论三十二②

黄帝问曰：风之伤人也，或为寒热，或为热中，或为寒中，或为疠风，或为偏枯，或为风也。其病各异，其名不同，或内至五脏六腑。不知其解，愿闻其说。

问义详下文。

岐伯对曰：风气藏于皮肤之间，内不得通，外不得泄。风者善行而数变，腠理开则洒然寒，闭则热而闷。其寒也则衰饮食，其热也则消肌肉，使人怢栗而不能食，名曰寒热。

风气藏于皮肤之间，泄其卫气，卫气愈泄而愈敛，故内不得通，外不得泄。风以疏泄为性，善行而数变，有时风强而卫不能敛，腠理开则洒然寒，有时卫强而风不能泄，皮毛闭则热而闷。其寒也则饮食衰减，其热也则肌肉消烁，使人怢栗战摇而不能食，名曰寒热。此或为寒热之义也。

风气与阳明入胃，循脉而上至目内眦。其人肥则风气不得外泄，为热中而目黄；人瘦则外泄而寒，为寒中而泣出。

（阳明行身之前，起于承泣，穴在目下。）风气与阳明之经俱入，循脉而上至目内眦（阳明，胃脉。入胃者，入胃之经，非入胃腑，故循脉上行）。其人肥则腠理致密，风气不得外泄，郁其经腑之阳，为热中而目黄（木主五色，入土为黄，阳明戊土为风邪

---

① 病论：原缺，据目录补。
② 三十二：原缺，据目录补。

所闭，风木郁遏于湿土之中，肝窍于目，是以目黄）。人瘦则皮毛疏豁，风气外泄，亡其经腑之阳，为寒中而泣出（肾主五液，入肝为泪，风木升泄，是以泣出）。此或为热中，或为寒中之义也。

风气与太阳俱入，行诸脉腧，散于分肉之间，与卫气相干。其道不利，故使肌肉愤䐜而有疡，卫气有所凝而不行，故其肉有不仁也。风寒客于脉而不去，名曰疠风，或名曰寒热。疠者，由营气热胕，其气不清，故使其鼻柱坏而色败，皮肤疡溃（胕与腐同）。

太阳行身之后，起于睛明（穴在目内眦）。风气与太阳俱入，行诸脉腧（脏腑诸腧），散于周身分肉之间，与卫气干碍，其道路不通利，卫气梗阻，故使肌肉愤郁䐜胀而发疮疡。卫气有所凝滞而不行，无以充养肌肉，故其肉有不仁也（麻木不知痛痒）。风寒客于经脉而不去，疮疠丛生，名曰疠风，或名曰寒热。疠者，由卫气壅阻，营血热腐，其脉气不清，故使其鼻柱坏而颜色败，皮肤疡溃（肺主卫气，开窍于鼻，卫阻肺病，故鼻柱坏。血主华色，营血热腐，故色败也）。仲景脉法：风气相抟，必成隐疹，身体为痒。痒者名泄风，久久为痂癞，即此理。此或为疠风之义也。

风中五脏六腑之腧，亦为脏腑之风，各入其门户，所中则为偏风。

五脏六腑之腧，皆在太阳之经，风与太阳俱入，中于五脏六腑之腧，随腧穴而入脏腑，亦为脏腑之风，此或内至五脏六腑之义也。不入脏腑，随穴腧而各入其左右经脉之门户，所中则筋膜卷缩，而为偏风，此或为偏枯之义也。

风气循风府而上，则为脑风。风入系头，则为目风，眼寒。新沐中风，则为首风。入房汗出中风，则为内风。饮酒中风，则为漏风。久风入中，则为肠风飧泄。外在腠理，则为泄风。

风府，督脉之穴，在项后。风气随风府而上，入于脑内，则为脑风。风入系恋头目，则为目风，眼寒（眼流冷泪）。新沐（沐发）中风，则为首风。入房汗出中风，里气方虚，则为内风。饮酒中风，汗液漏泄，则为漏风。久风入中，耗其肝血，风木陷冲，则为肠风飧泄。若不入中，而外在腠理，肌表疏泄，则为泄风。此或为风也之义也（或为风也，为诸风也，指脑风以下言）。

首风之状，头面多汗恶风。当先风一日则病甚，头痛不可以出内。至其风日，则病少愈。

首风之状，风泄于上，头面多汗恶风。风在头上，遏其阳气，当先其风发之一日则病甚，头痛不可以出内室。至其风发之日，表气疏泄，则病少愈也。

漏风之状，或多汗，常不可单衣。食则汗出，甚则身汗喘息，恶风，衣常濡，口干善渴，不能劳事。

漏风之状，皮毛蒸泄，常不可单衣（身体烦热故也）。食则汗出，甚则身汗喘息，表泄恶风，衣服常濡，口干善渴，不能劳事也。

泄风之状，上渍多汗，汗出泄衣上，口中干，身体尽痛则寒，其风不能劳事。

泄风之状，上焦渍湿多汗，汗出泄于衣上，口中干燥，身体尽痛，汗多阳亡则寒，其风不能劳事也。

故风者，百病之长也。至其变化，乃为他病也。无常方，然致有风气也。

内外感伤，皆由风闭皮毛，郁其里气而成。故风者百病之长也。其先不过感冒，而人之本气，百变不同，至其变化，乃各因人之本气损伤，而为他病也。无有常方，然致有诸色风气也。

帝曰：五脏风之形状不同者何？愿闻其诊，及其病能。岐伯曰：以春甲乙伤于风者为肝风，以夏丙丁伤于风者为心风，以季夏戊己伤于邪者为脾风，以秋庚辛中于邪者为肺风，以冬壬癸中于邪者为肾风。

五脏各以自王之日伤于风邪者，脏气虚而皮毛疏也。

肝风之状，多汗恶风，善悲，色微苍，嗌干，善怒，时憎女子，诊在目下，其色青。

肝以风木而主疏泄，故多汗恶风。肺主悲，木病而金刑之，肺气旺，故善悲。苍，木色也。肝脉循喉咙，入颃颡，风动津耗，故嗌干。肝气不舒则善怒。肝主筋，宗筋痿废，故时憎女子。肝窍于目，故诊在目下。肝病者眦青（《灵枢·五阅五使》语），故其色青也。

心风之状，多汗恶风，焦绝善怒吓，赤色，病甚则言不可快，诊在口，其色赤。

心为君火，性亦疏泄，故多汗恶风。心主喜，病则心神不畅，故焦绝而善怒吓。赤，火色也。《难经》：心色赤，其声言，故病甚则言不可快。心窍于舌，故诊在口，其色赤也。

脾风之状，多汗恶风，身体怠堕，四肢不欲动，色薄微黄，不嗜食，诊在鼻上，其色黄。

脾为湿土，湿蒸窍泄，故多汗恶风。土气困乏，故身体怠堕。脾主四肢，故四肢不欲动。黄，土色也。脾主五味，故病则不嗜食。鼻在面部之中，其位应土，故诊在鼻上，其色黄也。

肺风之状，多汗恶风，色皏然白，短气时咳，昼日则差，暮则甚，诊在眉上，其色白。

肺主收敛，收敛失政，故多汗恶风。白，金色也（皏，白色）。肺气上逆，故短气时咳。日暮肺金不降，气道愈阻，故昼差暮甚。眉上，阙庭之部，外司肺候，故诊在眉上，其色白也。

肾风之状，多汗恶风，面庞然浮肿，脊痛不能正立，其色炲，隐曲不利，诊在肌上，其色黑。

肾主蛰藏，蛰藏失政，故多汗恶风。水浸头面，故庞然浮肿（《腹中论》：病肾风者，面胕庞然）。肾脉贯脊，经郁，故脊痛不能正立。炲，水色也。肾开窍于二阴，隐曲，前阴也；不利，不通利也。脾主肌肉，水邪侮土，故诊在肌上，其色黑也。

胃风之状，颈多汗恶风，膈塞不通，食饮不下，腹善满，失衣则䐜胀，食寒则泄，诊形瘦而腹大。

胃脉下人迎，入缺盆，胃气上逆，湿热郁蒸，故颈上多汗恶风。脏腑诸风，皆多汗恶风者，风性疏泄，窍开而表虚也。胃土上逆，浊气升填，故胸膈闭塞，饮食不下也。胃腑瘀浊，故善胀满。失衣则风乘表虚侵袭皮毛，郁其腑气，故作䐜胀。食寒不消，故生泄利。胃主肌肉，浊气堙塞，饮食不化，莫能生长肌肉，故其诊形瘦而腹大也。

帝曰：劳风为病何如？岐伯曰：劳风法在肺下，其为病也，使人强上冥视，唾出若涕，恶风而振寒，此为劳风之病。帝曰：治之奈何？岐伯曰：以救俯仰。巨阳引精者三日，中年者五日，不精者七日，咳出青黄涕，其状如脓，大如弹丸，从口中若鼻中出。不出则伤肺，肺伤则死也。帝曰：善（此段旧误在《评热病论》）。

劳风者，劳伤而感风邪者也。劳风法在肺下，肺主皮毛，感则皮毛闭束，郁其肺气，肺气壅阻，故生嚏喷嗽喘之证。而劳风之原，则法在肺下。肺下者，胃也。缘劳伤中气，胃土上逆，肺无降路，而再感风邪，闭其皮毛，又复不得外泄，郁遏冲逆，是以病也。其为病也，使人项背强上，双目冥视，唾出于口，胶黏若涕，恶风而振寒，此为劳风之病。治法以救其俯仰为主，以其气逆而不降，则其身仰而莫俯，调其气道，升降复旧，则俯仰如常矣。盖肺金清降，雾气化水，注于膀胱，水道通利，则肺气不郁，法在膀胱通利，巨阳引精而已。而巨阳引精之权，全在阳明胃土下行，肺有降路，则气化水生，下注水府，而川渎流通，肺郁清彻矣。阳明右降，巨阳引精者，三日而病已。中年胃弱，降令稍迟者五日，末年胃衰，降令再迟者七日。肺郁悉下，气道清通，咳出青黄浊涕，其状如脓，大如弹丸，从口中若鼻中出，则升降复而俯仰平，其病全瘳。不出则肺郁不下，痞塞蒸腐，而伤肺脏，肺伤则死也（化生肺痈之类）。

痹论三十三①

黄帝问曰：痹之安生？岐伯对曰：风寒湿三气杂至，合而为痹也。其风气胜者为行痹，寒气胜者为痛痹，湿气胜者为著痹也。

风、寒、湿三气杂至，合为痹证。痹者，闭塞不通也。风性动宕，故风气胜者为行痹。寒性凝涩，故寒气胜者为痛痹。湿性黏滞，故湿气胜者为著痹。著者，留而不去也。

帝曰：其有五者何也？岐伯曰：以春遇此者为筋痹，以夏遇此者为脉痹，以至阴遇此者为肌痹，以秋遇此者为皮痹，以冬遇此者为骨痹。

长夏为至阴。此五痹之由来也。

帝曰：内舍五脏六腑，何气使然？岐伯曰：五脏各有合，病久而不去者，内舍于其合也。故筋痹不已，复感于邪，内舍于肝；脉痹不已，复感于邪，内舍于心；肌痹不已，复感于邪，内舍于脾；皮痹不已，复感于邪，内舍于肺；骨痹不已，复感于邪，内舍于肾。所谓痹者，各以其时重感于风、寒、湿之气也。

五脏各有所合，肝合筋，心合脉，脾合肉，肺合皮，肾合骨。病久而不去者，重感于邪，郁其脏气，则内舍于其所合，而入五脏也。

阴气者，静则神藏，躁则消亡。淫气乏竭，痹聚在肝；淫气忧思，痹聚在心；淫气肌绝，痹聚在脾；淫气喘息，痹聚在肺；淫气遗溺，痹聚在肾。诸痹不已，亦益内也。

五脏阴也，阴气者，静则五神内藏，躁则消亡而不藏。痹在皮脉肉筋骨，久而不去，复感于邪，郁其脏气，则从其所合，而入五脏。而邪之所凑，其气

----
① 三十三：原缺，据目录补。

必虚，非内伤五脏，里气虚损，先有受邪之隙，邪不遽入也。是以淫气乏竭，筋力疲极，则痹聚在肝；淫气忧思，神明劳悴，则痹聚在心；淫气肌绝，肌肉消减，则痹聚在脾；淫气喘息，宗气亏损，则痹聚在肺；淫气遗溺，肾精亡泄，则痹聚在肾。诸痹之在皮脉肉筋骨者，久而不已，乘其淫气内伤，亦益内入五脏也。淫气者，气之过用而至淫泆者也。

凡痹之客五脏者，肝痹者，夜卧则惊，多饮，数小便，上为引如怀。

肝主筋，夜卧则血归于肝，血舍魂，肝病而魂不守舍，故夜卧则惊。肝为风木，风动津耗，则为消渴（仲景《伤寒》《金匮》：厥阴之为病，消渴），是以多饮。木主疏泄水道，故数小便。肝脉抵小腹，挟胃，上贯膈，布胁肋，肝病克脾，脾气胀满，上引胁肋，如怀胎妊也。

心痹者，脉不通，烦则心下鼓，暴上气而喘，嗌干，善噫，厥气上则恐。

心主脉，心痹，故脉不通。心气不降则烦生，烦则浊气上逆，心下鼓郁。火炎金伤，肺失收降之令，暴上气而喘。火炎津枯则嗌干。浊气不降则善噫。火上热而水下寒，肾主恐，寒水上凌，火负水胜，则恐生也。

脾痹者，四肢解堕，发咳呕汁，上为大塞。

脾主四肢，脾痹则土气困乏，四肢解堕。脾为湿土，湿旺胃逆，肺气不降，故发咳呕汁，上为大塞也。

肺痹者，烦满喘而呕。

肺主宗气，而性降敛，胃逆肺阻，故胸膈烦满，喘促而呕吐也。

肾痹者，善胀，尻以代踵，脊以代头（尻，丘刀切。考，平声）。

水寒土湿，木气不达，则生胀满，故肾痹者善胀。肾脉入跟中，上腨内，贯脊入肺，肾痹则筋脉挛缩，足卷而不伸，故尻以代踵（尻，尾骶骨），身偻而不仰，故脊以代头也。

肠痹者，数饮而出不得，中气喘争[①]，时发飧泄。

大肠为燥金，小肠为丙火，二肠痹塞，燥热郁发，故数饮而不得下行。积水阻碍，中气胀满，鸣喘斗争，莫有去路，郁极而发，下冲魄门，则时为飧泄也。

---

① 争：原作"急"，据《素问·痹论篇第四十三》及下文改。

胞痹者，少腹膀胱按之内痛。若沃以汤，涩于小便，上为清涕。

胞即膀胱也。胞痹则膀胱不通，乙木失其疏泄之令，郁陷而生下热，故按之内痛。若沃以热汤，涩于小便。水道不通，则肺气莫降，淫泆而化清涕，逆流鼻窍也。

帝曰：其客于脏腑者，何也？岐伯曰：此亦其饮食居处，为其病本也。饮食自倍，肠胃乃伤。六腑亦各有腧，风、寒、湿气中其腧，而食饮应之，循腧而入，各舍其腑也。

肠痹、胞痹，是六腑之痹也。其舍于六腑者，此亦其食饮居处调摄不谨，为其病本也。饮食自倍，不能消腐，胀满泄利，肠胃乃伤。六腑亦各有腧穴，风、寒、湿气，中其腧穴，而饮食所伤，应之于内，则风、寒、湿循腧而入，各舍其腑也。

帝曰：以针治之奈何？岐伯曰：五脏有俞，六腑有合，循脉之分，各有所发，各随其过，则病瘳也。

手足经脉所起，五脏有俞，六腑有合（五脏之脉五俞，井荥输经合也。六腑之脉六俞，井荥输原经合也），循脉之分部，各有气穴所发，各随其过而刺之，泄其经邪，则病瘳矣。

帝曰：营卫之气，亦令人痹乎？岐伯曰：营者，水谷之精气也。和调于五脏，洒陈于六腑，乃能入于脉也，故循脉上下，贯五脏，络六腑也。

营者，水谷之精气所化也。精气游溢，和调于五脏之中，洒陈于六腑之内，乃能入于经脉，而化营血也。营行脉中，故循脉上下，贯五脏而络六腑也。

故人卧血归于肝，肝受血而能视，足受血而能步，掌受血而能握，指受血而能摄。卧出而风吹之，血凝于肤者为痹，凝于脉者为泣，凝于足者为厥。此三者，血行而不得反其空，故为痹厥也（此段旧误在《五脏生成论》）。

营行于脉而统于肝，故人卧血归于肝。肝藏血，血舍魂，魂化神。魂神者，阳气之虚灵者也，而总皆血中温气所化。魂神发露，则生光明，是以肝受血而能视。推之足行手持，悉由神气所发，故使足受血而能步履，掌受血而能卷握，指受血而能摄取。人于夜卧，衣被温暖，营血淖泽，出于卧内，而清风吹之，则营血凝瘀。血凝于肤者为痹，凝于脉者为泣（泣与涩通，此即脉痹也），凝于足者为厥。此三者，营血正行，为风所闭，埋阻结滞，而不得反其经络（空，脉道也），故为痹厥也。

卫者，水谷之悍气也。其气慓疾滑利，不能入于脉也。故循皮肤之中，分肉之间，熏于肓膜，散于胸腹。逆其气则病，从其气则愈，不与风、寒、湿气合，故不为痹。

卫者，水谷之悍气所化也。其气慓疾滑利，不能入于经脉之中也，故行于脉外，循乎皮肤之中，分肉之间，熏于肓膜（肓者，腠理空隙之处也。《刺禁论》：膈肓之上，中有父母，是膈上之肓也。《病能论》：其气溢于大肠而着于肓，肓之原在脐下，是膈下之肓也。《灵枢·胀论》：陷于肉肓，而中气穴，是诸经隧之肓也。膜者，肓以外之筋膜也），散于胸腹（肺主卫，宗气在胸，卫之根本。胸腹者，宗气之所降，即卫气偏盛之所也）。逆其气则病生，从其气则人愈，不与风、寒、湿气相合，故不为痹也。

帝曰：痹，其时有死者，或疼久者，或易已者，其故何也？岐伯曰：其入脏者死，其留连筋骨间者疼久，其留皮肤间者易已。其风气胜者，其人易已也。

入脏者，神气消亡，故死。留连筋骨间者，气血凝涩，故疼久。留于皮肤间者，经脏无伤，故易已。风气胜者，行而不著，驱之则去，故其人易已也。

帝曰：善。痹或痛，或不痛，或不仁，或寒，或热，或燥，或湿，其故何也？岐伯曰：痛者，寒气多也，有寒故痛也。其不痛不仁者，病久入深，营卫之行涩，经络时疏，故不痛，皮肤不营，故为不仁。其寒者，阳气少，阴气多，与病相益，故寒也。其热者，阳气多，阴气少，病气胜，阳遭阴，故为热。其多汗而濡者，此其逢湿甚也，阳气少，阴气盛，两气相感，故汗出而濡也。

痛者，寒气偏多，血脉凝涩，故卫阻而痛生也。其不痛不仁者，病久入深，经脉不利，营卫之行涩，经络时常空疏，故不痛，皮肤不得营养，故不仁。其寒者，素禀阳气少，阴气多，阴气与病邪相益，故寒也。其热者，素禀阳气多，阴气少，而病气外胜，阳遭阴束，愈郁愈旺，故热也。其多汗而濡者，此其逢外湿偏甚也。素禀阳气少，阴气盛，原有内湿，而再逢外湿，两气相感，故汗出而濡也。

帝曰：夫痹之为病，不痛何也？岐伯曰：痹在于骨则重，在于筋则屈不伸，在于脉则血凝而不流，在于肉则不仁，在于皮则寒，故具此五者，则不痛也。凡痹之类，逢寒则急，逢热则纵。帝曰：善。

痹之为病，应当痛也，而不痛者，以其在于骨则骨重，在于筋则筋屈，在于脉则血凝，在于肉则肉苛，在于皮则皮寒，具此五者，故不痛也。凡痹之类，逢寒则急，急则痛，逢热则纵，纵则不痛，其不痛者，筋脉松和而舒缓也。

痿论三十四[①]

黄帝问曰：五脏使人痿，何也？岐伯对曰：肺主身之皮毛，心主身之血脉，肝主身之筋膜，脾主身之肌肉，肾主身之骨髓，故肺热叶焦，则皮毛虚弱急薄，著则生痿躄[②]也。

肺主气而化津，皮毛、血脉、筋膜、肌肉、骨髓，分主于五脏，而皆肺气肺津之所充灌也。故肺热叶焦，不能滋润皮毛，则皮毛虚弱急薄，由皮毛而内，推之筋脉骨肉，皆失荣养，著于何处，则生痿躄之疾也。

心气热则下脉厥而上，上则下脉虚，虚则生脉痿，枢折，胫纵而不任地也。

心气热则君火上炎，下脉厥逆而上，上则下脉阳虚，虚则生脉痿之疾。脉痿则枢纽断折，足胫纵缓，而不能任地也。

肝气热则胆泄口苦，筋膜干。筋膜干则筋急而挛，发为筋痿。

肝胆表里，肝气热则相火上炎，胆泄口苦，筋膜枯干。干则筋膜急挛，发为筋痿也。

脾气热则胃干而渴，肌肉不仁，发为肉痿。

脾胃表里，脾气热则金土枯燥，胃干而渴（胃从阳明燥金化气），肌肉不仁，发为肉痿也。

肾气热则腰脊不举，骨枯而髓减，发为骨痿。

肾脉贯脊，腰者，肾之府也，肾气热则腰脊不举，骨枯而髓减，发为骨痿。

帝曰：何以得之？岐伯曰：肺者，脏之长也，心之盖也。有所失亡，所求不得，则发肺鸣。鸣则肺热叶焦，故曰五脏因肺热叶焦，发为痿躄，此之谓也。

五脏皆受气于肺，肺者，五脏之长，心之华盖也。有所失亡而不存，或有所营求而不得，则心急火炎，气喘而肺鸣。鸣则肺热叶焦，故曰五脏因肺热叶焦，发为痿躄，此之谓也。缘肺金枯燥，不能化气生津，灌溉五脏，是以成痿耳。

悲哀太甚则胞络绝，胞络绝则阳气内动，发则心下崩，数溲血也。故

[①] 三十四：原缺，据目录补。
[②] 痿躄：四肢痿废，足弱不能行走。

《本病》曰：大经空虚，发为肌痹，传为脉痿。

心为丁火，膀胱为壬水，本相合也。合则膀胱之胞爰有络脉，通于心中，是谓胞络。心主喜，悲哀太甚，伤其心神，丁壬不交，则胞络绝矣。心主脉，脉舍血，血藏于肝，火之热者，木之温气所化，故心火生于肝木。而肝木实生于壬水，水生而化木，是阴升而化阳也。阴升而化阳，故血随木升，行于脉中，而不下泄。胞络既绝，丁壬不交，则木郁而阳陷，故阳气内动。郁动不已，陷冲前窍，在女子则为血崩，在男子则为溺血，是以病发则心下崩决，数溲血也。盖脉者，血之堤防，木陷血积，泄于溺孔，是即河水冲决，堤防崩溃之义也，而崩溃之原，则在心下，以心主脉也，故谓之心下崩。《本病》，古书。营血陷亡，故大经空虚。血亡则肌肉失养，麻痹不仁，经络埋阻，传为脉痿也。

思想无穷，所愿不得，意淫于外，入房太甚，宗筋弛纵，发为筋痿，及为白淫。故《下经》曰：筋痿者，生于肝使内也。

思想无穷，而所愿不得，意思淫泆于外，则相火升泄，阳根不密，加以入房太甚，泄其肾气，水寒木萎，宗筋弛纵，发为筋痿，及为白淫。白淫者，白物淫衍，流溢而下，即男女带浊之疾也。《下经》，古书。肝使内者，色过而肝伤也。

有渐于湿，以水为事，若有所留，居处相湿，肌肉濡渍，痹而不仁，发为肉痿。故《下经》曰：肉痿者，得之湿地也。

渐，习染也。有渐于湿，以水为事，若水有所留，居处湿润，人感其气，传染于身，则肌肉濡渍，痹而不仁，发为肉痿。肉痿者，得之湿地之外淫也。

有所远行劳倦，逢大热而渴，渴则阳气内伐，内伐则热舍于肾。肾者水脏也，今水不胜火，则骨枯而髓虚，故足不任身，发为骨痿。故《下经》曰：骨痿者，生于大热也。

有所远行劳倦，途大热而燥渴，渴则阳气燔蒸而内伐，内伐则热气舍于肾部。肾者水脏也，其主骨髓，今水不胜火，则骨枯而髓虚，故足软不能任身，发为骨痿。骨痿者，生于大热之内烁也。

帝曰：何以别之？岐伯曰：肺热者，色白而毛败。心热者，色赤而络脉溢。肝热者，色苍而爪枯。脾热者，色黄而肉蠕动。肾热者，色黑而齿槁。

肺主皮毛，其色白。肺热者，色白而毛败。心主脉，其色赤。心热者，色赤而络脉溢。络脉，经脉之浮者也。肝主筋，其色苍，肝热者，色苍而爪枯。爪者，筋之余也。脾主肉，其色黄，脾热者，色黄而肉蠕动。蠕动，虫动貌也。

肾主骨，其色黑，肾热者，色黑而齿槁。齿者，骨之余也。

帝曰：如夫子言可矣，论言治痿者独取阳明，何也？岐伯曰：阳明者，五脏六腑之海，主润宗筋，宗筋主束骨而利机关也。冲脉者，经脉之海也，主渗灌溪谷，与阳明合于宗筋。阴阳总宗筋之会，会于气街，而阳明为之长，皆属于带脉，而络于督脉。阳明虚则宗筋纵，带脉不引，故足痿不用也。

阳明者，脏腑之海，主滋润宗筋。宗筋，诸筋之总也。诸筋者，皆属于节（《五脏生成论》语）。骨节联属，则机关便捷，故宗筋主束骨而利机关也。冲脉者，经脉之海，主渗灌溪谷（《气穴论》：肉之大会为谷，肉之小会为溪），与阳明合于宗筋。阴阳之脉，总宗筋之会（足阳明、少阳、太阴、少阴、厥阴、冲、任、督、跷九脉，皆会于前阴），会于阳明之气街（阳明动脉，在腿腹之交），而阳明为之长，皆属于带脉（带脉环腰如带，总束诸脉者），而络于督脉（督脉在背，诸脉之纲），阳明虚则宗筋纵缓，带脉不能收引，诸筋松懈，故足痿不用也。

帝曰：治之奈何？岐伯曰：各补其荥而通其俞，调其虚实，和其逆顺，筋脉骨肉各以其时受气，则病已矣。帝曰：善。

五脏之脉五俞，曰井荥输经合。六腑之脉六俞，曰井荥输原经合。诸经之所溜为荥，所注为输。治痿虽独取阳明，而脉肉筋骨，各有所主，如脉痿则兼治手少阴，肉痿则兼治足太阴，筋痿则兼治足厥阴，骨痿则兼治足少阴。各补其荥穴，以滋经阴，通其俞穴，以泄经热，调其虚实，使阳不偏实，阴不偏虚，和其逆顺，使阳气顺降，阴气逆升，筋脉骨肉各以其自王之时受气，则病已矣。

厥论三十五[①]

黄帝问曰：厥之寒热者何也？岐伯对曰：阳气衰于下，则为寒厥，阴气衰于下，则为热厥。

阳气衰于下，则阴盛而生寒，故为寒厥。阴气衰于下，则阳盛而生热，故为热厥。

帝曰：热厥之为热也，必起于足下者何也？岐伯曰：阳气起于足五指之表，阴脉者集于足下而聚于足心，故阳气胜则足下热也。

---

① 三十五：原缺，据目录补。

阳气起于足五指之表,阴脉集于足下而聚于足心,阴败阳胜,则阳侵阴位,而足下热也。

帝曰:寒厥之为寒也,必从五指而上于膝者何也?岐伯曰:阴气起于足五指之里,阳脉者,集于膝下而聚于膝上,故阴气胜则从五指至膝上寒。其寒也,不从外,皆从内也。

阴气起于足五指之里,阳脉集于膝下而聚于膝上,阳败阴胜,则阴夺阳位,从五指而至膝上寒也。其寒也,不从外来,皆从内生也。

帝曰:寒厥何失而然也?岐伯曰:前阴者,宗筋之所聚,太阴阳明之所合也。春夏则阳气多而阴气少,秋冬则阴气盛而阳气衰,此人者质壮,以秋冬夺于所用,精气溢下,下气上争,不能复,邪气因从之而上也。气因于中,阳气衰,不能渗营其经络,阳气日损,阴气独在,故手足为之寒也。

太阴阳明同主四肢,前阴者,宗筋之所聚,太阴阳明之所会合也。春夏则阳气多而阴气少,太阴不及阳明之多者,阳升而阴降也。秋冬则阴气盛而阳气衰,阳明不及太阴之盛者,阴长而阳藏也。寒厥之原,以此人者气质盛壮,当秋冬阳藏之时,而入房不节,夺于所用,精气溢下,泄其阳根,下焦肾气,纷争于上,不能归复,寒水之邪气,因从之而上。寒气在中,水邪侮土,太阴湿盛,阳明气衰,不能充养四肢而渗淫其经络,久而阳气日损,阴气独在,四肢禀之,故手足为之寒也。

帝曰:热厥何如而然也?岐伯曰:酒入于胃,则络脉满而经脉虚,阴气虚则阳气入,阳气入则胃不和。脾主为胃行其津①液者也。胃不和则精气竭,精气竭则不营其四肢也。此人必数醉,若饱以入房,气聚于脾中不得散,酒气与谷气相薄,热盛于中,故内热而溺赤也。夫酒气盛而慓悍,肾气日衰,阳气独胜,热遍于身,故手足为之热也。

酒性辛热升散,酒入于胃,外走络脉,则络脉满而经脉虚。络脉为阳,经脉为阴,阴气虚则阳气入,阳气入则同气相投,传于阳明之腑,胃土燥热而不和。脾主为胃行其津液者也。胃腑燥热不和则精气竭,精气竭则脾无津液可行,不能营渗其四肢,故成热厥。此人必数醉,若饱以入房,酒食未化,中气壅阻,此正水火分离,精神不交之会(中气不运,则水火不交),而肾精溢涩,阳根愈腾,

---

① 津:原作"精",据《素问·厥论篇第四十五》及下文改。

相火上至中宫，埋阻土位，热气聚于脾中，不得散布，加之酒气与谷气相薄（迫也），热盛于中，故内热而溺赤也。夫酒气既盛，而慓悍之性，煎熬肾阴。肾气日衰，阳气独胜，腑脏肢节，一派邪热熏蒸，热遍于身，故手足为之热也。

帝曰：厥或令人腹满，或令人暴不知人，或至半日远至一日乃知人者何也？岐伯曰：阳气盛于上则下虚，下虚则腹胀满。阳气盛于上则下气重上而邪气逆，逆则阳气乱，阳气乱则不知人也。

阳降阴升，是其常也。阳气盛于上，是阳气之上逆，则阳不归根而下虚。阳气下虚，寒湿必动，肝脾郁陷，则腹胀满。阳气上升，则下焦阴气重上，而邪气于是上逆，逆则升逼清道，而阳气散乱。阳气散乱，神明纷扰，则不知人也。

帝曰：善。愿闻六经之厥状病能也。岐伯曰：巨阳之厥，则首肿头重，足不能行，发为眴仆。

足太阳经行身之背，起目内眦，自头走足，巨阳之厥，经气上逆，则首肿头重，足不能行。上实下虚，发为眩晕，而颠仆也。

阳明之厥，则腹满不得卧，面赤而热，癫疾欲走呼，妄见而妄言。

足阳明经行身之前，起鼻交额，自头走足。阳明之厥，经气上逆，则腹满不得卧，面赤而热，癫疾欲走呼，妄见而妄言，《阳明脉解》所谓病甚则弃衣而走，登高而歌，妄言骂詈，不避亲疏是也。

少阳之厥，则暴聋，颊肿而热，胁痛，胻不可以运。

足少阳经行身之侧，起目锐眦，自头走足。少阳之厥，经气上逆，则暴聋，颊肿而热（脉循耳后，下加颊车，下行而化相火故也），胁痛，胻①痠不可以运动也（脉循胁里，下辅骨也）。

太阴之厥，则腹满䐜胀，后不利，不欲食，食则呕，不得卧。

足太阴经行身之前，自足走胸。太阴之厥，则经气下陷，脾陷肝遏，腹满䐜胀，疏泄失政，后窍不利。脾湿传胃，胃气上逆，则不欲食，食则呕，不得卧也。

少阴之厥，则口干溺赤，腹满心痛。

足少阴经行身之后，自足走胸。少阴之厥，则经气下陷，唇舌失滋，是以

---

① 胻：原作"髊"，据上下文改。

口干。风木过郁,是以溺赤(湿郁为热)。水泛土湿,是以腹满。寒水凌火,是以心痛也。

厥阴之厥,则少腹肿痛腹胀,泾溲不利,阴缩肿,骺内热,好卧屈膝。

足厥阴经行身之侧,自足走胸。厥阴之厥,则经气下陷,少腹痛胀,泾溲不利(风木郁陷,而贼脾土,不能疏泄水道也),阴器缩肿,骺骨内热(脉循骺骨,过阴器也),好卧而屈膝也(肝木克土,土困则好卧。肝主筋,肝陷筋缩,则屈膝也)。

盛则泻之,虚则补之,不盛不虚,以经取之。

不盛不虚,则以寻常疏通经络之法取之,此总言诸厥之治法也。

太阳厥逆,僵仆,呕血善衄,治主病者。

太阳厥逆,头重足轻,故僵仆。寒水上行,藏气失政,故呕血善衄。治主病者,治其主病之经穴也。下同。

阳明厥逆,喘咳身热,善惊,衄呕血,治主病者。

阳明厥逆,胃气上壅,肺金莫降,故发喘咳。胆木拔根,故生惊怯。阳明不降,收敛失政,故作呕衄也。

少阳厥逆,机关不利。机关不利者,腰不可以行,项不可以顾,发肠痈,不可治,惊者死。

少阳厥逆,筋膜挛缩,机关不利,行则腰痛,故不可行,顾则项痛,故不可顾。相火内郁,而发肠痈,则不可治。胆木拔根,而生惊者,戊土被贼,是以死也。

太阴厥逆,骺急挛,心痛引腹,治主病者。

太阴厥逆,土陷木遏,筋膜短缩,故骺骨急挛。肝木陷而胆木逆,上冲胃口,故心痛引腹也。

少阴厥逆,虚满呕变,下泄清水,治主病者。

少阴厥逆,水旺土湿,胃逆脾陷,故上为虚满呕变(变,灾也),下为泄利清水也。

厥阴厥逆,足挛腰痛,虚满,前闭,谵言,治主病者。

厥阴厥逆,肝陷筋缩,故足挛腰痛。乙木贼土,故腹胁虚满。木郁不能疏泄水道,故前窍闭涩。风动血挠,神魂不谧,是以谵言也。

三阴俱逆,不得前后,使人手足寒,三日死。

三阴俱逆,湿土风木癸水齐陷,下窍堵塞,不得前后(二便不通)。中脘阳虚,四肢失禀,使人手足寒冷。不过三日则死,阳气全败也。

手太阳厥逆，耳聋泣出，项不可以顾，腰不可以俯仰，治主病者。

手太阳厥逆，其脉自目锐眦入耳中，故耳聋泣出。循头上项，故项不可以顾。脉连足太阳，足太阳挟脊抵腰，故腰不可以俯仰也。

手阳明少阳厥逆，发喉痹嗌肿，痉，治主病者。

手阳明少阳厥逆，其脉皆循喉咙，入缺盆，故发喉痹嗌肿，头项强直，而为痉也。

手太阴厥逆，虚满而咳，善呕沫，治主病者。

手太阴厥逆，肺气上冲，故虚满而咳，善呕涎沫也。

手少阴心主厥逆，心痛引喉，身热，死不可治。

手少阴心主厥逆，其脉皆上挟咽喉，故心痛引喉。君相二火上炎，故身热（心主为相火）。火泄神亡，故死也。

咳论三十六①

黄帝问曰：肺之令人咳，何也？岐伯对曰：五脏六腑皆令人咳，非独肺也。帝曰：愿闻其状。岐伯曰：皮毛者，肺之合也。皮毛先受邪气，邪气以从其合也。其寒饮食入胃，从肺脉上至于肺则肺寒，肺寒则外内合邪，因而客之，则为肺咳。

肺主气，肺气清降，呼吸静顺，故不咳嗽。肺金不降，胸膈壅阻，逆气冲激，则咳嗽生焉。咳生于肺，而其原不一，五脏六腑之病，传之于肺，皆令人咳，非独肺脏之自病也。且以肺咳言之，肺主皮毛，皮毛者，肺之合也，皮毛被感，先受风寒之邪气，邪气在表，外束皮毛，皮毛闭敛，则肺气壅阻。缘肺合皮毛，表里同气，从其合也。其再加以寒饮食入胃，寒气从肺脉上至于肺则肺寒，肺寒则饮食之寒与风露之寒外内合邪，因而客居肺部不散，寒闭气阻，则为肺咳，是肺咳之故也。

五脏各以其时受病，非其时，各传以与之。乘秋则肺先受邪，乘春则肝先受之，乘冬则肾先受之，乘夏则心先受之，乘至阴则脾先受之。人与天地相参，故五脏各以治时，感于寒则受病，微则为咳，甚则为泄为痛。

咳生于肺，而受病之原，则传自五脏，不可第责之肺也。五脏各以其主治

---

① 三十六：原缺，据目录补。

之时受病，非其主治之时，各于其所胜之脏传以与之。肺应秋，乘秋则肺先受邪；肝应春，乘春则肝先受之；肾应冬，乘冬则肾先受之；心应夏，乘夏则心先受之；脾应至阴（长夏），乘至阴则脾先受之。盖人与天地相参，故五脏各以治其司令之时。当其主治之时感于寒，则主治之脏受其病。微则传之肺，肺气上逆而为咳，甚则传之大肠，大肠下陷，为泄为痛也。

帝曰：何以异之？岐伯曰：肺咳之状，咳而喘息有音，甚则唾血。

肺咳之状，咳而喘息有音，肺气上逆也。甚则唾血，肺金失敛也。

心咳之状，咳则心痛，喉中介介如梗状，甚则咽肿喉痹。

心咳者，火克金也。咳则心痛者，君火逆冲也。心脉上挟咽，心气冲塞，故喉中介介如梗状。甚则君火升炎，故咽肿喉痹也。

肾咳之状，咳则腰脊相引而痛，甚则咳涎。

肾咳者，水乘金也。水渍肺脏，则气阻为咳。肾脉贯脊，故腰背相引而痛。肾主五液，入脾为涎，脾湿胃逆，则涎出于口，故甚则咳涎。

脾咳之状，咳则右胁下痛，阴阴①引肩背，甚则不可以动，动则咳剧。

脾咳者，土累金也。脾以湿土主令，肺从脾土化湿，湿旺胃逆，肺金不降，清气郁阻，则生痰嗽。脾从左升，左升则右降，右胁下痛，阴阴引肩背者，肺气不能右降也。甚则身动而气愈逆，是以咳剧也。

肝咳之状，咳则两胁下痛，甚则不可以转，转则两胠下满。

肝咳者，木侮金也。肝为风木，内胎君火，衰则肺金固克风木，盛则风木亦侮肺金，火胎郁发，肺金受伤，则生咳嗽。肝脉行于两胁，故胁痛不可以转。转则肝气郁遏，两胠下满，胠即胁也。

帝曰：六腑之咳奈何？安所受病？岐伯曰：五脏之久咳，乃移于六腑。

脏病移腑，表里相传也。

脾咳不已，则胃受之。胃咳之状，咳而呕，呕甚则长虫出。

脾咳不已，传之于胃，胃逆则呕，呕甚则吐蛔虫。盖脾为太阴湿土，肺以手太阴不司令气，从土化湿，燥被湿夺，则阳明戊土不化庚金之燥，而化己土之湿，湿盛则脾陷而胃逆，胃逆则肺无降路，湿气堙塞，而生痰嗽。故肺咳之原，虽缘五脏六腑之相传，而胃土上逆，则为咳嗽之根。甚则为泄为痛，由于

---

① 阴阴：隐隐。

脾陷，微则为咳，由于胃逆。胃咳者，戊土之阻辛金也。

肝咳不已，则胆受之。胆咳之状，咳呕胆汁。

肝咳不已，传之于胆，胆木上逆，而克胃土，则咳呕胆汁，胆汁色黄而味苦。胆咳者，甲木之伤辛金也（甲木化气相火，能刑辛金）。

肺咳不已，则大肠受之。大肠咳状，咳而遗矢。

肺咳不已，传之大肠，大肠下陷，魄门不收，故咳而遗矢。大肠咳者，庚金之干辛金也。

心咳不已，则小肠受之，小肠咳状，咳而失气，气与咳俱失。

心咳不已，传之小肠，小肠下陷，故咳而肛门失气，气与咳俱失。小肠咳者，丙火之克辛金也。

肾咳不已，则膀胱受之。膀胱咳状，咳而遗溺。

肾咳不已，传之膀胱，膀胱失藏，故咳而遗溺。膀胱咳者，壬水之乘辛金也。

久咳不已，则三焦受之。三焦咳状，咳而腹满，不欲饮食。

久咳不已，上、中、下三焦俱病，则传之三焦，三焦火陷，不能生土，故咳而腹满，不欲饮食。三焦咳者，相火之刑辛金也。

此皆聚于胃，关于肺，使人久涕唾而面浮肿，气逆也。

聚于胃者，胃土上逆，浊气填塞，聚于胃口也。关于肺者，胃逆则肺阻也。肺逆则多涕，胃逆则多唾，浊气郁塞，是以淫泆而化涕唾。肺胃郁升，则面浮肿。总因浊气之上逆也。

帝曰：治之奈何？岐伯曰：治脏者治其输，治腑者治其合，浮肿者治其经。

脏之输，在脉之所起第三穴。腑之合，在脉之所起第六穴。脏之经，在脉之所起第四穴。腑之经，在脉之所起第五穴。五脏五腧，曰井荥输经合，六腑六腧，曰井荥输原经合，详见《灵枢·本输》（俞与腧、输俱通）。

疟论三十七①

黄帝问曰：夫痎疟皆生于风，其蓄作有时者何也？岐伯对曰：疟之始

---

① 三十七：原缺，据目录补。

发也，先起于毫毛，伸欠乃作，寒栗鼓颔，腰脊俱痛，寒去则内外皆热，头痛如破，渴欲冷饮。

痎与该通。疟病不一，该而言之，故曰痎疟。其类虽多，总之皆生于风也。伸者，舒臂折腰。欠者，开口呵气。阴气下旺，召引阳气，阳气欲陷而未陷，故伸欠乃作，此疟邪将发之象也。发则寒栗鼓颔，腰脊俱痛。寒去则内外皆热，头痛如破，渴欲冷饮（痎，音皆）。

帝曰：何气使然？愿闻其道。岐伯曰：阴阳上下交争，虚实更作，阴阳相移也。阳并于阴，则阴实而阳虚，阳明虚则寒栗鼓颔也；巨阳虚则腰背头项痛；三阳俱虚则阴气胜，阴气胜则骨寒而痛；寒生于内，故中外皆寒；阳盛则外热，阴虚则内热，外内皆热，则喘而渴，故欲冷饮也。

疟之寒往而热来者，此阴阳之上下交争，虚实更作，阴阳相移也。以阴气发作，裹束阳气，阳为阴并，则阴实而阳虚。阳明行身之前，阳明虚则寒栗鼓颔。太阳行身之后，巨阳虚则腰背头项痛。三阳俱虚则阴气全胜，阴气胜则骨寒而痛。寒生于内，直达皮毛，故中外皆寒。及其阳气来复，蓄极而发，则阳实而阴虚。阳盛而透出重围则外热，阴虚而涸及穷泉则内热，外内皆热，则喘促而渴燥，故欲冷饮也。

此皆得之夏伤于暑，热气盛，藏于皮肤之内，肠胃之外，营气之所舍也。此令人汗孔疏，腠理开，及得之以浴，因得秋气，汗出遇风，水气舍于皮肤之内，与卫气并居。卫气者，昼行于阳，夜行于阴，此气得阳而外出，得阴而内薄，内外相薄，是以日作。

痎疟寒热之由，此皆得之夏伤于暑，热气隆盛，藏于皮肤之内，肠胃之外，是营气之所舍也。此热内蒸，令人汗孔疏而腠理开，暑盛窍泄，沐浴寒水，因得凉秋之气，正当汗出，而遇清风，水随窍入，皮毛外敛，于是水气淫泆，舍于皮肤之内，与卫气并居。卫气昼行于阳经，夜行于阴脏，此气（水气）昼得阳气而外出，夜得阴气而内入，舍深则暮与卫遇而夜作，舍浅则旦与卫遇而昼作，昼夜出入，内外相薄，是以日作，此蓄作有时之原也。

帝曰：善。夫风之与疟也，相似同类，而风独常在，疟得有时而休者何也？岐伯曰：风气留其处，故常在。疟气随经络，沉以内薄，故卫气应乃作。

痎疟皆生于风，是风之与疟相似同类。而风独常在，疟得有时而休者，以风气留其所客之处，故邪常在。疟气随经络，沉以内薄，故与卫气相应乃作，卫气不应，则有时而休也。

帝曰：其间日而作者何也？岐伯曰：其气之舍深，内薄于阴，阳气独发，阴邪内著，阴与阳争不得出，是以间日而作也。

间日而作者，以其气（水气）之舍深，内薄于阴分之中，卫气独发，不与邪遇，阴邪内著，不与卫交，阴与阳争而不得出，是以间日而作也。盖疟邪之发，邪与卫遇，裹束卫阳，卫阳内陷，郁勃振动，极力外发，而阴邪外闭，不得突围而出，是以寒栗战摇。及其蓄积盛大，阴不能闭，则透出重围，热来寒往。水邪深入，不得日与卫会，故间日乃作也。

帝曰：时有间二日或至数日发，或渴或不渴，其故何也？岐伯曰：其间日发者，由邪气内薄于五脏，横连募原也。其道远，其气深，其行迟，不能与卫气俱行，不得皆出，故间日乃作也。其间日者，邪气与卫气客于六腑，而有时相失，不能相得，故休数日乃作也。疟者，阴阳更胜也。或甚或不甚，故或渴或不渴。

其间日发者，由邪气内薄于五脏，横连于募原也（募谓脏腑之募，原谓膈肓之原）。其道远，其气深，其行迟，不能与气俱行。不得与卫气皆出，故间日乃作也。其间日作者，邪气与卫气客于六腑，道远而气深，而又有时相失，不能相得，间日而不会，故休数日乃作也。疟之寒热互作者，阴阳之更胜也，其阳气之盛，或甚或不甚，故或渴或不渴也。

卫气一日一夜周身五十度，昼行六经二十五周，夜行五脏二十五周。邪在六经，则昼与卫遇，邪在五脏，则夜与卫遇。无与卫气相失之时，本当一日一作，其间日至数日者，阳气之衰也。盖卫与邪遇，不得径行，极力相争，陷坚而入。卫气内郁，寒邪外束，鼓动振摇，重阴莫透。蓄极而发，热蒸寒散，阳气透泄，寒邪退除。非阳气极盛，不能日日如是。阳虚者，热退力衰，未即遽振，卫与邪遇，遂陷重阴，阳弱不能外发，则寒热不作。间日之后，蓄积盛大，然后鼓发，而生寒热。再虚则数日乃发。阳虚之分量不一，故有间日、数日之差也。

帝曰：其作日晏与其日早者，何气使然？岐伯曰：邪气客于风府，循膂而下，卫气一日一夜大会于风府。其明日日下一节，故其作也晏，此先客于脊背也。每至于风府则腠理开，腠理开则邪气入，邪气入则病作。其出于风府，日下一节，二十五日下至骶骨，以此日作稍益晏也。二十六日入于脊内，注于伏膂之脉，其气上行，九日出于缺盆之中，其气日高，故作日益早也。

其作日晏与日早者,邪气客于风府,循背膂而下(脊骨两旁曰膂),卫气一日一夜周身五十度,大会于风府,而与邪遇,遇则疟发。其至明日,邪气日下一节,与卫气之相遇渐晚,故其作也晏,此缘邪气先客于脊背也。卫气每至于邪客之风府,阻而不行,则鼓动郁发,开其腠理。腠理开则邪气入,邪气入则裹束卫气而病作。其出于风府,日下一节,二十五日下至骶骨(尾骶骨),以此日作稍益晏也。二十六日入于脊内,注于伏膂之脉(伏膂之脉,即冲脉之后行于脊背者),前入冲任,其气上行,九日出于缺盆之中,其气日高,故作日益早也。疟发之早晏,虽由邪气之上下,实因阳气之虚盛。阳虚者,闭于重阴之中,不能遽发,故其作日晏。阳盛者,遏于重阴之内,一郁即发,故其作日早。阳盛于上而虚于下,自背而下,阳气渐盛,是以作晏。自腹而上,阳气渐盛,是以发早也。

帝曰:夫子言卫气每至于风府腠理乃发,发则邪气入,入则病作,今卫气日下一节,其气之发也,不当风府,其日作者奈何?岐伯曰:此邪气客于头项,循膂而下者也。虚实不同,邪中异所,则不得当其风府也。故邪中于头项者气至头项而病,中于背者气至背而病,中于腰脊者气至腰脊而病,中于手足者气至手足而病。卫气之所在,与邪气相合则病作,故风无常府。卫气之所发,必开其腠理,邪气之所合,则其府也。

邪气客于风府,卫气每至于风府,与邪气相遇,腠理开发,则邪入而病作。今卫气日下一节,而与邪遇,其气之发也,不当风府(风府,督脉之穴,在项后),其日作者何也?此盖邪气客于头项,循膂而下者也,故恰当督脉之风府。人之虚实不同,邪中异所,则不得尽当其风府也。故邪中于头项者卫气至头项而病,中于背膂者卫气至背膂而病,中于腰脊者卫气至腰脊而病,中于手足者卫气至手足而病。卫气之所在,与邪气相合则病作,故风无常府。卫气之所郁发,开其腠理,而与邪气之所合,则其府也。

帝曰:疟先寒而后热者何也?岐伯曰:夏伤于大暑,其汗大出,腠理开发,因遇夏气凄沧之水寒,藏于腠理皮肤之中,秋伤于风,则病成矣。夫寒者阴气也,风者阳气也,先伤于寒而后伤于风,故先寒而后热也。病以时作,名曰寒疟。

先寒而后热者,夏伤大暑,其汗大出,腠理开发,因夏气炎热,浴于寒水,一遇凄沧之水寒入于汗孔,藏于腠理皮肤之中,忽而秋伤于风,闭其皮毛,寒气在经,不得出路,则病成矣。夫寒者阴气也,内伤营血,风者阳气也,外伤卫气。营为寒伤,则裹束卫外而生表寒,卫为风伤,则鼓发营中而生里热。先伤于寒而后伤于风，则营气先闭而卫气后发，故先寒而后热也。病以时作，名曰寒疟。

帝曰：先热而后寒者何也？岐伯曰：此先伤于风而后伤于寒，故先热而后寒也。亦以时作，名曰温疟。其但热而不寒者，阴气先绝，阳气独发，则少气烦冤，手足热而欲呕，名曰瘅疟。

先热而后寒者，此先伤于风而后伤于寒，故先热而后寒也。以风性疏泄，寒性闭藏，先伤于风，开其皮毛，后伤于寒，入于汗孔。卫以收敛为性，风气泄之，而卫愈欲敛，其性然也。始而风力疏泄，卫未遽敛，故寒随窍入，继而卫敛表固，风不能泄，卫郁热发，是以先热。阳衰阴复，里寒内作，是以后寒。亦以时作，名曰温疟。其但热而不寒者，二火上炎，阳气素旺，外为风邪所闭，郁其内热，阴气先绝，阳气独发，则少气烦冤，手足热盛，而欲作呕吐，名曰瘅疟（瘅，热也）。

帝曰：夫病温疟与瘅疟而皆安舍，舍于何脏？岐伯曰：温疟者，得之冬中于风，寒气藏于骨髓之中。至春则阳气大发，邪气不能自出，因遇大暑，脑髓烁，肌肉消，腠理发泄，或有所用力，邪气与汗皆出。此病藏于肾，其气先从内出之于外也。如是者，阴虚而阳盛，阳盛则热矣；衰则气复[①]反入，入则阳虚，阳虚则寒矣，故先热而后寒，名曰温疟。

温疟者，得之冬中于风，闭其皮毛，寒气内入，藏于骨髓之中，阻格二火，不得下蛰，蕴隆经络，郁热常生。至春则阳气大发，邪应出矣。而皮毛敛闭，不能自出。因遇大暑炎蒸，脑髓熏烁，肌肉消减，腠理发泄，汗孔大开，邪应出矣。即不必大暑，或有所用力烦劳，毛理蒸泄，邪亦出矣，邪气与汗皆出。此病邪藏于肾脏（肾主骨髓），先从重阴之内出之于外也。寒邪外出，逼其经络之阳，郁蒸鼓发，如是者，阴虚而阳盛，阳盛则热矣。盛极而衰，则气复反入，入则阳虚，阳虚则寒矣。盖阴阳之理，有胜必复，阴旺而逼阳气，则阳郁而为热，热胜而阴衰；阳旺而逼阴邪，则阴郁而为寒，寒胜而阳衰。故先热而后寒，名曰温疟。

帝曰：瘅疟何如？岐伯曰：瘅疟者，肺素有热，气盛于身，厥逆上冲，中气实而不外泄。因有所用力，腠理开，风寒舍于皮肤之内，分肉之间而

[①] 复：原脱，据《素问·疟论篇第三十五》及文义改。

发，发则阳气盛，阳气盛而不衰则病矣。其气不及于阴，故但热而不寒。气内藏于心而外舍于分肉之间，令人消烁肌肉，命曰瘅疟。

瘅疟者，二火刑金，肺素有热。肺主宗气，而司皮毛，金被火刑，失其降下之令，气盛于身。厥逆上冲，而皮毛闭敛，中气盛实，而不外泄。因有所用力烦劳，腠理开泄，风寒舍于皮肤之内，分肉之间，郁其阳气而发，发则阳盛而内热作，阳气盛而不衰则病矣。其气不及于阴，故但热而不寒。阳气内藏于心而外舍于分肉之间，壮火燔蒸，令人消烁肌肉，命曰瘅疟。

帝曰：善。论言夏伤于暑，秋必病疟，今疟不必应者何也？岐伯曰：此应四时者也。其病异形者，反四时也。其以春病者恶风，以夏病者多汗，以秋病者寒甚，以冬病者寒不甚。

论言夏伤于暑，秋必病疟（《生气通天论》）。今温疟因冬中于风，是疟不必应此言也。盖夏伤于暑，秋必病疟，先寒后热，万人皆同，此应四时者也。其病不必先寒后热，而别有异形者，反四时也。其以春病者风泄表疏而恶风，以夏病者湿蒸窍开而汗出，以秋病者阴气收敛而寒甚，以冬病者阳气格郁而寒不甚（温疟因冬中于风，寒藏骨髓，格碍阳气，不得蛰藏，故寒不甚），此其大较也。

帝曰：经言有余者泻之，不足者补之，今热为有余，寒为不足。夫疟者之寒，汤火不能温也，及其热，冰水不能寒也，此皆有余不足之类。当此之时，良工不能止，必须其自衰乃刺之，其故何也？愿闻其说。

热为有余，阳有余也。寒为不足，阳不足也。

岐伯曰：经言无刺熇熇之热，无刺浑浑之脉，无刺漉漉之汗，故为其病逆，未可治也。夫疟之始发也，阳气并于阴，当是之时，阳虚而阴盛，外无气，故先寒栗也。阴气逆极，则复出之阳，阳与阴复并于外，则阴虚而阳实，故发热而渴。夫疟气者，并于阴则阴胜，并于阳则阳胜，阴胜则寒，阳胜则热。疟者，风寒之气不常也，病极则复，至病之发也，如火之热，如风雨不可当也。故经言曰方其盛时必毁，因其衰也，事必大昌，此之谓也。夫疟之未发也，阴未并阳，阳未并阴，因而调之，真气得安，邪气乃亡，故工不能治其已发，为其气逆也。

经言，《灵枢·逆顺篇》。熇熇，热盛也。浑浑，脉大也。漉漉，汗多也。无刺者，为其病气方逆，未可治也。夫疟之始发也，阳气吞并于阴中，当是之时，阳虚而阴盛，外无阳气，故先寒栗也。阴气极盛，阳气来复，发于重阴之内，则复出之阳，阴复为阳吞并于外，则阴虚而阳实，故发热而渴。夫疟气者，阳并于阴则阴胜，阴并于阳则阳胜，阴胜则寒，阳胜则热。阴胜者，寒气所翕聚；阳胜者，风气所闭束。疟者，风寒之气不常胜也，病极则复。阳气来复，至其病之发也，如火之热，如风雨飘骤，不可当也，阳盛极矣，何可刺乎？然盛极必衰，故经言曰方其盛时，必将毁伤，因其衰也，事必大昌，此之谓也，是以须其自衰乃刺之耳。夫疟之未发也，阴未并于阳，阳未并于阴，因而调之，真气乃安，邪气乃亡，故工不能治其已发，为其病气方逆也。

帝曰：疟不发，其应何如？岐伯曰：疟气者，必更盛更虚，当气之所在也。病在阴则寒而脉静，在阳则热而脉躁，极则阴阳俱衰。卫气相离，故病得休。卫气集，则复病也。

疟不发者，疟之未发也。疟气者，发必更盛而更虚，当其邪气之所在也。病在阴则身寒而脉静，病在阳则身热而脉躁，盛之极则阴阳俱衰，卫气相离，故病得休，卫气再集（与邪相集），则复病也。疟邪不发之应，当在邪衰正复，卫离病休之时，身无寒热，而脉无静躁也。

帝曰：善。攻之奈何？早晏何如？岐伯曰：疟之且发也，阴阳之且移也，必从四末始也。阳已伤，阴从之，故先其时坚束其处，令邪气不得入，阴气不得出，审候见之在孙络盛坚而血者皆取之，此真往而未得并者也。

疟之且发也，必将阴阳相移，更盛更虚。阴阳相移者，阴乘阳位，阳乘阴位，彼此交易也。阳受气于四末，阴阳之且移也，必从四末始也。阴胜而阳已伤，阳复则阴亦从之，报施不偏也。故先其未发之时，坚束其四末相移之处，令邪气不得入于阳分，阴气不得出于阳位，以致束闭其卫阳。审候而察之，见其孙络盛坚而血郁者皆取之，此真气之方往，而未得兼并者也。

热论三十八①

黄帝问曰：今夫热病者，皆伤寒之类也。或愈或死，其死皆以六七日之间，其愈皆以十日以上者，何也？不知其解，愿闻其故。

热病者，春夏之月感冒风邪之病也。风秉木气，其性疏泄，卫秉金气，其气收敛。春夏中风，开其皮毛，卫气愈泄而愈敛，皮毛敛闭，营郁热发，是为热病。其营热之所以盛发者，以其冬水蛰封之日，相火失藏，升扬渫越，蕴隆

---

①三十八：原缺，据目录补。

于经脉之中，营热蓄积，已成素秉。而冬时不病者，寒水司令，木火未交也。一交春气，寒去温来，经阳郁发，营热渐剧，袭以风露，表闭热隆，则成温病，所谓冬伤于寒，春必温病也（《生气通天论》语）。发于春，则为温病，发于夏，则为暑病，因时而异名，总皆热病也。热病感春夏之风，非伤冬令之寒，故曰伤寒之类，实非伤寒也。

岐伯对曰：人之伤于寒也，则为病热。热虽甚不死，其两感于寒而病者，必不免于死。

外感之病，统曰伤寒。《难经》：伤寒有五，有中风、有伤寒、有湿温、有热病、有温病是也。温热之病，本非伤寒，曰伤寒者，感病之总名如是。人之春夏感伤，风泄其卫，卫闭而遏营血，则为病热。热虽至甚，而经尽热泄，不至于死。其阳盛阴微，外被邪束，而表里双传，一日两经，是谓两感，阴精枯槁，必不免于死也。

帝曰：愿闻其状。岐伯曰：伤寒一日，巨阳受之。巨阳者，诸阳之属也，故为诸阳主气也。其脉连于风府，故头项痛，腰脊强。二日阳明受之，阳明主肉，其脉挟鼻络于目，故身热目痛而鼻干，不得卧也。三日少阳受之，少阳主胆，其脉循胁络于耳，故胸胁痛而耳聋。三阳经络皆受其病，而未入于脏者，故可汗而已。

伤寒一日，巨阳受之。巨阳者，经居三阳之表，最先受邪，是诸阳之所属也，故为诸阳之主气也。病传三阳之经，总以太阳为主，以其为诸阳之主气故也。督居脊背，总督诸阳，太阳行身之后，其脉连于督脉之风府（穴在头后）。风府者，招风之府，其窍常开，风袭此穴，传之太阳。太阳之脉，自头下项，挟脊抵腰，风闭皮毛，郁其经脉，经气不舒，故头项痛，腰脊强。阳明居太阳之次，行身之前，风邪在表，日传一经，二日则阳明受之。阳明主肉，其脉挟鼻络于目，阳莫盛于阳明，阳明不降，胃气上逆，肌肉熏蒸，燥火升逼，故身热目痛而鼻干，不得卧也。少阳居阳明之次，行身之侧，三日少阳受之。少阳主胆，胆木化气相火，其脉循耳下颈，贯膈而循胁里，胆火逆升，经气痞塞，故胸胁痛而耳聋。三阳经络皆受其病，而未入于三阴之脏，经郁热发，汗之泄其经热，则病已矣。

四日太阴受之，太阴脉布胃中，络于嗌，故腹满而嗌干。五日少阴受之，少阴脉贯肾络于肺，系舌本，故口燥舌干而渴。六日厥阴受之，厥阴脉循阴器而络于肝，故烦满而囊缩。

太阴居少阳之次，行身之前，四日太阴受之。其脉入腹络胃，上膈挟咽，脾精枯燥，故腹满而嗌干。少阴居太阴之次，行身之后，五日少阴受之。其脉贯脊属肾，入肺而挟舌本，肾水焦涸，故口燥舌干而渴。厥阴居少阴之次，行身之侧，六日厥阴受之。其脉过阴器，抵小腹，属肝络胆，肝血消烁，故烦满而囊缩。太阴曰脉布胃中，少阴曰脉贯肾，厥阴曰脉络于肝，是则三阴之病，皆入于脏也。

其不两感于寒者，七日巨阳病衰，头痛少愈；八日阳明病衰，身热少愈；九日少阳病衰，耳聋微闻，十日太阴病衰，腹减如故，则思饮食；十一日少阴病衰，渴止不满，舌干已而嚏；十二日厥阴病衰，囊纵，少腹微下，大气皆去，病日已矣。

六日而六经俱尽，脏阴弗衰，邪热不能内传，则经阳外发，汗出邪退。六日而六经俱解，共十二日而病全瘳，所谓其愈皆以十日以上也。

帝曰：治之奈何？岐伯曰：治之各通其脏脉，病日衰已矣。其未满三日者，可汗而已；其满三日者，可泄而已。

腑亦称脏，《十二脏相使论》：十二脏之贵贱相使是也。各通其脏脉，是何脏之经病，即针通其何脏之经脉也。其未满三日者，所谓三阳经络皆受其病，而未入于脏者，故可汗而已；其已满三日者，已入于脏，故可泄而已。热病一传三阴之经，即入于脏，经传三阴，营热深剧，则脏热郁发故也。汗泄俱是刺法，详见《刺热》篇。《灵枢·热病》：热病三日，而气口静，人迎躁者，取之诸阳，五十九刺，以泻其热而出其汗。泻之则热去，补之则汗出，热病阳有余而阴不足，故泻其阳而补其阴。其在三阳之经，而未入于脏者，热邪尚浅，补经中之阴，则汗自出，其在三阴之经，而已入于脏者，热邪已深，非泻其脏中之阳，则热不去。温热之病，所以不能死者，脏阴之未亡也。已入于脏而不泻，则脏阴亡矣，故用泻法。

帝曰：其病两感于寒者，其脉应与其病形何如？岐伯曰：两感于寒者，病一日巨阳与少阴俱病，则头痛口干而烦满；二日阳明与太阴俱病，则腹满身热不欲食，谵言；三日少阳与厥阴俱病，则耳聋囊缩而厥，不知人。不知人，六日死。三阴三阳、五脏六腑皆受病，营卫不行，五脏不通，则死矣。

两感者，阳亢阴枯，其太阳之寒，随少阴而化热，太阴之湿，随阳明而化燥，厥阴之风，随少阳而化火。表里同气，故一日之内，两经俱病，三日六经俱遍，精液消亡，是以死也。

帝曰：五脏已伤，六腑不通，营卫不行，如是之，后三日乃死，何也？岐伯曰：阳明者，十二经脉之长也。其血气盛，故不知人。三日其气乃尽，故死矣。

阳明多气多血，三日之后，经络脏腑俱病，又复不知人。三日阳明之气血全消，然后死也。

评热病论三十九①

黄帝问曰：人伤于寒而传为热何也？岐伯对曰：夫寒盛则生热也（此段旧误在《水热穴论》）。

寒盛于外，束闭皮毛，营血郁遏，则生内热也。

帝曰：病热而有所痛者何也？岐伯曰：病热者，阳脉也，以三阳之动也。人迎一盛少阳，二盛太阳，三盛阳明，入阴也。夫阳入于阴，故病在头与腹，乃䐜胀而头痛也（此段旧误在《腹中论》内）。

病热者，风邪在表，郁其阳脉也。病热而有所痛者，以三阳之郁动而冲突也。太阴行气于三阴，脉动寸口，阳明行气于三阳，脉动人迎，人迎一盛，是少阳之郁发，二盛（二倍），是太阳之郁发，三盛（三倍），是阳明之郁发。三阳以阳明为长，病及阳明，阳旺极矣，由是自阳分而入阴分也。夫阳入于阴，则经气盛满，脉络弗容，故在上之经，逆冲头上，在下之经，陷遏腹里，乃腹胀而头痛也。

帝曰：善。热病已愈，时有所遗者何也？岐伯曰：诸遗者，热甚而强食之，故有所遗也。若此者，皆病已衰而热有所藏，因其谷气相②薄，两热相合，故有所遗也。帝曰：病热当何禁之？岐伯曰：病热少愈，食肉则复，多食则遗，此其禁也。帝曰：善。治遗奈何？岐伯曰：视其虚实，调其逆从，可使必已矣。

热病已愈，时有所遗者，余热遗留，缠绵未去也。诸遗者，以其热邪犹甚，而遽强食之，脾土虚弱，未能消克，水谷不消，中气胀满，热邪郁发，故有所遗也。若此者，皆病势已衰，而余热有所伏藏，因其饮食新下，与谷气相薄，

---

① 三十九：原缺，据目录补。
② 相：原作"将"，据《素问·热论篇第三十一》及文义改。

两热相合（内热与饮食之热相合），故有所遗也。大凡病热少愈，而余热未清，食肉而不消则病复，多食而难化则病遗，此其禁也。治遗之法，视其脏腑之虚实，补泻无差，调其经络之逆从，升降如故，可使其病必已矣。

凡病伤寒而成温者，先夏至日为病温，后夏至日为病暑，暑当与汗皆出，勿止（二段旧误在《热论》中）。

凡病伤寒而成温者，夏至以前谓之病温，夏至以后谓之病暑，以其时令而异名也。温暑之病，皆由风闭皮毛，郁其内热而成。当泄其皮毛，令经热与汗皆出，勿止也。热病之遗者，热未透泄耳。汗之既彻，经热全清，则无所遗留矣。

帝曰：有病温者，汗出辄复热，而脉躁疾，不为汗衰，狂言不能食，病名为何？岐伯曰：病名阴阳交，交者，死也。

阴阳交者，阴阳交并，独阳无阴也。

帝曰：愿闻其说。岐伯曰：人所以汗出者，皆生于谷，谷生于精。汗者，精气也。今邪气交争于骨肉而得汗者，是邪却而精胜也。精胜则当能食而不复热。复热者，邪气也。汗出而辄复热者，是邪胜也。不能食者，精无俾也。病而留者，其寿可立而倾也。且夫《热论》曰汗出而脉尚躁盛者死，今脉不与汗相应，此不胜其病也，其死明矣。狂言者，是失志，失志者死。今见三死，不见一生，虽愈必死也。

人所以汗出者，皆生于谷气，谷气即胃气也（卫气之本）。谷气蒸发，泄而为汗，而气化之原，实生于精。水谷消磨，脾气散精，上归于肺，而后气化也，是汗乃精气相合而酝酿者。今病温发热，邪气不致内蒸脏腑，烁其阴精，乃致交蒸于骨肉而得汗者，是邪热外却，而阴精里胜也。精胜邪负，则当能食，而不复热。复热者，邪气所为也。汗出而辄复热者，是邪胜而精负也。邪胜而不能食者，精无余也（无俾，犹言无噍类也）。病势如此，而人尚存留者，其寿可立待而倾殒也。且夫《热论》曰：汗出而脉尚躁盛者死（《灵枢·热病》语），汗后脉宜安静，今脉不与汗后相应，此正气不胜其病邪也，其死明矣。狂言者，是失志，失志者死，缘肾藏精，精舍志（《灵枢·本神》语），精亡则志乱也。今见三死（脉躁疾一，狂言二，不能食三），不见一生，虽汗出暂愈，亦必死也。

《素问悬解》卷五终

阳湖　钱增祺　校字

素问悬解卷六

昌邑黄元御解

病 论①

举痛论四十② 统举诸痛而言，故曰举痛

黄帝问曰：余闻善言天者，必有验于人；善言古者，必有合于今；善言人者，必有厌③于己。如此则道不惑而要数极，所谓明也。今余问于夫子，令言而可知，视而可见，扪而可得，令验于己，而发蒙解惑，可得而闻乎？岐伯再拜稽首对曰：何道之问也？帝曰：愿闻人之五脏卒痛，何气使然？岐伯对曰：经脉流行不止，环周不休，寒气入经而稽迟，泣而不行，客于脉外则血少，客于脉中则气不通，故卒然而痛（泣与涩通）。

要数，至数也。极，尽也。发蒙，发其蒙蔽也。解惑，解其疑惑也。经脉一日一夜五十周，原自流行不止，环周不休也。皮毛偶泄，寒气入经，经脉稽迟，泣而不行，客于脉外则血少而不流（卫行脉外，气阻而血凝也），客于脉中则气闭而不通（营行脉中，血凝而气阻也），营卫壅迫，故卒然而痛也。

帝曰：其痛或卒然而止者，或痛甚不休者，或痛甚不可按者，或按之而痛止者，或按之无益者，或喘④动应手者，或心与背相引而痛者，或胁肋与少腹相引而痛者，或腹痛引阴股者，或痛宿昔⑤而成积者，或卒然痛，死不知人，少间复生者，或痛而呕者，或腹痛而后泄者，或痛而闭不通者。

---

①病论：原缺，据目录补。
②四十：原缺，据目录补。
③厌：符合。
④喘：通"揣"，动也。
⑤宿昔：时间已久，犹夙昔也。

凡此诸痛，各不同形，别之奈何？

义详下文。

岐伯曰：寒气客于脉外则脉寒，脉寒则缩蜷，缩蜷则脉绌急，绌急则外引小络，故卒然而痛。得炅则痛立止。因重中于寒，则痛久矣。

寒气客于脉外，阻其卫气，营血失其呴养则脉寒，脉寒则缩蜷不舒，缩蜷则绌急不伸，绌急则外引小络，牵掣短促，故卒然而痛。得热气温之（炅，热也），寒消脉畅，则痛立止，此所以卒然而止也。因重中于寒，寒深脉闭，则痛久矣，此所以痛甚不休也。

寒气客于经脉之中，与炅气相薄则脉满，满则痛而不可按也。寒气稽留，炅气从上，则脉充大而血气乱，故痛甚不可按也。

寒气客于经脉之中，与血中温气相薄（迫也）。营血堙阻则脉满，满则痛而不可按也。缘寒气积留，阻其营血，营血欲行而不能，因度越寒邪而出其上，温气从寒上而行，离其本位（营行脉中，是其本位），而侵及卫分，则脉充大而气乱（营卫易位），按之则益痛，故痛甚不可按也。

寒气客于肠胃之间，膜原之下，血不得散，小络急引，故痛。按之则血气散，故按之痛止。寒气客于挟脊之脉则深，按之不能及，故按之无益也（膜与募通）。

寒气客于肠胃之间，膜原之下（膜，肠胃之募。原，肓之原也。《病能论》：其气溢于大肠而著于肓，肓之原在脐下），遏其经血，血不得散，经脉蜷缩，小络急引，故痛。而膜原空虚，非如经脉充盈，按之则血气散于空虚之处，隧路通畅，故按之痛止。寒气客于挟脊之脉，太阳之经，入于伏脊之中（伏脊，冲脉之伏行于脊者，即伏冲也。《疟论》作伏膂。《灵枢·岁露论》亦载此段，作伏冲），则其地深，按之不能及，故按之无益也。

寒气客于冲脉，冲脉起于关元，随腹直上，寒气客则脉不通，脉不通则气因之，故喘动应手矣。

寒气客于冲脉，冲脉起于关元（任脉穴名，在脐下），随腹直上（挟脐上行，至胸中而散），寒气客之，则脉道不通，脉道不通则经气因之而生阻格，故其痛处喘动应手矣。

寒气客于背俞之脉，则血脉涩。脉涩则血虚，血虚则痛。其输注于心，故相引而痛。按之则热气至，热气至则痛止矣。

寒气客于背俞之脉（足太阳经行身之背，脏腑腧穴，皆出于此，是谓背俞之脉），入于心俞，则血脉凝涩，脉涩则血不流行而营气虚，血虚则痛（经气壅阻故也）。其俞内注于心，故背心相引而痛。按之则君火郁闭而热气至，热气至则痛止矣。

寒气客于厥阴之脉，厥阴之脉者，络阴器，系于肝。寒气客于脉中，则血涩脉急，故胁肋与少腹相引痛矣。

寒气客于厥阴之脉，厥阴之脉络阴器，抵小腹，属肝，布胁肋。寒气客于脉中，则血涩脉急，故胁肋与少腹相引痛矣。

寒气客于阴股，厥气上及少腹，血涩在下相引，故腹痛引阴股矣。

寒气客于阴股①，伤及厥阴太阴之经，二经皆自少腹而上，胸膈寒闭，血涩在下相引，筋脉短急，故腹痛引阴股矣。

寒气客于小肠膜原之间，络血之中，血涩不得注于大经，血气稽留不行，故宿昔而成积矣。

寒气客于小肠膜原之间，络血之中，络血凝涩，不得流注于大经，血气稽留于膜原空虚之处，结而不行，故宿昔而成积聚矣。

寒气客于五脏，厥逆上泄，阴气竭，阳气未入，故卒然痛，死不知人，气复反则生矣。

寒气客于五脏，五脏阴也，而内藏阳气，是谓阳根。脏寒则阳不藏，厥逆而上泄，脏中全是阴气，阴气已势极而力竭，阳气犹升泄而未归，故卒然痛，死不知人。以阳主生，阴主死，人之所以生而有觉者，阳气之虚灵也。阳气升泄，故人死无知。此气复反，阳根下蛰，则生矣（阴气竭者，阴气盛极而将衰也）。

寒气客于肠胃，厥逆上出，故痛而呕也。寒气客于小肠，小肠不得成聚，故后泄腹痛矣。

寒气客于肠胃，肠陷则泄，胃逆则呕。胃气壅迫，水谷莫容，大肠以燥金之腑，魄门敛固，下窍不开，中气盛满，逆冲上窍，故腹痛呕吐也。寒气客于小肠，小肠者，传化物而不藏，不得成聚，肠寒脾湿，风木陷冲，故后泄而腹痛矣。

热气留于小肠，肠中瘅热焦渴，则坚干不得出，故痛而闭不通矣。

热气留于小肠，小肠以丙火之腑，其中瘅热焦渴，则粪粒坚干而不得出，故痛而闭塞不通矣。

---

① 阴股：原作"股阴"，据上文乙转。

帝曰：所谓言而可知者也，视而可见奈何？岐伯曰：五脏六腑固尽有部，视其五色，黄赤为热，青黑为痛，白为寒，此所谓视而可见者也。帝曰：扪而可得奈何？岐伯曰：视其主病之脉，坚而血及陷下者，皆可扪而得也。帝曰：善。

五脏六腑之经，行于周身，固尽有其部。视其各部络脉之五色，黄赤则为热，青黑则为痛，白则为寒，此所谓视而可见者也。视其主病之脉，坚牢而血聚，及邪深而陷下者，皆扪而可得也。

气厥论四十一①

黄帝问曰：余知百病生于气也。怒则气上，喜则气缓，思则气结，悲则气消，恐则气下，惊则气乱，劳则气耗，寒则气收，炅则气泄。九气不同，何病之生？

义详下文。

岐伯对曰：怒则气逆，甚则呕血及飧泄，故气上矣。

肝胆主怒，怒则肝气下陷，胆气上逆，甚则肝木贼脾而为泄利，胆木刑胃而为呕吐。血藏于肝，其上行而不吐衄者，肺金敛之也。大怒伤肝，不能藏血，而甲木上冲，双刑肺胃（甲木化气相火，甲木邢胃，相火刑金），肺胃上逆，收敛失政，是以呕血。胆木逆升，故气上矣。

喜则气和志达，营卫通利，故气缓矣。

心主脉，其志为喜。喜则心气和调，志意畅达，经脉流行，营卫通利，故气缓矣。

思则心有所存，神有所归，正气留而不行，故气结矣。

脾主思，思则心有存注，神有所归者，正气停留而不行，故气结矣。

悲则心系急，肺布叶举，上焦不通，营卫不散，热气在中，故气消矣。

肺主悲，悲则心系迫急，肺布叶举，气道壅阻，上焦不通，营卫不散，热气在中，故气消矣。以胸中宗气，卫气之本，所以布呼吸而行营血者也。肺布叶举，上焦不通，宗气壅遏，不能四达，则营卫不散，热气在中，是以肺气消烁也。

恐则精却，却则上焦闭，闭则气还，还则下焦胀，故气不行矣。

---

① 四十一：原缺，据目录补。

肾主恐，恐则精不交神，后却而陷流。却则神气离根，奔逆阻格，而上焦不通。上焦闭塞，则下无升路，而气还于下，还则下焦胀满，故气不行矣。

惊则心无所依，神无所归，虑无所定，故气乱矣。

胆主惊，惊则胆木上逆，累及心君（胆为相火，心为君火，君相同气）。心无所依，神无所归，虑无所定，故气乱矣。

劳则喘息汗出，外内皆越，故气耗矣。

劳伤气血，则喘息汗出，皮毛洞开，外内皆越，故气耗矣。

寒则腠理闭，气不行，故气收矣。

寒束皮毛，则腠理闭敛，卫气不行，故气收矣。

炅则腠理开，营卫通，汗大泄，故气泄矣。

炅则腠理豁开（炅，热也），营卫通达，汗液大泄，故气泄矣（以上十段，旧误在《举痛论》）。

帝曰：五脏六腑寒热相移者何？岐伯曰：肾移寒于脾，痈肿少气。

肾移寒于脾，则湿土不运，肌肉凝滞，痈肿而少气也。

脾移寒于肝，痈肿筋挛。

脾移寒于肝，土陷木郁，脾被肝刑，则肌肉痈肿。肝被脾遏，则筋膜挛缩也。

肝移寒于心，狂，隔中。

肝移寒于心，木不生火，喜怒乖常，则为狂易（肝主怒，心主喜。狂易，《西汉书》语）。寒阻君火，则为隔中（寒湿在中，阴阳阻隔）。

心移寒于肺，肺消。肺消者，饮一溲二，死不治。

心移寒于肺，火不温金，则为肺消。肺消者，收敛失政，精溺溢泄，饮一溲二，死不可治也。

肺移寒于肾，则为涌水。涌水者，按腹不坚，水气客于大肠，疾行则鸣濯濯，如囊裹浆水之状也。

肺移寒于肾，金冷水聚，则为涌水。涌水者，按其腹不坚硬，水气客于大肠（大肠与肺表里），疾行则其鸣濯濯，如囊裹浆水之状，动即有声也。

脾移热于肝，则为惊衄。

脾移热于肝，肝藏血，血舍魂，魂不宁谧则为惊，血失敛藏则为衄。肝胆同气，此胆木上逆之证也。

肝移热于心，则死。

肝移热于心，阳根全泄，则死也（肝木生于水中之阳，风木疏泄，肾气无余，则死）。

心移热于肺，传为膈消。

心移热于肺，君火刑金，传为膈消。膈消者，膈上燥热，水至膈间，而已消也。

肺移热于肾，传为柔痉（痓与痉同）。

肺移热于肾，金燥水枯，传为柔痉。柔痉者，筋骨痿软而蜷缩也。

肾移热于脾，传为虚，肠澼，死不可治。

肾移热于脾，湿土郁蒸，遏抑风木，中气被贼，虚败难复。风木陷冲，肠澼不敛，阳根脱泄，死不可治也。

脾移热于膀胱，则癃，溺血。

脾移热于膀胱，湿土贼水，水腑湿热，前窍闭癃，风木陷冲，肝血失藏，泄于溺孔也。

膀胱移热于小肠，膈肠不便，上为口糜。

膀胱移热于小肠，小肠与心为表里，其脉络心，下膈而属小肠，故膈肠不便。而心火上炎，则口舌糜烂也。

小肠移热于大肠，为虙瘕，为沈痔（虙与伏通）。

小肠移热于大肠，以丙火而刑庚金，大肠下陷，为伏结而生瘕聚，为沈瘀而生痔疮也。

大肠移热于胃，善食而瘦，又谓之食亦。

大肠移热于胃，以庚金而传戊土，湿化为燥，善食而瘦，水谷消磨，而肌肉不生，此燥气大旺，而湿气全亏也。又谓之食亦，食亦者，食而亦若不食也（大肠以阳明燥金主令，胃以戊土而化气于燥金，故大肠移热，善食而瘦也）。

胃移热于胆，亦曰食亦。

胃移热于胆，以燥土而传相火，燥热隆盛，故善食而瘦，亦曰食亦也。

胆移热于脑，则辛頞鼻渊。鼻渊者，浊涕下不止也。传为衄蔑瞑目，皆得之气厥也。

胆热移于脑，以相火逆冲，脑髓蒸淫，液流鼻窍，则辛頞（鼻痠）鼻渊。鼻渊者，浊涕下流不止也。热邪淫泆，传为衄（鼻孔流血）蔑（汗孔流血）瞑目（目光昏黯）之证也。此上诸条，皆得之气厥也（厥逆反常，升降失职）。

逆调论四十二①

黄帝问曰：有病身热汗出烦满，烦满不为汗解，此为何病？岐伯曰：汗出而身热者，风也；汗出而烦满不解者，厥也；病名曰风厥。

汗出而身热者，风气之疏泄也；汗出而烦满不解者，阳气之厥逆也，故其病名曰风厥。

帝曰：愿卒闻之。岐伯曰：巨阳主气，故先受邪。少阴与其为表里也，得热则上从之，从之则厥也。帝曰：治之奈何？岐伯曰：表里刺之，饮之服汤。

巨阳为三阳之纲领，总统营卫，是为主气（《热论》：巨阳者，诸阳之属也，故为诸阳主气也）。经在皮毛，故先受邪，邪闭皮毛，则阳郁而热发。少阴与巨阳为表里，得热则上从之，从之则阳气厥逆而不降也。盖足太阳以寒水主令，手太阳以丙火而化寒水，丙火之不上逆者，寒水降之也。阳盛阴虚之人，丙火不化寒水，多生上热，而经居三阳之表，一感风寒，则先受其邪，邪束表闭，是以发热。少阴君火与手太阳相为表里，本以下行为顺，而同气相感，得手太阳之热则上从之。从之则二火上炎，厥逆不降，是阳气逆上之原也。厥阴风木，君火之母，火炎血热，木燥风生，开其皮毛，泄而为汗，而经热郁隆，不为汗解，是以烦满莫除也。治法，表里刺之，双泄太阳少阴之热，饮以凉营清热之汤，则火退烦消矣（二段旧误在《评热病论》）。

帝曰：人身非常温②也，非常热也，为之热而烦满者何也？岐伯曰：阴气少而阳气盛，故热而烦满也。

阴气少而阳气盛者，水不足而火有余也。汗亡津液，烦热弥增，故不为汗解。

帝曰：善。有病身热解堕，汗出如浴，恶风少气，此为何病？岐伯曰：病名曰酒风。帝曰：治之奈何？岐伯曰：以泽泻、术各十分，麋衔五分，合以三指撮，为后饭。

饮酒中风，谓之酒风。风性疏泄，而酒家湿热郁蒸，皮毛不敛，益以风力疏泄，孔窍常开，故身热而汗出。《风论》：饮酒中风，则为漏风，以其汗孔漏

---

① 四十二：原缺，据目录补。
② 非常温：非因衣厚而见温热。

泄也。热烁汗泄，肺气耗伤，故解堕而少气。表疏卫弱，不能防护皮毛，是以恶风。以泽泻、术、麋衔，燥脾土而泄湿热，则汗收而气复矣。三指撮者，撮以宽长三指之器也。为后饭者，先药而后饭也（此段旧误在《病能论》中）。

帝曰：人有四支热，逢风寒如炙如火者，何也？岐伯曰：是人者阴气虚，阳气盛。四支者，阳也。两阳相得，而阴气虚少，少水不能灭盛火，而阳独治，独治者，不能生长也，独胜而止耳。逢风而如炙如火者，是人当肉烁也。

四支者，诸阳之本也（《阳明脉解》语）。阴虚阳盛之人，四支处阳旺之所，是两阳相得也。而阴气虚少，少水不能灭盛火，则阳气独治，故四支常热。孤阳独治者，不能生长也，不过独胜而止耳。阳气愈胜则阴气愈消，逢风而如炙如火者，风寒闭其经热，是人当肌肉消烁也（所谓不能生长也）。

帝曰：人有身寒，汤火不能热，厚衣不能温，然不冻栗，是为何病？岐伯曰：是人者素肾气盛，以水为事，太阳气衰，肾脂枯不长。肾者水也，而生于骨，肾不生则髓不能满，故寒甚至骨也。所以不能冻栗者，胆一阳也，心二阳也，肾孤脏也，一水不能胜二火，故不能冻栗。病名曰骨痹，是人当挛节也。

以水为事者，肾水用事也。肾为癸水，水中之气，是为阳根，生木化火，全赖乎此。阳根者，手足少阳之相火蛰藏于癸水也。相火下秘，故水温而髓满。而相火蛰藏，太阳寒水之力也。太阳气衰，不能蛰藏相火，肾水失温，则脂枯不长。缘肾者水也，而生于骨，骨髓者，肾精之所凝结也，肾气不生，则髓不能满，骨髓虚寒，故寒甚至骨也。所以不能冻栗者，水寒于下，火泄于上。胆为相火，是一阳也，心为君火，是二阳也，一水虽是下寒，不能胜二火之上热，故不能冻栗。寒水下凝，其病在骨，病名曰骨痹，是人当关节拘挛也。

帝曰：人身非衣寒也，中非有寒气也，寒从中生者何？岐伯曰：是人多痹气也，阳气少，阴气多，故身寒如从水中出。

阳气少，阴气多，阴气痹塞，不能温养皮肉，故身寒如从水中出也。

帝曰：人之肉苛者，虽近衣絮，犹尚苛也，是为何疾？岐伯曰：营气虚，卫气实也。营气虚则不仁，卫气虚则不用，营卫俱虚则不仁且不用，肉如故也。人身与志不相有，曰死。

肉苛，顽木无觉也。营行脉中，卫行脉外，气以煦之，血以濡之（《难经》语），故肌肉灵觉，痛痒皆知。营气虚则痛痒无觉而不仁，卫气虚则动转莫遂而不用,营卫俱虚则不仁而且不用,肌肉如故,与人之神志了不相关也。人身与人志两不相有,曰死,是其枯槁无知,与死者无异也(卫气实者,痞塞不行,亦是虚也)。

腹中论四十三①

黄帝问曰:人有重身,九月而喑,此为何也?岐伯对曰:胞之络绝也。帝曰:何以言之?岐伯曰:胞络者系于肾,少阴之脉贯肾系舌本,故不能言。

重身,怀子也。胞之络脉系于肾,足少阴之脉贯肾而系舌本。胎在胞中,压其络脉,络脉不通,连及少阴之脉,牵引舌本,舌本强直,故不能言。

帝曰:治之奈何?岐伯曰:无治也,当十月复。《刺法》曰:无损不足,益有余,以成其疹,然后调之。所谓无损不足者,身羸瘦,无用镵石也。无益有余者,腹中有形而泄之,泄之则精出而病独擅中,故曰疹成也。

当十月复,十月胎生,则胞络松缓,而言语复旧矣。疹,病也。腹中有胎而泄之,欲以去其痼病,泄之徒伤正气,而痼病独留,其势弥大。本以泄之,适以益其有余,反成大病,故曰疹成也(二段旧误在《奇病论》中。篇名《腹中论》,义取腹中有形语也)。

帝曰:善。何以知怀子之且生也?岐伯曰:身有病而无邪脉也。

怀子将生,则身有病而脉无邪,是以知之。

帝曰:人生而有病癫疾者,病名曰何?安所得之?岐伯曰:病名为胎病,此得之在母腹中时,其母有所大惊,气上而不下,精气并居,故令子发为癫疾也。

在母腹中时,其母有所大惊,胆气上逆而不下,精气离根,并居上位,神气迷乱,故令子感之,发为癫疾也(此段旧误在《奇病论》)。

帝曰:有病胸胁支满者,妨于食。病至则先闻腥臊臭,出清液,先唾血,四支清,目眩,时时前后血,病名为何?何以得之?岐伯曰:病名血枯。此得之年少时有所大脱血,若醉入房中,气竭肝伤,故月事衰少不来也。

胸胁支满,胆胃之上逆也。腥,肺气。臊,肝气。臭,肾气。年少时有

---

① 四十三:原缺,据目录补。

所大脱血，血枯则肝燥，若夫醉入房中，恣淫纵欲，泄其肾气，以致气竭而肝伤，风动血耗，肝木亦燥，故月事衰少不来。木以升达为性，肾气亡泄，则水寒脾湿，己土陷遏，乙木不达。既不上达，则必下冲，风木冲决，疏泄失藏，故前后血下。肝脾既陷，胆胃必逆，中气不治，则升降皆反，相因之事也。胃位于中，胆位于左，胃逆则胸满，胆逆则胃口及左胁支满（胆脉自胃口行两胁），上脘填塞，故妨于食。足少阳之脉起目锐眦，经阳升浮，故目眩转。胆胃逆则肺金亦升，故腥气先闻。臊臭者，肝肾下郁，气随心胆而上发（心肾表里，肝胆表里，故肝肾之气随心胆上发）。出清液者，胃逆而涎涌也。唾血者，肺气逆冲也。四支清者，水寒土湿，胃逆脾陷，不能行气于四支也。此病清浊易位，升降反常，而发由中气，中气一郁，则诸病至矣。

帝曰：治之奈何？复以何术？岐伯曰：以四乌鲗骨、一藘茹，二物并合之，丸以雀卵，大如小豆，以五丸为后饭，饮以鲍鱼汁，利肠中及伤肝也。

乌鲗骨消磨固涩，行经血枯闭，止经脉崩漏；藘茹行血通经，止崩收漏；雀卵温精暖血，补肾益肝；鲍鱼汁①通利肠胃，行血疏肝，皆血枯肝燥之良药也。

帝曰：有病㾦然如有水状，切其脉大紧，身无痛，形不瘦，不能食，食少，名为何病？岐伯曰：病生在肾，名为肾风。肾风而不能食，善惊。惊已心气痿者，死。

肾风者，风伤肾脏，水泛土湿，胆胃逆升，故善惊而不食。惊已而心气痿者，胆木拔根，心火伤败，水邪横逆，是以死也（此段旧误在《奇病论》）。

帝曰：病肾风者，面胕㾦然，壅害于言，可刺不？岐伯曰：虚不当刺，不当刺而刺，后五日其气必至。帝曰：其至何如？岐伯曰：至必少气时热，时热从胸背上至头，汗出手热，口干苦渴，目下肿，小便黄，腹中鸣，身重难以行，月事不来，烦而不能食，不能正偃，正偃则咳，病名曰风水。论在《刺法》中。

面胕㾦然，面貌肿胀，㾦然浮大也。肾脉循喉咙，挟舌本，肾病则脉络壅阻，害于言语也。《刺法》，古书。

帝曰：愿闻其说。岐伯曰：邪之所凑，其气必虚。阴虚者，阳必凑之，

---

① 汁：原作"汗"，据上文改。

故少气时热而汗出也。小便黄者，少腹中有热也。诸有水者，微肿先见于目下也。帝曰：何以言之？岐伯曰：水者，阴也，目下者，亦阴也。腹者，至阴之所居，故水在腹者，必使目下肿也。真气上逆，故口苦舌干，卧不得正偃，正偃则咳出清水。不能正偃者，胃中不和，正偃则咳甚，上迫肺也。诸水病者，故不得卧，卧则惊，惊则咳甚也。腹中鸣者，病本于胃也。薄脾，则烦不能食。食不下者，胃脘膈也。身重难以行者，胃脉在足也。月事不来者，胞脉闭也。胞脉者，属心而络于胞中，今气上迫肺，心气不得下通，故月事不来也。

邪之所凑，其正气必虚。阴盛于里则虚于表，阳弱不能与里阴相抗，则外乘阴虚之所，而浮散于表。阴虚者，阳必凑之，故少气时热而汗出也。小便黄者，脾湿肝陷，温气下郁，少腹中有热也。目下肿者，诸有水人，微肿先见于目下也。以水者阴物也，目下亦阴地也。腹者，至阴之所居，同气相感，故水在腹者，必使目下肿也。水旺土湿，胃气不降，则二火失根，真气上逆，故口苦舌干，卧不得正偃，正偃则咳出清水。所以不能正偃者，因胃中不和，正偃则气阻咳甚，上迫于肺也。诸水病者，水泛气阻，故不得卧，卧则中气壅塞，胆逆惊生，惊则胆火上炎而刑肺金，于是咳甚也。腹中鸣者，病本于胃土之湿，木郁而不畅也。气薄于脾，则烦不能食，以脾主消化，胃主受盛，饮食不化，则中脘胀满，胃失受盛之职，不能再纳新谷，浊气上填，君火莫降，故心烦不能食。食不下者，胃脘阻隔不开也。身重难以行者，水泛胃土，胃脉在足，湿胜阳亏，筋骨不健也。月事不来者，胞脉闭塞，阻其经血下行之路也。心主脉，胞脉者，属心而络于胞中，血温则行寒则凝。血温之行，心火之力，今逆气上迫肺部，心气不得下通，血脉凝涩，故月事不来也（二段旧误在《评热病论》）。

帝曰：人之不得偃卧者何也？岐伯曰：肺者，脏之盖也。肺气盛则脉大，脉大则不得偃卧。论在《奇恒阴阳》中。

肺者，五脏之华盖也。肺气盛者，胃土上逆，肺金莫降，壅满于胸中也。肺气上盛则脉浮大，脉浮大者，肺胃上逆，故不得偃卧。《奇恒阴阳》，古书。

帝曰：人卧而有所不安者何也？岐伯曰：脏有所伤及，精有所寄，则卧不安，故人不能悬其病也。

脏有所偏伤及，精有所偏寄，则卧不安，故人不能悬度其病也（二段旧误在《病能论》）。

帝曰：人有逆气不得卧而息有音者，有不得卧而息无音者，有起居如故而息有音者，有得卧行而喘者，有不得卧不能行而喘者，有不得卧卧而喘者，皆何脏使然？愿闻其故。

息有音，喘息有声音也。得卧行而喘者，能卧能行而喘也。

岐伯曰：不得卧而息有音者，是阳明之逆也。足三阳者下行，今逆而上行，故息有音也。阳明者，胃脉也。胃者六腑之海，其气亦下行，阳明逆，不得从其道，故不得卧也。《下经》曰：胃不和则卧不安，此之谓也。夫起居如故而息有音者，此肺之络脉逆也。络脉不得随经上下，故留经而不行。络脉之病人也微，故起居如故而息有音也。夫不得卧卧则喘者，是水气之客也。夫水者循津液而流也，肾者水脏，主津液，主卧与喘也。帝曰：善。

不得卧而息有音者，是足阳明之上逆也。足之三阳，自头走足，气本下行，今逆而上行，故息有音也。以阳明者，胃之脉也。胃者六腑之长，其气亦下行，经腑相同，下行则浊气降摄，仓廪开而水谷入。胃气不降，则经气上逆，不得从其故道而下，经腑皆逆，浊气上填，故不得卧也。《下经》曰：（古书）胃腑不和，则卧寐不安，正此谓也。夫起居如故而息有音者，此肺之络脉逆也。络脉壅碍，不得随经脉上下，则留滞而不行，络脉之病人也微，非如经脉之病，能改起居之常，故起居如故而息有音也。夫不得卧，卧则喘者，是水气之上客也。水者，随津液而流行也，肾者水脏，职主津液，水位在下，而循津液逆行，客居肺部，气被水阻，故不得偃卧，卧则气闭而喘作也（二段旧误在《逆调论》）。

病能论四十四①

黄帝问曰：有病心腹满，旦食则不能暮食，此为何病？岐伯对曰：名为鼓胀。帝曰：治之奈何？岐伯曰：治之以鸡矢醴，一剂知，二剂已。帝曰：其时有复发者何也？岐伯曰：此饮食不节，故时有病也。虽然其病且已时，固当病气聚于腹也（此段旧误在《腹中论》）。

心腹痞满，旦食则不能暮食，此水旺土湿，中气不运，脾陷不能消，胃逆不能纳也，病名鼓胀。鸡矢醴（仲景鸡矢白散，即此），利水泄湿，疏通小便，湿去则满消食下，鼓消胀平，故一剂其效可知，二剂其病全已。病已而时有复发者，此愈后饮食不节，伤其脾胃，故有时病发也。虽缘愈后调摄不善，而其先

---

① 四十四：原缺，据目录补。

病且已时，固当病气聚于腹中，旧根未绝，是以一伤即发也。

帝曰：有病胁下满气逆，二三岁不已，是为何病？岐伯曰：病名曰息积，此不妨于食，不可灸刺，积为导引服药，药不能独治也（此段旧误在《奇病论》）。

肺主气，自右胁下行，胁下满，气上逆，此肺金不降。呼吸为息，息积者，肺气之结积也（《难经》：肺之积，名曰息贲，即此）。积在右胁，不碍胃口，故不妨于食。此不可灸刺，宜积为导引行气之法，兼以服药，药不能独治也。

帝曰：人有身体髀股䯒皆肿，环脐而痛，是为何病？岐伯曰：病名伏梁，此风根也。其气溢于大肠而著于肓，肓之原在脐下，故环脐而痛也。不可动之，动之为水溺涩之病也。

《难经》：心之积，名曰伏梁。起脐上，大如臂，上至心下，身体髀股䯒皆肿，环脐而痛，病名伏梁。缘肝木克贼脾土，中气痞塞，心火莫降，故成伏梁积聚。此风木不能上达，根蟠于土位故也。其积聚之位，在于脐上心下之间，而其气则溢于大肠而著于肓。心下膈上曰肓（足少阴之肓俞也），肓之原在脐下，一气相通，故环脐而痛也。此不可动之，若轻施攻下，而妄动之，则脾愈伤而肝愈陷，不能疏泄水道，必为水溺淋涩之病也。

帝曰：病有少腹盛，上下左右皆有根，此为何病？可治不？岐伯曰：病名曰伏梁。帝曰：伏梁何因而得之？岐伯曰：裹大脓血，居肠胃之外。不可治，治之每切，按之致死。帝曰：何以然？岐伯曰：此下则因阴，必下脓血，上则迫胃脘，生隔，挟胃脘内痈。此久病也，难治。居脐上为逆，居脐下为从，勿动亟夺。论在《刺法》中。

少腹盛满，上下左右皆有根，此亦脾陷肝遏，风木贼土之病，病亦名伏梁。肝脾郁迫，湿热蒸腐，化生脓血，居于肠胃之外。不可治之，治之则愈剧（切，甚也），按之则致死。此其下则连于后门，必下脓血，上则迫于胃脘，生隔，挟胃脘之内痈。此非旦夕所成，乃久病也，最为难治。其居脐上，在心脾之间为逆，恐其腐败熏心也，其居脐下，在肝脾之间为从。不可轻易动之，使其正气亟夺也。《刺法》，古书（二段旧误在《腹中论》）。

帝曰：人病胃脘痈者，诊当何如？岐伯曰：诊此者当候胃脉，其脉当沉细。沉细者气逆，逆者人迎甚盛，甚盛则热。人迎者，胃脉也，逆而盛则热聚于胃口而不行，故胃脘为痈也。

诊胃脘痈者，当候胃脉。痈疽之病，缘风寒闭其经脉，营卫壅阻而成。风寒闭束，其在下之脉，如冲阳、气街，必当沉细，以其经脉不得下达也。沉细者必气逆，以其不得下达，必上冲也。逆者，其在上之脉，如人迎，必甚盛，甚盛则阳郁而发热。人迎者，胃脉也。上逆而甚盛，则热聚于胃口，而不下行，湿热蒸腐，故胃脘为痈也。

帝曰：善，有病颈痈者，或石治之，或针灸治之，而皆已，其真安在？岐伯曰：此同名异等者也。夫痈气之息者，宜以针开除去之；气盛而血聚者，宜石而泻之，此所谓同病异治也。

石，砭石也。痈气之息者，痈之气平，而生息肉者也（息，死肉也），故宜以针开除去之，去其死肉与脓血也。气盛血聚者，痈之气盛血聚，而未成脓者也，故宜以石泻之，泻其聚血，以散其积气也。同病而异治者，名同而等异也。

帝曰：人有尺脉数甚，筋急而见，此为何病？岐伯曰：此所谓疹筋，是人腹必急，白色黑色见则病甚。

尺脉数甚者，木陷于水也。肝木生于肾水，水寒土湿，乙木不能升达，陷于水中，郁动不已，故尺脉数甚。肝主筋，肝陷则筋不荣舒，故筋急而见（青筋外露），此所谓疹筋。疹筋者，病在筋也。肝木下陷，是人少腹必当拘急。若白色黑色见则病甚，黑为痛，白为寒也（《灵枢·五色》语。《皮部论》：多黑则痹，多白则寒）。《难经》：肝主色，自入为青，入心为赤，入脾为黄，入肺为白，入肾为黑。凡五色外见者，皆肝病也（此段旧误在《奇病论》中）。

奇病论四十五[①]

黄帝问曰：人有病头痛，以数岁不已，此安得之？名为何病？岐伯曰：当有所犯大寒，内至骨髓。髓者以脑为主，脑逆故令头痛，齿亦痛，病名曰厥逆。

肾主骨髓，骨髓者，水之精液也。水位于下，而其源在上，脑者，髓之海也（《灵枢·海论》语），故骨髓以脑为主。冲犯大寒，内至骨髓，骨髓之寒，上通于脑，则脑为之逆，脑逆则浊气莫降，郁冲头上，是以头痛。齿者，骨之余也，浊气填塞，故齿牙亦痛。其病名曰厥逆。厥逆者，浊气之上逆也（足之三阳，自头走足。厥逆者，寒邪升发，足三阳之上逆也）。

[①] 四十五：原缺，据目录补。

帝曰：有病厥者，诊右脉沉而紧，左脉浮而迟，不知病主安在？岐伯曰：冬诊之，右脉固当沉紧，此应四时，左脉浮而迟，此逆四时。在左当主病在肾，颇关在肺，当腰痛也。帝曰：何以言之？岐伯曰：少阴脉贯肾络肺，今得肺脉，肾为之病，故腰痛也。

冬月阳气右降，右脉沉紧者，阳气之右降也，此为应四时。气宜右降，不宜左降，冬月阳气在右，固当降也，而其在左则未尝降，以左非降位也。盖左脉浮而迟，是乙木顺陷矣，此为逆四时。其在右者，不病也，其在左者，当主病在肾，颇关通在肺家，是当腰痛也。以足少阴脉贯肾而络肺，肾宜温升，肺宜清降，今右脉沉紧，是得肺家之平脉，左脉浮迟，是不得肾家之平脉，则癸水沉寒，肾为之病矣。水寒不能生木，风木下陷于肾水，肾位在腰，木气郁冲，故腰痛也。厥，逆也，凡宜降而反升者谓之逆，宜升而反降者亦谓之逆，厥逆者，反顺为逆也（此段旧误在《病能论》中）。

帝曰：善。有病膺肿颈痛，胸满腹胀，此为何病？何以得之？岐伯曰：名厥逆。帝曰：治之奈何？岐伯曰：灸之则喑，石之则狂，须其气并，乃可治也。帝曰：何以然？岐伯曰：阳气重上，有余于上，灸之则阳气入阴，入则喑，石之则阳气虚，虚则狂，须其气并而治之，可使全也。

足之三阳，自头走足，以下行为顺。足阳明行身之前，由缺盆下胸膈而走腹；足少阳行身之侧，由缺盆贯胸膈而循胁。膺肿颈痛，胸满腹胀者，阳明少阳之上逆也，名为厥逆。灸之则喑哑不言，石之则清狂不慧（《汉书》语），须其阴阳之气两相交并，乃可治也。以其阳气重，有余于上，灸之则助其上焦之阳，阳盛而侵占阴位，筋脉焦缩，故舌强而言拙。石之则泻其下焦之阳，阳虚而逆升阴位，胆火沸腾，故心迷而神乱。须其阳降阴升，气并而治之，可使全也（此段旧误在《腹中论》）。

帝曰：有病怒狂者，此病安生？岐伯曰：生于阳也。帝曰：阳何以使人狂？岐伯曰：阳气者，因暴折而难决，故善怒也，病名曰阳厥。帝曰：何以知之？岐伯曰：阳明者常动，巨阳少阳不动，不动而动，大疾，此其候也。帝曰：治之奈何？岐伯曰：夺其食即已。夫食入于阴，长气于阳，故夺其食即已。使之服以生铁落为饮。夫生铁落者，下气疾也。

阳气发生，因暴被摧折，郁其肝胆之气，不得畅达，是以善怒。难决者，郁气莫泄，未经断决也。怒狂者，怒不中节，性情狂悖也。其病名曰阳厥，阳厥者，足少阳之上逆也。以足之三阳，惟阳明者常动，颈脉之人迎是也（地仓、大迎皆动，不及人迎之大），巨阳少阳则不动，不动，其常也，而动忽大疾，此其候也。巨阳之动，应在天柱（项旁），少阳之动，应在听会（耳上），而肝胆主怒，则动在少阳之听会。然足三阳自头走足，降则皆降，未有少阳上逆而巨阳独降者，皆逆则皆动，故连巨阳言之。饮食入腹，脾气散精，上归于肺，以谷精而化谷气，藏于胃腑，以养五脏（《经脉别论》语），是为胃气。脾为太阴，胃为阳明，是食入于阴而长气于阳也。《阳明脉解》所谓病甚则弃衣而走，登高而歌，妄言骂詈不避亲疏者，乃阳明胃气之盛满而不降也。胃土不降，则胆无下行之路，胆郁怒发，故病怒狂。夺其食则胃气衰减，阳明清降，是以病已。使之服饵，但以生铁落为饮。生铁落重坠之性，下气最疾，以金制木，甲木下行，则怒狂止矣（此段旧误在《病能论》中）。

帝曰：有病口苦，取阳陵泉。口苦者，病名为何？何以得之？岐伯曰：病名曰胆瘅。夫肝者，中之将也，取决于胆，咽为之使，此人者数谋虑不决，故胆气上溢而口为之苦。治之尽胆募俞。论在《十二官相使》中。

阳陵泉，足少阳之经穴（穴在膝外），《难经》筋会阳陵泉是也。火曰炎上，炎上作苦，足少阳以甲木而化相火，胆火上逆，是以口苦。取阳陵泉者，通足少阳之经脉，降逆气而泄相火也。其病名曰胆瘅，瘅，热也。《十二脏相使论》：肝者，将军之官，谋虑出焉。胆者，中正之官，决断出焉。故肝者，中之将军也。虽谋虑出焉，而实取决于胆（《六节藏象论》：凡十一脏，皆取决于胆也），肝脉循喉咙入颃颡，肝胆表里，是咽者，肝胆之使道也。此人者数谋虑而不决，是肝能谋虑而胆不决断，则胆气虚矣。胆虚根拔，火气上溢，故口为之苦。治之以胆经之募俞，胆募在胁，少阳之日月也，胆俞在背，太阳之胆俞也，与阳陵泉穴皆可治也。《十二官相使》，即《十二脏相使论》也。

帝曰：有病口甘者，病名为何？何以得之？岐伯曰：此五气之溢也，名曰脾瘅。夫五味入口，藏于胃，脾为之行其精气，津液在脾，故令人口甘也。此肥美之所发也，此人必数食甘美而多肥也。肥者令人内热，甘者令人中满，故其气上溢，转为消渴。治之以兰，除陈气也。

五味入口，藏于胃腑，脾为之行其精气，故五气散归于五脏。今津液在脾，不归五脏，则五气上溢，令人口甘。此饮食肥美之所发也，此人必数食甘美而多肥者。肥者令人气滞而生内热，甘者令人气阻而生中满，中气郁满，内热熏蒸，故其气上溢，久而转为消渴。消渴者，胆火上逆，而烁肺津也。治之以兰，辛香开散之力，除其菀陈之气，郁消热退，则上溢者顺行而下矣（津液在脾，则治以兰,及成热中消中,则兰为芳草,不可用矣)。

帝曰:夫子数言热中消中,不可服膏粱、芳草、石药,石药发癫,芳草发狂。夫热中消中者,皆富贵人也。今禁膏粱,是不合其心,禁芳草、石药,是病不愈,愿闻其说。岐伯曰:夫芳草之气美,石药之气悍,二者其气急疾坚劲,故非缓心和人,不可以服此二者。帝曰:不可以服此二者何以然?岐伯曰:夫热气慓悍,药气亦然,二者相遇,恐内伤脾。脾者土也而恶木,服此药者,至甲乙日更论。

肥者令人内热,甘者令人中满,其气上溢,转为消渴,是热中消中乃膏粱所生。而石药燥烈发癫,芳草香窜发狂,故皆不可服,以久食膏粱,致成热中消中之病。而芳草之气美,石药之气悍,二者之气急疾坚劲,更益其疾,故非缓心和气之人,不可服也。盖热中消中之家,热气慓悍,原不和平,而芳草石药之气,与之正同,二者相遇,燥热倍增,恐内伤脾中冲和之气。脾者土也,而恶风木之相贼,脾精枯槁,不敌风木,一当木旺之时,脾病必剧。服此慓悍之药者,脾精消烁,至甲乙日木旺之期,当更论之。甲乙不困,乃可治也。不然则木贼土败,不可救挽,未可与常日并言也(此段旧误在《腹中论》)。

帝曰:有癃者,一日数十溲,此不足也。身热如炭,颈膺如格,人迎躁盛,喘息气逆,此有余也。太阴脉微细如发,此不足也。其病安在?名为何病?岐伯曰:病在太阴,其盛在胃,颇在肺,病名曰厥,死不治,此所谓得五有余二不足也。帝曰:何谓五有余二不足?岐伯曰:所谓五有余者,五病之气有余也。二不足者,亦病气之不足也。今外得五有余,内得二不足,此其身不表不里,亦正死明矣。

颈膺如格,如有物阻格不通也。人迎,阳明胃之动脉,在结喉两旁。太阴脉,太阴肺之寸口也。此病在太阴脾土,其盛在于胃,次则颇在于肺。以阳衰湿旺,脾陷肝郁,不能疏泄水道,故小便闭癃,此脾气之不足也。湿旺胃逆,浊气上填,故颈膺阻格,人迎躁盛。胃逆则胆肺莫降,胆火升泄,故身热如炭。肺金上壅,故喘息气逆,此胃家之有余也。肺气壅阻,不得畅达,故太阴脉细如发,此肺气之不足也。本以太阴湿土之旺,是病在太阴。因湿旺而胃逆,是其盛在胃。因胃逆而肺壅,是亦颇在肺。阳气拔根,升浮溃越,阴气失位,沉陷郁遏,升降倒置,皆缘中气亏败,病名曰厥,死不可治(升降倒行,皆曰厥逆),此所谓得五有余二不足也。五有余者,阳明之外盛,如身热如炭,颈膺如格,人迎躁盛,喘息气逆是也。二不足者,太阴之里虚,如小便闭癃,寸口脉细是也。外得五有余，内得二不足，则表非真盛，是阳气之外脱也，里非真虚，是阴气之内凝也。此其身不表不里，亦正死明矣。

凡消瘅痿厥，仆击偏枯，气逆发满，肥贵人膏粱之疾也。隔塞闭绝，上下不通，暴忧之病也。暴厥而聋，偏塞闭不通，内气暴薄也。不从内外中风之病，故疾留著也。跖跛，寒风湿之病也。黄瘅暴痛，癫疾厥狂，久逆之所生也。五脏不平，六腑闭塞，脾肺之所生也。头痛耳鸣，九窍不利，肠胃之所生也（此段旧误在《通评虚实论》）。

凡消瘅痿厥，仆击偏枯，气逆胸满，是肥腴贵人，膏粱厚味，湿热郁生之疾也。胸腹隔塞闭绝，上下不通，是暴忧伤脾，湿旺土郁之病也。暴厥而聋，两耳偏有闭塞不通，是少阳甲木之气逆从内升，暴相薄迫也。不从内外中风之病（木郁风动，是内中风，八风感袭，是外中风），而支节卷缩，是故疾留著（痼疾留聚痹著），阻其经脉也。腿足跖跛，是寒风湿之邪，伤其关节经络之病也。黄瘅暴痛，癫疾厥狂，是胆胃不降，久逆之所生也。五脏不平，六腑闭塞，是脾肺湿旺，升降倒置之所生也。头痛耳鸣，九窍不利，是胃逆肠陷，浊气堵塞之所生也。

标本病传论四十六①

黄帝问曰：病有标本，刺有逆从奈何？岐伯对曰：凡刺之方，必别阴阳，前后相应，标本相移，逆从得施。故曰：有其在标而求之于标，有其在本而求之于本，有其在本而求之于标，有其在标而求之于本。故治有取标而得者，有取本而得者，有逆取而得者，有从取而得者。

凡刺之法，必别阴阳。阴阳之气，前后相应，标本相移，审其针刺之宜忌，而后逆从得施而无误（下文逆取、从取是也）。病有标本，求而取之，各有所得，是分逆从。逆取者，取之于标也。从取者，取之于本也。

知逆与从，正行无问。知标与本，万举万当。不知标本，是谓妄行。夫阴阳逆从标本之为道也，少而多，浅而博，小而大，可以言一而知百病之害。以浅而知深，察近而知远，言标与本，易而勿损。

言标本逆从之道，不可不知也。

---

① 四十六：原缺，据目录补。

治反为逆，治得为从。先病而后逆者治其本，先逆而后病者治其本，先寒而后生病者治其本，先病而后生寒者治其本，先病而后泄者治其本，先泄而后生他病者治其本，必且调之，乃治其他病。先热而后生病者治其本，先热而后生中满者治其标，先中满而后生烦心者治其本，先病而后生中满者治其标，小大利治其本，小大不利治其标，先小大不利而后生病者治其本。

治与病反为逆，治与病得为从。先病而后逆者，逆由病生，则治其本。先逆而后病者，病由逆生，则治其本。先寒而后生病者，寒为本也，则治其本。先病而后生寒者，病为本也，则治其本。先病而后泄者，病为本也，则治其本。先泄而后生他病者，泄为本也，则治其本。凡此必且调之，令其本愈，乃治其他病。若先热而后生病者，热为重，则治其本。先热而后生中满者，中满为重，则治其标。先中满而后生烦心者，中满为重，仍治其本。先病而后生中满者，中满为重，则治其标。小大利（小便、大便），则他病为重，但治其本。小大不利，则他病为轻，必治其标。以小大不利，诸病之标，而所关甚巨，不得不先也。小大不利而后生他病者，则小大为重，必治其本。以小大不利，诸病之本，虽杂证丛生，皆在所缓也。

人有客气有主气，病发而有余，本而标之，先治其本，后治其标。病发而不足，标而本之，先治其标，后治其本。谨察间甚，以意调之，间者并行，甚者独行。

人有客气有主气，主为本，客为标，本宜急而标宜缓也，但有虚实之分，不可拘也。病发而有余，则先本而后标；病发而不足，则先标而后本。谨察间甚，以意调之，间者标本并行，以其病轻也，甚者标本单行，以其病重也。

夫病传者，心病先心痛，一日而咳，三日胁支满痛①，五日闭塞不通，身痛体重，三日不已死，冬夜半，夏日中。

凡病必传所胜，心病先心痛，肾水克心火也。一日而咳，心火克肺金也。三日胁支满痛，肺金克肝木也（肝位在胁，偏支满痛）。五日闭塞不通，身痛体重，肝木克脾土也（胆木克胃，则上窍不通，肝木克脾，则下窍不通）。三日不已死，冬夜半，水灭火也，夏日中，火太亢也。

肺病喘咳，三日胁支满痛，一日身重体痛，五日而胀，十日不已死，冬

---

① 痛：原脱，据《素问·标本病传论篇第六十五》及下文补。

日入，夏日出。

肺病喘咳，心火克肺金也。三日胁支满痛，肺金克肝木也。一日身重体痛，肝木克脾土也。五日而胀，胆木克胃土也。十日不已死，冬日入，金既衰也，夏日出，木将旺也。

肝病头目眩胁支满，三日体重身痛，五日而胀，三日腰脊少腹痛胫痠，三日不已死，冬日入，夏早食。

肝病头目眩胁支满，肺金克肝木也。三日体重身痛，肝木克脾土也。五日而胀，胆木克胃土也。三日腰脊少腹痛胫痠，脾土克肾水也。三日不已死，冬日入，金已衰也（木无制故），夏早食，木将败也。

脾病身痛体重，一日而胀，二日少腹腰脊痛，胫痠，三日背胕筋痛小便闭，十日不已死，冬人定，夏晏食。

脾病身痛体重，肝木克脾土也。一日而胀，胆木克胃土也。二日少腹腰脊痛胫痠，脾土克肾水也。三日背胕筋痛小便闭，胃土克膀胱也。十日不已死，冬人定，水将旺也（水旺则灭火而侮土），夏晏食，土已衰也。

肾病少腹腰脊痛胫痠，三日背胕筋痛小便闭，三日腹胀，三日胁支满痛，三日不已死，冬大晨，夏晏晡。

肾病少腹腰脊痛胫痠，脾土克肾水也（湿土郁陷，肝木不升，沦于肾水，则腰腹痛，膝胫痠）。三日背胕痛小便闭，胃土克膀胱也。三日腹胀，膀胱侮胃土也。三日胁支满痛，胃土侮胆木也。三日不已死，冬大晨，水已衰也，夏晏晡，土正旺也。

胃病胀满，五日少腹腰脊痛，胫痠，三日背胕筋痛小便闭，五日身痛体重，六日不已死，冬夜半后，夏日昳。

胃病胀满，胆木克胃土也。五日少腹腰脊痛，胫痠，脾土克肾水也。三日背胫筋痛，小便闭，胃土克膀胱也。五日身痛体重，肾水侮脾土也。六日不已死，冬夜半后，木将旺也，夏日昳，土正盛也（日昳，午后日昃，土盛之时）。

膀胱病小便闭，五日少腹胀腰脊痛骱痠，一日腹胀，一日身重体痛，二日不已死，冬鸡鸣，夏下晡。

膀胱病小便闭，胃土克膀胱也。五日少腹胀，腰脊痛，骱痠，脾土克肾水也。一日腹胀，膀胱侮胃土也。一日身重体痛，肾水侮脾土也。二日不已死，冬鸡鸣，水已衰也，夏下晡，土正旺也（病传之义，与《灵枢·病传》相同）。

诸病以次是相传，如是者，皆有死期，不可刺。间一脏止，及至三四脏者，乃可刺也。

间一脏止，隔脏相传而止也。及至三四脏者，隔脏相传，至三四脏而止也。《难经》：七传者死，间脏者生。七传者，传其所胜也。间脏者，传其所生也。一脏不再传，故言七传者死也。子母相传，故言生也。

本病论四十七①

黄帝曰：五脏相通，移皆有次。五脏有病，则各传其所胜。不治，法三月若六月，若三日若六日，传五脏而当死，是顺传所胜之次。

五脏相通，其彼此移转，皆有次第，缘五脏有病，则各传其所胜。不治，法三月若六月，若三日若六日，传遍五脏而当死。递相克贼，以至殒命，是顺传所胜之次第也。

五脏受气于其所生，传之于其所胜。气舍于其所生，死于其所不胜。病之且死，必先传行，至其所不胜病乃死，此言气之逆行也，故死。

五脏受气于其所生，己所生也。传之于其所胜，己所克也。气舍于其所生，生己者也。死于其所不胜，克己者也。病之且死，必先传行，至其所不胜病乃死，遇克贼也。此言气之逆行也，故死。在五脏相移为顺传，在此脏被克者，为逆行也。

肝受气于心，传之于脾，气舍于肾，至肺而死。心受气于脾，传之于肺，气舍于肝，至肾而死。脾受气于肺，传之于肾，气舍于心，至肝而死。肺受气于肾，传之于肝，气舍于脾，至心而死。肾受气于肝，传之于心，气舍于肺，至脾而死。此皆逆死也。一日一夜五分之，此所以占死生之早暮也。故曰别于阳者，知病从来，别于阴者，知死生之期，言知至其所困而死。

此详次上文之义。一日一夜五分之，以配五脏。寅卯为木，巳午为火，申酉为金，亥子为水，辰戌丑未为土，此所以占死生之早暮也。言知至其所困而死，知其死于所不胜也（别于阳者四语，与《阴阳别论》重）。

是故风者，百病之长也，今风寒客于人，使人毫毛毕直，皮肤闭而为热，当是之时，可汗而发也。或痹不仁肿痛，当是之时，可汤熨及火灸刺而

---

① 四十七：原缺，据目录补。

去之。弗治，病入舍于肺，名曰肺痹，发咳上气。

百病皆缘风闭皮毛，郁其里气而成，是故风者，百病之长也。今风寒初客于人，使人洒然振悚，毫毛毕直，孔窍收敛，皮肤闭而为热。当是之时，风则伤其卫气，寒则伤其营血，病在营卫，可汗而发也（仲景《伤寒》：伤寒用麻黄汤，中风用桂枝汤，义本诸此）。或皮肤瘴痹不仁，则成风痹之证，肌肉臃肿作痛，则成疮疡之证，所谓病成而变也（《脉要精微论》语）。当是之时，可以汤熨（药汤熏洗，药袋熏烙），及火灸刺而去之（燔针、灸艾）。皮毛者，肺之合也（肺主皮毛）。弗治，则病自皮毛入舍于肺，名曰肺痹（肺气闭塞）。肺金壅阻，发咳上气。此表邪内传，侵伤五脏之始也（皮毛外闭，里气郁遏，则脏病发作，非风寒之内入五脏也）。

弗治，肺即传而行之肝，病名曰肝痹，一名曰厥，胁痛出食。当是之时，可按若刺耳。

五脏有病，则各传其所胜。在肺弗治，肺即传而行之于肝，金克木也。病名曰肝痹（肝气闭塞），一名曰厥，胁痛出食。以肝胆同气，脉行胁肋，肝气痹著，经脉不行，故气阻而胁痛。肝病则陷，胆病则逆，胆木上逆，而刑胃土，容纳失职，故呕吐出食。升降倒行，是以名曰厥逆也。当是之时，可按摩针刺而愈之耳，犹未为晚也。

弗治，肝传之脾，病名曰脾风，发瘅，腹中热，烦心，出黄。当此之时，可按可药可浴。

在肝弗治，肝传之脾，木克土也。病名曰脾风（脾为风木所伤），发瘅，腹中热，烦心，出黄。以脾为湿土，湿传于胃，戊土上逆，君相二火，不得下根，火郁热发，故腹中瘅热，心内郁烦。风木随脾土左升，脾土湿陷，风木抑遏，故发黄色，缘木主五色，入土化黄也。当此之时，可按可药可浴而已，犹未为晚也。

弗治，脾传之肾，病名曰疝瘕，少腹冤热而痛，出白，一名曰蛊。当此之时，可按可药。

在脾弗治，脾传之肾，土克水也。病名曰疝瘕，少腹冤热而痛，出白，一名曰蛊。以湿土克水，寒凝气聚，则成疝瘕。风木不达，温气郁遏，故少腹冤热而痛（冤，郁也）。木郁下泄，肾水失职，故白液淫泆，出于溺孔。一名曰蛊，蛊者，物腐虫生，日见剥蚀也。当此之时，可按可药，犹未为晚也。

弗治，肾传之心，筋脉相引而急，病名曰瘛。当此之时，可灸可药。弗治，满十日，法当死（瘛，音炽）。

在肾弗治，肾传之心，水克火也，筋脉相引而急，病名曰瘈。以心主脉，火被水贼，筋脉不畅也。当此之时，可灸可药，犹未为晚也。此而弗治，满十日，法当死，缘脏气再周，不过十日之内，五脏气尽，不可活矣。

肾因传之心，心即复反传而行之肺，发寒热，法当三日死。此病之次也。故病久则传化，上下不并，良医弗为（"病久则传化"三句，旧误在《生气通天论》）。

肾因传之于心，心即复反传而行之肺，火克金也。肺气郁蒸，外发寒热，一脏再伤，法当三日死矣（《难经》：一脏不再伤，七传者死）。此五脏相传之次也。故病久则必相传化，及其五脏皆败，上下不并（并，交也），则精神离散，气血崩亡，良医于此，弗能为也。

然其卒发者，不必治于传，或其传化有不以次。不以次入者，忧、恐、悲、喜、怒，令不得以其次，故令人有大病矣。因而喜，大虚则肾气乘矣，怒则肺气乘矣，恐则脾气乘矣，悲则心气乘矣，忧则肝气乘矣，此其道也。故病有五，五五二十五变，及其传化、传乘之名也（卒，音猝）。

五脏各传其所胜，故治于其所传，然其卒发者，则不必治于其所传。以其卒发，未及内传，或其传化有不以次者也。不以次入者，五情内伤，忧、恐、悲、喜、怒，令不得以其次也。传不以次，必缘伤深，故令人有大病矣。盖病本以次传也，因而喜伤心火。心火大虚，则肾气乘之矣；怒伤肝木，则肺气乘之矣；恐伤肾水，则脾气乘之矣；悲伤肺气，则心气乘之矣；忧伤脾土，则肝气乘之矣，此其相乘之道也。故五脏相乘，每脏有五病，五五二十五病（《难经》：一脉十变，义与此同）。及其传化，迁变无常，总皆传其所乘之谓也（旧本此篇误在《玉机真脏论》。详其文理，与《标本病传论》义同，而非一篇。《本病论》原亡，取此篇补之）。

故地之湿气，感则害皮肉筋脉；水谷之寒热，感则害于六腑；天之邪气，感则害人五脏。邪风之至，疾如风雨。善治者治皮毛，其次治肌肤，其次治筋脉，其次治六腑，其次治五脏，治五脏者，半死半生也（此段旧误在《阴阳应象论》）。

地之湿气，感则害于皮肉筋脉而已。水谷之寒热，感则害于六腑而已。天之邪气，感则自皮毛而内传，害人五脏，由表达里，凡肌肤筋脉六腑之属，无所遗漏也。邪风之至，疾如风雨，内传至速也。善治者治皮毛，不俟其入肌肤也。其次治肌肤，不俟其入筋脉也。其次治筋脉，不俟其入六腑也。其次治六腑，不俟其入五脏也。其次治五脏，则根本损伤，已太晚矣。治五脏者，难保十全，半死生也。

治 论①

汤液醪醴论四十八②

黄帝问曰：为五谷汤液及醪醴奈何？岐伯对曰：必以稻米，炊以稻薪，稻米者完，稻薪者坚。帝曰：何以然？岐伯曰：此得天地之和，高下之宜，故能至完，伐取得时，故能至坚也。

稻米得天地之和，高下之宜，故气味完足。稻薪至草木苍干之候，伐取得时，故茎叶坚实。

帝曰：上古圣人作汤液醪醴，为而不用，何也？岐伯曰：自古圣人之作汤液醪醴者，以为备耳，故为而弗服也。中古之世，道德稍衰，邪气时至，服之万全。

汤液醪醴，行经发表之物，上古之人，道德纯备，邪气不伤，故为而弗服。中古之世，道德稍衰，邪气有时而至，故服之万全。

帝曰：今之世不必已何也？岐伯曰：当今之世，必齐毒药攻其中，镵石针艾治其外也。

服汤液醪醴而病不必已者，以风气不古，道德全衰，里邪伤其脏腑，必齐（齐与剂同）毒药攻其中，表邪伤其经络，必用镵石针艾治其外也。

帝曰：形弊血尽而功不立者何也？岐伯曰：神不使也。帝曰：何谓神不使？岐伯曰：针石，道也。精神不进，志意不治，故病不可愈。今精坏神去，营卫不可复收，何者？嗜欲无穷，而忧患不止，精气弛坏，营泣卫除，故神去之，而病不愈也。

形弊者，毒药所伤。血尽者，针石所泄也。神不使者，神不为之用也。盖

---

① 治论：原缺，据目录补。
② 四十八：原缺，据目录补。

营卫气血之行，神使之也。针石之道，疏通营卫，而气血之行，全凭神运。若精神不进，志意不治，虽用针石，而病不可愈。今其精坏神去，营卫不可复收，是何故也？以其嗜欲无穷，忧患不止，经络脏腑，损伤亏败，以致精气弛坏，营泣（泣与涩同）卫除，故神去之，而病不愈也。

帝曰：夫病之始生也，极微极精，必先入结于皮肤。今良工皆称曰病成，名曰逆，则针石不能治，良药不能及也。今良工皆得其法，守其数，亲戚兄弟，远近音声日闻于耳，五色日见于目，而病不愈者，亦何谓不早乎？

神不使者，病久邪深，而正气已败也。若夫病之始生，极微极精（精微，言其小也），必先入结于皮肤，未及经络脏腑也。今之良工，见此新病，皆称之曰病成，名之曰证逆，则针石不能治，良药不能及也。病之不愈，无足为怪，以其为病久而治晚也，如此则其法数皆误矣。今良工皆得其法，守其数，而且亲戚兄弟之属，地亲而情切，论其处所远近，则音声日闻于耳，五色日见于目，是其证之新久逆顺知之甚悉，而病不愈者，亦何得谓病期久远，治之不早乎？此又何说也？

岐伯曰：病为本，工为标，标本不得，邪气不服，此之谓也。

此非关病久而治晚也。病为本，工为标，标本不得，邪气不服，正此谓也。

中古之治病，至而治之，汤液十日，以去八风五痹之病。十日不已，治以草苏草荄之枝，本末为助，标本已得，邪气乃服。

中古治病，未能先事预防，病至而后治之，用汤液十日，以去八风五痹之病（八风，义见《灵枢·九宫八风》。五痹，义见"痹论"），服之可以万全矣。若十日不愈，是病深也，乃治以草苏草荄之剂（苏，叶也。荄，根也）。本标彼此为助，标本已得，邪气乃服也（本末即本标。标本已得，医病相投也）。

暮世之治病也则不然，治不本四时，不知日月，不审逆从，病形已成，乃欲微针治其外，汤液治其内，逆从倒行，标本不得，邪气淫泆，亡神失国。粗工凶凶，以为可攻，故病未已，新病复起。去故就新，乃得真人。帝曰：善（二段旧误在《移精变气论》）。

色以应日，脉以应月，色之变化，以应四时之脉（《玉版论要》语），不知色脉，是不本四时，不知日月也。容色见上下左右，上为逆，下为从，女子右为逆，左为从，男子左为逆，右为从（《玉版论要》语），不知容色，是不审逆从也。病形已成，是当针石治其外，毒药治其内，乃欲以微针治其外，汤液治其内，逆从倒行，则标本不得，邪气不服，淫泆而害正气，以至亡神而失国（《吕氏春秋》以气为民，以身为国）。粗工凶凶，见微针汤液不能胜任，以为邪旺可攻，正气愈败，于是故病未已，新病复起，则事愈坏矣。是必去其故而复其新，乃得成其为真人，不然则竟登鬼籙矣。

移精变气论四十九①

黄帝问曰：余闻古之治病，惟其移精变气，可祝由而已。今世治病，毒药治其内，针石治其外，或愈或不愈，何也？

移精变气，可祝由而已，谓移变其精气，可祝告病由，以符咒疗之而已也。

岐伯对曰：往古人居禽兽之间，动作以避寒，阴居以避暑，内无眷慕之累，外无伸宦之形，此恬憺之世，邪不能深入也。毒药不能治其内，针石不能治其外，故可移精变气，祝由而已。

伸宦，求伸于宦场也。

当今之世不然，忧患缘其内，苦形伤其外，又失四时之从，逆寒暑之宜，贼风数至，虚邪朝夕，外伤空窍肌肤，内至五脏骨髓，小病必甚，大病必死，故祝由不能已也。

虚邪，即贼风也。

拘于鬼神者，不可与言至德，恶于针石者，不可与言至巧。病不许治者，治之无功矣。帝曰：善。

今世之病，宜针石不宜祝由，若欲以上古之祝由而治今世之大病，是拘于鬼神而恶于针石也，不可与言至德之大，至巧之微矣。恶于针石，是病不许治也，既不许治，则病必不治，虽强治之，亦无功矣（此段旧误在《五脏别论》）。

异法方宜论五十②

黄帝问曰：医之治病也，一病而治各不同，皆愈，何也？岐伯曰：地势使然也。东方者，天地之所始生也。鱼盐之地，海滨傍水，其民食鱼而嗜咸，黑色而疏理，皆安其处，美其食。鱼者使人热中，咸者胜血，其病皆为痈疡，其治宜砭石，故砭石者，亦从东方来（砭，音边）。

---

① 四十九：原缺，据目录补。
② 五十：原缺，据目录补。

血热蒸发，汗孔常开，故其理疏。感冒风寒，闭其营卫，格阻不行，则生痈肿，瘀热蒸腐，则成痛疡。砭石，石针也（《山海经》：高氏之山，有石如玉，可以为针）。

西方者，金玉之域，沙石之处，天地之所收引也。陵居而多风，水土刚强，其民不衣而褐荐①，华食而脂肥，邪不能伤其形体，其病生于内，其治宜毒药。故毒药者，亦从西方来。

风气清凉，皮毛敛闭，不病外感而病内伤，故宜毒药。

北方者，天地所闭藏之域也。其地高陵居，风寒冰冽，其民乐野处而乳食，脏寒生满病，其治宜灸焫，故灸焫者，亦从北方来。

乳酪寒滑助湿，易生胀满之病。经络凝涩，故宜灸焫。

南方者，天地所长养，阳之所盛处也。其地下，水土弱，雾露之所聚也，其民嗜酸而食胕②，致理而赤色。其病挛痹，其治宜微针，故九针者，亦从南方来。

湿热熏蒸，多病腿足挛痹之证，故宜微针通其经络，以泄湿热。

中央者，其地平以湿，天地所以生万物也众，其民食杂而不劳。其病多痿厥寒热，其治宜导引按跷，故导引按跷者，亦从中央出也。

湿伤经络，营卫不运，易生痿厥寒热之证，故宜导引按摩，以通气血。

圣人杂合以治，各得其所宜，故治所以异而病皆愈者，得病之情，知治之大体也。

圣人杂合诸法以治万民，各得其方土之所宜。治之所以不同而病皆愈者，得病情而知治要也。

《素问悬解》卷六终

太仓　陆宝忠　校字

---

① 不衣而褐荐：不穿丝绸，而穿布衣，卧草席。
② 胕：发酵过的食物。

素问悬解卷七

昌邑黄元御解

刺法①

宝命全形论五十一②

黄帝问曰:天覆地载,万物悉备,莫贵于人。人以天地之气生,四时之法成,君王众庶,尽欲全形。形之疾病,莫知其情,留淫日深,着于骨髓,心私虑之。余欲针除其疾病,为之奈何?

四时之法,生长收藏之令也。

岐伯对曰:夫人生于地,悬命于天,天地合气,命之曰人。天有阴阳,人有十二节,天有寒暑,人有虚实。能经天地阴阳之化者,不失四时。人能应四时者,天地为之父母。知万物者,谓之天子。能存八动之变者,五胜更立。能达虚实之数者,独出独入。知十二节之理者,圣智不能欺也。呿吟至微,秋毫在目。

人之形生于地而命悬于天,天地合气,命之曰人。天有阴阳,阴阳推迁,四时变化,爰有十二节气,人有十二支节以应之。天有寒暑,寒暑往来,五行消长,爰有衰旺,人有虚实以应之。天地与人同气,贵能崇效卑法耳。能经纬天地阴阳之化者,顺生长收藏之令,自不失四时之序。人能上应四时者,行与天地无违,天地为之父母。能应四时,则知万物。知万物者,代天宣化,谓之天子。能应四时,则顺八风。能存八方风动之变者,五行之胜,相代更立,不为一邪所中。风在八方,有虚有实,自正面来者为实风,自冲后来者为虚风。

---

① 刺法:原缺,据目录补。

② 五十一:原缺,据目录补。

人之令气有衰旺，脏腑有虚实，两实相逢，则人不伤，两虚相逢，则人伤焉。能存八风之变，是达虚实之数也。能达虚实之数者，独出独入，不与众人同。中于虚邪，达虚实之数，是知十二节之理也。知十二节之理者，隐显悉照，圣智不能欺也。是则呿吟至微（呿，开口出气。吟，闭口吸气），亦当秋毫在目，况于形之疾病，色脉显然，何为不知其情，则以微针除之，非难事矣。

帝曰：人生有形，不离阴阳。天地合气，别为九野，分为四时，月有大小，日有短长。万物并至，不可胜量，虚实呿吟，敢问其方？

人生有形，不离阴阳，阴阳者，天地之气也。天地合气，地则别为九野，天则分为四时，四时之中，月有大小之殊，日有短长之差，不相同也。则夫万物并至，不可胜量，盈亏消长，纷纭错出，虚实呿吟之数，何以辨之？敢问其方也。

岐伯曰：夫盐之味咸者，其气令器津泄，弦绝者，其音嘶败，木敷者，其叶发，病深者，其声哕。人有此三者，是谓坏府。此皆绝皮伤肉，气争血黑，毒药无治，短针无取。

虚实呿吟之数，不难辨也。凡有诸内，必形诸外。夫盐之味咸者，卤气浸淫，令器津泄，是以弦急而欲绝者，其音嘶败，木郁而欲敷者，其叶反侧（木欲敷舒而不能，故叶发动而反侧）。病深而气败者，其声哕噫。人有三等之象者，是谓毁坏之官府。此皆绝皮伤肉，气争血黑，形体颓败，殒亡非久，毒药无治，短针无取也。

帝曰：余念其痛，心为之乱惑，反甚其病，不可更代，百姓闻之，以为残贼，为之奈何？岐伯曰：木得金而伐，火得水而灭，土得木而达，金得火而缺，水得土而绝，万物尽然，不可胜竭。故针有悬布天下者五，黔首共饮食，莫知之也。一曰治神，二曰知养身，三曰知毒药为真，四曰制砭石小大，五曰知腑脏血气之诊。五法俱立，各有所先。

五行之理，克其所胜，万物尽然，不胜其数。故针法五行，有悬布天下者五，黔首（黔，黑也。秦谓百姓为黔首，言其黑头无知也，其语始此）共饮食，而己莫知之也。一曰治神，治其神明，以存针也（义见下文）；二曰知养身，知去邪扶正，以养人身也；三曰知毒药为真，知毒药攻邪，以为真也；四曰知制砭石小大，制砭石小大之度，以适病也；五曰知腑脏血气之诊，知腑脏血气阴阳虚实之分，补泻无差也。五者之法俱立，因病制宜，各有所先也。

今末世之刺也，虚则实之，满者泻之，此皆众工所共知也。若夫法天则地，随应而动，和之者若响，随之者若影，道无鬼神，独来独往。

末世之刺，虚补实泻，众工皆知，非其至也。若夫法天则地，随应而动（随宜而动），气血之变，若影响之逐形声，道无鬼神，而独来独往，此则众工所不解矣。

帝曰：愿闻其道。岐伯曰：凡刺之真，必先治神，五脏已定，九候已备，后乃存针。众脉不见，众凶弗闻，外内相得，无以形先，可玩往来，乃施于人。人有虚实，五虚勿近，五实勿远，至其当发，间不容瞚。伏如横弩，起如发机，手动若务，针耀而匀。静意视义，观适之变，是谓冥冥，莫知其形，见其乌乌，见其稷稷，从见其飞，不知其谁。

凡刺之真，必先治神，我以神往，人之五脏已定，九候已备，后乃存意于针。针贵得要，众脉不必尽见，众凶弗容尽闻，法在外内相得，无以形先，待其可玩往来（可以玩索而得独往独来之意），乃施于人。人有虚实，五虚勿近，不可补也，五实勿远，易于泻也。至其当发之时，间不容瞚，转瞬而已晚也（瞚，转瞬也）。伏如横弩不动，起如发机之速，手动若务（务与鹜同），势至捷也。针耀而匀（耀与跃同），力至均也。静意视义，观其虚实所适之变，是谓冥冥无象，莫知其形。见其乌乌，见其稷稷（乌乌，乌乌鸣声。《汉明帝起居注》：帝东巡过亭障，有乌飞鸣圣舆上，亭长祝曰：乌乌哑哑。又歌声。《史·李斯传》：歌呼乌乌。稷稷，疾也。《诗·小雅》：既齐既稷。《注》：齐，整。稷，疾。乌乌稷稷，喻针之妙捷，若飞鸟也），从见其飞行绝迹而已，不知其谁所使之也。

帝曰：何如而虚？何如而实？岐伯曰：刺虚者须其实，刺实者须其虚。经气已至，慎守勿失。深浅在志，远近若一，如临深渊，手如握虎，神无营于众物，义无邪下，必正其神。

此因上文五虚勿近，五实勿远，问实者何如而使之虚，虚者何如而使之实。刺虚者须其实，俟其阳气已至而后去针也。刺实者须其虚，俟其阴气已至而后去针也。经气已至，是虚者变实，实者变虚之候，慎守之而无失（义详《针解》）。深浅之间在志，远近之际若一，如临深渊，恐其将堕，手如握虎，欲其力壮，宁神静志，众物皆损，义无邪下，必正其神（义详《针解》。后二语，依《针解》补），此刺法之真诀也。

针解五十二①

黄帝问曰：愿闻九针之解，虚实之道。岐伯对曰：刺虚则实之者，针下热也，气实乃热也。满而泄之者，针下寒也，气虚乃寒也。菀陈则除之者，出恶血也。邪胜则虚之者，出针勿按。徐而疾则实者，徐出针而疾按之。疾而徐则虚者，疾出针而徐按之。言实与虚者，寒温气多少也。若无若有者，疾不可知也。察后与先者，知病先后也。为虚与实者，工勿失其法。若得若失者，离其法也。虚实之要，九针最妙者，为其各有所宜也。补泻之时者，与气开阖相合也。九针之名，各不同形者，针穷其所当补泻也。

此解《灵枢·九针十二原》。凡用针者，虚则实之，满则泻之，菀（菀同郁）陈则除之，邪胜则虚之。徐而疾则实，疾而徐则虚。言实与虚，若有若无，察后与前，若存若亡，为虚与实，若得若失。虚实之要，九针最妙，补泻之时，以针为之。九针之名，各不同形（《九针十二原》文）。刺法，虚则实之者，针下热至则实，气实乃热也。满而泄之者，针下寒则泄，气虚乃寒也。菀陈则除之者，出其恶血也。邪胜则虚之者，出针勿按，使其邪去而经虚也。徐而疾则实者，徐出针而疾按之，令里气之莫泻也。疾而徐则虚者，疾出针而徐按之，令里气之得出也。言实与虚者，寒温二气之多少也。若无若有者，疾之有无虚实，不可知也。察后与先者，察知病气之先后也。为虚与实者，工于补泻，勿失其法也。若得若失者，似若离其法也。虚实之要，九针最妙者，为其或补或泻，各有所宜也。补泻之时者，与经气开阖之宜，适相合也。九针之名，各不同形者，针之长短大小各异其制，穷尽其所当补泻之法也（针形，详见《灵枢》）。

刺实须其虚者，留针，阴气隆至，针下寒，乃去针也。刺虚须其实者，阳气隆至，针下热，乃去针也。经气已至，慎守勿失者，勿变更也。深浅在志者，知病之内外也。近远如一者，深浅其候等也。如临深渊者，不敢堕也。手如握虎者，欲其壮也。神无营于众物者，静志观病人，无左右视也。义无邪下者，欲端以正也。必正其神者，欲瞻病人目，制其神，令气易行也。

此解《宝命全形论》。刺虚者须其实，刺实者须其虚。经气已至，慎守勿失，深浅在志，远近如一，如临深渊，手如握虎，神无营于众物，义无邪下，

---

① 五十二：原缺，据目录补。

必正其神（《宝命全形论》文）。刺实须其虚者，留针，候之阴气隆至（盛至也）。针下寒生，乃去针也。刺虚须其实者，留针，候之阳气隆至，针下热生，乃去针也。经气已至，慎守勿失者，勿变更而失守也。深浅在志，知病之内外，针之浅深皆宜也。近远如一者，病之深浅不同，而测候之法，皆以气至为准，适相等也。如临深渊者，不敢怠堕也。手如握虎者，欲其力壮也。神无营于众物者，静志而观病人，无左右旁视也。义无邪下者，针入孔穴，欲其端以正也。必正其神者，欲瞻病人之目，以制其神，令其气之易行也。

帝曰：余闻九针上应天地四时阴阳，愿闻其方，令可传于后世，以为常也。岐伯曰：夫一天、二地、三人、四时、五音、六律、七星、八风、九野，身形亦应之，针各有所宜，故曰九针。

义详下文。

人皮应天，人肉应地，人脉应人，人筋应时，人声应音，人阴阳合气应律，人口齿面目应星，人出入气应风，人九窍三百六十五络应野。故一针皮，二针肉，三针脉，四针筋，五针骨，六针调阴阳，七针益精，八针除风，九针通九窍，除三百六十五节气，此之谓各有所主也。

人皮在外，应天；人肉在内，应地；人脉在皮肉之中，应人。筋聚四肢（诸筋皆属于节），应四时，声发五脏，应五音，阴阳合为六气，应六律，口齿面目七窍，应七星，出入之气周于四正四维，以应八风，上下九窍通于三百六十五络，以应九野。人有九应，故刺备九针，其用不同，此之谓各有所主也（此下经文一百二十三字，文义残缺错讹，今不具载）。

八正神明论五十三①

黄帝问曰：用针之服，必有法则焉，今何法何则？岐伯对曰：法天则地，合以天光。帝曰：愿卒闻之。岐伯曰：凡刺之法，必候日月星辰，四时八正之气，气定乃刺之。

天光，日月星辰也。

天温日明，则人血淖液而卫气浮，故血易泻，气易行。天寒日阴，则人血凝泣而卫气沉。月始生，则血气始精，卫气始行。月郭满，则血气实，肌

---

① 五十三：原缺，据目录补。

肉坚。月郭空，则肌肉减，经络虚，卫气去，形独居。是以因天时而调血气也。

人之血气，随日浮沉，与月消长，故因天时而调血气。

天寒无刺，天温无疑，月生无泻，月满无补，月郭空无治。盛虚之时，因天之序，移光定位，正立而待之，是谓得时而调之。

移光定位，俟日月之光移，以定岁时之位。天气环周，正立而待之，顺天序以施补泻，是谓得时而调之也。

故月生而泻，是谓脏虚。月满而补，血气扬溢，络有留血，命曰重实。月郭空而治，阴阳相错，真邪不别，沉以留止，是谓乱经。外虚内乱，淫邪乃起。

月生（始生）而泻，血气未盛而遽加伐削，是谓脏虚，脏虚者，虚其脏气也。月满而补，值血气扬溢而益以充盈，络有留血，命曰重实。重实者，以实益实也。月郭空而治（泻也），气血正虚而加之疏泄，阴阳相错，真邪不别，邪气沉留，是谓乱经。外因正泻而虚，内以邪留致乱①，邪气淫溢，于是大病起矣。

帝曰：星辰八正何候？岐伯曰：星辰者，所以制日月之行也。八正者，所以候八风之虚邪以时至者也。四时者，所以分春、秋、冬、夏之气所在，以时调之，八正之虚邪，而避之勿犯也。以身之虚而逢天之虚，两虚相感，其气至骨，入则伤五脏。工候救之，弗能伤也。故曰：天忌不可不知也。

星辰者，所以制日月之行也。阴阳消长，观乎日月，日月盈亏，察之星辰，知星辰之宿度，则知日月之盈亏矣。八正者，所以候八风之虚邪以时至者也。太乙随八节，居八方，自正面来者为正风，自对面来者为虚邪，知八风之正对，则知八风之虚实矣。四时者，所以分春、秋、冬、夏之气所在，以时调之，八正之虚邪，而避之勿犯也，春气在经，夏气在络，秋气在皮，冬气在骨，顺乎气候，以时调之，知四时之正气，则能避八方之虚邪矣。若不知避，以人身之虚而逢天气之虚，两虚相感，其气至骨，入于腹里，则伤五脏。上工候而救之，去其虚邪，弗能伤也。故曰：天忌不可不知也（《灵枢·官针》：必知天忌，乃言针意）。

帝曰：善。其法星辰者，余闻之矣，愿闻法往古者。岐伯曰：法乎往古

---

① 乱：原作"气"，据上下文改。

者，先知《针经》也。验乎来今者，先知日之寒温，月之虚盛，以候气之浮沉，而调之于身，观其立有验也。观其冥冥者，言形气营卫之不形于外，而工独知之。以日之寒温，月之虚盛，四时气之浮沉，参伍相合而调之，然而不行于外，俱不能见也。工常先见之，故曰观于冥冥焉。通于无穷者，可以传于后世也。

《灵枢·官针》：法于往古，验于来今，观于冥冥，通于无穷。此下俱解《官针》之义。《针经》即《灵枢·九针十二原》，先立《针经》是也。

是故工之所以异也，视之无形，尝之无味，若神仿佛，故谓冥冥。虚邪者，八正之虚邪气也。正邪者，身形若用力汗出，腠理开，逢虚风，其中人也微，故莫知其情，莫见其形。上工救其萌芽，必先见三部九候之气，尽调不败而救之，故曰上工。下工救其已成，救其已败，救其已成者，言不知三部九候之相失，因病而败之也。知其所在者，知诊三部九候病脉之处而治之，故曰守其门户焉。三部九候为之原，九针之论不必存也。

《官针》：粗工所不见，良工之所贵，莫知其形，若神仿佛。虚邪之中人也，洒渐动形。正邪之中人也微，先见于色，不知于其身，若有若无，若亡若存，有形无形，莫知其情。是故上工之取气，乃救其萌芽，下工守其已成，因败其形。故工之用针也，知气之所在，而守其门户。上工之所以异于粗工者，能于正邪初伤，有形无形之际，先见于三部九候之气，救之于早，不事病成而事败。以能知其气之所在，是以守其门户而无失也（此即观于冥冥之义）。

帝曰：余闻补泻，未得其意。岐伯曰：泻必用方，方者，以气方盛也，以月方满也，以日方温也，以身方定也。以息方吸而内针，乃复候其方吸而转针，乃复候其方呼而徐引针，故曰泻必用方，其气易行焉。补必用员，员者行也，行者移也，刺必中其营，复以吸排针也。员与方，非针也。故养神者，必知形之肥瘦，营卫血气之盛衰。血气者，人之神，不可不谨养。

《官针》：泻必用员，补必用方，此曰泻必用方，补必用员，文异而义通也。泻者，以吸内针，以呼出针，针出而气泻矣。员与方，乃针法耳，非针也。在脏腑曰血气，在经络曰营卫。肝藏血，血舍魂，肺藏气，气舍魄，魂升而神化，神降而魄生。神居血气之中，形包血气之外，养其血气，即所以养其神，而养其血气，即所以养其形也。故养神者，必知形体之肥瘦；养形者，必知气血之盛衰。血气者，即人之神所攸赖而弗离者，不可不谨养也。

帝曰：妙乎哉论也！合人形于阴阳四时，虚实之应，冥冥之期，其非夫子，孰能通之！然夫子数言形与神，何谓形？何谓神？原卒闻之。岐伯曰：请言形，形乎形，目冥冥，问其所病，索之于经，慧然在前，按之不得，不知其情，故曰形。帝曰：何谓神？岐伯曰：请言神。神乎神，耳不闻，目明心开而志先，慧然独悟，口弗能言，俱视独见，适若昏，昭然独明，若风吹云，故曰神。

索之于经，索之于经络也。慧，明也，慧然在前，似有形矣，乃按之，不得，实不知其情，终无形之可索也。目明心开而志先，心目了然，志先觉之，慧然独悟矣，而口弗能言，实俱视而独见，适若昏蒙，又复昭然独明，若风吹云，聚散无定，言神之所在，可以意悟，而不可以言传也。

离合真邪论五十四①

黄帝问曰：余闻《九针》九篇，夫子乃因而九之，九九八十一篇，余尽通其意矣。经言气之盛衰，左右倾移，以上调下，以左调右，有余不足，补泻于荥输，余知之矣。此皆营卫之倾移，虚实之所生，非邪气从外入于经也。余愿闻邪气之在经也，其病人如何？取之奈何？

《九针》九篇，因而九之，九九八十一篇，《灵枢经》也。荥，脉之荥穴。输，腧穴也（输与腧同）。

岐伯曰：夫圣人之起度数②，必应于天地，故天有宿度，地有经水，人有经脉。天地温和③，则经水安静，天寒地冻，则经水凝泣，天暑地热，则经水沸溢，卒风暴起，则经水波涌而陇起。夫邪之入于脉也，寒则血凝泣，暑则血淖泽，虚邪因而入客，亦如经水之得风也。经之动脉，其至也，亦时陇起，其行于脉中循循然，其至寸口中手也，时大时小，大则邪至，小则平，其行无常处，在阴与阳，不可为度。从而察之三部九候，卒然逢之，早遏其路（泣与涩同）。

圣人之起度数，必应于天地，故天有宿度（宿，二十八宿。度，三百六十五度），分于十二辰次，地有十二经水（清、渭、海、湖、汝、渑、淮、漯、江、河、济、漳），以应十二辰次，人有十二经脉（手三阳、足三阳、手三阴、足三阴），以应十二经水。

---

① 五十四：原缺，据目录补。
② 起度数：制定法则。
③ 天地温和：原作"天温地和"，据《素问·离合真邪论篇第二十七》改。

天地温和，则经水安静；天寒地冻，则经水凝泣；天暑地热，则经水沸溢；卒风暴至，则经水波涌而陇起（陇，高也）。水性如此，人脉亦然。夫邪之入于脉也，寒则血凝泣，暑则血淖泽，热蒸表泄，虚邪因而入客，亦如经水之得风也。经中之动脉，其至也，亦时陇起，其行于脉中循循然，往来不住，其至寸口而中于手也，时大时小，大则邪至，小则气平，其行无常处，在阴与阳，难为预度。从而察之于三部九候之中，卒然逢之，早遏其路，不使之他往也。

帝曰：候气奈何？岐伯曰：夫邪去络入于经也，舍于血脉之中，其寒温未相得，如涌波之起也，时来时去，故不常在。方其来也，必按而止之，止而取之，无逢其冲而泻之，故曰其来不可逢，此之谓也。候邪不审，大气已过，泻之则真气脱。真气者，经气也。脱则不复，经气太虚，邪气复至，而病益蓄，故曰其往不可追，此之谓也。

邪之去络而入于经也，舍于血脉之中，与经气相薄，寒温异性，营卫郁阻，如涌波之起也。邪气时来时去，故不常在一方。方其来也，必手按而止之，遏其他往之路，止而不动，而后取之，无逢其冲气方来而遽泻之，以致邪盛难伏，故曰其来不可逢（《灵枢·九针十二原》语），此之谓也。若候邪不审，令其大气已过，泻之则真气亡脱。真气者，经气也。脱则不能复旧，经气太虚，邪气复至，而病益蓄积，故曰其往不可追（《灵枢·九针十二原》语），此之谓也。

知其可取如发机，不知其取如扣椎，故曰知机道者，不可挂以发，不知机者，扣之不发，此之谓也。不可挂以发者，待邪之至时而发针泻矣。扣之不发者，血气已尽，其病不可下也。

邪之方来，止而取之，迟疾之间，非上工不知。知其可取，如发弩机，不知其取，如扣铁椎，故曰知机道者，不可挂以发，不知机者，扣之不发（《九针十二原》语），此之谓也。所谓不可挂以发者，言邪方来时，其去甚速，待邪之至时而即发针泻之，无丝发之迟延也。所谓扣之不发者，言邪气已去，而脱其真气，血气已尽，则邪复来，而病益蓄，其病不可下也（《灵枢·小针解》：不可挂以发者，言气易失也。扣之不发者，言不知补泻之意，血气已尽，而气不下也）。

帝曰：善。然真邪以合，波陇不起，候之奈何？岐伯曰：审扪循三部九候之盛衰而调之，察其左右上下相失及相减者，审其病脏以期之。地以候地，天以候天，人以候人，调之中府，以定三部。不知三部者，阴阳不别，天地不分，故曰刺不知三部九候病脉之处，虽有大过且至，工不能禁也。

地以候地，天以候天，人以候人，义见《三部九候论》。中腑，中脘也。

调之胃腑中脘之气，以定上、中、下三部，则九候皆得矣。大过，大病也。刺不知三部九候病脉之处，释邪攻正，泄其真气，虽有大病且至，工亦不能禁止也。

用针无义，反为气贼。诛罚无过，命曰大惑。夺人正气，以从为逆，反乱大经，真不可复。用实为虚，以邪为真，营卫散乱，真气已失，邪独内着，绝人长命，予人夭殃。不知三部九候，故不能久长。

三部九候，所以候真邪以施补泻也。不知三部九候，释邪攻正，则人死矣。真亡邪盛，不可长久也。

帝曰：补泻奈何？岐伯曰：此邪新客，溶溶未有定处也。推之则前，引之则止，逆而刺之，此攻邪也。疾出以去盛血，而复其真气，刺出其血，其病立已。

邪之新客，去来溶溶（水流貌），未有定处，推之则前，引之则止。当是时也，迎而刺之，此攻其邪，非泻其真也。疾出其针，以去盛血，而复其真气，刺出其血，其病立已，邪去而真复故也。

吸则内针，无令气忤。静以久留，无令邪布。吸则转针，以得气为故。候呼引针，呼尽乃去，大气皆出，故命曰泻。

吸则内针，无令经气之外忤，静以久留，无令邪气之散布。吸则转针，以必得邪气为故。候呼引针，呼尽乃去，邪之大气皆出，故命曰泻。上曰疾出，已得气也，此曰久留，未得气也。针法原以得气为故，吸则转针，必得其气，气得则针随呼出，不可留矣。

帝曰：不足者补之奈何？岐伯曰：必先扪而循之，切而散之，推而按之，弹而怒之，抓而下之，通而取之，外引其门，以闭其神。呼尽内针，静以久留，以气至为故。如待所贵，不知日暮，其气已至，适而自护。候吸引针，气不得出，各在其处。推阖其门，令神气存，大气留止，故命曰补。

经气虚弱，则瘀塞不行，必先扪而循之，以行其经，切而散之，以开其滞，推而按之，以蓄其力，弹而怒之，以致其气，抓而下之，以决其瘀，俟其既通，而后取之，以复其虚。经气已通，乃外引其门，以闭其神。待其呼尽，而后内针，静以久留，以气至为故。经气未至，停针候之，如待所尊贵之人，不知日暮，其气已至（以与已通），调适而保护之，候其吸而引针，则气不得出，各在其原旧之处。针出则推阖其门，令神气内存，大气留止而不泄，故命曰补。泻曰得气，邪气得也，补曰气至，真气至也。

四时刺逆从论五十五[①]

厥阴有余病阴痹，不足病热痹，滑则病狐风疝，涩则病少腹积气。

厥阴，心主，有余病阴痹，阴盛而火衰也。不足病热痹，阴衰而火盛也。滑则病狐风疝，手足厥阴同经，风木郁遏而冲突也（狐风疝，如狐之出没无常）。涩则病少腹积气，肝气槃结而不舒也。

少阳有余，病筋痹胁满，不足，病肝痹，滑则病肝风疝，涩则病积，时筋急目痛。

肝主筋，脉行胁肋，与少阳胆为表里，少阳有余，病筋痹胁满，经络瘀遏而不行也。不足，病肝痹，脏气阻滞而不达也。滑则病肝风疝，风木之郁动也。涩则病积，肝气之痞塞也。时筋急目痛者，乙木下陷则筋急，甲木上逆则目痛。肝窍于目，而目痛之原，则由于胆，相火上炎，是以热作也，甲木郁冲，是以痛生也。

少阴有余，病脉痹，身时热，不足，病心痹，滑则病心风疝，涩则病积，时善惊。

心属火，其主脉，少阴有余，病脉痹，身时热，脉阻而火旺也。不足，病心痹，火衰而气痞也。滑则病心风疝，心气郁塞而振动也。涩则病积，心气闭结而不通也。时善惊者，神不根精也。

太阴有余，病肉痹寒中，不足，病脾痹，滑则病脾风疝，涩则病积，心腹时满。

脾主肉，太阴有余，病肉痹寒中，寒水上泛而侮土也。不足，病脾痹，湿土中郁而不运也。滑则病脾风疝，脾气郁遏而鼓动也。涩则病积，脾气埋塞而不行也。心腹时满，湿旺胃逆，浊气不降也。

阳明有余，病皮痹隐疹，不足，病肺痹，滑则病肺风疝，涩则病积，时溲血。

肺主皮，与阳明大肠为表里，阳明有余，病皮痹隐疹，表闭而邪郁也（疹见皮里，不能透发，谓之隐疹）。不足，病肺痹，气梗而不降也。滑则病肺风疝，肺气壅阻而激宕也。涩则病积，肺气凝滞而不通也。时溲血者，肺失收敛之政也。

太阳有余，病骨痹身重，不足，病肾痹，滑则病肾风疝，涩则病积，时

[①] 五十五：原缺，据目录补。

善巅疾。

肾主骨，与太阳膀胱为表里，太阳有余，病骨痹身重，水冷髓寒而土湿也。不足，病肾痹，肾气寒冱而凝瘀也。滑则病肾风疝，肾气结滞而郁冲也。涩则病积，肾气坚凝而不散也。时善巅疾者，太阳之脉，上额交巅而后行也。

是故春气在经脉，夏气在孙络，长夏气在肌肉，秋气在皮肤，冬气在骨髓中。帝曰：余愿闻其故。岐伯曰：春者天气始开，地气始泄，冻解冰释，水行经通，故人气在经脉。夏者经满气溢，入孙络，受血，皮肤充实，故人气在孙络。长夏者经络皆盛，内溢肌中，故人气在肌肉。秋者天气始收，腠理闭塞，皮肤引急，故人气在皮肤。冬者盖藏，血气在中，内着骨髓，通于五脏，故人气在骨髓。是故邪气者，常随四时之气血而入客也。至其变化，不可为度，必从其经气，辟除其邪，除其邪则乱气不生。

皮肤引急，收敛而不发也。

帝曰：逆四时而生乱气奈何？岐伯曰：春刺络脉，血气外溢，令人少气。春刺肌肉，血气环逆，令人上气。春刺筋骨，血气内着，令人腹胀。

春刺络脉，则泄心气，血气外溢，令人少气。春刺肌肉，则泻脾气，血气环逆（环逆，四维俱逆。土居五行之中，土病则四旁俱逆也），令人上气，胃逆而肺阻也。春刺筋骨，则泄肾气，血气内著，令人腹胀，水寒而土湿也。

夏刺经脉，血气乃竭①，令人解㑊。夏刺肌肉，血气内却，令人善恐。夏刺筋骨，血气上逆，令人善怒。

夏刺经脉，则泻肝气，血气衰竭，令人解㑊（㑊与迹同，形迹懈怠也）。夏刺肌肉，则泻脾气，血气内却，令人善恐，土陷而水侮也（肾主恐故）。夏刺筋骨，则泄肾气，血气上逆，令人善怒，水不能生木，甲木逆而乙木陷，肝陷则怒生，升气不遂也。

秋刺经脉，血气上逆，令人善忘。秋刺络脉，气不外行，令人卧不欲动。秋刺筋骨，血气内散，令人寒栗。

秋刺经脉，则泻肝气，血气上逆，令人善忘，甲木逆而乙木陷，木郁风生，疏泄太过，不能藏往也。秋刺络脉，则泄心气，气不外行，令人卧不欲动，火败而阳虚也。秋刺筋骨，则泄肾气，血气内散，令人寒栗，阳根失藏而寒水下

---

① 竭：原作"弱"，据《素问·四时刺逆从论篇第六十四》及下文改。

动也。

冬刺经脉，血气皆脱，令人目不明。冬刺络脉，内气外泄，留为大痹。冬刺肌肉，阳气竭绝，令人善忘。

冬刺经脉，则泄肝气，血气皆脱，令人目不明，魂伤而神败，不能外光也。冬刺络脉，则泄心气，内气外泄，留为大痹，火泄而阴凝也。冬刺肌肉，则泻脾气，阳气竭绝，令人善忘，脾陷胃逆，戊土不能降蛰，阳气升泄而失藏也（四段与《刺法论》略同）。

凡此四时刺者，六经之病不可不从也，反之则生乱气相淫病焉。故刺不知四时之经，病之所生，以从为逆，正气内乱，与精相薄。必审九候，正气不乱，精气不转。

相淫病者，乱气相淫而生病也。正气内乱，与精相薄，正气乱常，与未乱之精气彼此薄迫也。正气不乱，精气不转，正气不至内乱，则精气自不回转而为邪淫也。正气，经气也。精气，脏气也。

刺五脏，中心一日死，其动为噫。中肝五日死，其动为语。中肾六日死，其动为嚏欠。中肺三日死，其动为咳。中脾十日死，其动为吞。刺伤人五脏必死，其动则依其脏之所变候知其死也。

刺五脏中心至其动为吞一段，与《刺禁论》同。动即变也，五脏之变动有近远，依其脏之所变而候其动，则知其死期矣。

刺法论五十六① 此篇旧误在《诊要经终论》

正月二月，天气始方，地气始发，人气在肝。三月四月，天气正方，地气定发，人气在心。五月六月，天气盛，地气高，人气在脾。七月八月，阴气始杀，人气在胃。九月十月，阴气始冰，地气始闭，人气在肺。十一月十二月，冰覆，地气合，人气在肾。

《刺禁论》：脏有要害，不可不察。肝生于左，肺藏于右，心部于表，肾治于里，脾为之使，胃为之市。正月二月，风木发生，故人气在肝。三月四月，君火长育，故人气在心。土居五行之中，五月六月，己土湿动，故人气在脾。脾土左升，则地气乃高也。七月八月，戊土燥动，故人气在胃，胃土右降，

---

① 五十六：原缺，据目录补。

则阴气始杀也。九月十月，燥金收敛，故人气在肺。十一月十二月，寒水封藏，故人气在肾。此皆刺禁之所也（旧本：三月四月，人气在脾。五月六月，人气在头。七月八月，人气在肺。九月十月，人气在心。与《脏气法时》全乖，今正之）。

故春刺散腧，及于分理，血出而止，甚者传气，间者环也。夏刺络俞，见血而止，尽气闭环，痛病必下。秋刺皮肤，循理，神变而止，上下同法。冬刺腧窍，及于分理，甚者直下，间者散下。春、夏、秋、冬，各有所刺，法其所在。

《四时刺逆从论》：春气在经脉，夏气在孙络，长夏气在肌肉，秋气在皮肤，冬气在骨髓。春刺散腧，经脉之腧也。及于分理，及于经脉之分理，不可过也。血出而止，宜出针也。甚者传气，病甚者停针，以待气之流传也。间者环也，病轻者针出而气环周，不必停针也。夏刺络腧，孙络之腧也。尽气，尽去其邪气也。闭环，出针闭穴，令其气之环周也。痛病必下，气周则痛止也。秋刺皮肤，循其分理而止，不可过也。神变而止，宜出针也。上谓手经，下谓足经。冬刺腧窍，骨髓之腧窍也。甚者直下，泄其邪也。间者散下，通其闭也。春、夏、秋、冬，各有所刺，法其所在，不可违四时之宜也。

春刺夏分，脉乱气微，入淫骨髓，病不能愈，令人不嗜食，又且少气。春刺秋分，筋挛气逆，环为咳嗽，病不愈，令人时惊，又且哭。春刺冬分，邪气著脏，病不愈，令人胀，又且欲言语。

春刺夏分（夏之分部），泻其心火，心主脉，故脉乱气微。君火上逆，则相火下陷，入淫骨髓。火泻土败，故令人不嗜饮食，又且少气。春刺秋分，泻其肺金，金刑木败，则筋膜挛缩（燥气盛也）。肺气上逆，故环为咳嗽（环，旋也）。肺金失敛，胆木升泄，故令人时惊（胆木失根故也），又且善哭（肺燥则欲哭也）。春刺冬分，泻其肾水，则水邪泛滥，著于脾脏，令人胀满。肺主声，入心为言（《难经》语），中焦胀满，肺气莫降，郁于心宫，故时欲言语也。

夏刺春分，病不愈，令人解堕。夏刺秋分，病不愈，令人心中欲无言，惕惕如人将捕之。夏刺冬分，病不愈，令人少气，时欲怒。

夏刺春分，泻其肝木，筋力衰减，故令人解堕。夏刺秋分，泻其肺金，肺气耗伤，故令人心中欲无言。肺金不能收敛胆火，胆怯惊生，肾寒恐作，故惕惕如人将捕之。夏刺冬分，泻其肾水，阳根亏乏，不能生木，故令人少气，时欲怒发。

秋刺春分，病不已，令人惕然欲有所为，起而忘之，秋刺夏分，病不已，令人益嗜卧，又且善梦。秋刺冬分，病不已，令人洒洒时寒。

秋刺春分，泄其肝木，肝气虚怯，而疏泄太过，不能藏往（肝主魂，肺主魄，魂知来，魄藏往），故令人惕然，欲有所为，起而忘之。秋刺夏分，泻其心火，相火应之，甲木刑克戊土，土气困乏，故令人嗜卧，神魂飞扬，是以善梦。秋刺冬分，泻其肾水，寒水外溢，故令人洒洒时寒。

冬刺春分，病不已，令人欲卧不能眠，眠而有见。冬刺夏分，病不愈，令人气上，发为诸痹。冬刺秋分，病不已，令人善渴。

冬刺春分，泻其肝木，风木疏泄，蛰藏失政，故令人欲卧不能眠。肝窍于目，肝气失守，故眠而有所妄见。冬刺夏分，泻其心火，火败气阻，故令人气上，发为诸痹。冬刺秋分，泻其肺金，津亡燥动，故令人善渴。

凡刺胸腹者，必避五脏，中心者环死，中肝者五日死，中肾者六日死，中肺者三日死，中脾者十日死。

刺中五脏死期，并见于《刺禁论》《四时刺逆从论》中。

刺胸腹者，必以布憿著之，乃从单布上刺。刺之不愈，复刺。刺避五脏者，知逆从也。所谓从者，膈与脾肾之处，不知者反之。中膈者，皆为伤中，其病虽愈，不过一岁必死。刺针必肃，刺肿摇针，经刺勿摇，此刺之道也。

憿，布幔也。刺胸腹者，必以布憿著之，乃从单布上刺，恐针孔开路而感风邪也。刺避五脏者，知刺法之逆从也。所谓宜从而不宜逆者，膈与脾肾之处，膈居上焦，脾居中焦，肾居下焦，是皆五脏之位，不可忽也。不知者反之，则五脏伤矣。而膈居心肺之下，三处之中，尤为至要。中膈者，泻其神气，其病虽愈，不过一岁必死，切宜慎之。凡刺针一下，神气必肃，刺肿则摇针，以泻滞气，经刺勿摇，恐泻正气，此针刺之道也（旧本刺法篇亡，实误载于《诊要经终[①]论》内，未尝亡也。今取彼文，以补此篇）。

---

① 终：原作"中"，据《素问·诊要经终论篇第十六》改。

刺志论五十七①

黄帝问曰：春取络脉分肉何也？岐伯曰：春者木始治，肝气始生，肝气急，其风疾，经脉常深，其气少，不能深入，故取络脉分肉间。

春取络脉分肉者，以春者木始治事，肝气始生，肝气迫急，其风疾速，宜为虚邪所伤，而经脉常深，其邪气常少，不能深入，所伤甚浅，故取络脉分肉间也。

帝曰：夏取盛经分腠何也？岐伯曰：夏者火始治，心气始长，脉瘦气弱，阳气流溢，热熏分腠，内至于经，故取盛经分腠。所谓盛经者，阳脉也。绝肤而病去者，邪居浅也。

夏取盛经分腠者，以夏者火始治事，心气始长，脉瘦气弱，不胜暑邪之侵，而夏令方旺，阳气流溢，热熏分腠，内至于经，所伤极深，故取盛经分腠。所谓盛经者，手足六阳之脉也。其有针方绝肤而病已去者，暑邪之所居浅也。

帝曰：秋取经输何也？岐伯曰：秋者金始治，肺气收杀，金将胜火，阳气在合，温气及体，阴气初盛，未能深入，故取输以泻阴邪，取合以虚阳邪。阳气始衰，故取于合。

秋取经输者，以秋者金始治事，肺气收敛肃杀，金将胜火，邪宜深入矣，而阳气在合，温气犹及在体，阴气初盛，未能深入，其伤颇浅，故取输穴以泻阴邪，取合穴以泻阳邪。阳气始衰，故取于合穴也。

帝曰：冬取井荥何也？岐伯曰：冬者水始治，肾方闭，阳气衰少，阴气坚盛，巨阳伏沉，阳脉乃去，故取井以下阴逆，取荥以实阳气。故曰：冬取井荥，春不鼽衄，此之谓也。

冬取井荥者，以冬者水始治事，肾方闭蛰，阳气衰少，阴气坚盛，巨阳沉伏，阳脉乃去，其伤最浅，故取井穴以下阴逆，取荥穴以实阳气。故曰冬取井荥，春不鼽衄，正是此义。鼽衄者（鼽，鼻塞也），表邪外束，肺气冲逆也。冬刺井荥，表寒解散，来春风木发达，皮毛通畅，肺金无冲逆之证，故不病鼽衄。五脏之经五俞（穴也），井荥输经合也，六腑之经六俞，井荥输原经合也，其穴皆在手足。此与《刺法论》《四时刺逆从论》四时所刺不同，别是一法也（四段旧误在《水热穴论》）。

---

① 五十七：原缺，据目录补。

黄帝曰：春亟治经络，夏亟治经俞，秋亟治六腑，冬则闭塞。闭塞者，用药而少针石也。

冬令闭塞，宜用药不宜用针，故少针石。

所谓少针石者，非痈疽之谓也，痈疽不得顷时回。痈不知所，按之不应手，乍来乍已，刺手太阴旁三痏与缨脉各二。

所谓冬月少针石者，非痈疽之谓也，痈疽脓成不泄，腐骨烂筋，败经伤脏，性命攸关，急当泻之，不得顷时回护。若痈生不知其所，按之肿痛不应于手，其痛乍来乍已而无定候，刺手太阴中府之傍，足阳明气户、库房之所三痏（痏，刺瘢也），与结缨两傍之脉（缨，冠带也），足阳明水突、气舍之穴各二痏。

掖①痈大热，刺足少阳五。刺而热不止，刺手心主三，刺手太阴经络者大骨之会各三。

掖下生痈，大热，地迎，足少阳经（足少阳脉下胸贯膈循胁），刺足少阳渊腋、辄筋之穴五，泻其相火。刺而热不止，刺手太阴经络与手太阳者大骨之会肩贞之穴各三。

胞气不足，魄汗不尽，暴痈筋软，随分而痛，治在经输。

太阳寒水之气，主封闭皮毛，膀胱之胞气不足，皮毛弗固，热蒸窍泄，魄汗不尽。感冒风寒，以致营卫郁阻，暴发痈肿，筋脉软短，随其本经部分而生疼痛，治在本经输穴，泻其壅闭也。凡诸疮痈痈疽，皆缘风寒感袭，中其孔窍，营卫阻梗，郁发于穴腧之内，故作肿痛。热蒸肌腠，肉腐脓化，脓泄经通，而后病愈。当其肿痛之时，可刺而平，可汗而消也。

腹暴满，按之不下，取手太阳经络者，胃之募也，刺少阴俞，去脊椎三寸傍五，用员利针。霍乱，刺俞傍五，足阳明及②上傍三。

腹暴胀满，按之不下，土郁而胃逆也。取手太阳经之所络者，任脉之中脘，胃之募也，少阴肾者，胃之关也，刺少阴肾俞，去脊椎三寸，两傍各五，用员利针（第六针，见《灵枢》）。霍乱，腹满之甚而吐泄者也，刺少阴俞傍五，足阳明之胃俞及胃俞上之脾俞傍三，所以泄其寒湿也。

刺痫惊脉五，针手太阴各五，刺手少阴经络旁者一，手指及手外踝上五指，留针，刺足太阳五，足阳明一，上踝五寸，刺三针（手指及手外踝句，旧

---

① 掖：通"腋"。《说文》："掖，与腋同。"
② 及：原作"刺"，据《素问·通评虚实论篇第二十八》及下文改。

误在《三部九候论》中）。

刺痈惊之脉五处，针手太阴之鱼际各五，刺少阴经之所络傍者手太阳之支正一，其穴在手小指及手外踝后五指，同身寸之五寸也（中指中节，为同身寸之一寸），留针以致其气，刺足太阳之承山五，足阳明之解溪一，上外踝五寸，足少阳之光明，刺三针。此痈惊所刺之五脉也（六段，旧误在《通评虚实论》，与前四段乃一篇，《刺志论》系《通评虚实论》后文，简错传误，今移正之）。

刺禁论五十八①

黄帝问曰：愿闻禁数。岐伯对曰：脏有要害，不可不察。肝生于左，肺藏于右，心部于表，肾治于里，脾为之使，胃为之市。膈肓之上，中有父母，七节之傍，中有小心。从之有福，逆之有咎。

五脏之位，肝在于左，肺在于右，心处于表，肾处于里。脾散精气，以灌四旁，是为之使也。胃受水谷，以养五脏，是为之市也（市，肆）。心下膈上曰肓，膈肓之上，中有父母，肺为父，心为母也。肾居脊骨七节之傍，七节之傍，中有小心，肾间动气，心火之根也（自尾骶骨以上，七节两旁为肾俞穴，其中则命门外俞，是肾之位也）。此皆五脏之要害，从之则有福，逆之则有咎也。

刺中心，一日死，其动为噫。刺中肝，五日死，其动为语。刺中肾，六日死，其动为嚏。刺中肺，三日死，其动为咳。刺中脾，十日死，其动为吞。刺中胃，一日半死，其动为呕。

脾陷则为吞，胃逆则为呕，升降反也。

刺头中脑户，入脑立死。刺臂太阴脉，出血多立死。刺阴股中大脉，血出不止死。刺跗上中大脉，血出不止死。

脑户，督脉之穴，在枕骨上。臂，太阴肺脉也。阴股大脉，足太阴之箕门，血海也。跗上大脉，足阳明之冲阳也。

刺面中溜脉，不幸为盲。刺匡上陷骨中脉，为漏为盲。刺客主人内陷中脉，为内漏为聋。刺舌下，中脉太过，血出不止，为喑。刺足少阴脉，重虚出血，为舌难以言。刺缺盆中内陷，气泄，令人喘咳逆。刺膺中陷中脉，为喘逆仰息。刺腋下胁间内陷，令人咳。刺脊间，中髓，为伛。刺乳上，中乳

---

① 五十八：原缺，据目录补。

房，为肿根蚀。刺少腹，中膀胱，溺出，令人少腹满。刺气街中脉，血不出，为肿鼠仆。刺阴股下三寸内陷，令人遗溺。刺肘中内陷，气归之，为不屈伸。刺关节中液出，不得屈伸。刺膝髌出液，为跛。刺郄中大脉，令人仆脱色。刺膈肠内陷，为肿。刺足下布络中脉，血不出，为肿。刺手鱼腹内陷，为肿。

目者，宗脉之所聚也（《灵枢·口问》语）。五脏六腑之精气，皆上注于目而为之精（《灵枢·大惑论》语）。溜，注也，面中溜脉者，脏腑精气所溜注也，刺之泻其精气，故不幸为盲。匡，目匡也，刺匡上陷骨中脉，宗脉穿漏，故流泪不止，精气脱泻，故失明不见。客主人，足少阳经穴，刺其内陷中脉，经气损伤，故脓水流溢，闭塞不闻。舌下脉者，任脉之廉泉，足少阴之标也。中脉太过，血出不止，伤其肾气，故令人喑。足少阴上系于舌，络于横骨，终于会厌（《灵枢·忧恚无言》语）。《脉解》内夺而厥，则为喑痱，此肾虚也，正是此义。刺足少阴脉，重虚出血，为舌难以言，亦缘此故（足少阴脉循喉咙，系舌本）。缺盆中内陷，大肠手阳明、胃足阳明之脉也。手足阳明，皆入缺盆，下胸膈，刺伤阳明之气，胃气上逆，则肺金莫降，故喘促咳逆。膺中陷中脉，肺脉也。腋下胁间内陷，亦肺脉也。刺脊间中髓，髓伤骨败，屈而不伸，故为伛偻。乳上，足阳明之脉也。乳房，阳明气血所聚，中之伤其经气，故痈肿腐败，连根俱蚀也。刺少腹，误中膀胱，溺出针孔，而下窍闭癃，故少腹胀满。气街，足阳明之动脉，刺之血不出，阻碍气道，则鼠鼷作肿（鼠仆亦作鼠鼷，在气街下一寸。王冰注气府、热穴、刺禁、骨空，两用其名）。阴股下三寸内陷，足厥阴之五里也。木主疏泄水道，刺之太深，疏泄失藏，故遗溺也。肘中内陷，手太阴之尺泽、手厥阴之曲泽也。泄其节中津液，邪气归之，故筋骨枯槁，不能屈伸。刺关节中液出，不得屈伸，刺膝髌出液，为跛，皆此义也。郄中大脉，足太阳之委中也（穴在膝后外侧）。膈肠内陷，足太阴之经也（阳明在腿外之前行，太阴在腿内之前行，内陷在胫骨膈肠之交）。足下布络，当内踝前散布之络，足少阴然谷之间。手鱼腹内陷，手太阴经也。

无刺大醉，令人气散。无刺大怒，令人气逆。无刺新饱人。无刺大饥人。无刺大渴人。无刺大惊人。无刺大劳人。

皆刺禁也。

刺要论五十九[①]

黄帝问曰：愿闻刺要。岐伯对曰：病有浮沉，刺有浅深，各至其理，无过其道。过之则内伤，不及则生外壅，壅则邪从之。浅深不得，反为大贼，内动五脏，后生大病。

病有浮沉之别，刺有浅深之异，各至其一定之理，无过其自然之道。过之则内伤正气，不及则里郁未泄，反生外壅，气血壅阻，则同气感召，邪俱从之。浅深不得，反为大害，内动五脏，以致后生大病也。

故曰：病有在毫毛腠理者，有在皮肤者，有在肌肉者，有在脉者，有在筋者，有在骨者，有在髓者。

此病有浮沉也。

是故刺毫毛腠理无伤皮，皮伤则内动肺，肺动则秋病温疟，泝泝然寒栗。

肺主皮，皮伤则肺动，肺动则孔窍闭敛，秋病温疟，洒然寒栗。

刺皮无伤肉，肉伤则内动脾，脾动则四季之月七十二日病腹胀满烦，不嗜食。

脾主肉，肉伤则脾动，脾动则消化失职，四季之月七十二日（土寄旺于四季之月，各十八日，共计七十二日）。病腹胀心烦，不嗜饮食。

刺肉无伤脉，脉伤则内动心，心动则夏病心痛。

心主脉，脉伤则心动，心动则君火衰微，夏为寒变（《四气调神论》语），而病心痛。

刺脉无伤筋，筋伤则内动肝，肝动则春病热而筋弛。

肝主筋，筋伤则肝动，肝动则温气郁遏，春病热发，而筋膜弛张。

刺筋无伤骨，骨伤则内动肾，肾动则冬病胀腰痛。

肾主骨，骨伤则肾动，肾动则寒水泛滥。冬病土湿木遏，腹胀腰痛。以上所谓内动五脏，后生大病也。

刺骨无伤髓，髓伤则消烁胻酸，体解㑊然不去矣。

髓者肾之精，所以养骨。髓伤则精液消烁，胻骨（胫骨）酸软（酸者，水衰而木陷也），身体懈堕，不欲动转也（㑊与迹通。解㑊，形迹懈怠也）。

[①] 五十九：原缺，据目录补。

刺齐论六十①

黄帝问曰：愿闻刺浅深之分。岐伯对曰：刺骨者无伤筋，刺筋者无伤肉，刺肉者无伤脉，刺脉者无伤皮，刺皮者无伤脉，刺脉者无伤肉，刺肉者无伤筋，刺筋者无伤骨。

此《刺要论》刺有浅深之法。刺骨者无伤筋四语，谓宜深者不可浅，浅则不及。刺皮者无伤脉四语，谓宜浅者不可深，深则太过也。

帝曰：余未知其所谓，愿闻其解。岐伯曰：刺骨无伤筋者，针至筋而去，不及骨也。刺筋无伤肉者，至肉而去，不及筋也。刺肉无伤脉者，至脉而去，不及肉也。刺脉无伤皮者，至皮而去，不及脉也。

刺骨无伤筋者，谓刺骨不宜刺筋，若针至筋而去，不及于骨，是刺骨而伤筋也。刺筋无伤肉者，谓刺筋不宜刺肉，若至肉而去，不及于筋，是刺筋而伤肉也。刺肉无伤脉者，谓刺肉不宜刺脉，若至脉而去，不及于肉，是刺肉而伤脉也。刺脉无伤皮者，谓刺脉不宜伤皮，若至皮而去，不及于脉，是刺脉而伤皮也。宜深而浅，此谓不及。

所谓刺皮无伤脉者，病在皮中，针入皮中，无伤脉也。刺脉无伤肉者，过脉中肉也。刺肉无伤筋者，过肉中筋也。刺筋无伤骨者，过筋中骨也。此之谓反也。

宜浅而深，此谓太过。

长刺节论六十一②

刺家不诊，听病者言，在头，头疾痛，为针之，刺至骨，病已止，无伤骨肉及皮。皮者，道也。

刺家不诊，听病者言而用针。在头，头疾痛，为针之，刺至骨，病已止，无伤骨肉及于皮毛。皮毛者，营卫输泄之道也。

阳刺入一傍四处，治寒热。深专者，刺大脏，迫脏刺背，背俞也。迫脏刺之脏会，与刺之要，发针而浅出血，腹中寒热去而止。

《灵枢·官针》：五曰阳刺，阳刺者，正内一，傍内四，而浮之，以治寒气

---

① 六十：原缺，据目录补。
② 六十一：原缺，据目录补。

之博大者也。阳刺入一，正内一也。傍四处，傍内四也。正入一针，傍内四针，以治寒热也。寒热之深专者，刺其大脏所通之处（大脏，脾脏也）。寒热深专，迫近五脏，则刺背俞。寒热迫脏，又或刺之脏会，脏会季胁（《难经》语），脾之募在季胁之端，是厥阴之章门也。五脏之俞在背，募在腹，独刺脾募者，脾为五脏之长，所谓大脏也。与刺募俞之要，发针而浅出其血，令其腹中寒热去而止也。

治腐肿者刺腐上，视痈小大深浅刺，刺大者多血，小者浅之，必端内针为故止。

治痈疡腐肿者刺其腐上，视痈之小大浅深刺之。刺大者深之，多出其血，小者浅之，少出其血。必端正内针，以中病为故而止。

病在少腹，有积，刺皮髓以下，至少腹而止，刺挟脊两傍四椎间，刺两髂髎季胁肋间，导腹中气热下已。

病在少腹，有积聚，刺皮髓以下，至少腹而止，字书无"髓"字，新校正谓为"骺"字之讹。骺，骨端也，皮骺以下，至于少腹，谓自肋骨之端，下当少腹，正直足厥阴之急脉也。刺挟脊两傍四椎间，足太阳之厥阴俞，《脉要精微论》：心为牡脏，小肠为之使，故曰少腹当有形，心主与心同气，是以少腹有积，厥阴俞亦主之也。刺两髂髎季胁肋间，腰骨曰髂，两髂髎谓足少阳之居髎，季胁肋间谓足少阳之京门，并刺二穴，导引腹中热气下行而已。

病在少腹，腹痛，不得大小便，病名曰疝，得之寒。刺少腹、两股间，刺腰髁骨间，刺而多之，尽炅病已。

病在少腹，腹痛，不得大小便，病名曰疝。得之水寒而木郁，木郁贼土，不能疏泄水道，故腹痛，不得大小便。刺少腹，泻少阴厥阴之寒，刺两股间，泻太阴阳明之湿，刺腰髁骨间，泻太阳寒水之寒。刺而多之，令其少腹尽炅，而病已也。

病在肌肤，肌肤尽痛，名曰肌痹，伤于寒湿，刺大分、小分，多发针而深之，以热为故，诸分尽热病已止。无伤筋骨，伤筋骨痈发，若变。

病在肌肤，肌肤尽痛，名曰肌痹。此缘伤于寒湿。刺肉之大分、小分。多发针而深刺之，以热至为故，俟其诸分尽热则病已止。无伤其筋骨，伤筋骨则痈疡发作，或若变生他病也。

病在筋，筋挛节痛，不可以行，名曰筋痹。刺分肉间筋上为故，不可中骨也。病起筋炅，病已止。

病在筋，筋挛节痛，不可以行，名曰筋痹。刺分肉之间筋上受痹之处为故，不可中骨也。病起则筋炅，病已则止针。

病在骨，骨重不可举，骨髓酸痛，寒气至，名曰骨痹。其道大分、小分，深者刺无伤脉肉为故，骨热病已止。

病在骨，骨重不可举，骨髓酸痛，寒气常至，名曰骨痹。其内针之道，在肉之大分、小分，深者刺无伤脉肉为故，骨热病已而止。

病在诸阳脉，且寒且热，诸分且寒且热，名曰狂。刺之虚脉，视诸分尽热病已止。

病在诸阳脉，表闭阳郁，令人且寒且热，诸分（分部）且寒且热，名曰狂。刺之阳虚之脉，以致其气，视诸分尽热，阳气外达而病已乃止。

病初岁一发，不治月一发，不治月四五发，名曰癫病。刺诸分诸脉，其无寒者，以针调之，病已止。

病初岁一发，不治月一发，不治月四五发，名曰癫病。刺诸分部诸脉，以泄其寒（癫病因于水寒）。其无寒者，以刺调之，病已而止。

病风且寒且热，炅汗出，一日数过，先刺诸分理络脉，三日一刺，汗出且寒且热，百日而已。

病风且寒且热，炅汗常出，一日数过，先刺诸分理之络脉，三日一刺，其汗出且寒且热，百日而已。

病大风，骨节重，须眉堕，名曰大风。刺肌肉为故，汗出百日，刺骨髓，汗出百日，凡二百日，须眉生而止针。

病大风，骨节重，须眉堕，名曰大风（即癞风）。刺其肌肉，汗出百日，刺其骨髓，汗出百日，凡二百日，须眉已生而止针。风伤卫气，闭其营血，郁生内热。营热外发，则为疹点。营热不达，隐见皮里，乃生癞风。汗出热泄，则病愈矣。

灸寒热之法，先灸项大椎，以年为壮数，次灸橛骨，以年为壮数，巅上一灸之，视背俞陷者灸之，举臂肩上陷者灸之，两季胁之间灸之，腨下陷脉灸之，外踝上绝骨之端灸之，外踝后灸之，足小指次指间灸之。

大椎，督脉穴，在项后。以年为壮数，年几岁则用几壮。橛骨，尾骶骨也。巅上一，督脉之百会也。背俞陷者，足太阳之背俞下陷者也。举臂肩上陷者，手阳明之肩髃也。两季胁之间，足少阳之京门也。腨下陷脉，足太阳之承筋也。外踝上绝骨之端，足少阳之阳辅也。外踝后，足太阳之昆仑也。足小指次指间，足少阳之侠溪也。

缺盆骨上切之坚痛如筋者灸之，膺中陷骨间灸之，掌束骨下灸之，脐下三寸关元灸之，毛际动脉灸之，膝下三寸分间灸之，足阳明跗上动脉灸之，犬所啮之处，即以犬伤法灸之，灸之三壮，伤食灸之。凡当灸二十九处。不已，必视其经之过于阳者，数刺其俞而药之。

缺盆骨上切之坚痛如筋者，此足少阳之上逆，欲作瘰疬，故生寒热，灸之经瘀散布，则寒热去矣。膺中陷骨间，任脉之天突也。掌束骨下，手少阳之阳池也。脐下三寸关元，任脉穴也。毛际动脉，足阳明之气街也。膝下三寸分间，足阳明之三里也。足阳明跗上动脉，冲阳穴也。犬啮伤食，皆发寒热，是以灸之。犬伤即灸犬伤之处，伤食则灸阳明之经穴。凡当灸者，二十九处。不已，必视其经之过于阳盛者，数刺其俞，随其所宜而药之也（此二段旧误在《骨空论》）。

故曰：病之始起也，可刺而已；其盛，可待衰而已。故因其轻而扬之，因其重而减之，因其衰而彰之，其高者因而越之，其下者引而竭之，其慓悍者按而收之，其实者散而泻之，中满者泻之于内，其有邪者渍形以为汗，其在皮者汗而发之，血实宜决之，气虚宜掣引之。阳病治阴，阴病治阳，审其阴阳，以别柔刚，定其血气，各守其乡（此段旧误在《阴阳应象论》中）。

因其轻而扬之，泻之于表也。因其重而减之，泻之于里也。因其衰而彰之，补其虚也。高者因而越之，散之于上也。下者引而竭之，驱之于下也。慓悍者按而收之，使之内敛也。实者散而泻之，使之外泻也。中满者泻之于内，去其郁也。其有外邪者渍其形以为汗，通其经也。其在皮者汗而发之，泻其表也。血实宜疏决之，行其瘀也。气虚宜掣引之，致其气也。阳病治阴，阴病治阳，缪刺也。审其阴阳，以别柔刚，定其血气，各守其乡，则刺有纪度，而不乱矣。

《素问悬解》卷七终

江阴　陈名侃　校字

素问悬解卷八

刺 法①

调经论六十二②

黄帝问曰：余闻刺法言，有余泻之，不足补之，何谓有余？何谓不足？岐伯对曰：有余有五，不足亦有五，帝欲何问？帝曰：愿尽闻之。岐伯曰：神有余有不足，气有余有不足，血有余有不足，形有余有不足，志有余有不足。凡此十者，其气不等也。

神属心，气属肺，血属肝，形属脾，志属肾。

帝曰：人有四支九窍，五脏十六部，三百六十五节，乃生百病。百病之生，精气津液，皆有虚实，今夫子乃言有余有五，不足亦有五，何以生之乎？

十六部谓手足十二经、督、任、两蹻四奇经，皆营气之所行也。人有四支九窍，五脏十六部，三百六十五节之数，乃生百病。百病之生，若精若气，若津若液，皆有虚实。今言有余不足各五，何以生此百病之多乎？

岐伯曰：皆生于五脏也。夫心藏神，肺藏气，肝藏血，脾藏肉，肾藏志。志意通，内连骨髓，而成身形。五脏之道，皆出于经隧，以行血气，血气不和。百病乃变化而生，是故守经隧焉。

百病虽多，皆生于五脏也。夫心藏神，肺藏气，肝藏血，脾藏肉，肾藏志，此五神之生于五脏也。五神既具，则化五形，故志意一通，则外自皮肉筋脉，内连骨髓，而成身形，此五神之化五形也。既结此形，五脏之道，皆出于经隧之中，

---

① 刺法：原缺，据目录补。
② 六十二：原缺，据目录补。

以行血气。血气不和，百病乃变化而生，是故百病之多，但守五脏之经隧焉。

帝曰：神有余不足何如？岐伯曰：神有余则笑不休，神不足则悲。血气未并，五脏安定，邪客于形，洒淅起于毫毛，未入于经络也，故命曰神之微病。帝曰：补泻奈何？岐伯曰：神有余则泻其小络出血，勿之深斥，无中其大经，神气乃平。神不足者，视其虚络，按而致之，刺而利之，无出其血，无泻其气，以通其经，神气乃平。帝曰：刺微奈何？岐伯曰：按摩勿释，著针勿斥，移气于不足，神气乃得复。

心主喜，肺主悲，神有余则笑不休，神不足则悲，火衰而金无制也。血气未至相并，五脏尚在安定，邪客于形，洒淅振悚，起于毫毛，未入于经络也，命曰神之微病。神有余则泻其小络出血，勿之深斥，无中其大经，神气乃平。神不足则视其虚络，按而致之，使其气致，刺而利之，使其气通，无出其血，无泻其气，以通其经，神气乃平。若刺神之微病，则按摩勿释，著针勿斥，移气于不足之处，神气乃得平复也。

帝曰：善。气有余不足奈何？岐伯曰：气有余则喘咳上气，不足则短息少气。血气未并①，五脏安定，皮肤微病，命曰白气微泻。帝曰：补泻奈何？岐伯曰：气有余则泻其经隧，无出其血，无泻其气，不足则补其经隧，无伤其经，无出其气。帝曰：刺微奈何？岐伯曰：按摩勿释，出针视之曰：我将深之！适人必革，精气自伏，邪气散乱，无所休息，气泻腠理，真气乃相得。

肺藏气，气有余则肺部壅塞，喘咳上气，不足则肺气虚乏，息短少气。肺主皮毛，其色白，血气未并，五脏安定，皮肤微病，命曰白气微泻。气有余则泻其经隧，无出其血，无泻其气。不足则补其经隧，无伤其经，无出其气。刺皮肤之微病，按摩勿释，出针视之（视，示也），曰：我将深之！及其针之，适人必革而勿深（革，改也），精气自伏藏莫泻，邪气自散乱而无所休息，邪气泻于腠理，真气乃相得也。

帝曰：善。血有余不足奈何？岐伯曰：血有余则怒，不足则恐。血气未并，五脏安定，孙络水溢，则经有留血。帝曰：补泻奈何？岐伯曰：血有余则泻其盛经出血，不足则视其虚经，内针其脉中，久留而视，脉大，疾出其针，无令血泻。帝曰：刺留血奈何？岐伯曰：视其血络，刺出其血，无令恶

---

① 血气未并：血气平调而未偏聚。并，偏并、偏聚也。

血得入于经，以成其疾。

肝主怒，肾主恐，血有余则怒，不足则恐，寒水旺而风木衰也。血气未并，五脏安定，孙络如水之溢，则经中必有留血。血有余则泻其盛经出血。不足则视其血虚之经，内针于其脉中，久留而视之，俟其脉大，疾出其针，无令血泻。刺经之留血，视其留血之络，刺出其血，无令络之恶血得入于经，以成其疾也。

帝曰：善。形有余不足奈何？岐伯曰：形有余则腹胀泾溲不利，不足则四支不用。血气未并，五脏安定，肌肉蠕动，命曰微风。帝曰：补泻奈何？岐伯曰：形有余则泻其阳经，不足则补其阳络。帝曰：刺微奈何？岐伯曰：取分肉间，无中其经，无伤其络，卫气得复，邪气乃索。

脾主肉，形有余则脾湿肝郁，腹胀泾溲不利。脾王四支，不足则四支不用。血气未并，五脏安定，肌肉蠕动（蠕，虫动貌，音渊），命曰形受微风。形有余则泻其阳明之经，不足则补其阳明之络。刺形之微风，但取分肉之间，无中其经，无伤其络，卫气得复，邪气索然而尽也。

帝曰：善。志有余不足奈何？岐伯曰：志有余则腹胀飧泄，不足则厥。血气未并，五脏安定，骨节有动。帝曰：补泻奈何？岐伯曰：志有余则泻然谷血者，不足则补其复溜。帝曰：刺未并奈何？岐伯曰：即取之，无中其经，邪所乃能立虚。

肾藏志，志有余则水寒土湿，风木陷冲，腹胀飧泄，不足则厥逆而下陷。《灵枢·本神》：肾藏精，精舍志，肾气虚则厥，实则胀。《解精微论》：厥则阳气并于上，阴气并于下，阳并于上则火独光也，阴并于下则足寒。所谓有余者，肾水有余，不足者，肾气不足，阳①根下亏，故水陷而足寒也。肾主骨，血气未并，五脏安定，骨节有变动之意，是为肾之微邪。志有余则泻然谷之血，足少阴之荥穴也；不足则补复溜，足少阴之经穴也。刺血气之未并，宜乘其邪微而即取之，无中其经，邪所乃能立虚也。

帝曰：善。余已闻虚实之形，不知其何以生？岐伯曰：气血以并，阴阳相倾，气乱于卫，血逆于经，血气离居，一实一虚。血并于阴，气并于阳，故为惊狂。血并于阳，气并于阴，乃为炅中。血并于上，气并于下，心烦惋善怒。血并于下，气并于上，乱而喜忘。

---

① 阳：原作"杨"，据上文改。

气血以并，阴阳相倾，于是气乱于卫，血逆于经。气血本相交也，若血气离居，气与气并，不交于血，两相倾夺，必将一实一虚，物莫能两大，自然之理也。如血并于阴，气并于阳，阳不根阴，故为惊狂。如血并于阳，气并于阴，血郁热发，乃为灵中。如血并于上，气并于下，温气逆升，清气顺陷，则心烦惋而善怒。如血并于下，气并于上，阳气逆升，阴气顺陷，则神乱而喜忘也。

帝曰：血并于阴，气并于阳，如是血气离居，何者为实？何者为虚？岐伯曰：血气者，喜温而恶寒，寒则泣不能流，温则消而去之，是故气之所并为血虚，血之所并为气虚。

血并于阴，气并于阳，如是则血气离居，必有一虚一实者矣，何者为实？何者为虚？血气者，喜温而恶寒，寒则涩不能流，血气梗阻，因而成实，温则消而去之，血气涣散，因而成虚。气血相并，其理亦然，是故气之所并则为血虚，血之所并则为气虚也。

帝曰：人之所有者，血与气耳。今夫子乃言血并为虚，气并为虚，是无实乎？岐伯曰：有者为实，无者为虚，故气并则无血，血并则无气，今血与气相失，故为虚焉，络之与孙脉俱输于经，血与气并，则为实焉。血之与气，并走于上，则为大厥。厥则暴死，气复反则生，不反则死。

有者为实，无者为虚，故气并则其中无血，血并则其中无气。今血与气相失，不得并居，故以其无者为虚焉。凡络脉之与孙脉俱输于经，大经之内，血与气一有相并，则为实焉。血之与气，凡其并走于上，不拘气并血并，则为大厥，厥则暴死。气反则生，逆而不反，则真死矣。

帝曰：实者何道从来？虚者何道从去？虚实之要，愿闻其故。岐伯曰：夫阴与阳，皆有俞会，阳注于阴，阴满之外，阴阳①匀平，以充其形，九候若一，命曰平人。夫邪之生也，或生于阴，或生于阳。其生于阳者，得之风、雨、寒、暑。其生于阴者，得之饮食居处，阴阳②喜怒。帝曰：风雨之伤人奈何？岐伯曰：风雨之伤人也，先客于皮肤，传入于孙脉，孙脉满则传入于络脉，络脉满则输于大经脉，血气与邪并客于分腠之间，其脉坚大，故曰实。实者外坚充满，不可按之，按之则痛。帝曰：寒湿之伤人奈何？岐伯曰：寒湿之中人也，皮肤不收，肌肉坚紧，营血泣，卫气去，故曰虚。虚者

---

① 阴阳：原作"阳阴"，据《素问·调经论篇第六十二》及上下文改。
② 阴阳：此处代指男女之房事。

聂辟气不足，按之则气足以温之，故快然而不痛。

阴与阳，皆有穴俞相会，阳注于阴，阴满之外，阴阳匀平，以充其形，九候若一，命曰平人，以其阴阳灌注，彼此无偏也。夫邪之生也，或生于阴分（脏腑），或生于阳分（经络）。其生于阳者，得之风、雨、寒、暑。其生于阴者，得之饮食居处，阴阳喜怒。风雨之伤人也，先客于皮肤，传入于孙脉，孙脉满则传入于络脉，络脉满则输之于经脉，血气与邪并客于分腠之间，郁其经脉，而见坚大，故曰实。实者外实大而内充满，不可按之，按之则痛。寒湿之中人也，缘其皮肤不收，外淫内传，肌肉坚紧，营涩卫去，故曰虚。虚者聂辟气不足（聂辟，虚损之象），按之则气足以温之，故快然而不痛也。

帝曰：善。阴之生实奈何？岐伯曰：喜怒不节，则阴气上逆，上逆则下虚，下虚则阳气走之，故曰实矣。帝曰：阴之生虚奈何？岐伯曰：喜则气下，悲则气消，消则脉虚空，因寒饮食，寒气熏满，则血泣气去，故曰虚矣。

生于阴者，得之饮食居处，阴阳喜怒，其中亦有虚实也。阴之生实，因于喜怒不节，则阴气上逆（少阴心气厥阴肝气上逆），上逆则下虚，阴气下虚则阳气走之，故曰实矣。阴之生虚，因于悲哀则气消乏，气消则脉道虚空，因寒饮食入胃，寒气熏满于经之中，则血涩气去，故曰虚也。

帝曰：经言阳虚则外寒，阴虚则内热，阳盛则外热，阴盛则内寒，余已闻之矣，不知其所由然也？岐伯曰：阳受气于上焦，以温皮肤分肉之间，今寒气在外则上焦不通，上焦不通则寒气独留于外，故寒栗。帝曰：阴虚生内热奈何？岐伯曰：有所劳倦，形气衰少，谷气不盛，上焦不行，下脘不通，胃气热，热气熏胸中，故内热。帝曰：阳盛生外热奈何？岐伯曰：上焦不通利，则皮肤致密，腠理闭塞，玄府不通，卫气不得泄越，故外热。帝曰：阴盛生内寒奈何？岐伯曰：厥气上逆，寒气积于胸中而不泻，不泻则温气去寒独留，则血凝泣，凝则脉不通，其脉盛大以涩，故中寒。

阳虚生外寒者，阳受气于上焦，以温于皮肤分肉之间，今阳虚于表，寒气客之，寒气在外，闭其皮毛，则上焦卫气不得外通，寒气独留于外，故生寒栗。阴虚生内热者，因有所劳倦，形气消乏，以致谷气不盛。不盛则上下皆郁，上焦不行，下焦不通，胃①气瘀遏而为热，热气熏于胸中，故生内热。阳盛生外热

---

① 胃：原作"卫"，据文义改。

者，因寒气在表，上焦不得通利，则皮肤致密，腠理闭塞，玄府不通（玄府，汗孔），卫气不得泄越，故生外热。阴盛生内寒者，因下焦厥气上逆，寒侵阳位，寒气积于胸中而不泻，则温气去而寒独留，血凝涩而脉不通，经络埋塞，其脉盛大以涩，故生中寒。

帝曰：阴与阳并，血气以并，病形以成，刺之奈何？岐伯曰：刺此者，取之经隧，取血于营，取气于卫，用形哉，因四时，多少高下。

阴与阳并，气血以并，病形以成。刺此者，取之于经隧之中，取血于营分，取气于卫分，用人之形度其丰减，因天之时酌其寒温，以定针刺多少之数，高下之宜也。

帝曰：血气以并，病形以成，阴阳相倾，补泻奈何？岐伯曰：泻实者，气盛乃内针，针与气俱内，以开其门，如利其户，摇大其道，如利其路，针与气俱出，精气不伤，邪气乃下，外门不闭，以出其疾。必切而出，大气乃屈，是谓大泻。

泻实者，乘其气实内针，针与气俱内，以开其门，如利其户，摇大其道，如利其路。门路通利，针与邪气俱出，精气不伤，邪气乃下，外门不闭，以出其疾。必切循而出之，邪之大气乃屈，是谓大泻。

帝曰：补虚奈何？岐伯曰：持针勿置，以定其意，候呼内针，气出针入，针空四塞，精无从去，方实而疾出针，热不得还，气入针出，闭塞其门，邪气布散，精气乃得存。近气不失，远气乃来，动气候时，是谓追之。

补虚者，持针勿置，以定其意，候呼以内针，气出而针入，使针空四塞，而精无从去，气方实而疾出针，则针下之热不得还于别处，气入而针出，闭塞其外门，邪气皆布散，真气乃得存。近气既不失，远气乃当来，动气候时而不失，是谓追之，《灵枢·九针十二原》：追而济之，恶得无实是也。

帝曰：夫子言虚实者有十，生于五脏。夫十二经脉皆生其病，今夫子独言五脏，五脏五脉耳。夫十二经脉者，皆络三百六十五节，节有病必被经脉，经脉之病皆有虚实，何以合之？岐伯曰：五脏者，固得六腑与为表里，经络支节，各生虚实，其病所居，随而调之。病在血，调之络；病在气，调之卫；病在肉，调之分肉；病在筋，调之筋；病在脉，调之血；病在骨，调之骨。病在筋，燔针劫刺其下及于急者。病在骨，焠针药熨。病不知所痛，两跷为上。身形有痛，九候莫病，则缪刺之。痛在于左，而右脉病者，则巨刺之。必谨察其九候，针道备矣。

前言不足有五，有余有五，虚实有十，生于五脏。夫十二经脉皆能生病，今独言五脏，五脏止五脉耳。夫十二经脉者，皆络于三百六十五节，每节有病，必被之经脉，经脉之病，又皆有虚实，其为虚实如是之多，而于五脏五脉何以合之？盖五脏者，固得六腑与为表里，爰有十二经脉，络于四支诸节，经络支节，各生虚实，虚实虽多，总属五脏，审其病之所居，随而调之。如心主脉，病在脉则调之血。肝主血，病在血则调之络。肺主气，病在气则调之卫。脾主肉，病在肉则调之分肉。肝主筋，病在筋则调之筋。肾主骨，病在骨则调之骨。病在筋，燔针（烧针）劫刺其下及于急缩不伸者。病在骨，焠针（即燔针也）药熨（药囊温熨），温其内寒。病不知所痛，针其两跷为上，阳跷出于足太阳之申脉，阴跷出于足少阴之照海。身形有痛，九候莫病，则缪刺之。缪刺者，左取右，右取左，刺其络脉也。痛在于左，而右脉病者，则巨刺之。巨刺者，亦左取右，右取左，刺其经脉也（义详《缪刺论》）。必谨察其九候而调之，针道备矣。

帝曰：其有不从毫毛而生，五脏阳已竭也。精孤于内，气耗于外，津液充郭，其魄独居，形不可与衣相保。此四极急而动中，是气拒于内而形施于外，治之奈何？岐伯曰：平治于权衡，温衣，缪刺其处，开鬼门，洁净府，去菀陈莝，疏涤五脏，微动四极。五阳已布，精以时服，以复①其形，故精自生，形自盛，骨肉相保，巨气乃平。

其有不自毫毛而生（言非外感），而五脏内伤，阳已竭也。阴精孤于内，阳气耗于外，津液充郭（泛滥充周），唯其阴魄独居，形体衰羸，不可与衣相保（不胜衣也），此其四极（四支）胀急而致动中气，壅闭喘促（中气不达于四支也），是气拒于内而形施于外，水胀之病也。法宜平治于权衡，均调其偏，温衣厚覆，缪刺其处，开其鬼门（汗孔），使汗液外流，洁其净府（膀胱），使溲溺下泄，去菀浊而莝陈宿（《针解》：菀陈则除之者，去恶血也），疏涤五脏之垢污，微摇动四极。俟五阳已布（五脏之阳），精以时服（反其初服），以复其形。故精自能生（精，正气也），形自然盛，骨肉均平而相保，邪之巨气乃自平也（此段旧误在《汤液醪醴论》中）。

---

① 复：原作"服"，据《素问·调经论篇第六十二》改。

缪刺论六十三[1]

黄帝问曰：余闻缪刺，未得其意，何谓缪刺？岐伯对曰：夫邪之客于形也，必先舍于皮毛。留而不去，入舍于孙脉。留而不去，入舍于络脉。留而不去，入舍于经脉，内连五脏，散于肠胃，阴阳俱感，五脏乃伤。此邪之从皮毛而入，极于五脏之次也，如此则治其经焉。

邪客于形，先舍皮毛，留而不去，自皮毛而入孙脉，自孙脉而入络脉，自络脉而入经脉，自经脉而内连五脏，散于肠胃，表为阳，里为阴，阴阳俱感，五脏乃伤。此邪之自皮毛而入经隧，极于五脏之次第也。如此则治其经脉焉，是巨刺之法也。

今邪客于皮毛，入舍于孙络，留而不去，闭塞不通，流溢于大络，而生奇病。夫邪客大络者，左注右，右注左，上下左右与经相干，不入于经俞，而布于四末，其气无常处，命曰缪刺。

邪客皮毛，入舍孙络，留而不去，皮毛闭塞不通，流溢于大络，而生奇病。夫邪客大络者，左注于右，右注于左，上下左右与经相干，不入于经脉俞穴，而散布于四末（四支），其气无有常处，是以命曰缪刺。

帝曰：愿闻缪刺，以左取右，以右取左，奈何？其与巨刺何以别之？岐伯曰：邪客于经，左盛则右病，右盛则左病。亦有移易者，左痛未已而右脉先病。如此者，必巨刺之，以中其经，非络脉也。络病者，其痛与经脉缪处，故命曰缪刺。

邪客于经脉，左盛则右病，右盛则左病，左病刺左，右病刺右，是其常也。亦有移易而不拘者，左痛未已而右脉先病，右脉既病，则右半亦将痛矣。如此者，必巨刺之，以中其经脉，非络脉也。若络病者，其痛与经脉缪处，故命曰缪刺，缪刺即巨刺之浅者也。

帝曰：愿闻缪刺奈何？取之何如？岐伯曰：邪客于足太阳之络，令人拘挛背急，引胁而痛，刺之从项始，数脊椎挟脊，疾按之应手如痛，刺之旁三痏，立已，左取右，右取左。

足太阳经自头下项，挟脊抵腰。邪客于足太阳之络，令人拘挛背急，引胁而痛，肝主筋，脉行胁肋，水寒而筋急也。刺之从项始，数其脊椎挟脊两旁，

---

[1] 六十三：原缺，据目录补。

疾按之应手如痛，是即邪客之处，刺之旁其处三痏，立已，左取右，右取左。

邪客于足阳明之络，令人鼽衄，上齿寒。刺足中指爪甲上与肉交者各一痏，左取右，右取左。

足阳明经循鼻外，入上齿，下足跗，入中指。邪客其络，令人鼻鼽衄血，上齿寒生，阳明上逆，浊气不降也。刺足中指爪甲上与肉交者各一痏，厉兑穴也。

邪客于足少阳之络，令人留于枢中痛，髀不可举。刺枢中，以毫针，寒则久留针，以月死生为数，立已，左取右，右取左。

足少阳经出气街，绕毛际，横入髀厌中。邪客其络，令人邪气留于髀枢之中，痛不可举。刺枢中，以毫针，寒则多留其针以致气，使针下热生，以月死生为痏数（法详后文），立已。

邪客于足太阴之络，令人腰痛引少腹，控䏚，不可以仰息。刺腰尻之解，两胂之上，是腰俞，以月死生为痏数，发针立已，左取右，右取左。

足太阴经入腹属脾。邪客其络，令人腰痛引少腹，控牵䏚肋（季胁），不可以仰息，以脾土湿陷，肝木抑遏，沦于肾水之中，升气不遂故也（肾位在腰，肝木生于肾水，脉自少腹行于胁肋，木陷于水，冲击不宁，故腰痛引少腹，控䏚，不可以仰息也）。刺腰尻之解，两胂之上，足太阳之下髎穴也。解，骨解（骨缝）。胂，腰下坚肉。《刺腰痛论》与此段同义，详彼篇。

邪客于足少阴之络，令人卒心痛，暴胀，胸胁支满。无积者，刺然骨之前出血，如食顷而已。不已，左取右，右取左。病新发者，取五日已。

足少阴经上股属肾，贯胸膈，入肺中，从肺出络心。邪客其络，令人卒心痛，暴发膜胀，胸胁偏支作满，寒水凌心，火败而木郁也（肝木位于左胁）。无积者，刺然骨之前出血，然谷穴也。

邪客于足厥阴之络，令人卒疝暴痛。刺足大指爪甲上与肉交者各一痏，男子立已，女子有顷已，左取右，右取左。

足厥阴经起于大指，循股阴，入毛中，过阴器①，抵小腹。邪客其络，令人卒疝暴痛，水寒而木郁也。刺足大指爪甲上与肉交者各一痏，大敦穴也。女子有顷已，血盛而邪旺也。

---

① 器：原作"气"，据《灵枢·经脉第十》改。

邪客于手太阳之络，令人头项肩痛，刺手小指爪甲上与肉交者各一痏，立已。不已，刺外踝下三痏，左取右，右取左，如食顷已。

手太阳经起于小指，循臑外，交肩上，循颈上颊。邪客其络，令人头项肩痛。刺小指爪甲上与肉交者各一痏，少泽穴也。

邪客于手阳明之络，令人喉痹舌卷，口干心烦，臂外廉痛，手不及头。刺手大指次指爪甲上去端如韭叶各一痏，壮者立已，老者有顷已，左取右，右取左。新病，数日已。

手阳明经起于大指之次指，上肩，入缺盆，络肺，上颈贯颊。邪客于络，令人喉痹舌卷，口干心烦，臂外廉痛，手不及头，燥旺而筋缩也（手阳明为燥金）。刺手大指次指爪甲上去端如韭叶各一痏，商阳穴也。

邪客于手少阳之络，令人耳聋，时不闻音。刺手小指次指爪甲上去端如韭叶各一痏，立闻。不已，刺中指爪甲上与肉交者，立闻。其不时闻者，不可刺也。耳中生风者，亦刺之如此数，左取右，右取左。

手少阳经起于小指之次指，上项，系耳后，入耳中。邪客其络，令人耳聋，时不闻音。刺手小指次指爪甲上去端如韭叶各一痏，关冲穴也。刺手中指爪甲上与肉交者，手厥阴之中冲也，手少阳与手厥阴为表里，故并刺之。其不时闻者，经闭窍塞，故不可刺。耳中生风者，聋之渐也，经阻气滞，故风动耳鸣。

邪客于手太阴之络，令人气满胸中，喘息而支胠，胸中热。刺手大指爪甲上去端如韭叶各一痏，如食顷已，左取右，右取左。

手太阴经起于中焦，上膈属肺，循臂内，入寸口，出大指。邪客其络，令人气满胸中，喘息支胠（胠胁偏支壅满），胸中热发。刺手大指爪甲上去端如韭叶各一痏，少商穴也。

邪客于手少阴之络，令人嗌痛不可纳食，无故善怒，气上走贲上。刺足中央之脉各三痏，凡六刺，立已，左刺右，右刺左。嗌中痛，不能内唾，时不能出唾者，刺然骨之前出血，立已。

手少阴经起于心中，上挟咽，系目系。邪客其络，令人嗌痛不可内食，无故善怒，气上走贲上。心主喜，肝主怒，无故生怒者，心火抑郁而不畅也。《难经》：胃为贲门，气上走贲门者，气逆于上脘之上也。刺足下中央之脉各三痏，足少阴之涌泉也。手足少阴同经，刺涌泉以泄心火之上炎也。刺然骨之前出血，即足少阴之然谷也。

邪客于手厥阴之络，令人胁痛不得息，咳而汗出。刺手小指、次指爪甲上与肉交者各一痏，不得息立已，汗出立止，咳者温衣饮食，一日已，左取右，右取左。不已，复如法。

手厥阴经起于胸中，循胸出胁下腋，出中指，其支者，出小指之次指。邪客其络，令人胁痛不得喘息，咳而汗出，相火之刑肺金也。刺手小指、次指爪甲上与肉交者，手少阳之关冲也。手厥阴与手少阳为表里，故刺之。

邪客于手足少阴、太阴、足阳明之络。此五络皆会于耳中，上络左角，五络俱竭，令人身脉皆动而形无知也。其状若尸，或曰尸厥。刺其足大指内侧爪甲上去端如韭叶，后刺足心，后刺足中指爪甲上，后刺手大指内侧去端如韭叶，后刺手心主，后刺少阴锐骨之端各一痏，立已。不已，以竹管吹其两耳，鬄其左角之发方一寸，燔治，饮以美酒一杯，不能饮者灌之，立已。

邪客于手少阴、足少阴、手太阴、足太阴、足阳明之络，此五络皆会于耳中，上络于左角，五络之气俱竭（邪束而经闭也），令人一身之脉俱动而形体无知觉也。其状如尸，或曰尸厥，《史·扁鹊传》：虢太子病尸厥，即此。刺其足大指内侧爪甲上去端如韭叶，足太阴之隐白也；后刺足心，足少阴之涌泉也；后刺足中指爪甲上，足阳明之厉兑也；后刺手大指内侧去端如韭叶，手太阴之少商也；后刺手心主，手厥阴之中冲也。后刺少阴锐骨之端，手少阴之神门也。以竹管吹其两耳，令五络之气通也。鬄其左角之发方一寸，治以燔针，饮以美酒，以五络上络左角，所以温行五络之寒涩也（鬄与剃同）。

耳聋，刺手少阳。不已，刺其通脉出耳前者。齿龋，刺手阳明。不已，刺其脉入齿中者，立已。缪传引上齿，齿唇寒痛，视其手背脉血者去之。手大指次指爪甲上各一痏，足阳明中指爪甲上各一痏，立已，左取右，右取左。

手少阳从耳后入耳中，出走耳前，通于足少阳之听宫。耳聋，刺手少阳之关冲。不已，刺其通脉出耳前者，足少阳之听宫也。《灵枢·经脉》：三焦手少阳之脉，是动则病耳聋是也。手阳明脉贯颊入下齿，齿龋，刺手阳明之商阳。不已，刺其脉之入下齿中者。足阳明循鼻外入上齿，若缪传足阳明而引上齿，齿唇寒痛，视其手背手阳明之脉，有瘀血者去之。手大指次指爪甲上各一痏，手阳明之商阳也。足阳明中指爪甲上各一痏，足阳明之厉兑也。

邪客于足阳跷之脉，令人目痛从内眦始。刺外踝之下半寸所各二痏，左取右，右取左，如行十里顷而已。

阳跷之脉，足太阳之别，起于太阳之申脉，止于太阳之睛明。邪客其脉，令人目痛从内眦始，睛明在目内眦也。刺外踝之下半寸所各二痏，申脉穴也。

邪客于臂掌之间，不可得屈，刺其踝后，先以指按之痛，乃刺之。以月死生为数，月生一日一痏，二日二痏，十五日十五痏，十六日十四痏。凡痹往来，行无常处者，在分肉间痛而刺之。以月死生为数，一日一痏，二日二痏，渐多之，十五日十五痏，十六日十四痏，渐少之。用针者，随气盛衰以为痏数，针过其日数则脱气，不及日数则气不泻，左刺右，右刺左，病已止。不已，复刺之如法。

邪客臂掌之间，不可得屈，即痹邪也。刺其踝后，内踝之后，手太阴之经渠也，外踝之后，手少阴之通里也。凡痹之往来，行无常处，在分肉间痛者，刺之亦如此法。

人有所堕坠，恶血留内，腹中满胀，不得前后，此上伤厥阴之脉，下伤少阴之络，先饮利药，刺足内踝之下然骨之前血脉出血，刺足跗上动脉。不已，刺三毛上各一痏，见血立已，左刺右，右刺左。善悲惊不乐，刺如右法。

有所堕坠，恶血留结，以致中气壅阻，腹中满胀，不得前后，此上伤厥阴之脉，肝主筋，其志惊也，下伤少阴之络，肾主骨，其志恐也。先饮通利恶血之药，后刺足内踝之下然骨之前血脉出血，足少阴之然谷也，刺足跗上之动脉，足厥阴之太冲也。不已，刺三毛上各一痏，足厥阴之大敦也。善悲惊不乐，手少阴、足厥阴之病，故刺如前法。

邪客于五脏之间，其病也，脉引而痛，时来时止。视其病，缪刺之于手足爪甲上。视其脉，出其血，间日一刺，一刺不已，五刺已。

手足爪甲，统言脏脉之井穴也。

凡刺之数，先视其经脉，切而从之，审其虚实而调之。不调者经刺之，有痛而经不病者缪刺之，因视其皮部有血络者尽取之，此缪刺之数也。

经刺，刺其经脉，即巨刺也。

故善用针者，从阴引阳，从阳引阴，以右治左，以左治右，以我知彼，以表知里，以观过与不及之理，见微得过，用之不殆（此段旧误在《阴阳应象论》）。

见微得过，见于隐微，而得其过差也。

刺疟六十四①

足太阳之疟，令人腰痛头重，寒从背起。先寒后热，熇熇喝喝然。热止汗出，其病难已，刺足太阳郄中出血。

足太阳寒水之经自头下项，行身之背，故腰痛头重，寒从背起。熇熇喝喝，热盛也。热止则汗出，其病难已。郄中即太阳之委中，在腘外廉，微动应手。

足阳明之疟，令人先寒洒淅，洒淅寒甚，久乃热。热去汗出，喜见日月光火气，乃快然，刺足阳明跗上。

洒淅，寒栗之貌。足阳明以戊土而化气于燥金，金气收敛，故寒栗极甚，久之乃热。热去汗出，表泄阳虚，故喜见日月光火气，乃快然。刺足阳明跗上，冲阳穴也（动脉应手）。

足少阳之疟，令人身体解㑊，寒不甚，热不甚，恶见人，见人心惕惕然，热多汗出甚，刺足少阳（㑊与迹同）。

解㑊，形迹懈怠也。足少阳甲木化气相火，相火上炎，故身体解㑊。寒不甚，阴邪轻也。热不甚，相火虚也。恶见人，见人惕惕恐惧，甲木拔根而胆怯也（此相火之虚者）。热多汗出甚，相火郁重而透发也（此相火之旺者）。刺足少阳，侠溪也。

足太阴之疟，令人不乐，好太息，不嗜食，病至则善呕，呕已乃衰，多寒热汗出，刺足太阴，即取之。

脾主忧，故令人不乐，好太息。脾病传胃，故不嗜饮食，而善呕吐。脾为太阴湿土，水泛土湿则多寒，湿郁热发则多热。刺足太阴，公孙也。即取之，急泻其湿热也。

足少阴之疟，令人呕吐甚，多寒热，热多寒少，欲闭户牖而处，其病难已。刺足少阴。

呕吐甚，水泛土湿而胃逆也。热多寒少，足少阴癸水化气于君火也。欲闭户牖而处，水性幽静也。太阳少阴病俱难已，水主蛰藏，热发火升，阳根上泄，寒水下旺，阴阳不交，是以难已。刺足少阴，太溪也。

足厥阴之疟，令人腰痛，少腹满，小便不利，数便如癃状，非癃也，意恐惧，气不足，腹中悒悒。刺足厥阴。

---

① 六十四：原缺，据目录补。

肾为水，位在腰，木陷于水，故腰痛。木主疏泄，陷而不达，不能疏泄水道，故少腹胀满，小便不利，数数便溲而短赤如癃状，实非癃也。肾主恐，木陷于水，则意常恐惧，是其肝气不足（《灵枢·本神》：肝气虚则恐，实则怒也）。郁而贼脾，忧思内动，腹中悒悒不乐。刺足厥阴，太冲也（以上六经之疟）。

肝疟者，令人色苍苍然，善太息，其状若死者。刺足厥阴见血。

苍苍，木色。肝主怒，脾主忧，脾陷肝郁，忧愁不乐，则善太息。肝木主生，生气不遂，故其状若死。刺足厥阴，中封也。

心疟者，令人烦心甚，欲得清水，反寒多，不甚热。刺手少阴。

烦心甚，欲得清水者，君火上炎也。反寒多，不甚热者，手足少阴同经，癸水上升而化丁火，心病则丁火不敌癸水也。刺手少阴，神门也。

脾疟者，令人寒，腹中痛，热则肠中鸣，鸣已汗出。刺足太阴。

寒邪闭束，郁其脾气，脾陷木遏，怒而贼土，故腹中痛。热则脾郁发达，木气通畅，疏泄之令行，故肠鸣而汗出。刺足太阴，商丘也。

肺疟者，令人心寒，寒甚则热，热间，善惊，如有所见者。刺手太阴。

肺金不生肾水，寒来水旺，直凌心火，故令人心寒。寒甚则火复而热作。肺病不能收敛胆火下归癸水，胆木拔根，故上热稍间，善生惊怯。神魂失敛，故如有所见。刺手太阴，列缺也。

肾疟者，令人洒洒然手足寒，腰脊痛，宛转大便难，目眴眴然①。刺足少阴。

脾主四支，水泛土湿，四支失禀，故手足寒。肾位于腰，水寒木陷，郁冲不已，故腰脊痛。肾主二阴，水寒木陷，不能疏泄谷道，故大便难。肝窍于目，木陷风生，故目眴眴。刺足少阴，大钟也（以上五脏之疟）。

胃疟者，令人善饥而不能食，食而支满腹大。刺足阳明、太阴横脉出血。

胃土上逆，故善饥而不能食。食则中脘壅塞。甲木莫降则左胁支满，辛金莫降，则右胁支满。腹大者，胃气胀满也。刺足阳明，解溪也，足太阴横脉，商丘也（王冰注：足阳明厉兑、解溪、三里三穴主之。以上胃腑之疟）。

十二疟者，其发各不同时，察其病形，以知其何脉之病也。先其发时如

---

① 目眴眴然，两目晕眩的样子。眴，通"眩"。

食顷而刺之,一刺则衰,二刺则知,三刺则已。不已,刺舌下两脉出血,舌下两脉者,廉泉也。不已,刺郄中盛经出血,又刺项以下挟脊者,必已。

十二疟者,总上六经五脏及胃疟而言,其发各不同时,察其病形,以知其何脉之病。先其发时如食顷而刺之,一刺则病衰,二刺则效觉,三刺则病已。不已,刺舌下两脉出血,舌下两脉者,任脉之廉泉也。不已,刺足太阳之郄中盛经出血（郄中即委中）,又刺项以下足太阳之挟脊者,大杼、风门,必已也。

刺疟者,必先问其病之所先发者,先刺之。先头痛及重者,先刺头上及两额两眉间,出血。先项背痛者,先刺之。先腰脊痛者,先刺郄中出血。先手臂痛者,先刺手少阴阳明十指间出血。先足胫痠痛者,先刺足阳明十指间出血。

刺疟者,先问其病所先发之处,先刺之,而后刺其本经。先头痛及头重者,先刺头上督脉之上星、百会及两额,取足少阳之悬颅,两眉间,取足太阳之攒竹,出血。先项背痛者,先刺项后督脉之风府、足少阳之风池,背后督脉之神道、足太阳之大杼,出血。先腰脊痛者,先刺足太阳之郄中,出血。先手臂痛者,先刺手少阴阳明经手十指间,出血。先足胫痠痛者,先刺足阳明于十指间,出血也。

骱痠痛甚,按之不可,名曰胕髓病。以镵针针绝骨,出血立已。身体小痛,刺至阴。诸阴之井无出血,间日一刺。

骱骨痠痛甚（即胫骨）,按之不可（痛不可按）,名曰胕髓病（胕,肿也,谓肿及骨髓）。以镵针（九针之第一针）。针足少阳之绝骨,出血立已。绝骨本名悬钟,《难经》:髓会绝骨,故出其血则立已,髓中之瘀泄也。身体小痛,则刺足太阳之至阴。至阴,太阳之井也。诸阴经之井,则无出血,但可间日一刺而已。

疟不渴,间日而作,刺足太阳。渴而间日作,刺足少阳。温疟汗不出,为五十九刺。风疟则汗出恶风,刺三阳经背俞之血者（俞与腧同,音输）。

疟不渴,寒水旺也,故刺足太阳,泻其寒水。渴者,相火旺也,故刺足少阳,泻其相火。温疟汗不出,郁热内蒸,当按热病五十九俞,用五十九刺之法,使之汗泄而热退（详见《水热穴论》）。风性疏泄,风疟发则汗出恶风,刺三阳经背俞之血,谓足太①阳之胆俞、胃俞、膀胱俞、三焦俞、大肠俞、小肠俞也（六

---

① 太:原作"少",据文义改。

腑之俞，是手足三阳经之气通于背而出于足太阳之经者，故曰三阳经背俞之血也）。

疟脉满大急，刺背俞，用中针，傍五胠俞各一，适肥瘦，出其血也。疟脉小实急，灸足少阴，刺指井。诸疟而脉不见，刺十指间出血，血去必已。先视身之赤如小豆者尽取之。

疟脉满大急，阳盛而表闭也。宜刺足太阳之背俞，以泄其阳。用中针，取其傍五胠之俞各一，谓肺俞、心俞、肝俞、脾俞、肾俞五穴。《水热穴论》：五脏俞，傍五，以泄五脏之热，即谓此也。胠，胁也。其俞旁通胁肋，故曰傍五胠俞，即傍胠五俞也。适肥瘦，出其血，肥者多出，瘦者少出也。疟脉小实急，阴旺而表闭也。灸足少阴之复溜以温肾气，刺足太阳之指井（至阴）以泻寒水也。诸疟而脉不见，寒邪外来而阳陷也，刺十指间出血，泻其寒邪，血去必已。先视身之赤如小豆者尽取之，然后刺其本经也。

欲知背俞，先度其两乳间，中折之，更以他草度去半已，即以两隅相拄也，乃举以度其背，令其一隅居上，齐脊大椎，两隅在下。当其下隅者，肺之俞也。复下一度，心之俞也。复下一度，左角肝之俞也，右角脾之俞也。复下一度，肾之俞也。是为五脏之俞，灸刺之度也。

欲知背俞，先以物度其两乳而中折之，更以他草度如其中折之半，即以中折之两隅支拄于此草之两端，令其三角均平，乃举以度其背俞，一隅居上，齐脊骨之大椎（第一节），两隅在下。当其下一隅者，肺之俞也，递下而取之，则背俞皆得矣（此段旧误在《血气形志》中）。

凡治疟，先发如食顷，乃可以治，过之则失时也。疟方欲寒，刺手阳明太阴、足阳明太阴。疟发身方热，刺跗上动脉，开其孔，出其血，立寒。疟脉缓大虚，便宜用药，不宜用针。

先其发，如食顷，病邪未作，乃可以治，过之则邪旺难伏，失其时也。如先寒而后热者，疟方欲寒，刺手阳明太阴、足阳明太阴四经之井输，刺手足阳明者，泄其阳气之内陷，刺手足太阴者，泄其阴邪之外束也。如先热而后寒者，疟发身方热，刺足阳明跗上之动脉（冲阳），开其孔，出其血，泄其经热，立刻身寒，此先发而早治也。若疟脉缓大虚，则正气亏败，便宜用药，不宜用针，《灵枢·邪气脏腑病形》所谓阴阳形气俱不足，勿取以针，而调以甘药也。

刺热六十五①

肝热病者，小便先黄，腹痛多卧身热，热争则狂言及惊，胁满痛，手足躁，不得安卧。其逆则头痛员员，脉引冲头也。庚辛甚，甲乙大汗，气逆则庚辛死。刺足厥阴少阳，出血如大豆，立已。

肝木主疏泄水道，肝热病者，郁陷而生下热，故小便先黄。木郁贼土则腹痛，土气困乏则多卧，温气化火则身热。热入血室，邪正相争，则狂言及惊（血舍魂，魂化神，血室神魂之宅，故热争则狂言及惊，肝胆主惊也）。肝脉行于两胁，经气郁冲，故胁肋满痛。脾主四支，四支诸阳之本，肝热传脾，四支烦乱，故手足躁扰，不得安卧。肝脉与督脉会于巅，病则下陷，肝木陷则胆木逆，其胆木逆升，则头痛员员（员员，头目旋运之貌），脉引冲头也。庚辛甚，金克木也。甲乙大汗，木旺而邪退也。气逆则庚辛死，木败而金贼也。刺足厥阴少阳，出血如豆大，以泻其热，故病立已也（肝胆同气相应，其逆则头痛员员者，甲木之逆，故并刺足少阳，泻其相火）。

心热病者，先不乐，数日乃热，热争则卒心痛，烦闷善呕，头痛面赤无汗，壬癸甚，丙丁大汗，气逆则壬癸死。刺手少阴太阳。

心主喜，心热病者神伤，故先不乐。心肾同经，病则水动火郁，郁极乃发，故数日乃热。热伤心液，正与邪争，则卒然心痛。君火郁蒸，故生烦闷。君相同气，甲木刑胃，胃土上逆，是以善呕。君相逆冲，故头痛面赤。表闭火郁，是以无汗。壬癸甚，水克火也。丙丁大汗，火旺而邪退也。气逆则壬癸死，火败而水贼也。刺手少阴太阳，以泄其热，则病立已也。

脾热病者，先头重颊痛，颜青身热，烦心欲呕，热争则腰痛不可以俯仰，腹满泄，两颌痛，甲乙甚，戊己大汗，气逆则甲乙死。刺足太阴阳明。

脾陷则胃逆，胃脉从鼻外循颊车，上耳前。脾热病者，胃经上逆，故先头重颊痛。土困木贼，故颜青。湿土郁蒸，故身热。湿热传胃，胃气上逆，故烦心欲呕。热烁脾阴，正与邪争，土郁木陷，冲动于肾水之内，则腰痛不可以俯仰。风木贼土，气痞胀生。肝气郁遏，下决魄门，则腹胀而泄。两颌痛者，阳明之逆也。甲乙甚，木克土也。戊己大汗，土旺而邪退也。气逆则甲乙死，土败而木贼也。刺足太阴阳明，以泄其热，则病立已也。

---

① 六十五：原缺，据目录补。

肺热病者，先淅然厥起毫毛，恶风寒，舌上黄，身热，热争则喘咳，痛走胸膺背，不得太息，头痛不堪，汗出而寒，丙丁甚，庚辛大汗，气逆则丙丁死，刺手太阴阳明。

肺主皮毛，肺热病者，皮毛乍敛，故先淅然厥起毫毛而恶风寒。心窍于舌，心火刑金，肺从己土化湿，湿热淫蒸，故舌上发黄而身热。热燔肺津，正与邪争，则喘促咳嗽。肺气上逆，故痛走胸膺脊背，不得太息。肺气逆冲，故头痛不堪。热蒸窍泄，故汗出而寒。丙丁甚，火克金也。庚辛大汗，金旺而邪退也。气逆则丙丁死，金败而火贼也。刺手太阴阳明，以泄其热，则病立已也。

肾热病者，先腰痛胻痠，苦渴数饮身热，热争则头痛而强，胻寒且痠，足下热，不欲言，其逆则项痛员员，澹澹然①，戊己甚，壬癸大汗，气逆则戊己死。刺足少阴太阳。诸汗者，至其所胜日汗出也。

肾脉上腨内，出腘中，贯脊属肾。肾热病者，经气郁陷，故先腰痛胻痠（胻，胫骨）。肾水从君火化气，火旺水衰，故苦渴数饮身热。热耗肺津，正与邪争，热随足太阳逆升，则头痛而强。火泄髓寒，肝木下陷，则胻寒且痠，足下发热，不欲言语。太阳之经，自头下项，癸水陷则壬水逆，其太阳上逆，则项痛员员，澹澹然不定。戊己甚，土克水也。壬癸大汗，水旺而邪退也。气逆则戊己死，水败而土贼也。刺足少阴太阳，以泻其热，其病立已也。诸所谓大汗者，皆至其所胜之日则汗出也。

肝热病者，左颊先赤；心热病者，颜先赤；脾热病者，鼻先赤；肺热病者，右颊先赤；肾热病者，颐先赤。病虽未发，见赤色者刺之，名曰治未病。热病从部所②起者，至期而已，其刺之反者，三周而已，重逆则死。

五脏现于面部，肝在左颊，肺在右颊，心在颜（额上），肾在颐，脾在鼻。热病欲发，赤色先见。病虽未发，见赤色者刺之，名曰治未病。热病从其面之部所起者，至其当汗之期而已，刺法不失也。其刺之反者，其期三周而已。重逆则死矣。

太阳之脉色荣颧，骨热病也。荣未交，曰今且得汗，待时而已。与厥阴脉争见者死，期不过三日，其热病内连肾。

太阳之脉色荣颧，太阳之筋结于颃也（颊前筋）。肾主骨，与太阳表里，是

---

① 澹澹然，如坐舟车的样子。
② 部所：五脏病色反映于面部的位置。

骨热病也。荣于部所而未交他部，此当至期而瘳，曰今且得汗，待时而已（自王之时）。与厥阴脉争见者死，荣交他部也，期不过三日，风木盗泄，癸水消亡，其热病当内连肾脏，不可医矣。

少阳之脉色荣颊，筋热病也，荣未交，曰今且得汗，待时而已。与少阴脉争见者死。

少阳之脉色荣颊，少阳之脉下加颊车也。肝主筋，与少阳表里，是筋热病也。荣于部所而未交他部，此当至期而瘳，曰今且得汗，待时而已。与少阴脉争见者死，荣交他部也，缘与足少阴争见，相火旺而癸水枯也。

热病先胸胁痛，手足躁，刺足少阳，补足太阴，病甚者为五十九刺。热病先眩冒而热，胸胁满，刺足少阴少阳。热病先身重骨痛，耳聋好瞑，刺足少阴，病甚者为五十九刺。

热病先胸胁痛，手足躁者，甲木之克戊土也。以少阳胆脉自胸下胁，化气于相火，甲木逆行，而克戊土，故胸胁痛。四支秉气脾胃，胆以相火传之胃腑，胃热故手足烦躁。刺足少阳，泻其相火，补足太阴，滋其脾精，脾阴旺则胃热消。病甚者，按热病五十九俞，为五十九刺，详见《水热穴论》。热病先眩冒而热，胸胁满者，胆木刑胃而相火上逆也。相火上逆，升浮旋转，故先眩冒而热。胆木逆冲，与胃土相逼，浊气不降，故胸胁满也。此缘火旺而水亏，刺足少阴，以泻癸水之热，刺足少阳，以泄甲木之火也。热病先见身重骨痛，耳聋好瞑，癸水枯而胆火旺也。太阴主肉，少阴主骨，己土克水，湿热郁蒸，故先身重骨痛。肾窍于耳，癸水枯而甲木逆，堵塞听宫，故耳聋。甲木刑胃，土困则多眠（仲景《伤寒》：少阴病，但欲寐，是肾水之旺者，三阳合病，但欲眠睡，是胆火之旺者，此之好瞑，缘胆火之旺也）。此亦缘火旺而水亏，刺足少阴，泻肾热以救癸水也。

热病始于头首者，刺足太阳而汗出止。热病始于手臂者，刺手阳明太阴而汗出止。热病始于足胫者，刺足阳明而汗出止。

始于头首者，刺足太阳之天柱（穴在项后）。始于手臂者，刺手阳明之商阳（穴在食指）、手太阴之列缺（穴在寸口下）。始于足胫者，刺足阳明之冲阳（穴在足跗）。

热病气穴，项上三椎陷者中也。三椎下间主胸中热，四椎下间主膈中热，五椎下间主肝热，六椎下间主脾热，七椎下间主肾热，荣在骶也。

项上三椎之下陷者之中，当督脉之大椎，是脊骨之第一节也。热病气穴，自大椎数起。足太阳经在督之两旁，挟脊下行，三椎下间，主胸中热，指太阳之肺俞也。肺俞在三椎下间第四椎（连项上三椎，为第七椎），而曰三椎下间，是皆肺俞所主之地也。下皆仿此。四椎下间主膈中热，指太阳之心俞也。五椎下间主肝热，指太阳之肝俞也。六椎下间主脾热，指太阳之脾俞也。七椎下间主肾热，指太阳之肾俞也。骶，尾骶，脊骨之末节。荣在骶者，言自肾俞以下，以至尾骶，皆肾气之所荣也。此即背俞之法也。

颊下逆颧为大瘕，下牙车为腹①满，颧后为胁痛。颊上者，膈上也。

此由椎骨而及面部，以候腹中之病。瘕，聚也。

治诸热病，以饮之寒水乃刺之，必寒衣之，居②止寒处，身寒③而止也。

以寒胜其热也。

刺腰痛六十六④

足太阳脉令人腰痛，引项脊尻背如重状。刺足太阳正经于郄中出血，春无见血。

足太阳脉自头下项，挟脊抵腰贯臀，过髀枢，下合腘中，故令人腰痛，引项脊尻背如重状。刺太阳正经于郄中出血，即委中也。春无见血，水衰于春也。

少阳令人腰痛，如以针刺其皮中循循然，不可以俯仰，不可以顾。刺少阳成骨之端出血，成骨在膝外廉之骨独起者，夏无见血。

足少阳脉自头下颈，由胸膈循胁里，下髀厌，出膝外廉，下抵绝骨之端，故令人腰痛，不可以俯仰，不可以顾。如针刺皮中循循然者，经气之郁冲也。刺少阳成骨之端出血，阳关穴也。成骨在膝外廉之骨独起者，即骱骨之上节，别名成骨。夏无见血，木衰于夏也。

阳明令人腰痛，不可以顾，顾如有见者，善悲。刺阳明于骱前三痏，上下和之出血，秋无见血。

足阳明脉循喉咙，入缺盆，下膈挟脐，下气街，循胫外廉，下足跗，故令人腰痛，不可以顾。顾则如有所见者，阳败而神虚也。善悲者，戊土衰而庚金

---

① 腹：原作"肠"，据《素问·刺热篇第三十二》改。
② 居：原作"举"，据《素问·刺热篇第三十二》改。
③ 寒：原作"热"，据《素问·刺热篇第三十二》改。
④ 六十六：原缺，据目录补。

旺也（金燥则善悲）。刺阳明于骱骨之前三痏，三里穴也。上下和之而出其血，谓上下巨虚也。秋无见血，土衰于秋也。

少阴令人腰痛，痛引脊内廉。刺少阴于内踝上二痏，春无见血。出血太多，不可复也。

足少阴脉循内踝之后，上股内后廉，贯脊属肾，故令人腰痛，痛引脊内廉。刺少阴于内踝上二痏，复溜穴也。春无见血，水衰于春也。

厥阴令人腰痛，腰中如张弓弩弦，其病令人言默默然不慧。刺厥阴在腨踵鱼腹之外三痏，循之累累然，乃刺之。

足厥阴脉循足跗，上腘内廉，过阴器，抵小腹，贯膈，布胁肋，故令人腰痛。腰中如张弓弩弦，肝主筋，筋急而腰直也。其病令人言默默然不慧，肝藏魂，魂神惑乱而不明也。刺厥阴在腨踵鱼腹之外三痏，蠡沟穴也（腨，足肚也。腨下踵上，鱼腹之外，足肚之形如鱼腹也。循之累累然，经脉行动之象也）。

同阴之脉令人腰痛，痛如小锤居其中，怫然肿。刺同阴之脉，在外踝上绝骨之端，为三痏。

同阴之脉，足少阳之别络也。并少阳上行足外踝上，别走厥阴，并经，下络足跗，故曰同阴（王冰注）。此脉令人腰痛，如有小锤居其腰中，怫然肿起（怫然，肿貌）。刺同阴之脉，在外踝上绝骨之端，为三痏，足少阳之阳辅穴也。

阳维之脉令人腰痛，痛上怫然肿。刺阳维之脉，脉与太阳合腨下间，去地一尺①所。

阳维之脉，八奇经之一也，发于足太阳之金门穴，循外踝而上行，其脉令人腰痛，痛上怫然作肿。刺阳维之脉，脉与太阳合腨下间，去地一尺所，足太阳之承山穴也。阳维脉别于金门上行，与足太阳合于腨肠下间，正当承山之穴也。

衡络之脉令人腰痛，不可以俯仰，仰则恐仆，得之举重伤腰，衡络绝，恶血归之。刺之在郄阳筋之间，上郄数寸衡居，为二痏，出血。

衡络之脉，足太阳之外络也。衡，横也。自腰中横入髀外后廉而下合于腘中。此脉令人腰痛，不可以俯仰，仰则恐仆。得之举重伤腰，衡络断绝，恶血归之。刺之在郄阳两筋之间，上郄数寸衡居，为二痏，出血，足太阳之委阳、

---

① 尺：原作"寸"，据《素问·刺腰痛篇第四十一》改。

殷门也（郄阳即委阳，与殷门相并，故曰衡居）。

会阴之脉令人腰痛，痛上漯漯然汗出，汗干令人欲饮，饮已欲走，刺直阳之脉上三痏，在跷上郄下五寸横居，视其盛者出血。

会阴之脉，督、任、冲三脉之会，故曰会阴（穴名，在大小二便中）。督脉行脊背而会此穴。其脉令人腰痛，痛上漯漯然汗出，阳郁而表泄也（督为诸阳之纲）。汗干令人欲饮，津亡而肺燥也。饮已欲走，湿旺而脾郁也。刺直阳之脉上三痏，足太阳之承筋也。太阳之脉挟脊贯臀，下至腘中，循腨肠而入外踝，其脉直行，故曰直阳（王冰注）。跷，阳跷，即申脉也，郄，委中也，在跷之上，郄之下，相去五寸，横居其间，正承筋所在。视其经脉之盛者，出其血也。

飞阳之脉令人腰痛，痛①上怫怫然，甚则悲以恐，刺飞阳之脉，在内踝上五寸，少阴之前，与阴维之会。

飞阳之脉，足太阳之别络也（穴名。《灵枢·经别》：足太阳之别，名曰飞阳，去踝七寸，别走少阴）。其脉令人腰痛，痛上怫怫然，气郁而不行也。甚则悲以恐，气连于肺肾也（其脉别走少阴，恐者，少阴肾之志也，肾脉贯膈入肺，悲者，太阴肺之志也）。刺飞阳之脉，在内踝上五寸，少阴之前，与阴维之会，足少阴之筑宾穴也。

昌阳之脉令人腰痛，痛引膺，甚则反折，目䀮䀮然，舌卷不能言，刺内筋为二痏，在内踝上，大筋前，太阴后，上踝二寸所。

昌阳之脉，足少阴之别络，即阴跷之脉也。起于然谷之后，上内踝之上，循股阴而行腹，上胸膈而入缺盆。此脉令人腰痛，痛引胸膺，甚则脊背反折，目䀮䀮然，舌卷不能言，火虚而光散，水寒而筋急也。刺内筋为二痏，即阴跷之郄，足少阴之交信穴也。在内踝之上，大筋之前，太阴之后，上踝二寸所，即其处也。

肉里之脉令人腰痛，不可以咳，咳则筋缩急。刺肉里之脉为二痏，在太阳之外，少阳绝骨之后。

肉里之脉，即足少阳之阳辅（穴名），阳维之所发也。此脉令人腰痛，不可以咳，咳则筋缩急，少阳胆木主筋，筋脉挛拘，咳则气升而筋急也。刺肉里之脉为二痏，足少阳之分肉穴也（即阳辅）。在太阳之外，少阳绝骨之后，即其处也。

---

① 痛：原作"腰"，据《素问·刺腰痛篇第四十一》及下文改。

散脉令人腰痛而热,热甚生烦,腰下如有横木居其中,甚则遗溲。刺散脉,在膝前骨肉分间,络外廉,束脉,为三痏。

散脉,足太阴之别,散行而上,故名。循股内,入腹中,与少阴少阳结于腰下骨空中(王冰注)。其脉令人腰痛而热,热甚生烦,少阳相火之郁也。腰下如有横木居其中,少阳甲木之郁也。甚则遗溺,甲木逆而乙木陷也。刺散脉,在膝前内侧,辅骨之下,腘肉之上,骨肉分间,太阴之络,色青而见。其络之外廉,有大筋撷束膝髌之骨,令其连属,取此大筋系束之脉,为三痏,即是太阴之地机穴也(王冰注)。

解脉令人腰痛,痛而引肩,目䀮䀮然,时遗溲。刺解脉,在膝筋肉分间郄外廉之横脉出血,血变而止。

解脉,足太阳之别,散行而下,故名。循肩髆而下脊背,下属膀胱,从髀后而合腘中。其脉令人腰痛,痛而引肩,目䀮䀮然,时遗溲溺,筋脉紧急而膀胱不藏也。刺解脉,在膝后筋分肉间,腘中横文腘肉高起之处,是太阳之郄也(即委中)。于郄之外廉,血络横见紫黑而盛满者刺出其血,候其血已黑变而赤,然后止针也(王冰注)。

解脉令人腰痛,痛如引带,常如折腰状,善恐。刺解脉,在郄中结络如黍米,刺之血射以黑,见赤血而已。

解脉之病,其状不同,故复述此证。其脉令人腰痛,痛如引带束腰,其身常如折腰之状,善生恐惧,水寒而筋急也。刺解脉,在郄中(即委中)结络大如黍米者。刺之黑血远射而出,黑血尽去,候见赤血而已。

腰痛,挟脊而痛,至头几几然,目䀮䀮欲僵仆。刺足太阳郄中出血。

几几,强直之意。足太阳自头走足,挟脊下行,经气不舒,故挟脊而痛,至于头上,几几不柔。脉起目内眦,故目视䀮䀮,身欲僵仆。

腰痛上寒,刺足太阳阳明。上寒不可顾,刺足阳明。上热,刺足太阴厥阴。不可以俯仰,刺足少阳。中热而喘,刺足少阴郄中出血。大便难,刺足少阴。少腹满,刺足厥阴。

腰痛上寒,此足太阳寒水之上逆,阳明胃土之不降,刺足太阳之郄中、足阳明之阴市。上寒而不可回顾,此阳明上逆,经脉壅塞,颈项失柔也,刺足阳明之三里。上热,此脾土湿而胃土逆,肝木陷而胆火升也,刺足太阴之地机、足厥阴之太冲。若不可以俯仰,此相火升炎而筋膜强直也,刺足少阳之阳关。中热而喘,此心火之刑肺金也,刺手少阴之郄中出血,手足少阴同经,刺足少阴之涌泉、太溪①，以泄心火之上炎也。若大便难，此火旺而水衰也，刺足少阴。若少腹满，此土郁而木陷也，刺足厥阴（如上法）。

腰痛如折，不可以俯仰，不可以举，刺足太阳，引脊内廉，刺足少阴。腰痛引少腹，控䏚，不可以俯仰，刺腰尻交者，两髁胂上，左取右，右取左，以月死生为痏数，发针立已。

腰痛如折，不可以俯仰，不可以举，太阳之筋急而不舒也，如折，刺足太阳之束骨，不可以俯仰，刺足太阳之京骨、昆仑，不可以举，刺足太阳之申脉、仆参。腰痛引少腹，控䏚，不可以俯仰，此邪客于足太阴之络也。《缪刺论》：邪客于足太阴之络，令人腰痛引少腹，控䏚，不可以仰息，即此义也。以厥阴肝脉自少腹而行胁肋，土陷木郁，故腰痛前引少腹而旁控䏚肋也（控，牵也。䏚肋，季胁也。䏚与秒同。胁，尽度也）。刺腰尻交者，两髁胂上，足太阳之下髎穴也。腰尻相交之处，乃足太阴、厥阴、少阳三脉左右之所交结，两髁胂上，谓腰髁骨下坚肉也。髁骨，即腰脊两旁起骨，挟脊两旁，腰髁之下，各有胂肉陇起，斜趋髁后，故曰两髁胂上，非胂之上巅也。膝髁胂下，尻骨两旁，各有四骨空，曰上髎、次髎、中髎、下髎，左右八穴，谓之八髎。八穴悉主腰痛，惟下髎一穴，正当太阴、厥阴、少阳三脉交结之所，故但刺此穴。左取右，右取左，缪刺之法也。以月死生为痏数，《缪刺论》：月生一日一痏，二日二痏，渐多之，十五日十五痏，十六日十四痏，渐少之，是其法也（王冰注）。

　　　　　　　　　　　　　　　《素问悬解》卷八终
　　　　　　　　　　　　　　　太仓　陆宝忠　校字

---

① 太溪：原作"大钟"，据上下文改。

素问悬解卷九

昌邑黄元御解

雷公问①

阴阳类论六十七②

孟春始至,黄帝燕③坐,临观八极,正八风之气,而问雷公曰:阴阳之类,经脉之道,五中所主,何脏最贵?雷公对曰:春甲乙,青中主肝,治七十二日,是脉之主时,臣以其脏最贵。帝曰:却念《上下经》《阴阳》《从容》,子所言贵,最其下也。

孟春始至,立春之日也。八极,八方。五中,五脏。肝属木,其日甲乙,其色青,其主春。春甲乙木王,青色之中,是肝气主事,司令七十二日(治,司令也),此是肝脉所主之时也。《上经》《下经》《阴阳》《从容》,皆古书也。

雷公致斋七日,旦复侍坐,帝曰:三阳为经,二阳为维,一阳为游部。三阴为表,二阴为里,一阴至绝作晦朔。却具合以正其理,此知五脏终始。

三阳,太阳,二阳,阳明,一阳,少阳。三阴,太阴,二阴,少阴,一阴,厥阴。太阳在后,为经,阳明在前,为维。少阳在侧,为游部,所谓少阳为枢也。太阴在前,为表,少阴在后,为里,厥阴在侧,为晦朔。月终为晦,月初为朔,厥阴阴极阳生,譬如月之晦朔。至绝者,极尽之意,《至真要论》所谓两阴交尽曰厥阴也。三阳三阴,是谓六经,却具合之,以正其理,则知五脏之终始。知其终始,则知其贵贱矣。

---

① 雷公问:原缺,据目录补。
② 六十七:原缺,据目录补。
③ 燕:《集韵》:燕与"宴"通,安也,息也。

雷公曰：受业未能明。帝曰：所谓三阳者，太阳也，三阳脉至手太阴，弦浮而不沉。所谓二阳者，阳明也，至手太阴，弦而沉急不鼓，炅至以病皆死。一阳者，少阳也，至手太阴，上连人迎，弦急悬不绝，此少阳之病也，专阴则死。三阴者，六经之所主也，交于太阴，伏鼓不浮，上空志心。二阴至，其气归膀胱，外连脾胃。一阴独至，经绝气浮，不鼓钩而滑。此六脉者，乍阴乍阳，交属相并，缪通五脏，先至为主，后至为客，决以度，察以心，合之阴阳之论。

太阳为三阳，三阳脉至手太阴，弦浮而不沉，太阳主身之皮毛也。阳明为二阳，阳明脉至手太阴，弦而沉急不鼓，阳明主身之肌肉也。阳莫盛于阳明，阳郁热至，因而致病，火土合邪，燥热亡阴则死（仲景《伤寒》，阳明大承气证急下诸条是也。炅，热也）。少阳为一阳，少阳脉至手太阴，上连阳明之人迎（脉动喉旁），弦而急悬不绝（不止）。此少阳上逆之病也。缘少阳胆木自头走足，随阳明胃土而下行，胃土不降，则胆木必逆，故脉至于手太阴之寸口，而气连于足阳明之人迎。若使专见于太阴，而不连于阳明，则火败阳绝，而人死矣（足少阳化气于相火）。太阴为三阴，三阴者，六经之所主也。以太阴脾脉，脾者土也，孤脏以灌四旁（《玉机真脏论》语），故为六经之主。三阴至，交于手太阴，伏鼓而不浮，则脾阳不升，法主上空志心，《四气调神论》所谓心气内洞也。以木火之化神魂，由于己土左旋，脾阳不升，火虚神败，而脾陷胃逆，君火失根，故悬虚空洞而无著也。少阴为二阴，二阴脉至，其气归于膀胱，外连脾胃，以少阴与太阳膀胱为表里，故气归于膀胱（《仲景脉法》：沉为在脏，浮为在腑。气归膀胱者，相火泄于膀胱，脉浮而不沉也）。土胜则克水，土败则水侮之，故外连于脾胃也。厥阴为一阴，一阴独至，经绝气浮，不鼓钩而滑，以厥阴之经，两阴交尽，是为经绝，风木发生，以此气浮，未能茂长，故不鼓钩（钩，心脉也。心火主长），生气郁动，是以脉滑也。此六脉者，乍阴乍阳，其至无常，彼此交属而相并合，左右缪注而通五脏（缪通者，左注右，右注左也，义如《缪刺论》）。先至者为主，后至者为客，于其至也，决以度，察以心，合之阴阳之论，审其先后，以定主客，则贵贱明矣。

雷公曰：臣悉尽意，受传经脉，颂得从容之道，以合《从容》，不知阴阳，不知雌雄。帝曰：三阳为父，二阳为卫，一阳为纪；三阴为母，二阴为雌，一阴为独使。

三阳为父，阳之纲也。二阳为卫，父之佐也。一阳为纪，佐之次也。三阴为母，阴之主也。二阴为雌，母之副也。一阴为独使，雌之次也。六经之阴阳雌雄如此。

二阳一阴，阳明主病，不胜一阴，脉软而动，九候皆沉。

二阳一阴失调，则阳明主病，以阳明戊土不胜厥阴风木也。法当脉软而动，九候皆沉，以其木贼而脾陷也。

三阳一阴，太阳脉胜，一阴不能止，内乱五脏，外为惊骇。

三阳一阴失调，则太阳脉胜，以水为木母，寒水泛滥，一阴不能止。肝陷胆逆，则内乱五脏，而外为惊骇也。

二阴二阳，病在肺，少阴脉沉，胜肺伤脾，外伤四支。

二阴二阳失调，则病在肺，以少阴脉沉则肾水寒陷而肾水泛滥，大肠燥金之腑不至受害，肺以辛金而化气于湿土，是以病也。脾肺同经（俱为太阴），肺病则脾伤，脾主四支，法当外伤于四支也。

二阴二阳皆交至，病在肾，骂詈妄行，巅疾为狂。

二阴二阳皆交至，则病在肾，以金为水母，母病则传子也。水郁则癫，火郁则狂，肾水寒陷，必生癫疾，而足阳明化气于燥金，燥金上逆，君火不降，则骂詈妄行，癫疾变为狂病也。

二阴一阳，病出于肾，阴气客游于心，下脘空窍闭塞不通，四支别离。

二阴一阳失调，则病出于肾，以火不胜水，水旺则肾病也。肾水凌火，故阴气客游于心下。水泛土湿，脾陷肝遏，下脘空窍闭塞不通，脾败则四支失禀，如与身体别离而不用也。

一阴一阳代绝，此阴气至心，上下无常，出入不知，咽喉干燥，病在脾土。

一阴一阳代绝不属（代绝，歇止、断绝），此当阴气至心，以心主脉，脉之代绝，阳败而火衰也。少阳以下行为顺，病则上逆，厥阴以上行为顺，病则下陷，上逆则为出，下陷则为入，阴阳有胜复，则肝胆有衰旺，其上下本无常，其出入则不知。而厥阴以风木主令，少阳从相火化气（足少阳），风火一动，则咽喉干燥。病在脾土，太阴湿土之精液不胜风火之消亡故也。

二阳三阴，至阴皆在，阴不过阳，阳气不能止阴，阴阳并绝，浮为血瘕，沉为脓胕，阴阳皆壮，下至阴阳。上合昭昭，下合冥冥，决死生之期，遂合岁首。

二阳三阴失调，则至阴皆在，以足太阴主令于湿土，足阳明化气于燥金，胃土不司气化，阳旺则从庚金而化燥，阳衰则从己土而化湿，脾土独主令气，故至阴皆在。脾为至阴，燥易衰而湿易盛也。二土不交，太阴不能过阳明之燥，阳明不能止太阴之湿，阴阳并盛，俱臻其绝（绝，盛），则经络壅塞，气滞而凝。脉浮者，阳明燥旺而为血瘀。脉沉者，太阴湿旺而为脓胕（胕与腐通）。若阴阳皆壮，则下至阴阳二器之所，皆当病矣。得此法以候六脉，则上合昭昭，下合冥冥，幽显皆彻，举无遁形。决死生之期，遂合岁首，以历推之，自正月一日为始，排次一年节气，预刻修短之数也。

雷公曰：请问短期。帝曰：冬三月之病，病舍于阳者，至春正月，脉有死征，皆归出春，在理已尽，草与柳叶皆杀。阴阳皆绝，期在孟春。

冬三月之病，病舍于阳经者，阳气失藏，至春正月风木发泄之时，其脉当有死征，而其期则皆归出春，在理推其已尽之日，应至秋深草与柳叶皆杀而死，不及冬也。若阴阳皆绝，则期孟春而已。

春三月之病，曰阳杀，阴阳皆绝，期在草干。

春三月之病，风木发生，阳气疏泄，是曰阳杀，《阴阳应象论》阳杀阴藏是也。若阴阳皆绝，则期在草干，秋金肃杀，春木刑伤故也。

夏三月之病，至阴不过十日，阴阳交，期在濂水（濂，音廉）。

夏三月之病，火土司气，脾为至阴，位居五脏之中，不过十日，则五脏再周。若阴阳交者，期在七月濂水，《评热病论》：病温汗出辄复热而脉躁疾，狂言不能食，病名阴阳交。交者，死也。濂水，七月水初清也。

秋三月之病，三阳俱起，不治自已。阴阳交合者，立不能坐，坐不能起。三阳独至，期在石水。二阴独至，期在盛水。

秋三月之病，阴气始凝，而三阳俱起，则不治自已，阳脉不衰也。其阴阳交合者，阳气上逆，当立不能坐，阴气下陷，当坐不能起。所谓三阳俱起者，起于三阴之中也。若三阳独至而三阴不至者，则期在石水之时，寒水当治而不治，则人亡矣。石水者，水冰如石也，水结冰渐而三阴不至，有阳而无阴也。《著至教论》：三阳独至者，是三阳并至，非太阳独至之谓也。若二阴独至者，则期在盛水，以少阴肾水独旺，而三阳不至，亥子水盛之月，则人亡矣，有阴而无阳也。

著至教论六十八①

黄帝坐明堂，召雷公而问之曰：子知医之道乎？雷公对曰：诵而颇能解，解而未能别，别而未能明，明而未能彰，足以治群僚，不足治侯王。愿得受天之度，四时阴阳，合之星辰与日月光，以彰经术，后世益明，上通神农，著至教，拟于二皇。

四时阴阳，星辰日月，天地之度也。雷公愿受天之度，法其四时阴阳，合之星辰日月，以彰经术，使后世益明，上通神农，著为至教，拟于二皇之法也（二皇：羲、农）。

帝曰：子不闻《阴阳传》乎？曰：不知。曰：三阳为业，上下无常，合而并至，偏害阴阳。雷公曰：三阳莫当，请闻其解。帝曰：三阳独至者，是三阳并至，太阳脉至，洪大以长，阳明脉至，浮大而短，少阳脉至，乍数乍疏，乍短乍长，并至如风雨，上为巅疾，下为漏病。而阳气当隔，隔者当泻，不亟正治，粗乃败之，故阳蓄积病死（太阳脉至乍短乍长七句，旧误在《平人气象论》。阳气当隔至蓄积病死五句，旧误在《生气通天论》）。

《阴阳传》，古书。

三阳为性（业，性也。《南史》慧业文人，言慧性也），上下无常，手之三阳，自手走头，平则上升，病则下陷，足之三阳，自头走足，平则下降，病则上逆，三气相合而并至，势必偏害阴阳。上逆则害阳，下陷则害阴也。三阳莫当，升降倒置，不当其位也。《阴阳类论》：三阳独至，期在石水，三阳独至者，是三阳并至也（但有三阳而无三阴，是谓独至）。太阳脉至，洪大以长，阳之终气也。阳明脉至，浮大而短，阳之中气也。少阳脉至，乍数乍疏，乍短乍长，阳之初气也。三阳并至，势如风雨，上逆则为巅顶之疾，下陷则为漏泄之病，是阳气之上下阻隔而不旋转也。而阳气当阻隔之时。其隔碍不通者当泻而通之，不亟按法正治，粗工乃反扶邪助虐而益败之，故阳气蓄积而病死也。

雷公曰：请受道，讽诵用解。帝曰：三阳者，至阳也，上下无常，病起疾风，至如霹雳。并于阳则为惊，阳气滂溢，嗌干喉塞，并于阴则薄为肠澼。此谓三阳直心，坐不得起卧者，便身全三阳之病。病伤五脏，筋骨以消，肾且绝，惋惋日暮。从容不出，人事不殷，外无期，内无正，不中经

---

①六十八：原缺，据目录补。

纪，诊无上下，以书别，何以别阴阳，应四时，合之五行？不知合之四时五行，因加相胜，释邪攻正，绝人长命（不知合之四时五行至末，旧误在《离合真邪论》）。

三阳者，至阳也（至，极也），上下无常，病起捷若疾风，病至势如霹雳，所谓并至如风雨也。并于阳分，则魂神失根，而为惊悸，阳气滂溢，嗌干喉塞，是上为巅疾之由也。并于阴分，则薄迫冲决而为肠澼，是下为漏病之原也。此谓三阳之直心（直心，犹言真性），以至但能危坐而不能起卧者（上逆则不得卧，下陷则不得起），便身全三阳之病。病伤五脏阴精，筋骨以之消烁，肾阴且绝，惋惋日暮，势不久存。而从容既不出（脉法不精），人事又不殷（殷，笃至也），外无刻期，内无证据（正与证通），其法不中经纪，则诊无上下，以志分别（三阳之上下不能诊别之），何以别其阴阳，应乎四时，合之五行？不知合之四时五行，因加相胜，以伐正气，释邪攻正，适以绝人长命耳。

雷公曰：臣治疏愚，说意而已。阳言不别，阴言不理，请起受解，以为至道。帝曰：善。无失之，此皆阴阳表里上下雌雄相输应也。子言不明不别，不知合至道以惑师教，是世之学尽矣。夫道，上知天文，下知地理，中知人事。语子至道之要，子若受传，且以知天下，以教众庶，亦不疑殆。医道论篇，可以为宝，可传后世，可以长久。

阳言不别，阴言不理，阴阳之微言不能辨别而分理也。至道之要，阴阳分表里，配上下，殊雌雄，别彼此，相输应也。子言不明不别（解而未能别，别而未能明），不知合至道以惑师教，是妙理不传，世之医学自此尽矣。夫道，上知天文，下知地理，中知人事。语子至道之要，子若受传，且以遍知天下之奥，何止医也。医理既精，以教众庶，亦不疑殆。医道之论篇，可以为宝，并可传之后世，长久不泯也。

示从容论六十九[①]

黄帝燕坐，召雷公而问之曰：汝受术诵书，若能览观杂学，及于比类，通合道理，为余言子所长。五脏六腑，胆、胃、大肠、小肠、脾、胞、膀胱，此皆人之所生，治之过失，子务明之，可以十全，即不能知，为世所怨。

[①] 六十九：原缺，据目录补。

及于比类，通合道理，援引比类而通合于道理也。五脏六腑之中，胆、胃、大肠、小肠、脾胞（女子胞）、膀胱，此皆人之所生，治之多致过失。唯务明之，可以十全，即不能知，必将为世所怨也。

雷公曰：臣请诵《脉经》《上下篇》，甚众多矣，别异比类，犹未能以十全，又安足以明之？帝曰：子别试通五脏之过，六腑之所不和，针石之败，毒药所宜，汤液滋味，具言其状，悉意以对，请问不知。

别异，别其异也。比类，比其类也。通，穷究也。

雷公曰：肝虚、肾虚、脾虚，皆令人体重烦冤，当投毒药、刺灸、砭石、汤液，或已或不已，愿闻其解。帝曰：公何年之长而问之少？余真问以自缪也。吾问子窈冥，子言《上下篇》以对，何也？夫脾虚浮似肺，肾小浮似脾，肝急沉散似肾，此皆工之所时乱也，然从容得之。若夫三脏土、木、水参居，此童子之所知，问之何也？

肺脉浮，而脾之虚浮似肺，脾脉亦浮，而肾之小浮似脾，肾脉已沉，而肝之急沉散似肾，此皆工之所时淆乱也，然从容之法得之，从容，脉法也。

雷公曰：于此有人，头痛、筋挛、骨重，怯然少气，哕噫腹满，时惊不嗜卧，此何脏之发也？脉浮而弦，切之石坚，不知其解，复问所以三脏者，以知其比类也。帝曰：夫年长则求之于腑，年少则求之于经，年壮则求之于脏，夫从容之谓也。今子所言皆失，八风菀热，五脏消烁，传邪相受。夫浮而弦者，是肾不足也。沉而石者，是肾气内著也。怯然少气者，是水道不行，形气消索也。咳嗽烦冤者，是肾气之逆也。一人之气，病在一脏也。若言三脏俱行，不在法也。

年长者，肠胃日弱，容纳少而传化迟，腑病为多，故求之于腑。年少者，起居不谨，风寒袭而营卫闭，经病为多，故求之于经。年壮者，情欲不节，劳伤积而气血败，脏病为多，故求之于脏。此之求法，夫乃从容之谓也。雷公所言头痛、筋挛诸证，皆失之。八风侵凌，经络菀（菀与郁同）热，以致津液枯干，五脏消烁，是由外邪内传，里气受伤而成，则年少求之于经者也。夫所谓浮之而弦者，是肾精不足，风木失滋也（水枯木槁，郁动不已，故脉弦浮）。沉之而石者（切之石坚，沉取也），是肾气内著，阳根失居也（火升阳泄，孤阴下陷）。怯然少气者，是水道不行，形气消索也（火炎水败，形消气乏）。咳嗽烦冤者，是肾气之逆，相火上泄也（胆火升泄，不根肾水）。盖肾者主水，受五脏六腑之精而藏之（《上古天真论》语），热盛阴亡，虽五脏皆伤，而肾居其重，故病归肾家。由此言之，是一人之气（年少之人），病在一脏也（肾脏）。若言三脏俱行（肝、肾、脾三脏俱虚），不在诊法也。

雷公曰：于此有人，四支懈惰，喘咳血泄，而愚诊之，以为伤肺，切脉浮大而紧，愚不敢治。粗工下砭石，多出血，血止身轻病愈。此何物也？帝曰：子所能知，治亦众多，与此病失矣，譬以鸿飞，亦冲于天。夫圣人之治病，循法守度，援物比类，化之冥冥，循上及下，何必守经。今夫脉浮大①虚者，是脾气之外绝，去胃外归阳明也。夫二火不胜三水，是以脉绝乱而无常也。四支懈惰，此脾精之不行也。喘咳者，是气并阳明也。血泄者，脉急血无所行也。若夫以为伤肺者，由失以狂也。不引比类，是知不明也。

子所能知，治亦众多，独与此病失矣，譬以鸿飞，亦冲于天，何其远也，是缘守经而不化耳。夫圣人之治病，循法守度，援物比类，虽顺其常，不遗其变，及其化之冥冥，则循上及下，因时制宜，何必守经，拘而不化也。今夫脉浮大而虚者，是脾气之外绝，去离胃腑而外归阳明之经也。盖阳衰湿旺，脾气不能上达，去胃腑而病下陷，故外绝本经，而见虚象。脾陷则胃逆，阳明之经不降，故见浮大。其浮大而上逆者，太阴之湿归于阳明也。阳明上逆，则君相二火不归，以其三水在里也。水起于肾，泛于胃，溢于肺，是谓三水。夫二火不胜三水，则阳不根阴，而浮荡无归，是以脉乱而无常也。四支秉气脾胃，四支懈惰，此水泛土湿，脾精之不行也。肺随胃土右降，喘咳者，是水气并于阳明，胃土上逆，而肺无降路也。心主脉，脉藏血，血泄者，是心火上炎，经脉紧而血无所行也（火炎脉紧，血不得从容流布，故从便泄。以水寒土湿，风木郁陷故也）。若夫以为伤肺者，由失以狂惑也。不引比类以考证之，是知不精明也。

夫伤肺者，脾气不守，胃气不清，经气不为使，真脏坏决，经脉傍绝，五脏漏泄，不衄则呕，此二者不相类也。譬如天之无形，地之无理，白与黑相去远矣。

夫伤肺者，脾气陷而不守，胃气逆而不清，脏腑倒置，则经气不为所使，真脏坏决于内，经脉傍绝于外，五脏漏泄，不衄则呕，由肺金失敛，是以上溢，此二者一为上逆，一为下陷，不相类也。天有文，地有理，以不类为类，譬如

---

① 大：原脱，据《素问·示从容论篇第七十六》补。

上穷九天，以至无形，下穷九地，以至无理，幽明异象，白与黑相去远矣。

疏五过论七十①

黄帝曰：呜呼远哉！闵闵乎②若视深渊，若迎浮云。视深渊，尚可测，迎浮云，莫知其际。圣人之术，为万民式，论裁志意，必有法则，循经守数，按循医事，为万民副，故事有五过四德，汝知之乎？雷公避席再拜曰：臣年幼小，蒙愚以惑，不闻五过与四德，比类形名，虚引其经，心无所对。

比类形名，以求其义，虚引经文，绝无此说，故无所对（若视深渊六语，与《六微旨论》重）。

帝曰：凡未诊病者，必问尝贵后贱，名曰脱营，虽不中邪，病从内生。尝富后贫，名曰失精，五气留连，病有所并。医工诊之，不在脏腑，不变躯形，诊之而疑，不知病名。身体日减，气虚无精，病深无气，洒洒然时惊。病深者，以其外耗于卫，内夺于营。良工所失，不知病情，此亦治之一过也。

尝贵后贱，抑郁伤心，火动血耗，名曰脱营，虽不中于虚邪，而病从内生。尝富后贫，忧悴伤脾，燥动精亡，名曰失精，五脏之气留连，而病有所并。医工诊之，不在脏腑，不变躯形，诊之而疑，不知病名。身体日减，气虚无精，病深而无气，洒洒然惊。病之深者，以其外耗于卫，内夺于营。良工之所失，不知其病情，此亦治之一过也。

凡欲诊病者，必问饮食居处。暴乐暴苦，始乐后苦，皆伤精气，精气竭绝，形体毁沮。暴怒伤阴，暴喜伤阳，厥气上行，满脉去形。愚医治之，不知补泻，不知病情，精华日脱，邪气乃并，此亦治之二过也。

苦乐萦心，皆伤精气，精气竭绝，则形体毁沮。暴怒则伤阴，木郁风动，故精耗也。暴喜则伤阳，火泄根拔，故神散也。木火升逆，则厥气上行，气满于经脉，而神去于形骸（肝胆皆主怒，怒则肝陷而胆逆，厥气上行者，胆木也）。愚医治之，不知补泻，不知病情，久而精华日脱，邪气乃并，此亦治之二过也。

诊有三常，必问贵贱，封君败伤，乃欲侯王。故贵脱势，虽不中邪，精

---

① 七十：原缺，据目录补。
② 闵闵乎：深远邈。形容医道之精深玄妙。

神内伤，身必败亡。始富后贫，虽不伤邪，皮焦筋屈，痿躄为挛。医不能严，不能动神，外为柔弱，乱至失常，病不能移，则医事不行，此治之三过也。

诊有三常（经常之法），必问贵贱之等差，或是昔日之封君而至败伤，或是今日之朝官而欲侯王。其故贵而脱势者，虽不中邪，而精神内伤，身必败亡。其始富而后贫者，虽不伤邪，而皮焦筋屈，痿躄为挛。医不能严词危论以开导之，则不能动其神思以致改悔，外为柔弱以事将顺，久而血气挠乱至于失常。其病不能移，则医事不行，此治之三过也。

凡诊者，必知终始，又知余绪①，切脉问名，当合男女。离绝菀结，忧恐喜怒，血气离守，五脏空虚，工不能知，何术之语！尝富大伤，斩筋绝脉，身体复行，令泽不息，故伤败结，留薄归阳，脓积寒炅。粗工治之，亟刺阴阳，身体解散，四支转筋，死日有期。医不能明，不问所发，唯言死日，亦为粗工，此治之四过也。

诊病必知其终始，又知其余绪，切脉问名，当合男女（《难经》：男脉在关上，女脉在关下）。其或情意离绝，以致心绪菀结（菀与郁同），久而血气离守，五脏空虚，工于此不能知，何医术之足语！或尝富而大伤，至斩筋而绝脉，身体虽复行走，而令膏泽不得滋息，故伤败结，留连薄迫，而归阳经，阳气郁蒸，血肉腐烂，脓积而生寒热。粗工治之，亟刺其阴阳之脉，渐而身体解散，四支转筋，死有日期，不可挽矣。医不能明，不问所发，唯言死日，亦为粗工，此治之四过也。

善为脉者，必以比类奇恒从容知之。明引比类从容，是以名曰诊经，是谓至道也。为工而不知道，此诊之不足贵，此治之五过也（明引比类三句，旧误在《示从容论》）。

善为脉者，必以比类奇恒（奇，异也。恒，常也）。从容，审度而知之。明引比类，出以从容，是以名曰诊经，是谓至道也。为工而不知道，则诊不足贵，此治之五过也。

凡此五者，皆受术不通，人事不明也。故曰：圣人之治病也，必知天地阴阳，四时经纪，五脏六腑，雌雄表里，刺灸砭石毒药所主，从容人事，

---

① 余绪：端末也。

以明经道，贵贱贫富，各异品理，问年少长，勇怯之理，审乎分部，知病本始，八正九候，诊必副矣。

八正，八方之正风。九候，三部九候。副，符也。

治病之道，气内为宝，循求其理，求之不得，过在表里。守数据治，无失俞理，能行此术，终身不殆。不知俞理，五脏菀热，痈发六腑。

俞，穴。俞理，腠理。不知俞理，以泻经邪，经邪内逼，故五脏菀热，而痈发于六腑也。

诊病不审，是谓失常。谨守此治，与经相明。《上经》《下经》：揆度阴阳，奇恒五中，决以明堂，审于终始，可以横行。

五中，五脏，《方盛衰论》章五中之情是也。《灵枢·五色》：五色独决于明堂。明堂者鼻也。故既察五中之情，又复决以明堂。

《上经》者，言气之通天也。《下经》者，言病之变化也。《金匮》者，决死生也。揆度者，切度之也。所谓揆者，切求之也，言切求其脉理也。度者，得其病处，以四时度之也。奇恒者，言奇病也。所谓奇者，使奇病不得以四时死也。恒者，得以四时死也（此段旧误在《病能论》）。

《上经》《下经》《金匮》，皆古书也。

征四失论七十一①

黄帝坐明堂，雷公侍坐，黄帝曰：夫子所通书受事②众多矣，试言得失之意，所以得之？所以失之？雷公对曰：循经受业，皆言十全，其时有过失者，愿闻其事解也。帝曰：子年少智未及耶？将言以杂合耶？夫经脉十二，络脉三百六十五，此皆人之所明知，工之所循用也。所以不十全者，精神不专，志意不理，外内相失，故时疑殆，诊不知阴阳逆从之理，此治之一失矣。

言以杂合，言以杂合而淆乱也。

受师不卒，妄作杂术，缪言为道，更名自功，妄用砭石，后遗身咎，此治之二失也。

---

① 七十一：原缺，据目录补。
② 通书受事：通晓的事书及医事。

受师不卒，受于师者，不能卒业也（卒，终也）。

不适贫富贵贱之居，坐之薄厚，形之寒温，不适饮食之宜，不别人之勇怯，不知比类，足以自乱，不足以自明，此治之三失也。

适，合也。

诊病不问其始，忧患饮食之失节，起居之过度，或伤于毒，不先言此，卒持寸口，病何能中，妄言作名，为粗所穷，此治之四失也（卒，音猝）。

毒，毒药。妄言作名，妄立名目。粗，粗工也。

是以世人之语者，驰千里之外，不明尺寸之论，诊无人事。治数之道，从容之葆。妄治时愈，愚心自得，坐持寸口，诊不中五脉，百病所起，始以自怨，遗师其咎。是故治不能循理，弃术于市。

世人之语者，论医者也。诊无人事，治数之道，从容之葆，《著至教论》所谓从容不出，人事不殷也（《疏五过论》：从容人事，以明经道）。葆，珍藏也。

呜呼！窈窈冥冥，孰知其道！道之大者，拟于天地，配于四海。汝不知道之谕，受以明为晦，是失吾过矣。以子知之，故不告子（是失吾过三句，旧误在《示从容论》）。

谕，诲谕。受，受业。汝不知道之谕，受以明为晦，是其失（四失）由吾之过矣。平日以子知之，故不告子也。

方盛衰论七十二①

雷公请问：气之多少，何者为逆？何者为从？黄②帝答曰：阳从左，阴从右，老从上，少从下，是以阳归春夏为生，归秋冬为死，反之则归秋冬为生。气有多少，逆皆为厥。

阳从左升，春夏之令也。阴从右降，秋冬之令也。老者如秋冬，则阴从上降；少者如春夏，则阳从下升。是以阳归春夏为生，归秋冬为死。阳生于春夏而死于秋冬，少者之气候也。若反之，则归秋冬为生。阴生于秋冬而死于春夏，老者之气候也。老者阴气多而阳气少。少者阳气多而阴气少，气有多少，逆皆为厥。厥者，升降倒行而手足寒冷也。

---

① 七十二：原缺，据目录补。
② 黄：原作"皇"，据《素问·方盛衰论篇第八十》改。

问曰：有余者厥耶？答曰：一上不下，寒厥到膝，少者秋冬死，老者秋冬生。气上不下，头痛巅疾，求阳不得，求阴不审，五部隔无征，若居旷野，若伏空室，绵绵乎属不满日。三阳绝，三阴微，是为少气。

有余，气多者也。阴气降敛，阳蛰九地则下暖，厥家阳气一上不下，寒厥到膝。少者秋冬则死，年少而阳下衰，是为逆也。老者秋冬则生，年老而阳下衰，是为顺也。方其气上不下，头痛巅疾（巅，顶也），以为阳多而求阳不得，其下无阳也，以为阴多而求阴不审，其上无阴也。五脏之部，悬隔无征，不知是阳是阴，若居旷野之中，若伏空室之内，绵绵乎气息仅属，似不满日（似不终日）。此其阴阳离绝，气血纷乱，莫可名言其证状也（若居旷野，若伏空室，言其神魂飞荡，无依著也）。夫求阳不得，是三阳绝也；求阴不审，是三阴微也。阳绝阴微，是为少气，何谓有余耶！

是以少气之厥，令人妄梦，其极至迷。肺气虚则使人梦见白物，见人斩血籍籍，得其时则梦见兵战。肾气虚则使人梦见舟船溺人，得其时则梦伏水中，若有畏恐。肝气虚则梦见菌香生草，得其时则梦伏树下不敢起。心气虚则梦救火阳物，得其时则梦燔灼。脾气虚则梦饮食不足，得其时则梦筑垣盖屋。是知阴盛则梦涉大水恐惧，阳盛则梦大火燔灼，阴阳俱盛则梦相杀。上盛则梦飞，下盛则梦堕。甚饱则梦予，甚饥则梦取。肝盛则梦怒，肺盛则梦哭。短虫多则梦聚众，长虫多则梦相击毁伤。此皆五脏气虚，阳气有余，阴气不足（是知阴盛至相击毁伤一段，旧误在《脉要精微论》）。

少气者，阴阳俱亏，二气不交，最易发厥。少气之厥，微者神魂飞荡，令人妄梦，其极则阴阳逆乱，至于昏迷。厥逆无知者，气乱而神迷也。盖精魄阴也，其性敛藏，神魂阳也，其性发越，神魂发越则人寤，阴魄敛藏则人寐。平人寐后，神魂敛藏于精魄之中，动变为静，是以梦少。少气之家，阴虚不能抱阳，阳弱不能根阴，身虽卧寐而神魂失藏，浮荡无归，是以多梦。人之阴阳水火，虽虚实不同，而醒时不觉，气血动而精神扰也。寐后血气宁静，独能觉之，于是心随气变，想逐心移，境自心生，形从想化，随其脏腑虚实，结为梦幻。喜、怒、悲、惧，生杀予夺，飞沉荣悴，声色饮食，万状纷纭，不可殚述，皆其脏气使之也。人身有寐，人心常醒，醒则思，思则梦。梦者，身寐而心不寐也。思有繁简，梦有少多，虽缘心君之静躁不一，而实关中气。中气者，阴阳升降之原，精神交济之枢也。中气虚败，水火失交，土郁思动（脾主思），多梦所由来也。此皆五脏气虚，阳气有余，阴气不足之故。五脏气虚者，水虚则不上济，火虚则不下根，金虚则不左交，木虚则不右并，土虚则不能媒合四象，攒聚五行也。阳气有余者，阳泄而不归也。阴气不足者，阴驰而不守也。阳有余于上而下则不足，阴不足于上而下则有余，总之，阴阳离决，均是虚也。

起所有余，知所不足，度事上下，脉事因格。是以形弱气虚死，形气有余脉气不足死，脉气有余形气不足生。

起于其所有余，而知其所不足，合其上下而揆度之，脉事乃至（格，至也）。盖上有余者，下必不足，下有余者，上必不足，人之常也。上下皆有余、皆不足者，十中之一耳，未可概论也。于其有余之中，而得不足之象，是谓上工。是以形弱气虚死，内外皆不足也。形气有余脉气不足死，外有余而内不足也。脉气有余形气不足生，内有余而外不足也。

诊有五度，度人、脉度、脏度、肉度、筋度、俞度。合之五诊，调之阴阳，以在经脉。阴阳气尽，人病自具。至阴虚，天气绝，至阳盛，地气不足。阴阳并交，至人之所行。阴阳并交者，阳气先至，阴气后至。

诊有五度，以度人身，脉度诊其脉象也，脏度候其脏腑①也，肉度相其肌肉也，筋度量其筋膜也，俞度测其俞穴也，是为五诊。合之五诊，调之阴阳，则以在经脉。经脉者，脏腑②筋肉之所会通，阴阳盛衰悉现于此，则脉度其最要者也。阴阳气尽，人病自具，形影相应，无所逃也。人之阴阳，上下相交，阳降而化浊阴，是为地气。阴升而化清阳，是为天气。至阴虚则阳根下败，天气绝，至阳盛则阴根上亡，地气不足。偏盛偏虚而不交，皆非平气也。惟阴阳并交，则上下调和，乃是至人之所行。阴阳并交者，阳气先至，阴气后至，阳倡阴随，治安之象也。

是以圣人持诊之道，先后阴阳而持之，奇恒之势，乃六十首，诊合微之事，追阴阳之变，章五中之情，取虚实之要，定五度之事，知此其中之论，乃足以诊。是以切阴不得阳，诊消亡，得阳不得阴，守学不湛，知右不知左，知左不知右，知上不知下，知先不知后，故治不久。知病知不病，知丑知善，知高知下，知坐知起，知行知止，用之有纪，诊道乃具，万世不殆（湛，音沉）。

阴阳之至，有先有后，是以圣人持诊之道，先后阴阳而持之。奇恒之势

---

① 腑：原作"度"，据上下文改。
② 腑：原作"俞"，据上下文改。

（奇，异也，恒，常也，上古诊法），乃六十首（首，篇也），诊合微之事（合于微妙），追阴阳之变（阴阳变化），章五中之情（五脏性情），取虚实之要（虚实节要），定五度之事（五度，度人）。五者，六十首中之大纲也，必能知此其中之论，乃足以诊也。是以切阴不得其阳，则诊法消亡，得阳不得乎阴，是守学不湛（湛，深也），知右不知左，知左不知右，知上不知下，知先不知后，得半而止，故治不久。知病知不病，知丑知善，知高知下，知坐知起，知行知止，用之有纪（纪，律），诊道乃具（全备），传之将来，万世不殆。

诊有大方，坐起有常，出入有行，以转神明。诊必上下，度民君卿。脉动无常，散阴颇阳，脉脱不具，诊无常行。受师不卒，使术不明，不察逆从，是为妄行。妄行无征，示畏侯王。持雌失雄，弃阴附阳，不知并合，诊故不明，传之后世，反乱自章（妄行无征，示畏侯王二句，旧误在《气交变论》）。

诊有大法（方法也），坐起有常，出入有行（节度），动止不乱，所以转运一身之神明，使之察微而通幽也。诊必上下审谛，度其为民为君为卿，居养不同，治疗亦异也。人之脉动无常，有散阴颇阳之殊（散阴，阴气耗散也，颇阳，阳气偏颇也），脉法脱不全具（脱，或也），则无常行也（行，法度也）。受业于师，不能卒业，使术不明，不察逆从，是为妄行。妄行而无征验，将示畏于王侯（王侯畏惧不用）。缘其持雌而失雄，弃阴而附阳，不知并合而参观，诊故不明，传之后世，反乱自章也。

必清必静，上观下观，司八正邪，别五中部，按脉动静，循尺滑涩寒温之意，视其大小，合之病能，逆从以得，复知病名，诊可十全，不失人情。故诊之或视息视意，不失条理，道甚明察，故能长久。不知此道，失经绝理，此谓失道，妄言无期。

必清必静，上观下观，司察八正之邪（八方虚邪），辨别五中之部，按脉动静，循尺肤滑涩寒温之意，视其脉之大小，合之病之形能，逆从以得，复知①病名，诊可十全，不失人情。故诊之或视其息，或视其意，不失条理，道甚明察，故能长久。不知此道，失经而绝理，此谓失道，妄言而无期也（无验期也）。

---

① 知：原作"加"，据文义改。

解精微论七十三①

黄帝坐明堂，雷公请曰：臣受业传之行教，以经论从容，形法阴阳，刺灸汤药，所兹行治。人之形体，有贤不肖，所从群下，通使临事，以适道术，未必能十全。若先言悲哀喜怒，燥湿寒暑，阴阳妇女，卑贱富贵，谨闻命矣，请问其所以然者。有龟愚朴陋之问，不在经者，欲闻其状。

臣受业传之行教于世，以经论从容，形法阴阳，刺灸汤药之属，所兹行治。但以人之形体秉赋不同，有贤与不肖之分，若以所从群下诸辈，通使临事，以适道术，恐未必能十全，缘天资不肖，不解其所以然也。若先时所言悲哀喜怒，燥湿寒暑，阴阳妇女，卑贱富贵，如《疏五过》《征四失》诸篇之论，谨闻命矣，请问其所以然者。有龟愚朴陋之问，不在经者，欲闻其状。

帝曰：大矣。公请问：哭泣而泪不出者，若出而少涕，其故何也？帝曰：在经有也。复问：不知水所从生？涕所从出也？帝曰：若问此者，无益于治也，工之所知，道之所生也。

大矣，大其问也。在经有者，《灵枢·口问》也。

夫心者，五脏之专精也。目者，其窍也，华色者，其荣也，是以人有得也，则气和于目，有亡，忧知于色。悲哀则泣下，泣下水所由生。水宗者，积水也，积水者，至阴也。至阴者，肾之精也。水之所以不出者，是精持之也。辅之裹之，故水不行也。

心者，君主之官，是五脏之专精也。心神升露，上开孔窍，以为出入游行之门。目者，是其窍也。目中之华色者，是其荣光也。盖心属火，火清则上光，窍开而光露，故无幽不照。肝窍于目者，肝木乃心火之母。肝藏魂，心藏神，魂犹半暗，神则全明。魂者，神之初气，明之根原，而非光所发露也。神通于目，光华为色，是以人有所得，其和气达于目，有所亡，其忧象知于色。心动而神移，神移而色变，心藏之而目泄焉，此非人力所掩饰也。人之悲哀则泣从目下，泣下是水所由生。水有宗原，水之宗者，积水也，积水者，至阴也，至阴者，肾之精也。精主蛰藏，水之所以不出者，是精持之也。辅之裹之，藏而不泄，故水不行也。

夫水之精为志，火之精为神，水火相感，神志俱悲，是以目之水生也。

---
① 七十三：原缺，据目录补。

故谚言曰：心悲名曰志悲，志与心共凑于目也。是以俱悲则神气传于心而志独悲，故泣出也。

水之精为志，火之精为神。肾藏志，心藏神，神以至阳而根发于肾，志者，阳神之祖气也。神与志，本是一气，水火相感，神志俱悲，是以目之水生也。故谚云：心悲名曰志悲，以志与心共凑于目也。是心志俱悲则神气传于心，精上传于志，志与心共凑于目，故泣出也。盖肾主五液，入肝为泪，肝木上生心火，开窍于目，肾液之得至于目者，由肝木而上达也。

涕者，脑也。脑者，阴也。髓者，骨之充也。脑髓涕唾，哭泣悲哀，水所由行，故脑渗为涕。志者，骨之主也。水流而涕从之者，其行类也。夫涕之与泣者，譬如人之兄弟，急则俱死，生则俱生，其志以神悲，是以涕泣俱出而横行也。夫人涕泣俱出而相从者，所属之类也。

涕者，肺气熏蒸，脑液之所流溢也。脑者，肾阴所凝，髓之海也。肾主骨髓，髓者，骨之充也。脑髓为涕唾之源，哭泣悲哀，是水所由行，故脑渗为涕，自鼻而下。志者，骨之主也（主宰）。志悲水流而涕从之者，其行类也。夫涕之与泣者，同属于肾，譬如人之兄弟，急则俱死，生则俱生，其志以神悲（为神所使），是以涕泣俱出而横行也。夫人涕泣俱出而相从者，所属之类同故也（脑髓涕唾三句，旧误在《示从容论》）。

雷公曰：大矣。请问人哭泣而泪不出者，若出而少，涕不从之，何也？帝曰：夫泣不出者，哭不悲也；不泣者，神不慈也。神不慈则志不悲，阴阳相持，泣安能独来？夫志悲者惋，惋则冲阴，冲阴则志去目，志去则神不守精，精神去目，涕泣出也。且子独不念夫经言乎？厥则目无所见。夫人厥则阳气并于上，阴气并于下，阳并于上，则火独光也，阴并于下，则足寒，足寒则胀也。夫一水不胜五火，故目眦盲。是以冲风泣下而不止，夫风之中目也，阳气内守于精，是火气燔目，故见风则泣下也。有以比之，夫疾风生，乃能雨，此之类也。

泣不出者，是其哭不悲也。其不泣者，是其神不慈也。神不慈则志不悲，神志无慈悲之意，则阴阳相持，水液不得上溢，泣安能独来？夫志者，痛切哀惋，哀惋之极，则冲其阴液，泛衍而上。冲阴则志去于目，失其封藏之令，志去则神不守精，亦去于目。精神皆去于目，阴阳不复相持，液道开张，于是涕泣出也。且子独不念夫经言乎？经言有曰厥则目无所见（《生气通天论》：大怒则形气绝而血菀于上，使人薄厥，目盲不可以视，耳闭不可以听）。夫人厥则阳气并于上，阴气并于下,阳并于上,则无微阴以济之,而火独光也。阴并于下,则无微阳以济之,而足寒,足寒则水泛土湿,乙木郁遏,而生胀满也。夫一水不胜五火,五火上炎,而无水精之内凝,则光散而明失矣,故目视盲,人之伤心痛哭而昏迷厥冷者,正此义也。是以冲风泣下而不止者,以夫风之中于目也。皮毛敛闭,郁其经阳,阳气内守于精,而生里热,是火气内燔于目中,亦阳并于上,五火独光之例也。热蒸泪流,故见风则泣下也。有以比之,夫疾风先生,乃能雨下,此之类也。

《素问悬解》卷九终
阳湖　冯光元　校字

素问悬解卷十

昌邑黄元御解

运气①

六节藏象论七十四②

黄帝问曰：余闻天以六六之节，以成一岁，人以九九制会，计人亦有三百六十五节，以为天地久矣，不知其所谓也？

问义详下文。

岐伯对曰：昭乎哉问也！请遂言之。夫六六之节，九九制会者，所以正天之度，气之数也。

周天三百六十五度四分度之一，一岁六六三百六十日，是为六六之节。其法原于黄钟之管，黄钟之管九寸，一寸九分，九九八十一分，三分损益，上下相生，律度衡量，莫不由之，是为九九制会。以九九之数，推六六之节，所以正周天之度，测四季之数也。

天度者，所以制日月之行也。气数者，所以纪化生之用也。

日月运行，不离宿度，故以天度制日月之行。（阴阳化生，不离气数，故以气数纪化生之用。）

天为阳，地为阴，日为阳，月为阴，行有分纪，周有道理。

天圆在外，动而不息，是为阳。地方居中，静而不迁，是为阴。阳气外光则为日，阴精内明则为月。日月旋运，循环不息，其行则有分纪，其周则有道理。盖地居天中，天象浑圆，围包地外，半在地上，半在地下。周回

---

① 运气：原缺，据目录补。
② 七十四：原缺，据目录补。

三百六十五度四分度之一，子午为经，卯酉为纬，朝则东升，暮则西降。日一小周，岁一大周，遍历十二辰次，终而复始。天象杳茫，无迹可寻，而斗纲所指，每月一辰，是即天气之所在也。正月指寅（北极七星，其一曰魁，其五曰衡，其七曰杓，三星谓之斗纲。正月建寅，黄昏杓指寅，夜半衡指寅，平旦魁指寅。余月皆如此），二月指卯，三月指辰，四月指巳，五月指午，六月指未，七月指申，八月指酉，九月指戌，十月指亥，十一月指子，十二月指丑。天气在卯则为春，在午则为夏，在酉则为秋，在子则为冬，四时八节，于此分焉。日月随天升降，亦是同行。但天行速，日一周天而过日一度，日行迟，日一周天而少天一度，则天日益进，日日益退。自冬至子半，积三百六十五日四分日之一（二十五刻），日退三百六十五度四分度之一，而与天会于子位。月行尤迟，日一周而少天十三度有奇，少日十二度有奇，则日日益进，月日益退。自上月所会辰次，积二十九日有奇，月退一周天，而与日会于下月辰次。故仲冬斗建在子，日月会于星纪（斗宿丑宫），季冬斗建在丑，日月会于玄枵（女宿子宫），孟春斗建在寅，日月会于娵訾（室宿亥宫），仲春斗建在卯，日月会于降娄（奎宿戌宫），季春斗建在辰，日月会于大梁（胃宿酉宫），孟夏斗建在巳，日月会于实沈（毕宿申宫），仲夏斗建在午，日月会于鹑首（井宿未宫），季夏斗建在未，日月会于鹑火（柳宿午宫），孟秋斗建在申，日月会于鹑尾（翼宿巳宫），仲秋斗建在酉，日月会于寿星（角宿辰宫），季秋斗建在戌，日月会于大火（房宿卯宫），孟冬斗建在亥，日月会于析木（尾宿寅宫），仲冬斗建又临子位，复交冬至，是一年周天之度也。冬至以后，天气自北而东会；夏至以后，天气自南而西行。日月自南而东会，是以星家以天为顺行，日月为逆行，不知乃进退迟速之不同，非有逆顺之殊也。周天二十八宿，宿三十六分，共计一千零八分。房至毕，十四宿，为阳；昴至心，十四宿，为阴。阳主昼，阴主夜，一日十二时，漏水下百刻，以分昼夜。春秋二分，日昼行地上五十刻，计五百零四分，夜行地下五十刻，计五百零四分。自春分以后，昼渐长，夜渐短，至夏至午半，昼五十九刻，计五百九十四分有奇，夜四十一刻，计四百一十三分有奇。自秋分以后，昼渐短，夜渐长，至冬至子半，昼四十一刻，计四百一十三分有奇，夜五十九刻，计五百九十四分有奇。是行有分纪也。天周一百八万里，人一息天行八十里，昼夜百刻，一万三千五百息，日行一千零八分，天周一百八万里。日行不及天，岁退一周，月行不及日，月退一周，是周有道理也。

日行一度，月行十三度而有奇焉。故大小月三百六十五日而成岁，积气余而盈闰矣。

周天三百六十五度四分度之一，日行不及天，日退一度，积三百六十五日二十五刻，乃退一周，而与天会。一岁三百六十日，天气常盈五日二十五刻之度。月行又不及日，一日较天退十三度有奇，较日退十二度有奇，积二十九日五十三刻零，乃退一周，而与日会。一岁三百六十日，月行又缩五日六十三刻之度，则一岁止得三百五十四日三十七刻。一岁十二月，一月三十日，分之不足，是六大六小。天气所盈，一年十日零八十八刻，是以三年一闰。以三岁计之，合得三十二日六十四刻，一闰而不尽。以五岁计之，合得五十四日四十刻，再闰而未足。积十九年，合得二百六日又七十二刻，二十九日五十三刻为一月，共计七月，七闰时刻不差，是谓一章也。

立端于始，表正于中，推余于终，而天度毕矣。

天气始于甲，地气始于子，自上古甲子推至本年冬至子半，一岁节气，皆自此始。立端于此，以次推之，是历法之原也。

《周礼》：大司空之职，立土圭，正日景，以求地中。日南则景短多暑，日北则景长多寒，日东则景夕多风，日西则景朝多阴。周公营洛，置五表，颍川阳城置中表，中表东西南北各千里置四表，即其法也。

盖子午卯酉，为天地四方。南北二极，正当子午之线，是谓天枢。北极出天三十六度，南极入地三十六度，两极相去一百八十二度半有奇。赤道居其中，去两极各九十一度有奇。冬至日行赤道之南二十四度，去北极一百①一十五度有奇，其景最长。其时昼行地上一百四十六度余，夜行地下二百一十九度余，故夜长而昼短。夏至日行赤道之北二十四度，去北极六十七度余有奇，其景最短，其时昼行地上二百一十九度余，夜行地下一百四十六度余，故夜短而昼长。春秋二分，日行于赤道之中，度在两极远近之介，景居二至长短之交，故昼夜平。土圭测景之法，表长八尺，圭长一尺五寸，立表于四方之中，冬至之日，表景长一丈三尺，夏至之日，表景长一尺五寸。夏至为一年之中，嵩山为四方之中，立表于此，以土圭量其日景，正长一尺五寸，与度相合，所以准四时之节序，正八方之气候也。自此以南，则景短而多暑（南方去日近，故景短而偏热），自此以北，则景长而多寒（北方去日远，故景长而偏寒），自此以东，则景夕而多风（东方

---

① 一百：原脱，据上下文补。

日在其西，故虽午中而景如日夕之东倾），自此以西，则景朝而多阴（西方日在其东，故虽午中而景如日朝之西斜），皆非中也。惟表正于中，则节序均而气候得矣。一岁之内，天气盈余，推之于终，以置闰月，即上文气余盈闰之法也。始、中、终皆得其法，则历数明而天度毕矣。

帝曰：余已闻天度矣，愿闻气数何以合之？岐伯曰：天以六六为节，地以九九制会。天有十日，日六竟而周甲，甲六复而终岁，三百六十日法也。

天有十日，谓天干也。天干纪日，甲、乙、丙、丁、戊、己、庚、辛、壬、癸，凡十日。干支相错，凡六十日，天干六竟，正六十日，而六甲之数周。六甲六复，正六六三百六十日，而一岁之数终，是一岁之日法也。

夫自古通天者，生之本，本于阴阳，其在九州九窍，皆通乎天气。其生五，其气三，三而成天，三而成地，三而成人。

自古人物之生，悉通于天，以其生之本，本于阴阳。阴阳者，天气也。其在地则有九州，在人则有九窍，皆本此阴阳，则皆通乎天气。阴阳以升降而化五行，以太少而化三气（太阳、阳明、少阳为三阳，太阴、少阴、厥阴为三阴），是其生以五，其气为三。以此三气而成天，三气而成地，三气而成人，天、地、人虽殊，不过此三阴三阳而已。

三而三之，合则为九。九分为九野，九野为九脏，故形脏四，神脏五，合为九脏以应之也。

三三为九，地以此分而为九野（即九州也），人以此分为九脏。故人有形脏四，脑髓、骨、脉、胆（义详《五脏别论》），神脏五，肝、心、脾、肺、肾（肝藏魂，心藏神，脾藏意，肺藏魄，肾藏精，是谓五神），合为九脏以应之，是天、地、人气数相合之妙也（上文帝问气数何以合之？此答其义）。

帝曰：余已闻六六九九之会也。夫子言积气盈闰，愿闻何谓气？请夫子发蒙解惑焉。岐伯曰：此上帝所秘，先师传之也。帝曰：请遂闻之。

上帝，天帝。先师，僦贷季。

岐伯曰：五日谓之候，三候谓之气，六气谓之时，四时谓之岁，而各从其主治焉。

一年节序，五日而候变，故五日谓之候。三候而气改，故三候谓之气。六气而时更，故六气谓之时。四时而岁成，故四时谓之岁。五行相代，各从其主治之时以为气令，寒、暑、温、凉所以殊也（春、夏、秋、冬，五气主治，义详《脏气法时论》中）。

五运相袭，而皆治之，终期之日，周而复始。时立气布，如环无端，候亦同法。

　　春为木，夏为火，长夏为土，秋为金，冬为水，五运迭相承袭，而皆治其主令之时，终其期岁之日，周而复始。四时既立，则二十四气流布于中，如环无端，而七十二候亦旋运于内，同此法度也。

　　故曰不知年之所加，气之盛衰，虚实之所起，不可以为工矣。

　　年岁有阴阳，气运有盛衰，此虚实所由起也。医家推步一年气候，欲知天人虚实之原耳，不知此则不足为工矣。

　　帝曰：有不袭乎？岐伯曰：苍天之气，不得无常也。气之不袭，是谓非常，非常则变矣。

　　五运相袭，天气之常，苍天之气，不得无常。若其不袭，木已去而火未来，金既退而水不进，是谓非常，非常则为变矣。

　　帝曰：非常而变奈何？岐伯曰：变至则病，所胜则微，所不胜则甚，因而重感于邪则死矣。故非其时则微，当其时则甚也。

　　变①至则人物感之而为病，是其所胜之邪则病微，其所不胜之邪则病甚，若因而重感于邪，正气再伤，不止甚也，则人死矣。故感非其时，是为所胜，则病微（如春受土邪，夏受金邪，秋受木邪，冬受火邪）；感当其时，其所不胜，则病甚矣。

　　帝曰：何谓所胜？岐伯曰：春胜长夏，长夏胜冬，冬胜夏，夏胜秋，秋胜春，所谓得四时（旧误作五行时，今依《金匮真言论》改正）之胜，各以其气命其脏。

　　春木胜长夏土，土胜冬水，水胜夏火，火胜秋金，金胜春木，是谓得四时之胜者，各以五行之气命其五脏。如春得风邪则伤在脾，夏得火邪则伤在肺，长夏得湿邪则伤在肾，秋得燥邪则伤在肝，冬得寒邪则伤在心。得一时之胜气，其所被克之脏必当受病。知其何气为邪，则知何脏受病矣。

　　帝曰：何以知其胜？岐伯曰：求其至也，皆归始春。未至而至，此为太过，则薄所不胜，而乘所胜也，命曰气淫。至而不至，此谓不及，则所胜妄行，而所生受病，所不胜薄之也，命曰气迫。

　　一年气候，始于立春，欲知何气之胜，先于立春候之。未应至而至，此谓

---

① 变：原作"病"，据上下文改。

太过，则薄所不胜，木反侮金，乘其所胜，木邪贼土，命曰木气过盛而为淫也。已应至而不至，此谓不及，则所胜妄行，土邪无畏，所生受病，火败莫炎，所不胜薄之，金邪肆虐，命曰他气乘虚而相迫也。得一气则余气可知矣。

所谓求其至者，气至之时也。谨候其时，气可与期。失时反候，五治不分，邪僻内生，工不能禁也。

求其至者，必于此气应至之时，谨候其时，则气可与之相期。失其时而反其候，则五邪相感，五治不分，邪僻内生，传变诸病，工亦不能禁之也。

帝曰：其有至而至，有至而不至，有至而太过，何也？岐伯曰：至而至者和，至而不至，来气不及也，未至而至，来气有余也。

应至而至，是为来气平和。应至而不至，是为来气不及。未应至而至，是为来气有余。

帝曰：至而不至，未至而至如何？岐伯曰：应则顺，否则逆，逆则变生，变生则病。帝曰：善。请言其应。岐伯曰：物生其应也，气脉其应也（以上二段，旧误在《六微旨论》中，今移正也）。

来气愆时，人物必应之。应之则为顺，不应则为逆，逆则变生而病作矣。天地人物，同气相应，欲知其应，观之万物之发生，人身之气脉，则知之矣。

帝曰：五运之始，如环无端，其太过不及，何如？岐伯曰：五气更立，各有所胜，盛虚之变，此其常也。

五运循环，气化更改，何忽有此太过不及？缘五气更立，各有所胜，胜者为盛，不胜者为虚，盛虚之变，此其常理。盛则太过，虚则不及，无足为怪也。

帝曰：太过不及奈何？岐伯曰：在经有也。帝曰：平气何如？岐伯曰：无过者也。

太过不及之法，详见《气交变》《五常政》论中，故曰在经有也。平气无过，即至而至者和也。

帝曰：藏象何如？岐伯曰：肝者，罢极之本，魂之居也。其华在爪，其充在筋。此为阳中之少阳，通于春气（罢，音疲）。

肝藏魂而主筋，罢极则伤筋力，故肝为罢极之本，魂之居也。爪者筋之余，故其华在爪，其充在筋。肝为乙木，木旺于春，春时三阴方降，三阳方升，故为阳中之少阳，通于春气。

心者，生之本，神之处也。其华在面，其充在血脉，为阳中之太阳，通于夏气。

心藏神而主脉，其德生长，故心为生之本，神之处也。面者宗脉所聚，故其华在面，其充在血脉。心为丁火，火旺于夏，夏时六阴全降，六阳全升，故为阳中之太阳，通于夏气。

肺者，气之本，魄之处也。其华在毛，其充在皮，为阴中之少阴，通于秋气。

肺藏魄而统气，故肺为气之本，魄之处也。肺主皮而荣毛，故其华在毛，其充在皮，肺为辛金，金旺于秋，秋时三阳方降，三阴方升，故为阴中之少阴，通于秋气。

肾者主蛰，封藏之本，精之处也。其华在发，其充在骨，为阴中之太阴，通于冬气。

肾藏精而主藏，故肾者主蛰，为封藏之本，精之处也。肾主骨而荣发，故其华在发，其充在骨。肾为癸水，水旺于冬，冬时六阳全降，六阴全升，故为阴中之太阴，通于冬气。

脾、胃、大肠、小肠、三焦、膀胱者，仓廪之本，营之居也。名曰器，能化糟粕，转味而入出者也，其华在唇四白，其充在肌，此至阴之类，通于土气。凡十一脏，取决于胆也。

脾藏营而主消磨水谷，故脾为仓廪之本，营之居也。胃者脾之腑，主盛受水谷。水谷消化，谷滓由大肠、小肠而下，水滓由三焦、膀胱而下，是皆名曰器，能消化水谷糟粕，运转五味，入于上口而出于下窍者也。脾主肌肉，开窍于口。口唇者，肌肉之本，故其华在唇四白，其充在肌。脾为己土，土无专位，故不主时。其寄宫在长夏而旺于四季之月，各十八日，此与胃、肠、三焦、膀胱诸腑，同为至阴之类，通于土气，一岁土旺之时则应之也。精神魂魄意，是为五神，上文所谓神藏五者即此。此言营不言意者，《灵枢·本神》：脾藏营，营舍意，营者，意之所在也。上文春胜长夏，长夏胜冬，冬胜夏，夏胜秋，秋胜春，各以其气命其脏，是人之五脏本应四时，故帝问五脏应四时之象，岐伯以五脏之通于四时者答之。胆主决断，诸脏腑所取决，言十一脏者，连胆言也。

天元纪大论七十五①

黄帝问曰：天有五行御五位，以生寒、暑、燥、湿、风，人有五脏化五气，以生喜、怒、悲、忧、恐。论言五运相袭，而皆治之，终期之日②，周而复始，余已知之矣。愿闻其与三阴三阳之候奈何合之？

天有五行，御南、北、东、西、中之五位，以生寒、暑、燥、湿、风。人有五脏，化寒、暑、燥、湿、风之五气，以生喜、怒、悲、忧、恐。寒为太阳，北方水也，在人为肾，其志恐。暑为少阴，南方火也。在人为心，其志喜。燥为阳明，西方金也，在人为肺，其志悲。湿为太阴，中央土也，在人为脾，其志忧。风为厥阴，东方木也，在人为肝，其志怒。人之五气，悉本天之三阴三阳也。论言五运相袭，而皆治之，终期之日，周而复始（《六节藏象论》语）。五运承袭，分治一年，其与天三阴三阳之候何以合之耶？

鬼臾区稽首再拜对曰：昭乎哉问也！夫五运阴阳者，天地之道也。万物之纲纪，变化之父母，生杀之本始，神明之府也。可不通乎！

五运之与三阴三阳，乃天地之道也。万物之主，变化之原，生杀之根，神明之府，不可不通也。

故物生谓之化，物极谓之变，阴阳不测谓之神，神用无方谓之圣。

物之始生谓之化，物之终极谓之变。阴阳在天，变化不测谓之神。神用在人，变化无方谓之圣。

夫变化之为用也，在天为玄，在人为道，在地为化。化生五味，道生智，玄生神。

变化为用，在天则为玄，在人则为道，在地则为化。地有此化则生五味，人怀此道则生智慧，天具此玄则生神灵。

神在天为风，在地为木；在天为热，在地为火；在天为湿，在地为土；在天为燥，在地为金；在天为寒，在地为水。故在天为气，在地成形，形气相感，而化生万物矣。

神之在天为风，在地为木，东方之气化也。在天为热，在地为火，南方之气化也。在天为湿，在地为土，中央之气化也。在天为燥，在地为金，西方之

---

① 七十五：原缺，据目录补。
② 终期之日：满一年的时刻。

气化也。在天为寒，在地为水，北方之气化也。以天之五气而化地之五行，行者形也，故在天只为气，在地乃成形。天地交合，形气相感，而万物化生矣。五运即五行，五行即五气，五气即三阴三阳也。以春应木而合于风，以夏应火而合于热，以长夏应土而合于湿，以秋应金而合于燥，以冬应水而合于寒。五运之与三阴三阳，无有不合者也。

天地者，万物之上下也。左右者，阴阳之道路也。水火者，阴阳之征兆也。金木者，生成之终始也。气有多少，形有盛衰，上下相召，而损益彰矣。

天地者，万物覆载之上下也。左右者，阴阳升降之道路也。水火者，阴阳发现之征兆也。金木者，万物生成之终始也。在天之气有多少，在地之形有盛衰，上下形气两相感召，而为损为益，于是彰矣。

帝曰：善。何谓气有多少？形有盛衰？鬼臾区曰：阴阳之气，各有多少，故曰三阴三阳也。形有盛衰，谓五行之治，各有太过不及也。

阴阳之气，各有多少，如厥阴为一阴，少阴为二阴，太阴为三阴，少阳为一阳，阳明为二阳，太阳为三阳，以其多少不齐，故曰三阴三阳。五行之治，各有太过不及，如木有太角、少角，火有太徵、少徵，土有太宫、少宫，金有太商、少商，水有太羽、少羽，以其太少不同，故形有盛衰。

故其始也，有余而往，不足随之，不足而往，有余从之。知迎知随，气可与期。

五运相袭，以甲之有余而往，则乙①之不足随之，以乙之不足而往，则丙之有余从之。知迎其未来而察之，随其已去而验之，则气可与期矣。

帝曰：上下相召奈何？鬼臾区曰：寒、暑、燥、湿、风、火，天之阴阳也，三阴三阳上奉之。木、火、土、金、水，地之阴阳也，生长化收藏下应之。

寒、暑、燥、湿、风、火，天之六气，为三阴三阳之本，故三阴三阳上奉之。谓厥阴奉其风气，少阴奉其火气，太阴奉其湿气，少阳奉其暑气，阳明奉其燥气，太阳奉其寒气也。木、火、土、金、水，地之五行，为生长化②收藏之原，故生长化收藏下应之。谓春应木为生，夏应火为长，长夏应土为

---

① 乙：其下原衍"木"字，据文义删。
② 化：原脱，据上下文补。下同。

化，秋应金为收，冬应水为藏也。天之五气，热分暑火则为六，地之五行，火分君相亦为六，文异而理同也。

天以阳生阴长，地以阳杀阴藏。天有阴阳，地亦有阴阳，故阳中有阴，阴中有阳，君火以明，相火以位。

岁半以前，天气主之，阳升阴降，故能生能长。岁半以后，地气主之，阳降阴升，故能杀能藏。天有阴阳，地亦有阴阳。故天为阳，而阳中有阴，有阴则降；地为阴，而阴中有阳，有阳则升。升则上天，降则下地，君火以此而明，相火以此而位。盖君火在天，而居离宫，离卦之偶爻，阳中之阴也。相火在地，而居坎府，坎卦之奇爻，阴中之阳也。坎阳升天，而化木火，则能生长。离阴降地，而化金水，则能收藏。阴阳本自互根，君相原为同气也。

所以欲知天地之阴阳者，应天之气，动而不息，故五岁而右迁，应地之气，静而守位，故六期而环会。动静相召，上下相临，阴阳相错，而变由生也。

所以欲知天地之阴阳者，天干为阳，主动，五运应天，动而不息，故五岁而右迁。以五运随干转，甲己之年为土运，甲己迁而交乙庚；乙庚之年交金运，乙庚迁而交丙辛；丙辛之年为水运，丙辛迁而交丁壬；丁壬之年为木运，丁壬迁而交戊癸；戊癸之年为火运，戊癸迁而交甲己也。地支为阴，主静，六气应地，静而守位，故六期而环会。以六气随支旋，子午之年，上见少阴，少阴去而太阴会；丑未之年，上见太阴，太阴去而少阳会；寅申之年，上见少阳，少阳去而阳明会，卯酉之年，上见阳明，阳明去而太阳会；辰戌之年，上见太阳，太阳去而厥阴会；巳亥之年，上见厥阴，厥阴去而少阴会也。阳动而上，阴静而下，动静相召，上下相临，天之阴阳与地之阴阳往来错综，而变由此生矣。

帝曰：上下周纪，其有数乎？鬼臾区曰：天以六为节，地以五为制。周天气者，六期为一备；终地纪者，五岁为一周。

天数五，地数六。天以地之六为节，故有六气；地以天之五为制，故有五行。周天气者，六期为一备，从地节也；终地纪者，五岁为一周，从天制也。上下周流之纪，其数如此（天数五，故有十干；地数六，故有十二支。五运随干转，六气随支旋，故天气六期一备，地纪五岁一周也）。

五六相合，而七百二十气，为一纪，凡三十岁。千四百四十气，凡六十岁，而为一周。不及太过，斯皆见矣。

五六相合，其数三十，凡三十岁，七百二十气，为一纪。三十重之，则为六十，凡六十岁，千四百四十气，为一周。合一纪一周而观之，其不及太过之数，皆见之矣。

帝曰：愿闻五运之主时也何如？鬼臾区曰：五气运行，各终期日，非独主时也。

五气运行，各主一年，非独主一时。主一时者，一年之小运；主一年者，五年之大运也。

帝曰：愿闻其所谓也。鬼臾区曰：臣积考《太始天元册文》曰：太虚廖廓，肇基化元。万物资始，五运终天。布气真灵，总统乾元。九星悬朗，七曜周旋。曰阴曰阳，曰柔曰刚。幽显既位，寒暑弛张。生生化化，品物咸章。臣斯十世，此之谓也。

《太始天元册文》，上古之书。太虚之中，廖廓无际，而万化之元，于此肇基。万物资始发育，攸赖五运终天，循环不穷。布气真灵，实众妙之门。总统乾元，乃大地之主。九星悬朗于上（九星：蓬、芮、衡、辅、禽、心、任、柱、英），七曜周旋其间（七曜：日、月、五星）。曰阴曰阳，天道也，曰柔曰刚，地道也（《易》。立天之道，曰阴与阳。立地之道，曰柔与刚）。阴阳分布，幽显以此异象。水火殊宫，寒暑以此迭迁。生生化化不息，百品庶物咸章。臣斯十世守之，即此五运终期之谓也。

帝曰：夫子之言，上终天气，下毕地纪，可谓悉矣。余愿闻而藏之，上以治民，下以治身，使百姓昭著，上下和亲，德泽下流，子孙无忧，传之后世，无有终时，可得闻乎？

帝欲明运气之理，传之天下后世。

鬼臾区曰：至数之极，迫迮以微，其来可见，其往可追，敬之者昌，慢之者亡，无道行私，必得夭殃。谨奉天道，请言真要（迮，音谪）。

迫迮以微，切近而幽微也。真要，至真之要也。

帝曰：善言始者，必会于终，善言近者，必知其远，是则至数极而道不惑，所谓明矣。愿夫子推而次之，令有条理，简而不匮，久而不绝，易用难忘，为之纲纪，至数之要，愿尽闻之。

帝欲运气之理昭明无惑，令鬼臾区推次其义，尽闻至数之要。

鬼臾区曰：昭乎哉问！明乎哉道！如鼓之应桴，响之应声也。臣闻之，甲己之岁，土运统之；乙庚之岁，金运统之；丙辛之岁，水运统之；丁壬之岁，木运统之；戊癸之岁，火运统之。

帝问五运主时，鬼臾区言五运终期之义，究竟未明，此方明言之。

帝曰：其于三阴三阳合之奈何？鬼臾区曰：子午之岁，上见少阴；丑未之岁，上见太阴；寅申之岁，上见少阳；卯酉之岁，上见阳明；辰戌之岁，上见太阳；巳亥之岁，上见厥阴。少阴所谓标也，厥阴所谓终也。

甲、丙、戊、庚、壬为阳干，乙、丁、己、辛、癸为阴干。阳干遇子午则上见少阴，遇寅申则上见少阳，遇辰戌则上见太阳。阴干遇丑未则上见太阴，遇卯酉则上见阳明，遇巳亥则上见厥阴。此五运之合于三阴三阳者也。帝首问此义，鬼臾区究未明言，此方明言之。六气以少阴为首，厥阴为终。标即首也（六十花甲，起于子午，终于巳亥，故少阴为标，厥阴为终）。

厥阴之上，风气主之；少阴之上，热气主之；太阴之上，湿气主之；少阳之上，相火主之；阳明之上，燥气主之；太阳之上，寒气主之。所谓本也，是谓六元。

六气为三阴三阳之本，是谓六元，元即本也。

帝曰：光乎哉道！明乎哉论！请著之玉版，藏之金匮，署曰《天元纪》。

五运行大论七十六[①]

黄帝坐明堂，始正天纲，临观八极，考建五常。请天师而问之曰：论言天地之动静，神明为之纪，阴阳之升降，寒暑彰其兆。

明堂，王者布政之堂。天纲，北斗，正斗纲所建，以占天时也。八极即八方，观八方分野，以察地理也。五常，五行之常，考五行常道，以测气运也。论言，《气交变论》之言。天地之动静，以神明为之纪纲，阴阳之升降，以寒暑彰其征兆。神明者，天地之妙用，如九星悬朗，七曜周旋是也。寒暑者，阴阳之气候，所以生长收藏，全在乎此。

余闻五运之数于夫子，夫子之所言，正五气之各主岁尔，首甲定运，余因论之。鬼臾区曰：土主甲己，金主乙庚，水主丙辛，木主丁壬，火主戊癸。

此述天元纪甲己之岁，土运统之一段。

---

① 七十六：原缺，据目录补。

子午之上，少阴主之；丑未之上，太阴主之；寅申之上，少阳主之；卯酉之上，阳明主之；辰戌之上，太阳主之；巳亥之上，厥阴主之。不合阴阳，其故何也？

此述天元纪子午之岁，上见少阴一段。帝问五运之合于三阴三阳如何，而鬼臾区答以子午之岁、上见少阴等语，究竟五运不合三阴三阳，故复问之。

岐伯曰：是明道也，此天地之阴阳也。夫数之可数者，人中之阴阳也，其所合，数之可得者也。夫阴阳者，数之可十，推之可百，数之可千，推之可万。天地阴阳者，不以数推，以象之谓也。

天地阴阳，变化无穷，可以象取，不可以数推，非如人中之阴阳，可以数尽，何讵不合于五运耶！

帝曰：愿闻其所始也。岐伯曰：昭乎哉问也！臣览《太始天元册文》：丹天之气，经于牛女戊分；黅天之气，经于心尾己分；苍天之气，经于危室柳鬼；素天之气，经于亢氐昴毕；玄天之气，经于张翼娄胃。所谓戊己分者，奎壁角轸，则天地之门户也。夫候之所始，道之所生，不可不通也（黅，音今）。

牛女在癸分，戊在乾分，丹气经此，故戊癸化火。心尾在甲分，己在巽分，黅气经此，故甲己化土。危室在壬分，柳鬼在丁分，苍气经此，故丁壬化木。亢氐在乙分，昴毕在庚分，素气经此，故乙庚化金。张翼在丙分，娄胃在辛分，玄气经此，故丙辛化水。此缘上古乾坤初辟，五气经此，故《太始天元册文》据之以立十干化气之论，此五运之所始也。天不足西北，西北戊分，正当奎壁之宿，是谓天门。地不满东南，东南己分，正当角轸之宿，是谓地户。天地有门户，则气候有终始。夫候之所始，即道之所生，于此而测运气之原，不可不通也。

帝曰：善。论言天地者，万物之上下，左右者，阴阳之道路，未知其所谓也？

论言，《天元纪论》之言。

岐伯曰：所谓①上下者，岁上下见阴阳之所在也。左右者，诸上见厥阴，左少阴，右太阳；见少阴，左太阴，右厥阴；见太阴，左少阳，右少阴；见

---

① 谓：原作"论"，据《素问·五运行大论篇第六十七》改。

少阳，左阳明，右太阴；见阳明，左太阳，右少阳；见太阳，左厥阴，右阳明。所谓面北而命其位，言其见也。

岁上下见阴阳所在，谓子午之岁，上见少阴，六气随地支迭迁，挨年上见。上谓司天，下谓在泉，下见之法详下文。左右谓司天左右，面北而命其位，则左在西，右在东。六气之序，厥阴、少阴、太阴、少阳、阳明、太阳。厥阴司天，则左少阴，右太阳，少阴司天，则太阴升于左，厥阴降于右，以次转轮，递为左右也。

帝曰：何谓下？岐伯曰：厥阴在上，则少阳在下，左阳明，右太阴。少阴在上，则阳明在下，左太阳，右少阳。太阴在上，则太阳在下，左厥阴，右阳明。少阳在上，则厥阴在下，左少阴，右太阳。阳明在上，则少阴在下，左太阴，右厥阴。太阳在上，则太阴在下，左少阳，右少阴。所谓面南而命其位，言其见也。

岐伯已答左右上见之义，帝复问左右下见之法。厥阴司天，则少阳在泉，左阳明，右太阴，少阴司天，则阳明在泉，太阳降于左，少阳升于右，亦以次轮转，递为左右也。面南而命其位，则左在东，右在西。

上下相遘，寒暑相临，气相得则和，不相得则病。帝曰：气相得而病者何也？岐伯曰：以下临上，不当位也。

司天在上，在泉在下，上下相遇，寒暑相临，生则相得而气和，克则不相得而人病。气虽相得，而以下临上，不当其位，亦不免于病。所谓君位臣则顺，臣位君则逆（《六微旨论》语），以下临上者，臣位君也（火有君火、相火）。

帝曰：动静何如？岐伯曰：上者右行，下者左行，左右周天，余而复会也。

司天者右行，在泉者左行，左右周天，余而复会，所谓六期而环会也（《天元纪论》语）。

帝曰：余闻鬼臾区曰应地者静，今夫子乃言下者左行，不知其所谓也？愿闻何以生之乎？岐伯曰：天地动静①，五行迁复，虽鬼臾区，其上候而已，犹不能遍明。

《天元纪论》：应地之气，静而守位，是应地者静也。岐伯言应下者左行，

---

① 动静：原作"静动"，据《素问·五运行大论篇第六十七》乙转。

是言地者亦不静，故帝问之。然鬼臾区谓应天者动，应地者静，言干动而支静，非谓在泉者不行也，此不过借以生论耳。天地之动静，五行之迁复，其理微妙，虽鬼臾区，其位止上侯而已，犹不能遍明。古者官人以德，德大者其官尊，上侯非极位，故不能尽知也。

夫变化之用，天垂象，地成形，七曜纬虚，五行丽地。地者，所以载生成之形类也。虚者，所以列应天之精气也。形精之动，犹根本之与枝叶也。仰观其象，虽远可知也。

天垂象，故七曜纬虚。虚者，所以列地下应天之精气也。地成形，故五行丽地。地者，所以载天上生成之形类也。形为根之枝叶，精为形之根本，一气相连，动则俱动。仰观其象，虽远可知，言天之七曜，乃五行之精，地之五形，乃七曜之形，七曜固动于上，五行亦动于下，无有不动者也。

帝曰：地之为下否乎？岐伯曰：地为人之下，太虚之中者也。帝曰：凭乎？岐伯曰：大气举之也。

下者左行，以地为下也。上动下静，此为常理。地既为下，则理应静矣，不知地为人之下耳，其实乃在太虚之中者也。盖地为天之中气，天包其外，地上地下皆天也。此非有所凭倚，乃天以大气包举其间，是以不至沦坠也。

燥以干之，暑以蒸之，风以动之，湿以润之，寒以坚之，火以温之。风寒在下，燥热在上，湿气居中，火游行其间，寒暑六入，故令虚而化生也。

寒水在北，风木在东，自下而上，故曰风寒在下，是即下者左行也。热火在南，燥金在西，自上而下，故曰燥热在上，是即上者右行也。上热下寒，两气逼蒸，则生湿气，故土之化湿，其位在中。五行各一，惟火有君相之分。天上之热，君火也；地下之温，相火也。君火为相火之标，相火为君火之本，相火升则君火显明于天上，君火降则相火封藏于地下。君相二火游行于上下之间，寒来暑往，四时更代，则六气迭入，地道周备，故万物化生。地体虽实，而六气内化，则冲虚而通畅也。

燥胜则地干，暑胜则地热，风胜则地动，湿胜则地泥，寒胜则地裂，火胜则地固矣。

地在天中，六气迭入，其体不动，而气则无时不动矣。

帝曰：寒、暑、燥、湿、风、火，在人合之奈何？其于万物，何以生化？

天有六气，人秉天气而生，亦当有此六气，何以合之？而六气之于万物，其初生化之理又如何？

岐伯曰：在天为玄，在人为道，在地为化。化生五味，道生智，玄生神。

此段与《天元纪论》同，言地之五行，即天之五神所化也。

东方生风，风生木，木生酸，酸生肝，肝生筋，筋生心。神在天为风，在地为木，在体为筋，在脏为肝，在气为柔。其性为暄，其德为和，其用为动，其化为荣，其政为散，其令宣发，其变摧拉，其眚为陨，其虫毛，其色为苍，其味为酸，其志为怒。怒伤肝，悲胜怒，风伤肝，燥胜风，酸伤筋，辛胜酸。

在天为风，玄生神也。在地为木，其味为酸，化生五味也。在脏为肝，人之合于风木也。风生木，木生酸，酸生肝，肝生筋，筋生心，是其于万物之生化也。悲者肺之志，燥者肺之气，辛者肺之味，悲胜怒，燥胜风，辛胜酸，肺金克肝木也。

南方生热，热生火，火生苦，苦生心，心生血，血生脾。其在天为热，在地为火，在体为脉，在脏为心，在气为息。其性为暑，其德为显，其用为躁，其化为茂，其政为明，其令郁蒸，其变炎烁，其眚燔焫，其虫羽，其色为赤，其味为苦，其志为喜。喜伤心，恐胜喜，热伤气，寒胜热，苦伤气，咸①胜苦。

人之合于热火，热火之生化如此。余同上文类推之。

中央生湿，湿生土，土生甘，甘生脾，脾生肉，肉生肺。其在天为湿，在地为土，在体为肉，在脏为脾，在气为充。其性静兼，其德为濡，其用为化，其化为盈，其政为谧，其令云雨，其变动注，其眚淫溃，其虫倮，其色为黄，其味为甘，其志为思。思伤脾，怒胜思，湿伤肉，风胜湿，甘伤脾，酸胜甘。

人之合于湿土，湿土之生化如此。余同上文类推之。

西方生燥，燥生金，金生辛，辛生肺，肺生皮毛，皮毛生肾。其在天为燥，在地为金，在体为皮毛，在脏为肺，在气为成。其性为凉，其德为清，其用为固，其化为敛，其政为劲，其令雾露，其变肃杀，其眚苍落，其

---

① 咸：原作"酸"，据《素问·五运行大论篇第六十七》改。

虫介，其色为白，其味为辛，其志为忧。忧伤肺，喜胜忧，热伤皮毛，寒胜热，辛伤皮毛，苦胜辛。

人之合于燥金，燥金之生化如此。余同上文类推之。

北方生寒，寒生水，水生咸，咸生肾，肾生骨髓，髓生肝。其在天为寒，在地为水，在体为骨，在脏为肾，在气为坚。其性为凛，其德为寒，其用为藏，其化为肃，其政为静，其令闭塞，其变凝冽，其眚冰雹，其虫鳞，其色为黑，其味为咸，其志为恐。恐伤肾，思胜恐，寒伤血，燥胜寒，咸伤血，甘胜咸。

人之合于寒水，寒水之生化如此。余同上文类推之。

五气更立，各有所先，非其位则邪，当其位则正。帝曰：病之生变何如？岐伯曰：气相得则微，不相得则甚。

五气更立，各有政令所先。非位则邪。如春行金令，当位则正，如春行木令也。相得谓生，不相得谓克也。

帝曰：主岁何如？岐伯曰：气有余则制己所胜而侮所不胜，其不及则己所不胜侮而乘之。己所胜轻而侮之，侮反受邪。侮而受邪，寡于畏也。

五气各有所主之岁，气有余则制己所胜而侮己所不胜，如木制土而侮金也，气不及则己所不胜侮而乘之，己所胜轻而侮之，如木被金克而土亦侮木也。五行之理，有胜有复，侮人者己反受邪。侮人而受邪者，以其肆无忌畏，为人所复也。

帝曰：天地之气，何以候之？岐伯曰：天地之气，胜复之作，不形于诊也。《脉法》曰：天地之变，无以脉诊，此之谓也。

天人同气，脉本相应，但应常不应卒。胜复者，天地之变，故不形于脉。

帝曰：间气何如？岐伯曰：随气所在，期于左右。帝曰：期之奈何？岐伯曰：从其气则和，违其气则病。不当其位者病，迭移其位者病，失守其位者危，尺寸反者死，阴阳交者死。先立其年，以知其气，左右应见，然后乃可以言死生之逆顺。

间气，谓司天在泉左右之间气。随其气之左右所在，而期于人脉之左右，以天、地、人同气相应也。从其气者，脉与气应，不从其气者，则谓之违也。不当其位，谓位不相得，左右错乱。迭移其位，谓左右更换。失守其位，谓本部衰弱，反见克贼。尺寸反，谓上下倒置。阴阳交，谓左右贸迁（子午之年，少阴司天，卯酉之年，少阴在泉，则有尺寸反脉。寅申巳亥辰戌丑未之年，少阴在上下之左右，则有阴阳交脉。义详《至真要论》)。先立其年之南政北政，知其气之左右应见，然后可以言其死生之逆顺也。

六微旨大论七十七①

黄帝问曰：呜呼远哉！天之道也，如迎浮云，若视深渊，视深渊尚可测，迎浮云莫知其极。夫子数言谨奉天道，余闻而藏之，心私异之，不知其所谓也。愿夫子溢志尽言其事，令终不灭，久而不绝。天之道，可得闻乎？

帝欲尽闻运气之理，以垂久远。

岐伯稽首再拜对曰：明乎哉问！天之道也，此因天之序，盛衰之时也。

因天运自然之序，而推其盛衰之时，以测常变也。

帝曰：愿闻天道六六之节盛衰何也？岐伯曰：上下有位，左右有纪。少阳之右，阳明治之；阳明之右，太阳治之；太阳之右，厥阴治之；厥阴之右，少阴治之；少阴之右，太阴治之；太阴之右，少阳治之。此所谓气之标，盖南面而待之也。故曰：因天之序，盛衰之时，移光定位，正立而待之，此之谓也。

三阴三阳，六气之标，南面观之，其序如此。六气迭运，天序代更，盛衰之时自见。将来者进，成功者退，以时光迁移，定其位次，南面正立而待之，天气循环，了然在目也。

少阳之上，火气治之，中见厥阴；阳明之上，燥气治之，中见太阴；太阳之上，寒气治之，中见少阴；厥阴之上，风气治之，中见少阳；少阴之上，热气治之，中见太阳；太阴之上，湿气治之，中见阳明，所谓本也。本之下，中之见也；见之下，气之标也。本标不同，气应异象。

寒、暑、燥、湿、风、火六气，三阴三阳之本，故三阴三阳之上，六气治之。少阳与厥阴为表里，阳明与太阴为表里，太阳与少阴为表里，三阴三阳之上，六气之下，各见其所相表里之气，是谓中气。中气之上，六气为本；中气之下，三阴三阳为标。本标不同，故人气之应，其象亦异也。

帝曰：六气标本，所从不同奈何？岐伯曰：气有从本者，有从标本者，有不从标本者也。帝曰：愿卒闻之。岐伯曰：少阳、太阴从本，少阴、太阳

---

① 七十七：原缺，据目录补。

从本从标，阳明、厥阴不从标本，从乎中也。

少阳之本火，太阴之本湿，本末同，故从本。少阴之本热，其标阴，太阳之本寒，其标阳，本末异，故从本从标。阳明之中太阴，厥阴之中少阳，本末与中不同，故不从标本，从中（王冰旧注）。

故从本者化生于本，从标本者有标本之化，从中者以中气为化也。

从本者气化生于本，从标从本者标本皆司气化，从中者以中气为化，标本皆不用事也。

帝曰：善。病生于本，余知之矣。生于标者，治之奈何？岐伯曰：病反其本，得标之病；治反其本，得标之方。

病与本反，故得标病；治与本反，故得标方。

是故百病之起，有生于本者，有生于标者，有生于中气者。有取本而得者，有取标而得者，有取中气而得者，有取标本而得者，有逆取而得者，有从取而得者。逆正顺也，若顺逆也（以上四段，旧误在《至真要论》中，今移正也）。

病生不同，从其所生而取之者则病得，故取有逆从之殊。善取者，虽逆乎正，其实顺也。不善取者，若顺乎正，其实逆也。

帝曰：善。愿闻地理之应六节气位何如？岐伯曰：显明之右，君火之位也，君火之右，退行一步，相火治之；复行一步，土气治之；复行一步，金气治之；复行一步，水气治之；复行一步，木气治之；复行一步，君火治之。

地理应六节，静而守位，各有专宫。君火位于东南，治在春分后六十日；相火位于正南，治在小满后六十日；湿土位于西南，治在大暑后六十日；燥金位于西北，治在秋分后六十日；寒水位于正北，治在小雪后六十日；风木位于东北，治在大寒后六十日，一年六气之在位如此。

相火之下，水气承之；水位之下，土气承之；土位之下，风气承之；风位之下，金气承之；金位之下，火气承之；君火之下，阴精承之。

承者，承其太过而克之也（仲景承气汤义取于此）。阴精，水也。

帝曰：何也？岐伯曰：亢则害，承乃制。制则生化，外列盛衰；害则败乱，生化大病。

五行之理，亢则害生，以胜之者承而克之，其气乃制。制者，有所节制，而得其平也。制则六气生化，循其盛衰之常，不至于过。害则六气败乱，生化之机大病，失其常矣。

帝曰：盛衰何如？岐伯曰：非其位则邪，当其位则正。邪则变甚，正则微。帝曰：何谓当位？岐伯曰：木运临卯，火运临午，土运临四季，金运临酉，水运临子，所谓岁会，气之平也。帝曰：非位何如？岐伯曰：岁不与会也。

天气为客，地气为主，主气之盛衰，值岁会之年，是为当位。当位则为正，不当位则为邪，邪则其变甚，正则其变微。岁会者，木运临卯（丁卯岁），火运临午（戊午岁），土运临四季（甲辰、甲戌、己丑、己未），金运临酉（乙酉岁），水运临子（丙子岁），干支同气，气之平也。

帝曰：土运之岁，上见太阴；火运之岁，上见少阳、少阴；金运之岁，上见阳明；木运之岁，上见厥阴；水运之岁，上见太阳，奈何？岐伯曰：天之与会也。故《天元册》曰天符。天符岁会何如？岐伯曰：太乙天符之会也。应天为天符，承岁为岁直，三合为治（应天为天符三句，旧误在《天元纪论》中，今正之）。

运与司天合气曰天符，天符而兼岁会曰太乙天符。此以应天而为天符，又以承岁而为岁直，是司天与中运年支三气相合而为治也。

帝曰：其贵贱何如？岐伯曰：天符为执法，岁会为行令，太乙天符为贵人。帝曰：邪之中也奈何？岐伯曰：中执法者其病速而危，中行令者其病徐而持，中贵人其病暴而死。

位愈贵，则祸人愈剧。

帝曰：位之易也何如？岐伯曰：君位臣则顺，臣位君则逆。逆则其病进其害速，顺则其病远其害微，所谓二火也。

客气加于主气，迁易无定，君上臣下则顺，臣上君下则逆。逆则病进而害速，顺则病远而害微。所谓君臣之顺逆者，君相二火也。

帝曰：五运行同天化者命曰天符，余知之矣。愿闻同地化者何谓也？岐伯曰：太过而同天化者三，不及而同天化者亦三；太过而同地化者三，不及而同地化者亦三。此凡二十四岁也。

甲、丙、戊、庚、壬五阳年为太过，乙、丁、己、辛、癸五阴年为不及。

帝曰：愿闻其所谓也？岐伯曰：甲辰甲戌太宫下加太阴，壬寅壬申太角下加厥阴，庚子庚午太商下加阳明，如是者三。癸巳癸亥少徵下加少阳，辛丑辛未少羽下加太阳，癸卯癸酉少徵下加少阴，如是者三。

太过而同地化者三，不及而同地化者亦三。

戊子戊午太征上临少阴，戊寅戊申太征上临少阳，丙辰丙戌太羽上临太阳，如是者三。丁巳丁亥少角上临厥阴，乙卯乙酉少商上临阳明，己丑己未少宫上临太阴，如是者三。除此二十四岁，则不加不临也。

太过而同天化者三，不及而同天化者亦三。

帝曰：加者何谓？岐伯曰：太过而加同天符，不及而加同岁会也。帝曰：临者何谓？岐伯曰：太过不及，皆曰天符。而变行有多少，病形有微甚，生死有早晏耳。

太过而加在泉为同天符，不及而加在泉为同岁会。太过不及而临司天，皆曰天符。其变行有多少，则中之者病形有微甚，死生有早晏也（以上四段，旧误在《六元正纪》中。今移正之）。

帝曰：善。愿闻其步何如？岐伯曰：所谓步者，六十度而有奇，故二十四步积盈百刻，而成日也。

上文复行一步，所谓步者，六十度而有奇分。天行一日一度，六十度者，六十日也。一岁六步，三百六十日也。四年二十四步，积盈百刻，而成一日。盖一岁三百六十五日二十五刻，故四年之内积盈百刻。

帝曰：六气应五行之变何如？岐伯曰：位有终始，气有初中，上下不同，求之亦异也。

天之六气与地之五行，其相应有常有变。以地之六位有终始，天之六气有初中，主客加临，错综变化，其上下之动静不同，则人之求之其法亦异也。

帝曰：求之奈何？岐伯曰：天气始于甲，地气始于子，子甲相合，命曰岁立。谨候其时，气可与期。

甲为天干之首，故天气始于甲；子为地支之首，故地支始于子。子甲相合，以纪年岁，六十年之岁气于此立焉。于年岁之中，谨候其时节之代更，则天地之气皆可与期。盖气随时交，候其时至，而气之太过不及俱见矣。

帝曰：愿闻其岁六气始终早晏何如？岐伯曰：明乎哉问也！甲子之岁，初之气，天数始于水下一刻，终于八十七刻半。二之气，始于八十七刻六分，终于七十五刻。三之气，始于七十六刻，终于六十二刻半。四之气，始于六十二刻六分，终于五十刻。五之气，始于五十一刻，终于三十七刻半。六之气，始于三十七刻六分，终于二十五刻。所谓初六，天之数也。

甲子岁，六十年之始，天气始于甲，地气始于子，故推衍六十年。岁气以甲子为始，一年六步，一步六十日零八十七刻半，是谓一气。初之一气，始于漏水下一刻（大寒寅初初刻），终于六十日零八十七刻半。二之气，始于八十七刻六分（春分子正初刻），终于七十五刻（亦六十日零八十七刻半。以后六气俱同）。三之气，始于七十六刻（小满亥初初刻），终于六十二刻半。四之气，始于六十二刻六分（大暑酉正初刻），终于五十刻。五之气，始于五十一刻（秋分申初初刻），终于三十七刻半。六之气，始于三十七刻六分（小雪午正初刻），终于二十五刻。一岁六气，始终早晏如此，所谓初年之六气，天数然也。

乙丑岁，初之气，天数始于二十六刻，终于一十二刻半。二之气，始于一十二刻六分，终于水下百刻。三之气，始于一刻，终于八十七刻半。四之气，始于八十七刻六分，终于七十五刻。五之气，始于七十六刻，终于六十二刻半。六之气，始于六十二刻六分，终于五十刻。所谓六二，天之数也。

乙丑岁，初之气，天数始于二十六刻（大寒巳初初刻），终于一十二刻半。二之气，始于一十二刻六分（春分卯正初刻），终于水下百刻。三之气，始于一刻（小满寅初初刻）。终于八十七刻半。四之气，始于八十七刻六分（大暑子初初刻），终于七十五刻。五之气，始于七十六刻（秋分亥初初刻），终于六十二刻半。六之气，始于六十二刻六分（小雪酉正初刻），终于五十刻。一岁六气，始终早晏又如此，所谓二年之六气，天数然也。

丙寅岁，初之气，天数始于五十一刻，终于三十七刻半。二之气，始于三十七刻六分，终于二十五刻。三之气，始于二十六刻，终于一十二刻半。四之气，始于一十二刻六分，终于水下百刻。五之气，始于一刻，终于八十七刻半。六之气，始干八十七刻六分，终于七十五刻。所谓六三，天之数也。

丙寅岁，初之气，天数始于五十一刻（大寒申初初刻），终于三十七刻半。二之气，始于三十七刻六分（春分午正初刻），终于二十五刻。三之气，始于二十六刻（小满巳初初刻），终于一十二刻半。四之气，始于一十二刻六分（大暑子正初刻），终于水下百刻。五之气，始于一刻（秋分寅初初刻），终于八十七刻半。六之气，始于八十七刻六分（小雪子正初刻），终于七十五刻。一岁六气，始终早晏又如此，所谓三年之六气，天数然也。

丁卯岁，初之气，天数始于七十六刻，终于六十二刻半。二之气，始于六十二刻六分，终于五十刻。三之气，始于五十一刻，终于三十七刻半。四之气，始于三十七刻六分，终于二十五刻。五之气，始于二十六刻，终于一十二刻半。六之气，始于一十二刻六分，终于水下百刻。所谓六四，天之数也。次戊辰岁，初之气，复始于一刻。常如是无已，周而复始。

丁卯岁，初之气，天数始于七十六刻（大寒亥初初刻），终于六十二刻半。二之气，始于六十二刻六分（春分酉正初刻），终于五十刻。三之气，始于五十一刻（小满申初初刻），终于三十七刻半。四之气，始于三十七刻六分（大暑午正初刻），终于二十五刻。五之气，始于二十六刻（秋分巳初初刻），终于一十二刻半。六之气，始于一十二刻六分（小雪卯正初刻），终于水下百刻。一岁六气，始终早晏又如此，所谓四年之六气，天数然也（六二、六三、六四，犹言六气二周、六气三周、六气四周）。次戊辰岁，初之气，复始于一刻，与甲子年同。常如是循环无已，四年一周，周而复始。

帝曰：愿闻其岁候何如？岐伯曰：悉乎哉问也！日行一周，天气始于一刻；日行再周，天气始于二十六刻；日行三周，天气始于五十一刻；日行四周，天气始于七十六刻；日行五周，天气复始于一刻，所谓一纪也。是故寅午戌岁气会同，卯未亥岁气会同，辰申子岁气会同，巳酉丑岁气会同，终而复始。

岁候，一岁之大候。日行一周，谓一年也。甲子年，日行一周，天气始于一刻，终于二十五刻。乙丑年，日行再周，天气始于二十六刻，终于五十刻。丙寅年，日行三周，天气始于五十一刻，终于七十五刻，丁卯年，日行四周，天气始于七十六刻，终于百刻。戊辰年，日行五周，天气复始于一刻。天数四年一周，所谓一纪也。四年之后，又复会同始初，是故寅午戌三年岁气会同，亥卯未三年岁气会同，申子辰三年岁气会同，巳酉丑三年岁气会同（会同者，六气始终，刻数皆同也）。终而复始（子丑寅卯一终，辰巳午未一终，申酉戌亥一终），如环无端（阴阳家以此为三合，因其会同故也）。

帝曰：何谓初中？岐伯曰：初凡三十度而有奇，中气同法。帝曰：初中何也？岐伯曰：所以分天地也。帝曰：愿卒闻之。岐伯曰：初者地气也，中者天气也。

上文气有初中，此复问初中之义。一日一度，一步六十度有奇，计六十日零八十七刻半。初凡三十度有奇，谓前半步，计三十日零四十三刻四分刻之三①。中气谓后半步，亦与此同法。初者地气，地主升，升则化阳，故谓升者为

---

① 三：原作"一"，据上下文改。

地。中者天气，天主降，降则化阴，故谓降者为天。曰初中者，所以分天地之气也。

帝曰：其升降何如？岐伯曰：气之升降①，天地之更用也。帝曰：愿闻其用也。岐伯曰：言天者求之本，言地者求之位，言人者求之气交。

地气上升，天气下降，气之升降，天地之更相为用也。天之六气，为三阴三阳之本，六气之降，天之用也，故言天者求之本。地之六步，为五行之位，六步之升，地之用也，故言地者求之位。天地以升降为用，则二气之升降上下相交，人在其间，故言人者求之气交。以气交则变生，人受何气之交则生何病，是以求之于此。

帝曰：何谓气交？岐伯曰：上下之位，气交之中，人之居也。故曰：天枢之上，天气主之，天枢之下，地气主之，气交之分，人气从之，万物由之，此之谓也。

气交者，上下之位，二气相交之中，人之居也。气交之分，是谓天枢，故曰，天枢之上，天气主之，天枢之下，地气主之，气交之分，人气从之，万物由之，以为生化，正此谓也（《至真要论》：身半以上，天之分也，天气主之。身半以下，地之分也，地气主之。半，所谓天枢也。脐为天枢，居人上下之中，一身气交之分，此借以喻天地气交之中也）。

帝曰：善。寒湿相遘，燥热相临，风火相值，其有间乎？岐伯曰：气有胜复，胜复之作，有德有化，有用有变，变则邪气居之。

寒、湿、燥、热、风、火六气相交，正淫不同，以气交不无胜复②，有胜则必有复，胜复一作，则有德有化，有用有变，变则邪气居之。人居气交之中，受其邪气，所以病也。

帝曰：愿闻其用何如？岐伯曰：升已而降，降者谓天；降已而升，升者谓地。天气下降，气流于地，地气上升，气腾于天。故高下相召，升降相因，而变作矣。

所谓有用有变，升降者，天地之用也。地主升，升已而降，自上降者谓天。天主降，降已而升，自下升者谓地。天气下降，则气流于地，地气上升，则气腾于天。上下相召，升降相因，错综加临，而变由此作，是有用有变之义。

---

① 降：原作"者"，据《素问·六微旨大论篇第六十八》改。
② 复：原作"负"，据上文改。

帝曰：何谓邪乎？岐伯曰：夫物之生，从于化，物之极，由乎变，变化之相薄，成败之所由也。故气有往复，用有迟速。四者之有，而化而变，风之来也。

物之初生从于化，物之终极由乎变（《天元纪论》：物生谓之化，物极谓之变），变化之相薄迫，成败之所由也。故气有往复之殊，用有迟速之差。有此四者，错综相临，变化不已，一遇胜复乖常，厉气淫生，此风邪所从来也，是变则邪气居之之义也。

帝曰：迟速往复，风所由生，而化而变，故因盛衰之变耳。成败倚伏游乎中何也？岐伯曰：成败倚伏生乎动，动而不已，则变作矣。

迟速往复，风所由生，是固然矣，而变化之相薄，不过因其盛衰之异耳（变，异也。物生而化，是其盛时也。物极而变，是其衰期也。变化不同，故盛衰亦异）。此何关于成败之数，而成败倚伏，遂游乎中，是何故也？盖成败倚伏生乎动，变化相薄，益以迟速往复，错综加临，是动也，动而不已则变作，变作则成败倚伏于其中矣（变微则不失为成，变甚则必至于败，一有变作，则成败之机倚伏于此，《老子》祸兮福之所倚，福兮祸之所伏是也）。

帝曰：有期乎？岐伯曰：不生不化，静之期也。帝曰：不生化乎？岐伯曰：出入废则神机化灭，升降息则气立孤危。故非出入则无以生长壮老已，非升降则无以生长化收藏。

帝问：变作于动，亦有静期乎？生化则动，不生不化则静，唯至不生不化，乃是静之期也。帝问亦能不生化乎？此何能不生化也。天地人物，不外神气，人物之神机化灭。天地之气立，赖阴阳之升降，升降息则气立孤危（《五常政论》：根于中者，命曰神机，神去则机息。根于外者，命曰气立，气止则化绝。亦同此义也）。故人物非出入则无以生长壮老已，天地非升降则无以生长化收藏。天地无不升降之时，是无不生化之时，人物无不出入之时，亦无不生化之期矣。

是以升降出入，无器不有。器者，生化之宇，器散则分之，生化息矣。故无不出入，无不升降。化有小大，期有近远。四者之有，而贵常守，反常则灾害至矣。故曰无形无患，此之谓也。

天地不能无升降，人物不能无出入，是以升降出入，无器不有（器即物也，天地人物，皆物也，即皆器也）。既有升降出入，则必有生化，是器者，生化之宇也。除是器散，则升降出入分离，生化之机乃息矣（散者，散坏而破散也。散则升者不降，降者不升，出者不入，入者不出，故曰分）。故非器散，则无不升降，无不出入。

无不升降出入，是无不生化也。有此生化之日，则有此极变之时，变化相薄，则有此成败倚伏之期，但其生化有大小，则此期有近远耳。小大近远四者之有，不能无也，而贵守其常，不逐其变（静则常，动则变），反常则灾害至而祸败作矣。然则物生而化，以至物极而变，天地人物所不能免也。变化相薄，则成败倚伏于此生焉，以其有形也。故曰无形无患，此之谓也（《老子》：吾所以有大患者，为吾有身，及吾无身，吾有何患，即此义）。

帝曰：善。有不生不化乎？岐伯曰：悉乎哉问也！与道合同，惟真人也。帝曰：善。

帝问：人不能无形也，亦有有形而不生不化者乎？有形而不生不化者，虚无清静，与道合同，此惟真人乃能也。

《素问悬解》卷十终
阳湖　钱增祺　校字

素问悬解卷十一

昌邑黄元御解

运 气①

气交变大论七十八② 《六微旨论》：言人者，求之气交。
气有胜复，胜复之作，有用有变。此论专言气交之变，故取名如此。

黄帝问曰：五运更治，上应天期。阴阳往复，寒暑迎随，真邪相薄，内外分离，六经波荡。五气倾移，太过不及，专胜兼并。愿言其始，而有常名，可得闻乎？

五运代治，上应天干，逐年轮转，各终期日。其间阴阳往复，寒暑迎随，变化相乘，愆伏失正，因而真邪薄迫，内外相离，六经波荡，五气倾移，则人受其灾矣。而其气运循环，盛衰不同，太过则专胜乎己，不及则兼并于人。愿言其乖违之始，而令有一定之名，使天道昭著，人得遵守也。

岐伯稽首再拜对曰：昭乎哉问也！是明道也。此上帝所贵，先师传之，臣虽不敏，往闻其旨。

上帝，天帝。先师，僦贷季也。

帝曰：余闻得其人不教，是谓失道，传非其人，慢泄天宝。余诚菲德，未足以受至道，然而众子哀其不终，愿夫子保于无穷，流于无极，余司其事，则而行之奈何？

众子，百姓也。不终，不得终其天年也。帝欲岐伯传运气之法，保赤子于无穷，流恩泽于无极。帝主司其事，则而行之，以惠万民也。

---

① 运气：原缺，据目录补。
② 七十八：原缺，据目录补。

岐伯曰：请遂言之也。《上经》曰：夫道者，上知天文，下知地理，中知人事，可以长久。此之谓也。

道者，有道者也。

帝曰：何谓也？岐伯曰：本气位也。位天者，天文也；位地者，地理也；通乎人气之变化者，人事也。故太过者先天，不及者后天，所谓治化，而人应之也。

位于天者，谓之天文；位于地者，谓之地理。天降地升，人在其中，通于人气之变化者，人事也。五运之治化，居天地上下之间，与人同位，故其太过者先天，不及者后天，而人应之也（运气即人气也）。

帝曰：五运之化，太过何如？岐伯曰：岁木太过，风气流行，脾土受邪。民病飧泄，食减，体重，烦冤，肠鸣腹支满，上应岁星。甚则忽忽善怒，眩冒巅疾，冲阳绝者死不治。化气不政，生气独治，云物飞动，草木不宁，甚而摇落，反胁痛而吐甚，上应太白星。

风木太过，则克脾土，脾败不能消化水谷，故飧泄肠鸣。肝位在左，土被木贼，脾气不运，故左胁支满。岁星，木星也。肝主怒，故忽忽善怒。厥阴之脉会于巅，故眩冒巅疾。冲阳，足阳明胃经动脉（在足跗上，仲景谓之趺阳），木贼土败，故死不治。土主化，木主生，化气失政，生气独治，云物飞动，草木不宁。风木太过，湿土被贼，则燥金来复，故草木摇落。反胁痛而吐甚，肝脉循胁肋上行，胁痛者，肺金克肝木也。太白，金星也。

岁火太过，炎暑流行，肺金受邪，民病疟，少气咳喘血溢，血泄注下，嗌燥耳聋，中热肩背热，上应荧惑星。甚则胸中痛，胁支满胁痛，膺背肩胛间痛，两臂内痛，身热骨痛而为浸淫，太渊绝者死不治。收气不行，长气独明，雨水霜寒，病反谵妄狂越，咳喘息鸣，下甚血溢泻不已，上应辰星。

热火太过，则克肺金，肺病不能下降，收敛失政，故少气咳喘血溢。大肠不敛，故血泄注下。足少阳从相火化气，其脉下耳循颈，入缺盆，相火上炎，故嗌燥耳聋。肺气逆行，上冲肩背，故肩背热。荧惑，火星也。肺居胸中，自右胁下行，故胸中痛，右胁支满而痛。胸前曰膺，肩后曰胛，肺脉从臂内下行，肺经逆冲，故膺背肩胛臂内皆痛。热淫疮生，皮内湿烂，黄水流溢，随处浸渍，则曰浸淫。太渊，手太阴肺经动脉，即寸口之关部也。金主收，火主长，收气不行，长气独明，热火太过，燥金被贼，则寒水来复，故雨水霜寒。水胜火奔，拔根上炎，故谵妄狂越，咳喘息鸣。水旺土败，升降倒行，金逆则血溢于上，木陷则血泻于下。辰星，水星也。

岁土太过，雨湿流行，肾水受邪，民病腹痛清厥，意不乐，体重烦冤，上应镇星。甚则肌肉萎，足痿不收，行善瘛，脚下痛，饮发中满食减，四支不举，太溪绝者死不治。变生得位，藏气伏，化气独治，泉涌河衍，涸泽生鱼，鳞见于陆，风雨大至，土崩溃，病腹满溏泄肠鸣，反下甚，上应岁星。

湿土太过，则克肾水，土郁脾滞，故腹痛。脾主四支，四支诸阳之本，脾气四达，故手足温。脾病不能行气于四支，故手足清厥。脾主忧，故不乐。镇星，土星也。脾主肌肉，湿旺脾郁，故肉萎。瘛，筋脉急缩也。湿盛则水停气阻，故饮发中满。太溪，足少阴肾经动脉（在内踝后陷中）。土无专宫，寄旺四季之月，各十八日，是即其位也。土主化，水主藏，变生而得土旺之位，藏气伏，化气独治，泉涌河衍，涸泽生鱼，鳞见于陆。湿土太过，寒水被贼，则风木来复，故风雨至，土崩溃。肝木克脾土，故腹满溏泄肠鸣，反下甚也。

岁金太过，燥气流行，肝木受邪，民病胸痛引背，两胁下满，痛引少腹，目赤眦疡，耳无所闻，上应太白星。甚则喘咳逆气，肩背痛，尻阴股膝髀腨胻足皆痛，太冲绝者死不治。收气峻，生气下，草木敛，苍干凋陨，病反胠胁暴痛，不可反侧，咳逆甚而血溢，上应荧惑星。

燥气太过，则克肝木，胸痛引背，肺自病也。两胁下满，痛引少腹，木受金刑，肝木郁陷也。肝窍于目，肝病则火胎抑郁，温化为热，故目赤眦疡。胆脉循耳，与肝为表里，肝陷胆逆，浊气升塞，故耳聋。喘咳逆气，肩背痛，肺金上逆也。尻，尾骶骨。髀，股骨。胻，足胫骨。尻阴股膝髀腨胻足皆痛，肝气下陷也。太冲，足厥阴肝经动脉（在足跗上，大指后高骨）。收气峻，生气下，草木敛，苍干凋陨，燥金太过。风木被贼，则热火来复，故胠胁（脉行右胁）暴痛，不可反侧。金受火刑，故咳逆。甚则收气全失，故血上溢，而为衄也。

岁水太过，寒气流行，心火受邪，民病身热烦心躁悸，阴厥上下中寒，谵妄心痛，寒气早至，上应辰星。甚则腹大胫肿，喘咳寝汗出憎风，神门绝者死不治。大雨至，埃雾朦郁，湿气变物，病反腹满肠鸣，溏泄食不化，渴而妄冒，上应镇星。

寒水太过，则克心火，水旺火奔，故身热烦心躁悸。水寒阴盛，故上下厥冷（上谓手，下谓足）。水泛土湿，故腹大胫肿。土湿胃逆，肺失降敛，故喘咳盗汗。汗泄表疏，故憎风。神门，手少阴心经动脉（在掌后锐骨之端）。寒水太过，热火被贼，则湿土来复，故大雨至，埃雾朦郁，湿气变物。水受土刑，湿旺脾郁，故腹满肠鸣，溏泄而食不化也。湿胜水败，藏气失政，心火上炎则渴，神不根精，故谵妄昏冒也。

帝曰：善。其不及何如？岐伯曰：悉乎哉问也！岁木不及，燥乃大行，生气失应，凉雨时至，草木晚荣。肃杀而甚，则刚木辟着，柔萎苍干，上应太白星。民病中清，胠胁痛，少腹痛，肠鸣溏泄。上临阳明，生气失政，化气乃急。白露早降，收杀气行，寒雨害物，其谷白坚，其主苍早。复则炎暑流行，柔脆草木焦槁，下体再生，华实齐化。病寒热疮疡痱疹痈痤，心气晚治，上胜肺金，咳而鼽，白气乃屈，素谷不成，上应荧惑、太白星。

风木不及，则燥金乘之，故生气失应，草木晚荣。金刑木败，故刚木难凋，则辟着而枯槁，柔木易萎，故苍干而陨落。金气清凉，故病中清。肝经被伤，故胠胁痛。肝气下陷，郁冲脾土，故少腹痛生，肠鸣溏泄。上临阳明，燥金司天，合邪刑木，故生气失政，化气乃急（金性收敛劲急，故上从金化也）。金色白而性坚，故其谷白坚。木色苍，木败故苍谷早凋。金胜木贼，则热火来复，草木焦槁，下体再生，根萌重发也。火胜金负，则荧惑光芒，太白暗淡，后文仿此。

岁火不及，寒乃大行，长政不用，物荣而下。凝惨而甚，则阳气不化，乃折荣美，上应辰星。民病寒中，胸中痛，胁支满，两胁痛，膺、背、肩胛间及两臂内痛，郁冒朦昧，心痛暴喑，胸腹大，胁下与腰背相引而痛，屈不能伸，髋髀如裂。上临太阳，则雨雪冰霜不时降，大寒数举，蛰虫早藏，地积坚冰，则阳光不治，其谷秬。复则埃郁，大雨且至，病鹜溏腹满，饮食不下，寒中肠鸣，注泄腹痛，暴挛痿痹，足不任身，黑气乃辱，玄谷不成，上应镇星、辰星。

热火不及，则寒水乘之，故长政不用，物荣而下（下谓零落）。水刑火败，故阳光不治，乃折荣美。寒水凌心，心脏受伤，上冲胸背，故胸、背、肩胛皆痛。心脉从臂内后廉走手小指，故臂内痛。足少阳化气相火，其经循胁下行，故两胁满痛。足太阳寒水之经行身之背，挟脊抵腰，寒水胜火，故胁下与腰背相引而痛。足太阳经贯臀，循髀外，入腘中，足少阳经循髀外，出膝外廉，故髋髀如裂。上临太阳，寒水司天，合邪刑火，故雨雪冰霜时降，大寒数举，蛰虫早藏。水色黑，秬，黑谷也。水胜火贼，则湿土来复，埃郁昏朦，大雨且至。鹜溏，大便泄利，溏如鸭粪也。

岁土不及，风乃大行，化气不令，草木茂荣。飘扬而甚，则秀而不实，上应岁星。虫食甘黄，脾土受邪，民病食少失味，飧泄霍乱，体重腹痛，筋骨繇复，肌肉瞤酸。上临厥阴，流水不冰，蛰虫来见，草木再荣，脏气不用，其谷苍。复则收政严峻，名木苍凋，病胸胁暴痛，下引少腹，善太息，苍谷乃陨，上应太白、岁星。

湿土不及，则风木乘之，故化气失令，草木茂荣。水刑土败，故秀而不实。虫因木化，甘为土味，黄为土色，风水贼土，故虫食甘黄。土病不能消纳水谷，故食少失味（脾主五味），飧泄霍乱。脾土湿陷，不能升运，故体重。下遏肝气，为乙木冲击，故腹痛。风木飘扬，故筋骨繇复，肌肉瞤酸（繇与摇同，复者，动摇不已也。瞤，动也。肝主筋，脾主肉，风木克土，故筋摇肉动。木郁于土，故作酸）。上临厥阴，风木司天，合邪刑土，故流水不冰，蛰虫来见，春木发生，则冰泮蛰启故也。木胜土贼，则燥金来复，收政严峻，名木苍凋也。

岁金不及，炎火乃行，生气乃用，长气专胜，庶物以茂，燥烁以行，上应荧惑星。民病肩背瞀重，鼽嚏，便血注下。上临少阴少阳，火燔焫，水泉涸，物焦槁，收气乃后，其谷丹。复则寒雨暴至，乃零冰雹霜雪杀物，藏气举事，蛰虫早附，阴厥且格，阳反上行，病寒中口疮，甚则心痛，头脑户痛，延及脑顶，发热，赤气后化，丹谷不成，上应荧惑、辰星。

岁金不及，则热火乘之，故生气乃用，长气专胜。火刑金败，故庶物以茂，燥烁以行。肺气上逆，故肩背瞀重（瞀，闷也）。肺气郁遏，上出鼻窍，故鼽嚏作（鼽，鼻塞流涕也。嚏，鼻鸣涕喷也）。

肺与大肠表里，大肠失敛，故便血注下。上临少阴君火、少阳相火司天，合邪刑金，故火燔水涸，草木焦槁。火胜金贼，则寒水来复，寒雨暴至，冰雪飘零。寒水下凝，阳格火升，故生口疮头痛上热之证也。

岁水不及，湿乃大行，长气反用，化气乃速，暑雨数至，上应镇星。民病腹满身重濡泄，寒疡流水，腰股痛发，腘腨股膝不便，烦冤，足痿清厥，脚下痛，甚则跗肿。上临太阴，藏气不政①，肾气不衡，其谷黅。复则大风暴发，草偃木零，生长不鲜，面色时变，筋骨并辟，肉瞤瘛，目视䀮䀮，物疏璺，肌肉胗发，气并膈中，痛于心腹，黄气乃损，黅谷不登，上应岁星、镇星（瞤，如云切。瘛，音炽。䀮，音荒。璺，音问）。

岁水不及，则湿土乘之，故长气反用，化气乃速。土刑水败，故暑雨数

———————
①政：原作"收"，据《素问·气交变大论篇第六十九》改。

至。湿旺脾郁，故腹满身重濡泄。湿瘀肌肤，皮肉溃烂，故寒疡流水。湿流关节，故腰膝腘腨足跗痛痿臃肿。上临太阴，湿土司天，合邪刑水，故藏气失政，肾气不平。土胜水贼，则风木来复，飘风暴发，草偃木零。肝主五色，故面色时变。风动燥发，故筋骨并辟（并，牵缩也。辟，偏斜也）。肝窍于目，故目视䀮䀮（䀮䀮，目不明也）。风木催裂，故物疏璺（璺，裂也）。风伤卫气，卫闭营郁，故肌肉生胗（胗与疹同，营热泄于汗孔，则发疹点也）。肝胆双刑脾胃，故心腹俱痛。黅，黄色也。

帝曰：善。愿闻其时也。岐伯曰：悉乎哉问也！木不及，春有鸣条畅律之化，则秋有雾露清凉之政；春有惨凄残贼之胜，则夏有炎暑燔烁之复。其眚东，其脏肝，其病内舍胠胁，外在关节（胠，音区）。

帝问五行不及，各有胜复，愿闻其胜复之时。木旺于春，木不及，春有鸣条畅律之化，是金不刑木而木得其政也，则秋有雾露清凉之政，是火不刑金而金得其政也。春有惨凄残贼之胜，是金胜木也，则夏有炎暑燔烁之复，是火胜金也。五行之理，不胜则不复，有胜则有复，自然之数如是（下文仿此）。木位于东，故其眚东。在脏为肝，故其脏肝。肝脉上循胁肋，故其病内舍胠胁（腋下胁上为胠）。肝主筋，诸筋者皆属于节（《五脏生成论》语），故外在关节。

火不及，夏有炳明光显之化，则冬有严肃霜寒之政；夏有惨凄凝裂之胜，则不时有埃昏大雨之复。其眚南，其脏心，其病内舍膺胁，外在经络。

火旺于夏，火不及，夏无水胜，则冬无土复，夏有水胜，则不时有土复。土不主时，寄旺四季，故复无定时。火位于南，在脏为心。心脉从心系上肺，下出腋下，故其病内舍膺胁。心主脉，故外在经络。

土不及，四维有埃尘润泽之化，则春有鸣条鼓拆之政。四维发振拉飘腾之变，则秋有肃杀霖霪之复。其眚四维，其脏脾，其病内舍心腹，外在肌肉四支。

土寄旺于四季，土不及，四维无木胜，则春无金复。四维有木胜，则秋有金复。土位于四维，在脏为脾。脾脉入腹上膈，注胸中，故其病内舍心腹。脾主肌肉，行气于四支，故外在肌肉四支。

金不及，夏有光显郁蒸之令，则冬有严凝整肃之应；夏有炎烁燔燎之变，则秋有冰雹霜雪之复。其眚西，其脏肺，其病内舍膺胁肩背，外在皮毛。

金旺于秋，金不及，夏无火胜，则冬无水复。夏有火胜，则秋有水复。金位于西，在脏为肺。肺脉上膈，横出腋下，故其病内舍膺胁肩背（肺位在胸，《脉要精微论》：背者胸中之府，背曲肩随，府将坏矣，故其病内舍膺胁肩背）。肺主皮毛，故外在皮毛。

水不及，四维有湍润埃云之化，则不时有和风生发之应；四维发埃昏骤注之变，则不时有飘荡振拉之复。其眚北，其脏肾，其病内舍腰脊骨髓，外在溪谷踹膝（湍，通官切。踹与腨同，音篆）。

水旺于冬，水不及，四维无土胜，则不时无木复。四维有土胜，则不时有木复。水位于北，在脏为肾。肾脉上腨内（腨，腿肚也），出腘中（膝后为腘），上股贯脊，肾主骨髓，故其病内舍腰脊骨髓，外在溪谷踹膝（溪谷者，膝踝关节之处，肾水所注也）。

夫五运之政，犹权衡也。高者抑之，下者举之，化者应之，变者复之。此生长化成收藏之理，气之常也，失常则天地四塞矣。

权，称锤也。衡，称杆也。衡以称物，物有轻重，则衡有高低，权得其宜，则衡平矣。五运之政，犹权衡之平，高者抑之使低，下者举之使上（抑其太过，扶其不及），化者应之以祥和，变者复之以刑威。此生长化成收藏之理，气之常也。失常则天地四塞，造化不灵矣。

故曰：天地之动静，神明为之纪，阴阳之往复，寒暑彰其兆，此之谓也。

四句是《五运行论》。

帝曰：夫子之言五气之变，四时之应，可谓悉矣。夫气之动乱，触遇而作，发无常会，卒然灾合，何以期之？岐伯曰：夫气之动变，固不常在，而德化政令灾变，不同其候也。

五气之变，谓岁木太过以下十段。四时之应，谓木不及，春有鸣条畅律之化以下五段。

帝问：五气之动，乱其常理，随遇而作，发无定时，卒然灾合，何以期之？夫气之动作变乱，固不常在，但虽卒然而合，而其为德为化、为政为令、为灾为变，亦自不同其候，未始难期也。

帝曰：何谓也？岐伯曰：东方生风，风生木，其德敷和，其化生荣，其政舒启，其令风，其变振发，其灾散落。

木气之德化、政令、灾变不同，其候如此。

南方生热，热生火，其德彰显，其化蕃茂，其政明曜，其令热，其变销烁，其灾燔炳。

火气之德化、政令、灾变不同，其候如此。

中央生湿，湿生土，其德溽蒸，其化丰备，其政安静，其令湿，其变骤注，其灾霖溃。

土气之德化、政令、灾变不同，其候如此。

西方生燥，燥生金，其德清洁，其化紧敛，其政劲切，其令燥，其变肃杀，其灾苍陨。

金气之德化、政令、灾变不同，其候如此。

北方生寒，寒生水，其德凄沧，其化清谧，其政凝肃，其令寒，其变凛冽，其灾冰雪霜雹。

水气之德化、政令、灾变不同，其候如此。

是以察其动也，有德有化，有政有令，有变有灾，而物由之，而人应之也。

察五气之动，既有德化、政令、灾变之不同，则物必由之，人必应之。虽辛然灾合，发无常会，无不可期也。

帝曰：夫子之言岁候不及太过，上应五星，今夫德化、政令、灾眚变易非常而有也，卒然而动，其亦为之变乎？岐伯曰：承天而行之，故无妄动，无不应也。卒然而动者，气之交变也。其不应焉，故曰应常不应卒，此之谓也。

帝问：岁候之太过不及，上应五星（谓岁木太过、岁木不及十段），而德化、政令、灾变不常有也，卒然而动，五星亦为之变乎？盖五运承天而行之，故无妄动，五星无不应也。至于卒然而动者，是乃二气相交，偶然之变也，则五星不应焉。故曰应常不应卒，此之谓也。

帝曰：其应奈何？岐伯曰：各从其气化也。帝曰：其行之疾徐逆顺何如？岐伯曰：以道留久，逆守而小，是谓省下。以道而去，去而速来，曲而过之，是谓省遗过也。久留而环，或离或附，是谓议灾与其德也。

各从其气化者，五行之星，各从五行之气化也。五星之行，有疾徐逆顺之异，以其所行之道，迟留延久，逆守本度，而光芒甚小，是谓省其下之分野君臣有过与有德也。以道而去，去而速来，委曲而过之，是谓省察其所遗漏之过失也。久留而环绕，或违离，或附合，回旋不去，是谓议其灾殃与其福德也。

应近则小，应远则大，芒而大倍常之一其化甚，大常之二其眚即也。小常之一其化减，小常之二是谓临视，省下之过与其德也。德者福之，过者伐之。是以象之见也，高而远则小，下而近则大，大则喜怒迩，小则祸福远。

应近则星小（近谓微也），应远则星大（远谓甚也）。光芒而大倍常之一，则其化甚，大常之二，则其眚即（其眚在即）。小常之一，则其化减，小常之二，则其眚遥，是谓临视分野，省下之过与其德也。有德者福之，有过者伐之。是以星象之见，高而远则小，下而近则大，大则天之喜怒迩，小则天之祸福远也。

岁运太过，则运星北越。运气相得，则各行以道。故岁运太过，畏星失色而兼其母，不及则色兼其所不胜。

运星，主运之星，岁运太过，则运星不守本度而北犯紫微、太乙之座。运气相得，则运星各行以道，不越位也。运星盛衰，视乎岁运，故岁运太过，则畏星失其本色而兼其母色（畏星，所畏之星，如运星属木，则土为畏星，失其黄色而兼母之赤色也）。岁运不及，则运星之色兼其所不胜（如木不及则兼金色）。

帝曰：其灾应何如？岐伯曰：亦各从其化也。故时至有盛衰，凌犯有逆顺。留守有多少，形见有善恶，宿属有胜负，征应有吉凶矣。

其灾变之应，亦各从其五行之化。其时至则有盛衰（当时则盛，非时则衰），凌犯则有逆顺（金凌木为顺，金犯火为逆），留守则有多少（久留为多，暂守为少），形见有善恶（喜泽为善，怒燥为恶），宿属有胜负（二十八宿分属十二辰次，五星所临，有胜地有败地），合而论之，征应乃有吉凶之殊矣。

帝曰：其善恶何谓也？岐伯曰：有善有怒，有忧有丧，有泽有燥。此象之常也，必谨察之。

星有喜、怒、忧、丧、燥、泽之异。喜泽为善，忧、丧、怒、燥为恶。此星象形见之常，宜谨察之也。

帝曰：六者高下异乎？岐伯曰：象见高下，其应一也，故人亦应之。

帝问：喜、怒、忧、丧、燥、泽六者，设星之高下不同，其应亦当异乎？盖星象虽见高下，其应则一也。故人亦应之，无有殊也。

帝曰：善。其德化政令之动静损益皆何如？岐伯曰：夫德化、政令、灾变，不能相加也；胜复盛衰，不能相多也；往来大小，不能相过也；用之升降，不能相无也，各从其动而复之耳。

德化、政令、灾变，视乎五气之动静。既有动静不同，自应有损益轻重之差，似乎不得一例而不然也。德化、政令、灾变，报施均平，一毫不能相加也。胜复盛衰之数，循环有宅，一毫不能相多也。往来大小之分（往来，进退消长也），张弛有常，一毫不能相过也。上下升降之用，气化有准，一毫不能相无也。各从其动之微甚而报复之耳。

帝曰：其病生何如？岐伯曰：德化者气之祥，政令者气之章，变易者复①之纪，灾眚者伤之始。气相胜者和，不相胜者病，重感于邪，则甚也。

德化者气之祥和，政令者气之彰显，变易者招复之纪，灾眚者感伤之始。胜复之气，势力均平，足以相敌者和，不相敌者病，重感于邪则病甚也。

帝曰：善。所谓精光之论，大圣之业。宣明大道，通于无穷，究于无极也。余闻之，善言天者，必应于人；善言古者，必验于今；善言气者，必彰于物；善言应者，同天地之化；善言化言变者，通神明之理，非夫子孰能言至道欤！乃择吉日良兆而藏之灵兰之室，每旦读之，命曰《气交变》，非斋戒不敢发，慎传也。

五常政大论七十九②

黄帝问曰：太虚寥廓，五运回薄，衰盛不同，损益相从，愿闻平气何如而名？何如而纪也？岐伯对曰：昭乎哉问也！木曰敷和，火曰升明，土曰备化，金曰审平，水曰静顺。

回薄者，回旋而薄迫也。以其衰盛不同，故有损益相殊。衰则不及，盛则太过，其非盛非衰，是谓平气。平气者，木曰敷和（敷宣和气，木之德也），火曰升明（升达明显，火之德也），土曰备化（化成丰备，土之德也），金曰审平（刑杀平审，金之德也），水曰静顺（安静柔顺，水之德也）。

帝曰：其不及奈何？岐伯曰：木曰委和，火曰伏明，土曰卑监，金曰从革，水曰涸流。

阳和委废，故曰委和。光明曲伏，故曰伏明。卑微监制，故曰卑监（土气遏陷，下为木气所刑，是谓卑监。如唐人命将，以阉官监军，动则牵制。将卑权轻也）。从顺变革，是曰从革（金性顺降，革而不降，是谓从革）。源流涸竭，是曰涸流。

帝曰：太过何谓？岐伯曰：木曰发生，火曰赫曦，土曰敦阜，金曰坚成，水曰流衍。

生气畅茂，是曰发生。阳光炎烈，是曰赫曦。气化丰厚，是曰敦阜。收成

---

① 复：原作"气"，据《素问·气交变大论篇第六十九》改。
② 七十九：原缺，据目录补。

坚实，是曰坚成。源流浩衍，是曰流衍。

帝曰：三气之纪，愿闻其候。岐伯曰：悉乎哉问也！敷和之纪，木德周行，阳舒阴布，五化宣平。其气端，其性随，其应春，其类木，其用曲直，其化生荣，其候温和，其政发散，其令风，其脏肝，肝其畏清，其主目，其养筋，其病里急支满，其虫毛，其畜犬，其谷麻，其果李，其实核，其物中坚，其色苍，其味酸，其音角，其数八。

肝其畏清，木不胜金也。里急者，肝气不舒。支满者，肝脉循胁也。八者，木之成数也（《河图》数，天三生木，地八成之）。

升明之纪，正阳而治，德施周布，五化均衡。其气高，其性达，其应夏，其类火，其用燔灼，其化蕃茂，其候炎暑，其政明曜，其令热，其脏心，心其畏寒，其主舌，其养血，其病眴瘛，其虫羽，其畜马，其谷麦，其果杏，其实络，其物脉，其色赤，其味苦，其音徵，其数七。

心其畏寒，火不胜水也。眴者，肌肉动惕。瘛者，筋脉急挛。七者，火之成数。地二生火，天七成之。

备化之纪，气协天休，德流四政，五化齐修。其气平，其性顺，其应长夏，其类土，其用高下，其化丰满，其候溽蒸，其政安静，其令湿，其脏脾，脾其畏风，其主口，其养肉，其病痞，其虫倮，其畜牛，其谷稷，其果枣，其实肉，其物肤，其色黄，其味甘，其音宫，其数五。

土为四象之母，故德流四政（四政，金、木、水、火）。脾其畏风，土不胜木也。痞者，脾气不运，则病痞塞。五者，土之生数也（天五生土，地十成之）。

审平之纪，收而无争，杀而无犯，五化宣明。其气洁，其性刚，其应秋，其类金，其用散落，其化坚敛，其候清切，其政劲肃，其令燥，其脏肺，肺其畏热，其主鼻，其养皮毛，其病咳，其虫介，其畜鸡，其谷稻，其果桃，其实壳，其物外坚，其色白，其味辛，其音商，其数九。

肺其畏热，金不胜火也。九者，金之成数（地四生金，天九成之）。

静顺之纪，藏而勿害，治而善下，五化咸整。其气明，其性下，其应冬，其类水，其用沃衍，其化凝坚，其候凝肃，其政流衍，其令寒，其脏肾，肾其畏湿，其主二阴，其养骨髓，其病厥，其虫鳞，其畜彘，其谷豆，其果栗，其实濡，其物濡，其色黑，其味咸，其音羽，其数六。

肾其畏湿，水不胜土也。其主二阴，当云肾主耳（肾开窍于二阴，但他脏皆上主五官，此独云主阴，于例不伦）。濡，物之津液也。六者，水之成数（天一生水，地六成之）。

故生而勿杀，长而勿罚，化而勿制，收而勿害，藏而勿抑，是谓平气。

制，即监也，有制曰卑监，无制曰备化。

委和之纪，是谓胜生。生气不政，化气乃扬，长气自平，收令乃早。凉雨时降，风云并兴，草木晚荣，苍干凋落，物秀而实，肤肉内充。其气敛，其用聚，其主雾露凄怆，其脏肝，其发惊骇，其动软戾拘缓，其病摇动注恐，其虫毛介，其畜鸡犬，其谷稷稻，其果枣李，其实核壳，其色白苍，其味酸辛，其声角商，从金化也。少角与判商同，上角与正角同，上商与正商同，上宫与正宫同，其病支废痈肿疮疡，邪伤肝也。萧飋肃杀，则炎赫沸腾，眚于三，所谓复也。其主飞蠹蛆雉，乃为雷霆。

胜生，金刑木也（木主生）。木衰不能制土，故生气不政，化气乃扬（土主化）。木衰不能生火刑金，故长气自平（火主长），收令乃早（金主收）。燥金司权，则凉雨时降。湿土无制，则风云并兴。肃杀兼化，则草木晚荣，苍干凋落。金主收成，故物秀而实。肤肉内充，土气旺也。软戾拘缓，筋病也（肝主筋。软，弱。戾，强。拘，挛。缓，松也）。摇动注恐，风飘而神怯也（肝病则风生而动摇。肝主怒，肾主恐，肝气盛则怒，虚则下陷于水而恐生。注者，木郁贼土，而为泄利也）。木不及，则曰少角，金气乘之，半与金化相同（判，半也），故少角与判商同（化同少商）。厥阴司天，则曰上角（丁巳、丁亥年），木不及而得司天同气之助，则以少角而同正角，故曰少角与正角同。阳明司天，则曰上商（丁卯、丁酉年），木不及而遇司天胜己之克，则以上商而同正商，故曰上商与正商同。太阴司天，则曰上宫（丁丑、丁未年），木不制土而值湿土司天之时，则以上宫而同正宫，故曰上宫与正宫同。凡此或燥或湿，皆伤肝气，其病支节残废，痈肿疮疡（筋挛则支废，关节壅阻，则生痈肿疮疡）。金胜之极，萧飋肃杀，则火来复之，炎赫沸腾。眚于三者，金火胜复，皆缘木弱，故灾归震宫，飞蠹蛆雉，悉秉火气而生。雷霆者，阳气之郁发，亦伏火之鼓宕也（春阳升动，为重阴所闭，冲激而出，则为雷霆。雷生于震木者，以中有火胎故也）。

伏明之纪，是谓胜长。长气不宣，藏气反布，收气自政，化令乃衡。寒清数举，暑令乃薄，承化物生，生而不长，成实而稚，遇化已老，阳气屈伏，蛰虫早藏。其气郁，其用暴，其至冰雪霜寒，其脏心，其发痛，其动彰伏变易，其病昏惑悲忘，其虫羽鳞，其畜马彘，其谷豆稻，其果栗桃，其实络濡，其色玄丹，其味苦咸，其声徵羽，从水化也。少徵与少羽同，上商与正商同，邪伤心也。凝惨栗冽，则暴雨霖霪，眚于九。其主骤①注雷霆震惊，沉霒淫雨。

胜长，水刑火也（火主长）。火败水胜，故长气不宣，藏气反布。火败不能制金生土，故收气自政，化令乃衡（衡，平也）。火不敌水，故寒清数举，暑令乃薄。火衰土弱，则承化物生，生而不长（物承土化而生者，虽生不长）。长气失政，则成实而稚，遇化已老（金能成实而火不能长，故成实而稚。土欲化之，而其气非旺，易就衰竭，是遇化已老也）。其发痛者，寒水凌火，则痛作矣。显明为彰，屈抑为伏。变易者，火衰不能显达，明暗无常也。昏惑者，火虚而神迷也。火衰金旺则悲生（金主悲），神不蛰藏则善忘也。火不及，则曰少徵，水气乘之，则与少羽同化，故少徵与少羽同。火不制金，而值燥金司天之时（癸卯、癸酉年），则以上商而同正商，故曰上商与正商同。水胜之极，凝惨栗冽，则土来复之，暴雨霖霪。眚于九者，灾归离宫也。骤注沉霒淫雨者，土湿旺也。雷霆震惊者，雷伏于土中也。

卑监之纪，是谓减化。化气不令，生政独彰，长气整，雨乃愆，收气平，风寒并兴，草木荣美，秀而不实，成而秕也。其气散，其用静定，其主飘怒振发，其脏脾，其发濡滞，其动疡涌分溃痈肿，其病留满痞塞，其虫倮毛，其畜牛犬，其谷豆麻，其果李栗，其实濡核，其色苍黄，其味酸甘，其声宫角，从木化也。少宫与少角同，上宫与正宫同，上角与正角同，其病飧泄，邪伤脾也。振拉飘扬，则苍干散落，其眚四维。其主败折，虎狼清气乃用，生政乃辱（秕，音比）。

减化，木胜土也（土主化）。土败木胜，故化气不令，生政独彰。木能生火，故长气整。土衰，故雨愆。土不生金，故收气平。土受木制，不能克水，故风寒并兴。草木荣美，土主成实，土虚，故秀而不实，成而秕也（秕，糠秕也。谷得秋金收成，坚老而其颗粒丰满，全由于土）。土主肌肉，肌肉臃肿，则生疡痈溃涌。脾土不运，为木所迫，则病留滞胀满，痞塞不通。土不及，则曰少宫，木气乘之，则与少角同化，故少宫与少角同。土不敌木，而遇湿土司天之助（乙丑、乙未年），则以上宫而同正宫，故曰上宫与正宫同。若值风木司天之克（己巳、己亥

---

① 骤：原作"惨"，据《素问·五常政大论篇第七十》改。

年），则以上角而同正角，故曰上角与正角同。脾土刑于肝木，水谷不消，故病飧泄。木胜之极，振拉飘扬，则金来复之，苍干散落。眚于四维者，灾归土位也。败折者，燥金之刑杀。虎狼，秉金气而生者也。

从革之纪，是谓折收。收气乃后，生气乃扬，长化合德，火政乃宣，庶类以蕃。其气扬，其用躁切，其主明曜炎烁，其脏肺，其发咳喘，其动铿禁瞀厥，其病嚏咳鼽，其虫介羽，其畜鸡羊，其谷麻麦，其果李杏，其实壳络，其色白丹，其味苦辛，其声商徵，从火化也。少商与少徵同，上商与正商同，上角与正角同，邪伤肺也。炎光赫烈，则冰雪霜雹，眚于七，其主鳞伏彘鼠。岁气早至，乃生大寒（铿，音坑。瞀，音茂）。

折收，火刑金也。火能刑金，金不制木，故收气乃后，生气乃扬。火旺土生，故长化合德，火政乃宣，庶类以蕃。肺主声，铿者，其声铿然。禁者，禁栗寒战。肺主气，瞀厥者，气逆而昏冒也。金不及，则曰少商，火气乘之，则与少徵同化，故少商与少徵同。金不敌火，而遇燥金司天之助（乙卯、乙酉年），则以少商而同正商，故曰上商与正商同。金不制木，而值厥阴风木司天之时（乙巳、乙亥年），则以上角而同正角，故曰上角与正角同。火胜之极，炎光赫烈，则冰雪霜雹来复之。冰雪霜雹，眚于七者，灾归兑宫也。鳞伏彘鼠，皆秉水气而生者也。

涸流之纪，是谓反阳。藏令不举，化气乃昌，长气宣布，蛰虫不藏，土润水泉减，草木条茂，荣秀满盛。其气滞，其用渗泄，其主埃郁昏翳，其脏肾，其发燥槁，其动坚止，其病痿厥注下，其虫鳞倮，其畜彘牛，其谷黍稷，其果枣杏，其实濡肉，其色黔玄，其味甘咸，其声羽宫，从土化也。少羽与少宫同，上宫与正宫同，其病癃闷，邪伤肾也。埃昏骤雨，则振拉摧拔，眚于一。其主毛显狐貉，变化不藏。

反阳，土刑水也（水为阴，水败则阴反为阳）。水败土胜，故藏令不举，化气乃昌。水败不能制火，故长气宣布，蛰虫不藏。土邪贼水，故土润水减。藏气失职，冬行夏令，故草木条茂，荣秀满盛。坚止者，土气痞塞而坚硬也。痿厥者，湿伤筋骨，腿足不用也。注下者，湿盛而濡泄也。水不及，则曰少羽，土气乘之，则与少宫同化，故少羽与少宫同。水不敌土，而遇湿土司天之时（辛丑、辛未年），则以上宫而同正宫，故曰上宫与正宫同。湿旺木郁，疏泄不行，则便癃闷（小便不通），土湿之极，埃昏骤雨，则木来复之，振拉摧拔。眚于一者，灾归坎宫也。木盛则毛虫显著，狐貉变化不藏，狐貉秉木气而生者也。

故乘危而行，不速而至，暴虚无德，灾反及之。微者复微，甚者复甚，气之常也。

五运不及，相胜者乘其孤危而行，不待召延而至，暴虚无德，至于其子来复，灾反及之。胜微者复微，胜甚者复甚，气化循环之常也。

发生之纪，是谓启敕。土疏泄，苍气达，阳和布化，阴气乃随，生气淳化，万物以荣。其化生，其象春，其气美，其政散，其令条舒，其德鸣靡启坼，其变振拉摧拔，其脏肝脾，其经足厥阴少阳，其动掉眩巅疾，其病怒，其虫毛介，其畜鸡犬，其谷麻稻，其果李桃，其物中坚外坚，其色青黄白，其味酸甘辛。上徵则其气逆，其病吐利。不务其德，则收气复，秋气劲切，甚则肃杀，清气大至，草木凋零，邪伤肝也（敕，古陈字）。

启敕，启发陈布也（《四气调神论》：春三月，此谓发陈，与此同义）。土疏泄，苍气达者，木气升达，则土气疏泄也。阳和布化，则阴气消退，故后随也。生气之化淳，故万物以荣。其物中坚者，木也。外坚者，金也（木之心坚，金之壳坚，木齐金化，则中外皆坚也）。少阴君火少阳相火司天，是谓上徵。火为木子，子居母上，则其气逆，其病为吐利（壬子、壬午、壬寅、壬申）。木不务德而克土，则金来复之，故劲切肃杀，草木凋零，清邪伤肝也。

赫曦之纪，是谓蕃茂。阴气内化，阳气外荣，炎暑施化，物得以昌。其化长，其象夏，其气高，其政动，其令鸣显，其德暄暑郁蒸，其变炎烈沸腾，其脏心肺，其经手少阴、太阳，手厥阴、少阳，其动炎灼妄扰，其病笑疟疮疡血流狂妄目赤，其虫羽鳞，其畜羊彘，其谷麦豆，其果杏栗，其物脉濡，其色赤白玄，其味苦辛咸。上羽与正徵同，其收齐，其病痓，上徵而收气后也。暴烈其政，藏气乃复，时见凝惨，甚则雨水霜雹切寒，邪伤心也。

阴气内化，阴退于内，阳气外荣者，阳畅于外也。鸣显者，阳气之外光也（鸣显，当作明显）。炎灼妄扰者，火炎热盛，谵妄扰乱也。心主笑，笑疟疮疡血流狂妄目赤，皆火证也。火运太过，得寒水司天以制之，则与正徵同化，故上羽与正徵同（戊辰、戊戌）。火既有制，则金不受刑，收令自齐（齐，备也）。若感冒风寒，郁其火令，则为痓病（痓，音炽，义与痉同）。痓者，头摇口噤，脊背反折之病也。若遇二火司天，运临上徵，火旺金衰，则收气乃后。火政暴烈而克金，则水来复之，故凝惨寒冱，雨水霜雹，寒邪伤心也。

敦阜之纪，是谓广化。厚德清静，顺长以盈，至阴内实，物化充成，埋埃朦郁，见于厚土①，大雨时行，湿气乃用，燥政乃辟。其化圆，其象长夏，其气丰，其政静，其令周备，其德柔润重淖，其变震惊飘骤崩溃，其脏脾肾，其经足太阴、阳明，其动濡积并稸，其病腹满四支不举，其虫倮毛，其畜牛犬，其谷稷麻，其果枣李，其物肌核，其色黅玄苍，其味甘、咸、酸（此下阙数语）。大风迅至，邪伤脾也。

广化，土化广大也。土旺故厚德清静，顺长气而丰盈。土为至阴（《六节藏象论》：此至阴之类，通于土气），至阴内实，故物化充满而成就。土气蒸腾，则化云雾，故埃朦郁，见于厚土（厚土，高山也）。燥气乃辟者，湿胜燥也。震惊飘骤者，湿胜木郁，烈风雷雨并作也。崩溃者，堤崩水决，湿胜则土自伤也。濡积并稸者，湿旺脾瘀，蓄积壅塞也。腹满四支不举，土湿脾伤，中气不运，脐腹胀满。四支失秉也。土不务德而克水，则木来复之，故大风迅至，风邪伤脾也。

坚成之纪，是谓收引。天气洁，地气明，阳气随，阴治化，燥行其政，物以司成，收气繁布，化洽不终。其化成，其象秋，其气削，其政肃，其令锐切，其德雾露萧飚，其变肃杀凋零，其脏肺肝，其经手太阴、阳明，其动暴折疡疰，其病喘喝胸凭仰息，其虫介羽，其畜鸡马，其谷稻麦，其果桃杏，其物壳络，其色白青丹，其味辛、酸、苦。上徵与正商同，其生齐，其病咳。政暴变则名木不荣，柔脆焦首，长气斯救，大火流炎，烁且至，蔓将槁，邪伤肺也。

收引者，金气收敛，引阳气于地下也。阴气司权，而主治化，则阳气随之，归于水中，燥行其政，故万物告成。收气既盛，故土之化洽不终。其气削者，收敛而陨落也。暴折者，金之刑伤。疡疰者，皮肤之疾也。喘喝者，肺气之逆。胸凭仰息者，胸膈壅满，凭物仰身而布息也。金运太过，得二火司天以制之，则与正商同化，故上徵与正商同（庚子、庚午、庚寅、庚申）。金既有制，则木不受刑，生政自齐。若感冒风寒，郁其金气，则病咳嗽（肺金制于二火，故病咳嗽也）。金政暴变而克木，则火来复之，故火流蔓槁，热邪伤肺也。

流衍之纪，是谓封藏。寒司物化，天地严凝，藏政以布，长令不扬。其化凛，其气坚，其政谧，其象冬，其令流注，其德凝惨寒雰，其变冰雪霜雹，其脏肾心，其经足少阴、太阳，其动漂泄沃涌，其病胀，其虫鳞倮，其

---

① 土：原作"德"，据《素问·五常政大论篇第七十》改。

畜彘牛，其谷豆稷，其果栗枣，其物濡肉，其色黑丹黅，其味咸、甘、苦。上羽而长气不化也。政过则化气大举，而埃昏气交，大雨时降，邪伤肾也。

水胜火败，故藏政以布，长令不扬。谧，静也。雾雨飞雪，飞扬之象。漂泄沃涌，下泄利而上涌吐也。胀者，水旺土湿，脾气不运也。水运太过，若遇寒水司天，运临上羽，水旺火衰，则长气不化。水政过暴而克火，则土来复之，故埃昏大雨，湿邪伤肾也。

故曰：不恒其德，则所胜来复，政恒其理，则所胜同化，此之谓也。

恒，常也。太过之运，暴虐失常，则胜己者必来复之。政不失常，则胜己者亦同其化，不相克也。

帝曰：善。其岁有不病，而脏气不应者何也？岐伯曰：天气制之，气有所从也。

岁运当病而不病，脏气当应而不应者，司天之气制之，则从乎天气，而不从乎岁气也。

帝曰：愿卒闻之。岐伯曰：少阳司天，火气下临，肺气上从，白起，金用革，木乃眚，火见燔焫，大暑以行，咳嚏、鼽衄、鼻窒、口疡、寒热胕肿。风行于地，尘沙飞扬。心痛胃脘痛，厥逆膈不通，其主暴速。

少阳相火司天，火气下临，而克肺金。肺气上从，白色应之，金用变革。金败于火，则克其所胜，木乃被眚。火见燔焫，大暑以行，肺金受伤，则咳嚏、鼽衄、鼻窒、疮疡、寒热胕肿（肺窍于鼻而外司皮毛，故为病如是）。少阳司天，则厥阴在泉，风行于地，尘沙飞扬。足少阳与足厥阴为表里，足厥阴下陷，则足少阳上逆，以甲木而克戊土，故胃脘当心而痛（心下者，胃之上脘。戊土刑于甲木，胃气逆冲，心下逼迫，故心与胃脘皆痛也）。胃气上逆，土木填塞，故胸膈不通。少阳相火与厥阴风木，其性皆迅速，故二气司天在泉，皆主速也。

阳明司天，燥气下临，肝气上从，苍起，木用革，土乃眚，凄沧数至，木伐草萎。胁痛目赤，掉振鼓栗，筋痿不能久立。火行于地，暴热至，土乃暑，流水不冰，蛰虫乃见，阳气郁发，小便变，寒热如疟，甚则心痛。

阳明燥金司天，燥气下临，而克肝木。肝气上从，苍色应之，木用废革。木败于金，则克其所胜，土乃被眚。燥金得政，凄沧数至，木伐草萎。肝气受伤，则胁痛目赤，掉振鼓栗，筋脉痿软，不能久立（掉振鼓栗，风木战摇之象）。阳明司天，则少阴在泉，火行于地，则暴热忽至，土气乃暑，流水不冰，蛰虫乃见。阳气郁发于湿土之中，小便变常，黄赤不利。阳郁不达，寒热如疟，甚则心痛也。

太阳司天，寒气下临，心气上从，丹起，火用革，金乃眚，寒清时举，胜则水冰，火气高明。心热烦，嗌干善渴，鼽嚏，喜悲，数欠。热气妄行，寒乃复，霜不时降，善忘，甚则心痛。土乃润，水丰衍，寒客至，沉阴化，湿气变物，水饮内稸，中满不食，皮瘴肉苛，筋脉不利，甚则胕肿身后痈。

太阳寒水司天，寒气下临，而克心火。心气上从，丹色应之，火用斥革。火败于水，则克其所胜，金乃被眚。水旺，故寒清时举。寒甚，则水为之冰。火为水刑，逆而上炎，心热烦生，嗌干善渴。火逆肺伤，则鼽嚏喜悲（肺主悲）。阴盛于下，召引阳气，则数为呵欠（义详《灵枢·口问》）。热气妄行，克伤肺脏，寒水乃复，霜不时降。寒水凌火，神失蛰藏，故心痛而善忘也。太阳司天，则太阴在泉，湿旺土润，水气丰衍。客寒至此（司天为客，在泉为主，太阳司天，故寒为客气）。为沉阴所化（沉阴，湿土也），不能司令，则太阴当权，湿气变物，水饮内蓄，中满不食（水停则土湿脾郁，故中满不食）。湿气郁阻，皮瘴肉苛，筋脉不利，甚则皮肤浮肿，身后痈生也（水性流湿，身后，太阳寒水之经，寒水得湿，则生痈疽）。

厥阴司天，风气下临，脾气上从，黄起，土用革，水乃眚。风行太虚，云物摇动，目转耳鸣。体重肌肉萎，食减口爽。火纵其暴，地乃暑，蛰虫数见，流水不冰，大热消烁，赤沃下，其发机速。

厥阴风木司天，风气下临，而克脾土。脾气上从，黄色应之，土用改革。土败于木，则克其所胜，水乃被眚。木旺则风行太虚，云物摇动，目转耳鸣。土为木刑，则体重肉萎，食减口爽（口不知味曰爽）。厥阴司天，则少阳在泉，相火纵暴，地气乃暑，蛰虫数见，流水不冰。人感其气，大热消烁，赤沃泄下（赤沃者，湿热所瘀蒸也）。其病机发作甚速也。

少阴司天，热气下临，肺气上从，白起，金用革，木乃眚。大暑流行，金烁石流。喘呕寒热，嚏鼽衄鼻窒，甚则疮疡燔灼。地乃燥，凄沧数至，肃杀行，草木变，胁痛，善太息。

少阴君火司天，热气下临，而克肺金。肺气上从，白色应之，金用更革。金败于火，则克其所胜，木乃被眚。火旺则大暑流行，金烁石流。肺气受伤，喘呕寒热，嚏喷鼽衄鼻窒。甚则皮肤被灾，疮疡燔灼。少阴司天，则阳明在泉，金旺地燥，凄沧数至，肃杀以行，草木胥变。木为金刑，肝气受害，胁肋疼痛而善太息（肺主悲，脾主忧，悲忧郁结，中气不舒，故太息以出之）。太息者，金旺而木衰也。

太阴司天,湿气下临,肾气上从,黑起,水变革,火乃眚,埃昏云雨。胸中不利,阴痿,气大衰而不起不用。当其时,反腰椎痛,厥逆,动转不便也。地乃藏阴,大寒且至,蛰虫早附,地裂冰坚,心下痞痛,少腹痛,时害于食。乘金则止水增,味乃咸,行水减也。

太阴湿土司天,湿气下临,而克肾水。肾气上从,黑色应之,木用变革。水败于土,则克其所胜,火乃被眚。土旺湿蒸,则埃昏云雨。湿盛胃逆,胸中不利。土湿木郁,阴痿气衰,不起不用。若当土旺之时(长夏、四季),肾水受伤,风木下陷,反腰胜疼痛,手足厥逆,动转不便。太阴司天,则太阳在泉,寒水封蛰,地乃藏阴,大寒且至,蛰虫早附,地裂冰坚。寒水凌心,则心下痞满。水寒木陷,则少腹疼痛。寒水侮土,则时害于食。若乘金运相生(乙丑、乙未),寒水有助,则止水增加,味乃作咸(止水,海水,海水味咸),行水消减也(行水,百川也。水曰润下,润下作咸,润下之水,莫过于海,故海水作咸。此以太阳在泉,应在润下之水,故止水独增,味乃作咸也)。

帝曰:善。气始而生化,气散而有形,气布而蕃育,气终而象变,其致一也。然而五味所资,生化有薄厚,成熟有多少,始终不同,其故何也?岐伯曰:地气制之也,非天不生而地不长也。

万物枯荣,皆由于气。气始而有生化,气散而有形质(散谓发散),气布而物蕃育(布谓舒布),气终而象变易(终谓气尽),万物秉赋,其致一也。然而五行滋息,而生五味,(百族之繁,五味尽之)五味所资,生化则有薄厚,成熟则有多少,散布非一,始终不同,其故何也?此缘在泉之气制之,非天之不生而地之不长也(天地之生长,一也,而在泉之气,六者不同,故物有薄厚多少之殊也)。

帝曰:愿闻其道。岐伯曰:寒热燥湿,不同其化也。

在泉之气,寒热燥湿,其化不同,故生化成熟亦殊。

故少阳在泉,寒毒不生,其味辛,其治苦酸,其谷苍丹。

少阳相火在泉,热甚,故寒毒不生(性之极寒者,则有毒。下文仿此)。金受火刑,则作辛味,故其味辛。少阳在下,则厥阴在上,相火味苦而色丹,风木味酸而色苍,故其治苦酸(治者,乘权而主治也),其谷苍丹(与木火同气,是以独旺也)。

阳明在泉,湿毒不生,其味酸,其治辛苦甘,其谷丹素。

阳明燥金在泉,燥盛,故湿毒不生。木受金刑,则作酸味,故其味酸。阳明在下,则少阴在上,燥金味辛而色素,君火味苦而色丹,故其治辛苦,其谷丹素。土味甘,土者,火之子金之母,位居火金之间,故兼甘味。

太阳在泉，热毒不生，其味苦，其治淡咸，其谷黅秬。

太阳寒水在泉，寒盛，故热毒不生。火受水刑，则作苦味，故其味苦。太阳在下，则太阴在上，寒水味咸而色秬（秬，黑黍也）。湿土味淡而色黅，故其治淡咸，其谷黅秬。

厥阴在泉，清毒不生，其味甘，其治酸苦，其谷苍赤。

厥阴风木在泉，风盛，故清毒不生。土受木刑，则作甘味，故其味甘。厥阴在下，则少阳在上，故其治咸苦，其谷苍赤。

少阴在泉，寒毒不生，其味辛，其治辛苦甘，其谷白丹。

少阴君火在泉，热盛，故寒毒不生。金受火刑，则作辛味，故其味辛。少阴在下，则阳明在上，故其治辛苦（其义见前），其谷白丹。

太阴在泉，燥毒不生，其味咸，其治甘咸，其谷黅秬。

太阴湿土在泉，湿盛，故燥毒不生。水受土刑，则作咸味，故其味咸。太阴在下，则太阳在上，故其治甘咸，其谷黅秬。

其气专，其味正，化淳则咸守，气专则辛化而俱治。

六气惟太阴湿土在泉，则为得位（以土归土故也），其气最专，其味最正（土主五味，其味为甘，甘得五味之中）。土主化，化生五味，自得为甘。化淳则水不侮土，咸得其守。气专则金有所生，与辛化俱治也。

帝曰：岁有胎孕不育，治之不全，何气使然？岐伯曰：六气五类，有相胜制也。同者盛之，异者衰之，此天地之道，生化之常也。

六气化生动物有五，毛虫之类，麟为之长，羽虫之类，凤为之长，倮虫之类，人为之长，介虫之类，龟为之长，鳞虫之类，龙为之长。毛虫属木，羽虫属火，倮虫属土，介虫属金，鳞虫属水。其于六气，各有胜制生化之殊，同其气则盛，异其气则衰，此天地之道，生化之常也。

故厥阴司天，毛虫静，羽虫育，介虫不成。在泉，毛虫育，倮虫不育。

风木司天，与毛虫同气，故静。相火在下，与羽虫同气，故育。金受火刑，故介虫不成。风木在泉，故毛虫育。土受木刑，故倮虫不育。岁半之前，天气主之；岁半之后，地气主之。司天主上半年，在泉主下半年。

少阴司天，羽虫静，介虫育，毛虫不成。在泉，羽虫育，介虫不育。

君火司天，故羽虫静。燥金在下，故介虫育。木受金刑，故毛虫不成。君火在泉，故羽虫育。金受火刑，故介虫不育。

太阴司天，倮虫静，鳞虫育，羽虫不成。在泉，倮虫育，鳞虫不成。

湿土司天，故倮虫静。寒水在下，故鳞虫育。火受水刑，故羽虫不成。湿土在泉，故倮虫育。水受土刑，故鳞虫不成。

少阳司天，羽虫静，毛虫育，倮虫不成。在泉，羽虫育，介虫不育。

相火司天，故羽虫静。风木在下，故毛虫育。土受木刑，故倮虫不成。相火在泉，故羽虫育。金受火刑，故介虫不育。

阳明司天，介虫静，羽虫育。在泉，介虫育，毛虫不成。

燥金司天，故介虫静。君火在下，故羽虫育。燥金在泉，故介虫育。木受金刑，故毛虫不成。

太阳司天，鳞虫静，倮虫育。在泉，鳞虫育，羽虫不育。

寒水司天，故鳞虫静。湿土在下，故倮虫育。寒水在泉，故鳞虫育。火受水刑，故羽虫不育。

诸乘所不成①之运，则甚也。故气主有所制，岁立有所生，地气制己胜，天气制胜己。天制色，地制形。各有制，各有胜，各有主，各有成。五类盛衰，各随其气之所宜也。

五类为天地之气所制，再乘所不成之运，则更甚也。如风木主令（司天、在泉）。再乘木运，则倮虫不成。二火主令，再乘火运，则介虫不成。湿土主令，再乘土运，则鳞虫不成。燥金主令，再乘金运，则毛虫不成。寒水主令，再乘水运，则羽虫不成。以六气而合五运，其制胜尤甚也。六气分主有所制，岁运中立有所生（岁立，《六微旨论》：子甲相合，命曰岁立是也）。地气制乎己胜，天气制乎胜己（六气司天，乘权秉令，故不但制己胜，兼制胜己）。在天成象，故天制五色（色即象也），在地成形，故地制五形。有生则盛，有制则衰，五类之盛衰，各随其气之所宜也（五类与六气相宜则盛，如青色毛形与木气相宜是也）。五脏之从革，天气制之，五味之始终，地气制之，五类之盛衰，天气、地气皆制之也。

故有胎孕不育，治之不全，此气之常也，所谓中根也。根于外者亦五。故生化之别，有五气、五味、五色、五类、五宜也。

六气有制胜，五类有同异，气同则盛，气异则衰，故有胎孕不育，缘为天地所制，治化不全，此六气之常也，所谓根于中也（动物根于中，以神机为主）。根于外者，亦有五等（植物根于外，以气立为主），故生化之殊别，有五气（臊、焦、香、

---

① 成：原作"胜"，据《素问·五常政大论篇第七十》改。

腥、腐）、五味（酸、苦、甘、辛、咸）、五色（青、赤、黄、白、黑）、五类、五宜之不同，与六气错综，必有盛衰也。

帝曰：何谓也？岐伯曰：根于中者，命曰神机，神去则机息。根于外者，命曰气立，气止则化绝。故曰不知年之所加，气之同异，不足以言生化，此之谓也。

根于中者，以神为机，故有知觉，神去则机息。根于外者，由气而化，故有枝干，气止则化绝。所以然者，以年运有加临，六气有同异，则万物有盛衰也。若不知年之加临，气之同异，则不足以言生化之妙也。

帝曰：天不足西北，左寒而右凉，地不满东南，右热而左温，其故何也？岐伯曰：阴阳之气，高下之理，太少之异也。

天不足西北，故乾为天门，此天气之所缺也。地不满东南，故巽为地户，此地气之所缺也。背乾面巽而观之，北在左，西在右，是左寒而右凉也；南在右，东在左，是右热而左温也。此以阴阳之气各有分位（东南为阳，西北为阴），高下之理（西北高，东南下），太少之异也（南为太阳，东为少阳，北为太阴，西为少阴）。

东南方阳也，阳者其精降于下，故右热而左温。西北方阴也，阴者其精奉于上，故左寒而右凉。是以地有高下，气有温凉，高者气寒，下者气热。

阳自上而下降，东南方下，故右热而左温。阴自下而上奉，西北方高，故左寒而右凉。以地有高下，气有温凉，高者气寒，下者气热，一定之数也。

故适寒凉者胀满，温热者疮，下之则胀已，汗之则疮已。此腠理开闭之常，太少之异耳。

感冒寒凉，则腠理闭而内生胀满。感伤温热，则腠理开而外生疮疡。下之则胀内已，汗之则疮外已。此腠理开闭，随乎地势之常，阴阳太少之异耳（阴主闭，阳主开）。

帝曰：其于寿夭何如？岐伯曰：阴精所奉其人寿，阳精所降其人夭。

阴精所奉，表固阳密，故其人寿。阳精所降，表疏阳泄，故其人夭。

帝曰：善。一州之气，生化寿夭不同，其故何也？岐伯曰：高下之理，地势使然也。崇高则阴气治之，污下则阳气治之，阳盛者先天，阴盛者后天。此地理之常，生化之道也。

一州地势，亦有高下，其生化寿夭之不同者，此方域高下之理，地势使之然也。盖崇高之处常寒，则阴气治之。污下之处常热，则阳气治之。阳盛者气化先天而至，阴盛者气化后天而至，此地理之常，生化之道也。

帝曰：其有寿夭乎？岐伯曰：高者其气寿，下者其气夭，地之小大异也。小者小异，大者大异。

大凡高者则其气寿，下者则其气夭，一州与天下皆然，但地之小大异也。小如一州，则寿夭小异，大如天下，则寿夭大异。

帝曰：善。其病也，治之奈何？岐伯曰：西北之气，散而寒之，东南之气，收而温之，所谓同病异治也。

西北气寒，表闭而内热，治宜发散而寒中；东南气热，表泄而内寒；治宜敛表而温里，所谓同病而异治也。

气寒气凉，治以寒凉，行水渍之；气温气热，治以温热，强其内守。必同其气，可使平也。假者反之。

地气寒凉，人多内热，治以寒凉，行水渍之（热汤熏渍取汗），以泄其表。地气温热，人多内寒，治以温热，强其内守（使其气不外走），以固其里。必同其地气之寒热，乃可使平也。若东南而有假热，西北而有假寒，则宜反之，不拘此例也。

治热以寒，温而行之；治寒以热，凉而行之；治温以清，冷而行之；治清以温，热而行之。故消之削之，吐之下之，补之泻之，久新同法。气反者，病在上，取之下；病在下，取之上；病在中，傍取之。

以寒治热，温而行之，同其内热也。以热治寒，凉而行之，同其内寒也。以清治温，冷而行之，异其里温也。以温治清，热而行之，异其里清也。满者消之，坚者削之，高者吐之，低者下之，虚者补之，实者泻之，病有新久，其法则同也。气之反者，病在上而取之下，病在下而取之上，病在中而傍取之，所谓假者反之也。

故曰：补上下者从之，治上下者异之，以所在寒热①盛衰而调之。上取下取，内取外取，以求其过。能毒者以厚药，不胜毒者以薄药。此之谓也（能，音耐）。

虚则宜补，补上下者从之，顺其外之寒温，以热疗寒，以寒疗热也（寒药温行，热药凉行，亦从治之法也）。实则宜攻，攻上下者异之（治即攻也），反其外之寒温，以热治寒，以寒治热也（清药冷行，温药热行，亦反治之法也），以其所在之寒热

---

① 热：原作"暑"，据《素问·五常政大论篇第七十》改。

盛衰而调之（因地制宜）。上取下取（或取之上，或取之下。或病在上，取之下；或病在下，取之上），内取外取（或病在表，固其里；或病在里，泄其表；或病在中，旁取之；或病在旁，中取之），以求其过（求其有过之处）。能毒者，治之以气厚之药（西北人多能毒）；不胜毒者，治以气薄之药（东南人多不胜毒，此其大概也），随其肠胃之坚脆不同也。

故治病者，必明天道地理。阴阳更胜，气之先后，人之寿夭，生化之期，乃可以知人之形气矣。

治病者，必明天地之道理。阴阳之更胜（西北阴盛，东南阳盛），气化之先后（阳盛者先天，阴盛者后天），人命之寿夭（高者其气寿，下者其气夭），生化之期候（土地有寒温，生化有迟早），乃可以知人气之虚实矣（东南之形气虚，西北之形气实）。

帝曰：病在中而不实不坚，且聚且散，奈何？岐伯曰：悉乎哉问也！无积者求其脏，虚则补之，药以祛之，食以随之，行水渍之，和其中外，可使毕已。

病在中，不坚不实，且聚且散，未成积聚也。无积者求其脏，气虚则补之（无积则非实证，不可泻也），用药以祛之，用食以随之，行水以渍之，表里兼医，令其中外调和，可使尽愈也（承病在中，旁取之二句）。

帝曰：有毒无毒，服有约乎？岐伯曰：病有新久，方有大小，有毒无毒，固有常制矣。大毒治病，十去其六；常毒治病，十去其七；小毒治病，十去其八；无毒治病，十去其九。谷、肉、果、菜，食养尽之，无使过之，伤其正也。不尽，行复如法。

约，制也。病有新久不同，方有大小不一，有毒无毒之药，服之固有常制。大毒治病，十去其六而止；常毒治病，十去其七而止；小毒治病，十去其八而止；无毒治病，十去其九而止。其未去者，以谷、肉、果、菜饮食调养尽之，无使毒药过剂，伤其正气也。若其不尽，则行复如法，用药以祛之，用食以随之（承能毒者以厚药，不胜毒者以薄药二句）。

必先岁气，无伐天和。无盛盛，无虚虚，而遗人夭殃；无致邪，无失政，绝人长命。

用药之法，必以岁气为先（法运气之盈虚，顺阴阳之消长），无伐天和（天和者，天运自然之气数也，逆岁气则伐伤天和矣）。无盛其所盛，无虚其所虚，而遗人夭殃。无助其邪，无损其正，而绝人长命。盛盛虚虚，助邪损正，所谓逆岁气而伐天和者也。

帝曰：妇人重身，毒之何如？岐伯曰：有故无殒，亦无殒也。帝曰：愿闻其故何谓也？岐伯曰：大积大聚，其可犯也，衰其大半而止，过者死（此段旧误在《六元正纪大论》）。

妇人重身（怀子也），病宜毒药，毒之恐其胎殒，若有病则病受之，不至殒伤，有故而胎不殒（故即病也），则用药而胎亦不殒也。盖大积大聚，虽在重身之人，亦可犯也，但须衰其大半而止，过者则死耳。

帝曰：其久病者，其气从不康，病去而瘠奈何？岐伯曰：昭乎哉圣人之问也！化不可代，时不可违。夫经络以通，血气以从，复其不足，与众齐同。养之和之，静以待时，谨守其气，无使倾移。其形乃彰，生气以长，命曰圣王。故《大要》曰，无代化，无违时，必养必和，待其来复，此之谓也。帝曰：善。

久病伤损，气从不康，病去而形体羸瘦，此非医药所能遽复也。盖造化之理，盈虚消长，自有定时，化不可代，时不可违。夫经络既通，血气既顺，复其不足，与众相同。此须养之和之，静以待时，谨守其气，无使倾移。其形体已彰，其生化自长，如此命曰圣王之定法。故《大要》曰（《大要》，古书）：无代化，无违时，必养必和，待其精神血肉之来复，正此义也（承病有久新句推之）。

《素问悬解》卷十一终

归安　徐巽言　校字

素问悬解卷十二

昌邑黄元御解

运 气①

至真要大论八十②

黄帝问曰：五气交合，盈虚更作，余知之矣。六气分治，司天地者，其化何如？愿闻上合昭昭，下合冥冥奈何？岐伯再拜对曰：明乎哉问也！此天地之大纪，人神之通应，道之所生，工之所疑也。

上合昭昭谓司天，下合冥冥谓在泉。

帝曰：愿闻其道也。岐伯曰：厥阴司天，其化以风；少阴司天，其化以热；太阴司天，其化以湿；少阳司天，其化以火；阳明司天，其化以燥；太阳司天，其化以寒。

六气司天之化。

帝曰：地化奈何？岐伯曰：司天同候，间气皆然。帝曰：间气何谓？岐伯曰：司左右者，是谓间气也。帝曰：何以异之？岐伯曰：主岁者纪岁，间气者纪步也。

司地之化，与司天同候。在司天司地之左右者，谓之间气。地之间气，亦与天之间气相同。间气之异于司天司地者，司天司地是主岁者，统纪一岁，间气是主岁者，但纪一步也（司天主前半岁，司地主后半岁，是谓主岁者纪岁。间气主步，一步六十日，是谓间气者纪步）。

帝曰：主岁奈何？岐伯曰：厥阴司天为风化，在泉为酸化，司气为苍

---

① 运气：原缺，据目录补。
② 八十：原缺，据目录补。

化，间气为动化。少阴司天为热化，在泉为苦化，不司气化，居气为灼化。太阴司天为湿化，在泉为甘化，司气为黔化，间气为柔化。少阳司天为火化，在泉为苦化，司气为丹化，间气为明化。阳明司天为燥化，在泉为辛化，司气为素化，间气为清化。太阳司天为寒化，在泉为咸化，司气为玄化，间气为藏化。

司天主前半岁，在泉主后半岁，所谓主岁也。而一岁六气，司天主三之气，在泉主终之气，所谓司气也。其主初气、二气、四气、五气者，是间气也。少阴君火，六气之主，君主无为，宰相代行其令，故少阴不司气化。如北政之岁，少阴在泉，则寸口不应，南政之岁，少阴司天，则寸口不应，是不司气化之证据也（旧注：气有六，运有五，不司气化者，不主运也。夫主运者五行，非六气也，六气皆不主运，何但少阴耶）。

故治病者，必明六化分治，五味五色所生，五脏所宜，乃可以言盈虚之作，病生之绪也。

治病者，必明六化之分治，五味五色之所由生，五脏之所宜，乃可以言六气盈虚之更作，病生衰旺之条绪也（相生者气盈，被克者气虚，感而生病，盛衰不同，此条绪所由分也）。

帝曰：厥阴在泉而酸化先，余知之矣。风化之行也何如？岐伯曰：风行于地，所谓本也。余气同法。本乎天者，天之气也；本乎地者，地之气也。天地合气，六节分而万物化生矣。

天之六气，化生地之五行，如厥阴之风行于地而化木，所谓木之本也。余气与此同法。五行本乎天，本乎天者，天之气也；六气本乎地，本乎地者，地之气也（天数五，地数六，天之六气应乎十二支，原为地数也）。天地合气，则六节分，五行列，而万物由此化生矣。

帝曰：主岁害脏何谓？岐伯曰：以所不胜命之，则其要也。帝曰：其主病何如？岐伯曰：以所临脏位命其病者也。故曰：谨候气宜，无失病机，此之谓也。司岁备物，则无遗主矣。

人之脏气，与天地相通，脏气不胜主岁之气，则脏气受害，所谓主岁害脏也。观其主岁之气，以所不胜之岁命之，则知主岁之所害为何脏矣。百病之生，悉由于此，欲知所主何病，但以主岁所临之脏位命之，何脏不胜，则何病生焉。故曰：谨候气宜（六气之宜），无失病机，此之谓也（病机解在篇末）。治法备诸司岁之物，则主岁所主之病，无有所遗矣。

帝曰：先岁物何也？岐伯曰：天地之专精也。帝曰：非司岁物何谓也？岐伯曰：散也，故质同而异等也。

主岁所生者，谓之岁物，所以先用之者，以其得天地之专精也。非司岁所生之物，则气散矣，故物质虽同，而其等则异也。

帝曰：司气者何也？岐伯曰：司气者主岁同，然有余不足也。故气味有厚薄，性用有躁静，治保有多少，力化有浅深，此之谓也。

司天主前半岁，在泉主后半岁，所谓主岁也。而司天又司三气，在泉又司终气，所谓司气也。司气者即主岁之气，故其生物皆同，然但秉一气之力，不得主岁全气，故大同之中，则有有余不足之殊（主岁者有余，司气者不足）。其间气味有厚薄，性用有躁静，治保有多少，力化有浅深，其品不齐也（旧注以司气为主运，运有太过有不及，何得较之岁物概属不足，此最不通之论也）。

帝曰：善。天气之变何如？岐伯曰：厥阴司天，风淫所胜，则太虚埃昏，云物以扰，寒消春气，流水不冰，蛰①虫不去。民病胃脘当心而痛，上支两胁，膈咽不通，饮食不下，舌本强，食则呕，腹胀水闭，冷瘕溏泄，病本于脾。冲阳绝，死不治。

厥阴司天，风淫所胜，则湿土受害，故民生木刑土败之病。心痛支胁，膈咽不通，饮食不下，舌强食呕者，胆胃之上逆。腹胀水闭，冷瘕溏泄者，肝脾之下陷。冲阳，足阳明胃脉，在足跗上，其动应手，绝则胃气败竭，故死也。

少阴司天，热淫所胜，怫热至，火行其政。民病胸中烦热，嗌干，右胠满，皮肤痛，寒热咳喘，衄衊嚏呕，唾血泄血，溺色变，甚则疮疡胕肿，肩背臂臑，及缺盆中痛，心痛，肺䐜，腹大满，膨膨而喘咳，病本于肺。尺泽绝，死不治。

少阴司天，热淫所胜，则燥金受害，故民生火刑金败之病。肺行右胁，司皮毛，故右胠满，皮肤痛。溺色变者，肺热则溺黄赤也。肩背臂臑缺盆者，肺经所行也。手足太阴，两经同气，肺脾气郁，故肺䐜腹满大也。尺泽，手太阴肺脉，在肘内廉横文中，其动应手。

太阴司天，湿淫所胜，则沉阴旦布，雨变枯槁。胕肿，骨痛，阴痹。阴痹者，按之不得，腰脊头项痛，大便难，阴器不用，饥不欲食，咳唾则有

---

① 蛰：原作"热"，据《素问·至真要大论篇第七十四》改。

血，心如悬，时眩，病本于肾。太溪绝，死不治。

太阴司天，湿淫所胜，则寒水受害，故民生土刑水败之病。时雨霑润，故枯槁变易。腰脊头项骨痛者，肾主骨也。大便难，阴器不用者，肾窍于二阴也（土湿木郁，不能疏泄谷道，故大便难。肝主筋，木郁筋痿，故阴器不用）。饥不欲食，咳唾则有血者，土湿胃逆，肺金不降也。肺胃上逆，则收敛失政，君相浮升，故心悬头眩。太溪，少阴肾脉，在足内踝后陷中，其动应手。

少阳司天，火淫所胜，则温气流行，金政不平。民病头痛，发热恶寒而疟，皮肤痛，色变黄赤，传而为水，身面胕肿，腹满仰息，泄注赤白，疮疡，咳唾血，烦心，胸中热，甚则鼽衄，病本于肺。天府绝，死不治。

少阳司天，火淫所胜，则燥金受害，故民生火刑金败之病。天府，太阴肺脉，在臂臑内廉腋下三寸，其动应手。

阳明司天，燥淫所胜，则大凉革候，木乃晚荣，草乃晚生，生菀于下，名木敛，草焦上首，蛰虫来见。民病寒清于中，筋骨内变，左胠胁①痛，腰痛②，心胁暴痛，不可反侧，腹中鸣，注泄鹜溏，丈夫㿗疝，妇人少腹痛，感而疟，咳，嗌干面尘，目眜眦疡，疮痤痈肿，病本于肝。太冲绝，死不治。

阳明司天，燥淫所胜，则风木受害，故民生金刑木败之病。肝主筋，行于左胁，故筋骨变，左胁痛。木陷于水，故腰痛（肾位在腰）。君火失生，故心痛。木陷而风生，下泄后窍，故腹鸣注泄。肝气寒凝，故成㿗疝。木主色，故面尘。肝窍于目，故目眜眦疡。太冲，厥阴肝脉，在足大指本节后二寸，其动应手。

太阳司天，寒淫所胜，则寒气反至，水且冰，运火炎烈，雨暴乃雹。民病厥心痛，心澹澹大动，胸腹满，胸胁胃脘不安，鼽衄善悲，时眩仆，呕血泄血，血变于中，发为痈疡，手热肘挛腋肿，面赤目黄，甚则色炲，嗌干善噫，渴而欲饮，病本于心。神门绝，死不治。所谓动气，知其脏也。

太阳司天，寒淫所胜，则君火受害，故民生水刑火败之病。火不胜水，若遇运火炎烈，而为寒气所迫，则化为冰雹。火被水克，故心痛不宁。火衰水旺，寒湿壅阻，浊阴上填，故胸腹胀满。甲木郁冲，故胸胁胃脘不安。肺无降路，堙塞失敛，故鼽衄善悲。君相失根，神气飘摇，故时眩仆。湿盛土瘀，胃逆脾陷，故呕血泄血。不经呕泄，则积血腐败，发为痈疡。手热肘挛腋肿者，心脉

---

① 胁：原脱，据《素问·至真要大论篇第七十四》补。
② 腰痛：原脱，据《素问·至真要大论篇第七十四》及下文补。

所经，壅遏不运也。面赤者，火上炎也。目黄者，土湿旺也。色炲者，黑黯如煤，水胜火也。火上炎，故嗌干善渴。胸腹满，故噫气不除。神门，少阴心脉，在掌后锐骨之端，其动应手。以上诸脉，所谓经络动气，切其动气有无，则知脏气存亡矣。

帝曰：善。治之奈何？岐伯曰：司天之气，风淫所胜，平以辛凉，佐以苦甘，以甘缓之，以酸泻之。热淫所胜，平以咸寒，佐以苦甘，以酸收之。湿淫所胜，平以苦热，佐以酸辛，以苦燥之，以淡泄之。湿上甚而热，治以苦温，佐以甘辛，以汗为故而止。火淫所胜，平以酸冷，佐以苦甘，以酸收之，以苦发之，以酸复之。热淫同。燥淫所胜，平以苦湿，佐以酸辛，以苦下之。寒淫所胜，平以辛热，佐以苦甘，以咸泻之。

湿淫所胜，以淡渗湿。湿气上逆，侵犯阳位，得君相二火，蒸而为热，以表药发之，泄其湿热。火淫所胜，解表泄热，恐脱经阳，故以酸收之（仲景桂枝汤之芍药是也）。热去营泄，故以酸复之（仲景新加汤之芍药是也）。

帝曰：善。司地之气，内淫而病何如？岐伯曰：岁厥阴在泉，风淫所胜，则地气不明，平野昧，草乃早秀①。民病洒洒恶寒，善伸数欠，身体皆重，心痛支满，两胁里急，膈咽不通，饮食不下，食则呕，腹胀善噫，得后与气则快然如衰。

厥阴在泉，风淫所胜，则脾土被克，故民生土败之病。伸谓举手撮空。欠谓开口呵气。后谓大便。气谓肛门泄气。

岁少阴在泉，热淫所胜，则焰浮川泽，蛰虫不藏，阴处反明，民病少腹痛，腹大，腹中常鸣，气上冲胸，喘不能久立，恶寒发热如疟，皮肤痛，颔肿目瞑齿痛。

少阴在泉，热淫所胜，则肺金被克，故民生金败之病。脾肺同气，湿盛脾郁，木气不达，故腹大常鸣。木气遏陷，冲击脾土，故少腹痛。目下曰颊，足阳明脉起承泣（穴在目下，即颊也），入上齿，手阳明脉起迎香（在鼻旁），入下齿，阳明燥金受刑，故颔肿目瞑齿痛也。

岁太阴在泉，湿淫所胜，则埃昏岩谷，黄反见黑，至阴之交。民病饮积，阴病血见，少腹痛肿，不得小便，病冲头痛，心痛，浑浑焞焞耳聋，

---

① 早秀：提早结实也。《尔雅·释草》："禾谓之华，草谓之荣，不荣而实者谓之秀，荣而不实者谓之英。"

嗌肿喉痹，目似脱，项似拔，腰似折，髀不可以回，腘如结，腨如裂（腨，音屯）。

太阴在泉，湿淫所胜，则肾水被克，故民生水败之病。肾开窍于二阴，土湿脾陷，肝血不升，故二阴下血。头痛心痛，耳聋，嗌肿喉痹，目脱项拔，皆甲木上冲之证。腰折髀强，腘结腨裂，皆太阳经脉所行，湿土克水之证。

岁少阳在泉，火淫所胜，则焰明郊野，寒热更至。民病少腹痛，注泄赤白，溺赤，甚则便血。少阴同候。

少阳在泉，火淫所胜，则肺金被克，故民生金败之病。少腹痛，注泄赤白，溺赤便血，皆相火刑金，阳明大肠失敛之证也。

岁阳明在泉，燥淫所胜，则雾雾清瞑。民病喜呕，呕有苦，善太息，心胁痛，不能反侧，甚则嗌干面尘，身无膏泽，足外反热。

阳明在泉，燥淫所胜，则肝木被克，故民生木败之病。呕苦，太息，心胁痛，皆甲木受刑之证。嗌干面尘，身无膏泽，皆乙木受刑之证。足外反热者，胆脉行于足外也。

岁太阳在泉，寒淫所胜，则凝肃惨栗。民病少腹控睾，引腰脊，上冲心痛，血见，嗌痛颔肿。

太阳在泉，寒淫所胜，则心火受克，故民生火败之病。少腹控牵睾丸（阴囊也），后引腰脊，此肾与膀胱经证。上冲心痛，咳唾血见，嗌痛颔肿，此心与小肠经证。膀胱脉从腰挟脊贯臀，肾脉贯脊络心，心脉挟咽系目，小肠脉循咽上颊，水胜火负，则病如此。

帝曰：善。治之奈何？岐伯曰：诸气在泉，风淫于内，治以辛凉，佐以苦甘，以苦缓之，以辛散之。热淫于内，治以咸寒，佐以苦甘，以酸收之，以苦发之。湿淫于内，治以苦热，佐以酸淡，以苦燥之，以淡泄之。火淫于内，治以咸冷，佐以苦辛，以酸收之，以苦发之。燥淫于内，治以苦温，佐以甘辛，以苦下之，以辛润之。寒淫于内，治以甘热，佐以苦辛，以咸泻之，以苦坚之。

司地之气，淫胜而病，治法如此。

帝曰：其司天邪胜何如？岐伯曰：风化于天，清反胜之，治以酸温，佐以苦甘。热化于天，寒反胜之，治以甘温，佐以苦辛。湿化于天，风反胜之，治以苦甘，佐以辛酸。火化于天，寒反胜之，治以甘热，佐以苦辛。燥化于天，热反胜之，治以辛寒，佐以苦甘。寒化于天，湿反胜之，治以苦热，佐以酸淡。

司天之气，为邪所胜，治法如此。

曰：善。司地邪气反胜，治之奈何？岐伯曰：风司于地，清反胜之，治以酸温，佐以苦甘，以辛平之。热司于地，寒反胜之，治以甘热，佐以苦辛，以咸平之。湿司于地，风反胜之，治以苦寒，佐以咸甘，以酸平之。火司于地，寒反胜之，治以甘热，佐以苦辛，以咸平之。燥司于地，热反胜之，治以咸寒，佐以酸甘，以苦平之。寒司于地，湿反胜之，治以苦热，佐以甘辛，以苦平之。以和为利。

司地之气，为邪所胜，治法如此，总以和调为利也。

帝曰：善。六气相胜奈何？岐伯曰：厥阴之胜，大风数举，倮虫不滋，少腹痛，肠鸣飧泄，注下赤白，小便黄赤，胃脘当心而痛，上支两胁，肤胁气并，化而为热，胃脘如塞，膈咽不通，耳鸣头眩，愦愦欲吐，甚则呕吐。

厥阴木胜则土败，腹痛肠鸣，泄注赤白，小便黄赤者，肝脾下陷之病。心痛支胁，膈咽不通，耳鸣头眩，呕吐者，胆胃上逆之病也。

少阴之胜，炎暑至，木乃津，草乃萎，介虫乃屈，心下热，善饥，呕逆躁烦①，气游三焦，脐下反痛，腹满溏泄，传为赤沃。

少阴火胜则金败，心下发热，呕逆躁烦者，君相上逆，肺金被克之病。脐痛腹满，溏泄赤沃者，相火下陷，大肠被克之病（手少阳三焦以相火主令，病则下陷，足少阳胆从相火化气，病则上逆）。赤沃，红痢也。

太阴之胜，雨数至，鳞虫乃屈，火气内郁，病在肤胁，疮疡于中，流散于外，甚则心痛，热格喉痹，项强头痛，痛留巅顶，互引眉间。独胜则湿气内郁，胃满，饮发于中，胕肿于上。寒迫下焦，腰脽重强，少腹满，内不便，善注泄。

太阴湿胜则水败，湿盛胃逆，则火气内郁。病在肤胁者，胆木化为相火，君相合邪，病在左胁，肺金刑于二火，君相交侵，病在右胁。湿热郁蒸，肌肉腐烂，故中外疮疡。甚则君火不降，痛生热格，咽喉肿痹。项强头痛，留连巅顶，牵引眉间者，太阳膀胱经络上逆也（足太阳脉起目内眦，上额交巅下项，行身之背）。此阳旺火盛者。若阳虚火衰，太阴独胜，则但有湿气内郁，胃腑胀满，痰

---

① 呕逆躁烦：原脱，据《素问·至真要大论篇第七十四》及下文补。

饮内发，胕肿外生。寒水下凝，腰脽重强，少腹膜满。肝木抑遏，下冲后窍，注泄必生也。

少阳之胜，暴热消烁，草萎水涸，介虫乃屈，热客于胃，谵妄善惊，烦心欲呕，呕酸善饥，目赤耳痛，心痛，少腹痛，溺赤，下沃赤白。

少阳火胜则金败，足少阳化气相火，相火上逆，热客于胃，神扰胆怯，故谵妄善惊。甲木刑胃，故烦心欲呕。木郁土歉，故呕酸善饥。足少阳起目锐眦，循耳后下行，故目赤耳痛。胆木乘胃，上脘填塞，君火不降，故心痛。肝木下陷，郁遏不达，故腹痛溺赤，下沃赤白（木郁膀胱，温化为热，则溺赤。木郁于大小二肠，脂血陷泄，则便赤白）。惊烦呕饥，目赤心痛，皆胆经上逆，肺胃受刑之证，腹痛溺赤，下沃赤白，皆三焦下陷，大肠受刑之证也。

阳明之胜，大凉肃杀，华英改容，毛虫乃殃，清发于中，左胠胁痛，胸中不便，嗌塞而咳，内为溏泄，外发㿉疝。

阳明金胜则木败，左胠胁痛，胸闷嗌塞，咳嗽者，肺胃上逆，甲木被克之证。溏泄㿉疝者，大肠下陷，乙木受刑之证也（肝肾寒湿，内结少腹，坚硬不消则为疝，外发肾囊，臃肿不收则为㿉）。

太阳之胜，凝栗且至，非时水冰，羽乃后化，寒厥入胃，则内生心痛，腹满食减，血脉凝泣，络满色变，皮肤痞肿，筋肉拘苛，热反上行，胸项头顶脑户中痛，目如脱，疟发，寒入下焦，传为濡泻，或为血泻，痔，阴中乃疡，隐曲不利，互引阴股（泣与涩同）。

太阳水胜则火败，寒入上焦，侵凌君火，则内生心痛。水泛土湿，腹满食减。血脉凝涩（心主脉）。络满色变（《经络论》：寒多则凝泣，凝泣则青黑），皮肤痞肿。筋肉拘苛（皮肤筋肉，寒湿凝结，故硬肿拘挛）。火被水逼，热反上行，胸项头脑皆痛，目胀如脱，痎疟发动（甲木上冲则目胀。足少阳为寒水所闭，则痎疟发作也）。此皆寒水上逆，心胆受刑之证（君相二火被克）。寒入下焦，侵凌相火（三焦），则土陷木郁，传为濡泄，或为血泄，肛门生痔，阴中乃疡，隐曲不利（二阴不便）。互引阴股。此皆寒水下流，三焦受刑之证也。

帝曰：治之奈何？岐伯曰：厥阴之胜，治以甘清，佐以苦辛，以酸泻之。少阴之胜，治以辛寒，佐以苦咸，以甘泻之。太阴之胜，治以咸热，佐以辛甘，以苦泻之。少阳之胜，治以辛寒，佐以甘咸，以甘泻之。阳明之胜，治以酸温，佐以辛甘，以苦泻之。太阳之胜，治以甘热，佐以辛酸，以咸泻之。

六气相胜，治法如此。

帝曰：六气之复何如？岐伯曰：悉乎哉问也！厥阴之复，偃木飞砂，倮虫不荣，少腹坚满，里急暴痛，偃心痛，饮食不入，入而复出，筋骨掉眩，清厥，汗发，甚则入脾，食痹而吐。冲阳绝，死不治。

厥阴复则木刑土败，肝木贼脾，故少腹坚满，里急暴痛。肝气冲心，故厥心痛。脾陷胃逆，故饮食不入，入而复出。风木动摇，故筋骨掉眩。阴胜则四支清厥（土败阳虚，不能行气四支）。阳复则皮毛汗发（汗为心液，肝木生心火，风气疏泄则汗发）。甚则土败脾伤，食道痹塞，而作呕吐也。

少阴之复，火见燔炳，热气大行，赤气后化，流水不冰，介虫不复，燠热内作，烦躁哕噫，心痛嗌燥，膈肠不便，少腹绞痛，分注时止，气动于左，上行于右，咳皮嚏，暴喑，郁冒不知人，乃洒洒恶寒，振栗谵妄，寒已而热，渴而欲饮，少气骨痿，外为浮肿，皮肤痛，病痱疹疮疡，痈疽痤痔，甚则入肺，咳而鼻渊。天府绝，死不治。

少阴复则火刑金败，膈肠不便，少腹绞痛者，肺与大肠俱伤也。二便分注，时而俱止，气动于左，上行于右者，君火生于风木，自东而升，自西而降，相火不陷下而刑大肠，故分注时止，君火必逆上而刑肺金，故咳嗽皮嚏，忽而喑哑，郁冒昏愦无知，徐而洒洒恶寒，振栗谵妄。寒退热作，渴而欲饮。肺肾消烁，少气骨痿，外则皮肤肿痛，痱疹疮疡，痈疽痤疮痔俱发。甚则热蒸肺败，咳而鼻渊，鼻渊者，肺气熏蒸，浊涕淫泆不止也。

太阴之复，湿变乃举，大雨时行，鳞见于陆，体重中满，食饮不化，阴气上厥，胸中不便，饮发于中，咳喘有声，呕而密默，唾吐清液，头项痛重，掉瘛尤甚，甚则入肾，窍泻无度。太溪绝，死不治。

太阴复则土刑水败，湿盛饮发，中气胀满。肺胃上逆，故咳喘呕吐。浊气冲突，上凌清道，故头项痛重。阳气阻格，不得下降，升浮旋转，故掉眩瘛疭。甚则水伤肾败，封藏失职，后窍泄利，前窍遗精不止也（土为水火中气，升降阴阳，全赖乎此，湿旺气阻，中脘不运，故肾气陷泄也）。

少阳之复，大热将至，枯燥燔热，介虫乃耗，火气内发，心热烦躁，惊瘛咳衄，上为口糜，呕逆血溢，厥气上行，面如浮埃，目乃瞤瘛，发而为疟，恶寒鼓栗，寒极反热，嗌络焦槁，渴饮水浆，少气脉萎，色变黄赤，化而为水，传为胕肿，便数憎风，甚则入肺，咳而泄血。尺泽绝，死不治。

少阳复则火刑金败，足少阳化气相火，逆而上行，胆木拔根，则生惊恐。

相火刑肺，金不降敛，则生咳衄。甲木刑胃，容纳失职，内生呕逆。木主五色，甲木上逆，浊气抟结，则面如浮埃。甲木飘扬，则目乃瞤瘛（瞤，动也，瘛，急也）。相火上逆，癸水失温，而生下寒，寒邪上凌，束闭少阳，相火郁勃振荡，不得透越，则发为痎疟，寒战鼓栗。及其阳气蓄积，透出重围，寒退热来，壮火熏蒸，则嗌络焦槁，渴引水浆。盛热消烁，气耗血败，则少气脉萎，色变黄赤（《经络论》：阴络之色应其经，阳络之色变无常，热多则淖泽，淖泽则黄赤）。血少脉空，则水浆泛滥，流溢经络，传为胕肿。水泛土湿，木郁不能疏泄，则小便频数不利。水溢经络，不得化汗外泄者，风客皮毛，闭其孔窍也，是以憎风。甚则热蒸肺败，咳而泄血，泄血者，大肠不敛也。

阳明之复，清气大举，森木苍干，毛虫乃厉，病生胠胁，气归于左，病在膈中，心痛痞满，呕吐咳哕，烦心头痛，善太息，腹胀而泄，甚则入肝，惊骇筋挛。太冲绝，死不治。

阳明复则金刑木败，肺位于右，肝位于左，金承木负，故病生右胁，而气归左胁。肝胆同气，肝气下陷，则胆气上逆，胆木刑胃，浊气上填，则胸膈壅塞。胆胃交迫，抟结心下，则心痛痞满。肺胃冲逆，则呕吐咳哕，头痛心烦。金盛木衰，则善太息。肝木郁陷，冲突排决，下开后窍，则腹胀而泄。甚则木枯肝败，惊骇筋挛。惊者肝气之怯，挛者筋膜之燥也。

太阳之复，水凝而冰，阳光不治，地裂冰坚，羽虫乃死，心胃生寒，腰脽反痛，屈伸不便，少腹控睾，引腰脊，上冲心，厥气上行，心痛痞满，胸膈不利，吐出清水，及为哕噫，食减头痛，时眩仆，甚则入心，善忘善悲。神门绝，死不治。

太阳复则水刑火败，足太阳之脉挟脊抵腰，足少阴之脉贯脊上膈，肾位于腰，睾丸者，肾气所结，水邪上泛，则自少腹而起，前控睾丸，后引腰脊，上冲心中。厥气上行，凌犯君火，则心痛痞满，胸膈不利。火澌土败，胃气上逆，则唾出清水，及为哕噫。浊气上填，故食减头痛。阳气浮越，故时时眩仆。甚则火寒心败，善忘善悲。善忘者，心神之失藏，善悲者肺气之无制也（肺主悲）。

帝曰：善。治之奈何？岐伯曰：厥阴之复，治以酸寒，佐以甘辛，以甘缓之，以酸泻之。少阴之复，治以咸寒，佐以苦辛，以甘泻之①，以咸软之，以酸收之，辛苦发之。太阴之复，治以苦热，佐以酸辛，以辛燥之，以苦泻

① 以甘泻之：原脱，据《素问·至真要大论篇第七十四》补。

之。少阳之复，治以咸冷，佐以苦辛，以咸软之，以酸收之，辛苦发之，发不远热，无犯温凉。少阴同法。阳明之复，治以辛温，佐以苦甘，以酸补之，以辛泻之。太阳之复，治以咸热，佐以甘辛，以苦坚之，以咸泻之。

六气之复，治法如此。

帝曰：善。客主之胜复奈何？岐伯曰：客主之气，胜而无复也。帝曰：其逆从何如？岐伯曰：主胜逆，客胜从，天之道也。

天为客，地为主，客主之气，有胜无复①。主胜客为逆，客胜主为从，此天之道也。

帝曰：其生病何如？岐伯曰：厥阴司天，客胜则耳鸣掉眩，甚则咳。主胜则胸②胁痛，舌难以言。

厥阴司天则风木旺，耳鸣掉眩者，肝木升扬也。咳者，胆火刑肺也。胸胁痛者，甲木刑胃也。舌难言者，风燥筋挛也。甲乙同气，故病如此。

少阴司天，客胜则发热头痛少气，颈项强，肩背瞀热，耳鸣目瞑，衄嚏咳喘，甚则胕肿疮疡，血溢。主胜则心热烦躁，甚则胁痛支满。

少阴司天则君火旺，衄嚏咳喘者，火刑金也。胁痛支满者，肺行于右胁也。

太阴司天，客胜则首面胕肿，呼吸气喘，主胜则胸腹满，食已而瞀。

太阴司天则湿土旺，首面胕肿，呼吸气喘者，肺胃上逆，浊气不降也。胸腹胀满，食已而瞀者，脾胃壅阻，水谷不化也。

少阳司天，客胜则头痛耳聋，嗌肿喉痹，呕逆血溢，内为瘛疭，外发丹疹及为丹熛疮疡。主胜则胸满仰息，咳甚而有血，手热。

少阳司天则相火旺，头痛耳聋，嗌肿喉痹，呕逆血溢，胆火上逆，双刑肺胃也（胃为甲木所克，肺为相火所刑，逆而不降，则呕逆血溢）。瘛疭者，血烁筋燥也。丹疹丹熛疮疡者，肺主皮毛也。胸满仰息，咳而有血者，肺热而气逆也。手热者，肺脉自胸走手也。

阳明司天，清复内余，则心膈中热，嗌塞咳衄，咳不止，而白血出者死。

阳明司天则燥金旺，司天主三之气，三之主气为相火，以燥金而加相火之上，客不胜主，故客主之气有胜无复。惟阳明有复无胜，清燥来复，而终居败

---

① 复：原作"负"，据文义改。
② 胸：原作"心"，据《素问·至真要大论篇第七十四》及下文改。

地，则火邪内余，克伤肺金，故心膈中热，嗌塞咳衄，咳逆不止。白血出者必死，白血者，热蒸肺败，血腐如脓也。

太阳司天，客胜则胸中不利，感寒则咳，出清涕。主胜则喉嗌中鸣。

太阳司天则寒水旺，胸中不利者，水寒土湿，胃逆肺壅也。感寒则皮毛敛闭，肺气愈阻，逆行上窍，冲激而生咳嗽，熏蒸而化清涕也。喉嗌中鸣者，气阻而喉闭也。

厥阴在泉，客胜则大关节不利，内为痉强拘瘛，外为不便。主胜则筋骨繇并，腰腹时痛。

厥阴在泉则风木旺，肝主筋，诸筋者皆会于节，风动血耗，筋膜挛缩，故关节不利，痉强拘急。风木振撼，则筋骨繇并。木陷于水则腰痛，木郁克土则腹痛也（关节拘急者，肝木之陷，筋骨繇并者，胆木之逆）。

少阴在泉，客胜则腰痛，尻股膝髀腨胻足病，跗肿不能久立，瞀热以酸，溲便变。主胜则厥气上行，心痛发热，膈中，众痹皆作，发于胠胁，魄汗不藏，四逆而起。

少阴在泉则君火旺。火郁于下，则腰尻腿足肿痛，酸热不能久立，溲便黄赤。火逆于上，则心痛发热，胸痹气阻。肺金受克，发于右胁。肺主气而藏魄，魄者，肾精之初凝者也。火炎肺热，收敛不行，精魄郁蒸，化为汗液，四面升腾，泄而不藏也（火郁于下者，相火之陷。火气上行者，君火之逆）。

太阴在泉，客胜则湿客下焦，足痿下重，便溲不时，发而濡泄，及为跗肿隐曲之疾。主胜则寒气逆满，食饮不下，甚则为疝。

太阴在泉则湿土旺，湿气下侵，故足痿下重，溲便不时，濡泄跗肿，隐曲不利（隐曲谓下部幽隐曲折之处。不利者，湿伤关节也）。湿邪上逆，故寒水之气侮土凌心，胸膈壅满，饮食不下。疝者，肾肝寒湿之所结也（湿气下浸者，脾土之陷。湿邪上行者，胃土之逆）。

少阳在泉，客胜则腰腹痛而反恶寒，甚则下白溺白。主胜则热反上行而客于心，心痛发热，格中而呕。少阴同候。

少阳在泉则相火旺，火气下侵，陷于重阴之内，故腰腹痛而反恶寒。甚则热伤大肠而下白物，热伤肾脏而溺白浊。热气上行，客于宫城之中，故心痛发热，浊气阻格，而生呕吐也（火气下侵者，三焦之陷，热气上行者，甲木之逆）。

阳明在泉，客胜则清气动下，少腹坚满而数便泄，主胜则少腹生寒，腰重腹痛，下为鹜溏，寒厥于肠，上冲胸中，甚则喘，不能久立。

阳明在泉则燥金旺，清气下侵，乙木被克，肝气郁冲，少腹坚满，而数便泄。金旺水生，则少腹生寒。肝气郁陷，上下冲决，故腰重腹痛，而为鹜溏。寒在大肠，上冲胸中，肺气阻逆，故生喘促也（清气下侵，大肠之陷，寒气上冲，肺气之逆）。

太阳在泉，寒复内余，则腰尻痛，屈伸不利，股胫足膝中痛。

太阳在泉则寒水旺，在泉主终之气，终之主气亦为寒水，以寒水而加寒水，二气相合，客主皆无胜复。太阳在泉，则太阴司天，虽处克贼之地，而寒水既旺，力能报复，故太阳在泉，无胜而有复。复后余寒在内，筋骨被伤，则腰尻腿足疼痛拘强，屈伸不利也。身半以上，天气主之；身半以下，地气主之。诸气司天，皆病在身半以上；诸气在泉，皆病在身半以下。而司天客气，病又居上半之上，司天主气，病又居上半之下，在泉客气，病又自上而下，在泉主气，病又自下而上，其大凡也。

帝曰：善。治之奈何？岐伯曰：高者抑之，下者举之，有余折之，不足补之，佐以所利，和以所宜，必安其主客，适其寒温，同者逆之，异者从之。

高者抑之，上逆者使其降也。下者举之，下陷者使其升也。同者逆之，客主同气者逆其气而治之，治寒以热治热以寒也。异者从之，客主异气者从其气而治之，客异而胜主则从其主气，主异而胜客则从其客气也。

帝曰：善。气之上下何谓也？岐伯曰：身半以上，其气三矣，天之分也，天气主之；身半以下，其气三矣，地之分也，地气主之。以名命气，以气命处，而言其病。半，所谓天枢也。

帝问：客主之气，所以或上或下者，何故（承客主之胜复一段）？盖身半以上，其气有三，是天之分也，天气主之，三阳是也。身半以下，其气有三，是地之分也，地气主之，三阴是也。以名命气，则曰厥阴、少阴、太阴、少阳、阳明、太阳。以气命处，则三阳升于手而降于足，三阴升于足而降于手。处所既明，而后上下攸分，病有定位可言矣。身半者，所谓天枢也。天之极枢曰斗极，脐居身半，亦人之天枢也（脐名天枢）。

故上胜而下俱病者，以地名之；下胜而上俱病者，以天名之。所谓胜至，报气屈伏而未发也。复至则不以天地异名，皆如复气为法也。

天降地升，自然之性。降则在下，升则在上，故上胜则天气下降，克所不胜，其下必病，此则以地名之，缘地气之不足也。下胜则地气上升，克所不胜，其上必病，此则以天名之，缘天气之不足也。《六元正纪》：天气不足，地气随之，地气不足，天气从之，正是此义。所以客主胜复之病，有在上在下之别。所谓胜至者，报复之气屈伏而未发也。若其复至，则不以天地而异其名，皆如复气为法也。以胜居其常，复居其变，变则不可以天地之常理论矣。

帝曰：胜复之动，时有常乎？气有必乎？岐伯曰：时有常位，而气无必也。帝曰：愿闻其道也。岐伯曰：初气终三气，天气主之，胜之常也；四气尽终气，地气主之，复之常也。有胜则复，无胜则否。

时有常者，谓常在何时；气有必者，谓必属何气。盖胜复之气，时有常位，而气无必至。大概初气至三气，天气主之，胜之常也；四气至终气，地气主之，复之常也，此时有常位也。有何气之胜，则有何气之复。无胜则无复，胜复之气无定，难可预指此气无必至也。

帝曰：善，复已而胜何如？岐伯曰：胜至则复，无常数也，衰乃止耳。复已而胜，不复则害，此伤生也。

胜至而复来，复已而胜又至，胜又至则又复，无有常数也。盖复方已而胜又至，若不又复之，则有胜无复，必成大害，此伤生殒命之由也。

帝曰：复而反病者何也？岐伯曰：居非其位，不相得也。大复其胜，则主胜之，故反病也，所谓火燥热也。

胜则病，复则差，此其常也。复而反病者，居非其位，不相得也。居非其位而大复，其胜己之气则力衰，之后主气必胜之，故反病也。如此者，所谓火燥热之三气也。火谓相火，燥谓燥金，热谓君火。盖以热火之客气而居寒水之主位（少阳、少阴在泉则有之），以燥金之客气而居二火之主位（阳明、太阳司天则有之），身临败地，客主不合，客气乘虚而肆凌虐，势所不免也。人以神气为主，君火、相火、燥金三气，神气所在，败则病生，与余气不同也。

帝曰：治之何如？岐伯曰：治诸胜复，寒者热之，热者寒之，温者清之，清者温之，散者抑之，抑者散之，燥者润之，急者缓之，坚者软之，脆者坚之，衰者补之，强者泻之。各安其气，必清必静，则病气衰去，归其所宗，此治之大体也。

各安其气，必清必静者，安其胜复之气，平而无偏，必使之复其清和宁静之常也。归其所宗者，还其本原也。

夫气之胜也，微者随之，甚者制之；气之复也，和者平之，暴者夺之。皆随胜气，安其屈伏，无问其数，以平为期，此其道也。

治胜复之法，扶其不足，抑其太过，皆随其胜气而治之，安其屈伏而不胜，无问其数，总之以平为期，此其道也。

帝曰：胜复之变，早晏何如？岐伯曰：夫所胜者，胜至已病，病已愠愠，而复已萌也。夫所复者，胜尽而起，得位而甚。胜有微甚，复有少多，胜和而和，胜虚而虚，天之常也。

此因上文：岁半以前，胜之常也，岁半以后，复之常也。而问胜复之早晏。夫所胜者，胜至而病，病已愠愠不快，而复已萌也。夫所复者，胜方尽而复即起，得其位而气愈甚。胜有微甚之不同，则复有少多之不同。胜和而复亦和，胜虚而复亦虚。此天道之常，似无有早晏也。

帝曰：胜复之作，动不当位，或后时而至，其故何也？岐伯曰：夫气之生，与其化，衰盛异也。寒、暑、温、凉、盛、衰之用，其在四维，故阳之动，始于温，盛于暑，阴之动，始于清，盛于寒，春、夏、秋、冬，各差其分。故《大要》曰：彼春之暖，为夏之暑，彼秋之忿，为冬之怒。谨按四维，斥候皆归，其终可见，其始可知，此之谓也。帝曰：差有数乎？岐伯曰：凡三十度也。

胜复之作①，有动不当位，非时而来，来又后时而至者，是至之晏也，此为何故？此因气之生化衰盛不同也。盖寒、暑、温、凉、盛、衰之用，全在四季（四季为土，四气盛衰之原也）。故阳之动，始于春之温，盛于夏之暑，阴之动，始于秋之清，盛于冬之寒，春、夏、秋、冬四气之交，早晏不同，各差其分。《大要》有言（古书）：彼春之暖，蓄而积之，为夏之暑，彼秋之忿，蓄而积之，为冬之怒。谨按四维之月，察四气之交，一年斥候皆可归准于此（《汉书·李广传》：远斥候。《注》：斥，度也。候，望也）。其终气之盈缩无不可见，其始气之盛衰无不可知，其言正是此义。盛则至早，衰则至晏，至有早晏，则有差分。差分有数，不过三十度也（一度一日，节气早不过十五日，晚不过十五日，合为三十度也）。

帝曰：其脉应皆何如？岐伯曰：差正同法，待时而去也。《脉要》曰：春不沉、夏不弦、秋不数、冬不涩，是谓四塞。沉甚曰病，弦甚曰病，数甚曰病，涩甚曰病，参见曰病，复见曰病，未去而去曰病，去而不去曰病，反者死。故曰，气之相守司也，如权衡之不得相失也。夫阴阳之气，清静

---

① 作：原作"位"，据上文改。

则生化治，动则苛疾起，此之谓也。

气至有差分，则脉应亦有差分。差与正同法，正者去来无差，差则未来者待时而来，未去者待时而去也。《脉要》（古书）：春脉弦，夏脉数，秋脉涩，冬脉沉，气之常也。而春自冬来，必带沉意；夏自春来，必带弦意；秋自夏来，必带数意；冬自秋来，必带涩意。若春不沉，夏不弦，秋不数，冬不涩，则退气既绝，根本已伤，是谓四塞（四季不相通也）。若春见冬脉，沉甚，曰病；夏见春脉，弦甚，曰病；秋见夏脉，数甚，曰病；冬见秋脉，涩甚，曰病；诸脉参见曰病，气退复见曰病，未应去而遽去曰病，已应去而不去曰病，脉与时反者死，此皆脉应之差分者。故六气之守位而司权也，随时代更，如权衡之不得相失，乃能轻重合宜也。夫阴阳之气，清静顺适，进退无差，则生化平治，盛衰不作，动而偏盛偏衰，则气差脉乱，苛疾乃起也。

帝曰：善。火热复，恶寒发热，有如疟状，或一日发，或间数日发，其故何也？岐伯曰：胜复之气，会遇之时，有多少也。阴气多而阳气少，则其发日远；阳气多而阴气少，则其发日近。此胜复相薄，盛衰之节。疟亦同法。

寒热之证，阴胜而外闭则恶寒，阳复而内发则发热。其发之早晏者，胜复相薄，盛衰不同，疟亦然也。

帝曰：善。愿闻阴阳之三也，何谓？岐伯曰：气有多少，异用也。帝曰：阳明何谓也？岐伯曰：两阳合明也。帝曰：厥阴何也？岐伯曰：两阴交尽也。

此因上文：身半以上，其气三矣，身半以下，其气三矣，而问阴阳何以有三等之殊？此缘气有多少，故有太少之异也。阳盛于阳明，故曰两阳合明（手足阳明）。阴尽于厥阴，故曰两阴交尽（手足厥阴）。

帝曰：幽明何如？岐伯曰：两阴交尽故曰幽，两阳合明故曰明。幽明之配，寒暑之异也。

阴盛而寒，是天地之幽；阳盛而暑，是天地之明。幽明之配合，即天地寒暑之异也。

帝曰：分至何如？岐伯曰：气至之谓至，气分之谓分。至则气同，分则气异，所谓天地之正纪也。

分谓春分、秋分，至谓夏至、冬至。至者，阴阳二气之极至。分者，阴阳二气之平分。夏至则三阳在上，三阴在下，冬至则三阴在上，三阳在下，多少俱同。春分则三阳半升，三阴半降，秋分则三阴半升，三阳半降，多少俱异（异者，二气平分也）。此所谓天地之正纪也。分至者，四时之大节，寒暑气至之差正全准于此。

帝曰：善。六气之胜，何以候之？岐伯曰：乘其至也。清风大来，燥之胜也，风木受邪，肝病生焉；寒气大来，水之胜也，热火受邪，心病生焉；风气大来，木之胜也，湿土受邪，脾病生焉；热气大来，火之胜也，燥金受邪，肺病生焉；湿气大来，土之胜也，寒水受邪，肾病生焉，所谓感邪而生病也。乘年之虚，则邪甚也；失时之和，亦邪甚也；遇月之空，亦邪甚也。重感于邪，则病危矣。有胜之气，其必来复也。

六气之胜，候之有法，乘其至也。是何气之来，则知何气之胜，其所受克之脏必病，所谓感于六气之淫邪而生病也。遇岁运不及，是乘年之虚，则邪甚也；值客主不谐，是失时之和，亦邪甚也；当晦朔之际，是遇月之空，亦邪甚也。此谓三虚，于此三虚被感之后，又复重感于邪，则病危矣。六气相胜之病如此。有胜之气，则必有复之气，候复气之法，可类推也。

帝曰：其脉至何如？岐伯曰：厥阴之至其脉弦，少阴之至其脉钩，太阴之至其脉沉，少阳之至大而浮，阳明之至短而涩，太阳之至大而长。至而和则平，至而甚则病，至而不至者病，未至而至者病，至而反者病，阴阳易者危。

至而反者，脉与时反。阴阳易者，时阴而脉阳，时阳而脉阴也。

帝曰：脉从而病反者，其诊何如？岐伯曰：脉至而从，按之不鼓，诸阳皆然。帝曰：诸阴之反，其脉何如？岐伯曰：脉至而从，按之鼓甚而盛也。

脉从而病反者，如春夏而得阳脉，是脉从四时，而人得阴病，是病反也。其脉虽从，当按之不鼓，诸阳脉之反病而从时者皆然。诸阴脉之反者，如秋冬而得阴脉，是脉从四时，而人得阳病，是病反也。其脉虽从，当按之鼓甚而盛也。

帝曰：治之奈何？岐伯曰：上淫于下，所胜平之，外淫于内，所胜治之，谨察阴阳所在而调之，以平为期。正者正治，反者反治。

上下内外之淫，皆以所胜制之，谨察六气阴阳所在而调之（所在谓在寸在尺），以平为期。正者正治（正谓至而甚者），反者反治（反谓至而反者），此大法也。

帝曰：夫子言察阴阳所在而调之，论言人迎与寸口相应，若引绳，小大齐等，命曰平。阴之所在寸口何如？岐伯曰：视岁南北，可知之矣。帝曰：

愿卒闻之。岐伯曰：北政之岁，少阴在泉，则寸口不应，厥阴在泉，则右不应，太阴在泉，则左不应。南政之岁，少阴司天，则寸口不应，厥阴司天，则右不应，太阴司天，则左不应。诸不应者，反其诊则见矣。

　　人迎在颈，足阳明胃脉，主候三阳；寸口在手，手太阴肺脉，主候三阴。论言人迎与寸口相应，若引绳，小大齐等，命曰平（《灵枢·禁服》语），是平人阴阳之均齐也。岐伯言：谨察阴阳所在而调之，则阴阳之所在不同，人气之盈虚不一矣。故帝问阴之所在寸口（少阴）之脉应何如？此视岁之南政北政，可知之矣。北政之岁，天气上行，尺应在泉，寸应司天，六气以少阴为君，少阴在泉，则寸口不应（两手寸口），厥阴在泉，则右寸不应（少阴在右），太阴在泉，则左寸不应（少阴在左）。南政之岁，天气下行，寸应在泉，尺应司天，少阴司天，则寸口不应，厥阴司天，则右寸不应，太阴司天，则左寸不应。诸不应者，反其诊而察之则见矣，寸应在尺，尺应在寸也。南政北政，经无明训，旧注荒唐，以甲己为南政，其余八干为北政。天地之气，南北平分，何其北政之多而南政之少也，此真无稽之谈矣。以理推之，一日之中，天气昼南而夜北，是一日之南北政也；一岁之中，天气夏南而冬北，是一岁之南北政也。天气十二年一周，则三年在北（亥、子、丑），三年在东（寅、卯、辰），三年在南（巳、午、未），三年在西（申、酉、戌）。在北则南面而布北方之政，是谓北政，天气自北而南升，故尺主在泉而寸主司天。在南则北面而布南方之政，是谓南政，天气自南而北降，故寸主在泉而尺主司天。六气以少阴为君，尺主在泉，故少阴在泉则寸不应，寸主司天，故少阴司天则尺不应，寸主在泉，故少阴司天则寸不应，尺主司天，故少阴在泉则尺不应。此南政北政之义也。天气在东，亦自东而西行，天气在西，亦自西而东行，不曰东西政者，以纯阴在九泉之下，其位为北，纯阳在九天之上，其位为南。故六气司天则在南，六气在泉则居北，司天在泉，可以言政。东西者，南北之间气，非天地之正位，不可以言政也。则自卯而后，天气渐南，总以南政统之；自酉而后，天气渐北，总以北政统之矣。

　　帝曰：尺候何如？岐伯曰：北政之岁，三阴在下，则寸不应，三阴在上，则尺不应。南政之岁，三阴在天，则寸不应，三阴在泉，则尺不应。左右同。故曰知其要者，一言而终，不知其要，流散无穷，此之谓也。

　　尺候与寸候同法，均之反诊则见矣。反其诊者，与正者相反，所谓反而正也。尺寸反者，与反者相反，所谓正而反也。

　　帝曰：夫子言春秋气始于前，冬夏气始于后，余已知之矣。然六气往复，主岁不常也，其补泻奈何？岐伯曰：上下所主，随其攸利，正其五味，则其要也。左右同法。《大要》曰：厥阴之主，先酸后辛；少阴之主，先甘后咸；太阴之主，先苦后甘；少阳之主，先甘后咸；阳明之主，先辛后酸；太阳之主，先咸后苦。佐以所利，资以所生，是谓得气。

春在夏前，秋在冬前，故曰春秋气始于前。夏在春后，冬在秋后，故曰冬夏气始于后（承上文阳之动，始于温，盛于暑，阴之动，始于清，盛于寒，彼春之暖，为夏之暑，彼秋之忿，为冬之怒一段来）。六气往复，主岁不常，补泻之法，随其上下所主之攸利者，而正其五味之所宜，则其要也。其主左右四间，与主上下二政同法。佐以所利，资以所生，补泻当可，是谓得气（司天主前半岁，在泉主后半岁，是谓主岁）。

帝曰：善。五味阴阳之用何如？岐伯曰：辛甘发散为阳，酸苦涌泄为阴，咸味涌泄为阴，淡味渗泄为阳。六者或收或散，或缓或急，或燥或润，或软或坚，以所利而行之，调其气，使其平也。

利用何味，则行何味以调之，使其平也。

帝曰：非调气而得者，治之奈何？有毒无毒，何先何后？愿闻其道。岐伯曰：有毒无毒，所治为主，适大小为制也。

非调气而得者，气不调而得者也。有毒无毒，以所治之病为主，随病所宜，适其大小以为制也。

帝曰：请言其制。岐伯曰：君一臣二，制之小也；君一臣三佐五，制之中也；君一臣三佐九，制之大也。寒者热之，热者寒之，微者逆之，甚者从之，坚者削之，留者攻之，结者散之，散者收之，燥者濡之，急者缓之，劳者温之，逸者行之，损者益之，惊者平之，客者除之，上之下之，摩之浴之，薄之劫之，开之发之，适事为故。

邪微者，逆而治之，药能胜邪，无有不受。邪甚者，药不胜邪，必不受也，故从治之。劳者温之，劳伤虚寒，故用温补。逸者行之，要道凝塞，故用行散。客者除之，谓非本有，或风寒外感，或饮食内伤，故除之也。摩谓按摩。浴谓洗浴。薄之，逼迫之也。劫之，劫夺之也。开之，泻其表也。发之，发其汗也。要以适事为故，不可太过不及也。

帝曰：何谓逆从？岐伯曰：逆者正治，从者反治，从少从多，观其事也。帝曰：反治何谓？岐伯曰：热因寒用，寒因热用，塞因塞用，通因通用。必伏其所主，而先其所因，其始则同，其终则异，可使破积，可使溃坚，可使气和，可使必已。

逆者，逆其病气，却是正治。从者，从其病气，实是反治。正治者，以热治寒，以寒治热。反治者，寒不受热，则热因寒用；热不受寒，则寒因热用；塞不受通，则塞因塞用；通不受塞①，则通因通用。必伏其所主之品，而先其所因之味；所因在前，其始则同，同则病无不受也；所主在后，其终则异，异则病无不瘳也；如此则无积不破，无坚不溃，可使正气和平，而邪气必消也。

帝曰：善。气调而得者何如？岐伯曰：逆之从之，逆而从之，从而逆之，疏气令调，则其道也。

其有气调而得者，则全是六气之外淫，亦用逆治从治之法，疏通其气，令之调和也。

帝曰：善。病之中外何如？岐伯曰：从内之外者，调其内；从外之内者，治其外；从内之外而盛于外者，先调其内而复治其外；从外之内而盛于内者，先治其外而复调其内；中外不相及，则治主病。

病中外不相及者，以其在外而不由内来，在内而不由外来，故但治主病，不复兼治别处也。

调气之方，必别阴阳，定其中外，各守其乡。内者内治，外者外治，微者调之，其次平之，盛者夺之，汗者发之。寒热温凉，衰之以属，随其攸利。谨道如法，万举万全，气血正平，长有天命。

衰之以属，衰之以其属也。

帝曰：论言治寒以热，治热以寒，而方士不能废绳墨而更其道也。有病热者寒之而热，有病寒者热之而寒，二者皆在，新病复起，奈何治？岐伯曰：诸寒之而热者取之阴，热之而寒者取之阳，所谓求其属也。

寒之而愈热者，阴根上虚也，当取之阴；热之而愈寒者，阳根下虚也，当取之阳，所谓求其属也。求其属者，审属何病，则用何药以治之也。

帝曰：善。服寒而反热，服热而反寒，其故何也？岐伯曰：治其王气，是以反也。帝曰：不治王而然者何也？岐伯曰：悉乎哉问也！不治五味属也。夫五味入胃，各归所喜，故酸先入肝，苦先入心，甘先入脾，辛先入肺，咸先入肾，久而增气，物化之常也。气增而久，夭之由也。

---

① 塞：原作"通"，据上下文改。

不治其本，而治其标，愈治愈盛，是谓治其王气。不治五味属者，不审五味的属何证之所宜也。五味入胃，各归所喜，不审其宜，偏服此味，久而此气偏增，物化之常也。此气偏增，而久之不已，是年寿夭折所由来也。

帝曰：治寒以热，治热以寒，气相得者逆之，不相得者从之，余已知之矣。其于正味何如？岐伯曰：木位之主，其泻以酸，其补以辛；火位之主，其泻以甘，其补以咸；土位之主，其泻以苦，其补以甘；金位之主，其泻以辛，其补以酸；水位之主，其泻以咸，其补以苦。

气相得者逆之，不相得者从之，即微者逆之，甚者从之也。微者得药而安，则逆治之。甚者得药而剧，故从治之。正味，上文所谓正其五味也。此因不治五味属而详求之。

厥阴之客，以辛补之，以酸泻之，以甘缓之；少阴之客，以咸补之，以甘泻之，以酸收之；太阴之客，以甘补之，以苦泻之，以甘缓之；少阳之客，以咸补之，以甘泻之，以咸软之；阳明之客，以酸补之，以辛泻之，以苦泻之；太阳之客，以苦补之，以咸泻之，以苦坚之，以辛润之。开发腠理，致津液，通气也。

以苦泻之，即以苦下之也。六气病人，皆外感皮毛，郁其里气而成，悉宜发表出汗，以通里气之郁。开发腠理谓发表，致津液谓出汗也。

帝曰：气有多少，病有盛衰，治有缓急，方有大小，愿闻其约，奈何？岐伯曰：气有高下，病有远近，证有中外，治有轻重，适其至所为故也。《大要》曰：君一臣二，奇之制也；君二臣四，偶之制也；君二臣三，奇之制也；君二臣六，偶之制也。

约即制也。适其至所为故，谓节适其宜，取其至于病所而止也。

故曰近者奇之，远者偶之，汗者不以偶，下者不以奇。补上治上制以缓，补下治下制以急。急则气味厚，缓则气味薄。适其至所，此之谓也。

近者易至故用奇，远者难至故用偶。

病所远而中道气味乏者，食而过之，无越其制度也。是故平气之道，近而奇偶，制小其服也，远而奇偶，制大其服也。大则数少，小则数多，多则九之，少则二之。奇之不去则偶之，是谓重方，偶之不去则反佐以取之，所谓寒热温凉，反从其病也。

病所甚远，药至中道而气味消乏者，空腹饵之，催之以食，令其速过中焦也。反佐以取之者，以寒治热，以热治寒，恐病药捍格，不得下达，故用反佐之法。寒热温凉，反从其病，使之同类相投，而易下也。

帝曰：善。方制君臣何谓也？岐伯曰：主病之谓君，佐君之谓臣，应臣之谓使，非上下三品之谓也。帝曰：三品何谓？岐伯曰：所以明善恶之殊贯也。

应臣，谓与臣药相应者。

帝曰：善。夫百病之始生也，皆生于风、寒、暑、湿、燥、火，以六化六变也。经言盛者泻之，虚者补之，余锡以方士，而方士用之，尚未能十全。余欲令要道必行，桴鼓相应，犹拔刺雪污，工巧神圣，可得闻乎？

桴，鼓槌也。拔刺雪污，谓拔针刺、洗污染，至易之事也。

岐伯曰：审察病机，无失气宜，此之谓也。帝曰：愿闻病机何如？岐伯曰：诸风掉眩，皆属于肝。诸痛痒疮，皆属于心。诸湿肿满，皆属于脾。诸热瞀瘛，皆属于火。诸气膹郁，皆属于肺。诸寒收引，皆属于肾。诸暴强直，皆属于风。诸胀腹大，皆属于热。诸病有声，鼓之如鼓，皆属于热。诸呕吐酸，暴注下迫，皆属于热。诸转反戾，水液浑浊，皆属于热。诸痉项强，皆属于湿。诸躁狂越，皆属于火。诸逆冲上，皆属于火。诸病胕肿，疼酸惊骇，皆属于火。诸禁鼓栗，如丧神守，皆属于火。诸痿喘呕，皆属于上。诸厥固泄，皆属于下。诸病水液，澄澈清冷，皆属于寒。故《大要》曰：谨守病机，各司其属。有者求之，无者求之，盛者责之，虚者责之，必先五胜，疏其地气，令其调达，而致和平，此之谓也。帝曰：善。

肝为风木，故诸风掉眩，皆属于肝。心为君火，其主脉，诸痛痒疮疡，皆经络营卫之郁，故属于心。脾为湿土，故诸湿肿满，皆属于脾。三焦为相火，胆与三焦同经，化气相火，胆火上逆，则神气昏瞀，故诸热瞀瘛，皆属于火。大肠为燥金，肺与大肠表里，其主气，故诸气膹郁，皆属于肺。膀胱为寒水，肾与膀胱表里，故诸寒收引，皆属于肾。肝主筋，诸暴强直，筋脉不柔，皆厥阴风木之证也。湿土生于君火，火败湿滋，脐腹胀大，皆少阴君火之证也。腹胀气阻，扣之如鼓，亦少阴君火之证也。阳虚阴旺，土湿木郁，上为吐酸，下为注泄，亦少阴君火之证也。寒侵腿足，转侧反戾（谓转筋病），湿入膀胱，水液浑浊，亦少阴君火之证也（以上皆君火之虚者）。筋脉寒湿，身痉项强，皆太阴湿土之证也。甲木化气相火，诸烦躁狂越，皆少阳相火之证也。甲木随胃土下降，诸逆气上冲，皆少阳相火之证也。土湿胃逆，甲木不降，浊气壅阻，肌肉胕肿，经络郁碍，而生疼酸，胆木拔根，而生惊骇，皆少阳相火之证也。甲木为阴邪所闭，阳气振动，不得透发，则生寒战，诸寒禁鼓栗，如丧神守，皆少阳相火之证也。肺随胃土下降，肺逆则喘，胃逆则呕，诸痿废喘呕，皆属于上，上者，肺胃之证也。脾主四肢，大肠主收敛魄门，诸四肢厥冷，瘕块坚固，而生溏泄，皆属于下，下者，脾与大肠之证也，是皆阳明燥金之病也。诸病二便水液，澄澈清冷，皆太阳寒水之证也。大凡病机之分属六气者如此。《大要》古书：各司其属，谓六气各主司其所属之病。有者求之，即上文所谓求其属也。必先五胜，所以制伏五邪也。疏其地气，疏通脾胃之郁也。病机分属六气，而其寒、热、燥、湿，则视乎六气之虚实。所谓热者，少阴君火，所谓火者，少阳相火，言其属二气所生之病，非言此病之是热是火，是二火有虚实也。诸气皆然。后世庸愚，乃引此以定百病之寒热。无知妄作，遂开杀运，最可痛恨也（刘河间病机十九条）！

《素问悬解》卷十二终

阳湖　钱增祺　校字

素问悬解卷十三

昌邑黄元御解

运 气①

六元正纪大论八十一②

黄帝问曰：六化六变，胜复淫治，甘、苦、辛、咸、酸、淡先后，余知之矣。夫五运之化，或从天气，或逆天气，或从天气而逆地气，或从地气而逆天气，或相得，或不相得，余未能明其事。欲通天之纪，从地之理，和其运，调其化，使上下合德，无相夺伦，天地升降，不失其宜，五运宣行，勿乖其政，调之正味从逆奈何？

六化，六气之正化。六变，六气之灾变。胜复淫治，五味补泻，先后之宜，详《至真要论》中。五运之化，或从司天之气，或逆司天之气，或从司天之气而逆司地之气，或从司地之气而逆司天之气，或与六气相得，或不相得，言运气之错综不一也。通天之纪，从地之理（《阴阳应象论》：天有八纪，地有五理，治不法天之纪，不用地之理，则灾害至矣），明天纪而顺地理也。调③之正味，适其从逆，即下文所谓药食之宜也。

岐伯稽首再拜对曰：昭乎哉问也！此天地之纲纪，变化之渊源，非圣帝孰能穷其至理欤！臣虽不敏，请陈其道，令终不灭，久而不易。

六气升降，五运往来，此天地之纲纪，变化之渊源，德化政令，胜复淫治，所由生也。

---

① 运气：原缺，据目录补。
② 八十一：原缺，据目录补。
③ 调：原作"谓"，据上文改。

帝曰：愿夫子推而次之，从其类序，分其部主，别其宗司，昭其气数，明其正化，可得闻乎？

类序者，六气以类相序，如辰戌之年，上见太阳是也。部主者，六气上下，各有分部，以主时令也。宗司者，总统为宗，分主为司也。气数者，六气迭用，各有其数也。正化者，非位为邪气，当位为正化也。

岐伯曰：先立其年，以明其气，金、木、水、火、土运行之数，寒、暑、燥、湿、风、火临御之化，则天道可见，民气可调，阴阳卷舒，近而无惑。数之可数者，请遂言之。

先立其年者，先立其年岁之干支也，干支立则知五运运行之数，六气临御之化，天道可见，民气可调，阴阳之卷舒，近在目前而无惑，此数之可数者也。

帝曰：太阳之政奈何？岐伯曰：辰戌之纪也。

太阳　　太角　　太阴

壬辰　　壬戌

其运风，其化鸣条启坼，其变振拉摧拔，其病眩掉目瞑。

太角（初正）　少徵　　太宫　　少商　　太羽（终）

壬为阳木，故曰太角。壬辰、壬戌，太阳寒水司天，太阴湿土在泉，中为太角木运。后文仿此。中运统主一岁，一岁之中，又分五运。应地者静，是为主运。主运则初运起角（阳年为太，阴年为少），二运为徵，三运为宫，四运为商，五运为羽，岁岁相同。应天者动，是为客运。客运则壬年阳木起太角，丁年阴木起少角，戊年阳火起太徵，癸年阴火起少徵，岁岁不同。注初终者，记主运也。丁壬木运之年，主客皆起于角，气得四时之正，故曰初正也。

太阳　　太徵　　太阴

戊辰　　戊戌　　同正徵（《五常政大论》：赫曦之纪，上羽与正徵同）

其运热，其化暄暑郁燠，其变炎烈沸腾，其病热郁。

太徵　　少宫　　太商　　少羽（终）　少角（初）

太阳　　太宫　　太阴

甲辰岁会（同天符）　甲戌岁会（同天符）

其运阴埃，其化柔润重泽，其变振惊飘骤，其病湿下重。

太宫　　少商　　太羽（终）　太角（初）　少徵

太阳　　太商　　太阴

庚辰　　庚戌

其运凉，其化雾露萧飚，其变肃杀凋零，其病燥，背瞀胸满。

太商　　少羽(终)　　少角(初)　　太徵　　少宫

太阳　　太羽　　太阴

丙辰天符　　丙戌天符

其运寒，其化凝惨栗冽，其变冰雪霜雹，其病大寒流于溪谷。

太羽(终)　　太角(初)　　少徵　　太宫　　少商

凡此太阳司天之政，气化运行先天。天气肃，地气静，寒临太虚，阳气不令，寒政大举，泽无阳焰，则火发待时，少阳中治，时雨乃涯，止极雨散，还于太阴，云朝北极，泽流万物，湿化乃布，水土合德，上应辰星、镇星，其政肃，其令徐，其谷玄黅，寒敷于上，雷动于下，寒湿之气，持于气交。民病寒湿，发肌肉痿，足痿不收，濡泻血溢。

太阳寒水司天，故天气肃。太阴湿土在泉，故地气静。寒水胜火，故火发待时。至三之主气相火当令，故时雨乃涯（涯，尽也，水岸曰涯），止极雨散。四气以后，太阴湿土司权，故云朝北极，泽流万物，湿化乃布。其谷玄黅。玄，水色，黅，土色也。雷动者，阳郁于湿土也。

初之气，地气迁，气乃大温，草乃早荣，民乃厉，温病乃作，身热头痛，呕吐，肌腠疮疡。

初之气，少阳相火司令，上年在泉之地气至此而迁，气大温，草早荣，民生温热之病。

二之气，大凉反至，寒乃始，火气遂抑，草乃遇寒，民乃惨，民病气郁中满。

二之气，阳明燥金司令，寒水将生，故寒始火抑。

三之气，天政布，寒气行，雨乃降，民病寒，反热中，心热瞀闷，痈疽注下，不治者死。

三之气司天，太阳寒水用事，故天政布，寒气行。寒闭皮毛，郁其内热，反生热中之病。

四之气，风湿交争，风化为雨，乃长乃化乃成。民病大热少气，肌肉萎，足痿，注下赤白。

四之气，厥阴风木司令，不胜主气之太阴湿土，故病如此。

五之气，阳复化，草乃长乃化乃成，民乃舒。

五之气，少阴君火司令，故草长民舒。

终之气，地气正，湿令行，阴凝太虚，埃昏郊野，民乃惨凄，寒风以至，反者孕乃死。

终之气，太阴湿土司令，故湿令行。反者土被木贼，故孕死（民惨凄，寒风至者，终之主气也）。

故岁宜苦以燥之温之，必折其郁气，先资其化源，抑其运气，扶其不胜，无使暴过，而生其疾。适气同异，多少制之。同寒湿者燥热化，异寒湿者燥湿化，故同者多之，异者少之，用寒远寒，用凉远凉，用温远温，用热远热。食宜同法。食岁谷以全其真，避虚邪以安其正。有假者反常，反是者病，所谓时也。

太阳寒水司天，寒则宜温。太阴湿土在泉，湿则宜燥。折其郁气，抑寒水之太过也（折其郁气，解见篇末）。资其化源，扶二火之不及也（木为火之化源）。适其司天在泉之气同异，多少而节制之。运同天地之寒湿者（如太角、太徵、太商），则酌其燥湿所宜而用之。同者多用以胜之，异者少用以调之。有假者则反其常用之法，若反是者则益其病，所谓因时而制宜也。

帝曰：善，阳明之政奈何？岐伯曰：卯酉之纪也。

阳明　　少角　　少阴

丁卯岁会　　丁酉　　同正商（委和之纪，上商与正商同）。

其运风清热。

少角（初正）　　太徵　　少宫　　太商　　少羽（终）

丁年岁木不及，为司天燥金所胜，则金兼木化，以少角而同正商，所谓委和之纪，上商与正商同也。凡不及之年，皆兼胜复之气，风者运气也，清者胜气也，热者复气也。余少运仿此。

阳明　　少徵　　少阴

癸卯（同岁会）　　癸酉（同岁会）　　同正商（伏明之纪，上商与正商同）

其运热寒雨。

少徵　　太宫　　少商　　太羽（终）　　太角（初）

阳明　　少宫　　少阴

己卯　　己酉

其运雨风凉。

少宫　　太商　　少羽（终）　　少角（初）　　太徵

阳明　　少商　　少阴

乙卯天符，乙酉岁会太一天符　　同正商（从革之纪，上商与正商同）

其运凉热寒。

少商　　太羽（终）　　太角（初）　　少徵　　太宫

阳明　　少羽　　少阴

辛卯　　辛酉

其运寒雨风。

少羽（终）　　少角（初）　　太徵　　少宫　　太商

凡此阳明司天之政，气化运行后天，天气急，地气明，阳专其令，炎暑大行，物燥以坚，淳风乃治，风燥横逆，流于气交，多阳少阴，燥极而泽，云趋雨府，湿化乃敷，金火合德，上应太白、荧惑。其政切，其令暴，其发躁，其谷白丹，间谷命太者，其耗白甲品羽，清先而劲，毛虫乃死，热后而暴，介虫乃殃，胜复之作，扰而大乱，清热之气，持于气交，蛰虫乃见，流水不冰。民病咳逆嗌塞，癃闭，寒热发暴振栗。

阳明燥金司天，故天气急。少阴君火在泉，故地气明。燥金为君火所制，故阳专其令，炎暑大行。金为火制，故物燥以坚。木无所畏，故淳风乃治。金木兼见，故风燥横逆，流于气交。阳多阴少，火旺湿生，故燥极而泽，湿化乃敷。雨府，湿盛之所，故云趋之。其谷白丹者，白为金色，丹为火色，化于天地之正气，所谓岁谷也。间谷命太者，左右四间之气，太者气厚，故能生成也。白甲属金，金为火胜，故色白而有甲者耗减。品羽属火，火胜水复，故上品之羽亦耗。岁半以前，天气主之，燥金在前，故清先而劲。木受金刑，毛虫乃死。岁半以后，地气主之，君火在后，故热后而暴。金受火刑，介虫乃殃。火既胜金，水又复火，故胜复之作，扰而大乱，清热之气，持于气交。君火司地，故蛰虫乃见，流水不冰。金被火刑，故咳逆嗌塞。君火在泉，故癃闭。火被金敛，故寒热振栗。

初之气，地气迁，阴始凝，气始肃，水乃冰，寒雨化。其病中热胀呕，鼽衄嚏欠，面目浮肿，善眠，小便黄赤，甚则淋。

初之气，太阴湿土司令，湿旺木郁，生气不达，故阴凝气肃，水冰雨寒不改。去冬寒水之化，湿盛胃逆，甲木不降，戊土被克，故中热而生胀呕。相火刑金，故鼽衄嚏欠（甲木化气相火）。肺金上逆，故面目浮肿。胆热，故善眠。土湿木郁，不能泄水，故小便黄赤淋涩也。

二之气，阳乃布，物乃生荣，民乃舒，厉大至，民善暴死。

二之气，少阳相火司令，故阳布物荣，民舒厉至。

三之气，天政布，凉乃行，燥热交合，燥极而泽，民病寒热。

三之气司天，阳明燥金主令，故凉乃行。三气以后，在泉之君火司气，故燥热交合。四之客气为太阳寒水，主气为太阴湿土，故燥极而泽。三之主气以相火当令，为三之客气清凉所闭，故民病寒热。

四之气，寒雨降，病暴仆，振栗谵妄，少气嗌干引饮，骨痿便血，痈肿疮疡，及为心痛，疟寒之疾。

四之气，太阳寒水司令，四气以后，在泉之君火司气，寒闭皮毛，郁其内热，故为病如此。

五之气，春令反行，草乃生荣，民气和。

五之气，厥阴风木司令，合在泉君火之化，胜主气之燥金，故草荣民和，秋行春令。

终之气，阳气布，候反温，蛰虫来见，流水不冰，民乃康平，其病温。

终之气，少阴君火司令，又合君火在泉之化，主不胜客（终之主气，太阳寒水），故气候如此。

岁宜以咸以苦以辛，汗之清之散之，折其郁气，资其化源，安其运气，无使受邪。以寒热轻重，少多其制，同热者多天化，同清者多地化。用凉远凉，用热远热，用寒远寒，用温远温。食宜同法。食岁谷以安其气，食间谷以去其邪，有假者反之，此其道也。反是者，乱天地之经，扰阴阳之纪也。

阳明燥金司天，天气收敛，故宜辛苦汗散。少阴君火在泉，地气温热，故宜咸苦清泻。岁运不及，故安其运气，无使受邪。是年上清下温，以寒热之轻重而少多其制，寒重则多用温热，热重则多用清凉，轻者则少之。运同在泉之热者，则多用司天清凉之化（如少徵）。运同司天之清者，则多用在泉温热之化（如少商）。有假者，则反其法也。

帝曰：善。少阳之政奈何？岐伯曰：寅申之纪也。

少阳　　太角　　厥阴

壬寅（同天符）　　壬申（同天符）

其运风鼓，其化鸣条启坼，其变振拉摧拔，其病掉眩支胁惊骇。

太角（初正）　　少徵　　太宫　　少商　　太羽（终）

少阳　　太徵　　厥阴

戊寅天符　　戊申天符

其运暑，其化暄嚣郁燠，其变炎烈沸腾，其病上，热郁，血溢血泄心痛。

太徵　　少宫　　太商　　少羽（终）　　少角（初）

少阳　　太宫　　厥阴

甲寅　　甲申

其运阴雨，其化柔润重泽，其变振惊飘骤，其病体重胕肿痞饮。

太宫　　太商　　太羽（终）　　太角（初）　　少徵

少阳　　太商　　厥阴

庚寅　　庚申　　同正商（坚成之纪，上徵与正商同）

其运凉，其化雾露清凉，其变肃杀凋零，其病肩背胸中。

太商　　少羽（终）　　少角（初）　　太徵　　少宫

少阳　　太羽　　厥阴

丙寅　　丙申

其运寒肃，其化凝惨栗冽，其变冰雪霜雹，其病寒，浮肿。

太羽（终）　　太角（初）　　少徵　　太宫　　少商

凡此少阳司天之政，气化运行先天，天气正，地气扰，炎火乃流，阴行阳化，太阴横流，雨乃时应，风乃暴举，木偃沙飞，木火同德，上应荧惑、岁星。其政严，其令扰，其谷丹苍，风热参布，云物沸腾，寒乃时至，凉雨并起，往复之作。民病寒热疟泄，聋瞑呕吐，上怫肿色变，外发疮疡，内为泄满。故圣人遇之，和而不争。

少阳相火司天，故天气正。厥阴风木在泉，故地气扰。少阳当令，故炎火乃流，阴行阳化。二之客气与四之主气为太阴湿土，火旺土生，热蒸湿作，故太阴横流，雨乃时应（以太阴而得相火，湿热郁蒸，降为雨水，是谓阴行阳化也）。四气以后，厥阴司权，故风乃暴举，木偃沙飞。其谷丹苍，丹，火色，苍，木色也。上下相交，木火同德，风热参布，云物沸腾。火腾则水复，故寒乃时至。木胜则金复，故凉雨并起。胜复不已，风闭皮毛，相火内郁，则病寒热。甲木郁发，则病痎疟。乙木郁冲，则病泄利。甲木上逆，则病聋瞑。甲木刑胃，则病呕吐（足少阳化气相火，其经起目锐眦，循耳后，下颈项。甲木上逆，相火不降，浊气冲塞，则耳聋目瞑。甲木刑胃，胃气郁遏，不能容纳水谷，故作呕吐）。皮毛闭敛，郁热在经，则外发疮疡。肝胆俱病，脾胃被刑，则内生胀满也。

初之气，地气迁，风胜乃摇，寒乃去，候乃大温，草木早①荣，寒来不杀，温病乃起。其病气怫于上，血溢目赤，咳逆头痛，血崩胁满，肤腠中疮。

初之气，少阴君火司令，故寒去温来，草木早荣，温病乃起。金受火刑，故血溢目赤，咳嗽头痛。木火合邪，疏泄失职，故血崩。乙木郁塞，故胁满。火炎血热，皮毛蒸腐，故肤腠生疮。

二之气，火反郁，白埃四起，云趋雨府，风不胜湿，雨乃零，民乃康。其病热郁于上，咳逆呕吐，疮发于中，胸嗌不利，头痛身热，昏愦脓疮。

二之气，太阴湿土司令，故白埃四起，云趋雨府。风木不胜湿土，雨乃下零。湿盛胃逆，甲木不降，甲木化气相火，逆而上炎，故上病热郁。相火刑肺，则生咳逆。甲木刑胃，则生呕吐。湿热蒸腐，故疮发于中，胸嗌不利，头痛身热，昏愦脓疮。

三之气，天政布，炎暑至，少阳临上，雨乃涯。民病热中聋瞑，血溢脓疮，咳呕衄衊，渴嚏欠，喉痹目赤，善暴死。

三之气司天，少阳相火主令，故天政布，炎暑至。少阳司气，又复上司天政，湿气消，故雨乃涯（涯，止也）。足少阳甲木化气相火，逆而上行，双克肺胃，故热中聋瞑、血溢脓疮、咳呕衄衊、燥渴嚏欠、喉痹目赤诸病生焉。相火性烈，故主暴死。

四之气，凉乃至，炎暑间化，白露降，民气和平，其病腹满身重。

四之气，阳明燥金司令，故凉乃至。炎暑间化，言相火之化，得金气之清凉而少间也。太阴湿土为四之主气，以燥金客气而当湿旺之时，客不胜主，故腹满身重。

五之气，阳乃去，寒乃来，雨乃降，气门乃闭，刚木早凋，民避寒邪，君子周密。

五之气，太阳寒水司令，故寒来雨降，气门（汗孔）闭，刚木凋，民避寒邪，君子周密不出也。

终之气，地气正，风乃至，万物反生，霿雾以行。其病关闭不禁，心痛，阳气不藏而咳（霿，音蒙、茂）。

---

① 早：原作"乃"，据《素问·六元正纪大论篇第七十一》改。

终之气在泉，厥阴风木司令，故地气正，风乃至，万物反生。风木鼓动，地气升发，故霿雾以行（霿，晦也）。风木疏泄，下窍失敛，故病关闭不禁。风木冲击，故心痛。肝胆同气，乙木疏泄，则甲木动摇，相火失藏，上刑肺金，是以咳也。

岁宜咸宜辛宜酸，渗之泻之，溃之发之，折其郁气，先取化源，抑其运气，赞所不胜，暴过不生，苛疾不起。观气寒温，以调其过。同风热者多寒化，异风热者少寒化。用热远热，用温远温，用寒远寒，用凉远凉，食宜同法，此其道也。有假者反之，反是者，病之阶也。

抑其运气者，损其太过。赞所不胜者，助其被克者也。暴过不生，故苛疾不起。观运气之寒温，以调其过。运同天地之风热者，多用寒化之品（如太徵、太角），运异天地之风热者，少用寒化之品（如太商、太羽）。余义如前。

帝曰：善。太阴之政奈何？岐伯曰：丑未之纪也。

太阴　　少角　　太阳
丁丑　　丁未　　同正宫（委和之纪，上宫与正宫同）
其运风清热。
少角（初正）　太徵　少宫　太商　少羽（终）

太阴　　少徵　　太阳
癸丑　　癸未
其运热寒雨。
少徵　太宫　少商　太羽（终）　太角（初）

太阴　　少宫　　太阳
己丑太一天符　　己未太一天符　　同正宫（卑监之纪，上宫与正宫同）
其运雨风清。
少宫　太商　少羽（终）　少角（初）　太徵

太阴　　少商　　太阳
乙丑　　乙未
其运凉热寒。
少商　太羽（终）　太角（初）　少徵　太宫

太阴　　少羽　　太阳
辛丑（同岁会）　　辛未（同岁会）
其运寒雨风。

少羽（终）　少角（初）　太徵　少宫　太商

凡此太阴司天之政，气化运行后天，阴专其政，阳气退辟，大风时起，天气下降，地气上腾，原野昏雾，白埃四起，云奔南极，寒雨数至，上应镇星、辰星，其政肃，其令寂，其谷黔玄，间谷命其太也，阴凝于上，寒积于下，寒水胜火，则为冰雹，阳光不治，杀气乃行，有余宜高，不及宜下，有余宜晚，不及宜早，土之利，气之化也，湿寒合德，黄黑埃昏，流行气交，物成于差夏，民气亦从之。民病寒湿，腹满身膜愤胕肿，痞逆，寒厥拘急。

太阴湿土司天，太阳寒水在泉，故阴专其政，阳气退辟。土不及则木胜，故大风时起。天之湿气下降，地之寒气上腾，故原野昏雾，白埃四起。云奔南极者，司天之化。寒雨数至者，在泉之令也。太阴之阴凝于下，太阳之寒积于上，寒水胜火，则为冰雹。火败而阳光不治，水胜则杀气乃行，故谷之有余者宜高，不及者宜下，高凉而下热也。有余者宜晚，不及者宜早，晚寒而早暖也。此虽地利不同，而实气化使之然也。差夏谓夏尽秋初之候，正湿寒交会之间（湿盛于夏，寒盛于冬，秋在湿寒之间），人物同在气交之中，故物成于此，民亦从之，而生湿寒之病也。

初之气，地气迁，寒乃去，春气至，风乃来，生气布，万物以荣，民气条舒，风湿相搏，雨乃后。民病血溢，经络拘强，关节不利，身重筋痿。

初之气，客主皆厥阴风木司令，故风来而物荣。初气之风与司天之湿二气相搏，湿不胜风，故雨乃后。风木疏泄，故民病血溢。风燥筋挛，故拘强不利。土病湿作，故身重筋痿。

二之气，大火正，物承化，民乃和，其病温厉大行，远近咸若。湿蒸相搏，雨乃时降。

二之气，客主皆少阴君火司令，故大火正，物承火化，民乃和舒。火烈灾生，故民病温厉大行，远近咸若（远近皆然）。二气之火与司天之湿两气相搏，湿热郁蒸，雨乃时降也。

三之气，天政布，湿气降，地气腾，雨乃时降，寒乃随之，感于寒湿，则民病身重胕肿，胸腹满。

三之气，太阴湿土司令，天之湿气下降，地之火气上腾，故雨乃时降。三气之后，太阳在泉，故寒乃随之。感于天地之寒湿，则民病身重胕肿，胸腹胀满也。

四之气，畏火临，溽蒸化，地气腾，天气否隔，寒风晓暮，蒸热相搏，草木凝烟，湿化不流，则白露阴布，以成秋令。民病腠理热，血暴溢，疟，心腹满热，胪胀，甚则胕肿。

四之气，少阳相火司令，其气暴烈，故曰畏火。客气之相火主气之湿土两气相搏，故溽蒸化。太阳在泉，地气上腾。寒水胜火，故天气否隔，寒风晓暮。而其湿热相临，火旺湿消，故草木凝烟，湿化不流，白露夜降，以成秋令。民感湿热之气，故腠理郁热。火旺金燔，收气失政，故血病暴溢。外为寒气所束，故发为痎疟，心腹满热，胪胀（胪，皮也），甚则胕肿也。

五之气，惨令已行，寒露下，霜乃早降，草木黄落，寒气及体，君子周密，民病皮腠。

五之气，客主皆阳明燥金司令，合于在泉之寒，故惨令已行，寒露下，霜早降，草木黄落，寒气及体，君子周密不出，民病寒伤皮腠也。

终之气，寒大举，湿大化，霜乃积，阴乃凝，水坚冰，阳光不治。感于寒，则病人关节禁固，腰脽痛，寒湿持于气交，而为疾也。

终之气，客主皆太阳寒水司令，故寒大举。上合司天之气，故湿大化。寒甚，故霜冰坚。阴凝阳退，感于寒，则关节禁固，腰脽肿痛。寒湿之气持于气交，故为病如是。

岁宜以苦燥之温之，甚者发之泄之。不发不泄，则湿气外溢，肉溃皮坼，而水血交流。必赞其阳火，令御甚寒，折其郁气，而取化源，益其岁气，无使邪胜，从气异同，少多其制。同湿者以燥化，同寒者以热化，异者少之，同者多之，用凉远凉，用寒远寒，用温远温，用热远热。食宜同法。食岁谷以全其真，食间谷以保其精，假者反之，此其道也。反是者病也。

太阴湿土司天，故宜苦燥。太阳寒水在泉，故宜苦温。湿甚者，发之泄之，以去其湿。不发不泄，则湿气外溢，皮肉溃烂，水血交流。寒甚者，助其阳火，以御其寒。岁运不及，故益其岁气，无使邪胜。从运气之异同少多其制，运同司天之湿者，则以燥化之物治之（如少官岁），运同在泉之寒者，则以热化之物治之（如少羽岁）。

帝曰：善。少阴之政奈何？岐伯曰：子午之纪也。

少阴　　太角　　阳明

壬子　　壬午

其运风鼓，其化鸣条启坼，其变振拉摧拔，其病支满。

太角（初正）　　少徵　　太宫　　少商　　太羽（终）

少阴　　太徵　　阳明

戊子天符　　戊午太乙天符

其运炎暑，其化暄曜郁燠，其变炎烈沸腾，其病上热血溢。

太徵　　少宫　　太商少羽（终）　　少角（初）

少阴　　太宫　　阳明

甲子　　甲午

其运阴雨，其化柔润时雨，其变振惊飘骤，其病中满身重。

太宫　　少商　　太羽（终）　　太角（初）　　少徵

少阴　　太商　　阳明

庚子（同天符）　　庚午（同天符）　　同正商（坚成之纪，上徵与正商同）

其运凉劲，其化雾露萧飋，其变肃杀凋零，其病下清。

太商　　少羽（终）　　少角（初）　　太徵　　少宫

少阴　　太羽　　阳明

丙子岁会　　丙午

其运寒，其化凝惨栗冽，其变冰雪霜雹，其病寒下。

太羽（终）　　太角（初）　　少徵　　太宫　　少商

凡此少阴司天之政，气化运行先天，地气肃，天气明，寒交暑，热加燥，云驰雨府，湿化乃行，时雨乃降，金火合德，上应荧惑、太白。其政明，其令切，其谷丹白。水火寒热，持于气交，而为病始也。热病生于上，清病生于下，寒热凌犯而争于中。民病咳喘鼽嚏，血溢血泄，目赤眦疡，寒厥入胃，心痛，腰痛腹大，嗌干肿上。

少阴君火司天，故天气明。阳明燥金在泉，故地气肃。寒交暑者，以地气而交天气，热加燥者，以天气而加地气也。土生于火，金生于土，土者火金之中气，故湿化行而云雨作也。金之气凉，凉者寒之初气，燥金在泉，寒水必旺，故水火寒热持于气交，而为诸病之始也。君火在天，故热病生于上。燥金在泉，故清病生于下。水火寒热持于气交，故寒热凌犯而争于中。心火刑伤肺金，故病咳喘鼽嚏，血溢血泄，目赤眦疡。寒厥入胃者，火胜而水复也。水刑火伤，故心痛。水郁土湿，木陷而贼脾，故腰痛腹大。君火不降，故嗌干上肿。

初之气，地气迁，热将去，寒乃始，蛰复藏，水乃冰，霜复降，风乃至，阳气郁。民反周密，关节禁固，腰脽痛，炎暑将起，中外疮疡。

初之气，太阳寒水司令，上年己亥终气之少阳已尽，故热去寒来，蛰藏水冰，霜降风至。寒闭于外，故阳郁不达。民当春令而反周密，关节禁固，腰䏚疼痛。时临二气，君火当权（二之主气）。上合司天之气，盛热将作，而为寒气所束，瘀蒸腐烂，故中外发为疮疡也。

二之气，阳气布，风乃行，民乃和，春气以正，万物应荣，寒气时至。其病淋，目瞑目赤，气郁于上而热。

二之气，厥阴风木司令，阳布风行，民和物荣。二之主气君火当权，上合司天之政，虽三气未交，而火令已旺。若寒气时至，束闭皮毛，风木遏陷，不能疏泄水道，则生淋涩之病。君火渐逆，刑伤肺金，则目瞑目赤，气郁于上，而为热也。

三之气，天政布，大火行，庶类蕃鲜，寒气时至。民病气厥心痛，寒热更作，咳喘目赤。

三之气司天，少阴君火司令，故天政布，大火行，庶类蕃鲜。若寒气时至，束闭君火，不得外达，则气厥心痛，寒热更作。火逆伤肺，故咳喘目赤。

四之气，溽暑至，大雨时行，寒热互至。民病寒热嗌干，黄瘅，鼽衄饮发。

四之气，客主皆太阴湿土司令，故溽暑至，大雨零。若热气盛作，而寒气忽至，热蒸窍泄，而寒来袭之，湿热郁发，则民病寒热嗌干，鼻塞血衄，黄瘅饮发也。

五之气，畏火临，暑反至，阳乃化，万物乃生乃长乃荣，民乃康，其病温。

五之气，少阳相火司令，故火临暑至，物荣民康，其病温热。

终之气，燥令行，寒气数举，则霿雾昏瞖，病生皮腠，余火内格，肿于上，咳喘，甚则血溢，内舍于胁，下连少腹，而作寒中，地将易也。

终之气，阳明燥金司令，故燥令行。主气为太阳寒水，故寒气数举，霿雾昏瞖。寒闭窍合，故病生皮腠。寒气外束，君相之余火内格，臃肿于上。火郁金刑，咳喘并作，甚则血溢，而生吐衄。金火上逆而生热，则水木下陷而生寒。其病内舍于胁，下连少腹，而作寒中（肝脉自少腹行胁肋）。时临终气，故在泉之气将易也。

岁宜以咸软之而调其上，甚则以苦发之，以酸收之而安其下，甚则以苦泻之，折其郁气，先取化源，抑其运气，资其岁胜，无使暴过而生其病也。适气同异，而多少之。同天气者以寒清化，同地气者以温热化。用热远热，用凉远凉，用温远温，用寒远寒。食宜同法。食岁谷以全真气，食间谷以辟虚邪。有假则反，此其道也。反是者，病作矣。

少阴君火司天，故宜以咸软之而调其上，甚则以苦发之。阳明燥金在泉，故宜以酸收之而安其下，甚则以苦泻之。资其岁胜者，助其岁运之所克也（少阴司天，皆太过之运也）。

帝曰：善。厥阴之政奈何？岐伯曰：巳亥之纪也。

厥阴　　少角　　少阳

丁巳天符　　丁亥天符　　同正角（委和之纪，上角与正角同）

其运风清热。

少角（初正）　太徵　　少宫　　太商　　少羽（终）

厥阴　　少徵　　少阳

癸巳（同岁会）　癸亥（同岁会）

其运热寒雨。

少徵　　太宫　　少商　　太羽（终）　太角（初）

厥阴　　少宫　　少阳

己巳　　己亥　　同正角（卑监之纪，上角与正角同）

其运雨风清。

少宫　　太商　　少羽（终）　少角（初）　太徵

厥阴　　少商　　少阳

乙巳　　乙亥　　同正角（从革之纪，上角与正角同）

其运凉热寒。

少商　　太羽（终）　太角（初）　少徵　　太宫

厥阴　　少羽　　少阳

辛巳　　辛亥

其运寒雨风。

少羽（终）　少角（初）　太徵　　少宫　　太商

凡此厥阴司天之政，气化运行后天，诸同正岁，气化运行同天，天气扰，地气正，风生高远，炎热从之，云趋雨府，湿化乃行，风火同德，上应岁星荧惑，其政挠，其令速，其谷苍丹，间谷言太者，其耗文角品羽，风燥火热，胜复更作，蛰虫来见，流水不冰，热病行于下，风病行于上，风热胜复行于中。

诸同正岁，气化运行同天，如委和之纪、卑监之纪、从革之纪，皆上角与正角同是也。此虽丁巳、丁亥、己巳、己亥、乙巳、乙亥六年如此，而六十岁中，莫不皆然。厥阴风木司天，故天气扰。少阳相火在泉，故地气正（土得火生故也）。风生高远者，司天之气也。炎热从之者，司地之气也。热则化湿，所谓火生土也。少阳司地，水土温暖，故云趋雨府，湿化乃行。风飘于上，故其政挠。火炎于下，故其令速。肝主筋而属木，角者肝之所结，木主五色，故曰文角。品羽者，羽毛之美丽者也（其品贵重，故曰品羽）。羽虫属火，厥阴司天少阳在泉之政，气化运行后天（岁运皆不及也），木火不及，故文角品羽属火属木之美者，悉为耗减也。风木克土则燥胜之，燥胜则火复而生热，寒水凌火则湿胜之，湿胜则风复而生燥，故风燥火热，胜复更作，其应为蛰虫来见，流水不冰。相火在地，故热病行于下。风木在天，故风病行于上。风火之气持于气交，故风热胜复行于中也。

初之气，寒始肃，杀气方至。民病寒于右之下。

初之气，阳明燥金司令，故肃杀之政行。金位西方，自右下降，故民病寒于右之下。

二之气，寒不去，杀气施化，霜乃降，名草上焦，寒雨数至，华雪水冰，阳复化，民病热于中。

二之气，太阳寒水司令，当君火主气之时而寒不去，杀气施化，霜降草焦，雨雪飘零。客寒外袭，闭其君火主气，故阳气复化，病热于中。阳复化者，阳化在内，不得外达也。

三之气，天政布，风乃时举，民病泣出耳鸣掉眩。

三之气司天，厥阴风木司令，故天政布，风乃时举。肾主五液，入肝为泪。泣出耳鸣掉眩者，皆风木之病也。

四之气，溽暑至，湿热相薄，争于左之上，民病黄瘅而为胕肿。

四之气，少阴君火司令，四之主气为太阴湿土，故溽暑至。火位南方，自左上升，故湿热相薄，争于左之上（湿土亦自左升）。湿热郁蒸，故病黄瘅胕肿。

五之气，燥湿更胜，沉阴乃布，寒气及体，风雨乃行。

五之气，太阴湿土司令，五之主气为阳明燥金，故燥湿更胜（客主更相胜也）。湿胜则沉阴乃布，燥胜则寒气及体（金旺则生水也）。风雨乃行者，湿旺而木复也。

终之气，畏火司令，阳乃大化，蛰虫出见，流水不冰，地气大发，草乃生，人乃舒，其病温厉。

终之气，少阳相火司令，故虫见水流，草生人舒，其病温厉。

岁宜以辛调上，以咸调下。畏火之气，无妄犯之，折其郁气，资其化源，赞其运气，无使邪胜。用温远温，用热远热，用凉远凉，用寒远寒。食宜同法。有假反常，此其道也。反是者病。

帝曰：善。五运气行主岁之纪，其有常数乎？岐伯曰：臣请次之。

甲子　　甲午岁

上少阴火　　中太宫土运　　下阳明金

热化二（少阴君火司天），雨化五（中运太宫湿土），燥化四（阳明燥金在泉），所谓正化日也（正气所化也）。其化上咸寒（治君火司天），中苦热（治中运湿土），下酸热（治燥金在泉），所谓药食宜也（药食补泄之宜）。

乙丑　　乙未岁

上太阴土　　中少商金运　　下太阳水

热化寒化①胜复同，所谓邪气化日也（乙年少商金运不及，故有火胜之热化，火胜则有水复之寒化，此非本年正化，故曰邪气化日。同谓丑未二年相同。阴年不及，乃有胜复邪化，阳年则无。后皆仿此）。灾七宫（兑金数七，金运不及，故热胜而灾及之）。湿化五（司天），清化四（中运），寒化六（在泉）。所谓正化日也（《河图》数：天一生水，地六成之，地二生火，天七成之，天三生木，地八成之，地四生金，天九成之，天五生土，地十成之。后文太过者其数成，不及者其数生，土常以生也。生数少，成数多，太过故其数多，不及故其数少。湿化五，清化四，是土金月数，寒化六，是水之成数。以水得金生，土不能克，则寒水必胜，故言成数，此亦太过之例也）。其化上苦热（治司天），中酸和（治中运），下甘热（治在泉），所谓药食宜也（药食之宜，义详《至真要论》）。

丙寅　　丙申岁

上少阳火　　中太羽水运　　下厥阴木

火化二（水胜火，故热化减），寒化六，风化三（寒水胜火，阳根亦败，木失所生，故风化亦减），所谓正化日也。其化上咸寒，中咸温，下辛温，所谓药食宜也。

丁卯（岁会）　　丁酉岁

上阳明金　　中少角木运　　下少阴火

---

① 化：原作"水"，据《素问·六元正纪大论篇第七十一》改。

清化热化胜复同，所谓邪气化日也。灾三宫（震木数三）。燥化九（木不及则金胜，故燥化多）。风化三，热化七（火得木生，故热化多），所谓正化日也。其化上苦温，中辛和，下咸寒，所谓药食宜也。

戊辰　　戊戌岁

上太阳水　　中太徵火运　　下太阴土

寒化六，热化七，湿化五，所谓正化日也。其化上苦温，中甘寒，下甘温，所谓药食宜也。

己巳　　己亥岁

上厥阴木　　中少宫土运　　下少阳火

风化清化胜复同，所谓邪气化日也。灾五宫（土数五）。风化三，湿化五，火化七（火得木生，故热化多），所谓正化日也。其化上辛凉，中甘和，下咸寒，所谓药食宜也。

庚午（同天符）　　庚子岁（同天符）

上少阴火　　中太商金运　　下阳明金

热化七，清化九，燥化九，所谓正化日也。其化上咸寒，中辛温，下酸温，所谓药食宜也。

辛未（同岁会）　　辛丑岁（同岁会）

上太阴土　　中少羽水运　　下太阳水

雨化风化胜复同，所谓邪气化日也。灾一宫（坎水数一）。雨化五，寒化一，所谓正化日也。其化上苦热，中苦和，下苦热，所谓药食宜也。

壬申（同天符）　　壬寅岁（同天符）

上少阳火　　中太角木运　　下厥阴木

火化二，风化八（中运在泉，二木相合，故风化多），所谓正化日也。其化上咸寒，中酸和，下辛凉，所谓药食宜也。

癸酉（同岁会）　　癸卯岁（同岁会）

上阳明金　　中少徵火运　　下少阴火

寒化雨化胜复同，所谓邪气化日也。灾九宫（离火数九）。燥化九（火不及则金无制，故燥化多），热化二，所谓正化日也。其化上苦温，中咸温，下咸寒，所谓药食宜也。

甲戌（岁会同天符）　　甲辰岁（岁会同天符）

上太阳水　　中太宫土运　　下太阴土

寒化六，湿化五，正化日也。其化上苦热，中苦温，下苦温，药食宜也。

乙亥　　乙巳岁

上厥阴木　　中少商金运　　下少阳火

热化寒化胜复同，邪气化日也。灾七宫，风化八（金运不及，又被火克，风木无制，故风化多），清化四，火化二，正化度也（度即日也）。其化上辛凉，中酸和，下咸寒，药食宜也。

丙子（岁会）　　丙午岁

上少阴火　　中太羽水运　　下阳明金

热化二（火被水克，故热火减），寒化六，清化四（金被火克，故清化减）。正化度也。其化上咸寒，中咸热，下酸温，药食宜也。

丁丑　　丁未岁

上太阴土　　中少角木运　　下太阳水

清化热化胜复同，邪气化度也。灾三宫。雨化五，风化三，寒化一，正化度也。其化上苦温，中辛温，下甘热，药食宜也。

戊寅　　戊申岁（天符）

上少阳火　　中太徵火运　　下厥阴木

火化七，风化三（子气盛则母气衰，故风化减），正化度也。其化上咸寒，中甘和，下辛凉，药食宜也。

己卯　　己酉岁

上阳明金　　中少宫土运　　下少阴火

风化清化胜复同，邪气化度也。灾五宫。清化九（金得土生，故清化多），雨化五，热化七（土能胜水，火无克制，故热化多），正化度也。其化上苦温，中甘和，下咸寒，药食宜也。

庚辰　　庚戌岁

上太阳水　　中太商金运　　下太阴土

寒化一（水被土刑，故寒化减），清化九，雨化五，正化度也。其化上苦热，中辛温，下甘热，药食宜也。

辛巳　　辛亥岁

上厥阴木　　中少羽水运　　下少阳火

雨化风化胜复同，邪气化度也。灾一宫。风化三，寒化一，火化七（火得木生，水又不及，故火化多），正化度也。其化上辛凉，中苦和，下咸寒，药食宜也。

壬午　　壬子岁

上少阴火　　中太角木运　　下阳明金

热化二，风化八，清化四（中运盛，则司天在泉之气皆减），正化度也。其化上咸寒，中酸凉，下酸温，药食宜也。

癸未　　癸丑岁

上太阴土　　中少徵火运　　下太阳水

寒化雨化胜复同，邪气化度也。灾九宫。雨化五，火化二，寒化一，正化度也。其化上苦温，中咸温，下甘热，药食宜也。

甲申　　甲寅岁

上少阳火　　中太宫土运　　下厥阴木

火化二，雨化五，风化八（土为火子，木为火母，子母俱盛，故火化减），正化度也。其化上咸寒，中咸和，下辛凉，药食宜也。

乙酉（太一天符）　　乙卯岁（天符）

上阳明金　　中少商金运　　下少阴火

热化寒化胜复同，邪气化度也。灾七宫。燥化四，清化四，热化二，正化度也。其化上苦温，中苦和，下咸寒，药食宜也。

丙戌（天符）　　丙辰岁（天符）

上太阳水　　中太羽水运　　下太阴土

寒化六，雨化五，正化度也。其化上苦热，中咸温，下甘热，药食宜也。

丁亥（天符）　　丁巳岁（天符）

上厥阴木　　中少角木运　　下少阳火

清化热化胜复同，邪气化度也。灾三宫。风化三，火化七（火得乙木相生，火旺则木虚，故风化少，火化多），正化度也。其化上辛凉，中辛和，下咸寒，药食宜也。

戊子（天符）　　戊午岁（太乙天符）

上少阴火　　中太徵火运　　下阳明金

热化七，清化九，正化度也。其化上咸寒，中甘寒，下酸温，药食宜也。

己丑（太乙天符）　　己未岁（太乙天符）

上太阴土　　中少宫土运　　下太阳水

风化清化胜复同，邪气化度也。灾五宫。雨化五，寒化一，正化度也。

其化上苦热，中甘和，下甘热，药食宜也。

庚寅　　庚申岁

上少阳火　　中太商金运　　下厥阴木

火化七，清化九，风化三（木被金刑，故风化减），正化度也。其化上咸寒，中辛温，下辛凉，药食宜也。

辛卯　　辛酉岁

上阳明金　　中少羽水运　　下少阴火

雨化风化胜复同，邪气化度也。灾一宫。清化九，寒化一，热化七（水运不及，故热化多。金得水救，则火不能克，故清化亦多），正化度也。其化上苦温，中苦和，下咸寒，药食宜也。

壬辰　　壬戌岁

上太阳水　　中太角木运　　下太阴土

寒化六，风化八，雨化五，正化度也。其化上苦温，中酸和，下甘温，药食宜也。

癸巳（同岁会）　　癸亥岁（同岁会）

上厥阴木　　中少徵火运　　下少阳火

寒化雨化胜复同，邪气化度也。灾九宫。风化八，火化二（火运不及，木气未泄，故风化多），正化度也。其化上辛凉，中咸和，下咸寒，药食宜也。

凡此定期之纪，胜复正化，皆有常数，不可不察。故知其要者，一言而终，不知其要，流散无穷，此之谓也。

五运不及，则有胜复，是谓邪化。五运太过，则无胜复邪化，但有正化，是皆有一定之常数也。

黄帝问曰：六气之应见，六化之正，六变之纪何如？岐伯对曰：夫六气正纪，有化有变，有胜有复，有用有病，不同其候，帝欲何问乎？帝曰：愿尽闻之。岐伯曰：请遂言之。

化谓正化，变谓变异。

夫气之所至也，厥阴所至为和平，少阴所至为暄，太阴所至为埃溽，少阳所至为炎暑，阳明所至为清劲，太阳所至为寒雾，时化之常也。

此六气分主四时之正化。

厥阴所至为风府为璺启，少阴所至为火府为舒荣，太阴所至为雨府为员盈，少阳所至为热府为行出，阳明所至为司杀府为庚苍，太阳所至为寒府为归藏，司化之常也（罋，音问）。

罋，裂也。启，开也。员与圆同。员盈者，土化丰备也。行出，火力长育而物形充足也（行当作形）。庚，更也（庚与更同。《檀弓》：季子皋葬妻，犯人之禾，申详以告曰：请庚之）。苍，老也。金气肃杀，万物更变而苍老也。归藏，归宿而蛰藏也。

厥阴所至为生为风摇，少阴所至为荣为形见，太阴所至为化为云雨，少阳所至为长为蕃鲜，阳明所至为收为雾露，太阳所至为藏为周密，气化之常也。

形见，即形出之变文也。周密，蛰封而不泄也。

厥阴所至为风生，终为肃；少阴所至为热生，中为寒；太阴所至为湿生，终为注雨；少阳所至为火生，终为蒸溽；阳明所至为燥生，终为凉；太阳所至为寒生，中为温，德化之常也。

《六微旨论》：风位之下，金气承之，故厥阴风生，终为肃。土位之下，风气承之，故太阴湿生，终为注雨（注雨，雨之得风而飘骤者）。相火生湿土，故少阳火生，终为蒸溽。燥金生寒水，故阳明燥生，终为凉。水火同宫，丁火癸水统于少阴，丙火壬水统于太阳。《六微旨论》：少阴之上，热气治之，中见太阳；太阳之上，寒气治之，中见少阴。故少阴热生，中为寒，太阳寒生，中为温也。

厥阴所至为毛化，少阴所至为羽化，太阴所至为倮化，少阳所至为羽化，阳明所至为介化，太阳所至为鳞化，德化之常也。

五虫秉六气而化也。

厥阴所至为生化，少阴所至为荣化，太阴所至为濡化，少阳所至为茂化，阳明所至为坚化，太阳所至为藏化，布政之常也。

六气司令，五化行焉，是谓之政。

厥阴所至为飘怒大凉，少阴所至为大暄寒，太阴所至为雷霆骤注烈风，少阳所至为飘风燔燎霜凝，阳明所至为散落温，太阳所至为寒雪、冰雹、白埃，气变之常也。

胜极则复，木胜而飘怒，则金复而为凉；火胜而大暄，则水复而为寒；土胜而骤注，则木复而为风；火胜而燔燎，则水复而为霜；金胜而散落，则火复而为温，水胜而冰雪，则土复而为湿。此气变之常也。

厥阴所至为挠动为迎随，少阴所至为高明焰为曛，太阴所至为沉阴为白埃为晦暝，少阳所至为光显彤云为曛，阳明所至为烟埃为霜为劲切为凄鸣，太阳所至为刚固为坚芒为立，令行之常也。

气至而物从之，是谓之令。

厥阴所至为里急，少阴所至为疡疹身热，太阴所至为积饮痞隔，少阳所至为嚏呕为疮疡，阳明所至为浮虚，太阳所至为屈伸不利，病之常也。

里急，风盛之病。疡疹身热，热盛之病。积饮痞隔，湿盛之病。嚏呕疮疡，火盛之病。浮虚，燥盛之病（肺主皮毛，肺气外郁，则皮毛浮虚）。屈伸不利，寒盛之病。

厥阴所至为支痛，少阴所至为惊惑谵妄、战栗恶寒，太阴所至为稸满，少阳所至为惊躁瞀昧暴病，阳明所至为鼽尻阴股膝髀腨骭足病，太阳所至为腰痛，病之常也（瞀，音茂）。

肝脉行于两胁，故为支痛。心藏神，其属火。惊惑谵妄者，神明乱也。战栗恶寒者，水胜火也。脾为湿土，湿胜气阻，故稸积壅满。胆主惊，胆木上逆，相火失根，故惊躁瞀昧，而生暴病（胆木化气相火，此言足少阳病）。阳明大肠与肺为表里，鼽者，手阳明之病。阳明胃自头走足，尻阴股膝髀腨骭足痛者，足阳明之病也。足太阳之脉挟脊抵腰，腰痛者，水寒而木陷也。

厥阴所至为緛戾，少阴所至为悲妄衄衊，太阴所至为中满霍乱吐下，少阳所至为喉痹耳鸣呕涌，阳明所至为胁痛皴揭，太阳所至为寝汗痉，病之常也（衊，音灭。皴，取钩切）。

肝主筋，緛戾者，筋脉痿緛而乖戾也（緛与软同）。肺燥则悲，神乱则妄。肺气上逆，收敛失政，则血升而为衄衊，此君火刑肺之病也。中满者，土湿而不运。霍乱吐下者，饮食寒冷，水谷不消，风寒外束，胃不能容也。足少阳之脉行耳后，循颈而下胸膈，相火上逆则喉痹，甲木上冲则耳鸣，甲木刑胃，胃土不降则呕涌也。燥金刑木则胁痛，皮肤不荣则皴揭。太阳不藏则寝汗出，水寒筋缩则为痉也。

厥阴所至为胁痛呕泄，少阴所至为笑语，太阴所至为身重胕肿，少阳所至为暴注瞤瘛暴死，阳明所至为鼽嚏，太阳所至为流泄禁止，病之常也（瞤，音纯。瘛，音炽）。

木郁贼土，故胁痛而呕泄。心主喜，其声笑，心神乱则笑语。土湿不运，则身重胕肿。甲木刑胃，水谷莫容，则暴生注泄。瞤，肉动也。瘛，筋急也。肺气上逆，则生鼽嚏。寒水侮土，则为流泄。水道不通，则为禁止。流泄即下利，禁止即闭癃也。

凡此十二变者，报德以德，报化以化，报政以政，报令以令，气高则高，气下则下，气后则后，气前则前，气中则中，气外则外，位之常也。

凡此十二变者，因六气之所至不一，而为之报。故有化有变，有胜有复，有用有病，其候不同。气至有德化政令之殊，则有德化政令之报。气至有高下、前后、中外之殊，则有高下、前后、中外之报。人秉天之六气而生六经，手之六经其气高，足之六经其气下，足太阳行身之后，足阳明行身之前，三阴在中，三阳在外，此高下、前后、中外之位也。

故风胜则动，热胜则肿，燥胜则干，寒胜则浮，湿胜则濡泄，甚则水闭胕肿，随气所在，以言其变耳。

六气偏胜，则有偏胜之病，随其气之上下、前后、中外所在以言其变，凡偏胜之所在，则变生而病来矣。

帝曰：愿闻其用也。岐伯曰：夫六气之用，各归不胜而为化。故太阴雨化，施于太阳；太阳寒化，施于少阴；少阴热化，施于阳明；阳明燥化，施于厥阴；厥阴风化，施于太阴，各命其所在以征之也。

六气有用有病，上言其病矣，此复问其用。六气之用，各归其不胜我者而为之化，如此气偏胜，则此气所克者必病。其所克者在于何方，各命其所在之处以征之也。

帝曰：自得其位何如？岐伯曰：自得其位，常化也。帝曰：愿闻所在也。岐伯曰：命其位而方月可知也。

六气各有其位，自得其位者，自安其本位，而无凌犯他气之变也，此为气化之常。欲知其气化之所在，但命其六气之位，而化行之方月自可知也（客气有客气之方，客气之月，主气有主气之方、主气之月）。

帝曰：六位之气，盈虚何如？岐伯曰：太少异也。太者之至徐而常，少者暴而亡。

太气盈，少气虚，盈则徐而常，虚则暴而亡（亡，无常也）。

帝曰：天地之气，盈虚何如？岐伯曰：天气不足，地气随之，地气不足，天气从之，运居其中，而常先也。恶所不胜，归所同和，随运归从，而生其病也。

司天之气不足，则地气随之而升。司地之气不足，则天气从之而降。运居天地之中，常先天地而为升降。恶其所不胜，归其所同和（如木不胜金，则恶之，而与水木火相同和，则归之），随运归从，助所同和（以成偏胜，而生其病也）。

故上胜则天气降而下，下胜则地气迁而上，胜多少而差其分。微者小差，甚者大差。甚则位易气交，易则大变生而病作矣。《大要》曰：甚纪五分，微纪七分，其差可见，此之谓也。

上胜则司天之气降而下，下胜则司地之气迁而上，以胜之多少而差其分。胜微者小差，胜甚者大差。甚则位移易而气交互位，易则大变生而病作矣。《大要》曰（古书）：甚者纪五分，微者纪七分（五分者，胜居十之五，七分者，胜居十之三），而其差可见，即此之谓也。

帝曰：天地之数，终始奈何？岐伯曰：悉乎哉问也！是明道也。数之始，起于上而终于下。岁半之前，天气主之，岁半之后，地气主之，上下交互，气交主之，岁纪毕矣。故曰：位明气月可知，所谓气也。

司天在上，司地在下，天地一年之数，起于上而终于下。岁半之前，天气主之，岁半之后，地气主之，上下交互之中，气交主之，气交者，三气四气交际之间也。一岁之纪，毕于此矣。六气之位既明，则气月可知（三候一气，两气一月。一年六气，一气两月），所谓天地之气数也。

帝曰：余司其事，则而行之，不合其数何也？岐伯曰：气用有多少，化洽有盛衰，盛衰多少，同其化也。

六气有主客，主气者，初气风木，二气君火，三气相火，四气湿土，五气燥金，六气寒水，一气两月，万古不易。客气则逐年迁变，恒与四时相反。岁半之前，天气主之，岁半之后，地气主之，是司天之客气也。其间燥金在春，风木在秋，寒水在夏，二火在冬，应与主气相反，而往往与主气不反，与客气不符，较之天地终始之数，未尽相合。此以气之为用有多少，化之相洽有盛衰，盛衰多少，同其化也。盖六气与五运相值，有生有克，生则其用多，克则其用少，多则其化盛，少则其化衰，以多遇多则愈盛，以少遇少则愈衰。衰盛多少，气化合同，盛则应，衰则不应，是以其数不合也。

帝曰：愿闻同化何如？岐伯曰：风温春化同，热曛昏火夏化同，云雨昏瞑埃长夏化同，燥清烟露秋化同，寒气霜雪冰冬化同，胜与复同。此天地五运六气之化，更用盛衰之常也。

凡四时之内，一见风温，是为木气，故与春化相同。一见热曛昏火，是为火气，故与夏化相同。一见云雨昏瞑埃，是为土气，故与长夏相同。一见燥清烟露，是为金气，故与秋化相同。一见寒气霜雪冰，是为水气，故与冬化相同。初气终三气，胜之常也。四气尽终气，复之常也。其于胜复之中，而见五行之气，亦与此同。此天地五运六气之化，更相盛衰之常也。遇盛气之同化则其数合，遇衰气之同化则其数不合矣。

帝曰。善。夫子之言可谓悉矣，然何以明其应乎？岐伯曰：昭乎哉问也！夫六气者，行有次，止有位，故常以正月朔日平旦视之，睹其位而知其所在矣。运有余，其至先，运不及①，其至后，此天之道，气之常也。运非有余，非不足，是谓正岁，其至当其时也。

六气之行有恒次，止有定位，常以正月朔日平旦视之。初气方交（初气以上年十二月大寒日交），月令更变，自此六气递迁，六位迭易，睹其所止之位，而知其各气之所在矣。运有余，其至先（六气至先），其位未交，而其气已在，运不及，其至后，其位已交，而其气未在，运非有余，非不足，是谓正岁。其至当其时，不后不先也。

帝曰：善。五运之气，亦复岁乎？岐伯曰：郁极乃发，待时而作也。帝曰：请问其所谓也。岐伯曰：五常之气，太过不及，其发异也。帝曰：愿卒闻之。岐伯曰：太过者暴，不及者徐，暴者为病甚，徐者为病持。帝曰：太过不及，其数何如？岐伯曰：太过者其数成，不及者其数生，土常以生也。

帝问：六气既有胜复，五运之气，亦有报复于岁中者否也？凡五行之理，有胜必复，郁极乃发，待时而作也。盖五常之气，各有太过不及，其胜复之发，因而不同。太过者发之暴，不及者发之徐，暴者为病甚，徐者为病持（持久、迟延也）。太过者其化多，得五行之成数。不及者其化少，得五行之生数（义见前文）。

帝曰：其发也何如？岐伯曰：土郁之发，埃昏黄黑，化为白气，雷殷气交，岩谷振惊，击石飞空，飘骤高深，洪水乃从，川流漫衍，田牧土驹。化气乃敷，善为时雨，始生始长，始化始成。故民病心腹胀，肠鸣而为数后，甚则心痛胁䐜，呕吐霍乱，饮发注下，胕肿身重。云奔雨府，霞拥朝阳，山泽埃昏，而乃发也。其气四，云横天山，蜉蝣生灭，怫之先兆也。

水胜火败，不能生土，则土郁发作。发则湿气熏蒸，化为云雾。阳遏湿内，激为雷霆，鼓宫冲裂，殷于气交，山谷震动，击石飞空，风雨飘骤，自高及深，洪水从生，川流漫衍，瘀泛垒起，田野之间，如群驹散牧。化气敷布，善为时

---

① 及：原作"足"，据《素问·六元正纪大论篇第七十一》改。

雨，万物得之，生长化成之力，于是始旺。湿气淫泆，传之于人，民病心腹胀满，肠鸣数后，甚则心痛胁䐜，呕吐霍乱，饮发注下，跗肿身重。土郁将发，湿气先动，云奔雨府，霞拥朝阳，山泽埃昏，而乃发也。土主四气，凡三气之后，云横天山，浮游生灭（蜉蝣朝生暮死，湿气所化），便是湿土怫郁之先兆也。

金郁之发，天洁地明，风清气切①，大凉乃举，草树浮烟，燥气以行，霿雾数起，杀气来至，草木苍干，金乃有声。故民病咳逆，心胁痛引少腹，善暴痛，不可反侧，嗌干面尘色恶。山泽焦枯，土凝霜卤，而乃发也。其气五，夜零白露，林莽声凄，怫之先兆也。

木胜土败，不能生金，则金郁发作。发则天地净明，风气清切，大凉变序，草树浮烟，燥气以行，霿雾数起（霿雾即烟霭也），杀气来至，草木苍干，收令当权，秋声乃作。燥气淫泆，传之于人，肺气受伤，民病咳嗽气逆，心胁胀满，下引少腹，善于暴痛，不可反侧（肺与大肠表里，肺气上逆则心胁满，大肠下陷则少腹满。肺气右降，逆而不降则右胁暴痛，不可反侧也），咽喉干燥，面色尘恶（肺气②通于喉，外主皮毛故）。金郁将发，燥气先动，山泽焦枯，土凝霜卤（露凝为霜，卤凝为硝），而乃发也。金主五气，凡三气之后③，夜零白露，林莽声凄，便是燥金怫郁之先兆也。

水郁之发，阳气乃辟，阴气暴举，大寒乃至，川泽严凝，寒雰结为霜雪，甚则黄黑昏翳，流行气交，霜乃为杀，水乃见祥。故民病寒客心痛，腰脽痛，大关节不利，屈伸不便，善厥逆，腹满痞坚。阳光不治，空积沉阴，白埃昏瞑，而乃发也。其气二火前后，太虚深玄，气犹麻散，微见而隐，色黑微黄，怫之先兆也。

火胜金败，不能生水，则水郁发作。发则阳气退辟，阴气暴举，大寒乃至，川泽冻合，寒雰凝肃，结为霜雪（寒雰，白气如雾，结为霜雪，降于晴天）。甚则水土合气，黄黑昏翳，流行气交之际，霜乃为之刑杀，水乃见其妖祥（水灾见兆）。寒气淫泆，传之于人，水邪灭火，民病寒客心痛，腰脽疼痛，关节不利，屈伸不便，善手足厥冷，腹满痞坚。水郁将发，寒气先动，阳光不治，空积沉阴，白埃昏瞑，而乃发也。其气在君相二火前后，火胜则水复，凡二火前后，太虚

---

① 切：原作"劲"，据《素问·六元正纪大论篇第七十一》改。
② 气：原作"脘"，据下文改。
③ 后：原作"候"，据上下文改。

玄深，气犹麻散（天象深黑，气若乱麻）。若见而隐，色黑微黄，便是寒水怫郁之先兆也。

木郁之发，太虚埃昏，云物以扰，大风乃至，发屋折木，木有变。故民病胃脘当心而痛，上支两胁，膈咽不通，食饮不下，甚则耳鸣眩转，目不识人，善暴僵仆。太虚苍埃，天山一色，或为浊色黄黑，郁若横云不雨，而乃发也。其气无常，长川草偃，柔叶呈阴，松吟高山，虎啸岩岫，怫之先兆也。

土胜水败，不能生木，则木郁发作。发则太虚尘扬，云物扰动，大风乃至，发屋折木，木有灾变，摇荡不宁。风气淫泆，传之于人，甲木刑胃，民病胃脘当心而痛，上支两胁，胸膈咽喉壅塞不通，饮食难下，甚则耳鸣目眩，昏愦无识，善暴僵仆（甲乙同气，此皆甲木上逆之病）。木郁将发，风气先动，太虚苍埃，天山一色（尘气苍茫，迷漫天山），或为浊色黄黑，郁若横云不雨（天际黄黑，若云不雨，此大风将来也）。土无专位，木气之郁发无常，凡四时之内，长川草偃，柔叶呈阴（树木遇风，苍叶摇落，柔叶翻腾，里面在上，是谓呈阴），松吟高山，虎啸岩岫（虎啸风生），便是风木怫郁之先兆也。

火郁之发，太虚昏翳，大明不彰，炎火行，大暑至，山泽燔燎，材木流津，广厦腾烟，土浮霜卤，止水乃减，蔓草焦黄，风行惑言，湿化乃后，动复则静，阳极反阴，湿令乃化乃成。故民病少气，胁腹、胸背、面首、四支䐜愤胪胀，疮疡痈肿，疡痱流注，瘈疭骨痛，节乃有动，腹中暴痛，呕逆注下，温疟，血溢，精液乃少，目赤心热，甚则瞀闷懊憹，善暴死。刻终大温，汗濡玄府，而乃发也。其气四，华发水凝，山川冰雪，焰阳午泽，怫之先兆也。

金胜木败，不能生火，则火郁发作。发则天地曛赫，三光不明，炎火盛行，大暑来至，山泽燔燎，材木流津，广厦腾烟，土浮霜卤（地经日晒，色白如霜，乃卤气所结，如海水晒为盐也），止水乃减（止水无源，故干涸也），蔓草焦黄（蔓草延芊，津液不能灌注，故焦黄也），炎风灾物，讹言大起。地干土燥，湿化乃后。动极生静，阳衰阴长，湿令续起，乃化乃成（火生土也）。热气淫泆，传之于人，壮火刑金，民病少气，胁腹、胸背、面首、四支郁热抟结，䐜愤胪胀，疮疡痈肿，疡痱流注，筋挛骨痛（筋急为瘈，筋缓为疭），关节动摇（热极风生），腹中暴痛，呕逆注泄，温疟发生，经血流溢，精液枯槁，目赤心热，甚则瞀闷懊憹，善于暴死。火郁将发，热气先动，百刻既终，大温不减，汗孔夜开，皮毛不阖（玄府，汗孔），而乃发也。君火主二气，相火主三气，郁极而发，后时而动，故在四气，凡二三气时，草木华发，而水犹凝冱，山川之阴，冰雪未消，大泽之南，焰阳已动，便是二火怫郁之先兆也。

有怫之应而后报也，皆观其极而乃发也。木发无时，水随火也。谨候其时，病可与期。失时反岁，五气不行，生化收藏，政无恒也。

有怫郁之征应，而后能报复。物极则反，皆至其极，而乃发也（郁极而发，乃能报复）。土无专位，木发无时（其气无常），水随火发，阳亢则动（其气二火前后），土金火之郁发，各有其时。谨候其时，病可与期。失其时而反其岁，则五气紊乱，生长化收藏之政皆昧其恒，不知何气之来，安知何病之作也！

帝曰：水发而雹雪，土发而飘骤，木发而毁折，金发而清明，火发而曛昧，何气使然？岐伯曰：气有多少，发有微甚，微者当其气，甚者兼其下，征其下气，而见可知也。

水发而雹雪，是兼土气（阴气上际，阳气下降，天地氤氲，则为云雨，是全由湿动，非土不能。而阳为阴闭，寒气渐凝，则雨变而为雹雪，缘湿旺阴盛故也）。土发而飘骤，是兼木气。木发而毁折，是兼金气。金发而清明，是兼火气。火发而曛昧，是兼水气。此何气使然？因气有多少，发有微甚（多谓太过，少谓不及，不及发微，太过发甚）。微者仅当其气（止于本气自见），甚者则兼其下气。水位之下，土气承之；土位之下，木气承之；木位之下，金气承之；金位之下，火气承之；火位之下，水气承之，是五行之下气也。征其下气为何，而本气之所兼见者可知矣。

帝曰：善。五气之发，不当位者何也？岐伯曰：命其差。帝曰：差有数乎？岐伯曰：后皆三十度而有奇也。

发不当位者，不应其时也。此缘气有盛衰，至有迟早，是以差错不准也。一日一度，三十度者，一月之数，奇谓四十三刻零七分半，其至之先期后期，不过三十度有奇。如一年节气，或早至于前十五日之先，或晚至于后十五日之余，合而计之，亦止三十度而有奇也。

帝曰：气至而先后者何？岐伯曰：运太过则其至先，运不及则其至后，此候之常也。

帝问：气至而先后相差者何故？盖运太过则其至先，运不及则其至后，此气候之常也。

帝曰：当时而至者何也？岐伯曰：非太过，非不及，则至当时，非是者，眚也。

当时而至，是谓平运。非是者，则为灾眚也。

帝曰：胜复之气，其常在也，灾眚时至，候也奈何？岐伯曰：非气化者，是谓灾也。

胜复之气，常在不差，其偶然差错，而灾眚时至，候之奈何？盖非气化之正者，是即为灾也。

帝曰：善。气有非时而化者何也？岐伯曰：太过者当其时，不及者归其己胜也。

气有非时而至，不失为正化者，以太过者当其有制之时，不及者归于己胜之候也（太过而人制己，不及而己胜人，则亦为平气也）。

帝曰：四时之气，至有早晏，高下左右，其候何如？岐伯曰：行有逆顺，至有迟速，故太过者化先天，不及者化后天。

四时之候，至有早晏，若夫高下左右，地势不同，其气至之候，亦当有殊。盖气行有逆顺，气至有迟速，故太过者化常先天，不及者化常后天，此其大凡也。至行于高下左右之间，则不能无异矣（义详下文）。

帝曰：愿闻其行何谓也？岐伯曰：春气西行，夏气北行，秋气东行，冬气南行。故春气始于下，秋气始于上，夏气始于中，冬气始于标，春气始于左，秋气始于右，冬气始于后，夏气始于前，此四时政化之常。故至高之地，冬气常在，至下之地，春气常在，必谨察之。

帝问：行有逆顺，愿闻其行何谓？盖春气自东而西行，夏气自南而北行，秋气自西而东行，冬气自北而南行。故春木自北而东升，是始于下也。秋金自南而西降，是始于上也。夏当午正，是始于中也。冬居亥未，是始于标也。春自东来，是始于左也。秋自西往，是始于右也。夏自南来，是始于前也。冬自北往，是始于后也（天地之位，左东右西，南前北后）。阳有余于东南，其地常下，是以温暖；阴有余于西北，其地常高，是以清凉。故至高之地，冬气常在，阴有余也；至下之地，春气常在，阳有余也。然则地高而在右者，阴来为顺，其至恒早，阳来为逆，其至恒晏；地下而在左者，阴来为逆，其至恒晏，阳来为顺，其至恒早。设以太过而值逆行，则先天者亦当来迟，不及而遭顺行，则后天者亦当来速，高下左右之势，固自不侔也。

帝曰：善。夫子言：用寒远寒，用热远热，余未知其然也，愿闻何谓远？岐伯曰：热无犯热，寒无犯寒，从者和，逆者病，不可不敬畏而远之，所谓时与六位也。

火盛为热，则无以药食犯其热。水盛为寒，则无以药食犯其寒。从之者和，逆之者病，不可不敬畏而远之，所谓四时之主气与六位之客气，皆当顺其自然之候也。

帝曰：温凉何如？岐伯曰：司气以热，用热无犯；司气以寒，用寒无犯；司气以凉，用凉无犯；司气以温，用温无犯。间气同其主无犯，异其主则小犯之，是谓四畏，必谨察之。

司天司地之气，寒热温凉皆不可犯，是谓四畏，故当远之。左右四间之气，同其主令者亦无犯焉，异其主令者则小犯之，不在四畏之例也。

帝曰：善。其犯者何如？岐伯曰：天气反时，则可依时，及胜其主，则可犯。以平为期，而不可过，是谓邪气反胜者。故曰无失天信，无逆气宜，无翼其胜，无赞其复，是谓至治。

其可犯者，天之客气与主气之时令相反，则可依四时之主气，及客气之胜其主气者，则扶其主气，抑其客气以犯之。如夏热冬寒，时令也，而客寒夏至，客热冬来，则用热于夏，是以热而犯热，用寒于冬，是以寒而犯寒也。客不胜主，未可犯也，客胜其主，则可犯矣。但虽犯之，要当以平为期，而不可太过，是谓邪气非时而反胜者，故法当如是，非谓凡治皆然也。故曰：无失天时之信，无逆气候之宜，无翼其得胜之会，无赞其来复之期，是谓治法之至者也。

帝曰：善。论言热无犯热，寒无犯寒，余欲不远寒，不远热，奈何？岐伯曰：悉乎哉问也！发表不远热，攻里不远寒。

论言热无犯热，寒无犯寒，是用热远热、用寒远寒也。今欲不远热，不远寒，则当何如？惟发表则不远热，攻里则不远寒也。

帝曰：不发不攻，而犯寒犯热者何如？岐伯曰：寒热内贼，其病益甚。帝曰：愿闻无病者何如？岐伯曰：无者生之，有者甚之。

发表者，时热而不远热，以其表解而热泄。攻里者，时寒而不远寒，以其里清而寒去也。若不发不攻而犯寒犯热，则寒者愈寒，热者愈热，寒热内贼，其病益甚。无病者，当之则新病生，有病者，当之则旧病甚也。

帝曰：生者何如？岐伯曰：不远热则热至，不远寒则寒至。寒至则腹满痛坚，痛急下利之病生矣。热至则身热头痛，瞀郁衄衊，眴瘈肿胀，骨节变肉痛，痈疽疮疡，霍乱呕吐注下，血溢血泄，淋闭之病生矣。帝曰：治之奈何？岐伯曰：时必顺之，犯者治以胜也。

无则生之者，热不远热则热至，寒不远寒则寒至。寒至则生诸寒病，热至则生诸热病。治法时令，必当顺之，按其所犯者，治以相胜之物也（热至以寒，寒至以热）。

帝曰：善。郁之甚者，治之奈何？岐伯曰：木郁达之，火郁发之，土郁夺之，金郁泄之，水郁折之，然调其气，过者折之，以其畏也，所谓泻之。

木喜升散，郁则达之；火喜宣扬，郁则发之；土喜冲虚，郁则夺之；金喜清肃，郁则泄之；水喜静顺，郁则折之。治五郁之法如此，然皆以调气为主，气调则郁自开。郁缘于不及，而发则太过。过者折之，以其所畏，皆所谓泻之，无补法也（释前折其郁气之义）。

帝曰：假者何如？岐伯曰：有假其气，则无禁也。所谓主气不足，客气胜也。

假者则用药可犯，不在禁例。所谓假者，皆缘主气不足，客气反胜，盛夏而寒生，隆冬而热至，假则反之，无用疑也。

帝曰：至哉，圣人之道！天地大化，运行之节，临御之纪，阴阳之政，寒暑之令，非夫子孰能通之！请藏之灵兰之室，署曰《六元正纪》，非斋戒不敢示，慎传也。

《素问悬解》卷十三终
阳湖　钱增祺　校字

附

校余偶识

清·冯熙　撰

目　录

素问悬解第一卷 ……………………………………	452
素问悬解第二卷 ……………………………………	454
素问悬解第三卷 ……………………………………	456
素问悬解第四卷 ……………………………………	459
素问悬解第五卷 ……………………………………	462
素问悬解第六卷 ……………………………………	464
素问悬解第七卷 ……………………………………	466
素问悬解第八卷 ……………………………………	467
素问悬解第九卷 ……………………………………	468
素问悬解第十卷 ……………………………………	470
素问悬解第十一卷 …………………………………	473
素问悬解第十二卷 …………………………………	475
素问悬解第十三卷 …………………………………	476

素问悬解第一卷

养生

《素问》

林亿新校正云：按，王冰不解所以名《素问》之义及《素问》之名起于何代。按：《隋书·经籍志》始有《素问》之名，《甲乙经》序，晋皇甫谧之文已云：《素问》论病精辩。王叔和，西晋人，撰《脉经》，云：出《素问》《针经》。汉张仲景撰《伤寒卒病论集》，云：撰用《素问》。是则《素问》之名，著于《隋志》，上见于汉代也。自仲景以前，无文可见，莫得而知。据今世所有之书，则《素问》之名，起汉世也。所以名《素问》之义，全元起有说云：素者，本也；问者，黄帝问岐伯也。方陈性情之源，五行之本，故曰《素问》。元起虽有此解，义未甚明。按，《乾凿度》云：夫有形者生于无形，故有太易，有太初，有太始，有太素。太易者，未见气也。太初者，气之始也。太始者，形之始也。太素者，质之始也。气形质具，而疴瘵由是萌生，故黄帝问此太素，质之始也。《素问》之名，义或由此。

上古天真论

食饮有节，起居有常，不妄作劳。

新校正云：按全元起注本云：饮食有常节，起居有常度，不妄不作。《太素》同。杨上善云：以理而取声色芳味，不妄视听也。循理而动，不为分外之事。

视听八达之外。

宋本八达作八远。王冰注云：虽远际八荒之外，近在眉睫之内，来干我者，吾必尽知之。

四气调神论

故身无苛病。

苛，宋本作奇。

金匮真言论

入通于心，开窍于舌。

宋本及他本皆作开窍于耳。王冰注云：舌为心之官，当言于舌，舌用非窍，故云耳也。《缪刺论》曰：手少阴之络，会于耳中，义取此也。按，《灵枢·脉度》：五脏常内阅于上七窍也，下云心气通于舌，心和则舌能知五味矣，则正当作舌。

生气通天论

阴者，藏精而起亟也。

王冰注云：亟，数也。

阴阳应象论

燥伤皮毛，热胜燥。

宋本及他本皆作热伤皮毛，寒胜热。新校正云：按，《太素》作燥伤皮毛，热胜燥。黄氏本此。

素问悬解第二卷

《十二脏相使论》至《宣明五气》论藏象，《经脉别论》以下论脉法

脏气法时论

气味合而服之，以补益精气。

新校正云：按，孙思邈云：精以食气，气养精以荣色，形以食味，味养形以生力。精顺五气以为灵也，若食气相恶，则伤精也，形受五味以成也，若食味不调，则损形也。是以圣人先用食禁以存性，后制药以防命，气味温补以存精形，此之谓气味合而服之，以补精益气也。

宣明五气

下焦溢为水。

黄氏作下焦为嗌为水。宋本作下焦溢为水。王冰注云：下焦为分注之所，气室不泻，则溢而为水。按，《说文》：溢，器满也，嗌，咽也，为嗌与下焦不合。溢为水，犹言满而为水也，与下文膀胱不利为癃，不约为遗溺，文义亦正相属。此必传写时因上文为哕为泄，皆连叠成文，遂误多为字，而又讹溢为嗌也。今依宋本改之。

三部九候论

下部天，足厥阴也。

王冰注云：谓肝脉也，在毛际外，羊矢下一寸半陷中，五里之分，卧而取之。女子取太冲，在大指本节后二寸陷中是。视黄注为详。

脉要精微论

浑浑革革，至如涌泉，弊弊绵绵，其去如弦绝者死。

此盖从《甲乙经》而正之。旧本皆作浑浑革至如涌泉，病进而色弊，绵绵其去如弦绝，死。又如《三部九候论》：以通其气，旧作以见通之，亦从《甲乙经》而正之也。

素问悬解第三卷

脉法

玉机真脏论

太过则令人善怒。

怒，旧本皆作忘。新校正云：按，《气交变大论》云：木太过，甚则忽忽善怒，眩冒巅疾，则忘当作怒。

如鸟之喙者。

新校正云：《平人气象论》云：如鸟之喙。又，别本喙作啄。

十日之内死。

日，旧本皆作月。王冰注云：期三百日内死，按日当作月。

真脏来见。

旧本皆作来见。新校正云：按全元起本及《甲乙经》真脏未见，来字当作未字之误也。

若人一呼五六至。

呼，旧本皆作息。新校正云：按，人一息脉五六至，何得为死？必息字误，息当作呼。

通评虚实论

脉气上虚尺虚，是谓重虚。

新校正云：按，《甲乙经》作脉虚气虚尺虚，是谓重虚，此少一气字，多一上字。王注言尺寸脉俱虚，则不兼气虚也。详前热病，气热脉满为重实，此脉虚气虚为重虚，是脉与气俱实为重实，俱虚为重虚，不但尺寸俱虚为重虚也。

实而涩则死。

涩，旧本皆作逆。王冰注云：逆谓涩也。

手足温则生，寒则死。

新校正云：按，《太素》无手字。杨上善云：足温气下，故生，足寒气不下者，逆而致死。

诊要经终论

足太阳气绝一段。

旧误在《三部九候论》。新校正云：按，《诊要经终论》载：三阳三阴脉终之证，此独纪足太阳气绝一证，余应阙文也。

玉版论要

阴阳反作。

旧本作阴阳反他。新校正云：按，《阴阳应象大论》云：阴阳反作。王冰注云：反谓反复，作谓作务，反复作务，则病如是。

阴阳别论

生阳之属，不过四日而死。

林亿以别本作四日而生，全元起作四日而已，疑原本作死为非。按：下文云：死不治，是统举上文而言，林误。

为偏枯痿易。

王冰注云：三阴不足，则为偏枯，三阳有余，则为痿易。易，谓变易常用，而痿弱无力也。

二阳俱搏，其病温。

按，宋本作其气滥。

大奇论

肺雍肝雍肾雍。

新校正：详肺雍肝雍肾雍，《甲乙经》皆作痈。按，痈作雍，古假借字也。

肾雍，胠下至少腹满。

胠下，旧本作脚下。按，《甲乙经》脚下作胠下，脚当作胠，不得言脚下至少腹也。

脉至如悬雍。

新校正云：按，全元起本悬雍作悬离。元起注云：悬离者，言脉与肉不相得也。

脉至如颓土之状。

新校正云：按，《甲乙经》颓土作委土。

脉涩而鼓。

林亿本涩作塞。脉塞而鼓，谓才见不行，旋复去也。

行立常听。

王冰注云：小肠之脉，上入耳中。故常听也。

素问悬解第四卷

《阴阳离合论》至《经络论》论经络，《气穴论》以下论孔穴

阴阳离合论

太阳根起于至阴。

王冰注云：至阴，穴名，在足小指。黄注谓足大指。考至阴之穴，实在足小指外侧，黄注当是传写之讹。

太阳为开，阳明为阖，少阳为枢。

新校正云：按，《九墟》：太阳为关，阳明为阖，少阳为枢。故关折则肉节渎缓，而暴病起矣，故候暴病者，取之太阳。阖折则气无所止息，悸病起，故悸者，皆取之阳明。枢折则骨摇而不能安于地，故骨摇者，取之少阳。《甲乙经》同。

太阴为开，厥阴为阖，少阴为枢。

新校正云：按，《九墟》：关折则仓廪无所输，隔洞。隔洞者，取之太阴。阖折则气施而善悲。悲者，取之厥阴。枢折则脉有所结而不通，不通者，取之少阴。《甲乙经》同。

血气形志

病生于咽嗌，治之以甘药。

旧本甘作百。新校正云：按，《甲乙经》咽嗌作困渴，百药作甘药。

太阴阳明论

脾与胃，以膜相连耳。

新校正云：按，《太素》作以募相逆。杨上善云：脾阴胃阳，脾内胃外，其性各异，故相逆也。

脉　解

所谓甚则狂癫疾者。

癫，旧本作巅。王冰注云：以其脉上额交巅上，入络脑还出，其支别者，从巅至耳上角，故狂巅疾也。按下文阳尽在上，则巅疾之说较长。黄氏盖因《灵枢·经脉》文而改之，亦确有所据。

阳明脉解

其脉血气盛。

新校正云：按《甲乙经》脉作肌。

皮部论

阳明之阳，名曰害蜚。

王冰注云：蜚，生化也，害，杀气也，杀气行则生化殚，故曰害蜚。

少阳之阳，名曰枢持。

王冰注云：枢谓枢要，持谓执持。

太阳之阳，名曰关枢。

王冰注云：关司外动，以静镇为事，如枢之运，则气和平也。

少阴之阴，名曰枢儒。

王冰注云：儒，顺也，守要而顺阴阳开阖之用也。新校正云：《甲乙经》儒作檽。

心主之阴，名曰害肩。

王冰注云：心主脉，入腋下，气不和则妨害肩腋之动运。

太阴之阴，名曰关蛰。

王冰注云：关闭蛰类，使顺行藏。新校正云：按，《甲乙经》蛰作扶。

气府论

胃脘以下至横骨六寸半一。

黄注：神阙、气海二穴。王冰注：神阙作脐中，气海作脖胦。按，神阙，一名气舍，当脐中；气海，一名脖胦。

挟脐下傍各五分至横骨寸一。

黄注：中注、四满、气穴、大赫、横骨五穴。王冰注：中注同，下四穴作髓府、胞门、阴关、下极。按：四满，一名髓府，气穴，一名胞门，大赫，一名阴关，横骨，一名下极。

水热穴论

肾街十穴。

黄注：作气冲、归来、水道、大巨、五陵。王冰注：气冲作气街，五陵作外陵。按，气街亦名气冲，外陵作五陵未详。

素问悬解第五卷

病论

风 论

使人怢栗而不能食。

新校正云：详怢栗，全元起本作失味，《甲乙经》作解㑊。

痹 论

阳遭阴，故为热。

林本作故为痹热。新校正云：遭，《甲乙经》作乘。

寒则急。

旧本急皆作虫。王冰注云：谓皮中如虫行。新校正云：按《甲乙经》虫作急。

痿 论

各以其时受气。

旧本作各以其时受月。王冰注云：谓受气时月也。如肝王甲乙，心王丙丁，脾王戊己，肺王庚辛，肾王壬癸，皆王气法也。时受月，则正谓五常受气月也。

厥 论

前阴者，宗筋之所聚。

王冰注云：宗筋挟脐，下合于阴器，故云前阴者，宗筋之所聚也。新校正云：按，《甲乙经》作厥阴者，众筋之所聚。全元起云：前阴者，厥阴也，与王注义异，亦是一说。

疟 论

夫痎疟皆生于风。

按，《说文》：痎，二日一发疟也。颜之推云：两日一发之疟，今北方犹呼痎疟。

二十五日下至骶骨，二十六日入于脊内。

新校正云：按，全元起本二十五日作二十一日，二十六日作二十二日。《甲乙经》《太素》并同。按，王冰注云：项以下至尾骶，凡二十四节，故日下一节，二十五日下至骶骨，二十六日入于脊内，注于伏膂之脉也，与全元起本及《甲乙经》《太素》不同，当从王注本为是。按《灵枢·贼风》作二十一日下至尾骶，二十二日入脊内。全、杨、皇甫诸家其说本此，然王说为长。

素问悬解第六卷

《举痛论》至《本病论》皆病论，《汤液醪醴论》以下皆治论

气厥论

寒则腠理闭，气不行。

新校正云：按，《甲乙经》气不行作营卫不行。

惊则心无所依。

依，宋本及他本皆作倚。

肾移寒于脾，痈肿少气。

脾，旧本作肝。王冰注云：肝藏血，然寒入则阳气不散，阳气不散则血聚气涩，故为痈肿，又为少气也。新校正云：按，全元起本云：肾移寒于脾。元起注云：肾伤于寒而传于脾，脾主肉，寒生于肉则结为坚，坚化为脓，故为痈也。血伤气少，故曰少气。《甲乙经》亦作移寒于脾。王因误本，遂解为肝，亦智者之一失也。

水之状也。

宋本状作病。新校正云：按，《甲乙经》水之病也作治主肺者。

脾移热于膀胱，则癃溺血。

宋本作胞移热于膀胱。王注云：膀胱为津液之府，胞为受纳之司，故热入膀胱，胞中外热，阴络内溢，故不得小便而溺血也。《正理论》曰：热在下焦则溺血，此之谓也。

腹中论

无治也，当十月复。《刺法》曰：无损不足，益有余，以成其疹，然后调之。

新校正云：按，《甲乙经》及《太素》无然后调之四字。按，全元起注云：

所谓不治者，其身九月而喑，身重，不得为治，须十月满，生后复如常也，然后调之。则此四字本全元起注文误书于此，当删去之。

脏有所伤及精有所寄，则卧不安。

旧本作精有所之寄则安。新校正云：按，《甲乙经》作情有所倚则卧不安。《太素》作精有所倚则不安。按，精当作情，于义方协。

病能论

名为鼓胀。

新校正云：按，《太素》鼓作谷字。

奇病论

使之服以生铁落为饮。

铁落为饮，宋本作铁洛。新校正云：按，《甲乙经》铁洛作铁落，为饮作后饮。

石药发癫。

宋本癫作瘨。按，《说文》：瘨，病也，一曰腹胀，盖瘨、膜，古或假借通用，石性重坠而慓悍，热中消中之人，脾胃先伤，更投以石药而重伤之，亦能致膜胀之疾也。

本病论

法当三日死。

三日，宋本作三岁。王注云：三岁者，肺至肾一岁，肾至肝一岁，肝至心一岁，火又乘肺，故云三岁死也。按，上文肾传之心，弗治，满十日，法当死。今肾传之心，心即反传而行之肺，一脏再伤，其死极速，固当作三日也。

素问悬解第七卷

刺法

宝命全形论

木敷者，其叶发。

按，《太素》作木陈者，其叶落。杨上善云：叶落者，知陈木之已尽，以比衰坏之征，于义较协。

一曰治神，二曰知养身，三曰知毒药为真，四曰制砭石小大，五曰知腑脏血气之诊。

杨上善云：存身之道，知此五者，以为摄养，可得长生也。魂、神、意、魄、志，以神为主，故皆名神，欲为针者，先须治神。故人无悲哀动中，则魂不伤，肝得无病，秋无难也。无怵惕思虑，则神不伤，心得无病，冬无难也。无忧愁不解，则意不伤，脾得无病，春无难也。无喜乐不极，则魄不伤，肺得无病，夏无难也。无盛怒者，则志不伤，肾得无病，季夏无难也。是以五过不起于心，则神清性明，五神各安其脏，则寿延遐算也。养身，《太素》作养形。杨上善云：饮食男女，节之以限，风寒暑湿，摄之以时，有异单豹外凋之害，即内养形也。实慈恕以爱人，和尘劳而不迹，有殊张毅高门之伤，即外养形也。内外之养兼备，则不求生而久生，无期寿而长寿，此则针布养形之极也。治神养身，不专主用针而言，其说甚精。

长刺节论

气虚宜掣引之。

王注：读为导，导引则气行条畅。新校正云：按，《甲乙经》掣作挈。

素问悬解第八卷

刺法

调经论

皮肤不收。

按，全元起云：不收，不仁也。《甲乙经》及《太素》云：皮肤收，无不字。

腠理闭塞，玄府不通。

新校正云：按，《甲乙经》及《太素》无玄府二字。

凝则脉不通。

新校正云：按，《甲乙经》作腠理不通。

缪刺论

韭叶。

原本皆作薤叶，今依宋本改正。

以竹管吹其两耳。

新校正云：按，陶隐居云：吹其左耳三度，复吹其右耳三度也。

刺疟

热止汗出，其病难已。

宋本作热止汗出，难已。新校正云：按全元起本并《甲乙经》《太素》、巢元方，并作先寒后热渴，渴止汗出。

素问悬解第九卷

雷公问

疏五过论

凡欲诊病者，必问饮食居处。

王冰注云：饮食居处，其有不同，故问之也。《异法方宜论》曰：东方之域，天地之所始生，鱼盐之地，海滨傍水，其民食鱼而嗜咸，皆安其处，美其食。西方者，金玉之域，沙石之处，天地之所收引，其民陵居而多风，水土刚强，其民不衣而褐荐，华食而脂肥，北方者，天地所闭藏之域，其地高陵居，风寒冰冽，其民乐野处而乳食。南方者，天地所长养，阳之所盛处，其地下，水土弱，雾露之所聚，其民嗜酸而食胕。中央者，其地平以湿，天地所以生万物也众，其民食杂而不劳。由此则诊病之道，当先问焉。故圣人杂合以法，各得其所宜，此之谓矣。

离绝菀结，忧恐喜怒，五脏空虚，血气离守，工不能知，何术之有！

王冰注云：离谓离间亲爱，绝谓绝念所怀，菀谓菀积思虑，结谓结固余怨。夫间亲爱者魂游，绝所怀者意丧，积所虑者神劳，结余怨者志苦，忧愁者闭塞而不行，恐惧者荡惮而失守，盛怒者迷惑而不治，喜乐者惮散而不藏。由是八者，故五脏空虚，血气离守，工不思晓，又何言哉！

征四失论

精神不专，志意不理，外内相失，故时疑殆。

王冰注云：外谓色，内谓脉。然精神不专于循用，志意不从于条理，所谓粗略，揆度失常，故色脉相失，而时自疑殆也。

解精微论

夫疾风生,乃能雨,此之类也。

旧本作夫火疾风生。新校正云:按,《甲乙经》无火字,此盖本《甲乙经》而正之也。

素问悬解第十卷

运气

天元纪大论

林亿曰：详《素问》第七卷，亡已久矣。按，皇甫士安，晋人也，序《甲乙经》云，亦有亡失。《隋书·经籍志》载梁《七录》亦云止存八卷。全元起，隋人，所注本乃无第七。王冰，唐宝应中人，上至晋皇甫谧甘露中，已六百余年，而冰自谓得旧藏之卷，今窃疑之。仍观《天元纪大论》《五运行论》《六微旨论》《气交变论》《五常政论》《六元正纪论》《至真要论》七篇，居今《素问》四卷，篇卷浩大，不与《素问》前后篇卷等，又且所载之事，与《素问》余篇略不相通，窃疑此七篇乃《阴阳大论》之文。王氏取以补所亡之卷，犹《周官》无冬官，以考工记补之之类也。又按，汉张仲景《伤寒论·序》云：撰用《素问》《九卷》《八十一难经》《阴阳大论》，是《素问》与《阴阳大论》两书甚明，乃王氏并《阴阳大论》于《素问》中也。要之，《阴阳大论》亦古医经，终非《素问》第七矣。

人有五脏化五气，以生喜怒悲忧恐。

旧本作喜怒思忧恐。按，思与忧，皆脾之志也，与五气未合。新校正谓四脏皆受成于脾，亦属曲为之解，不若即据《阴阳应象大论》作喜怒悲忧恐为得也。

五运行大论

帝曰：地之为下否乎？岐伯曰：地为人之下，太虚之中也。帝曰：凭乎？岐伯曰：大气举之也。

王冰注云：大气，造化之气，任持太虚者也，所以太虚不息、地久天长者，盖由造化之气任持之也。气化而变，不任持之，则太虚之器亦败坏矣。夫落叶飞空，不疾而下，为其任气，故势不得速焉。凡诸有形，处地之上者，皆有生化之气任持之也。然器有大小不同，坏有迟速之异，及至气不任持，则大小之坏一也。

东方生风。

王云：东者日之初，风者教之始，天之使也，所以发号施令，故生自东方也。影霁山昏，苍埃际合，崖谷若一，岩岫之风也。黄白昏埃，晚空如堵，独见天垂，川泽之风也。加以黄黑，白埃承下，山泽之猛风也。

南方生热。

王云：阳盛所生，相火君火之政也。太虚昏翳，其若轻尘，山川悉然，热之气也。大明不彰，其色如丹，郁热之气也。若行云暴升，炎然叶积，乍盈乍缩，崖谷之热也。

中央生湿。

王云：中央，土也。高山土湿，泉出地中，水源山隈，云生岩谷，则其象也。夫湿性内蕴，动而为用，则雨降云腾，中央生湿，不远信矣。故《物候记》土润溽暑于六月，谓是也。

西方生燥。

王云：阳气已降，阴气复升，气爽风劲，故生燥也。夫岩谷青埃，川源苍翠，烟浮草木，远望氤氲，此金气所生，燥之化也。夜起白朦，轻如微雾，遐迩一色，星月皎如，此万物阴成，亦金气所生，白露之气也。太虚埃昏，气郁黄黑，视不见远，无风自行，从阴之阳，如云如雾，此杀气也，亦金气所生，霜之气也。山谷川泽，浊昏如雾，气郁蓬勃，惨然戚然，咫尺不分，此杀气将用，亦金气所生，运之气也。天雨大霁，和气西起，云卷阳曜，太虚廓清，燥生西方，义可征也。若西风大起，木偃云腾，是为燥与湿争，气不胜也，故当复雨。然西风雨晴，天之常气，假有东风雨止，必有西风复雨，而乃自晴。观是之为，则气有往复，动有燥湿，变化之象，不同其用矣。由此则天地之气，以和为胜，暴发奔骤，气所不胜，则多为复也。

北方生寒。

王云：阳气伏，阴气升，政布而大行，故寒生也。太虚澄净，黑气浮空，天色黯然，高空之寒气也。若气似散麻，本末皆黑，遐迩微见，川泽之寒气也，太虚清白，空犹雪映，遐迩一色，山谷之寒气也。太虚白昏，火明不翳，如雾雨气，遐迩肃然，北望色玄，凝雾夜落，此水气所生，寒之化也。太虚凝阴，白埃昏翳，天地一色，远视不分，此寒湿凝结，雪之将至也。地裂水冰，河渠干涸，枯泽浮咸，水敛土坚，是土胜水，水不得自清，水所生，寒之用之。

六微旨大论

出入废则神机化灭，升降息则气立孤危。

王冰注云：出入谓喘息，升降谓化气。夫毛羽倮鳞介，及飞走蚑行，皆生气根于身中，以神为动静之主，故曰神机也。然金玉土石，熔埏草木，皆生气根于外，假气以成立主持，故曰气立也。《五常政大论》曰：根于中者，命曰神机，神去则机息，根于外者，命曰气立，气止则化绝，此之谓也。故无是四者，则神机气立者，生死皆绝。新校正云：按，《易》云：本乎天者亲上，本乎地者亲下。《周礼·大宗伯》有天产地产，大司徒云动物、植物，即此神机、气立之谓也。

素问悬解第十一卷

运气

气交变大论

甚则忽忽善怒，眩冒巅疾。

王冰注云：凌犯太甚，则遇于金，故目病。新校正云：按，《玉机真脏论》云：肝脉太过，则令人善怒，忽忽眩冒巅疾，为肝实而然，则此病不独木太过，遇金而病，肝实亦自病也。

岁火太过，炎暑流行，肺金受邪，民病疟。

新校正云：火盛而克金，寒热交争，故为疟。

身热骨痛，而为浸淫。

新校正云：按，《玉机真脏论》云：心脉太过，则令人身热而肤痛，为浸淫。此云骨痛者，误也。

上临太阳，则雨雪冰霜不时降。

原本在岁水太过段内，今黄氏列于岁火不及之中。按，太阳寒水司天，火运二岁为戊辰、戊戌，中运皆太徵，实非岁火不及之年。而太阳寒水司天，水运二岁，中运为太羽，实岁水太过之年。以太少而言过与不及，则此二句自当列于岁水太过之下，惟火不及则水自凌之，与亢害承制之理，仍不相背耳。

上临少阴少阳，火燔焫，水泉涸，物焦槁。

原本在岁火太过段内，今黄氏列于岁金不及之中。按，少阴心火司天，金运二岁为庚子、庚午，少阳相火司天，金运二岁为庚寅、庚申，中运皆太商，实非岁金不及之年。而少阴君火司天，火运二岁为戊子、戊午，少阳相火司天，火运二岁为戊寅、戊申，中运皆太徵，实岁火太过之年。以太少而言过与不及，则此四句自当列于岁火太过之下，惟金不及则火自犯之，与亢害承制之理，亦仍不相背耳。

帝曰：其灾应何如？岐伯曰：亦各从其化也。故时至有盛衰，凌犯有逆顺，留守有多少，形见有善恶，宿属有胜负，征应有吉凶矣。

王注云：五星之至，相王为盛，囚死为衰。东行凌犯为顺，灾轻，西行凌犯为逆，灾重。留守日多则灾深，留守日少则灾浅。星喜润，则为见善，星怒燥忧丧，则为见恶。宿属，谓所生月之属二十八宿，及十二辰相分所属之位也。命胜星不灾不害，不胜星为灾小重，命与星相得，虽灾无害。灾者，狱讼疾病之谓也，虽五星凌犯之事，遇星之囚死时月，虽灾不成。然火犯留守逆临，则有诬谮狱讼之忧，金犯则有刑杀气郁之忧，木犯则有震惊风鼓之忧，土犯则有中满下利跗肿之忧，水犯则有寒气冲蓄之忧，故曰征应有吉凶也。

帝曰：其善恶何谓也？岐伯曰：有喜有怒，有忧有丧，有泽有燥，此象之常也。

王注云：夫五星之见也，从深夜见之。人见之喜，星之喜也。见之畏，星之怒也。光色微曜，乍明乍暗，星之忧也。光色迥然，不彰不莹，不与众同，星之丧也。光色圆明，不盈不缩，怡然莹然，星之喜也。光色勃然临人，茫彩满溢，其象懔然，星之怒也。泽，洪润也。燥，干枯也。

素问悬解第十二卷

运气

至真要大论

盛者夺之,汗者发之。

旧本作汗之下之。盖皆主盛者而言,今作汗者发之,于义无取,当是传写之讹。

燥淫所胜,平以苦湿。

新校正云:湿当作温。

补上治上制以缓,补下治下制以急,急则气味厚,缓则气味薄。

王冰注云:治上补上,方迅急则止不住而迫下;治下补下,方缓慢则滋道路而力又微。制急方而气味薄,则力与缓等,制缓方而气味厚,则势与急同。

素问悬解第十三卷

运气

六元正纪大论

太阳所至为寝汗。

王冰注云：寝汗，谓睡中汗发于胸嗌颈腋之间也，俗误呼为盗汗。

时必顺之，治以胜也。

王云：春宜凉，夏宜寒，秋宜温，冬宜热，此时之宜，不可不顺。然犯热治以寒，犯寒治以热，犯春宜用凉，犯秋宜用温，是以胜也。犯热治以咸寒，犯寒治以甘热，犯凉治以苦温，犯温治以辛凉，亦胜之道也。

木郁达之，火郁发之，土郁夺之，金郁泄之，水郁折之，然调其气。

王云：达谓吐之，令其条达也。发谓汗之，令其疏散也。夺谓下之，令无拥碍也。泄谓渗泄之，解表利小便也。折谓抑之，制其冲逆也。通是五法，乃气可平调，后乃观其虚盛而调理之也。

上所识各条，有与本书相发明者，有详本书所自出者，有补本书所未及者，有证本书之讹误者，故悉录之，以备参考。

校余偶识终

阳湖　钱增祺校字

灵枢悬解

清·黄元御 撰

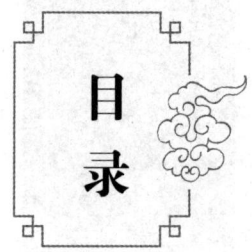

目 录

黄帝素问灵枢叙 …………………………………… 482

灵枢悬解自序 ……………………………………… 483

灵枢悬解卷一 ……………………………………… 485
    刺　法 ………………………………………… 485
        九针十二原一 ………………………………… 485
        小针解二 ……………………………………… 488
        九针论三 ……………………………………… 491
        官针四 ………………………………………… 493
        终始五 ………………………………………… 496
        官能六 ………………………………………… 500

灵枢悬解卷二 ……………………………………… 501
    刺　法 ………………………………………… 501
        刺节真邪七 …………………………………… 501
        逆顺八 ………………………………………… 506
        行针九 ………………………………………… 506
        血络论十 ……………………………………… 507
        论勇十一 ……………………………………… 508
        论痛十二 ……………………………………… 509
        五邪十三 ……………………………………… 509
        五乱十四 ……………………………………… 510

五禁十五 ……………………………………………………… 511
　　玉版十六 ……………………………………………………… 512
　　师传十七 ……………………………………………………… 514
　　外揣十八 ……………………………………………………… 515
　　禁服十九 ……………………………………………………… 516

灵枢悬解卷三 ……………………………………………………… 519
　经　络 ……………………………………………………………… 519
　　经脉二十 ……………………………………………………… 519
　　经别二十一 …………………………………………………… 527
　　经筋二十二 …………………………………………………… 531
　　经水二十三 …………………………………………………… 535
　　阴阳清浊二十四 ……………………………………………… 536

灵枢悬解卷四 ……………………………………………………… 538
　　本输二十五 …………………………………………………… 538
　　根结二十六 …………………………………………………… 542
　　标本二十七 …………………………………………………… 545
　　动腧二十八 …………………………………………………… 546
　　背腧二十九 …………………………………………………… 548
　　四时气三十 …………………………………………………… 548
　　逆顺肥瘦三十一 ……………………………………………… 551

灵枢悬解卷五 ……………………………………………………… 556
　营　卫 ……………………………………………………………… 556
　　脉度三十二 …………………………………………………… 556
　　五十营三十三 ………………………………………………… 557
　　营气三十四 …………………………………………………… 558
　　卫气行三十五 ………………………………………………… 559
　　卫气失常三十六 ……………………………………………… 563
　　营卫生会三十七 ……………………………………………… 564
　神　气 ……………………………………………………………… 567
　　本神三十八 …………………………………………………… 567

决气三十九 ……………………………… 570
　　津液五别四十 …………………………… 571

灵枢悬解卷六 ……………………………… 573
　藏　象 …………………………………… 573
　　海论四十一 ……………………………… 573
　　肠胃四十二 ……………………………… 574
　　平人绝谷四十三 ………………………… 574
　　五味四十四 ……………………………… 575
　　五味论四十五 …………………………… 577
　　骨度四十六 ……………………………… 578
　外　候 …………………………………… 580
　　本脏四十七 ……………………………… 580
　　五阅五使四十八 ………………………… 584
　　五色四十九 ……………………………… 585
　　天年五十 ………………………………… 588
　　寿夭刚柔五十一 ………………………… 589

灵枢悬解卷七 ……………………………… 593
　外　候 …………………………………… 593
　　五变五十二 ……………………………… 593
　　论疾诊尺五十三 ………………………… 596
　　阴阳系日月五十四 ……………………… 597
　　通天五十五 ……………………………… 598
　　阴阳二十五人五十六 …………………… 601
　　五音五味五十七 ………………………… 605
　病　论 …………………………………… 606
　　口问五十八 ……………………………… 606
　　大惑论五十九 …………………………… 610

灵枢悬解卷八 ……………………………… 613
　贼　邪 …………………………………… 613
　　九宫八风六十 …………………………… 613

岁露论六十一 ……………………………… 615
贼风六十二 ……………………………… 616
邪客六十三 ……………………………… 617

疾　病 …………………………………… 619
百病始生六十四 ………………………… 619
邪气脏腑病形六十五 …………………… 622
病本六十六 ……………………………… 625
病传六十七 ……………………………… 626
淫邪发梦六十八 ………………………… 628
顺气一日分为四时六十九 ……………… 629
杂病七十 ………………………………… 629

灵枢悬解卷九 ………………………………… 635
疾　病 …………………………………… 635
胀论七十一 ……………………………… 635
水胀七十二 ……………………………… 637
周痹七十三 ……………………………… 638
上膈七十四 ……………………………… 639
忧恚无言七十五 ………………………… 640
癫狂七十六 ……………………………… 641
厥病七十七 ……………………………… 643
寒热七十八 ……………………………… 645
寒热病七十九 …………………………… 645
热病八十 ………………………………… 647
痈疽八十一 ……………………………… 650

黄帝素问灵枢叙①

昔黄帝作《内经》十八卷,《灵枢》九卷、《素问》九卷,乃其数焉。世所奉行,唯《素问》耳。越人得其一二而述《难经》,皇甫谧次而为《甲乙》,诸家之说,悉自此始。

其间或有得失,未可为后世法。则谓如《南阳活人书》称:咳逆者,哕也。谨按《灵枢经》曰:新谷气入于胃,与故寒气相争,故曰哕。举而并之,则理可断矣。又如《难经》第六十五篇,是越人标指《灵枢·本输》之大略,世或以为流注。谨按《灵枢经》曰:所言节者,神气之所游行出入也,非皮肉筋骨也。又曰:神气者,正气也。神气之所游行出入者,流注也。井荥输经合者,本输也。举而并之,则知相去不啻天壤之异。但恨《灵枢》不传久矣,世莫能究。

夫为医者,在读医书耳,读而不能为医者有矣,未有不读而能为医者也。不读医书,又非世业②,杀人尤毒于梃刃③。是故古人有言曰:为人子而不读医书,犹为不孝也。

仆本庸昧④,自髫迄壮,潜心斯道,颇涉其理。辄不自揣,参对诸书,再行校正家藏旧本《灵枢》九卷,共八十一篇,增修音释,附于篇末,勒为二十四卷,庶使好生之人,开卷易明,了无差别。除已具状经所属申明外,准使府指挥依条申转运司选官详定,具书送秘书省国子监。今崧专访请名医,更乞参详,免误将来,利益无穷,功实有自。

时宋绍兴乙亥仲夏望日锦官史崧题

---

① 黄帝素问灵枢叙:原缺,据《灵枢》补。
② 世业:世代相传的事业。
③ 梃刃:棍棒和刀。
④ 庸昧:谓资质愚钝,才识浅陋。自谦词。

灵枢悬解自序

昔黄帝传医，欲不用毒药砭石，先立《针经》，而欲以微针除百姓之病，故咨岐伯而作《灵枢》。《灵枢》即《针经》也。

《灵枢》乃《素问》之原，凡刺法、腧穴、经络、藏象，皆自《灵枢》发之，而错乱舛互，亦与《素问》相同。既解《素问》，《灵枢》不可不解矣。

丙子二月，方欲作之，澹明居士请先解《道德》。《道德》既成，于二月二十五日，乃创此草。正其错乱，发其幽杳，五月二日书竣。丈夫当删《诗》《书》，定《礼》《乐》①。鹦鹉人言，不足为也。

维时青阳初谢，朱夏方来，上临赫日，下拂炎风，益以披裘带索②，食玉炊桂③，鼻头出火④，心下如痗⑤。申以梁生适越⑥，陆子入洛⑦，旅怀郁陶，抚事弥深。风景河山之泪，又复淫淫欲下也。

顾忧能伤人，悲可陨性，前乎吾者，非泰山治鬼⑧，则地下修文⑨。而仆以沉菀偃蹇⑩之身，岿然独在，赖此尺籍，以消长日，凭此寸颖，以遣烦冤，

---

① 丈夫当删《诗》《书》，定《礼》《乐》：典出《南史·张融传》："丈夫当删诗书，制礼乐，何至因循寄人篱下"，原指写诗作文因袭他人，后指在别人庇护之下或依附别人过活。
② 披裘带索：比喻衣着粗陋。
③ 食玉炊桂：食品贵如油，燃料贵如桂。比喻物价昂贵。
④ 鼻头出火：比喻情绪激愤。
⑤ 心下如痗：忧思成病。
⑥ 梁生适越：典出《后汉书》，梁鸿去吴越，卒，葬于吴越。此处代指遗憾伤感之情。
⑦ 陆子入洛：典出《晋书》，陆机以亡国旧臣身份到洛阳新朝为官。此处代指委屈压抑之情。
⑧ 泰山治鬼：传说泰山神主管死人的亡魂。此处代指才子文人故去。
⑨ 地下修文：典出《晋书》，旧指有才文人早死。
⑩ 沉菀偃蹇：郁闷委屈。

岐黄之德普矣。而嘉惠羸躬①，功亦不细，长生久视之法，即此而在，不必远访崆峒，遥羡蓬莱也。

迨乎论成注毕，则已变泣成歌，破愁为笑。人之情，已富者不美；已贵者不荣。朱绂无扰②，绿萝常亲③，摊卷朗吟，其乐靡穷！吾今而知，莫富于山林之士，莫贵乎烟霞之人④，此中真意，正自可悦耳。

慨自龙胡已去⑤，圣藻⑥犹存，而遗文颠倒，乱于俗士之手，遂使经传而义晦。自兹以还，玄珠永坠，赤水迷津。讵意斯文未丧，千载重明，日月光天，山河丽地，古圣心传，昭然如揭。向使身都通显，则今段奇功，淹没于晏安豫乐⑦之中矣，何以有此！然则穷悉著书，是乃岐黄之灵，抑亦彼苍之心也，又何怨焉。

昔汉武爱司马长卿文，仆文未必如长卿，而澹明最好之，书成十八九时。连索序草，逐臭海上之夫⑧，辇上君子⑨亦有此癖，序毕呈焉。恐未足发凌云之意尔。

---

① 嘉惠羸躬：请别人照顾自己羸弱的躯体。
② 朱绂无扰：身在乡野，无官务困扰。
③ 绿萝常亲：寄情于山水，超然世外。绿萝，山名，道家第四十二福地，位于湖南桃源县。
④ 烟霞之人：隐居于山水之间，有修为的人。
⑤ 龙胡已去：典出《汉书·郊祀志上》，黄帝带领百姓在首山采铜，到荆山下铸鼎。鼎铸成后，有龙垂胡髯迎接黄帝，黄帝立即骑上龙髯，群臣与后宫多人攀其龙髯而随之。代指黄帝仙逝。
⑥ 对藻：帝王的文辞。此处指《灵枢》。
⑦ 晏安豫乐：安乐舒适。
⑧ 逐臭海上之夫：典出《吕氏春秋·遇合》："人有大臭者，其亲戚兄弟妻妾知识无能与居者，自苦而居海上。海上人有说其臭者，昼夜随之而弗能去。"此处代指嗜好怪僻，与众不同的人。
⑨ 辇上君子：达官显贵。

灵枢悬解卷一

昌邑黄元御解

刺 法①

九针十二原一②

黄帝问于岐伯曰：余子万民，养百姓，而收其租税。余哀其不给，而属有疾病。余欲勿使被毒药，无用砭石，欲以微针通其经脉，调其血气，营其逆顺出入之会，令可传于后世。必明为之法，令终而不灭，久而不绝，易用难忘，为之经纪；异其篇章，别其表里，为之终始；令各有形，先立《针经》，愿闻其情。岐伯答曰：臣请推而次之，令有纲纪，始于一，终于九焉。

《针经》，即《灵枢经》。帝欲不用毒药砭石，而以微针除百姓之病，先立《针经》，故咨岐伯而作《灵枢》。

九针之名，各不同形：一曰镵针，长一寸六分；二曰员针，长一寸六分；三曰鍉针，长三寸半；四曰锋针，长一寸六分；五曰铍针，长四寸，广二分半；六曰员利针，长一寸六分；七曰毫针，长三寸六分；八曰长针，长七寸；九曰大针，长四寸（镵，音谗；鍉，音低）。

此九针长短之度。

镵针者，头大末锐，去泻阳气；员针者，针如卵形，揩摩分间，不得伤肌肉，以泻分气；鍉针者，锋如黍粟之锐，主按脉勿陷，以致其气；锋针者，刃三隅，以发痼疾；铍针者，末如剑锋，以取大脓；员利针者，尖如氂，且员且锐，中身微大，以取暴气；毫针者，尖如蚊虻喙，静以徐往，微

---

① 刺法：原缺，据目录补。
② 一：原缺，据目录补。

以久留之而养，以取痛痹；长针者，锋利身薄，可以取远痹；大针者，尖如挺，其锋微员，以泻机关之水也。九针毕矣。请言其道（氂，厘同；嗥，音晦）。

此九针之形状功能。

小针之要，易陈而难入，粗守形，上守神，神乎神，客在门，未睹其疾，恶知其原？刺之微，在速迟，粗守关，上守机，机之动，不离其空，空中之机，清静而微，其来不可逢，其往不可追。知机之道者，不可挂以发，不知机道，扣之不发。知其往来，要与之期，粗之暗乎，妙哉，工独有之。往者为逆，来者为顺，明知逆顺，正行无问。迎而夺之，恶得无虚，追而济之，恶得无实，迎之随之，以意和之，针道毕矣。

义见《小针解》。

凡用针者，虚则实之，满则泻之，宛陈则除之，邪胜则虚之。《大要》曰：徐而疾则实，疾而徐则虚。言实与虚，若有若无；察后与先，若存若亡；为虚与实，若得若失。虚实之要，九针最妙，补泻之时，以针为之。泻曰必持内之，放而出之，排阳得针，邪气得泻。按而引针，是谓内温，血不得散，气不得出也。补曰随之，随之意若妄之，若行若按，如蚊虻止，如留如还，去如弦绝，令左属右，其气故止，外门已闭，中气乃实，必无留血，急取诛之。

义见《小针解》。放而出之，出其恶血也。血不得散，气不得出者，真血真气也。去如弦绝者，出针之疾，所谓徐而疾则实也。以左属右者，缪刺之法。从右引左，令从右，左注之，邪仍属于右也。

持针之道，坚者①为宝，正指直刺，无针左右，神在秋毫，属意病者，审视血脉，刺之无殆。方刺之时，必在悬阳，及与两卫，神属勿去，知病存亡。血脉者，在腧横居，视之独澄，切之独坚。夫气之在脉也，邪气在上，浊气在中，清气在下。故针陷脉则邪气出，针中脉则浊气出，针太深则邪气反沉，病益甚。故曰：皮肉筋脉，各有所处，病各有所宜，各不同形，各以任其所宜。无实无虚②，损不足而益有余，是谓甚病，病益甚。取五脉者死，取三脉者恇；夺阴者死，夺阳者狂。针害毕矣。

悬阳，阳络之外浮者。两卫，左右之卫气也。方刺之时，必在悬浮之阳络，

---

① 者：原作"真"，据《灵枢·九针十二原第一》改。
② 无实无虚：《灵枢·九针十二原第一》作"无实实无虚虚"。

与两边之卫气，神属于此而勿去，乃知病邪之存亡。《素问·皮部论》：阴络之色应其经，阳络之色变无常，寒多则凝泣（同涩）。凝泣则青黑，热多则淖泽，淖泽则黄赤是也。血脉者，在腧横居，邪在穴腧之内，横居而不流行，视之则独澄（清也）。切之则独坚，不与真气真血相同也。以下义见《小针解》。

观其色，察其目，知其散复。一其形。听其动静，知其邪正。右主推之，左持而御之，气至而去之。刺之而气不至，无问其数；刺之而气至，乃去之，勿复针。刺之害，不中而去则致气，中而不去则精泄。精泄则病益甚而恇，致气则生为痈疡。针各有所宜，各不同形，各任其所为。知其要者，一言而终，不知其要，流散无穷。刺知①要，气至而有效，效之信，若风之吹云，明乎若见苍天，刺之道毕矣。

义见《小针解》。

凡将用针，必先诊脉，视气之剧易，乃可以治也。五脏之气已绝于内，而用针者反实其外，是谓重竭，重竭必死，其死也静。治之者，辄反其气，取腋与膺；五脏之气已绝于外，而用针者反实其内，是谓逆厥，逆厥必死，其死也躁，治之者，反取其四末。

义见《小针解》。

黄帝曰：愿闻五脏六腑所出之处。岐伯曰：五脏五腧，五五二十五腧；六腑六腧，六六三十六腧。经脉十二，络脉十五，凡二十七气以上下。所出为井，所溜为荥，所注为输，所行为经，所入为合，二十七气所行，皆在五②腧也。节之交，三百六十五会。所言节者，神气之所游行出入也，非皮肉筋骨也。

五脏有六腑，六腑有十二原，十二原出于四关，四关主治五脏，五脏有疾，当取之十二原。十二原者，五脏之所以禀三百六十五节气味也。五脏有疾也，应出十二原，十二原各有所出，明知其原，睹其应，而知五脏之害矣。

五脏六腑所出之处，脏腑之气所出通于经络之处也。五脏之腧各五，曰井荥输经合，五五二十五腧。六腑之腧各六，曰井荥输原经合，六六三十六腧。经脉十二，络脉十五（见《经别》）。凡二十七气，以相上下。脉之所出为井，所溜为荥，所注为输，所行为经，所入为合（义见《本输》）。二十七气之所行，皆

---

① 知：《灵枢·九针十二原第一》作"之"。
② 五：原脱，据《灵枢·九针十二原第一》补。

在此五腧，五腧者，经络之源也。节之交，三百六十五穴会，所言节者，神气之所游行出入也，是言经脉之孔穴，非皮肉筋骨也。五脏之表有六腑，六腑之经有十二原，十二原出于四关（关节）。四关主治五脏。五脏有疾，当取之十二原，十二原者，五脏之所以禀三百六十五节之气味也。五脏有疾，其应出于十二原，十二原各有所出（义详《本输》）。明知其原，各睹其应，而知五脏之害矣。

阳中之少阴，肺也，其原出于太渊，太渊二。阳中之太阳，心也，其原出于大陵，大陵二。阴中之少阳，肝也，其原出于太冲，太冲二。阴中之至阴，脾也，其原出于太白，太白二。阴中之太阴，肾也，其原出于太溪，太溪二。膏之原出于鸠尾，鸠尾一。肓之原，出于脖胦，脖胦一。凡此十二原者，主治五脏六腑之有疾者也（脖，音孛；胦，音英）。

二者，左右二穴也。鸠尾，蔽心骨上穴，脖胦即气海，在脐下半寸，皆任脉穴。

今夫五脏之有疾也，譬犹刺也，犹污也，犹结也，犹闭也。刺虽久犹可拔也，污虽久犹可雪也，结虽久犹可解也，闭虽久犹可决也。或言久疾之不可取者，非其说也。夫善用针者取其疾也，犹拔刺也，犹雪污也，犹解结也，犹决闭也。疾虽久，犹可毕也。言不可治者，未得其术也。

言刺法治病之易。

小针解二[①]

所谓易陈者，易言也。难入者，难著于人也。粗守形者，守刺法也。上守神者，守人之血气有余不足，可补泻也。神客者，正邪共会也。神者，正气也。客者，邪气也。在门者，邪循正气之所出入也。未睹其疾者，先知邪正何经之疾也。恶知其原者，先知何经之病，所取之处也。

刺之微，在迟速者，徐疾之意也。粗守关者，守四肢而不知血气正邪之往来也。上守机者，知守气也。机之动不离其空中者，知气之虚实，用针之徐疾也。空中之机清静以微者，针以得气，密意守气勿失也。其来不可逢者，气盛不可补也。其往不可追者，气虚不可泻也。不可挂以发者，言气易

---

① 二：原缺，据目录补。

失也。扣之不发者，言不知补泻之意，血气已尽而气不下也。知其往来者，知气之逆顺盛虚也。要与之期者，知气之可取之时也。

粗之暗者，冥冥不知气之微密也。妙哉上独有之者，尽知针意也。往者为逆者，言气之虚而小，小者逆也。来者为顺者，言形气之平，平者顺也。明知逆顺正行无问者，言知所取之处也。迎而夺之者，泻也。追而济之者，补也。

此解《九针十二原》小针之要。易陈说而难深入，以其难入，是以难著于人也。神乎神，客在门，神之所在，客亦随之，言正邪之共会也。以神者，正气也，客者，邪气也。在门者，邪循正气之所出入也。未睹其疾者，未能先知邪正何经之疾也。恶知其原者，未能先知何经之病所取之处也。粗守关者，守四肢之关节而不知血气正邪之往来也。上守机者，知守气机之动静也。机之动，不离其空中者，知孔穴之中经气之虚实，用针之徐疾也。空中之气，清静以微者，气机之动，难得易失，针以得气，密意守气而勿失也。扣之不发者，言不知补泻之意，血气已至竭尽，而邪气犹不下也（下，去也）。往者为逆者，言气虚而小，往多于来，小者逆也。来者为顺者，言形气之平，来如其往，平者顺也。

所谓虚则实之者，气口虚而当补之也。满则泄之者，气口盛而当泻之也。宛陈则除之者，去血脉也。邪盛则虚之者，言诸经有盛者，皆泻其邪也。徐而疾则实者，言徐内而疾出也。疾而徐则虚者，言疾内而徐出也。言实与虚若有若无者，言实者有气，虚者无气也。察后与先若亡若存者，言气之虚实补泻之先后也，察其气之已下与常存也。为虚与实，若得若失者，言补者佖然若有得也，泻则怳然若有失也（宛、菀同，音郁；佖，音必）。

《素问·针解》：刺虚则实之者，针下热也，气实乃热也。满而泻之者，针下寒也。宛陈则除之者，去恶血也。邪盛则虚之者，出针勿按。徐而疾则实者，徐出针而疾按之。疾而徐则虚者，疾出针而徐按之。言实与虚者，寒温气多少也。若无若有者，疾不可知也。察后与先者，知病先后也。为虚与实者，工勿失其法，若得若失者，离其法也。佖，满也。扬子《校猎赋》：骈衍佖路。佖然有得，得意之貌也。

夫气之在脉也，邪气在上者，言邪气之中人也高，故邪气在上也。浊气在中者，言水谷皆入于胃，其精气上注于肺，浊溜于肠胃，言寒温不适，饮食不节①，而病生于肠胃，故曰浊气在中也。清气在下者，言清湿地气之中人也，必从足始，故曰清气在下也。

针陷脉则邪气出者，取之上。针中脉则浊气出者，取之阳明合也。针太深则邪气反沉者，言浅浮之病，不欲深刺也，深之则邪气从之入，故曰反沉也。皮肉筋脉各有所处者，言经络各有所主也。取五脉者死，言病在中，气不足，但用针尽大泻其诸阴之脉也。取三脉者恇，言尽泻三阳之气，令病人恇然不复也。夺阴者死，言取尺之五里，五往者也。夺阳者狂，正言也。

气之在脉也，邪气在上者，言伤于风者，上先受之，邪气之中人也高，故邪气在上也。浊气在中者，言水谷入胃，其精气上注于肺，其浊气溜于肠胃，寒温不适宜，饮食不节俭，病生肠胃，郁满不运，故曰浊气在中也。清气在下者，言清湿地气之中人也，必从足始，故曰清气在下也。诸经孔穴，多在陷中，针陷脉则邪气出者，取之上焦诸穴。针中脉则浊气出者，取之阳明之合穴也（三里）。刺其合穴，以泻阳明胃气之郁，故浊气出。针太深则邪气反沉者，言邪客皮毛，浅浮之病，不欲深刺，深②则邪气从之内入，故曰反沉也。皮肉筋脉，各有所处者，言经络浅深，各有所主也（浅则及皮肉，深则及筋骨）。五脉，五脏之五腧，取五脉者死，言病属中，气不足，又以针大泻其诸阴之脉（泻五脏五腧也）。重伤其中气也。三阳，手足三阳经，取三脉者恇，言尽泻三阳之气，令病人恇然怯弱，不能复旧也。五里，尺泽后之五里，夺阴者死，言取尺之五里，五往而气尽者也（《玉版》：迎之五里，中道而止，五至而已，五往而脏之气尽矣，故五五二十五，而竭其腧矣，此所谓夺其天气者也。五里，手阳明经穴，禁刺者也）。夺阳者狂，正言也，狂者恇怯不宁，即伤寒汗多阳亡，而生惊狂者也，取三脉者恇，正此谓也，故曰正言。

观其色，察其目，知其散复者。视其目色，以知病之存亡也。所以察其目者，五脏使五色修明，修明则声章。声章，则言声与平生异也。一其形，听其动静者，言上工知相五色于目，又知调尺寸大小缓急滑涩，以言所病也。持寸口人迎以视其脉，坚且盛且滑者病日进，脉软者病将下，诸经实者病三日已。气口候阴，人迎候阳也。知其邪正者，知论虚邪与正邪之风也。右主推之、左持而御之者，言持针而出入也。气至而去之者，言补泻气调而

---

① 节：原作"绝"，据《灵枢·小针解第三》改。
② 深：原缺，据上下文补。

去之也，调气在于终始。一者，持心也（视其目色二句，旧①误在《四时气》。持气口人迎六句，亦误在《四时气》）。

右主推之，左持而御之，言持针而出入也，针入则以右手推之，针出则以左手持而御之（按其针孔以御之，恐正气泄而邪气入也）。《终始》，本经篇名。一其形，听其动静，所以调其气也。所谓一者，持其心而不乱也。

所谓五脏之气已绝于内者，脉口气内绝不至，反取其外之病处与阳经之合，又留针以致阳气，阳气至则内重竭，重竭则死矣，其死也无气以动，故静。所谓五脏之气已绝于外者，脉口气外绝不至，反取其四末之输，又留针以致其阴气，阴气至则阳气反入，入则逆，逆则死矣，其死也阴气有余，故躁（输与腧通）。

阳气反入，阳气内陷也。

节之交，三百六十五会者，络脉之渗灌诸节者也。

《九针十二原》：所言节者，神气之所游行出入也，非皮肉筋骨也，谓气穴三百六十五也。

九针论三②

黄帝曰：余闻九针于夫子，众多博大矣。余犹不能寤，敢问九针焉生？何因而有名？岐伯曰：九针者，天地之大数也，始于一而终于九。故曰：一以法天，二以法地，三以法人，四以法时，五以法音，六以法律，七以法星，八以法风，九以法野。黄帝曰：以针应九之数奈何？岐伯曰：夫圣人之起天地之数也，一而九之，故以立九野；九而九之，九九八十一，以起黄钟数焉，以针应数也。一者天也，天者阳也，五脏之应天者肺，肺者五脏六腑之盖也，皮者肺之合也，人之阳也。故为之治针，必以大其头而锐其末，令无得深入而阳气出。二者地也，人之所以应土者肉也。故为之治针，必筩其身③而员其末，令无得伤肉分，伤则气得竭。三者人也，人之所以成生者血脉也。故为之治针，必大其身而员其末，令可以按脉勿陷，以致其气，令邪气独出。四者时也，时者四时八风之客于经络之中，为痼病者也。故为之治

---

① 旧：黄氏对《灵枢》传世本的称谓。下同。
② 三：原缺，据目录补。
③ 筩其身：使针身如竹筒样圆直。

针,必筩其身而锋其末,令可以泻热出血,而痼病竭。五者音也,音者冬夏之分,分于子午,阴与阳别,寒与热争,两气相搏,合为痈脓者也。故为之治针,必令其末如剑锋,可以取大脓。六者律也,律者调阴阳四时而合十二经脉,虚邪客于经络而为暴痹者也。故为之治针,必令尖如氂,且员且锐,中身微大,以取暴气。

七者星也。星者人之七窍。邪之所客于经,而为痛痹,舍于经络者也。故为之治针,令尖如蚊虻喙,静以徐往,微以久留,正气因之,真邪俱往,出针而养者也。八者风也,风者人之股肱八节也,八正之虚风,八风伤人,内舍于骨解腰脊关节腠理之间,为深痹也。故为之治针,必薄①其身,锋其末,可以取深邪远痹。

九者野也,野者人之节解皮肤之间也,淫邪流溢于身,如风水之状,而溜不能过于机关大节者也。故为之治针,令尖如挺,其锋微员,以取大气之不能过于关节者也。

骨解,骨节也。

黄帝曰:针之长短有数乎?岐伯曰:一曰镵针者,取法于布②针,去末寸半,卒锐之,长一寸六分,主热在头身也。二曰员针,取法于絮针,筩其身而卵其锋,长一寸六分,主治分间气。三曰鍉针,取法于黍粟之锐,长三寸半,主按脉取气,令邪出。四曰锋针,取法于絮针,筩其身,锋其末,长一寸六分,主痈热出血。五曰铍针,取法于剑锋,广二分半,长四寸,主大痈脓,两热争者也。六曰员利针,取法于氂针,微大其末,反小其身,令可深入内也,长一寸六分,主取痈痹者也。七曰毫针,取法于毫毛,长一寸六分,主寒热痛痹在络者也。八曰长针,取法于綦针,长七寸,主取深邪远痹者也。九曰大针,取法于锋针,其锋微员,长四寸,主取大气不出关节者也。针形毕矣。此九针大小长短法也。九者,经巽之理,十二经脉阴阳之病也。

巾针、絮针、氂针、綦针、锋针,皆古针名。巽,顺也。九针者,经常巽顺之理,具在于此,所治者,十二经脉阴阳之病也(九者,经巽之理二句,旧误在《周痹》)。

---

① 薄:原作"长",据《灵枢》改。
② 布:原作"巾",据《灵枢》改。

官针四①

凡刺之要，官针最妙。九针之宜，各有所为，长短大小，各有所施也，不得其用，病弗能移。疾②浅针深，内伤良肉，皮肤为痈；病深针浅，病气不泻，反为大脓。病小针大，气泻太甚，疾必为害；病大针小，气不泻泄，亦复为败。夫针之宜，大者大泻，小者不移。已言其过，请言其所施。

大者泻，小者不移，害之大者，泻其正气，小者，其病仍不移易也。

病在皮肤无常处者，取以镵针于病所，肤白勿取。病在分肉间，取以员针于病所。病在经络痼痹者，取以锋针。病在脉，气少当补之者，取以鍉针于井荥分输。病为大脓者，取以铍针。病痹气暴发者，取以员利针。病痹气痛而不去者，取以毫针。病在中者，取以长针。病水肿不能通关节者，取以大针。病在五脏固居者，取以锋针，泻于井荥输，取以四时。

九针名义，见九针十二原。

凡刺有九，以应九变。一曰腧刺，腧刺者，刺诸经荥俞、脏腧也。二曰远道刺，远道刺者，病在上，取之下，刺腑腧也。三曰经刺，经刺者，刺大经之结络经分也。四曰络刺，络刺者，刺小络之血脉也。五曰分刺，分刺者，刺分肉之间也。六曰大泻刺，大泻刺者，刺大脓以铍针也。七曰毛刺，毛刺者，刺浮痹于皮肤也。八曰巨刺，巨刺者，左取右，右取左。九曰焠刺，焠刺者，刺燔针取痹也。

巨刺，义详《素问·缪刺论》。

凡刺有十二节，以应十二经。一曰偶刺，偶刺者，以手直心若背，直痛所，一刺前，一刺后，以治心痹，刺此者傍针之也。二曰报刺，报刺者，刺痛无常处也，上下行者，直内无拔针，以左手随病所按之乃出针，复刺之也。三曰恢刺，恢刺者，直刺傍之，举之前后，恢筋急，以治筋痹也。四曰齐刺，齐刺者，直入一，傍入二，以治寒气小深者。或曰三刺，三刺者，治痹气小深者也。五曰扬刺，扬刺者，正内一，傍内四，而浮之，以治寒气之博大者也。六曰直针刺，直针刺者，引皮乃刺之，以治寒气之浅者也。七曰输刺，输刺者，直入直出，稀发针而深之，以治气盛而热者也。八曰短刺，

---

① 四：原缺，据目录补。
② 疾：原作"病"，据下文改。

短刺者，刺骨痹，稍摇而深之，致针骨所，以上下摩骨也。九曰浮刺，浮刺者，傍入而浮之，以治肌急而寒者也。十曰阴刺，阴刺者，左右率刺之，以治寒厥，中寒厥，取足踝后少阴也。十一曰傍针刺，傍针刺者，直刺傍刺各一，以治留痹久居者也。十二曰赞刺，赞刺者，直入直出，数发针而浅之出血，是谓治痈肿也。

恢，扩也，前后恢筋急者，恢扩其筋，以舒其急也。

凡刺有五，以应五脏。一曰半刺，半刺者，浅内而疾发针，无针伤肉，如拔毛状，以取皮气，此肺之应也。二曰豹文刺，豹文刺者，左右前后针之，中脉为故，以取经络之血者，此心之应也。三曰关刺，关刺者，直刺左右尽筋上，以取筋痹，慎无出血，此肝之应也，或曰渊刺，一曰岂刺。四曰合谷刺，合谷刺者，左右鸡足针于分肉之间，以取肌痹，此脾之应也。五曰输刺，输刺者，直入直出，深内之至骨，以取骨痹，此肾之应也。

合谷者，肉之大会为谷（《素问·气穴论》语）。针于分肉之间，合于肉之大会也。

黄帝问于岐伯曰：余闻九针于夫子众多矣，不可胜数。余推而论之，以为一纪，余司诵之，子听其理，非则语余，请正其道，令可久传，后世无患，得其人乃传，非其人勿言。岐伯稽首再拜曰：请听圣王之道。

黄帝曰：用针之理，必知形气之所在，左右上下，阴阳表里，血气多少，行之逆顺，出入之合，谋伐有过。知解结，知补虚泻实，上下气门，明通于四海，审其所在，寒热淋露，以输异处，审于调气，明于经隧，左右肢络，尽知其会。寒与热争，能合而调之；虚与实邻，知决而通之；左右不调，把而行之；明于逆顺，乃知可治。阴阳不奇，故知起时，审于本末，察其寒热，得邪所在，万刺不殆。知官九针，刺道毕矣。

淋，小便淋涩。露，崩漏带下之类。

明于五输，徐疾所在，屈伸出入，皆有条理。言阴与阳，合于五行，五脏六腑，亦有所藏。四时八风，尽有阴阳，各得其位，合于明堂，各处色部，五脏六腑，察其所痛，左右上下，知其寒温，何经所在。审皮肤之寒温滑涩，知其所苦，膈有上下，知其气所在。先得其道，稀而疏之，稍深以留之，故能徐入之。大热在上，推而下之；从下上者，引而去之；视前痛者，常先取之。大寒在外，留而补之；入于中者，从合泻之。针所不为，灸之所宜。上气不足，推而扬之；下气不足，积而从之；阴阳皆虚，火自当之。厥而寒甚，骨廉陷下，寒过于膝，下陵三里。阴络所过，得之留止，寒入于中，推而行之；经陷下者，火则当之；结络坚紧，火所治之。不知所苦，两跷之下，男阴女阳，良工所禁。针论毕矣。

五输，井、荥、输、经、合也。徐疾所在，屈伸出入，即《逆顺肥瘦》：出入屈折，行之疾徐之义。明堂，鼻也。面上五色，各处其部，以察脏腑之所痛，经络之寒温也。膈有上下，清浊所分也。下陵，即阳明之三里也。两跷之下，即足太阳之申脉，足少阴之照海也。然跷脉者，男子数其阳，女子数其阴（《脉度》语）。则男宜灸阳，女宜灸阴，若男阴女阳，则为良工之所禁也。

用针之服，必有法则，上视天光，下司八正，以辟奇邪，而观百姓，审于虚实，无犯其邪。是得天之露，遇岁之虚，救而不胜，反受其殃，故曰：必知天忌，乃言针意。法于往古，验于来今，观于窈①冥，通于无穷。粗之所不见，良工之所贵，莫知其形，若神仿佛。虚邪之中人也，洒淅恶寒。正邪之中人也微，先见于色，不知于其身，若有若无，若存若亡，有形无形，莫知其情。是故上工之取气，乃救其萌芽，下工守其已成，因败其形。是故工之用针也，知气之所在，而守其门户，明于调气，补泻所在，徐疾之意，所取之处。泻必用员，切而转之，其气乃行；疾而徐出，邪气乃出；伸而迎之，摇大其穴，气出乃疾。补必用方，外引其皮，令当其门，左引其枢，右推其肤，微旋而徐推之，必端以正，安以静，坚心无解；欲微以留，气下而疾出之，推其皮，盖其外门，真气乃存。用针之要，无忘其神（以上三段，旧误在《官能》）。

上视天光，下司八正。《素问·八正神明论》：合以天光，必合日月星辰，四时八正之气也（合天光者，月生无泻，月满无补也。司八正者，所以候八风之虚邪也）。得天之露，遇岁之虚，义见《岁露论》。法于往古，验于来今，至守其门户，解见《八正神明论》。泻必用员，补必用方，《八正神明论》作泻必用方，补必用员，文异而义通。

---

① 窈：原作"冥"，据下文改。

终始五①

凡刺之道，毕于终始，明知终始，五脏为纪，阴阳定矣。阴者主脏，阳者主腑，阳受气于四末，阴受气于五脏。故泻者迎之，补者随之，知迎知随，气可令和。和气之方，必通阴阳，五脏为阴，六腑为阳。传之后世，以血为盟，敬之者昌，慢之者亡，无道行私，必得夭殃。谨奉天道，请言终始。

四末，手足之端也。

终始者，经脉为纪。持其脉口人迎，以知阴阳有余不足，平与不平，天道毕矣。所谓平人者不病，不病者，脉口人迎应四时也，上下相应而俱往来也，六经之脉不结动也，本末之寒温相守司也，形肉血气必相称也，是谓平人。少气者，脉口人迎俱少而不称尺寸也。如是者，则阴阳俱不足，补阳则阴竭，泻阴则阳脱。如是者，可将以甘药，不可饮以至剂。如此者，弗灸。不已者，因而泻之，则五脏气坏矣。

经脉为纪，经脉为纲纪也。

人迎一盛，病在足少阳；一盛而躁，病在手少阳。人迎二盛，病在足太阳；二盛而躁，病在手太阳。人迎三盛，病在足阳明；三盛而躁，病在手阳明。人迎四盛，且大且数，名曰溢阳，溢阳为外格。外格不通，死不治。

外格，阴盛而格阳，阳盛于外而绝于内也。

脉口一盛，病在足厥阴；一盛而躁，在手心主。脉口二盛，病在足少阴；二盛而躁，在手少阴。脉口三盛，病在足太阴；三盛而躁，在手太阴。脉口四盛，且大且数者，名曰溢阴，溢阴为内关，内关不通，死不治。

内关，阳盛而关阴，阴盛于外而绝于内也。

人迎与太阴脉口俱盛四倍以上，命曰关格，关格者与之短期。必死不治也。

人迎一盛，泻足少阳而补足厥阴，二泻一补，日一取之，必切而验之，疏而取之，上气和乃止。人迎二盛，泻足太阳而补足少阴，二泻一补，二日一取之，必切而验之，疏而取之，上气和乃止。人迎三盛，泻足阳明而补足太阴，二泻一补，日二取之，必切而验之，疏而取之，上气和乃止。

---

① 五：原缺，据目录补。

上气和者，手经之气和也。此泻阳补阴之法也。

脉口一盛，泻足厥阴而补足少阳，二补一泻，日一取之，必切而验之，疏而取之，上气和乃止。脉口二盛，泻足少阴而补足太阳，二补一泻，二日一取之，必切而验之，疏而取之，上气和乃止。脉口三盛，泻足太阴而补足阳明，二补一泻，日二取之，必切而验之，疏而取之，上气和乃止。

此泻阴补阳之法也。

所以日二取之者，太阴主脾，阳明主胃，大富于谷气，故可日二取之也。人迎与脉口俱盛三倍以上，命曰阴阳俱溢，如是者不开，则血脉闭塞，气无所行，流淫于中，五脏内伤。如此者，因而灸之，则变易而为他病矣。

人迎脉口俱盛三倍以上，命曰阴阳俱溢，不俟已至四倍也。此不开泻，则气血闭塞，淫伤五脏。再以灸助其邪，则他病丛生矣。

凡刺之道，气调而止，补阴泻阳，音气益彰，耳目聪明，反此者血气不行。所谓气至而有效者，泻则益虚，虚则脉大如其故而不坚也，坚如其故者，适虽言效，病未去也，补则益实，实者脉大如其故而益坚也，大如其故而不坚者，适虽言快，病未去也。故补则实，泻则虚，痛虽不随针减，病必衰去。故阴阳不相移，虚实不相倾，取之其经。必先通十二经脉之所生病，而后可得传于终始矣。

补阴泻阳，补里气而泻表气也。实者泻之则益虚，故脉不坚，坚者病未去也。虚者补之则益实，故脉坚，不坚者病未去也。故补则实，泻则虚，痛虽不随针减，而病必衰去矣。阴阳不相移者，有一定补泻之阴阳也。虚实不相倾者，有一定补泻之虚实也。取之其经者，取之其经之阴阳之虚实也。故必先通夫十二经脉之所生病，阴阳虚实之不同，而后可得传于终始矣。

凡刺之属，三刺至谷气。邪僻妄合，阴阳易居，逆顺相反，浮沉异处，四时不得，稽留淫泆，须针而去。故一刺则阳邪出，再刺则阴邪出，三刺则谷气至，谷气至而止。所谓谷气至者，已补而实，已泻而虚，故以知谷气至也。邪气独去者，阴与阳未能调，而病知愈也。故曰：补则实，泻则虚，痛虽不随针减，病必衰去矣。

凡刺之属，三刺则至谷气，病之邪僻妄合，阴阳异居，逆顺相反，浮沉异处，四时不得，稽留淫泆，此等颠倒悖乱，失政乖常，无不须针而去。故一刺则阳分之邪出，再刺则阴分之邪出，三刺则谷气至。谷气者，正气也，谷气至而止。所谓谷气至者，已补而成实，已泻而成虚，故以知谷气至也。谷气既至，邪气必去，邪气独去者，虽阴与阳未即能调，而病可知愈也。故曰：补则实，泻则虚，痛虽不随针减，病必衰去矣。

阴盛而阳虚，先补其阳，后泻其阴而和之。阴虚而阳盛，先补其阴，后泻其阳而和之。三脉动于足大指之间，其动也，阳明在上，厥阴在中，太阴在下。必审其实虚，虚而泻之，是谓重虚，重虚病益甚。凡刺此者，以指按之，脉动而实且疾者则疾泻之，虚而徐者则补之。反此者病益甚。

和之，令其均平也。三脉动于足大指之间，其动也，阳明在上，冲阳也，厥阴在中，太冲也，太阴在下，大都也。

泻须一方实，深取之，稀按其痏，以极出其邪气。补须一方虚，浅刺之，以养其脉，疾按其痏，无使邪气得入。邪气来也紧而疾，谷气来也徐而和。脉实者，深刺之，以泻其气；脉虚者，浅刺之，使精气无得出，以养其脉，独出其邪气。

痏，针孔也。

脉之所居深不见者，刺之微内针而久留之，以致其空脉气也。脉浅者勿刺，按绝其脉乃刺之，无令精出，独出其邪气耳。所谓三刺则谷气至者，先浅刺绝皮，以出阳邪；再刺少益深，绝皮致肌肉，则阴邪出，未入分肉间也；已入分肉之间，则谷气出。故《刺法》曰：始刺浅之，以逐邪气，而来血气；后刺深之，以致阴气之邪；最后刺极深之，以下谷气。此之谓也（此段旧误在《官针》）。

致其空脉气，致其空中之脉气也（空与孔同，针孔也）。无令精出，无令精气出也（精气即正气）。以逐邪气，阳邪也。

刺诸痛者，其脉皆实。病痛者阴也，深刺之；痒者阳也，浅刺之。痛而以手按之不得者，阴也。病在上者阳也。病在下者阴也。病先起于阳者，先治其阳而后治其阴；病先起于阴者，先治其阴而后治其阳。故曰：从腰以上者，手太阴阳明皆主之；从腰以下者，足太阴阳明皆主之。病在上者下取之，病在下者高取之，病在头者取之足，病在腰者取之腘。病生于头者头重，生于手者臂重，生于足者足重。手屈而不伸者，其病在筋；伸而不屈者，其病在骨。在骨守骨，在筋守筋。膺腧中膺，背腧中背，肩膊虚者取之上。重舌，刺舌柱以铍针也。治病者，先刺其病所从生者也。

痛者，气阻而不行也，故深在阴分。痒者，气行而不畅也，故浅在阳分。

刺热厥者，留针反为寒；刺寒厥者，留针反为热。刺热厥者，二阴一阳；刺寒厥者，二阳一阴。所谓二阴者，二刺阴也；一阳者，一刺阳也。久病者，邪气入深，刺此病者，深内而久留之，间日而复刺之，必先调其左右，去其血脉。刺道毕矣。

厥病阴阳偏盛，故生寒热。此非旦夕所成，故宜留针，以去其偏。凡诸久病根深，皆宜久留其针，去其病根也。

凡刺之法，必察其形气。形肉未脱，少气而脉又躁，躁厥者，必为缪刺之，散气可收，聚气可布。深居静处，占神往来，闭户塞牖，魂魄不散，专意一神，精气不分，毋闻人声，以收其精，必一其神，令志在针，浅而留之，微而浮之，以移其神，气至乃休。男内女外，坚拒勿出，谨守勿内，是谓得气。

男子不足于内，故坚拒勿出，女子不足于外，故谨守勿内（音纳）。

凡刺之禁，新内勿刺，新刺勿内；已醉勿刺，已刺勿醉；新怒勿刺，已刺勿怒；新劳勿刺，已刺勿劳；已饱勿刺，已刺勿饱；已饥勿刺，已刺勿饥；已渴勿刺，已刺勿渴；大惊大恐，必定其气乃刺之。乘车来者，卧而休之，如食顷乃刺之。出行来者，坐而休之，如行十里顷乃刺之。凡此十二禁者，其脉乱气散，逆其营卫，经脉不次。因而刺之，则阳病入于阴，阴病出为阳，邪气复生。粗工勿察，是谓伐身，形体淫泆，乃消脑髓，津液不化，脱其五味，是谓失气也。

脑髓津液，化于五味，脱其五味，脱其化生精液之源也。

太阳之脉，其终也，戴眼反折瘛疭，其色白，绝汗乃出，出则终矣。少阳终者，耳聋，百节尽纵，目系绝，目系绝一日半，则死矣。其死也，色先青白，乃死。阳明终者，口目动作，喜惊妄言，色黄，其上下之经盛而不行，则终矣。少阴终者，面黑，齿长而垢，腹胀闭塞，上下不通而终矣。厥阴终者，中热嗌干，喜溺心烦，甚则舌卷、卵上缩而终矣。太阴终者，腹胀闭，不得息，气噫善呕，呕则逆，逆则面赤，不逆则上下不通，上下不通则面黑、皮毛焦而终矣。

此段与《素问·诊要经终论》同。《难经》：终始者，脉之纪也。寸口人迎阴阳之气通于朝使，如环无端，故曰始也。终者，三阴三阳之脉绝，绝则死，死各有形，故曰终也。

官能六①

雷公问于黄帝曰：《针论》曰：得其人乃传，非其人勿言。何以知其可传？黄帝曰：各得其人，任之其能，故能明其事。雷公曰：愿闻官能奈何？黄帝曰：明目者，可使视色；聪耳者，可使听音；捷疾辞语者，可使传论；语徐而安静，手巧而心审谛者，可使行针艾，理血气而调诸逆顺，察阴阳而兼诸方；缓节柔筋而心和调者，可使导引行气；疾毒言语轻人者，可使唾痈咒病；爪苦手毒，为事善伤者，可使按积抑痹。手毒者，可使试按龟，置龟于器下而按其上，五十日而死矣；手甘者，复生如故也。各得其能，方乃可行，其名乃彰。不得其人，其功不成，其师无名。故曰：得其人乃言，非其人勿传，此之谓也。

---

① 六：原脱，据目录补。

灵枢悬解卷二

昌邑黄元御解

刺 法①

刺节真邪七②

黄帝问于岐伯曰：余闻刺有五节奈何？岐伯曰：固有五节，一曰振埃，二曰发蒙，三曰去爪，四曰彻衣，五曰解惑。黄帝曰：夫子言五节，余未知其意。岐伯曰：振埃者，刺外经，去阳病也。发蒙者，刺腑腧，去腑病也。去爪者，刺关节肢络也。彻衣者，尽刺诸阳之奇腧也。解惑者，尽知调阴阳，补泻有余不足，相倾移也。

义详下文。

黄帝曰：刺节言振埃，夫子乃言刺外经，去阳病，余不知其所谓也，愿卒闻之。岐伯曰：振埃者，阳气大逆，上满于胸中，愤䐜肩息，大气逆上，喘喝坐伏，病恶埃烟，䐜不得息。请言振埃，尚疾于振埃。帝曰：善。取之何如？岐伯曰：取之天容。黄帝曰：其咳上气，穷诎胸痛者，取之奈何？岐伯曰：取之廉泉。黄帝曰：取之有数乎？岐伯曰：取天容者，无过一里，取廉泉者，血变而止（䐜，与喝同）。

愤䐜肩息，胸满气阻，喘气肩摇也。病恶埃烟，恶见烟尘也。䐜不得息，咽喉䐜塞。不得布息也。天容，手太阳穴。一里，针刺之数。

黄帝曰：善哉！刺节言发蒙，余不得其意。夫发蒙者，耳无所闻，目无所见，夫子乃言刺腑腧，去腑病，何腧使然？愿闻其故。岐伯曰：妙乎哉

---

① 刺法：原缺，据目录补。
② 七：原缺，据目录补。

问也！此刺之大约，针之极也，神明之类也，口说书卷犹不能及也。请言发蒙，尚疾于发蒙也。黄帝曰：善。愿卒闻之。岐伯曰：刺此者，必于日中，刺其听宫，中其眸子，声闻于耳，此其腧也。黄帝曰：善。何谓声闻于耳？岐伯曰：刺邪，以手坚按其两鼻窍而疾偃，其声必应于针也。

夫发蒙者，耳无所闻，目无所见，是以发其蒙蔽，使之见闻也。乃言刺腑腧，去腑病，此何腑之腧使之聋瞆如此也？听宫，手太阳穴。眸子，当是足少阳之童子髎也（童与瞳通）。邪气在经，刺之以手，坚按其两鼻之窍而疾偃卧，气不下通而鼓动于针孔之内，静而听之，其声必应于针下也。

黄帝曰：善。此所谓弗见为之，而无目视，见而取之，神明相得者也。《刺节》言去爪，夫子乃言刺关节肢络，愿卒闻之。岐伯曰：腰脊者，身之大关节也；肢胫者，人之管以趋翔①也。茎垂者，身中之机，阴精之候，津液之道也。故饮食不节，喜怒不时，津液内溢，乃下留于睾，血道不通，日大不休，俯仰不便，趋翔不能。此病荥然有水，不上不下，铍石所取，形不可匿，常不得蔽，故命曰去爪。

腰脊者，一身之大关节也。四肢膝胫者，人之管以趋翔也（管，主也）。茎垂者，宗筋之聚，身中之机（宗筋，所以束骨而利机关）。阴精输泄之候，津液流注之道也。故饮食不节，喜怒不时，伤其脾肝，疏泄失政，津液内溢，乃下流于睾丸。经络埋瘀，血道不通，睾丸日大不休，以致腰脊俯仰不便，肢胫趋翔不能。此病荥然内有积水，不上不下，停伫阴囊。铍石所取，形不可匿，常不得蔽，取之则去，易如去爪，故命曰去爪。

黄帝曰：善。《刺节》言彻衣，夫子乃言尽刺诸阳之奇腧，未有常处也，愿卒闻之。岐伯曰：是阳气有余而阴气不足。阴气不足则内热，阳气有余则外热，内外②相抟，热如怀炭，外畏绵帛，近③不可近身，又不可近席；腠理闭塞，则汗不出，舌焦唇槁，腊干嗌燥，饮食不让美恶。黄帝曰：善。取之奈何？岐伯曰：取之于其天府、大杼三痏，又刺中膂以去其热，补足手太阴以出其汗，热去汗稀，疾于彻衣（腊，音昔）。

腊干，胸干之讹（干肉曰腊，于义无当）。饮食不让美恶，不识美恶也。天府，

---

① 趋翔：健步如飞。
② 内外：《灵枢·刺节真邪第七十五》作"寒热"。
③ 近：《灵枢·刺节真邪第七十五》作"衣"。

手太阴穴。大杼、中膂，足太阳也。

黄帝曰：善。《刺节》言解惑，夫子乃言尽知调阴阳，补泻有余不足，相倾移也，惑何以解之？岐伯曰：大风在身，血脉偏虚，虚者不足，实者有余，轻重不得，倾侧宛伏，不知东西，不知南北，乍上乍下，乍反乍复，颠倒无常，甚于迷惑。黄帝曰：善。取之奈何？岐伯曰：泻其有余，补其不足，阴阳平复。用针若此，疾于解惑（宛，菀同）。

大风在身，闭其营卫，营卫郁遏，则血脉偏实，其风所未闭之经，则血脉偏虚。虚者不足，实乃有余，轻重不相得，是以倾侧宛伏，不知东西南北，自觉上下反覆，颠倒无常，此真甚于迷惑也。

黄帝曰：余闻刺有五邪，何谓五邪？岐伯曰：病有持痈者，有容大者，有狭小者，有热者，有寒者，是谓五邪。黄帝曰：刺五邪奈何？岐伯曰：凡刺五邪之方，不过五章，瘅热消灭，肿聚散亡，寒痹益温，小者益阳，大者必去，请道其方。凡刺痈邪无迎陇，易俗移性不得脓，诡道更行去其乡，不安处所乃散亡。诸阴阳过痈者，取之其腧泻之。凡刺大邪曰以小，泄夺其有余乃益虚，剽其道①，针其邪，肌肉亲视之，毋有反其真，刺诸阳分肉间。凡刺小邪曰以大，补其不足乃无害，视其所在迎之界，远近尽至其不得外，侵而行之乃自费，刺分肉间。凡刺热邪越而苍，出游不归乃无病，为开通辟门户，使邪得出病乃已。凡刺寒邪曰以温，徐往徐来致其神，门户已闭气不分，虚实得调其气存也（辟，闢同）。

持痈，蓄积痈脓也。容大，宽容广大也。狭小，窄狭微小也。热，瘅热也。寒，寒痹也。五章，五条也。瘅热消灭（热），肿聚散亡（持痈），寒痹益温（寒）。小者益阳（狭小），大者必去（容大）。此刺五邪之五章也。凡刺痈邪，无迎其陇盛之势（陇与隆同），若易俗移性，违其自然之宜，必不得脓，宜诡道更行，使肿聚去其乡而不安处所，乃能散亡，诸阴阳经络之有过而成痈者，取之其腧而泻之，此刺持痈之方也。凡刺大邪，日以渐小，泻夺其有余，乃始益虚，剽其通达之路（剽，即刺也），以针其邪，肌肉亲视之，毋有反其真，刺诸阳分肉之间，此刺容大之方也。凡刺小邪，日以渐大，补其不足，乃可无害，视其所在，而迎之于界，远近之气尽至，其不得外侵而行之，乃自费（侵，当作浸，渐也，

---

① 道：原作"通"，据《灵枢·刺节真邪第七十五》改。

费，大也），宜刺分肉之间，此刺狭小之方也。凡刺热邪，越而苍（越，漯越也。苍，当作沧，热气漯越，则变为沧凉），出游不归，乃无病（热气游散），为开通，辟门户，使邪得出，病乃已，此刺热邪之方也。凡刺寒邪，日以温（日以渐温），徐往徐来，致其神，门户已闭，气不分（气不分散），虚实得调，其气存，此刺寒邪之方也。

黄帝曰：官针奈何？岐伯曰：刺痈者用铍针，刺大者用锋针，刺小者用员利针，刺热者用镵针，刺寒者用毫针也。请言解论，与天地相应，与四时相副，人参天地，故可为解。下有渐洳，上生苇蒲，此所以知形气之多少也。阴阳者，寒暑也，热则滋雨而在上，根菱少汁。人气在外①，皮肤致，腠理闭，汗不出，血气强，肉坚涩。当是之时，善行水者，不能往冰；善穿地者，不能凿冻；善用针者，亦不能取四厥；血脉凝结，坚抟不往来者，亦未可即柔。故行水者必待天温，冰释冻解，而水可行、地可穿也。人脉犹是也。治厥者，必先熨调和其经，掌与腋、肘与脚、项与脊以调之，火气已通，血脉乃行，然后视其病，脉淖泽者刺而平之，坚紧者破而散之，气下乃止。此所谓解结也。

官针奈何，于九针中当用何针也？解论，解结之论也。下有渐洳之水，则上生苇蒲，形气多少，必有外验，亦如是也。

用针之类，在于调气。气积于胃，以通营卫，各行其道。宗气留于海，其下者注于气街，其上者走于息道。故厥在于足，宗气不下，脉中之血凝而留止，弗之火调，不能取之。用针者，必先察其经络之实虚，切而循之，按而弹之，视其应动者，乃后取而下之。六经调者，谓之不病，虽病，谓之自已也。一经上实下虚而不通者，此必有横络盛加于大经，令之不通，视而泻之。此所谓解结也。

宗气，肺中之大气，一身诸气之宗也。

上寒下热，先刺其项太阳，久留之，已刺则熨项与肩胛，令热下合乃止，此所谓推而上之者也。上热下寒，视其虚脉而陷之于经络者取之，气下乃止，此所谓引而下之者也。大热遍身，狂而妄见、妄闻、妄言，视足阳明及大络取之，虚者补之，血而实者泻之，因其偃卧，居其头前，以两手四指

---

① 人气在外：《灵枢·刺节真邪第七十五》其后有"皮肤缓，腠理开，汗大泄，血气减，肉淖泽，人气在中"25字。

挟按颈动脉，久持之，卷而切推，下至缺盆中，而复止如前，热去乃止。此所谓推而散之者也。

刺项太阳，足太阳之天柱、大杼也。令热下合乃止，令上热与下相合也。居其头前，医居病者之头前也。按颈动脉，足阳明之人迎也。按之卷手而切推之，下至缺盆中，而复止如前，所以推其经热而使之下也，热去乃止而不推。此推而散之之法也。

黄帝曰：有一脉生数十病者，或痛，或痈，或热，或寒，或痒，或痹，或不仁，变化无穷，其故何也？岐伯曰：此皆邪气之所生也。黄帝曰：余闻气者，有真气，有正气，有邪气，何谓真气？岐伯曰：真气者，所受于天，与谷气并而充身者也。正气者，正风也，从一方来，非实风，又非虚风也。邪气者，虚风之贼伤人者也，其中人也深，不能自去。正风者，其中人也浅，合而自去，其气来柔弱，不能胜真气，故自去。虚邪之中人也，洒淅动形，起毫毛而发腠理。其入深，内抟于骨，则为骨痹。抟于筋，则为筋挛。抟于脉中，则为血闭不通，则为痈。抟于肉，与卫气相抟，阳胜者则为热，阴胜者则为寒，寒则真气去，去则虚，虚则寒。抟于皮肤之间，其气外发，腠理开，毫毛摇，气往来行，则为痒；留而不去，则为痹；卫气不行，则为不仁。

此答帝问痛、痈、寒、热、痒、痹、不仁之义。

虚邪偏客于身半，其入深，内居营卫，营卫稍衰，则真气去，邪气独留，发为偏枯。其邪气浅者，脉偏痛。虚邪之入于身也深，寒与热相抟，久留而内著，寒胜其热，则骨痛肉枯；热胜其寒，则烂肉腐肌为脓，内伤骨，内伤骨为骨蚀。有所疾前筋，筋屈不得伸，邪气居其间而不反，发为筋溜。有所结，气归之，卫气留之不得反，津液久留，合而为肠溜，久者数岁乃成，以手按之柔。已有所结，气归之，津液留之，邪气中之，凝结日以益甚，连以聚居，为昔瘤，以手按之坚。有所结，深中骨，气因于骨，骨与气并，日以益大，则为骨疽。有所结，中于肉，宗气归之，邪留而不去，有热则化而为脓，无热则为肉疽。凡此数气者，其发无常处，而有常名也。黄帝曰：善。请藏之灵兰之室，不敢妄出也。

此推明黄帝未问之义。溜与瘤通。昔瘤，瘤成于夙昔，非旦暮所结者。骨疽，气郁于骨中而突起者。肉疽，气郁于肉中，无热化脓，坚硬而突起者。

逆顺八①

黄帝问于伯高曰：余闻气有逆顺，脉有盛衰，刺有大约，可得闻乎？伯高曰：气之逆顺者，所以应天地阴阳、四时五行也。脉之盛衰者，所以候血气之虚实有余不足也。刺之大约者，必明知病之可刺，与其未可刺，与其已不可刺也。帝曰：候之奈何？伯高曰：无迎逢逢之气，无击堂堂之阵。《刺法》曰：无刺熇熇之热，无刺漉漉之汗，无刺浑浑之脉，无刺病与脉相逆者。黄帝曰：候其可刺奈何？伯高曰：上工刺其未生者也，其次刺其未盛者也，其次刺其已衰者也。下工刺其方袭者也，与其形之盛者也，与其病之与脉相逆者也。故曰：方其盛也，勿敢毁伤，刺其已衰，事必大昌。故曰：上工治未病，不治已病，此之谓也（逢，音蓬；熇，音嚣；漉，音鹿）。

逢逢，盛也。熇熇，热旺也。漉漉，汗多也。浑浑，脉大也。方袭，邪方感袭也，言已非未生时矣。

行针九②

黄帝问于岐伯曰：余闻九针于夫子，而行之于百姓，百姓之血气各不同形，或神动而气先针行，或气与针相逢，或针已出气独行，或数刺乃知，或发针而气逆，或数刺病益剧。凡此六者，各不同形，愿闻其方。

岐伯曰：重阳之人，其神易动，其气易往也。黄帝曰：何谓重阳之人？岐伯曰：重阳之人，熇熇高高，言语善疾，举足善高，心肺之脏气有余，阳气滑盛而扬，故神动而气先行。黄帝曰：重阳之人而神不先行者，何也？岐伯曰：此人颇有阴者也。黄帝曰：何以知其颇有阴也？岐伯曰：多阳者多喜，多阴者多怒，数怒而易解，故曰颇有阴，其阴阳之离合难，故其神不能先行也。

黄帝曰：其气与针相逢奈何？岐伯曰：阴阳和调，而血气淖泽滑利，故针入而气出，疾而相逢也。黄帝曰：针已出而气独行者，何气使然？岐伯曰：其阴气多而阳气少，阴气沉而阳气浮，沉③者内藏，故针已出，气乃随

---

① 八：原缺，据目录补。
② 九：原缺，据目录补。
③ 沉：原缺，据文义补。

其后，故独行也。黄帝曰：数刺乃知，何气使然？岐伯曰：此人之多阴而少阳，其气沉而气往难，故数刺乃知也。黄帝曰：刺入而气逆者，何气使然？岐伯曰：其气逆与其数刺病益甚者，非阴阳之气浮沉之势也，此皆粗之所败，上之所失，其形气无过焉（熇，音桴）。

熇熇高高，气高而扬也。数怒而易解，数怒而易消也。易解是其阳多，数怒是其有阴，故曰颇有阴也。粗之所败，上之所失，粗工之所败，上工之所失也。

血络论十①

黄帝曰：愿闻其奇邪而不在经者。岐伯曰：血络是也。黄帝曰：刺血络而仆者何也？血出而射者何也？血出②黑而浊者何也？血出清而半为汁者何也？发针而肿者何也？血出若多若少而面色苍苍者何也？发针而面色不变而烦悗者何也？多出血而不动摇者何也？愿闻其故。

血络，邪中于络，气阻而血壅者也。

岐伯曰：脉气盛而血虚者，刺之则脱气，脱气则仆。血气俱盛而阴气多者，其血滑，刺之则射；阳气蓄积，久留而不泻者，其血黑以浊，故不能射。新饮而液渗于络，而未合和于血也，故血出而汁别焉；其不新饮者，身中有水，久而为肿。阴气积于阳，其气因于络，故刺之血未出而气先行，故肿。阴阳之气，其新相得而未合和，因而泻之，则阴阳俱脱，表里相离，故脱色而苍苍然。刺之血出多，色不变而烦悗者，刺络而虚经，虚经之属于阴者，阴脱，故烦闷。阴阳相得而合为痹者，此为内溢于经，外注于络，如是者，阴阳俱有余，虽多出血而弗能虚也。

脉之气盛而血虚者，刺之则脱其气，脱气则身仆。血气俱盛而阴气多者，阴气逼束，其血滑利，刺之则射，见窍而奔也，阳气蓄积，经血久留而不泻者，埋瘀腐败，其血黑以浊，胶而莫流，故不能射。新饮水而液渗于络，未经和合于血，故血出而清汁别焉。其不新饮者，身中宿有积水，久则流溢经络，而为肿胀。水中阴气积于阳分，其气因于络脉，已将作肿，刺之血未出而阴气先行，

---

① 十：原缺，据目录补。
② 出：原作"少"，据文义改。

充塞络中，故发肿满，不俟日久而四溢也。阴阳之气，其新相得而未和合，彼此环抱不坚，因而泻之，则阴阳俱脱，无以荣华皮肤，故脱色而面苍苍然。刺之血出多，色不变而烦悗者，刺其络而虚其经。经为阴，虚其经之属于阴者，阴脱，故生烦悗。阴阳相合而为痹者，隧道埋阻，此为气血内溢于经，外注于络。如是者，阴阳俱有余，虽多出血，而弗能虚也，故不动摇。

黄帝曰：相之奈何？岐伯曰：血脉盛者①，坚横以赤，上下无常处，小者如针，大者如箸，则而泻之万全也，故无失数矣。失数而反，各如其度。黄帝曰：针入而肉著者何也？岐伯曰：热气因于针，则针热。热则肉著于针，故坚焉。

失数而反，各如其度，苟失其数则反其道，而各如其度也。

论勇十一 ②

黄帝问于少俞曰：夫人之忍痛与不忍痛者，非勇怯之分也。夫勇士之不忍痛者，见难则前，见痛则止；夫怯士之忍痛者，闻难则恐，遇痛则动。夫勇士之忍痛者，见难不恐，遇痛不动。夫怯士之不忍痛者，见难与痛，面转目盻③，恐不能言，失气惊悸，颜色变化，乍死乍生。余见其然也，不知其何由，愿闻其故。少俞曰：夫忍痛与不忍痛者，皮肤之薄厚、肌肉之坚脆，缓急之分也，非勇怯之谓也。黄帝曰：愿闻勇怯之所由然。少俞曰：勇士者，目深以固，长衡直扬，三焦理横，其心端直，其肝大以坚，其胆满以傍，怒则气盛而胸张，肝举而胆横，眦裂而目扬，毛起而面苍，此勇士之由然者也。

长衡直扬，《五变》则作长冲直扬，言其目突而眉直也。

黄帝曰：愿闻怯士之所由然。少俞曰：怯士者，目大而不减，阴阳相失，三焦理纵，骺骭短而小，肝系缓，其胆不满而纵，肠胃挺，胁下空，虽方大怒，气不能满其胸，肝肺虽举，气衰复下，故不能久怒。此怯士之所由然者也（骺，音揭；骭，音于）。

减与缄通，收也。骺骭，蔽心骨也。挺，长也。（松长不收）。

---

① 血脉盛者：原作"血脉者盛"，据《灵枢·血络论第三十九》改。
② 十一：原缺，据目录补。
③ 面转目盻：因惊恐紧张而东张西望的样子。

黄帝曰：怯士之得酒，怒不避勇士者，何脏使然？少俞曰：酒者，水谷之精，熟谷之液也，其气慓悍，其入于胃中则胃胀，气上逆满于胸中，肝浮胆横。当是之时，故比于勇士，与勇士同类，不知避之，气衰则悔，名曰酒悖也。

悖，乱也。

论痛十二①

黄帝问于少俞曰：筋骨之强弱，肌肉之坚脆，皮肤之厚薄，腠理之疏密，各不同，其于针石火焫之痛何如？肠胃之厚薄、坚脆亦不等，其于毒药何如？愿尽闻之。少俞曰：人之骨强、筋弱、肉缓、皮肤厚者耐痛，其于针石之痛、火焫亦然。黄帝曰：其耐火焫者，何以知之？少俞曰：加以黑色而美骨者，耐火焫。黄帝曰：其不耐针石之痛者，何以知之？少俞曰：坚肉薄皮者，不耐针石之痛，于火焫亦然。黄帝曰：人之胜毒，何以知之？少俞曰：胃厚、色黑、大骨及肥者，皆胜毒；其瘦而薄胃者，皆不胜毒也。黄帝曰：人之病，或同时而伤，或易已，或难已，其故何如？少俞曰：同时而伤，其身多热者易已，多寒者，难已。

其身多热者，阳盛而气通，故易已，多寒者，阴盛而气滞，故难已。

五邪十三②

邪在肺，则病皮肤痛，寒热，上气喘，汗出，咳动肩背。取之膺中外腧，背三节、五节之傍，以手疾按之，快然乃刺之，取之缺盆中以越之。

肺藏气而主皮毛，故邪在肺，则皮肤痛，寒热汗出，上气喘咳。膺中外腧，手太阴之云门、中府也。背三节之傍，肺俞也。五节之傍，心俞也（皆足太阳经穴）。按之快然，即是其穴，乃刺之。缺盆，足阳明经穴。《经脉》：肺手太阴之脉，是动则病肺胀满，膨膨而喘咳，缺盆中痛，故取之缺盆中以越之。越，散也。

邪在肝，则两胁中痛，寒中，恶血在内，行善掣节，时脚肿。取之行间

---

① 十二：原缺，据目录补。
② 十三：原缺，据目录补。

以引胁下，补三里以温胃中，取血脉以散恶血，取耳间青脉以去其挈。

肝藏血而主筋，筋聚关节，脉行两胁，故两胁中痛。恶血在内，行善掣节（掣，牵也）。脾主四肢，木刑土败，脾气不能下达，关节壅阻，故时脚肿。寒中者，土被木贼，则寒水侮土也。取之厥阴之行间（穴名），以引胁下之痛。补阳明之三里，以温胃中之寒。取血脉之结瘀，以散恶血。取耳间之青脉，以去其牵掣，足少阳之脉循耳间，厥阴与少阳为表里也。

邪在脾胃，则病肌肉痛；阳气有余，阴气不足，则热中善饥；阳气不足，阴气有余，则寒中肠鸣腹痛；阴阳俱有余，若俱不足，则有寒有热。皆调于三里。

脾胃同主肌肉，故邪在脾胃，则病肌肉痛。阳盛阴虚，则热中善饥，阳虚阴盛，则寒中肠鸣腹痛，阴阳俱盛，若俱虚，则有寒有热，阴盛则下寒，阴虚则下热，阳盛则上热，阳虚则下寒也。皆调于足阳明之三里，以均其寒热。

邪在肾，则病骨痛阴痹。阴痹者，按之而不得，腹胀腰痛，大便难，肩背颈项痛，时眩。取之涌泉、昆仑，视有血者尽取之。

肾主骨，故邪在肾，则病骨痛。肾为阴，阴旺则凝涩不行，故病阴痹（阴分痹着）。阴痹者，病在隐微，故按之而不得。水旺则土湿木陷，疏泄不行，故腹胀腰痛，大便难。少阴不升，则太阳不降，太阳行身之背，浊气上逆，故肩背颈项痛。寒水主藏，时眩者，寒水失藏而胆火升浮也（胆木化气相火），涌泉，足少阴穴。昆仑，足太阳穴。

邪在心，则病心痛，喜悲，时眩仆。视有余不足而调之其腧也。

心痛，水贼火也。心主喜，肺主悲，喜悲，金侮火也。时眩仆，君火失根而升浮也。调之其腧，手厥阴心主之腧也（少阴无腧）。

五乱十四①

黄帝曰：经脉十二者，别为五行，分为四时，何失而乱，何得而治？岐伯曰：五行有序，四时有分，相顺则治，相逆则乱。黄帝曰：何谓相顺？岐伯曰：经脉十二者，以应十二月。十二月者，分为四时。四时者，春秋冬夏，其气各异，营卫相随，阴阳已和，清浊不相干，如是则顺而治。黄帝

---

① 十四：原缺，据目录补。

曰：何谓相逆而乱？岐伯曰：清气在阴，浊气在阳，营气顺脉，卫气逆行，清浊相干，乱于胸中，是谓大悗。故气乱于心，则烦心密嘿，俯首静伏。乱于肺，则俯仰喘喝，接手以呼。乱于肠胃，则为霍乱。乱于臂胫，则为四厥。乱于头，则为厥逆，头重眩仆（悗，音冈）。

清气在阴，陷而不升也。浊气在阳，逆而不降也。悗者，气乱而不清也。接手以呼，以手扪心也。四厥，四肢厥逆也（四肢寒冷，谓之厥逆）。厥逆头痛眩仆，浊气逆升而不降也。

黄帝曰：五乱者，刺之有道乎？岐伯曰：有道以来，有道以去，审知其道，是谓身宝。黄帝曰：善。愿闻其道。岐伯曰：气在于心者，取之手少阴心主之输。气在于肺者，取之手太阴荥、足少阴输。气在于肠胃者，取之足太阴、阳明。不下者，取之三里。气在于头者，取之天柱、大杼。不知，取太阳荥输。气在于臂足，取之先去血脉，后取其阳明、少阳之荥输。黄帝曰：补泻奈何？岐伯曰：徐入徐出，谓之导气。补泻无形，谓之同精。是非有余不足也，乱气之相逆也。黄帝曰：允乎哉道，明乎哉论，请著之玉版，命曰治乱也。

有道以来，有由以来也。有道以去，有法以去也。手少阴之输，神门也。心主之输，大陵也。手太阴荥，鱼际也。足少阴输，太溪也。足太阴、阳明，太阴之输，太白也，阳明之输，陷谷也。三里，足阳明穴也。天柱、大杼，足太阳穴也。太阳之荥，通谷也。太阳之输，束骨也。手阳明之荥输，二间、三间也。手少阳之荥输，液门、中渚也。足阳明之荥输，内庭、陷谷也。足少阳之荥输，侠溪、临泣也。徐入徐出，谓之导气，导其乱气，使之复治也。补泻无形，谓之同精，同其精气之本原，未尝增损也（精，正气也）。是非以其有余不足，而用补泻也，为其乱气之相逆，调之使其顺而治耳。

五禁十五[①]

黄帝问于岐伯曰：余闻刺有五禁，何谓五禁？岐伯曰：禁其不可刺也。黄帝曰：余闻刺有五夺。岐伯曰：无泻其不可夺者也。黄帝曰：余闻刺有五过。岐伯曰：补泻无过其度。黄帝曰：余闻刺有五逆。岐伯曰：病与脉

[①] 十五：原缺，据目录补。

相逆，故命曰五逆。黄帝曰：余闻刺有九宜。岐伯曰：明知九针之论，是谓九宜。

义详下文。

黄帝曰：何谓五禁？愿闻其不可刺之时。岐伯曰：甲乙日自乘，无刺头，无发蒙于耳内。丙丁日自乘，无振埃于肩喉廉泉。戊己日自乘四季，无刺腹去爪泻水。庚辛日自乘，无刺关节于股膝。壬癸日自乘，无刺足胫。是谓五禁。

自乘者，日之乘时当令也。发蒙，发其蒙蔽也。振埃，振其尘埃也。

黄帝曰：何谓五夺？岐伯曰。形肉已夺，是一夺也；大夺血之后，是二夺也；大汗出之后，是三夺也；大泄之后，是四夺也；新产及大血之后，是五夺也。此皆不可泻。

五夺皆大虚证，故不可泻。

黄帝曰：何谓五逆？岐伯曰：热病脉静，汗已出，脉盛躁，是一逆也；病泄，脉洪大，是二逆也；着痹不移，䐃肉破，身热，脉偏绝，是三逆也；淫而夺形，身热，色夭然白，及后下血衃，血衃笃重，是谓四逆也；寒热夺形，脉坚搏，是谓五逆也。

着痹不移，䐃肉破，气偏痹塞不移，身难反侧，臀肉磨伤也。淫而夺形，病气浸淫不已，渐至形脱也。

玉版十六①

黄帝曰：余以小针为细物也。夫子乃言上合之于天，下合之于地，中合之于人，余以为过针之意矣，愿闻其故。岐伯曰：何物大于天乎！夫大于针者，唯五兵者焉。五兵者，死之备也，非生之具。且夫人者，天地之镇也，其不可不参乎！夫治民者，亦唯针焉。夫针之与五兵，其孰小乎？

宇宙之中，无大于天者，天之所以大者，生也（天地之大德曰生）。小针虽细，而亦能生人，故与天并大。五兵虽大，但能杀人，不能生人，何以为大？且夫人者，天地之镇也（与天地并重），其不可不参焉（与天地参），佐天地以生人也。夫生人者，亦唯针耳，则针之与五兵，其孰大而孰小乎？

---

① 十六：原缺，据目录补。

黄帝曰：病之生时，有喜怒不测，饮食不节，阴气不足，阳气有余，营气不行，乃发为痈疽。阴阳不通，两热相搏，乃化为脓，小针能取之乎？岐伯曰：圣人不能使化者，为之邪不可留也。故两军相当，旗帜相望，白刃陈于中野者，此非一日之谋也。能使其民令行禁止，士卒无白刃之难者，非一日之教也，须臾之得也。夫至使身被痈疽之病，脓血之聚者，不亦离道远乎！夫痈疽之生，脓血之成也，不从天下，不从地出，积微之所生也。故圣人自治于未有形也，愚者遭其已成也。

圣人不能使天地自然之化，以人力而为之，然而邪之在身，则不可留也。痈疽脓血者，邪气伏留，积微成大之所生也。

黄帝曰：其已形，不予遭，脓已成，不予见，为之奈何？岐伯曰：脓已成，十死一生，故圣人弗使已成，而明为良方，著之竹帛，使能者踵而传之后世，无有终时者，为其不予遭也。黄帝曰：其已有脓血而后遭者，不导之以小针治乎？岐伯曰：以小治小者其功小，以大治大者多害，故其已成脓血者，其唯砭石铍锋之所取也。

砭石，石针。铍锋，铍针也。

黄帝曰：多害者其不可全乎？岐伯曰：其在逆顺焉。黄帝曰：愿闻逆顺。岐伯曰：以为伤者，其白眼青，黑眼小，是一逆也；内药而呕者，是二逆也；腹痛渴甚，是三逆也；肩项中不便，是四逆也；音嘶色脱，是五逆也。除此五者为顺矣。

多害者，全与不全，其在逆顺，顺则可全，逆则不可全也。以为伤者，害之成伤者也。白眼青，木侮金也。黑眼小，火侮水也。内药而呕，胃败而气逆也。腹胀痛渴甚，风木之贼土也。肩项不便，肺气逆冲也。音嘶色脱，肺肝俱败也（肺主音，肝主色）。

黄帝曰：诸病皆有逆顺，可得闻乎？岐伯曰：腹胀，身热，脉大，是一逆也；腹鸣而满，四肢清，泄，其脉大，是二逆也；衄而不止，脉大，是三逆也；咳且溲血脱形，其脉小劲，是四逆也；咳，脱形身热，脉小以疾，是谓五逆也。如是者，不过十五日而死矣。

腹胀，身热，脉大，里湿盛而表阳格也。腹鸣而满，四肢清，泄而脉大，肝脾郁陷而败泄也。衄而不止，脉大，肺胃阻逆而上脱也。咳且溲血，脱形，其脉小劲，中气亏败，肝陷而肺逆也。咳而脱形，身热，脉小以疾，脾败胃逆，肺胆不降也。

其腹大胀，四末清，脱形，泄甚，是一逆也；腹胀便血，其脉大时绝，是二逆也；咳溲血，形肉脱，脉搏，是三逆也；呕血，胸满引背，脉小而疾，是四逆也；咳呕腹胀，且飧泄，其脉绝，是五逆也。如是者，不及一时而死矣。工不察此者而刺之，是谓逆治。

此之五逆，较上之五逆更剧，是死在顷刻之间者也。

黄帝曰：夫子之言针甚骏，以配天地，上数天文，下度地纪，内别五脏，外次六腑，经脉二十八会，尽有周纪，能杀生人，不能起死者，子能反之乎？岐伯曰：能杀生人，不能起死者也。黄帝曰：余闻之则为不仁，然愿闻其道，弗行于人。岐伯曰：是明道也，其必然也，其如刀剑之可以杀人，如饮酒使人醉也，虽勿诊，犹可知矣。黄帝曰：愿卒闻之。岐伯曰：人之所以受气者，谷也。谷之所注者，胃也。胃者，水谷气血之海也。海之所行云气者，天下也。胃之所出气血者，经隧也。经隧者，五脏六腑之大络也，迎而夺之而已矣。黄帝曰：上下有数乎？岐伯曰：迎之五里，中道而止，五至而已，五往而脏之气尽矣，故五五二十五而竭其腧矣，此所谓夺其天气者也，非能绝其命而倾其寿者也。黄帝曰：愿卒闻之。岐伯曰：窥门而刺之者，死于家中；入门而刺之者，死于堂上。黄帝曰：善乎方，明哉道，请著之玉版，以为重宝，传之后世，以为刺禁，令民勿敢犯也。

骏与峻同，高大也。能杀生人，不能起死者也，言不能反也。迎而夺之，夺其胃气也。五里，手阳明穴，此脏腑之大络，经隧之要害。迎之于此，而夺其气，则经隧之气，中道而止。不过五至而已，针五下而脏气绝，故五五二十五下，而竭其五脏之腧矣。此所谓夺其天气，使之夭年，非能立绝其命，而即倾其寿者也。门，气门（《生气通天论》：气门乃闭），即孔穴也。窥门而刺之者，刺入浅也。入门而刺之者，刺入深也。死于家中，死之稍迟也。死于堂上，死之至速也。《本输》：阴尺动脉在五里，五腧之禁也。《素问·气穴论》：大禁二十五，在天府下五寸，即此迎之五里之义也。

师传十七①

黄帝曰：余闻先师，有所心藏，弗著于方。余愿闻而藏之，则而行之，

---

① 十七：原缺，据目录补。

上以治民，下以治身，使百姓无病，上下和亲，德泽下流，子孙无忧，传于后世，无有终时，可得闻乎？岐伯曰：远乎哉问也！夫治民与自治，治彼与治此，治小与治大，治国与治家，未有逆而能治之也，夫惟顺而已矣。顺者，非独阴阳脉，论气之逆顺也，百姓人民皆欲顺其志也。黄帝曰：顺之奈何？岐伯曰：入国问俗，入家问讳，上堂问礼，临病人问所便。黄帝曰：便病人奈何？岐伯曰：夫中热消瘅则便寒，寒中之属则便热。胃中热则消谷，令人悬心善饥，脐以上皮热；肠中热则出黄如糜，脐以下皮热。胃中寒则腹胀，肠中寒则肠鸣飧泄。胃中寒、肠中热则胀而且泄；胃中热、肠中寒则疾饥，小腹痛胀。黄帝曰：胃欲寒饮，肠欲热饮，两者相逆，便之奈何？且夫王公大人，血食之君，骄恣纵欲，轻人，而无能禁之，禁之则逆其志，顺之则加其病，便之奈何？治之何先？岐伯曰：人之情，莫不恶死而乐生，告之以其败，语之以其善，导之以其所便，开之以其所苦，虽有无道之人，恶有不听者乎？黄帝曰：治之奈何？岐伯曰：春夏先治其标，后治其本；秋冬先治其本，后治其标。黄帝曰：便其相逆者奈何？岐伯曰：便此者，饮食衣服，亦欲适寒温。衣服者，寒无凄怆，暑无出汗。饮食者，热无灼灼，寒无沧沧，寒温中适，故气将持，乃不致邪僻也。

中热消瘅则便寒，得寒而便也。寒中之属则便热，得热而便也。肠中热则出黄如糜，粪黄而胶黏也。胃中寒，肠中热，则胀而且泄，泄即出黄如糜也。春夏先治其标，后治其本，阳气发泄之时，多外热而内寒也。秋冬先治其本，后治其标，阳气收藏之时，多内热而外寒也。

外揣十八①

黄帝曰：余闻《九针》九篇，余亲受其调，颇得其意。夫九针者，始于一而终于九，然未得其要道也。夫九针者，小之则无内，大之则无外，深不可为下，高不可为盖，恍惚无穷，流溢无极，余知其合于天道、人事、四时之变也，然余愿杂之毫毛，浑束为一，可乎？

调，调度也。深不可为下，无有下之者也。高不可为盖，无有盖之者也。杂之毫毛，浑束为一者，合之大小高深，而归于简要也。

---

① 十八：原缺，据目录补。

岐伯曰：明乎哉问也！非独针道也，夫治国亦然。黄帝曰：余愿闻针道，非国事也。岐伯曰：夫治国者，夫惟道焉，非道，何可小大深浅杂合而为一乎！黄帝曰：愿卒闻之。岐伯曰：日与月焉，水与镜焉，鼓与响焉。夫日月之明，不失其影；水镜之察，不失其形；鼓响之应，不失其声。动摇则应和，尽得其情。

针法之要，不杂色脉，得其法者，如日月之明，不失其影，水镜之察，不失其形，鼓响之应，不失其声，凡有动摇，则应和之捷，纤毫不失，尽得其情也。

黄帝曰：窘乎哉！昭昭之明不可蔽。其不可蔽，不失阴阳也。合而察之，切而验之，见而得之，若清水明镜之不失其形也。五音不彰，五色不明，五脏波荡，若是则外内相袭，若鼓之应桴，响之应声，影之似形。故远者司外揣内，近者司内揣外，是谓阴阳之极，天地之盖，请藏之灵兰之室，弗敢使泄也。

明不可蔽，以善察色脉，不失阴阳也。合而察之，切而验之，见而得之，直若清水明镜之不失其形也。设其五音不彰，五色不明，则五脏波荡，必生大病。若是则外内相袭，若鼓之应桴，响之应声，影之似形，无不符也。故远者司外以揣内，近者司内以揣外，是谓阴阳之极，天地之盖也（盖者，大于天地也）。

禁服十九①

雷公问于黄帝曰：细子得受业，通于《九针》六十篇，旦暮勤服之，近者编绝，久者简垢，然尚讽诵弗置，未尽解于意矣。《外揣》言浑束为一，未知所谓也。夫大则无外，小则无内，大小无极，高下无度，束之奈何？士之才力，或有厚薄，智虑褊浅，不能博大深奥，自强于学未若细子。细子恐其散于后世，绝于子孙，敢问约之奈何？

《外揣》：夫九针者，小之则无内，大之则无外，深不可为下，高不可为盖，愿杂之毫毛，浑束为一，可乎？约之，即浑束为一，令其简约也。

黄帝曰：善乎哉问也！此先师之所禁，坐私传之也，割臂歃血之盟也，子若欲得之，何不斋乎！雷公再拜而起曰：请闻命。于是乃斋宿三日而请

---

① 十九：原缺，据目录补。

曰：敢问今日正阳，细子愿以受盟。黄帝乃与俱入斋室，割臂歃血。黄帝亲祝曰：今日正阳，歃血传方，有敢背此言者，必①受其殃。雷公再拜曰：细子受之。黄帝乃左握其手，右授之书，曰：慎之慎之，吾为子言之。

先师，僦贷季（帝曰：先师之所禁。雷公曰：旦暮勤服之，此禁服所由名也）。

凡刺之理，经脉为始，营其所行，制其度量，内次五脏，外别六腑，审察卫气，为百病母，调诸虚实，虚实乃止，泻其血络，血尽不殆矣。

风者，百病之始，先伤卫气，乃生百病，故审察卫气，为百病母。调诸虚实之偏，虚实乃止。止者，不偏虚，不偏实也。泻其血络，血尽邪除，故人不殆也。

雷公曰：此皆细子之所以通，未知其所约也。黄帝曰：夫约方者，犹约囊也，囊满而弗约则输泄，方成而弗约则神与弗俱。雷公曰：愿为下材者，弗满而约之。黄帝曰：未满而知约之以为工，不可以为天下师。雷公曰：愿闻为工。

下材，下士之材也。

黄帝曰：寸口主中，人迎主外，两者相应，俱往俱来，若引绳大小齐等，春夏人迎微大，秋冬寸口微大，如是者名曰平人。人迎大一倍于寸口，病在足少阳；一倍而躁，在手少阳。人迎二倍，病在足太阳；二倍而躁，病在手太阳。人迎三倍，病在足阳明；三倍而躁，病在手阳明。盛则为热，虚则为寒，紧则为痛痹，代则乍甚乍间。盛则泻之，虚则补之，紧痛则取之分肉，代则取血络且饮药，陷下则灸之，不盛不虚以经取之，名曰经刺。人迎四倍，且大且数，名曰溢阳。溢阳为外格，死不治。必审按其本末，察其寒热，以验其脏腑之病。

溢阳，阳气之满溢。溢阳为外格，阴盛于内，阳气绝根而格除于外也，故死不治。

寸口大一倍于人迎，病在足厥阴；一倍而躁，在手心主。寸口二倍，病在足少阴；二倍而躁，在手少阴。寸口三倍，病在足太阴；三倍而躁，在手太阴。盛则胀满，寒中，食不化；虚则热中，出糜，少气，溺色变。紧则痛痹，代则乍痛乍止。盛则泻之，虚则补之，紧则先刺而后灸之，代则取血络

---

① 必：原作"反"，据《灵枢·禁服第四十八》改。

而后调之，陷下则徒灸之。陷下者，脉血结于中，中有著血，血寒故宜灸之。不盛不虚以经取之。寸口四倍，且大且数，名曰溢阴，溢阴为内关，死不治。必审察其本末之寒温，以验其脏腑之病。通其营输，乃可传于大数。大数曰：盛则使泻之，虚则徒补之，紧则灸刺且饮药，陷下则徒灸之，不盛不虚以经取之。所谓经治者，饮药，亦曰灸刺，脉急则引，脉大以弱，则欲安静，用力无劳也。

溢阴为内关，阳盛于内，阴气绝根而关闭于外也，故死不治。以经取之，以经常之法取之，谓之经治。脉急则引，以导引之法，通达而松缓之也。脉大以弱，则欲安静，用力无劳苦也。

灵枢悬解卷二终

灵枢悬解卷三

昌邑黄元御解

经络①

经脉二十②

雷公问于黄帝曰：《禁服》之言，凡刺之理，经脉为始，营其所行，制其度量，内次五脏，外别六腑，愿尽闻其道。黄帝曰：经脉者，所以能决死生，处百病，调虚实，不可不通。

凡刺之理，经脉为始，营其所行（营其所行之道路），制其度量（制其度量之长短），内次五脏（内次五脏之部），外别六腑（外别六腑之分）。六语，禁服之言。

肺手太阴之脉，起于中焦，下络大肠，还循胃口，上膈，属肺，从肺系横出腋下，下循臑内，行少阴、心主之前，下肘中，循臂内上骨下廉，入寸口，上鱼，循鱼际，出大指之端；其支者，从腕后直出次指内廉，出其端。是动则病肺胀满，膨膨而喘咳，缺盆中痛，甚则交两手而瞀，此为臂厥。是主肺所生病者，咳，上气喘喝，烦心胸满，臑臂内前廉痛厥，掌中热。气有余，则肩背痛，风寒汗出中风，小便数而欠。气虚则肩背痛寒，少气不足以息，溺色变。为此诸病，盛则泻之，虚则补之，热则疾之，寒则留之，陷下则灸之，不盛不虚，以经取之。盛者寸口大三倍于人迎，虚者则寸口反小于人迎也。

手之三阴，自胸走手。肺手太阴之脉，起于中焦，下络大肠，太阴阳明为表里也。还循胃口，上膈，属肺，从肺系横出腋下，中府之分也。下循臑内（臂

---

① 经络：原缺，据目录补。
② 二十：原缺，据目录补。

内嫩肉曰臑），行少阴厥阴二经之前（手三阴行于臂内，太阴在前），下肘中，循臂内上骨下廉（掌后高骨），入寸口而成尺寸。上鱼（大指根肥肉曰鱼），循鱼际（穴名，即寸口脉），出大指之端，手太阴之少商也。其支者，从腕后直出次指内廉，出其端，而交于手阳明经。人迎，足阳明之动脉，在喉旁。

　　大肠手阳明之脉，起于大指次指之端，循指上廉，出合谷两骨之间，上入两筋之中，循臂上廉，入肘外廉，上臑外前廉，上肩，出髃骨之前廉，上出于柱骨之会上，下入缺盆，络肺，下膈，属大肠；其支者，从缺盆上颈，贯颊，入下齿中，还出挟口，交人中，左之右，右之左，上挟鼻孔。是动则病齿痛颈肿。是主津液所生病者，目黄口干，鼽衄，喉痹，肩前臑痛，大指次指痛不用。气有余则当脉所过者热肿，虚则寒栗不复。为此诸病，盛则泻之，虚则补之，热则疾之，寒则留之，陷下则灸之，不盛不虚以经取之。盛者，人迎大三倍于寸口，虚则人迎反小于寸口也。

　　手之三阳，自手走头。大肠手阳明之脉，起于大指次指之端（大指之次指），手阳明之商阳也。循指上廉，出合谷（穴名，在大指次指两歧，手阳明动脉）两骨之间（大指次指两歧骨间），上入两筋之中，循臂上廉（手三阳行于臂外，阳明在前），入肘外廉（髃骨，肩上巨骨），上出于柱骨之会上（柱骨，项后大柱骨，即督脉之大椎，六阳所会），下入缺盆，络肺，阳明太阴为表里也。下膈，属大肠。其支者，从缺盆上颈，贯颊，入下齿中，还出挟口，交人中，左之右，右之左（之，至也），上挟鼻孔，手阳明之迎香也，自迎香而交于足阳明经。热则疾之，疾出其针也。寒则留之，久留其针也。

　　胃足阳明之脉，起于鼻之交頞中，旁纳太阳之脉，下循鼻外，入上齿中，还出挟口环唇，下交承浆，却循颐后下廉，出大迎，循颊车，上耳前，过客主人，循发际，至额颅；其支者，从大迎前下人迎，循喉咙，入缺盆，下膈，属胃络脾；其直者，从缺盆下乳内廉，下挟脐，入气街中；其支者，起于胃口，下循腹里，下至气街中而合，以下髀关，抵伏兔，下膝膑中，下循胫外廉，下足跗，入中指内间；其支者，下廉三寸而别，下入中指外间；其支者，别跗上，入大指间，出其端。是动则病洒洒振寒，善呻数欠，颜黑，病至则恶人与火，闻木音则惕然而惊，独闭户塞牖而处，甚则欲上高而歌，弃衣而走，贲响腹胀，是谓骭厥。是主血所生病者，狂疟，温淫汗出，鼽衄，口喎唇胗，颈肿喉痹，大腹水肿，膝膑肿痛，循膺、乳、气街、股、伏兔、骭外廉、足跗上皆痛，中指不用。气盛则身①以前皆热，其有余于胃，则消谷善饥，溺色黄。气不足则身以前皆寒栗，胃中寒则胀满。为此诸病，盛则泻之，虚则补之，热则疾之，寒则留之，陷下则灸之，不盛不虚，以经取之。盛者人迎大三倍于寸口，虚者人迎反小于寸口也。

足之三阳，自头走足。胃足阳明之脉，起于鼻之交頞中（頞，鼻茎，即山根），旁纳太阳之脉（足太阳脉起目内眦，足阳明脉由此下行），下循鼻外，足阳明之承泣也（穴在目下）。入上齿中，还出挟口环唇，下交承浆（任脉穴名），却循颐后下廉，出大迎（阳明穴名），循挟车（阳明穴名），上耳前，过客主人（足少阳穴名），循发际，至额颅。其支者，从大迎前下人迎（阳明穴名，喉旁动脉），循喉咙，入缺盆（阳明穴名），下膈，属胃，络脾，阳明与太阴为表里也。其直者，从缺盆下乳内廉，下挟脐，入气街中（阳明穴名，毛际两旁动脉）。其支者，起于胃口，下循腹里，下至气街中而合，以下髀关（穴名），抵伏兔（穴名），下膝膑中（膝盖曰膑），下循胫外廉（骭骨曰胫。足三阳行于腿外，阳明在前），下足跗（足背），入中指内间（大指之次指），足阳明之厉兑也。其支者，下廉三寸而别，下入中指外间。其支者，别跗上，入大指间，出其端，而交于足太阴经。恶人与火，闻木音惕然而惊，独闭户塞牖而处，上高而歌，弃衣而走，义详《素问》脉解、阳明脉解。骭，胫骨也，足阳明自膝膑而下胫外，故病骭厥。中指不用，即大指之次指也。

脾足太阴之脉，起于大指之端，循指内侧白肉际，过核骨后，上内踝前廉，上踹内，循胫骨后，交出厥阴之前，上膝股内前廉，入腹，属脾，络胃，上膈，挟咽，连舌本，散舌下；其支者，复从胃别上膈，注心中。是动则病舌本强，食则呕，胃脘痛，腹胀善噫，得后与气则快然如衰，身体皆重。是主脾所生病者，舌本痛，体不能动摇，食不下，烦心，心下急痛，溏瘕泄，水闭，黄疸，不能卧，强立股膝内肿厥，足大指不用。为此诸病，盛则泻之，虚则补之，热则疾之，寒则留之，陷下则灸之，不盛不虚，以经取之。盛者寸口大三倍于人迎，虚者寸口反小于人迎也（踹，音篆）。

足之三阴，自足走胸，脾足太阴之脉，起于大指之端，足太阴之隐白也。循指内侧白肉际，过核骨后（大指后圆骨），上内踝前廉（足三阴行于腿内，太阴在前），上踹内（腿肚），循胫骨后，交出厥阴之前（足太阴厥阴同起大指，其于踹下，厥

---

① 身：原脱，据《灵枢·经脉第十》补。

阴在太阴之前，厥阴自中都上行，方出太阴之后，太阴自漏谷上行，方出厥阴之前)，上膝股内前廉，入腹，属脾，络胃，太阴与阳明为表里也。上膈，挟咽，连舌本，散舌下。其支者，复从胃别上膈，注心中，而交于手少阴经。得后与气则快然如衰，义见《素问·脉解》。

心手少阴之脉，起于心中，出属心系，下膈，络小肠；其支者，从心系上挟咽，系目系；其直者，复从心系却上肺，下出腋下，下循臑内后廉，行太阴、心主之后，下肘内，循臂内后廉，抵掌后锐骨之端，入掌内后廉，循小指之内出其端。是动则病嗌干心痛，渴而欲饮，是为臂厥。是主心所生病者，目黄胁痛，臑臂内后廉痛厥，掌中热痛。为此诸病，盛则泻之，虚则补之，热则疾之，寒则留之，陷下则灸之，不盛不虚以经取之。盛者寸口大再倍于人迎，虚者寸口反小于人迎也。

心手少阴之脉，起于心中，出属心系，下膈，络小肠，少阴与太阳为表里也。其支者，从心系上挟咽，系目系。其直者，复从心系却上肺，下出腋下，手少阴之极泉也。下循臑内后廉（少阴在后)，行太阴心主二脉之后，下肘内，循臂内后廉，抵掌后锐骨之端（少阴神门，手外踝上动脉)，入掌内后廉，循小指之内，出其端，手少阴之少冲也。

小肠手太阳之脉，起于小指之端，循手外侧上腕，出踝中，直上循臂骨下廉，出肘内侧两筋之间，上循臑外后廉，出肩解，绕肩胛，交肩上，入缺盆，络心，循咽，下膈，挟胃，属小肠；其支者，从缺盆循颈，上颊，至目锐眦，却入耳中；其支者，别颊，上䪼，抵鼻，至目内眦，斜络于颧。是动则病嗌痛颔肿，不可以顾，肩似拔，臑似折。是主液所生病者，耳聋目黄颊肿，颈、颔、肩、臑、肘、臂外后廉痛。为此诸病，盛则泻之，虚则补之，热则疾之，寒则留之，陷下则灸之，不盛不虚以经取之。盛者人迎大再倍于寸口，虚者人迎反小于寸口也。

小肠手太阳之脉，起于小指之端，手太阳之少泽也。循手外侧上腕，出踝中，直上循臂骨下廉（太阳在后)，出肘内侧两筋之间，上循臑外后廉，出肩解（肩后骨缝)，绕肩胛（肩髆)，交肩上，会于督脉之大椎。入缺盆，络心，太阳与少阴为表里也。循咽，下膈，抵胃，属小肠。其支者，从缺盆循颈，上颊，至目锐眦，却入耳中，手太阳之听宫也。其支者，别颊，上䪼，抵鼻，至目内眦，而交于足太阳经。斜络于颧。

膀胱足太阳之脉，起于目内眦，上额，交巅；其支者，从巅至耳上角；

其直者，从巅入络脑，还出别下项，循肩髆内，挟脊，抵腰中，入循膂，络肾，属膀胱；其支者，从腰中下挟脊，贯臀，入腘中；其支者，从髆内左右别，下贯胛，挟脊内，过髀枢，循髀外，从后廉下合腘中，以下贯踹内，出外踝之后，循京骨，至小指外侧。是动则病冲头痛，目似脱，项似拔，脊痛，腰似折，髀不可以曲，腘如结，踹如裂，是为踝厥。是主筋所生病者，痔，疟，狂癫疾，头囟项痛，目黄泪出，鼽衄，项、背、腰、尻、腘、踹、脚皆痛，小指不用。为此诸病，盛则泻之，虚则补之，热则疾之，寒则留之，陷下则灸之，不盛不虚以经取之。盛者人迎大再倍于寸口，虚者人迎反小于寸口也（囟，音信）。

膀胱足太阳之脉，起于目内眦，足太阳之睛明也。上额交巅。其支者，从巅至耳上角。其直者，从巅入络脑，还出别下项，循肩髆内，挟脊，抵腰中，入循膂（脊两旁肉①），络肾，太阳与少阴为表里也。属膀胱。其支者，从腰中下挟脊，贯臀（尻旁大肉），入腘中（膝后曲处）。其支者，从髆内左右别，下贯胛（此太阳经挟脊之外行），挟脊内，过髀枢（髀骨枢机），循髀外，从后廉下合腘中（太阳在后），以下贯踹内，出外踝之后，循京骨（穴名），至小指外侧，足太阳之至阴也。

肾足少阴之脉，起于小指之下，邪走足心，出于然谷之下，循内踝之后，别入跟中，以上踹内，出腘内廉，上股内后廉，贯脊，属肾络膀胱；其直者，从肾上贯肝②膈，入肺中，循喉咙，挟舌本；其支者，从肺出络心，注胸中。是动则病饥不欲食，面如漆柴，咳唾则有血，喝喝而喘，坐而欲起，目晾晾如无所见，心如悬，若饥状，气不足则善恐，心惕惕如人将捕之，是为骨厥。是主肾所生病者，口热舌干，咽肿上气，嗌干及痛，烦心心痛，黄疸，肠澼，脊股内后廉痛，痿厥嗜卧，足下热而痛。为此诸病，盛则泻之，虚则补之，热则疾之，寒则留之，陷下则灸之，不盛不虚以经取之。灸则强食生肉，缓带被发，大杖重履而步。盛者寸口大再倍于人迎，虚者寸口反小于人迎也。

肾足少阴之脉，起于小指之下，邪走足心，足少阴之涌泉也。出于然谷之下（穴名），循内踝之后（太溪，少阴动脉），别入跟中（脚跟），以上踹内，出腘

---

① 肉：原作"内"，据文义改。
② 肝：原作"胸"，据《灵枢·经脉第十》改。

内廉，上股内后廉（少阴在后），贯脊，属肾络膀胱，少阴与太阳为表里也。其直者，从肾上贯肝①膈，入肺中，循喉咙，挟舌本。其支者，从肺出络心，注胸中，足少阴之俞府也。陷下，肾气虚也，虚故灸之。灸则强食生肉，令其难消，缓带被发，大杖重履而步，令其用力，所以使脾土困乏，不至刑伤肾水也。

　　心主手厥阴心包络之脉，起于胸中，出属心包络，下膈，历络三焦；其支者，循胸出胁，下腋三寸，上抵腋下，循臑内，行太阴少阴之间，入肘中，下臂，行两筋之间，入掌中，循中指出其端；其支者，别掌中，循小指次指出其端。是动则病手心热，臂肘挛急，腋肿，甚则胸胁支满，心中憺憺大动，面赤目黄，喜笑不休。是主脉所生病者，烦心心痛，掌中热。为此诸病，盛则泻之，虚则补之，热则疾之，寒则留之，陷下则灸之，不盛不虚以经取之。盛则寸口大一倍于人迎，虚则寸口反小于人迎也。

　　心主手厥阴心包络之脉，起于胸中，出属心包络，下膈，历络三焦（三焦有上、中、下三部，故曰历络），厥阴与少阳为表里也。其支者，循胸，出胁，下腋三寸，手厥阴之天池也。上抵腋下，循臑内，行太阴少阴之间（厥阴在中），入肘中，下臂，行两筋之间，入掌中，循小指次指，出其端（小指之次指），而交于手少阳经。

　　三焦手少阳之脉，起于小指次指之端，上出两指之间，循手表腕，出臂外两骨之间，上贯肘，循臑外上肩，而交出足少阳之后，入缺盆，布膻中，散络心包，下膈，循属三焦；其支者，从膻中上出缺盆，上项，系耳后，直上出耳上角，以屈下颊至𩑔；其支者，从耳后入耳中，出走耳前，过客主人前，交颊，至目锐眦。是动则病耳聋浑浑焞焞，嗌肿喉痹。是主气所生病者，汗出，目锐眦痛，颊痛，耳后、肩、臑、肘、臂外皆痛，小指次指不用。为此诸病，盛则泻之，虚则补之，热则疾之，寒则留之，陷下则灸之，不盛不虚以经取之。盛者人迎大一倍于寸口，虚者人迎反小于寸口也。

　　三焦手少阳之脉，起于小指次指之端（小指之次指），手少阳之关冲也。上出两指之间（小指次指之间），循手表腕，出臂外两骨之间，上贯肘（少阳在中），循臑外，上肩，而交出足少阳之后（自天髎出足少阳后），入缺盆，布膻中（膻中者，心主之宫城也），散络心包，少阳与厥阴为表里也。下膈，循属三焦（三焦部大，循其

---

① 肝：原作"胸"，据《灵枢·经脉第十》改。

部而属之)。其支者,从膻中上出缺盆,上项,系耳后,直上出耳上角,以屈下颊至䪼(目下)。其支者,从耳后入耳中,出走耳前,过客主人(足少阳穴)。前,交颊,至目锐眦,而交于足少阳经。

胆足少阳之脉,起于目锐眦,上抵头角,下耳后,循颈,行手少阳之前,至肩上,却交出手少阳之后,入缺盆;其支者,从耳后入耳中,出走耳前,至目锐眦后;其支者,别锐眦,下大迎,合于手少阳,抵于䪼,下加颊车,下颈,合缺盆,以下胸中,贯膈,络肝,属胆,循胁里,出气街,绕毛际,横入髀厌中;其直者,从缺盆下腋,循胸过季胁,下合髀厌中,以下循髀阳,出膝外廉,下外辅骨之前,直下抵绝骨之端,下出外踝之前,循足跗上,入小指次指之间;其支者,别跗上,入大指之间,循大指歧骨内出其端,还贯爪甲,出三毛。是动则病口苦,善太息,心胁痛不能转侧,甚则面微有尘,体无膏泽,足外反热,是为阳厥。是主骨所生病者,头痛颔痛,目锐眦痛,缺盆中肿痛,腋下肿,马刀挟瘿,汗出振寒,疟,胸、胁、肋、髀、膝外至胫、绝骨、外踝前及诸节皆痛,小指次指不用。为此诸病,盛则泻之,虚则补之,热则疾之,寒则留之,陷下则灸之,不盛不虚以经取之。盛者人迎大一倍于寸口,虚者人迎反小于寸口也。

胆足少阳之脉,起于目锐眦,足少阳之童子髎也。上抵头角,下耳后,循颈,行手少阳之前,至肩上,却交出手少阳之后,入缺盆。其支者,从耳后入耳中,出走耳前,至目锐眦后。其支者,别锐眦,下大迎(足阳明穴),合于手少阳,抵于䪼,下加颊车(足阳明穴),下颈,合缺盆,以下胸中,贯膈,络肝,少阳与厥阴为表里也。属胆,循胁里(足三阳自头走足,阳明行身之前,太阳行身之后,少阳行身之侧),出气街(足阳明穴),绕毛际,横入髀厌中(即髀枢)。其直者,从缺盆下腋,循胸,过季胁,下合髀厌中,以下循髀阳,出膝外廉,下外辅骨之前(少阳在中。外辅骨,膝外高骨),直下抵绝骨之端(外踝上骨际),下出外踝之前,循足跗上,入小指次指之间,足少阳之窍阴也。其支者,别跗上,入大指之间,循大指歧骨内,出其端,还贯爪甲,出三毛,而交于足厥阴经。马刀挟瘿,瘰疬肿硬,如瘿瘤历络累生,旁挟胸胁,弯如马刀,少阳上逆之病也。经气壅塞,故生此证。

肝足厥阴之脉,起于大指丛毛之际,上循足跗上廉,去内踝一寸,上踝八寸,交出太阴之后,上腘内廉,循股阴,入毛中,过阴器,抵少腹,挟胃,属肝络胆,上贯膈,布胁肋,循喉咙之后,上入颃颡,连目系,上出额，与督脉会于巅；其支者，从目系下颊里，环唇内；其支者，复从肝别贯膈，上注肺。是动则病腰痛不可以俯仰，丈夫㿉疝，妇人少腹肿，甚则嗌干，面尘脱色。是主肝所生病者，胸满，呕逆，飧泄，狐疝，遗溺，闭癃。为此诸病，盛则泻之，虚则补之，热则疾之，寒则留之，陷下则灸之，不盛不虚以经取之。盛者寸口大一倍于人迎，虚者寸口反小于人迎也。

　　肝足厥阴之脉，起于大指丛毛之际（丛毛即三毛），足厥阴之大敦也。上循足跗上廉，去内踝一寸，上踝八寸（中都之上），交出太阴之后（厥阴在中），上腘内廉，循股阴，入毛中，过阴器，抵少腹，挟胃，属肝络胆，厥阴与少阳为表里也。上贯膈，布胁肋（足三阴自足走胸，太阴行身之前，少阴行身之后，厥阴行身之侧），循喉咙之后，上入颃颡，连目系，上出额，与督脉会于巅。其支者，从目系下颊里，环唇内。其支者，复从肝别贯膈，上注肺，而交于手太阴经。

　　此十二经之一周也，是即营气所行之次。十二经孔穴，详见《素问》气穴、气府诸篇。

　　经脉十二者，伏行分肉之间，深不可见。其可见者，手①太阴过于外踝之上，无所隐故也。诸脉之浮而常见者，皆络脉也。经脉为里，支而横者为络，络之别者为孙。盛而血者疾诛之，盛者泻之，虚者饮药以补之。

　　手太阴过于外踝之上，即寸口也（经脉为里至末，旧误在《脉度》）。

　　雷公曰：何以知经脉之与络脉异也？黄帝曰：经脉者，常不可见也，其虚实也，以气口知之，脉之见者，皆络脉也。诸络脉皆不能经大节之间，必行绝道而出入，复合于皮中，其会皆见于外。雷公曰：细子无以明其然也。黄帝曰：六经络，手阳明少阳之大络，起于五指间，上合肘中。饮酒者，卫气先行皮肤，先充络脉，络脉先盛，故卫气已平，营气乃满，而经脉大盛。脉之卒然动者，皆邪气居之，留于本末；不动则热，不坚则陷且空，不与众同，是以知其何脉之动也。故诸刺络脉者，必刺其结上，甚血者虽无结，急取之以泻其邪而出其血，留之发为痹也。

　　大节，大关节也。经脉必由大节而行，络脉不能经大节之间，必行经脉之绝道而出入（绝道，经脉不行之处），周络一身，复合于皮肤之中。其所会合，皆见于外也。六经络脉，手阳明少阳之大络，起于五指间，上合于肘中（手阳明之络，名偏历，分络于大指、食指，出合谷之次，别走太阴，手少阳之络，名外关，散络于中指、

---

① 手：《灵枢·经脉第十》作"足"。

名指、小指,出阳池之次,别走厥阴,是起于五指间也,即手背之青筋外露也。二脉上行,总于肘中,厥阴经曲泽之次相合)。饮酒者,酒气慓悍,直走卫气,卫气先行皮肤,先充络脉,络脉先盛。故卫气已平(盛极而平),然后内灌于经,营气乃满,而经脉大盛。凡脉之卒然动者,皆邪气居之,留于经络之本末,不动则热,不坚则陷且空,不与众同,是以知其何脉之动也。故诸刺络脉者,必刺其结上。盛血者,虽无结,亦急取之,以泻其邪而出其血,留之则发为痹病也。

凡诊络脉,脉色青则寒且痛,赤则有热。胃中寒,手鱼之络多青矣;胃中有热,鱼际络赤;其暴黑者,留久痹也;其有赤、有黑、有青者,寒热气也。其青短者,少气也。凡刺寒热者,皆多血络,必间日而一取之,血尽而止,乃调其虚实。其小而短者,少气,甚者泻之则闷,闷甚则仆,不得言,闷则急坐之也。

皆多血络,皆多蓄血之络也。

雷公曰:愿卒闻经脉之始生。黄帝曰:人始生,先成精,精成而脑髓生,骨为干,脉为营,筋为刚,肉为墙,皮肤坚而毛发长,谷入于胃,脉道乃通,血气乃行。

人之初生,爰有祖气,祖气一分,精神皆化,而形质初兆,则先成其精。精者,官骸之始基也。肾藏精而主骨,脑髓者,肾精所结,故精成而脑髓生。脑髓生则骨立,骨为之干,脉为之营,筋为之刚,肉为之墙,皮肤以生而毛发续长,形完胎落。谷入于胃,脉道乃通,血气乃行。此经脉所由生也。

经别二十一①

黄帝问于岐伯曰:余闻人之合于天道也,内有五脏,以应五音、五色、五味、五时、五位也;外有六腑,以应六律。六律建,阴阳诸经而合之十二月、十二辰、十二节、十二时、十二经水、十二经脉者,此五脏六腑之所以应天道。夫十二经脉者,人之所以生,病之所以成,人之所以治,病之所以起,学之所始,工之所止也,粗之所易,上之所难也。请问其离合出入奈何?岐伯稽首再拜曰:明乎哉问也!此粗之所过,上之所息也,请卒言之。

六律建阴阳诸经,以六律建立阴阳十二经也。上,上工。过,忽而过之。

---

① 二十一:原缺,据目录补。

息，谓止而究之也。

足太阳之正，别入于腘中，其一道下尻五寸，别入于肛，属于膀胱，散之肾，循膂当心入散；直者，从膂上出于项，复属于太阳，此为一经也。

此足太阳之经别入者。

足少阴之正，至腘中，别走太阳而合，上至肾，当十四椎，出属带脉；直者，系舌本，复出于项，合于太阳，此为一合。成以诸阴之别，皆为正也。

足少阴与足太阳为表里，足少阴之正，至腘中而合太阳，此为一合也。诸阳经之正，成以诸阴之别道相合，皆为正脉，非支络也。

足少阳之正，绕髀入毛际，合于厥阴；别者，入季胁之间，循胸里，属胆，散之上肝，贯心，以上挟咽，出颐颔中，散于面，系目系，合少阳于外眦也。

此足少阳之经别入者。

足厥阴之正，别跗上，上至毛际，合于少阳，与别俱行，此为二合也。

足厥阴与足少阳为表里，足厥阴之正，至毛际而合少阳，此为二合也。

足阳明之正，上至髀，入于腹里，属胃，散之脾，上通于心，上循咽，出于口，上频顑，还系目系，合于阳明也。

此足阳明之经别入者。

足太阴之正，上至髀，合于阳明，与别俱行，上结于咽，贯舌中，此为三合也。

足太阴与足阳明为表里，至髀上而合阳明，此为三合也。

手太阳之正，指地，别于肩解，入腋走心，系小肠也。

此手太阳之经别入者。指地者，在外而内行也。

手少阴之正，别入于渊腋两筋之间，属于心，上走喉咙，出于面，合目内眦，此为四合也。

手少阴与手太阳为表里，至内眦而合太阳，此为四合也。渊腋，穴名。

手少阳之正，指天，别于巅，入缺盆，下走三焦，散于胸中也。

此手少阳之经别入者。指天，在内而外行也。

手心主之正，别下渊腋三寸，入胸中，别属三焦，出循喉咙，出耳后，合少阳完骨之下，此为五合也。

手心主与手少阳为表里，至完骨而合少阳，此为五合也。完骨，耳后骨。

手阳明之正，从手循膺乳，别于肩髃，入柱骨，下走大肠，属于肺，上循喉咙，出缺盆，合于阳明也。

此手阳明之经别入者。

手太阴之正，别入渊腋少阴之前，入走肺，散之大肠，上出缺盆，循喉咙，复合于阳明，此为六合也。

手太阴与手阳明为表里，至喉咙而合阳明，此为六合也。渊腋，足少阳穴。少阴，手少阴经。

手太阴之别，名曰列缺，起于腕上分间，并太阴之经，直入掌中，散入于鱼际。其病实则手锐掌热，虚则欠㰦，小便遗数，取之去腕半寸，别走阳明也。

列缺，穴名，在经渠后，手太阴自此别走于阳明，并太阴之经，太阴之正经也。手阳明起于手指，故实则手锐掌热（锐掌，掌之尽处）。欠㰦，伸腰开口，以舒郁闷也。取之去腕半寸，别走阳明之穴，即列缺也。

手少阴之别，名曰通里，去腕一寸半，别而上行，循经入于心中，系舌本，属目系。其实则支膈，虚则不能言，取之掌后一寸，别走太阳也。

通里，穴名，在阴郄后，手少阴自此别走手太阳。支膈，膈上偏支作满，金被火刑，肺气不降也。不能言，心主言也（《难经》：肺主声，入心为言）。掌后一寸，别走太阳，即通里也。

手心主之别，名曰内关，去腕二寸，出于两筋之间，循经以上，系于心包，络心系。实则心痛，虚则为头强，取之两筋间也。

内关，穴名，手心主自此别走手少阳。取之两筋间，即内关也。

手阳明之别，名曰偏历，去腕三寸，别入太阴；其别者，上循臂，乘肩髃，上曲颊偏齿；其别者，入耳，合于宗脉。实则龋、聋，虚则齿寒、痹隔，取之所别也。

偏历，穴名，手阳明自此别走手太阴。偏齿，半边之齿也。合于宗脉，耳者，宗脉之所聚也。龋，齿病也。痹隔，经络痹塞不通也。取之所别，即偏历也。后仿此。

手太阳之别，名曰支正，上腕五寸，内注少阴；其别者，上走肘，络肩髃。实则节弛肘废，虚则生疣，小者如指痂疥，取之所别也（疣，音尤）。

支正，穴名，手太阳自此别走手少阴。疣，赘瘤也。小者如指痂疥，如指上所生之疥粒也。

手少阳之别，名曰外关，去腕二寸，外绕臂，注胸中，合心主。病实则肘挛，虚则不收，取之所别也。

外关，穴名，手少阳自此别走手心主。

足阳明之别，名曰丰隆，去踝八寸，别走太阴；其别者，循胫骨外廉，上络头项，合诸经之气，下络喉嗌。其病气逆则喉痹瘁喑，实则狂癫，虚则足不收，胫枯，取之所别也。

丰隆，穴名，足阳明自此别走足太阴（瘁，憔瘁也）。

足太阳之别，名曰飞阳，去踝七寸，别走少阴。实则鼽窒、头背痛，虚则鼽衄，取之所别也。

飞阳，穴名，足太阳自此别走足少阴。

足少阳之别，名曰光明，去踝五寸，别走厥阴，下络足跗。实则厥，虚则痿躄，坐不能起，取之所别也。

光明，穴名，足少阳自此别走足厥阴。

足太阴之别，名曰公孙，去本节之后一寸，别走阳明；其别者，入络肠胃。厥气上逆则霍乱，实则肠中切痛，虚则鼓胀，取之所别也。

公孙，穴名，足太阴自此别走足阳明。

足少阴之别，名曰大钟，当踝后绕跟，别走太阳；其别者，并经上走于心包，下外贯腰脊。其病气逆则烦闷，实则闭癃，虚则腰痛，取之所别也。

大钟，穴名，足少阴自此别走足太阳。

足厥阴之别，名曰蠡沟，去内踝五寸，别走少阳；其别者，循胫上睾，结于茎。其病气逆则睾肿卒疝，实则挺长，虚则暴痒，取之所别也（睾，音高）。

蠡沟，穴名，足厥阴自此别走足少阳。睾，丸，阴囊也。

任脉之别，名曰尾翳，下鸠尾，散于腹。实则腹皮痛，虚则痒搔，取之所别也。

尾翳，穴名，任脉自此别走冲、督。鸠尾，蔽心骨，穴名。详尾翳，当是中庭别名，中庭在鸠尾之上，故曰下鸠尾，散于腹。旧注谓为会阴，非。

督脉之别，名曰长强，挟膂上项，散头上，下当肩胛左右，别走太阳，入贯膂。实则脊强，虚则头重，高摇之，挟脊之有过者，取之所别也。

长强，穴名，督脉自此别走任、冲。下当肩胛左右，又别走太阳。高摇之，头之高也。

脾之大络，名曰大包，出渊腋下三寸，布胸胁。实则身尽痛，虚则百节尽皆纵，此脉若罗络之血者，皆取之脾之大络脉也。

大包，穴名，脾为五脏之长，故另有大络罗列也。此脉所部，若有络血罗列可见者，皆取之大包。《素问·玉机真脏论》：胃之大络，名曰虚里，脾胃皆有大络也。

凡此十五络者，实则必见，虚则必下，视之不见，求之上下，人经不同，络脉异所别也（自手太阴之别以下十六段，旧误在《经脉》）。

诸经之别，皆络脉也，共十五络。实则必见于外，虚则必下，不可下也。视之而不见，当求之上下之间，盖以人经虚实不同，络脉异于其所别走之处故也。

经筋二十二①

足少阳之筋，起于小指次指，上结外踝，上循胫外廉，结于膝外廉；其支者，别走外辅骨，上走髀，前者结于伏兔之上，后者结于尻；其直者，上乘䏚季胁，上走腋前廉，系于膺乳，结于缺盆；直者，上出腋，贯缺盆，出太阳之前，循耳后，上额角，交巅上，下走颔，上结于頄；支者，结于目外眦，为外维。其病小指次指支转筋，引膝外转筋，不可屈伸，腘筋急，前引髀，后引尻，即上乘䏚季胁痛，上引缺盆膺乳，颈维筋急，从左之右，右目不开，上过右角，并跷脉而行，左络于右，故伤左角，右足不用，命曰维筋相交。治在燔针劫刺，以知为数，以痛为腧。名曰孟春痹也。

伏兔，膝上六寸股外高肉。尻，尾，尾骶骨。䏚肋，季胁尽处软肋骨。頄，颧颊间骨。维筋，维络头、项、胸、膺之筋。少阳甲木从左右行，故右目不开，右足不用，以其维筋自左而右交也，故命曰维筋相交。以知为数，知，觉也。以痛为腧，痛者，是其腧穴也。孟春痹者，足少阳应正月之气也，义见手足阴阳系日月中。

足太阳之筋，起于足小指，上结于踝，邪上结于膝，其下循足外踝，结于踵，上循跟，结于腘；其别者，结于踹外，上腘中内廉，与腘中并，上结于臀，上挟脊，上项；其支者，别入结于舌本；其直者，结于枕骨，

---

①二十二：原缺，据目录补。

上头下颔，结于鼻；其支者，为目上网，下结于頄；其支者，从腋后外廉，结于肩髃；其支者，入腋下，上出缺盆，上结于完骨；其支者，出缺盆，邪上出于頄。其病小指支跟肿痛，腘挛，脊反折，项筋急，肩不举，腋支缺盆中纽痛，不可左右摇。治在燔针劫刺，以知为数，以痛为腧。名曰仲春痹也。

颔，额上也。完骨，耳后骨。小指支跟肿痛，痛连脚跟也。腋支缺盆中纽痛，纽折作痛，如物支拄也，仲春痹，足太阳应二月之气也。

足阳明之筋，起于中三指，结于跗上，邪外上加于辅骨，上结于膝外廉，直上结于髀枢，上循胁，属脊；其直者，上循骭，结于膝；其支者，结于外辅骨，合少阳；其直者，上循伏兔，上结于髀，聚于阴器，上腹而布，至缺盆而结，上颈，上颊口，合于頄，下结于鼻，上合于太阳，太阳为目上网，阳明为目下网；其支者，从颊结于耳前。其病足中指支胫转筋，脚跳坚，伏兔转筋，髀前肿，㿗疝，腹筋急，引缺盆及颊，卒口僻，急者目不合，热则筋纵，目不开。颊筋有寒，则急引颊移口；有热，则筋弛纵缓不胜收，故僻。治之以马膏，膏其急者；以白酒和桂，以涂其缓者；以桑钩钩之，即以生桑灰置之坎中，高下以坐等，以膏熨急颊，且饮美酒，啖美炙肉，不饮酒者，自强也，为之三拊而已。治在燔针劫刺，以知为数，以痛为腧。名曰季春痹也。

骭，胫骨也。伏兔，股外丰肉，足阳明经脉所行，故穴名伏兔。聚于阴器，阴阳总宗筋之会，会于气街，而阳明为之长也（《素问·痿论》语）。脚跳坚，脚筋跳动而坚硬也。桑钩钩之，使口正而不僻也。高下以坐等，令坎中高下与人坐相等也。三拊而已，熨后拊摩病上，三次而愈也。季春痹，足阳明应三月之气也。

手阳明之筋，起于大指次指之端，结于腕，上循臂，上结于肘外，上臑，结于髃；其支者，绕肩胛，挟脊；直者，从肩髃上颈；其支者，上颊结于頄；直者，上出手太阳之前，上左角，络头，下右颔。其病当所过者，支痛及转筋，肩不举，颈不可左右视。治在燔针劫刺，以知为数，以痛为腧。名曰孟夏痹也。

上左角，络头，下右颔，左手之筋也。右手之筋，上右角，络头，下左颔。阳明之脉，左之右，右之左，筋亦如是。孟夏痹，手阳明应四月之气也。

手太阳之筋，起于小指之上，结于腕，上循臂内廉，结于肘内锐骨之后，弹之应小指之上，入结于腋下；其支者，后走腋后廉，上绕肩胛，循颈，出走太阳之前，结于耳后完骨；其支者，入耳中；直者，出耳上，下结于颔，上属目外眦。其病小指支肘内锐骨后廉痛，循臂阴，入腋下，腋下痛，腋后廉痛，绕肩胛引颈而痛，应耳中鸣，痛引颔，目瞑，良久乃得视，颈筋急，则为筋瘘颈肿。寒热在颈，其为肿者，复而锐之。本支者，上曲牙，循耳前，属目外眦，上颔，结于角，其痛当所过者支转筋。治在燔针劫刺，以知为数，以痛为腧。名曰仲夏痹也。

弹之应小指之上，弹之酸麻，应于小指之上也。颈筋急，则为筋瘘颈肿，瘰疬病也。复而锐之，复刺而用锐针，即小针也。仲夏痹，手太阳应五月之气也。

手少阳之筋，起于小指次指之端，结于腕，上循臂，结于肘，上绕臑外廉，上肩走颈，合手太阳；其支者，当曲颊，入系舌本；其支者，上曲牙，循耳前，属目外眦，上乘颔，结于角。其病当所过者即支转筋，舌卷。治在燔针劫刺，以知为数，以痛为腧。名曰季夏痹也。

季夏痹，手少阳应六月之气也。

足太阴之筋，起于大指之端内侧，上结于内踝；其直者，络于膝内辅骨，上循阴股，结于髀，聚于阴器，上腹，结于脐，循腹里，结于肋，散于胸中；其内者，著于脊。其病足大指支内踝痛，转筋痛，膝内辅骨痛，阴股引髀而痛，阴器纽痛，上引脐，两胁痛引膺中，脊内痛。治在燔针劫刺，以知为数，以痛为腧。名曰孟秋痹也。

孟秋痹，足太阴应七月之气也。

足少阴之筋，起于小指之下，并足太阴之筋，邪走内踝之下，结于踵，与太阳之筋合，而上结于内辅之下，并太阴之筋而上循阴股，结于阴器，循脊内，挟膂，上至项，结于枕骨，与足太阳之筋合。其病足下转筋，及所过而结者皆痛及转筋。病在此者，主痫瘛及痉，在外者不能俯，在内者不能仰。故阳病者腰反折不能俯，阴病者不能仰。治在燔针劫刺，以知为数，以痛为腧，在内者熨引饮药。此筋折纽，纽发数甚者，死不治。名曰仲秋痹也。

痫，惊也。瘛，筋急而抽引也。痉，筋短而身劲也。筋脉短急，其在外者，即不能俯（外，身后也），其在内者，即不能仰。故太阳病者，腰反折，不能俯，其经行身之后也，少阴病者，身伛偻，不能仰，其经行身之前也（少阴自前而行于后）。此筋折纽，折其枢纽也。纽发数甚，折纽数发而数甚也。仲秋痹，足少阴应八月之气也。

足厥阴之筋，起于大指之上，上结于内踝之前，上循胫，上结内辅之下，上循阴股，结于阴器，络诸筋。其病足大指支内踝之前痛，内辅痛，阴股痛转筋，阴器不用，伤于内则不起，伤于寒则阴缩入，伤于热则纵挺不收。治在行水清阴气。其病转筋者，治在燔针劫刺，以知为数，以痛为腧。名曰季秋痹也。

结于阴器，肝主筋，前阴者，宗筋之所聚也。络诸筋，前阴皆联络于诸筋也。伤于内则不起，纵欲伤精，则阴痿也。伤于寒则阴缩入，寒则筋急也。伤于热则纵挺不收，热则筋松也。治在行水清阴气，热则补肾水，以清阴分之热也。季秋痹，足厥阴应九月之气也。

手厥阴之筋，起于中指，与太阴之筋并行，结于肘内廉，上臂阴，结腋下，下散前后挟胁；其支者，入腋，散胸中，结于贲。其病当所过者支转筋，前及胸痛，息贲。治在燔针劫刺，以知为数，以痛为腧。名曰孟冬痹也。

息贲，喘息贲逆。孟冬痹，手厥阴应十月之气也。

手少阴之筋，起于小指之内侧，结于锐骨，上结肘内廉，上入腋，交太阴，挟乳里，结于胸中，循胁①，下系于脐。其病内急，心承伏梁，下为肘网。当所过者支转筋，筋痛。治在燔针劫刺，以知为数，以痛为腧。其成伏梁唾脓血者，死不治。名曰仲冬痹也。

锐骨，掌后锐骨。肘网，肘如网罗牵引。仲冬痹，手少阴应十一月之气也。

手太阴之筋，起于大指之上，循指上行，结于鱼后，行寸口外侧，上循臂，结肘中，上臑内廉，入腋下，出缺盆，结肩前髃，上结缺盆，下结胸里，散贯贲，合贲下，抵季胁。其病当所过者支转筋痛，甚成息贲，胁急，吐血。治在燔针劫刺，以知为数，以痛为腧，名曰季冬痹也。

贲，贲门，《难经》：胃为贲门（胃之上口）。季冬痹，手太阴应十二月之气也。

经筋之病，寒则反折筋急，热则筋弛纵不收，阴痿不用。阳急则反折，阴急则俯不伸。焠刺者，刺寒急也，热则筋弛不收，无用燔针。足之阳明，

---

① 胁：《针灸甲乙经》《黄帝内经太素》作"贲"。

手之太阳，筋急则口目为僻，眦急不能卒视，治皆如右方也。

焠针，即燔针，以火烧其针也。燔针治寒而筋急者，热而筋纵者，不可用也。

经水二十三①

黄帝问于岐伯曰：经脉十二者，外合于十二经水，而内属于五脏六腑。夫十二经水者，其有大小、深浅、广狭、远近各不同，五脏六腑之高下、大小，受谷之多少亦不等，相应奈何？夫经水者，受水而行之；五脏者，合神气魂魄而藏之；六腑者，受谷而行之，受气而扬之；经脉者，受血而营之。合而以治奈何？刺之深浅，灸之壮数，可得闻乎？

义详下文。

岐伯答曰：善哉问也！天至高不可度，地至广不可量，此之谓也。且夫人生于天地之间，六合之内，此天之高、地之广也，非人力之所能度量而至也。若夫八尺之士，皮肉在此，外可度量切循而得之，其死可解剖而视之，其脏之坚脆，腑之大小，谷之多少，脉之长短，血之清浊，气之多少，十二经之多血少气，与其少血多气，与其皆多血气，与其皆少血气，皆有大数。其治以针艾，各调其经气，固其常有合乎？

黄帝曰：余闻之，快于耳，不解于心，愿卒闻之。岐伯答曰：此人之所以参天地而应阴阳也，不可不察。

人之十二经脉，合于十二经水，其理玄远。天之至高不可度，地之至广不可量，何由而知天地与人相合也？且夫人生于天地之间，六合之内，渺焉中处，而天地之高广，亦非人力之所度量而至也。若夫人，则无不可度量而知，外可切循，内可解剖，其脏腑之形象，气血之多少，皆有大数。即其小者，以测大者，则经脉之与经水，固其常有合也。

足太阳外合于清水，内属于膀胱，而通水道焉。足少阳外合于渭水，内属于胆。足阳明外合于海水，内属于胃。足太阴外合于湖水，内属于脾。足少阴外合于汝水，内属于肾。足厥阴外合于渑水，内属于肝。手太阳外合于淮水，内属于小肠，而水道出焉。手少阳外合于漯水，内属于三焦。手阳明

---

① 二十三：原缺，据目录补。

外合于江水，内属于大肠。手太阴外合于河水，内属于肺。手少阴外合于济水，内属于心。手心主外合于漳水，内属于心包。

手足太阳，皆主水道，足太阳以寒水主令，手太阳以丙火而化寒水也。

凡此五脏六腑十二经水者，外有源泉，而内有所禀，此皆内外相贯，如环无端，人经亦然。故天为阳，地为阴，腰以上为天，腰以下为地。故海以北者为阴，湖以北者为阴中之阴，漳以南者为阳，河以北至漳者为阳中之阴，漯以南至江者为阳中之太阳，此一隅之阴阳也，所以人与天地相参也。

经脉之阴阳配于经水之阴阳，故人与天地相参。

黄帝曰：夫经水之应经脉也。其远近浅深、水血之多少各不同，合而以刺之奈何？岐伯答曰：足阳明，五脏六腑之海也，其脉大血多，气盛热壮，刺此者，不深弗散，不留不泻也。足阳明刺深六分，留十呼。足太阳深五分，留七呼。足少阳深四分，留五呼。足太阴深三分，留四呼。足少阴深二分，留三呼。足厥阴深一分，留二呼。手之阴阳，其受气之道近，其气之来疾，其刺深者皆无过二分，其留皆无过一呼。其少长大小肥瘦，以意科之，命曰法天之常，灸之亦然。灸而过此者，得恶火，则骨枯脉涩；刺而过此者，则脱气。

此言刺法深浅之度，留针迟速之候。

黄帝曰：夫经脉之小大，血之多少，肤之薄厚，肉之坚脆，及腘之小大，可为量度乎？岐伯答曰：其可为度量者，取其中度也，不甚脱肉而血气不衰也。若夫度之人，痟瘦而形肉脱者，恶可以度量刺乎！审切循扪按，视其寒温盛衰而调之，是谓因适而为之真也（痟，与消同）。

可为度量者，取其人之中度也，此不甚脱肉，而血气不衰者也。若夫所度之人，痟瘦而形肉脱者，则不可以度量刺，宜审切循扪按，视其寒温盛衰而调之，是谓因其所适而为之真也（真，切当也）。

阴阳清浊二十四①

黄帝曰：余闻十二经脉，以应十二经水者，其五色各异，清浊不同，人之血气若一，应之奈何？岐伯曰：人之血气苟能若一，则天下为一矣，恶有

---

① 二十四：原缺，据目录补。

乱者乎？

黄帝曰：余问一人，非问天下之众。岐伯曰：夫一人者，亦有乱气，天下之众亦有乱人，其合为一耳。

黄帝曰：愿闻人气之清浊。岐伯曰：受谷者浊，受气者清。清者注阴，浊者注阳。浊而清者，上出于咽；清而浊者，则下行。清浊相干，命曰乱气。

干，犯也。

黄帝曰：夫阴清而阳浊，浊者有清，清者有浊，清浊别之奈何？岐伯曰：气之大别，清者上注于肺，浊者下走于胃。胃之清气，上出于口；肺之浊气，下注于经，内积于海。

胃之清气，上出于口，所谓浊而清者，上出于咽也。肺之浊气，下注于经，内积于海，所谓清而浊者，则下行也。海，胃也。

黄帝曰：诸阳皆浊，何阳独甚乎？岐伯曰：手太阳独受阳之浊，手太阴独受阴之清。其清者上走空窍，其浊者下行诸经。诸阴皆清，足太阴独受其浊。

空窍，上焦诸官窍也。

黄帝曰：治之奈何？岐伯曰：清者其气滑，浊者其气涩，此气之常也。故刺阴者，深而留之；刺阳者，浅而疾之；清浊相干者，以数调之也。

数，法也。

灵枢悬解卷三终

灵枢悬解卷四

昌邑黄元御解

本输二十五①

黄帝问于岐伯曰：凡刺之道，必通十二经络之所终始，络脉之所别处，五输之所留，六腑之所与合，四时之所出入，五脏之所溜处，阔狭之度，浅深之状，高下所至，愿闻其解。岐伯曰：请言其次也。

十二经络之所终始，十二经之起止也。络脉之所别处，经别之十五络脉也。五输之所留，井荥输经合五穴之所在也。六腑之所与合，六腑与五脏表里相配合也。四时之所出入，四时阴阳之出入也。五脏之所溜处，五脏之荥穴，经气之所溜也（所溜为荥）。阔狭之度，言其远近。浅深之状，言其浮沉。高下所至，言其上下也。

肺出于少商，少商者，手大指端内侧也，为井木；溜于鱼际，鱼际者，手鱼也，为荥；注于太渊，太渊，鱼后一寸陷者中也，为输；行于经渠，经渠，寸口中也，动而不居，为经；入于尺泽，尺泽，肘中之动脉也，为合。手太阴经也（荥，音营）。

此手太阴肺经之五输，手鱼，手大指根丰肉，其形如鱼。际，边也。动而不居，不止也。

心出于中冲，中冲，手中指之端也，为井木；溜于劳宫，劳宫，掌中中指本节之内间也，为荥；注于大陵，大陵，掌后两骨之间方下者也，为输；行于间使，间使之道，两筋之间，三寸之中也，有过则至，无过则止，为经；入于曲泽，曲泽，肘内廉下陷者之中也，屈而得之，为合。手少阴经也。

---

①二十五：原缺，据目录补。

此手少阴心经之五输。五输皆手厥阴之穴，《逆顺肥瘦》：手少阴之脉独无腧①。诸邪之在于心者，皆在于心之包络是也。

肝出于大敦，大敦者，足大指之端及三毛之中也，为井木；溜于行间，行间，足大指间也，为荥；注于太冲，太冲，行间上二寸，陷者之中也，为输；行于中封，中封，内踝之前一寸半，陷者之中，使逆则宛，使和则通，摇足而得之，为经；入于曲泉，曲泉，辅骨之下，大筋之上也，屈膝而得之，为合。足厥阴经也。

此足厥阴肝经之五输。使，使道也（《素问·十二脏相使》：使道闭塞而不通）。使逆则宛，使道逆则宛塞，肝木下陷，则经脉阻闭也。

脾出于隐白，隐白者，足大指之端内侧也，为井木；溜于大都，大都，本节之后，下陷者之中也，为荥；注于太白，太白，核骨之下也，为输；行于商丘，商丘，内踝之下，陷者之中也，为经；入于阴之陵泉，阴之陵泉，辅骨之下，陷者之中也，伸而得之，为合。足太阴经也。

此足太阴脾经之五输。

肾出于涌泉，涌泉者，足心也，为井木；溜于然谷，然谷，然骨之下者也，为荥；注于太溪，太溪，内踝之后②，跟骨之上陷者中也，为输；行于复溜，复溜，上内踝二寸，动而不休，为经；入于阴谷，阴谷，辅骨之后，大筋之下，小筋之上也，按之应手，屈膝而得之，为合。足少阴经也。

此足少阴肾经之五输。

膀胱出于至阴，至阴者，足小指之端也，为井金；溜于通谷，通谷，本节之前外侧也，为荥；注于束骨，束骨，本节之后，陷者中也，为输；过于京骨，京骨，足外侧大骨之下也，为原；行于昆仑，昆仑，外踝之后，跟骨之上也，为经；入于委中，委中，腘中央也，为合，委而取之。足太阳经也。

此足太阳膀胱经之六腧③。

胆出于窍阴，窍阴者，足小指次指之端也，为井金；溜于侠溪，侠溪，足小指次指之间也，为荥；注于临泣，临泣，上行一寸半，陷者中也，为

---

① 手少阴之脉独无腧：语出《灵枢·邪客第七十一》。
② 之后：原脱，据《灵枢·本输第二》补。
③ 六腧：包括五输穴与原穴。下同。

输；过于丘墟，丘墟，外踝之前下，陷者中也，为原；行于阳辅，阳辅，外踝之上，辅骨之前，及绝骨之端也，为经；入于阳之陵泉，阳之陵泉，膝外陷者中也，为合，伸而得之。足少阳经也。

此足少阳胆经之六腧。

胃出于厉兑，厉兑者，足大指次指之端也，为井金；溜于内庭，内庭，次指外间也，为荥；注于陷谷，陷谷，上中指内间，上行二寸，陷者中也，为输；过于冲阳，冲阳，足跗上五寸，陷者中也，为原，摇足而得之；行于解溪，解溪，上冲阳一寸半，陷者中也，为经；入于下陵，下陵，膝下三寸，骺骨外三里也，为合；复下三里三寸，为巨虚上廉，复下上廉三寸，为巨虚下廉，大肠属上，小肠属下，足阳明胃脉也。大肠、小肠皆属于胃，足阳明经也。

此足阳明胃经之六腧。大肠属上，巨虚上廉也，小肠属下，巨虚下廉也，此总是足阳明胃脉。以胃为六腑之长，故大肠、小肠皆属于胃。

大肠者上合手阳明，出于商阳，商阳，大指次指之端也，为井金；溜于本节之前二间，为荥；注于本节之后三间，为输；过于合谷，合谷，在大指歧骨之间，为原；行于阳溪，阳溪，在两筋间，陷者中也，为经；入于曲池，曲池，在肘外辅骨陷者中也，为合，屈臂而得之。手阳明经也。

此手阳明大肠经之六腧。

小肠者，上合手太阳，出于少泽，少泽，小指之端也，为井金；溜于前谷，前谷，在手外廉本节前，陷者中也，为荥；注于后溪，后溪，在手外侧本节之后也，为输；过于腕骨，腕骨，在手外侧腕骨之前也，为原；行于阳谷，阳谷，在锐骨之下，陷者中也，为经；入于小海。小海，在肘内大骨之外，去端半寸，陷者中也，为合，伸臂而得之，手太阳经也。

此手太阳小肠经之六腧。

三焦者，上合于手少阳，出于关冲，关冲，手小指次指之端也，为井金；溜于液门，液门，小指次指之间也，为荥；注于中渚，中渚，本节之后，陷者中也，为输；过于阳池，阳池，在腕上，陷者之中也，为原；行于支沟，支沟，上腕上三寸，两骨之间，陷者中也，为经；入于天井，天井，在肘外大骨之上，陷者中也，为合，屈肘乃得之；三焦下腧，在于足太阳之前，少阳之后，出于腘中外廉，名曰委阳，是太阳络也。手少阳经也。

此手少阳三焦经之六腧。委阳，足太阳穴。

是谓五脏六腑之腧，五五二十五腧，六六三十六腧也。六腑皆出足之三阳，上合于手者也。

脏腑之脉，虽分手足，其实本是同经，以六阴之经，升于足而降于手，六阳之经，升于手而降于足。故六腑之经，皆出足之三阳，而上合于手，手之三阳，即足三阳之上半也。五脏五腧，井木、荥火、输土、经金、合水。六腑六腧，井金、荥水、输木、经火、合土，义详《六十四难》。六腑多一原穴，当与输穴俱属木也。

三焦者，足太阳少阴之所将，太阳之别也，上踝五寸，别入贯腨肠，出于委阳，并太阳之正，入络膀胱，约下焦。实而闭癃，虚则遗溺，遗溺则补之，闭癃则泻之。

三焦者，足太阳少阴之所将领，是太阳之别也。上外踝五寸，别太阳而入贯腨肠（腿肚），出于太阳之委阳，并太阳之正经，入络膀胱，约束下焦。相火实则膀胱闭癃，相火虚则小便遗尿（三焦为少阳相火），遗尿则补之益其相火，闭癃则泻之，泄其相火也。

肺合大肠，大肠者，传道之腑；心合小肠，小肠者，受盛之腑；肝合胆，胆者，中正之腑；脾合胃，胃者，五谷之腑；肾合膀胱，膀胱者，津液之腑。少阳属肾，肾上连肺，故将两脏。三焦者，中渎之腑也，水道出焉，属膀胱，是孤之腑也。是六腑之所与合者。

《素问·十二脏相使①》：大肠者，传道之官，变化出焉。小肠者，受盛之官，化物出焉。胆者，中正之官，决断出焉。膀胱者，州都之官，津液藏焉。三焦者，决渎之官，水道出焉。少阳三焦属肾，肾上连肺，以辛金而生癸水，故兼将两脏。缘三焦者，中渎之腑也，水道出焉，属于膀胱，是以并将于肾。盖水善藏，火善泄，膀胱以州都之官，津液藏焉，不能出也，得三焦之经，并太阳之正，入络膀胱，泄以相火之力，则州都冲决，水道出矣，故曰决渎之官。此曰中②渎之腑，以其下行于川渎之中也。其所以决渎而出水者，相火在肾，温生风木，以疏泄之也。心主者，心之包络，非脏也。三焦虽与心主表里，而心主无脏，是三焦为孤之腑也。脏腑相合，是六腑之所与合者（答帝问六腑之所与合语）。

---

① 十二脏相使：与全元起注本篇名同。王冰注本作"灵兰秘典论"。
② 中：原作"决"，据上下文改。

缺盆之中，任脉也，名曰天突。一次任脉侧之动脉，足阳明也，名曰人迎；二次脉手阳明也，名曰扶突；三次脉手太阳也，名曰天窗；四次脉足少阳也，名曰天容；五次脉手少阳也，名曰天牖；六次脉足太阳也，名曰天柱；七次脉颈中央之脉，督脉也，名曰风府。腋内动脉，手太阴也，名曰天府。腋下三寸，手心主也，名曰天池。

手足六阳，皆行于颈，其位次如此。手之三阴，自胸走手，脉在腋内与腋下。

足阳明，挟喉之动脉，其腧在膺中。手阳明次在其腧外，不至曲颊一寸。手太阳，当曲颊。足少阳，在耳下曲颊之后。手少阳，出耳后，上加完骨之上。足太阳，挟项大筋之中发际。阴尺动脉在五里，五腧之禁也。

足阳明，挟喉之动脉，即人迎也。其腧在膺中，气户、库房之穴也。手阳明次在其腧外，不至曲颊一寸，即扶突也。手太阳，当曲颊，即天窗也。足少阳，在耳下曲颊之后，即天容也（足少阳颈中无穴，天容是手太阳经穴）。手少阳，出耳后，上加完骨之上，即天牖也。足太阳，挟项大筋之中发际，即天柱也。阴尺动脉在五里，手太阴尺泽之后，手阳明之五里也。《小针解》：夺阴者死。言取尺之五里，五往者也。《玉版》：迎之五里，五往而脏之气尽矣。以上诸穴，是五腧之禁也（禁，不可刺）。

刺上关者，呿不能欠；刺下关者，欠不能呿；刺犊鼻者，屈不能伸；刺两关者，伸不能屈。

上关，足少阳之客主人，开口取之，刺之则呿不能欠（呿，开口也。《庄子》：公孙龙口呿不合。欠，开口而即合也）。下关，足阳明经穴，闭而取之，刺之则欠不能呿。犊鼻，足阳明经穴，却足取之，刺之则屈不能伸。两关，手厥阴之内关，手少阳之外关，伸手取之，刺之则伸不能屈。此皆禁刺之穴也。

春取络脉、诸荥、大经分肉之间，甚者深取之，间者浅取之；夏取孙络、诸输、肌肉、皮肤之上；秋取诸合，余如春法。冬取诸井、诸输之分，欲深而留之。此四时之序，气之所处，病之所舍，脏之所宜。

根结二十六①

岐伯曰：天地相感，寒暖相移，阴阳之道，孰少孰多？阴道偶，阳道

---

① 二十六：原缺，据目录补。

奇。发于春夏，阴气少，阳气多，阴阳不调，何补何泻？发于秋冬，阳气少，阴气多，阴气盛而阳气衰，故茎叶枯槁，湿雨下归，阴阳相移，何泻何补？奇邪离经，不可胜数，不知根结，五脏六腑，折关败枢，开阖而走，阴阳大失，不可复取。九针之玄，要在终始。故能知终始，一言而毕，不知终始，针道咸绝。

天地相感，寒暑相移，阴阳之道，孰少孰多？阴道偶（双数为偶，如二、四、六、八、十），阳道奇（单数为奇，如一、三、五、七、九），春夏阳旺，发于春夏，阴气少，阳气多，此当何补何泻？秋冬阴旺，发于秋冬，阳气少，阴气多，阴气盛而阳气衰，故茎叶枯槁不沾，天地之泽，湿雨下归其根（湿生于地，雨降于天），阴阳相移（前盛今衰，前衰今盛），此当何补何泻？阴阳变化，奇邪离经（离常），淫泆流衍，不可胜数，然病机虽繁，悉有根结（根，始。结，终）。不知根结，五脏六腑，折关败枢，开阖而走，阴阳大失，不可复取。九针之玄，其要全在终始，终始即根结也。故能知终始，一言而毕，得其要也，不知终始，针道咸绝，失其要也。

太阳根于至阴，结于命门。命门者，目也。阳明根于厉兑，结于颡大。颡大者，钳耳也。少阳根于窍阴，结于窗笼。窗笼者，耳中也。太阳为开，阳明为阖，少阳为枢。开折则皮肉节渎而暴病起矣，故暴病者取之太阳，视有余不足。渎者，皮肉宛焦而弱也。阖折则气无所止息而痿疾起矣，故痿疾者取之阳明，视有余不足。无所止息者，真气稽留，邪气居之也。枢折即骨繇而不安于地，故骨繇者取之少阳，视有余不足。骨繇者，节缓而不收也，所谓骨繇者，摇故也，当穷其本也。

太阳根于至阴（太阳井穴，在足小指），结于命门，命门者，目内眦之睛明也（穴名）。阳明根于厉兑（阳明井穴，在足次指），结于颡大（大迎在颃颡之上，故曰颡大），颡大者，钳耳下之大迎也（穴名，钳耳，犹言挟耳也）。少阳根于窍阴（少阳井穴，在足名指），结于窗笼，窗笼者，耳中之听宫也（穴名。听宫在耳前，手太阳穴，足少阳之所会也）。太阳，阳之将衰，在表，为开，阳明，阳之正盛，在里，为阖，少阳，未盛未衰，在中，为枢（表里之半）。故开折则表阳不固，皮肉节渎而暴病起矣（风寒外感），故暴病者，取之太阳（仲景《伤寒》太阳经病是也），视其有余不足，以为补泻。节渎者，皮肉宛焦而软弱也（《难经》：手太阴气绝，则津液去，皮节伤。节渎，节节伤败也。宛、菀同）。阖折则里阳不运，中气无所止息而痿疾起矣，故痿疾者，取之阳明（义详《素问·痿论》），视其有余不足，以为补泻。无所止息者，真气稽留不布（中气壅阻，不能四达，是无所归宿也），而邪气居之也。枢折即骨繇而不安于地，故骨繇者，取之少阳，视其有余不足，以为补泻。骨繇者，节缓而不收也，所谓骨繇者，摇故也，以肝主筋，而诸筋皆聚于节，肝胆同气，筋膜松懈，则节缓而不收，故骨繇而不健。所谓骨繇者，骨节摇动不坚故也。故当穷其根本也。太阳之病在皮毛，阳明之病在肌肉，少阳之病在筋膜，各有其部也。

太阴根于隐白，结于太仓。少阴根于涌泉，结于廉泉。厥阴根于大敦，结于玉英，络于膻中。太阴为开，厥阴为阖，少阴为枢。开折则仓廪无所输，膈洞，膈洞者取之太阴，视有余不足。开折者，气不足而生病也。阖折即气绝而喜悲，悲者取之厥阴，视有余不足。枢折则脉有所结而不通，不通者取之少阴，视有余不足。有结者皆取之不足。

太阴根于隐白（太阴井穴，在足大指），结于太仓，太仓，任脉之中脘也（穴名）。少阴根于涌泉（少阴井穴，在足心），结于廉泉，廉泉，任脉之穴也。厥阴根于大敦（厥阴井穴，在足大指），结于玉英，玉英，任脉之玉堂也，络于膻中，膻中，心主之宫城也（《胀论》语）。太阴，阴之将衰，在外，为开，厥阴，阴之交尽，在内，为阖，少阴，未衰未盛，在中，为枢（内外之交）。开折则仓廪无所输纳而胸膈空洞，膈洞者，取之太阴，视其有余不足。开折者，脾气不足而生病也（脾虚不能化谷）。阖折即气绝而喜悲（木虚金旺，肝为肺刑，燥胜则悲），悲者，取之厥阴，视其有余不足。枢折则脉有所结而不通（心主脉，水胜火负，则脉不通），不通者，取之少阴，视其有余不足。凡有结者，皆取之不足，以其阴中之阳亏也。

足太阳根于至阴，溜于京骨，注于昆仑，入于天柱、飞扬也。

天柱在项，飞扬在足。

足阳明根于厉兑，溜于冲阳，注于下陵，入于人迎、丰隆也。

人迎在颈，丰隆在足。

足少阳根于窍阴，溜于丘墟，注于阳辅，入于天容、光明也。

天冲在头（天容，手太阳穴，当是天冲），光明在足。

手太阳根于少泽，溜于阳谷，注于小海，入于天窗、支正也。

天窗在颈，支正在手。

手阳明根于商阳，溜于合谷，注于阳溪，入于扶突、偏历也。

扶突在颈，偏历在手。

手少阳根于关冲，溜于阳池，注于支沟，入于天牖、外关也。

天牖在颈，外关在手（余腧具详《本输》）。

此所谓十二经之盛络，皆当取之。

手足六阳，左右十二经，诸腧是其盛络，乃经脉盛大之处，针刺者，皆当取之。

标本 旧本误名《卫气》，按经文正之 二十七①

黄帝曰：五脏者，所以藏精神魂魄者也。六腑者，所以受水谷而行化物者也。其气内干②五脏，而外络肢节。其浮气之不循经者为卫气，其精气之行于内者为营气，阴阳相随，外内相贯，如环之无端，亭亭淳淳乎，孰能穷之。然其分别阴阳，皆有标本虚实所离之处。能别阴阳十二经者，知病之所生；候虚实之所在者，能得病之高下；知六腑之气街者，能知解结契绍于门户；能知虚石之坚软者，知补泻之所在；能知六经之标本者，可以无惑于天下。

亭亭淳淳，浑沦无迹之意。气街，气之道路也。绍，续也，解结契绍，解其盘结而契（契，合）其断续也。石，即实也。

岐伯曰：博哉圣帝之论！臣请尽意悉言之。足太阳之本在跟以上五寸中，标在两络命门。命门者，目也。足少阳之本在窍阴之间，标在窗笼之前。窗笼者，耳也。足阳明之本在厉兑，标在人迎，颊挟颃颡也。足少阴之本在内踝下上三寸中，标在背俞与舌下两脉也。足厥阴之本在行间上五寸所，标在背俞也。足太阴之本在中封前上四寸之中，标在背俞与舌本也。

手太阳之本在外踝之后，标在命门之上一寸也。手少阳之本在小指次指之间上二寸，标在耳后上角下外眦也。手阳明之本在肘骨中，上至别阳，标在颜下合钳上也。手少阴之本在锐骨之端，标在背俞也。手心主之本在掌后两筋之间二寸中，标在腋下三寸也。手太阴之本在寸口之中，标在腋内动也。

---

① 二十七：原缺，据目录补。
② 干：联系，关联。

足太阳之本在跟以上五寸中，跗阳也，标在两络命门，命门者，目睛明也（睛明左右两穴，故曰两络）。足少阳之本在窍阴之间（穴名）。标在窗笼之前，窗笼者，耳听宫也。足阳明之本在厉兑（穴名），标在人迎，颊挟颃颡之旁也。足少阴之本在内踝下上三寸中，太溪也，标在背俞、肾俞，舌下两脉，廉泉也（任脉穴）。足厥阴之本在行间上五寸所，中封也，标在背俞、肝俞也。足太阴之本，在中封前上四寸之中，三阴交也，标在背俞、脾俞也，舌本，舌根也。

手太阳之本在外踝之后，支正也，标在命门之上一寸，足太阳之攒竹也（手足太阳之会）。手少阳之本在小指次指之间上二寸，液门也，标在耳后上角下外眦，丝竹空也。手阳明之本在肘骨中，曲池也，上至别阳，疑是肘髎别名，标在颜下（庭下）。合钳上（即根结钳耳），足阳明之颊车也。手少阴之本在锐骨之端，神门也，标在背俞、心俞也。手心主之本在掌后两筋之间二寸中，内关也，标在腋下三寸，天池也。手太阴之本，在寸口之中，太渊也，标在腋内动脉，天府也。

凡候此者，下虚则厥，下盛则热，上虚则眩，上盛则热痛。故石者绝而止之，虚者引而起之。请言气街，胸气有街，腹气有街，头气有街，胫气有街。故气在头者，止之于脑。气在胸者，止之膺与背俞。气在腹者，止之背俞与冲脉于脐左右之动脉者。气在胫者，止之于气街与承山、踝上以下。取此者用毫针，必先按而在久，应于手，乃刺而予之。所治者，头痛眩仆，腹痛中满暴胀，及有新积。痛可移者，易已也；积不痛，难已也。

石，即实也。气街，气之通衢也。胸旁曰膺。背俞，足太阳经诸脏腑之腧也。脐左右之动脉，肓俞、天枢诸穴也（肓俞，足少阴穴。天枢，足阳明穴）。气在胫者，止之于气街，足阳明经穴。承山，足太阳经穴。取此者，用毫针，取此四街也。刺而予之，予之以针也。所治者，四街之所治者也。

动腧二十八①

黄帝曰：经脉十二，而手太阴、足少阴、阳明独动不休，何也？岐伯曰：是阳明胃脉也。胃为五脏六腑之海，其清气上注于肺，肺气从太阴而行之，其行也，以息往来，故人一呼脉再动，一吸脉亦再动，呼吸不已，故动

---

① 二十八：原缺，据目录补。

而不止也。

经脉十二，而手太阴之太渊（在关上），足少阴之太溪（在足内踝后），足阳明之人迎（在喉旁）、冲阳（在足跗上），独动而不休，是阳明胃脉之力也。胃为五脏六腑之海，其清气上注于肺，肺气从太阴之经而行之。其行也，以息往来，故人一呼脉再动，一吸脉亦再动，呼吸不已，气行经中，上下环周，故动而不止。盖经之动，气送之也，气统于肺，而胃为化气之原，故悉属阳明胃脉之力也。

黄帝曰：气之过于寸口也，上十焉息，下八焉伏，何道从还？不知其极。岐伯曰：气之离脏也，卒然如弓弩之发，如水之下岸，上于鱼以反衰，其余气衰散以逆上，故其行微。

寸口，手太阴之动脉也。《难经》：从关至尺，是尺内，阴之所治也，从关至鱼际，是寸口内，阳之所治也，阴得尺中一寸，阳得寸内九分。气之过于寸口也，上十焉息，下八焉伏，上谓尺中，下谓寸口。以手之三阴，自胸走手，其气先至尺中，故尺中为上，后至寸口，故寸口为下。尺得一寸，是上十也（十分为寸），寸得九分，是下九也。曰下八者，以脉有覆溢，溢则上鱼而寸反十分，覆则下尺而寸至八分。帝问覆脉之寸短而尺长，故曰下八。上而尺中，脉动十分，十分之外，气从焉息，下而寸口，脉动八分，八分之外，气从焉伏，是从何道而还？不知其极。盖气之离脏而走手也，卒然如弓弩之发，如水之自高而下岸也，气力壮大，是以鼓动应指。及其上于鱼际，气力反以衰乏，其余气衰散以逆上，故其行微而不见鼓动也。将上鱼际，而脉力已衰，故寸口不及一寸，但得八分也（寸口正在鱼际之分）。

黄帝曰：足之阳明何因而动？岐伯曰：胃气上注于肺，其悍气上冲头者，循咽，上走空窍，循眼系，入络脑，出䪼，下客主人，循牙车，合阳明，并下人迎，此胃气别走于阳明者也。故阴阳上下，其动也若一。故阳病而阳脉小者为逆，阴病而阴脉大者为逆。阴阳俱静俱动，若引绳相倾者病。

胃气上注于肺，而其悍气之上冲于头者，循咽管而上走空窍，循眼系而入络于脑，出䪼（颧骨之上）而下客主人（足少阳穴），循牙车（即颊车）而合阳明之本经，并下喉旁人迎之动脉，此胃气之别走于阳明者也。故阳明行气于三阳，脉动于人迎，太阴行气于三阴，脉动于寸口，阴阳上下（人迎在上为阳，寸口在下为阴），其动也若一，阳明何故不动也！故阳病而阳脉小者为逆，阳不及阴也。阴病而阴脉大者为逆，阴过于阳也。阴阳俱静俱动，若引绳相倾者病，反其阴静阳动之常也。

黄帝曰：足少阴何因而动？岐伯曰：冲脉者，十二经之海也，与少阴之大络起于肾下，出于气街，循阴股内廉，邪入腘中，循胫骨内廉，并少阴之经，下入内踝之后，入足下；其别者，邪入踝，出属跗上，入大指之间，注诸络，以温足胫。此脉之常动者也。

冲脉者，十二经之海也，与少阴之大络俱起于肾下，出于阳明之气街，循阴股内廉（内之下廉），邪入腘中，循胫骨内廉（膝下腿骨），并少阴之经，下入内踝之后，入足下。其别者，邪入内踝，出属跗上，入大指之间（交厥阴肝经），灌注诸络，以温足胫（血富于冲，冲为八奇经之一。八奇经，皆脉络也），少阴与冲脉并行，此亦脉之常动者也。

背腧二十九①

黄帝问于岐伯曰：愿闻五脏之俞出于背者。岐伯曰：胸中大俞在杼骨之端，肺俞在三椎之间，心俞在五椎之间，膈俞在七椎之间，肝俞在九椎之间，脾俞在十一椎之间，肾俞在十四椎之间，皆挟脊相去三寸所，则欲得而验之，按其处，应在中而痛解，乃其俞也。

背者，胸之府也（《素问·脉要精微论》语），故胸中大俞，在背上杼骨之端，足太阳之大杼穴也。自大杼而下，肺俞在三椎之间（脊骨一节为一椎，俗本皆作焦，非），心俞在五椎之间，膈俞在七椎之间，肝俞在九椎之间，脾俞在十一椎之间，肾俞在十四椎之间。皆挟脊骨两旁相去三寸所，在足太阳经之里行。则欲得而验之，试按其处，应在于中而痛解（解，松懈也），乃其俞也。

灸之则可，刺之则不可。气盛则泻之，虚则补之。以火补者，毋吹其火，须自灭也。以火泻者，疾吹其火，传其艾，须其火灭也。

背俞可灸不可刺，气盛则以火泻之，虚则以火补之。以火补者，毋吹其火，须自灭也。以火泻者，疾吹其火，乃传其艾，须其火之自灭，而后易艾也。

四时气三十②

黄帝问于岐伯曰：夫四时之气，各不同形，百病之起，皆有所生，灸刺

---

① 二十九：原缺，据目录补。
② 三十：原缺，据目录补。

之道，何者为定？岐伯答曰：四时之气，各有所在，灸刺之道，得气穴而定。故春取经、血脉、分肉之间，甚者深刺之，间者浅刺之。夏取盛经、孙络，取分间、绝皮肤。秋取经输，邪在腑，取之合。冬取井荥，必深以留之。

春取经、血脉、分肉之间，甚者深刺之，间者浅刺之（《本输》：春取络脉、诸荥、大经分肉之间，甚者深取之，间者浅取之），《素问·刺志》：春取络脉、分肉间，春者经脉长深，其气少，不能深入，故取络脉、分肉间。夏取盛经、孙络，取分肉间，绝皮肤（《本输》：夏取诸输、孙络、肌肉皮肤之上），《刺志》：夏取盛经、分腠，所谓盛经者，阳脉也，绝肤而病去者，邪居浅也。秋取经输，邪在腑，取之合（《本输》：秋取诸合），《刺志》：秋取经输，阳气在合，阴气初盛，故取输以泻阴邪，取合以虚阳邪。冬取井荥，必深以留之（《本输》：冬取诸井、诸筋之分，欲深而留之），《刺志》：冬取井荥，阳气衰少，阴气盛坚，故取井以下阴逆，取荥以实阳气。

黄帝曰：余闻刺有五变，以主五输，愿闻其故。岐伯曰：人有五脏，五脏有五变，五变有五输，故五五二十五腧，以应五时。

黄帝曰：愿闻五变。岐伯曰：肝为牡脏，其色青，其时春，其日甲乙，其音角，其味酸。心为牡脏，其色赤，其时夏，其日丙丁，其音徵，其味苦。脾为牝脏，其色黄，其时长夏，其日戊己，其音宫，其味甘。肺为牝脏，其色白，其时秋，其日庚辛，其音商，其味辛。肾为牝脏，其色黑，其时冬，其日壬癸，其音羽，其味咸。是为五变。

黄帝曰：以主五输奈何？岐伯曰：脏主冬，冬刺井；色主春，春刺荥；时主夏，夏刺输；音主长夏，长夏刺经；味主秋，秋刺合。是谓五变以主五输。

黄帝曰：诸原安合？以致六腧？岐伯曰：原独不应五时，以经合之，以应其数，故六六三十六腧。

黄帝曰：何谓脏主冬，时主夏，音主长夏，味主秋，色主春？愿闻其故。岐伯曰：病在脏者，取之井；病变于色者，取之荥；病时间时甚者，取之输；病变于阴者，取之经；经满而血者，病在胃及以饮食不节得病者，取之于合，故命曰味主合，是谓五变也。

五脏五输，井、荥、输、经、合，故命曰味主合，是谓五变也。原独不应五时，以经合之，并主长夏，以应其数，故六腑之六六三十六腧，合于五脏之五五二十五腧也。长夏为至阴，故病变于阴者，取之经（此段旧误在《顺气一日分为四时》）。

黄帝曰：余闻五脏六腑之气，荥输所入为合，令何道从入，入安连过，愿闻其故。岐伯答曰：此阳脉之别入于内，属于腑者也。黄帝曰：荥输与合，各有名乎？岐伯答曰：荥输治外经，合治内腑。黄帝曰：治内腑奈何？岐伯答曰：取之于合。黄帝曰：合各有名乎？岐伯答曰：胃合入于三里，大肠合入于巨虚上廉，小肠合入于巨虚下廉，三焦合入于委阳，膀胱合入于委中央，胆合入于阳陵泉。黄帝曰：取之奈何？岐伯答曰：取之三里者，低跗取之；巨虚者，举足取之；委阳者，屈伸而取之；委中者，屈而取之；阳陵泉者，正竖膝予之齐，下至委中之阳取之；取诸外经者，揄伸而从之。

脏腑之输，所出为井，所溜为荥，所注为输，所行为经，所入为合。五脏六腑之气，荥输所入为合，是令何道从入，入而安所连属，安所过往？此阳脉之别入于内，属于腑者，是从别道而入，连属于腑，过往于其本腑之所合者也。故荥输治外经，合治内腑。治内腑者，取之于合，以其入属于腑也。胃合入于三里，足阳明之穴也。大肠之合在曲池，巨虚上廉，足阳明穴（手三阳下合足三阳）。小肠之合在小海，巨虚下廉，足阳明穴。三焦之合在天井，委阳，足太阳穴。膀胱合于委中央，足太阳穴。胆合于阳陵泉，足少阳穴。正竖膝，予之齐。正竖两膝，使与之齐也。下至委中之阳，谓委中之前，阳关之下，即阳陵泉之分也。取诸外经，谓取荥输诸穴。揄伸而取之，舒展伸布而取之也。

黄帝曰：愿闻六腑之病。岐伯答曰：胃病者，腹䐜胀，胃脘当心而痛，上支两胁，膈咽不通，饮食不下，面热，两跗之上脉竖陷者，足阳明病，此胃脉也，取之三里。

阳明行身之前，下于面而行足跗，故面热及跗上脉陷为足阳明病，此胃之脉也。

大肠病者，肠中切痛而鸣濯濯，冬月重感于寒即泄，当脐而痛，不能久立，与胃同候，鱼络血者，手阳明病，取之巨虚上廉。

鱼络，鱼际之络，手阳明脉起大指，傍鱼际也。

小肠病者，小腹痛，腰脊控睾而痛，时窘之后，当耳前热，若寒甚，若独肩上热甚，及手小指次指之间热，若脉陷者，手太阳病，此其候也，取之巨虚下廉。

手太阳起小指，绕肩胛，交肩上，循颈，上颊，却入耳中，故耳前、肩上及手小指热,为手太阳病。

三焦病者,腹气满,小腹尤坚,不得小便,窘急,溢则水,留即为胀,候在足太阳之外大络,大络在太阳、少阳之间,亦见于脉,取委阳。

不得小便,窘急,溢则水,留即为胀,三焦者,决渎之官,水道出焉,水道不通,故小便窘急,水留为胀也(小肠病时,窘急在后,三焦病,则窘急在前)。其候在足太阳之外大络,大络在太阳少阳之间,是其位也,故亦见于大络之脉,见于脉,手少阳经病也。

膀胱病者,小腹偏肿而痛,以手按之,即欲小便而不得,肩上热,若脉陷,及足小指外廉及胫踝后皆热,取委中央。

足太阳脉循肩髆,贯腨内,出踝外,至小指外侧,故肩上、胫、踝及小指外廉皆热,此亦足太阳经病也。

胆病者,善太息,口苦,呕宿汁,心下澹澹,恐人将捕之,嗌中吤吤①然,数唾,候在足少阳之本末,亦视其脉之陷下者灸之,其寒热者取阳陵泉。

足少阳之本末,其本在头,其末在足。其经之本末有陷下者,亦少阳经之病也。

黄帝曰:刺之有道乎?岐伯答曰:刺此者,必中气穴,毋中肉节。中气穴则针游于巷,中肉节即皮肤痛,补泻反则病益笃。中筋则筋缓,邪气不出,与其真气相搏,乱而不去,反还内著。用针不审,以顺为逆也。

必中气穴,所谓得气穴为定也。巷,隧道也。反还内著,反还于内,著而不去也(以上八段,旧误在《邪气脏腑病形》)。

逆顺肥瘦三十一②

黄帝问于岐伯曰:余闻针道于夫子,众多毕悉矣。夫子之道应若失,而据未有坚然者也,夫子之问学熟乎?将审察于物而心生之乎?岐伯曰:圣人之为道者,上合于天,下合于地,中合于人事,必有明法,以起度数,法式检押,乃后可传焉。故匠人不能释尺寸而意短长,废绳墨而起平水也,工人不能置规而为圆,去矩而为方。知用此者,固自然之物,易用之教,逆顺之

---

① 吤吤:象声词,喉中哽塞所出之声。
② 三十一:原缺,据目录补。

常也。

众多毕悉，诸法皆尽也。应若失，而据未有坚然者，言应手而病若失，虽痼疾盘据，未有坚然不消者也。法式检押，有法式以为之检押也。

黄帝曰：愿闻自然奈何？岐伯曰：临深决水，不用功力，而水可竭也；循掘决冲，而经可通也。此言气之滑涩，血之清浊，行之逆顺也。黄帝曰：临深决水奈何？岐伯曰：血清气滑①，疾泻之，则气竭焉。黄帝曰：循掘决冲奈何？岐伯曰：血浊气涩，疾泻之，则经可通也。

自然者，如临深决水，不用功力，而水可竭也，如循掘决冲，开其瘀塞，而经可通也。此言气之滑涩，血之清浊，气之逆顺，因其自然而不违也。循掘决冲，循其开掘之道，决其冲要，使之流通也。

黄帝曰：愿闻人之黑白、肥瘦、小长，各有数乎？岐伯曰：年质壮大，血气充盈，肤革坚固，此肥人也。广肩腋，项肉薄，皮厚而黑色，唇临临然，其血黑以浊，其气涩以迟，其为人也，贪于取与，因加以邪，刺此者，深而留之，多益其数也。

黄帝曰：刺瘦人奈何？岐伯曰：瘦人者，皮薄色少，肉廉廉然，薄唇轻言，其血清气滑，易脱于气，易损于血，刺此者，浅而疾之。

肉廉廉然，减削之意。

黄帝曰：刺常人奈何？岐伯曰：视其黑白，各为调之，其端正敦厚者，其气血和调，刺此者，毋失常数也。黄帝曰：刺壮士真骨者奈何？岐伯曰：刺壮士真骨，坚肉缓节监监然，此人重则气涩血浊，刺此者，深而留之，多益其数；轻则气滑血清，刺此者，浅而疾之。黄帝曰：刺婴儿奈何？岐伯曰：婴儿者，其肉脆血少气多弱，刺此者，以毫针，浅刺而疾发针，日再可也。

壮士真骨，其骨坚实也。监监，坚固之意。人重者，体重也；轻者，身轻也。

黄帝曰：逆顺五体者，言人骨节之小大，肉之坚脆，皮之厚薄，血之清浊，气之滑涩，脉之长短，血之多少，经络之数，余已知之矣，此皆布衣匹夫之士也。夫王公大人，血食之君，身体柔脆，肌肉软弱，血气慓悍滑利，其刺之徐疾浅深多少，可得同之乎？岐伯答曰：膏粱菽藿之味，何可同也！气滑则出疾，气涩则出迟，气悍则针小而入浅，气涩则针大而入深，深则欲

---

① 滑：原作"浊"，据《灵枢·逆顺肥瘦第三十八》改。

留，浅则欲疾。以此观之，刺布衣者深以留之，刺大人者微以徐之，此皆因气之慓悍滑利也。

逆顺五体，谓肥人、瘦人、常人、壮士、婴儿五等也。

黄帝曰：形气之逆顺奈何？岐伯曰：形气不足，病气有余，是邪胜也，急泻之。形气有余，病气不足，急补之。形气不足，病气不足，此阴阳气俱不足也，不可刺之，刺之则重不足，重不足则阴阳俱竭，气血皆尽，五脏空虚，筋骨髓枯，老者绝灭，壮者不复矣。形气有余，病气有余，此谓阴阳俱有余也，急泻其邪，调其虚实。故曰：有余者泻之，不足者补之，此之谓也。刺不知逆顺，真邪相搏。满而补之，则阴阳四溢，肠胃充郭，肝肺内䐜，阴阳相错。虚而泻之，则经脉空虚，血气枯竭，肠胃㒪辟，皮肤薄著，毛腠夭焦，予之死期。故曰：用针之要，在于知调阴与阳，调阴与阳，精气乃光，合形与气，使神内藏。故曰：上工平气，中工乱脉，下工绝气危生。下工不可不慎也。必审五脏变化之病，五脉之应，经络之实虚，皮之柔粗，而后取之也（㒪，音慑；辟，同僻）。

肠胃㒪辟，㒪，畏怯也，辟，邪僻也（二段旧误在《根结》）。

黄帝曰：脉行之逆顺奈何？岐伯曰：手之三阴，从脏走手；手之三阳，从手走头；足之三阳，自头走足；足之三阴，自足走腹。

黄帝曰：少阴之脉独下行何也？岐伯曰：不然。夫冲脉者，五脏六腑之海也，五脏六腑皆禀焉。其上者，出于颃颡，渗诸阳，灌诸经。其下者，注少阴之大络，出于气街，循阴股内廉，入腘中，伏行骭骨内，下至内踝之后属而别；其下者，并于少阴之经，渗三阴；其前者，伏行出跗属，下循跗，入大指间，渗诸络而温肌肉。故别络结则跗上不动，不动则厥，厥则寒矣。

黄帝曰：何以明之？岐伯曰：以言导之，切而验之，其非必动，后乃可明逆顺之行也。

黄帝曰：窘乎哉！圣人之为道也，明于日月，微于毫厘，其非夫子，孰能道之也。

手之三阴，从脏走手，顺也。手之三阳，从手走头，逆也。足之三阳，自头走足，顺也。足之三阴，自足走腹，逆也。义详《经脉》。足三阴皆上行，少阴之脉独下行者，是冲脉也。冲脉者，五脏六腑、十二经脉之海，故五脏六腑皆禀焉。其上行者，腧在于足太阳之大杼，出于颃颡，渗诸阳络而灌诸阴经。其下行者，注足少阴之大络，出于阳明之气街，循阴股内廉而入腘中，伏行骭骨之内（骭骨，胫骨），下至内踝之后，属于少阴而别行。其再下者，并于少阴之经，渗于三阴。其前行者，伏行出跗属，下循足跗，入大指间，渗诸络而温肌肉。故别络结涩，则跗上不动，不动则厥，厥则寒矣（跗上不动，阳明之冲阳不动也）。何以明其为冲脉之厥逆也？先以言导之，后切而验之，其原非必动之脉，此不为逆。若必动，而或不动（跗上动脉，若太阴太冲，阳明冲阳），因知其逆。如此，然后可明逆顺之行也。

黄帝问于岐伯曰：余愿闻持针之数，内针之理，纵舍之意，扪皮开腠理，奈何？脉之曲折，出入之处，焉至而出，焉至而止，焉至而徐，焉至而疾，焉至而入？六腑之输于身者，余愿尽闻其序，别离之处，离而入阴，别而入阳，此何道而从行？愿尽闻其方。岐伯曰：帝之所问，针道毕矣。黄帝曰：愿卒闻之。岐伯曰：手太阴之脉，出于大指之端，内屈循白肉际，至本节之后太渊，留以澹，外屈上于本节下，内屈与阴诸络会于鱼际，数脉并注，其气滑利，伏行壅骨之下，外屈出于寸口而行，上至于肘内廉，入于大筋之下，内屈上行臑阴，入腋下，内屈走肺。此顺行逆数之曲折也。

心主之脉，出于中指之端，内屈循中指内廉以上，留于掌中，伏行两骨之间，外屈出两筋之间、骨肉之际，其气滑利，上二寸，外屈出两筋之间，至肘内廉，入于小筋①之下，留两骨之会，上入于胸中，内络于心脉。

焉至而出，脉之所出也（所出为井）。焉至而止，脉之所结也（详见《根结》）。焉至而徐，脉之所行也（所行为经）。焉至而疾，脉之所溜也（所溜为荥）。焉至而入，脉之所入也（所入为合）。大指之端，少商，井也。内屈循白肉际，至本节之后太渊，输也。留以澹，气停留而澹荡，如水波之动摇也。外屈上于本节下，内屈与阴②诸络会于鱼际，荥也。诸阴皆会于此，数脉并注，其气滑利，伏行掌后高骨之下（壅骨，即高骨也）。外屈出于寸口，而行经渠，经也。上至肘内廉，入于大筋之下，尺泽，合也。由此上行臑阴（臂内嫩肉曰臑），入腋下而走肺。手之三阴，从胸走手为顺，此则从手逆数而至于胸，此顺行逆数之屈折也。中指之端，中冲，井也。掌中，劳宫，荥也。两骨，两筋骨肉之际，大陵，输也。两筋之间，间使，经也。肘内廉，小筋之下，两骨之会，曲泽，合也。由此上入于胸内，络于心脉。此亦手心主顺行逆数之曲折也。

---

① 筋：原作"指"，据上文改。
② 阴：原脱，据上文补。

黄帝曰：手少阴之脉独无腧何也？岐伯曰：少阴，心脉也。心者，五脏六腑之大主也，精神之所舍也，其脏坚固，邪弗能容也，容之则心伤，心伤则神去，神去则死矣。故诸邪之在于心者，皆在于心之包络。包络者，心主之脉也，故独无腧焉。

黄帝曰：少阴独无腧者，不病乎？岐伯曰：其外经病而脏不病，故独取其经于掌后锐骨之端，其余脉出入曲折，其行之徐疾，皆如手厥阴心主之脉行也，故本腧者，皆因其气之虚实徐疾以取之，是为因冲而泻，因衰而补，如是者，邪气得去，真气坚固，是谓因天之序。

掌后锐骨之端，神门，输也。少阴经病而脏不病，故独取其经于掌后锐骨之端，神门一腧，所以治经病也。其余脉之出入曲折，行之徐疾，皆如手厥阴心主之脉行，故《本输》一篇，心之五腧取于心主者，皆因其气之虚实徐疾相同，是以取之也。冲，盛满也。《本输》所载少阴之腧，皆心主之腧，是少阴无腧也。而此有掌后锐骨之一腧，以治经病然，则脏病无腧，经病则有腧也。《甲乙经》：少冲为井，少府为荥，神门为输，灵道为经，少海为合，义本于此。

黄帝曰：持针纵舍奈何？岐伯曰：必先明知十二经脉之本末，皮肤之寒热，脉之盛衰滑涩。其脉滑而盛者病日进，虚而细者久以持，大以涩者为痛痹，阴阳如一者病难治，其本末尚热者，病尚在，其热以衰者，其病亦去矣。持其尺，察其肉之坚脆、小大、滑涩、寒温、燥湿。因视目之五色，以知五脏而决生死；视其血脉，察其色，以知其寒热痛痹。

黄帝曰：持针纵舍，余未得其意也。岐伯曰：持针之道，欲端以正，安以静，先知虚实，而行疾徐，左手执骨，右手循之，无以肉果①，泻欲端以正，补必闭肤，辅针导气，邪气淫泆，真气得居。

纵，纵针以取之也。舍，舍针而去之也。阴阳如一，即寸口，人迎相等也。持其尺，察其肉，视目之五色，视血脉，察其色，义详《论疾诊尺》。

黄帝曰：扦皮开腠理奈何？岐伯曰：因其分肉，左别其肤，微内而徐端之，适神不散，邪气得去。

左别其肤，左手分别其皮部也（以上四段旧误在《邪客》）。

灵枢悬解卷四终

---

① 果：包裹。

灵枢悬解卷五

昌邑黄元御解

营 卫①

脉度三十二②

黄帝曰：愿闻脉度。岐伯答曰：手之六阳，从手至头，长五尺，五六三丈。手之六阴，从手至胸，长三尺五寸，三六一丈八尺，五六三尺，合二丈一尺。足之六阳，从足上至头，八尺，六八四丈八尺。足之六阴，从足至胸中，六尺五寸，六六三丈六尺，五六三尺，合三丈九尺。跷脉从足至目，七尺五寸，二七一丈四尺，二五一尺，合一丈五尺。督脉、任脉各四尺五寸，二四八尺，二五一尺，合九尺。凡都合一十六丈二尺，此气之大经隧也。

隧，道也。

五脏常内阅于上七窍也，故肺气通于鼻，肺和则鼻能知香臭矣；心气通于舌，心和则舌能知五味矣；肝气通于目，肝和则目能辨五色矣；脾气通于口，脾和则口能知五谷矣；肾气通于耳，肾和则耳能闻五音矣。五脏不和则七窍不通，六腑不和则留结为痈。故邪在腑则阳脉不和，阳脉不和则气留之，气留之则阳气盛矣。阳气太盛则阴脉不和，阴脉不和则血留之，血留之则阴气盛矣。阴气太盛，则阳气不能荣也，故曰关。阳气太盛，则阴气弗能荣也，故曰格。阴阳俱盛，不得相荣，故曰关格。关格者，不得尽期而死也。

此与《终始》《禁服》关格义同。

---

① 营卫：原缺，据目录补。
② 三十二：原缺，据目录补。

黄帝曰：气独行五脏，不荣六腑，何也？岐伯曰：气之不得无行也，如水之流，如日月之行不休，故阴脉荣其脏，阳脉荣其腑，如环之无端，莫知其纪，终而复始。其流溢之气，内溉脏腑，外濡腠理。

帝因五脏开窍五官，而疑经脉独荣五脏，不荣六腑。其实阴脉荣其脏，阳脉荣其腑，两不偏也。

黄帝曰：跷脉安起安止，何气荣也？岐伯答曰：跷脉者，少阴之别，起于然骨之后，上内踝之上，直上循阴股，入阴，上循胸里，入缺盆，上出人迎之前，入頄，属目内眦，合于太阳、阳跷而上行。气并相还则为濡目，气不荣则目不合。

阴跷者，足少阴之别，起于少阴之照海，别少阴而上行，交足太阳之睛明。阳跷者，足太阳之别，起于太阳之申脉，别太阳而上行，亦交于足太阳之睛明。

黄帝曰：跷脉有阴阳，何脉当其数？岐伯答曰：男子数其阳，女子数其阴，当数者为经，其不当数者为络也。

跷脉有阴阳，左右四脉，而脉度中止有二跷，此以何脉当其数？盖男子数其阳跷，女子数其阴跷，其当数者经脉，不当数者为络脉也。

五十营三十三[①]

黄帝曰：余愿闻五十营奈何？岐伯答曰：天周二十八宿，宿三十六分，天气行一周千八分，日行二十八宿，人经脉上下、左右、前后二十八脉，周身十六丈二尺，以应二十八宿，漏水下百刻，以分昼夜。人一呼脉再动，气行三寸；一吸脉亦再动，气行三寸；呼吸定息，气行六寸。十息，气行六尺，日行二分；二十七息，气行一丈六尺二寸；二百七十息，气行十六丈二尺，气行交通于中，一周于身，下水二刻，日行二十五分。所谓交通者，并行一数也。

二十八脉，十二经脉，左右二十四脉，合任、督、二跷，共二十八脉。周身十六丈二尺，数详《脉度》《经脉》。二刻，一周。气行交通于中，所谓交通者，诸经并行一周之数也。

五百四十息，气行再周于身，下水四刻，日行四十分；二千七百息，气

[①] 三十三原缺，据目录补。

行十周于身，下水二十刻，日行五宿二十分；一万三千五百息，气行五十营于身，水下百刻，日行二十八宿，漏水皆尽，脉终矣。凡行八百一十丈也，故五十营备，得尽天地之寿矣。

五十营备与天度符合，故得尽天地之寿。

一日一夜五十营，以营五脏之精，不应数者，名曰狂生。所谓五十营者，五脏皆受气。持其脉口，数其至也，五十动而不一代者，五脏皆受气；四十动一代者，一脏无气；三十动一代者，二脏无气；二十动一代者，三脏无气；十动一代者，四脏无气；不满十动一代者，五脏无气。予之短期，要在终始。所谓五十动而不一代者，以为常也。以知五脏之期。予之短期者，乍数乍疏也（此段旧误在《根结》）。

狂生，其生不长也。《终始》，本经篇名。

营气三十四①

黄帝曰：营气之道，内谷为宝。谷入于胃，乃传之肺，流溢于中，布散于外，精专者行于经隧，常营无已，终而复始，是谓天地之纪。

营卫者，经络之气血，气行脉外曰卫，血行脉中曰营。营卫二气，皆水谷所化，故营气之道，以内谷为宝（营气，血脉中之气也）。谷入于胃，消化于脾，脾气散精，乃传之于肺。肺主气，气化津，津则流溢于中，气则布散于外。慓悍者，行于脉外，是为卫气。精专者，行于经隧，是谓营气（地道曰隧。《左传》曰：晋侯请隧。《注》：隧为地道，以葬也。经隧，经中之道也。常营无已，营，行也。《诗》：营营青蝇。注：营营，往来貌），终而复始，是谓天地之纪也。

故气从手太阴出，注手阳明，上行注足阳明，下行至跗上，注大指间，与足太阴合，上行抵脾。

营气从手太阴肺经出，注手阳明大肠经，上行注足阳明胃经，下行至跗上，与足太阴脾经相合，上行抵脾。手之三阴，自胸走手，交手三阳，手之三阳，自手走头，交足三阳，足之三阳，自头走足，交足三阴，足之三阴，自足走胸，交手三阴，营气之行度如此。手太阴传于手阳明，足阳明传于足太阴，是太阴、阳明之行度也。

---

① 三十四：原缺，据目录补。

从脾注心中，循手少阴，出腋下臂，注小指，合手太阳，上行乘腋，出颔内，注目内眦，上巅下项，合足太阳，循脊下尻，下行注小指之端，循足心，注足少阴，上行注肾。

从脾注心中，循手少阴心经，出腋下臂，注于小指，合于手太阳小肠经，上行乘腋出颔内（目下曰颔），注目内眦（足太阳之睛明），上巅下项，合于足太阳膀胱经，循脊下尻（尾骶），下行注小指之端，循足心，注足少阴肾经，上行注肾。手少阴传于手太阳，足太阳传于足少阴，是少阴、太阳之行度也。

从肾注心，外散于胸中，循心主脉，出腋下臂，出两筋之间，入掌中，出中指之端，还注小指次指之端，合手少阳，上行注膻中，散于三焦，从三焦注胆，出胁，注足少阳，下行至跗上，复从跗注大指间，合足厥阴，上行至肝。

从肾注心，外散于胸中，循手厥阴心主脉，出腋下臂，出于两筋之间，入掌中，出中指之端，还注小指次指之端，合于手少阳三焦经，上行注膻中，散于三焦，从三焦注①于胆，出胁，注于足少阳胆经，下行至跗上，复从跗上注大指间，合于足厥阴肝经，上行至肝。手厥阴传于手少②阳，足少阳传于足厥阴，此厥阴、少阳之行度也。

从肝上注肺，上循喉咙，入颃颡之窍，究于畜门。其支别者，上额循巅下项中，循脊入骶，是督脉也；络阴器，上过毛中，入脐中，上循腹里，入缺盆，下注肺中，复出手太阴。此营气之所行也，逆顺之常也。

从肝上注肺，上循喉咙，入颃颡之窍，究于畜门（究，竟也。畜门，喉上通鼻之门也）。其支别者，上额循巅下项中，循脊骨，入尾骶，是督脉也。由尾骶入，前行络阴器，上过毛中，入脐中，上循腹里，入于缺盆，是任脉也。自缺盆下注肺中，复出于手太阴。此营气之所行也，是经脉逆顺之常也。

卫气行三十五③

黄帝问于伯高④曰：愿闻卫气之行，出入之合，何如？伯高曰：岁十

---

① 注：原作"至"，据上文改。
② 少：原作"太"，据上文改。
③ 三十五：原缺，据目录补。
④ 伯高：《灵枢·卫气行第七十六》作"岐伯"。

有二月，日十有二辰，子午为经，卯酉为纬。天周二十八宿，而一面七星，四七二十八星，房昴为纬，虚张为经。房至毕为阳，昴至心为阴，阳主昼，阴主夜。卫气之行，一日一夜五十周于身，日行于阳二十五周，夜行于阴二十五周，周于五脏。

十二辰，十二支也。定而不移者为经，动而不居者为纬。子午，南北二极，不动，为经，日月五星，自卯而升，自酉而降，往来如织，是以为纬。天周二十八宿，而一面七星，角、亢、氐、房、心、尾、箕七星在东，斗、牛、女、虚、危、室、壁七星在北，奎、娄、胃、昴、毕、觜、参七星在西，井、鬼、柳、星、张、翼、轸七星在南，四七共二十八星，房昴东西为纬，虚张南北为经。房至毕，十四宿，位在卯、辰、巳、午、未、申，为阳；昴至心，十四宿，位在酉、戌、亥、子、丑、寅，为阴。阳主昼，阴主夜。卫气之行，一日一夜五十周于身，日行于阳二十五周，周于六经（六阳之经），夜行于阴二十五周，周于五脏。

是故平旦阴尽，阳气出于目，目张则气上行于头，循项下足太阳，循背下至小指之端。

平旦阴尽，阳气出于目内眦之睛明，人醒目张，则阳气上行于头，循项下足太阳经，循背下至小指之端，此卫气之行于足太阳也。

其散者，别于目内眦，下手太阳，下至手小指之间外侧。

此卫气之行于手太阳也。

其散者，至于目锐眦，下足少阳，注小指次指之间。

此卫气之行于足少阳也。

以上循手少阳之分侧，下至小指次指之间。

此卫气之行于手少阳也。

别者，以上至耳前，合于颔脉，注足阳明，以下行至跗上，入中指之间。

颔脉，足阳明脉之行于面者。此卫气之行于足阳明也。

其散者，从耳下下手阳明，入大指次指之间，入掌中。

此卫气之行于手阳明也。

其至于足也，入足心，出内踝，下行阴分，复合于目，为一周。

其至于足也，入足心，出内踝下，行阴分，复合于目，自足少阴之涌泉而循少阴之经，交足太阳之睛明也，是为一周（卫气至足，入足心，由足少阴而交足太阳。至手，入掌中，亦当由手少阴而交手太阳也）。

是故日行一舍，人气一周与十分身之八；日行二舍，人气行三周于身与十分身之六；日行三舍，人气行于身五周与十分身之四；日行四舍，人气行于身七周与十分身之二；日行五舍，人气行于身九周；日行六舍，人气行于身十周与十分身之八；日行七舍，人气行于身十二周与十分身之六；日行十四舍，人气二十五周于身有奇分与十分身之二，阳尽于阴，阴受气矣。

一宿为一舍，二十八宿，昼夜周天，二十八舍（舍者，日月五星之所舍也）。卫气昼夜周天五十度，日行昼夜周天二十八舍，计日行一舍，卫气当行一周与十分身之七分八厘五毫有奇，曰十分身之八者，举其大数也。日行七舍，人气①当行十二周与十分身之四分九厘有奇，曰十分身之六者，亦举其大数也。日行十四舍，自房至毕，为一昼，人气当行二十五周与十分身之二，二者，其奇分也。

其始入于阴，常从足少阴注于肾，肾注于心，心注于肺，肺注于肝，肝注于脾，脾复注于肾，为一周。是故夜行一舍，人气行于阴脏一周与十分脏之八，亦如阳行之二十五周，而复合于目。阴阳一日一夜，合有奇分十分身之四与十分脏之二，人之所以卧起之时有早晏者，奇分不尽故也。

其入于阴，常从足少阴之经而注于肾，肾注于心，心注于肺，肺注于肝，肝注于脾，脾复注于肾，是为一周（以传其所胜为次序）。是故夜行一舍，人气行于阴脏一周与十分脏之八，夜行十四舍，人气行于阴脏二十五周与十分脏之二，亦如阳行之二十五周，而复合于目，交于足太阳之睛明。阴阳一日一夜，合有奇分十分身之二，与十分脏之二，总而计之，是十分身之四也，所以人之卧起之时有早晏之不同者，奇分之零数不尽故也。

黄帝曰：卫气之在于身也，上下往来不以期，候气而刺之奈何？伯高曰：分有多少，日有长短，春秋冬夏，各有分理，常以平旦为纪，以夜尽为始。是故一日一夜，水下百刻；二十五刻者，半日之度也。常如是而毋已，日入而止，随日之长短，各以为纪而刺之。谨候其时，病可与期；失时反候，百病不治。故曰：刺实者，刺其来也；刺虚者，刺其去也。此言气存亡之时，以候虚实而刺之。是故谨候气之所在而刺之，是谓逢时。病在于三

---

① 气：原作"身"，据上文改。

阳，必候其气在阳分而刺之；病在于三阴，必候其气在阴分而刺之。

春分以后，昼多夜少，昼长夜短；秋分以后，昼少夜多，昼短夜长，是分有多少，日有长短也。由二分以合二至，春秋冬夏，各有一定之分理。常以平旦为一日之纲纪，以夜尽为平旦之始初。一日一夜，水下百刻，二十五刻者，半日之度也，漏水续下，常如是毋已，以至日入而止。随其日之长短，各以为纪，测其在何经络而刺之。谨候其时，病可与之相齐，失时反候，则百病不治。故曰：刺实者，刺其来也，迎其气至而泻之也；刺虚者，刺其去也，随其气往而补之也。此言经气存亡之时，以候其虚实而刺之也，是故谨候气之所在而刺之，是谓逢时。大凡病在于三阳，必候其气在阳分而刺之，病在于三阴，必候其气在阴分而刺之，此定法也。

水下一刻，人气在太阳；水下二刻，人气在少阳；水下三刻，人气在阳明；水下四刻，人气在阴分。

卫气一周。

水下五刻，人气在太阳；水下六刻，人气在少阳；水下七刻，人气在阳明；水下八刻，人气在阴分。

卫气二周。

水下九刻，人气在太阳；水下十刻，人气在少阳；水下十一刻，人气在阳明；水下十二刻，人气在阴分。

卫气三周。

水下十三刻，人气在太阳；水下十四刻，人气在少阳；水下十五刻，人气在阳明；水下十六刻，人气在阴分。

卫气四周。

水下十七刻，人气在太阳；水下十八刻，人气在少阳；水下十九刻，人气在阳明；水下二十刻，人气在阴分。

卫气五周。

水下二十一刻，人气在太阳；水下二十二刻，人气在少阳；水下二十三刻，人气在阳明；水下二十四刻，人气在阴分。

卫气六周。

水下二十五刻，人气在太阳，此半日之度也。

卫气二刻一周，半日二十五度，应行十二周半，此仅六周，一周四刻，于数未合。

从房至毕一十四舍，水下五十刻，日行半度，回行一舍，水下三刻与七分刻之四。《大要》曰：常以日之加于宿上也，人气在太阳。是故日行一舍，人气行三阳与阴分，常如是毋已，天与地同纪，纷纷盼盼，终而复始，一日一夜，水下百刻而终矣（盼字讹，旧注音葩，古本原作芸）。

回，运回也。日行一舍，计水下三刻与七分刻之四。《大要》曰：常以日之加于宿上也（以日行之数加于宿度之上），分而推之，因知人气之在太阳。是故日行一舍，人气行三阳与阴分，一周于身而零十分之八。常如是毋已，天与地同此纪度，纷纷盼盼，终而复始。日夜一周，水下百刻，而五十度之数尽矣。

卫气失常三十六[①]

黄帝曰：余闻刺有三变，何谓三变？伯高曰：有刺营者，有刺卫者，有刺寒痹之留经者。

黄帝曰：刺三变者奈何？伯高曰：刺营者出血，刺卫者出气，刺寒痹者内热。

黄帝曰：营卫寒痹之为病奈何？伯高答曰：营之生病也，寒热少气，血上下行。卫之生病也，气痛时来时去，怫忾贲响，风寒客于肠胃之中。寒痹之为病也，留而不去，时痛而皮不仁（此段旧误在《寿夭刚柔》）。

怫忾，气郁而不畅也。贲响，奔冲而鸣转也。

黄帝曰：卫气之留于腹中，蓄积不行，菀蕴不得常所，使人支胁，胃中满，喘呼逆息者，何以去之？伯高曰：其气积于胸中者，上取之；积于腹中者，下取之；上下皆满者，傍取之。

黄帝曰：取之奈何？伯高答曰：积于上者，泻人迎、天突、喉中；积于下者，泻三里与气街；上下皆满者，上下取之，与季胁之下一寸，重者鸡足取之。诊视其脉大而弦急，及绝不至者，及腹皮急甚者，不可刺也。

卫气之留于腹者，蓄积不行，菀蕴不得常所，支胁，胃满，喘呼逆息，即卫之生病，气痛时来时去，怫忾贲响，风寒客于肠胃之中也。帝复述其义，而辞不同耳。人迎，足阳明穴。天突、喉中，任脉穴（喉中，即廉泉也）。三里、气街，足阳明穴。季胁之下一寸，足厥阴之章门也。鸡足取之，攒刺其处，参布

[①] 三十六：原缺，据目录补。

如鸡足也。

黄帝曰：刺寒痹内热奈何？伯高答曰：刺布衣者，以药熨、火焠之；刺大人者，以药熨之。

黄帝曰：药熨奈何？伯高答曰：用淳酒二十斤，蜀椒一升，干姜一斤，桂心一斤。凡四种，皆㕮咀，渍酒中。用绵絮一斤，细白布四丈，并入酒内。置酒马矢煴①中，盖封涂，勿使泄，五日五夜，出布绵絮，曝干之，干复渍，以尽其汁。每渍必晬其日，乃出干。干，并用滓与绵絮，复布为复巾，长六七尺，为六七巾，用生桑炭炙巾，以熨寒痹所刺之处，令热入至于病所；寒，复炙巾以熨之，三十遍而止。汗出，以巾拭身，亦三十遍止。起步内中，无见风。每刺必熨，如此病已矣。此所谓内热也（此段旧误在《寿夭刚柔》）。

马矢煴中，马粪火中煨之也。晬日，周日也。生桑炭炙巾者，桑炭能去风寒湿痹也。令热入至于病所，汗出寒消，则痹通矣。内热，内寒化而为内热也。

营卫生会三十七②

黄帝问于岐伯曰：人焉受气，阴阳焉会，何气为营，何气为卫，营安从生，卫于焉会？老壮不同气，阴阳异位，愿闻其会。岐伯答曰：人气受于谷，谷入于胃，以传于肺，五脏六腑，皆以受气，其清者为营，浊者为卫，营在脉中，卫在脉外，营周不休，五十而复大会，阴阳相贯，如环无端。卫气行于阴二十五度，行于阳二十五度，分为昼夜，气至阳而起，至阴而止。故曰：日中为阳陇，为重阳，夜半为阴陇，为重阴。太阴主内，太阳主外，各行二十五度，分为昼夜。夜半为阴陇，夜半后而阴衰，平旦阴尽而阳受气矣。日中为阳陇，日西而阳衰，日入阳尽而阴受气矣。夜半而大会，万民皆卧，命曰合阴，平旦阴尽而阳受气，如是无已，与天地同纪。

陇，盛也，与隆同。太阴，三阴之长，故主内。太阳，三阳之长，故主外。夜半而大会，万民皆卧，卫气大会于五脏，阳入之阴则静，故万民皆卧。纯阴主事，故命曰合阴。

---

① 煴：微燃的火堆。
② 三十七：原缺，据目录补。

黄帝曰：营卫之行也，上下相贯，如环之无端。今有其卒然遇邪气，及逢大寒，手足懈惰，其脉阴阳之道，相输之会，行相失也，气何由还？岐伯曰：夫四末阴阳之会者，此气之大络也。四街者，气之径路也。故络绝则径通，四末解则气从合，相输如环。黄帝曰：善。此所谓如环无端，莫知其纪，终而复始，此之谓也。

四末阴阳之会者，此气之大络也，大络十五，皆自本经而走其所合（表里相合），是阴阳之所会也（义详《经别》）。街，衢也，四街者，气之径路，是四肢经气之所通达也。四末解则气从合，合者，诸经之所合，如十二经之合穴也（此段旧误在《动输》）。

黄帝曰：老人之不夜瞑者，何气使然？少壮之不昼瞑者，何气使然？岐伯答曰：壮者之气血盛，其肌肉滑，气道通，营卫之行不失其常，故昼精而夜瞑。老者之气血衰，其肌肉枯，气道涩，五脏之气相搏，其营气衰少而卫气内伐，故昼不精，夜不瞑。

五脏之气相搏，脏气失常，彼此相争，鼓搏不宁也。卫气内伐，阳根伐削，卫气夜失收藏而昼不生长，是以寤寐反常也。

黄帝曰：愿闻营卫之所行，皆何道从来？岐伯曰：营出于中焦，卫出于下焦。

黄帝曰：愿闻上焦之所出。岐伯答曰：上焦出于胃上口，并咽以上，贯膈而布胸中，走腋，循太阴之分而行，还至阳明，上至舌，下足阳明，常与营俱行于阳二十五度，行于阴亦二十五度，一周也，故五十度复大会于手太阴矣。

营出于中焦，中焦受气取汁，变化而赤，是谓血也（《决气》语）。卫出于下焦，阳根于下也。卫出下焦，而中焦受谷，泌糟粕，蒸津液，出其精微，上注于肺，化而为血，以奉生身，则营亦出于上焦也。其实营卫皆出于中焦，无非水谷之所化也。上焦出于胃之上口，并咽喉以上，贯胸膈而布胸中，此上焦之部，宗气之所在也。其旁行者，外走两腋，循手太阴肺经之分而行，还至手阳明经，上至于舌，下交足阳明经，常与营气俱行于阳二十五度，行于阴亦二十五度，此昼夜之一周也。故五十度毕，明旦寅时而复大会于手太阴矣。以营气者，宗气之行于经脉者也，宗气位居上焦，故与营气俱行也。

黄帝曰：愿闻中焦之所出。岐伯答曰：中焦亦并胃中，出上焦之后，此所受气者，泌糟粕，蒸津液，化其精微，上注于肺脉，乃化而为血，以奉生身，莫贵乎此，故独得行于经隧，命曰营气。

中焦亦并胃中，出于上焦之后（后，下也），此中焦之部，中脘之分也。此所受于中宫之气者，泌其糟粕（泌，分也，泌糟粕者，犹酒既酿熟，与糟粕分别之也），蒸为津液。出其精微，上注于肺脉，化而为血，以奉生身，莫贵乎此，所谓中焦受气取汁，变化而赤，是谓血也。故独得行于经隧之中，命曰营气。

黄帝曰：夫血之与气，异名同类，何谓也？岐伯答曰：营卫者精气也，血者神气也，血之与气，异名同类焉。故夺血者无汗，夺汗者无血，人生有两死，而无两生。

营化于谷精，卫化于谷气，营卫者，人之精气也。血藏魂，魂生神，神者，血中温气所化也。温气西行，肺金收之，温变为凉，化成肺气。气盛于肺，而究其根本，实原于血，是血者，人之神气所由来也。故血温而升则化气，气清而降则化血，血之与气，其名虽异，其类本同。汗者，卫气之蒸泄，而亦营气所酝酿，是以夺血者无发其汗，夺汗者无出其血。汗脱亦死，血脱亦死，人生有两死而无两生也。

黄帝曰：愿闻下焦之所出。岐伯答曰：下焦者，别回肠，注于膀胱而渗入焉。故水谷者，常并居于胃中，成糟粕而俱下于小肠，而成下焦，渗而俱下，济泌别汁，循下焦而渗入于膀胱焉。

下焦者，州都之会，水别回肠，注于膀胱，而渗入焉。此下焦之部，州都之会所也，故水谷者，常并居于胃中，既成糟粕，俱下于小肠，而成下焦。水谷齐下，谷滓传于大肠，水滓别于大肠，渗而俱下，济泌别汁（济，齐，泌分也，言水谷自此齐分而别汁也），循下焦而渗入膀胱焉。

黄帝曰：人饮酒，酒亦入胃，谷未熟而小便独先下，何也？岐伯答曰：酒者熟谷之液也，其气悍以清，故后谷而入，先谷而液出也。

酒者，熟谷之津液也。其气悍以清，较之谷尤为易化，故后谷而入，先谷而出也。

黄帝曰：人有热，饮食下胃，其气未定，汗则出，或出于面，或出于背，或出于身半，其不循卫气之道而出何也？岐伯曰：此外伤于风，内开腠理，毛蒸理泄，卫气走之。此气慓悍滑疾，见开而出，故不得从其道，命曰漏泄。

风性疏泄，外伤于风，内开腠理，毛蒸理泄，卫气因而走之。此气慓悍滑疾，见其窍开，顺流而出，故不得从其隧道，命曰漏泄。

黄帝曰：善。余闻上焦如雾，中焦如沤，下焦如渎，此之谓也。

上焦如雾，气盛于上也。下焦如渎，水盛于下也。中焦如沤，气水之交，水欲化气，气欲化水，泡波起灭，象如水沤也。

神气①

本神三十八②

黄帝问于岐伯曰：凡刺之法，必先本于神。血、脉、营、气、精、神，此五脏之所藏也，至其淫泆离脏则精神散失，魂魄飞扬，志意恍乱，智虑去身者，何因而然乎？天之罪欤？人之过乎？何谓德、气、生、精、神、魂、魄、心、意、志、思、智、虑？请问其故。

精、神、魂、魄、意，是谓五神。本于神者，本于五神也。

岐伯答曰：天之在我者德也，地之在我者气也，德流气薄而生者也。故生之来谓之精，两精相抟谓之神，随神往来者谓之魂，并精出入者谓之魄，所以任物者谓之心，心有所忆谓之意，意之所存谓之志，因志而存变谓之思，因思而远谋谓之虑，因虑而处物谓之智。

人秉天地之中气而生，天之在我者，五行之德也，地之在我者，五行之气也。五神者，德流于上，气薄于下而生者也。精者，生化之始基也，故生之方来，谓之精。人身形象之根源，神气之室宅也。而阴阳之理，本自互生，其所以化精者，以其中有神也。此神之来，不在精后，当其男女交时，两精相抟，凝此一段祖气，清虚灵妙，是谓之神。神者，阳气之灵者也，而究其由来，实化于魂。魂以半阳而化纯阳，则神发焉，故随神③往来者，谓之魂。精者，阴液之粹者也，而究其根本，实生于魄。魄以半阴而生纯阴，则精盈焉，故并精出入者，谓之魄。神藏于心，众理皆备，所以载任万物者，谓之心。心有所忆念，谓之意。意之所存注，谓之志。因志而存其变化，谓之思。因思而加以

---

①神气：原缺，据目录补。
②三十八：原缺，据目录补。
③神：原缺，据上文补。

远谋，谓之虑。因虑而善于处物，谓之智也。

肝藏血，血舍魂，肝气虚则恐，实则怒。心藏脉，脉舍神，心气虚则悲，实则笑不休。脾藏营，营舍意，脾气虚则四肢不用，五脏不安；实则腹胀，泾溲不利。肺藏气，气舍魄，肺气虚则鼻塞不利，少气；实则喘喝，胸盈仰息。肾藏精，精舍志，肾气虚则厥，实则胀，五脏不安。必审五脏之病形，以知其气之虚实，谨而调之也。

肝藏血，血舍魂（魂以血为宅舍也），魂者，血中之温气所化，神之母也。肝木主怒，生于肾水，肾水主恐，肝气虚则生意不遂，陷于肾水而为恐。实则生气勃发而为怒，怒者，生气虽旺，而未能茂长也。心藏脉，脉舍神，神者，脉中之阳灵，魂之子也。肺金主悲，克于心火，心火主笑，心气虚则长令不遂，侮于肺金而为悲，实则长令畅茂而笑不休，笑者，阳气升达而心神酣适也。脾藏营，营舍意，营血虽藏于肝，而实化于脾。肾水温升，则生肝血，而非脾土左旋，则水不温升，故脾主藏营（营者，脉中之血）。神藏于心，志藏于肾，意者，神志之中气也。以水火交济，全赖二土，水升火降，会于中宫，神志相感，则化而为意。脾主四肢，四肢之动转者，意使之也，脾气虚则中气不运，四肢失秉，故废而不用。土者，四维之母，母病子馁，故五脏不安。脾为太阴湿土，实则湿旺土郁而腹胀。肝为风木，主疏泄水道，土湿木遏，升气不达，则疏泄失政，故泾溲不利（小便淋涩）。肺藏气，气舍魄，魄者，气中之清汁所结，精之父也。肺窍于鼻，宗气统焉，肺气虚则鼻塞不利而少气，实则宗气郁满，喘喝不宁，胸盈而仰息。肾藏精，精舍志，志者，精中之阴灵，魄之子也。肾主蛰藏，肾气虚则阳根升泄，寒水上逆而为厥（四肢寒冷，昏愦无知），实则水旺土湿，腹满作胀，寒水侮土，四维皆病，故五脏不安。五脏虚实，化生诸病，必审五脏之病形，以知其气之虚实，谨而调剂之也。

故智者之养生也，必顺四时而适寒暑，和喜怒而安居处，节阴阳而调刚柔，如是则邪僻不至，长生久视。

智者养生，五神和平，不实不虚，故病去而年永。

是故怵惕思虑者则伤神，神伤则恐惧，流淫而不止。因悲哀动中者，竭绝而失生。盛怒者，迷惑而不治；喜乐者，神惮散而不藏；恐惧者，神荡惮而不收；愁忧者，气闭塞而不行。

悲哀伤肺，肺金刑克肝木，故木气竭绝而失生。盛怒伤肝，肝胆同气，甲木刑克戊土，胃气上逆，神魂失归，故心君迷惑而不治。肺金主敛，肾水主藏，喜乐伤心，君火升泄，故神明惮散而不藏。恐惧伤肾，水陷金浮，肺气失根，收敛不行，故神志荡惮而不收。愁忧伤脾，中气不运，故土气闭塞而不行，脾为四脏之母，病则不能行气于四旁故也。

心怵惕思虑则伤神，神伤则恐惧自失，破䐃脱肉，毛悴色夭，死于冬。

恐惧自失，水胜火也。脾主肉，破䐃脱肉，火死土败也。肺主皮毛，毛悴，肺金败也。肝主色，色夭，肝木败也。死于冬，水灭火也。

肺喜乐无极则伤魄，魄伤则狂，狂者意不存人，皮革焦，毛悴色夭，死于夏。

死于夏，火刑金也。

肝悲哀①动中则伤魂，魂伤则狂妄不精，不精则不正，当人阴缩而筋挛，两胁骨不举，毛悴色夭，死于秋。

肝主筋，前阴，宗筋之聚，脉循阴器而行两胁，故阴缩而筋挛，两胁骨不举。死于秋，金克木也。

脾盛怒②而不解则伤意，意伤则悗乱，四肢不举，毛悴色夭，死于春（悗，音闷）。

死于春，木贼土也。

肾愁忧③而不止则伤志，志伤则喜忘其前言，腰脊不可以俯仰屈伸，毛悴色夭，死于季夏。恐惧而不解则伤精，精伤则骨痠痿厥，精时自下。

肾水失藏，故喜忘。其位在腰，其脉贯脊，故腰脊不可俯仰屈伸。死于季夏，土刑水也。精伤髓败，故不能养骨而生乙木，骨枯木陷，故痠软而痿厥。蛰藏失政，风木陷泄，故精时自下。

是故五脏主藏精者也，不可伤，伤则失守而阴虚，阴虚则无气，无气则死矣。是故用针者，察观病人之态，以知精神魂魄之存亡得失之意，五者以伤，针不可治之也。

阳气根于阴精，阴虚则阳根散乱而无气，无气则人死矣。

---

① 哀：原作"伤"，据上文改。
② 盛怒：《灵枢·本神第八》作"忧愁"。
③ 愁忧：《灵枢·本神第八》作"盛怒"。

决气三十九①

黄帝曰：余闻人有精、气②、津、液、血、脉，余意以为一气耳，今乃辨为六名，余不知其所以然？岐伯曰：两神相抟，合而成形，常先身生，是谓精。

男女交感，两神相抟，合而成形，化生一滴神水，常先此身而生，以立官骸之基，是谓精。阴者，阳之宅也。胎之初生，先结祖气，祖气在中，含抱阴阳。阳升则化火，阴降则化水，火旺则神发，水旺则精凝。神根于精，故精暖而不驰走，精根于神，故神清而不飞扬。精神俱先身生，实阳倡而阴随，非阴先而阳后也。

何谓气？岐伯曰：上焦开发，宣五谷味，熏肤、充身、泽毛，若雾露之溉，是谓气。

脾肺同经而共气（脾肺皆为太阴，是谓同经。肺以辛金而化湿土，是谓同气），水谷消化，脾气散精，上归于肺，肺居上焦，宗气统之。上焦开发，宣五谷之味，熏于皮肤，充于周身，泽于毛发，若雾露之滋溉，是谓气。脾主五味，肺主五气，五气者，五味之所化，所谓土生金也。物之润泽，莫过于气，气如雾露，氤氲洒扬，化而为水，故熏泽皮肉，充灌筋骨，不病枯槁。所谓上焦如雾者，是下焦如渎之上源也。

何谓津？岐伯曰：腠理发泄，汗出溱溱，是谓津。

溱溱，涣然流漓之象。

何谓液？岐伯曰：谷入气满，淖泽注于骨，骨属屈伸滑泽，补益脑髓，皮肤润泽，是谓液。

气降则生水，谷入气满，化为淖泽，注于骨节，骨节联属之处，屈伸滑泽，因以补益脑髓，润泽皮肤，是谓液。津属阳在外者，液属阴在内者也。

何谓血？岐伯曰：中焦受气取汁，变化而赤，是谓血。

中焦脾土，受谷气而化阴汁，是谓脾精。取此阴汁，输之于肝经，木中火胎，温养熏蒸，变化而赤，是谓血也。

何谓脉？岐伯曰：壅遏营气，令无所避，是谓脉。

---

① 三十九：原缺，据目录改。
② 气：原作"神"，据下文改。

血行脉中，故不流溢。

黄帝曰：六气者，有余不足，精气之多少，脑髓之虚实，血脉之清浊，何以知之？岐伯曰：精脱者，耳聋；气脱者，目不明；津脱者，腠理开，汗大泄；液脱者，骨属屈伸不利，色夭，脑髓消，胫痠，耳数鸣；血脱者，色白，夭然不泽；脉脱者，其脉空虚。此其候也（痠，音酸）。

肾窍于耳，精脱则阳根下拔，浊气升塞，是以耳聋。气化于金，其性收敛，气脱则收敛失政，阳光散乱，故目不明。

黄帝曰：六气者，贵贱何如？岐伯曰：六气者，各有部主也，其贵贱善恶，可为常主，然五谷与胃为大海也。

当令为贵，退气为贱，守正则善，化邪则恶，虽有贵贱善恶，实皆可为常主（经常之主气），各当其部，不可少也。然六气皆化于土，五谷与胃，为其大海，六气者，大海之支流耳。

津液五别 旧本讹作《五癃津液别》，取本篇此《津液五别》语正之
四十①

黄帝问于岐伯曰：水谷入于口，输于肠胃，其液别为五。天寒衣薄则为溺与气，天热衣厚则为汗；悲哀气并则为泣；中热胃缓则为唾。邪气内逆，则气为之闭塞而不行，不行则为水胀，余知其然也，不知其何由生，愿闻其道。

岐伯曰：水谷皆入于口，其味有五，各注其海，津液各走其道。故上焦出气，以温肌肉，充皮肤，为津；其留而不行者，为液。天暑衣厚则腠理开，故汗出；寒留于分肉之间，聚沫则为痛。天寒则腠理闭，气湿不行，水下流于膀胱，则为溺与气。

五脏六腑，心为之主，耳为之听，目为之候，肺为之相，肝为之将，脾为之卫，肾为之主外。故五脏六腑之津液，尽上渗于目，心悲气并则心系急，心系急则肺举，肺举则液上溢。夫心系与肺不能常举，乍上乍下，故咳而泣出矣。

中热则胃中消谷，消谷则虫上下作，肠胃充廓故胃缓，胃缓则气逆，故

---

① 四十：原缺，据目录补。

唾出。

　　五谷之津液，和合而为膏者，内渗入于骨空，补益脑髓，而下流于阴股。阴阳不和，则使液溢而下流于阴，髓液皆减而下，下过度则虚，虚故腰背痛而胫痠。

　　阴阳气道不通，四海闭塞，三焦不泻，津液不化，水谷并行肠胃之中，别于回肠，留于下焦，不得渗膀胱，则下焦胀，水溢则为水胀。此津液五别之逆顺也。

　　溺、汗、泣、唾、水，是为五液。三焦出气，以温肌肉，充皮肤，随气化而流行者，则为津。其留而不行者，则为液。天暑衣厚则腠理开，故液泄而为汗。寒闭皮毛，液不得泄，留于分肉之间，聚而为沫，则为痛。天寒表闭，气湿不得外行，水下流于膀胱，则为尿。心悲气并，系急肺举，液上溢于目，则为泣。中热消谷，胃缓气逆，则为唾。水之下行，有精有粗，精者化而为精液，粗者化而为溲尿。精液宜藏，而水尿宜泄。精液者，渗骨空而益脑髓，下流阴股，以注膝胫。阴阳不和，精液溢泄，下流阴窍，髓液皆减，下甚则虚，以故腰背痛而膝胫痠，此精液之不藏者也。溲尿者，渗膀胱，以成川渎，下流尿孔，以泄水湿。阴阳不通，四海闭塞，三焦不泄，津①液不化，水流下焦，而不渗膀胱，则为鼓胀，水溢经络，则为水胀，此水尿之不泄者也。此津②液五别之或逆或顺也。脾为之卫，脾主肌肉，以为护卫也。肾为之主外，肾主骨骼，以为外坚也。

　　　　　　　　　　　　　　　　　　　　灵枢悬解卷五终

---

①津：原作"精"，据上文改。
②津：原作"精"，据上文改。

灵枢悬解卷六

昌邑黄元御解

藏象①

海论四十一②

黄帝问于岐伯曰：余闻刺法于夫子，夫子之所言，不离于营卫血气。夫十二经脉者，内属于腑脏，外络于肢节，夫子乃合之于四海乎？岐伯答曰：人亦有四海、十二经水。经水者，皆注于海。海有东西南北，命曰四海。黄帝曰：以人应之奈何？岐伯曰：人有髓海，有血海，有气海，有水谷之海，凡此四者，以应四海也。

黄帝曰：远乎哉！夫子之合人天地四海也，愿闻应之奈何？岐伯答曰：必先明知阴阳表里荥输所在，四海定矣。

黄帝曰：定之奈何？岐伯曰：胃者，水谷之海，其腧上在气街，下至三里。冲脉者，为十二经之海，其腧上在于大杼，下出于巨虚之上下廉。膻中者，为气之海，其腧上在于柱骨之上下，前在于人迎。脑为髓之海，其腧上在于其盖，下在风府。

气街，即气冲。三里，足阳明经穴。大杼，足太阳经穴。巨虚上下廉，足阳明经穴。膻中者，心主之宫城，宗气之所在也。柱骨，项后天柱骨。柱骨上下，即督脉之喑门、大椎也。人迎，足阳明经穴。盖，脑盖骨，督脉之囟会。风府，督脉穴。

黄帝曰：凡此四海者，何利何害？何生何败？岐伯曰：得顺者生，得逆

---

① 藏象：原缺，据目录补。
② 四十一：原缺，据目录补。

者败,知调者利,不知调者害。

黄帝曰:四海之逆顺奈何?岐伯曰:气海有余者,气满胸中,悗息面赤;气海不足,则气少不足以言。血海有余,则常想其身大,怫然不知其所病;血海不足,亦常想其身小,狭然不知其所病。水谷之海有余,则腹满;水谷之海不足,则饥不受谷食。髓海有余,则轻劲多力,自过其度;髓海不足,则脑转耳鸣,胫酸眩冒,目无所见,懈怠安卧。

黄帝曰:余已闻逆顺,调之奈何?岐伯曰:审守其腧,而调其虚实,无犯其害,顺者得复,逆者必败。黄帝曰:善。

怫然,大貌。狭然,小貌。

肠胃四十二①

黄帝问于伯高曰:余愿闻六腑传谷者,肠胃之大小、长短、受谷之多少奈何?伯高曰:请尽言之。谷所从出入、浅深、远近、长短之度;唇至齿长九分,口广二寸半。齿以后至会厌,深三寸半,大容五合。舌重十两,长七寸,广二寸半。咽门重十两,广一寸半,至胃长一尺六寸。胃纡曲屈,伸之长二尺六寸,大一尺五寸,径五寸,大容三斗五升。小肠后附脊,左环回周叠积,回运环反十六曲,大二寸半,径八分分之少半,长三丈三尺,其注于回肠者,外附于脐上。回肠当脐,右②环回周叶积而下,回运环反十六曲,大四寸,径一寸寸之少半,长二丈一尺。广肠傅脊,以受回肠,左环叶积上下,辟大八寸,径二寸寸之大半,长二尺八寸。肠胃所入至所出,长六丈四寸四分,回曲环反三十二曲也。

会厌,在咽喉上,分别气、食二管之开合者也。回肠,大肠,广肠,直肠。叶积,即叠积也。辟大,宽大也(辟与阔同)。

平人绝谷四十三③

黄帝曰:愿闻人之不食,七日而死,何也?伯高曰:臣请言其故。胃大

---

① 四十二:原缺,据目录补。
② 右:原作"左",据《素问·奇病论篇第四十七》改。
③ 四十三:原缺,据目录补。

一尺五寸，径五寸，长二尺六寸，横屈，受水谷三斗五升。其中之谷长留二斗，水一斗五升而满。小肠大二寸半，径八分分之少半，长三丈二尺，受谷二斗四升，水六升三合合之大半。回肠大四寸，径一寸寸之少半，长二丈一尺，受谷一斗，水七升半。广肠大八寸，径二寸寸之大半，长二尺八寸，受谷九升三合八分合之一。肠胃之长，凡五丈八尺四寸，受水谷九斗二升一合合之大半，此肠胃所受水谷之数也。

通计肠胃受谷之数如此。

平人胃满则肠虚，肠满则胃虚，更虚更满，故气得上下，五脏安定，血脉和利，精神乃居。神者，水谷之精气也。肠胃之中，长留谷二斗，水一斗五升。上焦泄气，出其精微，慓悍滑疾，下焦下溉诸肠。平人日再后，后二升半，一日中五升，七日五七三斗五升，而留水谷尽矣。故平人不食饮，七日而死者，水谷精气津液皆尽故也。

平人胃满则肠虚，肠满则胃虚，更虚更满，无所壅碍，故气得上下，升降莫阻，清浊当位，则五脏安定，血脉和利，然后精神乃居，不至飞走。神者，水谷精气之所化也，肠胃之中，常留谷二斗，水一斗五升。水谷之气，归于上焦，上焦输泄，此气出其精微，慓悍滑疾，传之下焦，以溉诸肠（六腑皆曰肠，义见《难经》），肠胃得此精气充养，所以不死。平人一日再后（大便二行）。一后二升半，一日中共去五升，七日五七三斗五升，而所留之水谷尽去矣。故平人不食饮，七日而死者，水谷之精气津液皆尽故也。

五味四十四[①]

黄帝曰：愿闻谷有五味，其入五脏，分别奈何？伯高曰：胃者，五脏六腑之海也，水谷皆入于胃，五脏六腑皆禀气于胃。五味各走其所喜，谷味酸，先走肝；谷味苦，先走心；谷味甘，先走脾；谷味辛，先走肺；谷味咸，先走肾。谷气津液以行，营卫大通，乃化糟粕，以次传下。

谷气化津，津液以行，灌注营卫，营卫大通。清者已化精气，浊者乃化糟粕，以次传下。

黄帝曰：营卫之行奈何？伯高曰：谷始入于胃，其精微者，先出于胃之

[①] 四十四：原缺，据目录补。

两焦，以溉五脏，别出两行营卫之道。其大气之抟而不行者，积于胸中，命曰气海，出于肺，循咽喉，故呼则出，吸则入。天地之精气，其大数常出三入一，故谷不入，半日则气衰，一日则气少矣。

谷入于胃，消化之后，其精微者，先糟粕而出于胃腑，之于上下两焦，以溉五脏（之，至也），然后分别而出，两行营卫之道。精专者，行于脉中，慓悍者，行于脉外，异道别出，此营卫之所以行也。其大气之抟而不行者（不行于经络），积于胸中，命曰气海，出于肺部，循喉咽而行呼吸，故呼则气出，吸则气入。此气虽积于胸中，不行经络，而经络之气实与此通。呼则无经而不升，吸则无经而不降。即下降之经，呼亦小升，上升之经，吸亦小降。经脉之动，全因于此，不动则不行也。天地之精气，其大数常出多而入少，出者三分，伐泄之途，随处皆是，入者一分，惟赖水谷滋养而已，故谷不入，半日则气衰，一日则气少矣。

黄帝曰：谷之五味，可得闻乎？伯高曰：请尽言之。五谷：秔米甘，麻酸，大豆咸，麦苦，黄黍辛。五果：枣甘，李酸，栗咸，杏苦，桃辛。五畜：牛甘，犬酸，猪咸，羊苦，鸡辛。五菜：葵甘，韭酸，藿咸，薤苦，葱辛。

五色：黄色宜甘，青色宜酸，黑色宜咸，赤色宜苦，白色宜辛。凡此五者，各有所宜。五宜，所言五宜者，脾病者，宜食秔米饭、牛肉、枣、葵；心病者，宜食麦、羊肉、杏、薤；肾病者，宜食大豆黄卷、猪肉、栗、藿；肝病者，宜食麻、犬肉、李、韭；肺病者，宜食黄黍、鸡肉、桃、葱。

肝色青，宜食甘，秔米饭、牛肉、枣、葵皆甘；心色赤，宜食酸，犬肉、麻、李、韭皆酸；脾色黄，宜食咸，大豆、豕肉、栗、藿皆咸；肺色白，宜食苦，麦、羊肉、杏、薤皆苦。肾色黑，宜食辛，黄黍、鸡肉、桃、葱皆辛。

五禁：肝病禁辛，心病禁咸，脾病禁酸，肾病禁甘，肺病禁苦（秔，音庚）。

五宜者，合其所宜也。五禁者，犯其所禁也。大豆黄卷，大豆芽也（芽生一寸，干为黄卷）。

五味论四十五①

黄帝问于少俞曰：五味入于口也，各有所走，各有所病。酸走筋，多食之令人癃；咸走血，多食之令人渴；辛走气，多食之令人洞心；苦走骨，多食之令人变呕；甘走肉，多食之令人悗心。余知其然也，不知其何由，愿闻其故。

洞心，心中空洞也。悗心，心中郁悗也。

少俞答曰：酸入于胃，其气涩以收，上之两焦，弗能出入也，不出即留于胃中，胃中和温，则下注膀胱，膀胱之胞②薄以懦，得酸则缩绻，约而不通，水道不行，故癃。阴者，积筋之所终也，故酸入而走筋矣。

酸入于胃，其气收涩，故上走二焦，上中二焦。弗能出入。不出即留于胃中，胃中阳气得此酸收，生其和温，郁满莫容，则传其所胜，下注膀胱。膀胱之胞薄以懦弱，最易收敛，一得酸气，缩绻不伸，上下之窍皆闭，约结不通，水道不利，故小便癃。前阴者，积筋之所终也，肝木主筋而味酸，故酸入而走筋矣。木主疏泄，喜辛散而恶酸收，癃者，木气酸收，疏泄之令不行也。

黄帝曰：咸走血，多食之令人渴，何也？少俞曰：咸入于胃，其气上走中焦，注于脉，则血气走之，血与咸相得则凝，凝则胃中汁注之，注之则胃中竭，竭则咽路焦，故舌本干而善渴。血脉者，中焦之道也，故咸入而走血矣。

咸入于胃，其气上走中焦而注于脉，以肾味咸，心主脉，水性克火，传其所胜也。脉者，血之府也，咸注于脉则血气走之，得咸而凝，血凝则胃汁注之，注之则胃中汁竭，汁竭则咽路焦涸，故舌本干燥而善渴。血脉者，中焦之隧道也（中焦受气取汁，变化而赤，是谓血，行于脉中，以为道路），咸入于脉，与血相逢，故咸入而走血矣。

黄帝曰：辛走气，多食之令人洞心，何也？少俞曰：辛入于胃，其气走于上焦，上焦者，受气而营诸阳者也，姜韭之气熏之，营卫之气不时受之，久留心下，故洞心。辛与气俱行，故辛入而与汗俱出。

辛入于胃，其气走于上焦，以辛性升散也。上焦者，受谷气而营于诸阳之

---

① 四十五：原缺，据目录补。
② 胞：原作"脆"，据《灵枢·五味第五十六》改。

经者也，姜韭辛烈之气熏之，营卫之气不时受之，发泄不藏。心者，宗脉之所聚也，气泄脉空，心宫虚豁，故久留心下，而成洞心。辛与气俱行，气得辛散而发泄，故辛入而与汗俱出，是辛入而走气也。

黄帝曰：苦走骨，多食之令人变呕，何也？少俞曰：苦入于胃，五谷之气皆不能胜苦，苦入下脘，三焦之道皆闭而不通，故变呕。齿者，骨之所终也，入而复出，知其走骨也，故苦入而走骨矣。

苦入于胃，五谷之气皆不能胜之，直入下脘，三焦之道得此苦味，皆闭而不通，不得下泄，则逆而上涌，故变呕吐。齿居上部，骨之所终也，入而复出，经历齿牙，知其走骨，故苦入而走骨矣。

黄帝曰：甘走肉，多食之令人悗心，何也？少俞曰：甘入于胃，其气弱小，不能上至于上焦，而与谷留于胃中，令人柔润者也，胃柔则缓，缓则虫动，虫动则令人悗心。其气外通于肉，故甘走肉。

甘入于胃，其气弱小，以得土气之冲和，其性不烈也。弱小，故不能上至于上焦，而与谷气留于胃中，气滞津凝，令人柔润。胃柔则缓，缓则虫动（虫生于木，土郁木遏，虫不舒畅，是以动也），虫动气阻，故令人悗心。其气外通于肉，故甘走肉也。

骨度四十六①

黄帝问于伯高曰：《脉度》言经脉之长短，何以立之？伯高曰：先度其骨节之大小、广狭、长短，而脉度定矣。黄帝曰：愿闻众人之度。人长七尺五寸者，其骨节之大小、长短各几何？

何以立之，何以立其度数也。

伯高曰：头之大骨围二尺六寸，胸围四尺五寸，腰围四尺二寸。发所覆者，颅至项尺二寸；发以下至颐长一尺，君子中折。结喉以下至缺盆中长四寸。缺盆以下至𩩲骭，长九寸，过则肺大，不满则肺小。𩩲骭以下至天枢长八寸，过则胃大，不及则胃小。天枢以下至横骨长六寸半，过则回肠广长，不满则狭短。横骨长六寸半。横骨上廉以下至内辅之上廉长一尺八寸，内辅之上廉以下至下廉长三寸半，内辅下廉下至内踝长一尺三寸，内踝以下至地

---

① 四十六：原缺，据目录补。

长三寸，膝腘以下至跗属长一尺六寸，跗属以下至地长三寸。故骨围大则太过，小则不及。

头之大骨围二尺六寸，髑髅骨也（男子头骨共八片，旧注：蔡州人多一片，共九片。脑后有二缝，一横一直。女子头骨共六片，脑后有横缝，无直逢）。胸围四尺五寸，两乳之周围也（胸前横骨三条，左右胁骨共十二条。女子多擎夫骨二条，左右共十四条）。腰围四尺二寸，七节之周围也（《素问·刺禁论》：七节之旁，中有小心）。此取头、胸、腰骨之围数，即其横广，以推其纵长也。发所覆者，颅至项，尺二寸，前发际以下曰颅，后发际以下曰项，此前后发际之度也。发以下至颐，长一尺。此以下言其纵长之度。人有短长，其度不一，君子中而折之，取其中数，以定准则。结喉以下至缺盆中，长四寸，缺盆，项下横骨中陷中也。缺盆以下至髃骬，长九寸，髃骬，蔽心骨也（即鸠尾骨）。此当肺之所居，故过则肺大，不满则肺小。髃骬以下至天枢，长八寸，天枢，足阳明穴，在脐旁二寸（《素问·至真要论》：身半以上，天气主之，身半以下，地气主之，半者，所谓天枢是也）。此当胃之所居，故过则胃大，不及则胃小。天枢以下至横骨，长六寸半，横骨，阴毛中曲骨也。此当回肠所居，故过则回肠广长，不满则狭短。横骨，长六寸半。横骨上廉以下至内辅之上廉，长一尺八寸，内辅，膝内辅骨也。内辅之上廉以下至下廉，长三寸半。内辅下廉下至内踝，长一尺三寸。内踝以下至地，长三寸。膝腘以下至跗属，长一尺六寸。腘，膝后曲处也。跗，足背。跗属，足跗所属之部也。跗属以下至地，长三寸。此人身前面纵长之度也。其长短之度，视其头、胸、腰骨之围数，骨围大则太过，小则不及，折中数以推之，则得其大凡矣。

角以下至柱骨长一尺，行腋中不见者长四寸，腋以下至季胁长一尺二寸，季胁以下至髀枢长六寸，髀枢以下至膝中长一尺九寸，膝以外至外踝长一尺六寸，外踝以下至京骨长三寸，京骨以下至地长一寸。

角以下至柱骨长一尺。角，耳上高骨。柱骨，肩上竖骨（颈骨）。行腋中不见者，长四寸。腋以下至季胁，长一尺二寸。季胁，胁下尽处也。季胁以下至髀枢，长六寸，股骨曰髀，髀骨缝曰枢。髀枢以下至膝中，长一尺九寸。京骨，足太阳穴，在小指后。京骨以下至地，长一寸。此侧面纵长之度也。

项发以下至背骨长二寸半，膂骨以下至尾骶二十一节长三尺，上节长一寸四分分之一，故上七节至于膂骨九寸八分分之七，奇分在下。

项发以下至背骨长二寸半，背骨，脊骨之大椎也。膂骨以下至尾骶二十一节长三尺，膂骨，即脊骨，脊骨二十四节，除项上三椎，自大椎以下，计二十一节，尾骶，脊骨之末节，即尻骨也。脊骨上粗下细，其上之节，每长一寸四分分之一，即一寸四分一厘也，故上七节至于膂骨长九寸八分分之七，即九寸八分七厘也。下节渐短，其奇分不尽之数，在下节匀之，以合三尺之数。此后面纵长之度也。

肩至肘长一尺七寸，肘至腕长一尺二寸半，腕至中指本节长四寸，本节至其末长四寸半。

此臂手纵长之度也。

耳后当完骨者广九寸，耳前当耳门者广一尺三寸，两颧之间相去七寸，两乳之间广九寸半，两髀之间广六寸半。足长一尺二寸，广四寸半。

耳后当完骨者，广九寸，完骨，足少阳穴，左右相去广九寸。耳前当耳门者，广一尺三寸，耳门，手太阳听宫之分，左右相去一尺三寸，头围二尺六寸之半也。两颧之间相去七寸。两乳之间，广九寸半。两髀之间，广六寸半。足长一尺二寸，广四寸半。此上下横广之度也。

此众人之骨度也，所以立经脉之长短也。是故视其经脉之在于身也，其见浮而坚，其见明而大者，多血；细而沉者，多气也。

此众人之骨度也，折衷其数，所以立经脉之长短也。

外候①

本脏四十七②

黄帝问于岐伯曰：人之血气精神者，所以奉生而周于性命者也。经脉者，所以行血气而营阴阳，濡筋骨，利关节者也。卫气者，所以温分肉，充皮肤，肥腠理，司开阖者也。志意者，所以御精神，收魂魄，适寒温，和喜怒者也。是故血和则经脉流行，营复阴阳，筋骨劲强，关节清利矣。卫气和则分肉解利，皮肤调柔，腠理致密矣。志意和则精神专直，魂魄不散，悔怒

---

① 外候：原缺，据目录补。
② 四十七：原缺，据目录补。

不起，五脏不受邪矣。寒温和则六腑化谷，风痹不作，经脉通利，肢节得安矣。此人之平常也。五脏者，所以藏精神血气魂魄者也。六腑者，所以化水①谷而行津液者也。此人之所以具受于天也，无智愚贤不肖，无以相倚也。然有其独尽天寿，而无邪僻之病，百年不衰，虽犯风雨卒寒大暑，犹弗能害也。有其不离屏蔽室内，无怵惕之恐，然犹不免于病者，何也？愿闻其故。

倚，偏也。

岐伯曰：窘乎哉问也！五脏者，所以参天地，副阴阳，而运四时，化五节者也。五脏者，固有大小、高下、坚脆、端正、偏倾者；六腑亦有小大、长短、厚薄、结直、缓急。凡此二十五者各不同，或善或恶，或吉或凶，请言其方。

二十五者，一脏五变，五五二十五变。

心小则安，邪弗能伤，易伤以忧；心大则忧不能伤，易伤于邪。心高则满于胸中，悗而善忘，难开以言；心下则脏外，易伤于寒，易恐以言。心坚则脏安守固；心脆则善病消瘅热中。心端正则和利难伤；心偏倾则操持不一，无守司也。

悗，闷也。

肺小则少饮，不病喘喝；肺大则多饮，善病胸痹、喉痹、逆气。肺高则上气，肩息咳；肺下则居贲迫肺，善胁下痛。肺坚则不病咳上气；肺脆则苦病消瘅易伤。肺端正则和利难伤；肺偏倾则胸遍痛也（贲，同奔）。

居贲迫肺，谓居处逼窄，不能顺降，宗气贲逆，迫于肺脏也。

肝小则脏安，无胁下之病；肝大则逼胃迫咽，苦膈中，且胁下痛。肝高则上支贲切，胁悗为息贲；肝下则逼胃，胁下空，胁下空则易受邪。肝坚则脏安难伤；肝脆则善病消瘅易伤。肝端正则和利难伤；肝偏倾则胁下痛也。

息奔，喘息奔逆也。《难经》：肺之积，曰息贲。

脾小则脏安，难伤于邪；脾大则苦凑胁而痛，不能疾行。脾高则胁引季胁而痛；脾下则下加于大肠，下加于大肠则脏苦受邪。脾坚则脏安难伤；脾脆则善病消瘅易伤。脾端正则和利难伤；脾偏倾则善满善胀也。

胁，胁尽软处。季胁，小肋骨也。

肾小则脏安难伤；肾大则善病腰痛，不可以俯仰，易伤于邪。肾高则苦

---

① 水：原脱，据《灵枢·本脏第四十七》补。

背膂痛，不可以俯仰；肾下则腰尻痛，不可以俯仰，为狐疝。肾坚则不病腰背痛；肾脆则善病消瘅易伤。肾端正则和利难伤；肾偏倾则苦腰尻痛也。凡此二十五变者，人之所苦常病。

肾位在腰，故多腰病。

黄帝曰：何以知其然也？岐伯曰：赤色小理者心小，粗理者心大。无𩩲骬者心高，𩩲骬小短举者，心下。𩩲骬长者，心下坚，𩩲骬弱小以薄者，心脆。𩩲骬直下不举者，心端正，𩩲骬倚一方者，心偏倾也（𩩲骬，音结于）。

𩩲骬，蔽心骨也。

白色小理者肺小，粗理者肺大。巨肩反膺陷喉者肺高，合腋张胁者肺下。好肩背①厚者肺坚，肩背薄者肺脆。背膺厚者肺端正，胁偏疏者肺偏倾也。

巨肩反膺陷喉，肩大胸高而喉缩也。合腋张胁，腋合而胁张也。

青色小理者肝小，粗理者肝大。广胸反骹者肝高，合胁兔骹者肝下。胸胁好者肝坚，胁骨弱者肝脆。膺腹好相得者肝端正，胁骨偏举者肝偏倾也（骹，音敲）。

反骹，胁骨外张也。兔骹，胁骨低下，如伏兔也。

黄色小理者脾小，粗理者脾大。揭唇者脾高，唇下纵者脾下。唇坚者脾坚，唇大而不坚者脾脆。唇上下好者脾端正，唇偏举者脾偏倾也。

揭唇，唇上反也。

黑色小理者肾小，粗理者肾大。高耳者肾高，耳后陷者肾下。耳坚者肾坚，耳薄不坚者肾脆。耳好前居牙车者肾端正，耳偏高者肾偏倾也。凡此诸变者，持则安，减则病也。

持，平也。

帝曰：善。然非余之所问也。愿闻人之有不可病者，至尽天寿，虽有深忧大恐，怵惕之志，犹不能减也，甚寒大热，不能伤也；有不离屏蔽室内，又无怵惕之恐，然不免于病者，何也？愿闻其故。岐伯曰：五脏六腑，邪之舍也，请言其故。五脏皆小者，少病，苦焦心，大忧愁；五脏皆大者，缓于事，难使以忧。五脏皆高者，好高举措；五脏皆下者，好出人下。五脏皆坚

---

① 肩背：原作"背肩"，据《灵枢·本脏第四十七》乙转。

者，无病；五脏皆脆者，不离于病。五脏皆端正者，和利得人心；五脏皆偏倾者，邪心而善盗，不可以为人平，反复言语也。

不可以为人平，平，准也。

黄帝曰：愿闻六腑之应。岐伯答曰：肺合大肠，大肠者，皮其应；心合小肠，小肠者，脉其应；肝合胆，胆者，筋其应；脾合胃，胃者，肉其应；肾合三焦膀胱，三焦膀胱者，腠理毫毛其应。

六腑合于五脏，其应亦同也。

黄帝曰：应之奈何？岐伯曰：肺应皮。皮厚者大肠厚，皮薄者大肠薄，皮缓腹裹大者大肠大而长，皮急者大肠急而短，皮滑者大肠直，皮肉不相离者大肠结。

肺应皮，皮即大肠之应也。

心应脉，皮厚者脉厚，脉厚者小肠厚；皮薄者脉薄，脉薄者小肠薄；皮缓者脉缓，脉缓者小肠大而长；皮薄而脉冲小者，小肠小而短；诸阳经脉皆多纡屈者，小肠结。

心应脉，脉即小肠之应也。冲，虚也。

脾应肉，肉䐃坚大者胃厚，肉䐃么者胃薄，肉䐃小而么者胃不坚，肉䐃不称身者胃下，胃下者，下管约不利。肉䐃不坚者胃缓，肉䐃无少裹累者胃急，肉䐃多少裹累者胃结，胃结者，上管约不利也。

脾应肉，肉即胃之应也。䐃，大肉。么，薄也。

肝应爪，爪厚色黄者胆厚，爪薄色红者胆薄，爪坚色青者胆急，爪濡色赤者胆缓，爪直色白无约者胆直，爪恶色黑多纹者胆结也。

肝应爪，爪即胆之应也。

肾应骨，密理厚皮者三焦膀胱厚，粗理薄皮者三焦膀胱薄，疏腠理者三焦膀胱缓，皮急而无毫毛者三焦膀胱急，毫毛美而粗者三焦膀胱直，稀毫毛者三焦膀胱结也。

肾应骨，骨即三焦膀胱之应也。

黄帝曰：厚薄美恶皆有形，愿闻其所病。岐伯曰：视其外应，以知其内脏，则知所病矣。

外有何应，则病在何脏也。

五阅五使四十八①

黄帝问于岐伯曰：余闻刺有五官五阅，以观五气。五气者，五脏之使也，五时之副也。愿闻其五使当安出？岐伯曰：五官者，五脏之阅也。黄帝曰：五脉安出？五色安见？愿闻其所出，令可为常。岐伯曰：脉出于气口，色见于明堂，五色更出，以应五时，各如其常，经气入脏，必当治里。

帝曰：善。五色独决于明堂乎？岐伯曰：五官以辨，阙庭必张，乃立明堂。明堂广大，蕃蔽见外，方壁高基，引垂居外，五色乃治，平博广大，寿中百岁。见此者，刺之必已，如是之人，血气有余，肌肉坚致，故可苦以针。

阅，观也。五官者，五脏之阅也，五官乃五脏之开窍，故可以观五脏也。脉出于气口，气口者，手太阴之动脉也。色见于明堂，明堂，鼻也。五色更出，以应五时，各如其常，傥经气入脏，则必当治里，以其为五脏之使，五时之副（配也），故外应四时，而内候五脏。所以色决于明堂者，明堂，面部之中，五官之纲纪也。凡五官以辨（分明），阙庭必张（阙者，眉间也。庭，颜也。张，开张也），乃立明堂。明堂广大，蕃蔽见外（蕃，颊侧也。蔽，耳门也），方壁高基（壁，墙壁也，肉为之墙。基，骨骼也），引垂居外（垂，边垂也），五色乃治（平治），平博广大，寿中百岁。此血气有余之人，肌肉坚致，故可以针苦之，刺之必愈也。

黄帝曰：愿闻五官。岐伯曰：鼻者，肺之官也；目者，肝之官也；口唇者，脾之官也；舌者，心之官也；耳者，肾之官也。黄帝曰：以官何候？岐伯曰：以候五脏。故肺病者，喘息鼻张；肝病者，眦青；脾病者，唇黄；心病者，舌卷短，颧赤；肾病者，颧与颜黑。

以五官之五色，而候五脏也。

黄帝曰：其色殆者何如？岐伯曰：五官不辨，阙庭不张，小其明堂，蕃蔽不见，又埤其墙，墙下无基，垂角去外，如是者，虽平常殆，况加病哉！

垂角去外，外无边角也。虽平常殆，况加病哉，虽平常亦常危殆，况加疾病，而见恶色哉！

黄帝曰：五色之见于明堂，以观五脏之气，左右高下，各有形乎？岐伯曰：腑脏之在中也，各以次舍，左右上下，各如其度也。

---

① 四十八：原缺，据目录补。

脏腑在腹中，各有左右上下之次舍，其见于面部之左右上下，亦各如其度也。

黄帝曰：《本脏》以身形、肢节、䐃肉，候五脏六腑之小大焉，今夫王公大人、临朝即位之君而问焉，谁可扪循之而后答乎？岐伯曰：身形支节者，脏腑之盖也，非面部之阅也。

黄帝曰：五脏之气，阅于面者，余已知之矣。以支节知而阅之奈何？岐伯曰：五脏六腑，肺为之盖，巨肩陷喉，候见其外。黄帝曰：善。岐伯曰：五脏六腑，心为之主，缺盆为之道，骷骨有余，以候䯒骭。黄帝曰：善。岐伯曰：肝者主为将，使之候外，欲知坚固，视目大小。黄帝曰：善。岐伯曰：脾者主为卫，使之迎粮，视唇舌好恶，以知吉凶。黄帝曰：善。岐伯曰：肾者主为外，使之远听，视耳好恶，以知其性。

黄帝曰：善。愿闻六腑之候。岐伯曰：六腑者，胃为之海，广骸大颈张胸，五谷乃容。鼻隧以长，以候大肠。唇厚人中长，以候小肠。目下果大，其胆乃横。鼻孔在外，膀胱漏泄。鼻柱中央起，三焦乃约。此所以候六腑者也。上下三等，脏安且良矣。

身形肢节者，脏腑之盖也。盖，华盖也。骷骨，即膝骨也。䯒骭，蔽心骨也。脾者主为卫，五脏六腑之护卫也。骸，颐骨也。上下三等，上中下三部相等也（此段旧误在《师传》）。

五色四十九①

雷公问于黄帝曰：五色独决于明堂乎？小子未知其所谓也。黄帝曰：明堂者鼻也，阙者眉间也，庭者颜也，蕃者颊侧也，蔽者耳门也。其间欲方大，去之十步，皆见于外，如是者，寿必中百岁。

此解上篇五官以辨，阙庭必张一段。所谓色见于明堂者，鼻为五官之长，其实五官皆不可略也。

雷公曰：五官之辨奈何？黄帝曰：明堂骨高以起，平以直，五脏次于中央，六腑挟其两侧，首面上于阙庭，王宫在于下极，五脏安于胸中，真色以致，病色不见，明堂润泽以清，五官恶得无辨乎。雷公曰：其不辨者，可得

---

① 五十九：原缺，据目录补。

闻乎？黄帝曰：五色之见也，各出其色部。部骨陷者，必不免于病矣。其色部乘袭者，虽病甚，不死矣。雷公曰：官五色奈何？黄帝曰：青黑为痛，黄赤为热，白为寒，是谓五官。

此申明上篇五官以辨之义。明堂骨高以起，平以直，此面部之最要者，然后以次察其余官，则纲举而目张矣。五脏之色，次于中央，六腑之色，挟其两侧，首面之色，见于阙庭，王宫之色（心为君主，心之所在，是谓王官），在于下极（下极，山根）。若五脏皆安于胸腹之中，则真色以致，病色不见，明堂必润泽以清，此五官之辨也。其不辨者，五色之见，各出其部，部骨陷者，必不免于病，而色见克贼则死。其色部生旺，乘袭而不见克贼者，虽病甚，不死矣。官五色者，相五官之色也。是谓五官，是谓官五色之法也。

雷公曰：病之益甚，与其方衰，如何？黄帝曰：外内皆在焉。切其脉口，滑小紧以沉者，病益甚，在中；人迎气大紧以浮者，病日甚，在外。其脉口浮滑者，病日进；人迎沉滑者，病日损。其脉口滑以沉者，病日进，在内；其人迎滑盛以浮者，病日进，在外。脉之浮沉及人迎与寸口气小大等者，病难已。病之在脏，沉而大者，易已，小为逆；病在腑，浮而大者，其病易已。人迎盛坚者，伤于寒；寸口盛坚者，伤于食。

外内皆在者，寸口主中，人迎主外，皆当察之也。人迎主表，故盛坚则伤于寒，寸口主里，故盛坚则伤于食。

雷公曰：以色言病之间甚奈何？黄帝曰：其色粗以明，沉夭者为甚，其色上行者病日甚，其色下行如云彻散者病方已。五色各有脏部，有外部，有内部也。色从外部走内部者，其病从外走内；其色从内走外者，其病从内走外。病生于内者，先治其阴，后治其阳，反者益甚。其病生于阳者，先治其外，后治其内，反者益甚。其脉滑大以代而长者，病从外来，目有所见，志有所恶，此阳气之并也，可变而已。

色粗以明，沉夭者为甚，言色之粗明及沉夭者，皆为甚也。五色各有脏部，各有五脏发现之部也。目有所见，志有所恶，神志之异常也。并，合也。

雷公曰：小子闻风者，百病之始也；厥逆①者，寒湿之起也，别之奈何？黄帝曰：常候阙中，薄泽为风，冲浊为痹，在地为厥。此其常也，各以

---

① 逆：《灵枢·五色第四十九》为"痹"。

其色言其病。

雷公曰：人不病卒死，何以知之？黄帝曰：大气入于脏腑者，不病而卒死矣。雷公曰：病小愈而卒死者，何以知之？黄帝曰：赤色出两颧，大如拇指者，病虽小愈，必卒死。黑色出于庭，大如拇指，必不病而卒死。

地，面之下部也。大气，邪气之大者也。

雷公再拜曰：善哉！其死有期乎？黄帝曰：察色以言其时。雷公曰：善乎！愿卒闻之。黄帝曰：庭者，首面也；阙上者，咽喉也；阙中者，肺也；下极者，心也；直下者，肝也；肝左者，胆也；下者，脾也；方上者，胃也；中央者，大肠也；挟大肠者，肾也；当肾者，脐也；面王以上者，小肠也；面王以下者，膀胱、子处也。

此五脏六腑所见之部，所谓五脏次于中央，六腑挟其两侧也。庭者，颜也，所以候首面也。阙中者，眉间。阙上者，咽喉也，阙中者，肺也。下极者，山根，心也。直下者，鼻柱，肝也。肝左者，鼻柱之左，胆也。下者，鼻准，是为面王，脾也。方上者，鼻准两傍，胃也。中央者，侧面之中，颧骨之下，大肠也。挟大肠者，颊上，肾也。当肾之下者，脐也。面王以上者，颧骨之上，小肠也。面王以下者，人中，膀胱、子处也（子处，子宫）。

颧者，肩也；颧后者，臂也；臂下者，手也；目内眦上者，膺乳也；挟绳而上者，背也；循牙车以下者，股也；中央者，膝也；膝以下者，胫也；当胫以下者，足也；巨分者，股里也；巨屈者，膝膑也。此五脏六腑肢节之部也。

颧者，肩也。颧后者，臂也。臂下者，手也。目内眦上者，阙下两旁，膺乳也。挟绳而上者，颊外（颊外曰绳），背也。循牙车以下者（牙床），股也。中央者，两牙车之中央，膝①也。膝下者，胫也。当胫以下者，足也。巨分者，口旁大纹，股里也。巨屈者，颊下曲骨，膝膑也。此五脏六腑肢节之部也（上段，脏腑之部，此段，肢节之部）。

各有部分，用阴和阳，用阳和阴，当明部分，万举万当，能别左右，是谓大道，男女异位，故曰阴阳，审察泽夭，谓之良工。

沉浊为内，浮泽为外，黄赤为风，青黑为痛，白为寒，黄为膏润为脓，

---

① 膝：原作"膝下"，据上文删。

赤甚者为血，痛甚为挛，寒甚为皮不仁。五色各见其部，察其浮沉，以知浅深；察其泽夭，以观成败；察其散抟，以知远近；视色上下，以知病处；积神于心，以知往今。故相气不微，不知是非，属意勿去，乃知新故。

男女异位，男左女右也。

色明不粗，沉夭为甚；不明不泽，其病不甚。其色散，驹驹然未有聚，其病散而气痛，聚未成也。

男子色在于面王，为小腹痛，下为卵痛，其圜直为茎痛，高为本，下为首，狐疝㿉阴之属也。女子在于面王，为膀胱、子处之病，散为痛，抟为聚，方员左右，各如其色形。其随而下至胝为淫；有润如膏状，为暴食不洁。左为左，右为右，其色有邪，聚散而不端，面色所指者也。

色者，青黑赤白黄，皆端满有别乡。别乡赤者，其色赤大于榆荚，在面王为不月。其色上锐，首空上向，下锐下向，在左右如法。以五色命脏，青为肝，赤为心，黄为脾，白为肺，黑为肾。肝合筋，心合脉，脾合肉，肺合皮，肾合骨。肾乘心，心先病，肾为应，色皆如是。

驹驹，散貌（如马驹散乱）。方圆左右，各如其色形，其聚之之方圆，左右各如其色之形也。其随而下至胝，为淫，色随面王而下，当应至尾胝而为淫泆带浊之证也。有润如膏状，为暴食不洁，暴食不消，泄利不洁也。左为左，右为右，其色有邪，聚散而不端，面色所指者也，色之左右所在，即病之左右所在，其色有邪，或聚或散，而不端正，皆随其面色所指之方，左右求之也。端满有别乡，本部端满，而必有别走之乡。假如别乡赤者，其色赤，大如榆荚，若在面王，则女子为不月。其色上锐，则首空而上向（首空者，乘虚而至也），下锐则首空而下向，在左在右，皆如此法，此即其别走之乡也。

天年五十①

黄帝问于岐伯曰：愿闻人之始生，何气筑为基，何立而为楯，何失而死，何得而生？岐伯曰：以母为基，以父为楯，失神者死，得神者生也。黄帝曰：何者为神？岐伯曰：血气已和，营卫已通，五脏已成，神气舍心，

---

① 五十：原缺，据目录补。

魂魄毕具，乃成为人。黄帝曰：人之寿夭各不同，或夭寿①，或卒死，或病久，愿闻其道。岐伯曰：五脏坚固，血脉和调，肌肉解利，皮肤致密，营卫之行不失其常，呼吸微徐，气以度行，六腑化谷，津液布扬，各如其常，故能长久。

基，址也。楯，干也。

黄帝曰：人之寿百岁而死，何以致之？岐伯曰：使道隧以长，基墙高以方，通调营卫，三部三里，起高骨肉满，百岁乃得终。

使道，七窍也。隧，地道也。隧以长，言孔窍之深长也。基墙，面部之骨肉也（骨骼为基，蕃蔽为墙）。三部，人上中下三部。三里，穴名，手阳明三里在肘下，足阳明三里在膝下。起，丰起也（肘膝臂胫之间，关节之大者，故欲其丰起也）。

黄帝曰：其气之盛衰，以至其死，可得闻乎？岐伯曰：人生十岁，五脏始定，血气已通，其气在下，故好走。二十岁，血气始盛，肌肤方长，故好趋。三十岁，五脏大定，肌肉坚固，血脉盛满，故好步。四十岁，五脏六腑、十二经脉皆大盛以平定，腠理始疏，荣华颓落，发颇斑白，平盛不摇，故好坐。五十岁，肝气始衰，肝叶始薄，胆汁始减，目始不明。六十岁，心气始衰，苦忧悲，血气懈惰，故好卧。七十岁，脾气虚，皮肤枯。八十岁，肺气衰，魂离，故言善误。九十岁，肾气焦，四脏经脉空虚。百岁，五脏皆虚，神气皆去，形骸独居而终矣。

其气在下，阳盛于下也。

黄帝曰：其不能终寿而死者何如？岐伯曰：其五脏皆不坚，使道不长，空外以张，喘息暴疾，又卑基墙，薄脉少血，其肉不石，数中风寒，血气虚，脉不通，真邪相攻，乱而相引，故中寿而尽也。

空外以张，空窍外露也。其肉不石，不坚也。乱而相引，邪气逆乱而相牵引也。

寿夭刚柔五十一②

黄帝问于少师曰：余闻人之生也，有刚有柔，有弱有强，有长有短，有

---

① 夭寿：原作"寿夭"，据《灵枢·天年第五十》乙转。
② 五十一：原缺，据目录补。

阴有阳，愿闻其方。少师答曰：阴中有阴，阳中有阳，审知阴阳，刺之有方，得病所始，刺之有理，谨度病端，与时相应，内合于五脏六腑，外合于筋骨皮肤。是故内有阴阳，外亦有阴阳。在内者，五脏为阴，六腑为阳；在外者，筋骨为阴，皮肤为阳。故曰：病在阴之阴者，刺阴之荥输；病在阳之阳者，刺阳之合；病在阳之阴者，刺阴之经；病在阴之阳者，刺络脉。故曰：病在阳者命曰风，病在阴者命曰痹，阴阳俱病命曰风痹。病有形而不痛者，阳之类也；无形而痛者，阴之类也。无形而痛者，其阳完而阴伤之也，急治其阴，无攻其阳；有形而不痛者，其阴完而阳伤之也，急治其阳，无攻其阴。阴阳俱动，乍有形，乍无形，加以烦心，命曰阴胜其阳，此谓不表不里，其形不久。

不表不里，阴阳俱败，难分表里也，故其形不久。

黄帝问于伯高曰：余闻形气病之先后，外内之应奈何？伯高答曰：风寒伤形，忧恐忿怒伤气。气伤脏，乃病脏；寒伤形，乃病形；风伤筋脉，筋脉乃应。此形气外内之相应也。

黄帝曰：刺之奈何？伯高答曰：病九日者，三刺而已；病一月者，十刺而已。多少远近，以此衰之。久痹不去身者，视其血络，尽出其血。

黄帝曰：外内之应，难易之治奈何？伯高答曰：形先病而未入脏者，刺之半其日；脏先病而形乃应者，刺之倍其日。此外内难易之应也。

形病易治，故刺之半其日，脏病难治，故刺之倍其日。

黄帝问于伯高曰：余闻形有缓急，气有盛衰，骨有大小，肉有坚脆，皮有厚薄，其以立寿夭奈何？伯高曰：形与气相任则寿，不相任则夭。皮与肉相果则寿，不相果则夭。血气经络胜形则寿，不胜形则夭。

黄帝曰：何谓形之缓急？伯高曰：形充而皮肤缓者则寿，形充而皮肤急者则夭，形充而脉坚大者顺也，形充而脉小以弱者气衰，衰则危矣。若形充而颧不起者骨小，骨小则夭矣。形充而大肉䐃坚而有分者肉坚，肉坚则寿矣；形充而大肉无分理不坚者肉脆，肉脆则夭矣。此天之生命，所以立形定气而视寿夭者。必明乎此立形定气，而后以临病人，决生死。

黄帝曰：余闻寿夭，无以度之。伯高曰：墙基卑，高不及其地者，不及三十而死，其有因加疾者，不及二十而死也。

黄帝曰：形气之相胜，以立寿夭奈何？伯高曰：平人而气胜形者寿；病而形肉脱，气胜形者死，形胜气者危矣。

任者，形气相敌也。果者，皮肉坚固也。颧者，骨之本也，故颧小则骨小。大肉，臀肉。䐃者，肉所结聚之处也。坚而有分者，有分理也。墙基，面部之骨也。地者，面部之肉也。病而形肉脱，气胜形者，喘息肩摇而身动也。

黄帝问于伯高曰：何以知皮肉、血气、筋骨之病也？伯高曰：色起两眉薄泽者，病在皮。唇色青黄赤白黑者，病在肌肉。营气濡然者，病在血气。目色青黄赤白黑者，病在筋。耳焦枯，受尘垢，病在骨。

黄帝曰：病形何如？取之奈何？伯高曰：夫百病变化，不可胜数，然皮有部，肉有柱，血气有输，骨有属。黄帝曰：愿闻其故。伯高曰：皮之部，输于四末。肉之柱，在臂胫诸阳分肉之间与足少阴分间。血气之输，输于诸络，气血留居，则盛而起。筋部无阴无阳，无左无右，候病所在。骨之属者，骨空之所以受益而益脑髓者也。

黄帝曰：取之奈何？伯高曰：夫病变化，浮沉深浅不可胜穷，各在其处。病间者浅之，甚者深之，间者少之，甚者众之，随变而调气，故曰上工。

两眉，阙中，其应在肺，肺主皮，故应在皮。脾窍于口，其主肌肉，口唇者，肌肉之本，故唇见五色，病在肌肉。营气濡然者，窍开汗泄，此缘血气郁蒸，故病在血气。肝窍于目，其主筋，故目现五色，病在筋。肾窍于耳，其主骨，故耳焦枯，受尘垢，病在骨。皮之部，在阳分，阳受气于四末，故皮之部，输于四末。肉之柱，肉䐃之坚厚者，皆在手足三阳分肉之间，与足少阴之分间，如肘膝上下肌肉丰满之处。脾主肌肉，又主四肢，故大肉皆在臂胫。而腿上肉䐃，如腨、如股、如臀，皆足少阴之所经历。分间者，其分部。血气之传输，输于诸络，气血留居不行，则诸络盛满而起也。筋部无阴阳左右，候其病之所在而调之，以十二筋经，无处不在也。骨之属者，谷入气满，而化津液，淖泽注于骨空，骨空之所以受益，而补益脑髓者也。骨之属者，骨节连属之处也。

黄帝问于伯高曰：人之肥瘦大小寒温，有老壮少小，别之奈何？伯高对曰：人年五十以上为老，三十以上为壮，十八以上为少，六岁以上为小。

黄帝曰：何以度知肥瘦？伯高曰：人有肥、有膏、有肉。黄帝曰：别此奈何？伯高曰：䐃肉坚，皮满者肥。䐃肉不坚，皮缓者膏。皮肉不相离者肉。

黄帝曰：身之寒温奈何？伯高曰：膏者其肉淖，而粗理者身寒，细理者身热。脂者其肉坚，细理者热，粗理者寒。黄帝曰：其肥瘦大小奈何？伯高曰：膏者多气而皮纵缓，故能纵腹垂腴。肉者身体容大。脂者其身收小。

黄帝曰：三者之气血多少何如？伯高曰：膏者多气，多气者热，热者耐寒。肉者多血，则充形，充形则平。脂者其血清，气滑少，故不能大，此别于众人者也。

黄帝曰：众人奈何？伯高曰：众人皮肉脂膏不相加也，血与气不能相多，故其形不小不大，各自称其形，命曰众人。

黄帝曰：善。治之奈何？伯高曰：必先别其三形，血之多少，气之清浊，而后调之，治无失常经。是故膏人者，纵腹垂腴；肉人者，上下容大；脂人者，虽脂不能大也（以上二段，旧误在《卫气失常》）。

人之肥瘦大小寒温，有老壮少小，其肥瘦大小寒温，有老壮少小之殊也。纵腹垂腴，其腹皮丰腴，纵缓而下垂也。身体容大，容者，从容舒泰之象也。

灵枢悬解卷六终

灵枢悬解卷七

昌邑黄元御解

外候①

五变五十二②

黄帝问于少俞曰：余闻百疾之始期也，必生于风雨寒暑，循毫毛而入腠理，或复还，或留止，或为风厥汗出，或为消瘅，或为寒热，或为留痹，或为积聚，奇邪淫泆③，不可胜数，愿闻其故。夫同时得病，或病此，或病彼，意者天之为人生风乎，何其异也？少俞曰：夫天之生风者，非以私百姓也、其行公平正直，犯者得之，避者得无殆，非求人而人自犯之。

黄帝曰：一时遇风，同时得病，其病各异，愿闻其故。少俞曰：善乎哉问！请论以比匠人。匠人磨斧斤、砺刀削斫材木。木之阴阳，尚有坚脆，坚者不入，脆者皮弛，及其交节，而缺斤斧焉。夫一木之中，坚脆不同，坚者则刚，脆者易伤，况其材木之不同，皮之厚薄，汁之多少，而各异耶？夫木之蚤④花先生叶者，遇春霜烈风，则花落而叶萎；久曝大旱，则脆木薄皮者，枝条汁少而叶萎；久阴淫雨，则薄皮多汁者，皮溃而漉；卒风暴起，则刚脆之木，枝折杌伤；秋霜疾风，则刚脆之木，根摇而叶落。凡此五者，各有所伤，况于人乎！

黄帝曰：以人应木奈何？少俞答曰：木之所伤也，皆伤其枝，枝之刚脆而坚，未成伤也。人之有常病也，亦因其骨节皮肤腠理之不坚固者，邪之所

---

① 外候：原缺，据目录补。
② 五十二：原脱：据目录补。
③ 泆：通"溢"。
④ 蚤：通"早"。

舍也，故常为病也（杌，音兀）。

　　风厥、汗出、消瘅、留痹、积聚，是为风邪五变。斧斤、刀削，皆匠人之利器也。檀弓：宋之斤，鲁之削。枝折杌伤，木无枝曰杌。

　　黄帝曰：人之善病风厥漉汗者，何以候之？少俞答曰：肉不坚，腠理疏，则善病风。黄帝曰：何以候肉之不坚也？少俞答曰：䐃肉不坚而无分理者，粗理；粗理而皮不致者，腠理疏。此言其浑然者。

　　肉之聚处曰䐃，即臀肉也，此肌肉之本。䐃肉不坚，则其余肉必不坚也。此言其浑然者，浑举其大概而言之也。

　　黄帝曰：人之善病消瘅者，何以候之？少俞答曰：五脏皆弱柔者，善病消瘅。黄帝曰：何以知五脏之柔弱也？少俞答曰：夫柔弱者，必有刚强，刚强多怒，柔者易伤也。黄帝曰：何以候柔弱之与刚强？少俞答曰：此人薄皮肤，而目坚固以深者，长冲直扬，其心刚，刚则多怒，怒则气上逆，胸中蓄积，血气逆留，髋皮①充肌，血脉不行，转而为热，热则消肌肤，故为消瘅。此言其人暴刚而肌肉弱者也（髋，同宽）。

　　消瘅，即消渴（瘅，热也）。仲景《伤寒》《金匮》：厥阴之为病，消渴。肝为风木。风燥亡津，是以病渴。柔弱者，必有刚强。柔弱者，肺；刚强者，肝也。肝气刚强则怒，肺气柔弱则易伤消瘅也。长冲直扬（《论勇》作长衡直扬），长冲，目珠突露也，直扬，直眉也（《诗》：扬且之晳也。《注》：眉上横也）。髋皮充肌，血气壅阻，而皮肉充塞也。

　　黄帝曰：人之善病寒热者，何以候之？少俞答曰：小骨弱肉者，善病寒热。黄帝曰：何以候骨之小大，肉之坚脆，色之不一也？少俞答曰：颧骨者，骨之本也，颧大则骨大，颧小则骨小。皮肤薄而其肉无䐃，其臂懦懦然，其地色炲然，不与其天同色，污然独异，此其候也。臂薄者，其髓不满，故善病寒热也。

　　懦懦，弱貌。地者，面之下部。天者，面之上部也。炲然、污然，晦而不明也。

　　黄帝曰：何以候人之善病痹者？少俞答曰：粗理而肉不坚者，善病痹。黄帝曰：痹之高下有处乎？少俞答曰：欲知其高下者，各视其部。

---

①皮：原作"肉"，据《灵枢·五变第四十六》及下文改。

各视其部，视其肉所不坚之部也。

黄帝曰：人之善病肠中积聚者，何以候之？少俞答曰：皮肤薄而不泽，肉不坚而淖泽。如此肠胃恶，恶则邪气留止，积聚乃作①；脾胃之间，寒温不次，邪气稍至，蓄积留止，大聚乃起（淖，音闹）。

淖泽，湿气濡滞也。

黄帝曰：夫病形，余已知之矣，愿闻其时。少俞答曰：先立其年，以知其时。时高则起，时下则殆，虽不陷下，当年有冲通，其病必起，是谓因形而生病。五变之纪也。故用针者，不知年之所加，气之盛衰，虚实之所起，不可以为工也（故用针者至末，误在《官针》）。

愿闻其时，病起之时也。先立其年，立其主运之年也。以知其时，知其时令之生克也。时高则起，得生旺而病愈也。时下则殆，遇衰克而病危也。虽不陷下，当年有冲通，其病必起，虽非衰克之时，而当其年有所冲犯而感通，其病亦所必起（起，病作也）。是谓因形而生病，五变之纪也，因其形虚而生病，五变之纲纪也。

黄帝曰：有人于此，并行并立，其年之长少等也，衣之厚薄均也，卒然遇烈风暴雨，或病或不病，或皆病，或皆不病，其故何也？少俞曰：帝问何急？黄帝曰：愿尽闻之。少俞曰：春青风，夏阳风，秋凉风，冬寒风。凡此四时之风者，其所病各不同形。

黄帝曰：四时之风，病人如何？少俞曰：黄色薄皮弱肉者，不胜春之虚风；白色薄皮弱肉者，不胜夏之虚风；青色薄皮弱肉者，不胜秋之虚风；赤色薄皮弱肉者，不胜冬之虚风也。

黄帝曰：黑色不病乎？少俞曰：黑色而皮厚肉坚，固不伤于四时之风。其皮薄而肉不坚，色不一者，长夏至而有虚风者病矣。其皮厚而肌肉坚者，长夏至而有虚风不病矣。其皮厚而肌肉坚者，必重感于寒，外内皆然，乃病。黄帝曰：善（此段旧误在《论勇》）。

黄色不胜春，木克土也。白色不胜夏，火克金也。青色不胜秋，金克木也。赤色不胜冬，水克火也。黑色不胜长夏，土克水也。

---

① 作：原作"伤"，据《灵枢·五变第四十六》改。

论疾诊尺五十三①

黄帝问于岐伯曰：余欲无视色持脉，独调其尺以言其病，从外知内，为之奈何？岐伯曰：审其尺之缓急、小大、滑涩，肉之坚脆，而病形定矣。视人之目窠上微痈，如新卧起状，其颈脉动，时咳，按其手足上窅而不起者，风水肤胀也。

尺肤滑而淖泽者，风也。尺肉弱者，解㑊安卧。脱肉者，寒热，不治。尺肤滑而泽脂者，风也。尺肤涩者，风痹也。尺肤粗如枯鱼之鳞者，水洪饮也。尺肤热甚，脉盛躁者，病温也；其脉盛而滑者，病②且出也。尺肤寒，其脉小者，泄，少气。尺肤炬然，先热后寒者，寒热也。尺肤先寒，久持之而热者，亦寒热也（㑊与迹同）。

目窠上微痈，如新卧起状，颈脉动，时咳段，与《水胀》篇同义，详彼篇。解㑊，形迹懈怠也。病且出者，病将外退也。炬然，热蒸之象。

肘所独热者，腰以上热；手所独热者，腰以下热。肘前独热者，膺前热；肘后独热者，肩背热。臂中独热者，腰腹热；肘后粗以下三四寸热者，肠中有虫。掌中热者，腹中热；掌中寒者，腹中寒。鱼上白肉有青血脉者，胃中有寒。尺炬然热，人迎大者，当夺血。尺坚大，脉小甚，少气；悗有加，立死。

掌后手大指根白肉丰起者，为鱼。炬然，热盛之象。人迎，足阳明动脉，在喉旁。

诊血脉者，多赤多热，多青多痛，多黑为久痹；多赤多黑多青皆见者，寒热。诊寒热者，赤脉上下至瞳子，见一脉，一岁死；见一脉半，一岁半死；见二脉，二岁死；见二脉半，二岁半死；见三脉，三岁死。

诊目痛，赤脉从上下者，太阳病；从下上者，阳明病；从外走内者，少阳病。目赤色者病在心，白在肺，青在肝，黄在脾，黑在肾。黄色不可名者，病在胸中。诊龋齿痛，按其阳之来，有过者独热，在左左热，在右右热，在上上热，在下下热。身痛而色微黄，齿垢黄，爪甲上黄，黄疸也；安卧，小便黄赤，脉小而涩者，不嗜食。

---

① 五十三：原缺，据目录补。
② 病：《灵枢·论疾诊尺第七十四》作"汗"。

女子手少阴脉动甚者,妊子。婴儿病,其头毛皆逆上者,必死;耳间青脉起者,掣痛,大便赤瓣飧泄,脉小者,手足寒,难已;飧泄,脉小,手足温,易已。人病,其寸口之脉与人迎之脉小大等,及其浮沉等者,病难已也。

诊寒热,赤脉上下至瞳子,与《寒热》篇同。大阳为目上网,阳明为目下网,少阳行于目锐眦,故目痛。赤脉从上下者,太阳病,从下上者,阳明病,从外走内者,少阳病。手阳明脉入下齿,足阳明脉入上齿,按其阳之来,手足阳明之来也。手少阴脉,手少阴之神门也,动在掌后锐骨之端。胎结中宫,阻其君火降蛰之路,故神门动甚。头毛逆上者,皮毛焦也,故必死。耳间青脉起者,足少阳循耳下行,胆木上逆,故掣痛。大便赤瓣,红紫成块也。手足寒,脾阳败也。寸口候阴,人迎候阳,秋冬寸口微大,春夏人迎微大,是其常也。小大浮沉相等,其在秋冬则阳盛而阴衰,春夏则阴盛而阳衰,偏而不平,故病难已也。

阴阳系日月五十四①

黄帝曰:余闻天为阳,地为阴,日为阳,月为阴,其合之于人奈何?岐伯曰:腰以上为天,腰以下为地,故天为阳,地为阴。足之十二经脉,以应十二月,月生于水,故在下者为阴。手之十指,以应十日,日生于火,故在上者为阳。

黄帝曰:合之于脉奈何?岐伯曰:寅者,正月之生阳也,主左足之少阳;未者,六月,主右足之少阳。卯者,二月,主左足之太阳;午者,五月,主右足之太阳。辰者,三月,主左足之阳明;巳者,四月,主右足之阳明,此两阳合于前,故曰阳明。申者,七月之生阴也,主右足之少阴;丑者,十二月,主左足之少阴。酉者,八月,主右足之太阴;子者,十一月,主左足之太阴。戌者,九月,主右足之厥阴;亥者,十月,主左足之厥阴,此两阴交尽,故曰厥阴。

甲主左手之少阳,己主右手之少阳。乙主左手之太阳,戊主右手之太阳。丙主左手之阳明,丁主右手之阳明,此两火并合,故为阳明。庚主右手

---

① 五十四:原缺,据目录补。

之少阴，癸主左手之少阴。辛主右手之太阴，壬主左手之太阴。

故足之阳者，阴中之少阳也；足之阴者，阴中之太阴也；手之阳者，阳中之太阳也；手之阴者，阳中之少阴也。腰以上者为阳，腰以下者为阴。

其于五脏也，心为阳中之太阳，肺为阳中之少阴，肝为阴中之少阳，脾为阴中之至阴，肾为阴中之太阴。

黄帝曰：以治奈何？岐伯曰：正月、二月、三月，人气在左，无刺左足之阳；四月、五月、六月，人气在右，无刺右足之阳；七月、八月、九月，人气在右，无刺右足之阴，十月、十一月、十二月，人气在左，无刺左足之阴。

黄帝曰：五行以东方为甲乙木，王春，春色苍，主肝，肝者足厥阴也。今乃以甲为左手之少阳，不合于数，何也？岐伯曰：此天地之阴阳也，非四时五行之以次行也。且夫阴阳者，有名而无形，故数之可十，离之可百，散之可千，推之可万，此之谓也。

天地之阴阳，无定者，四时五行之阴阳，以次运行，有定者也，故曰此天地之阴阳，非四时五行之以次行也。离之可十，离，拆也。散之可千，散，分也。

黄帝曰：愿闻身形应九野奈何？岐伯曰：请言身形之应九野也，左足应立春，其日戊寅己丑；左胁应春分，其日乙卯；左手应立夏，其日戊辰己巳；膺喉首头应夏至，其日丙午；右手应立秋，其日戊申己未；右胁应秋分，其日辛酉；右足应立冬，其日戊戌己亥；腰尻下窍应冬至，其日壬子。六腑、膈下三脏应中州，其大禁，大禁太乙所在之日及诸戊己。凡此九者，善候八正所在之处。所主上下左右身体痈肿者，欲治之，无以其所值之日溃治之，是谓天忌日也（此段旧误在《九针论》）。

膈下三脏，脾、肝、肾也。太乙随八节，而居八方，详见《九宫八风》，八正所在，即太乙所在。太乙八节移居，主人上下左右八处，其所直之日，是谓天忌日，勿以其日破痈肿而取脓血也。

通天五十五[①]

黄帝问于少师曰：余尝闻人有阴阳，何谓阴人？何谓阳人？少师曰：天

---

① 五十五：原缺，据目录补。

地之间，六合之内，不离于五，人亦应之，非徒一阴一阳而已也，而略言耳，口弗能遍明也。黄帝曰：愿略闻其意，有贤人圣人，心能备而行之乎？少师曰：盖有太阴之人，少阴之人，太阳之人，少阳之人，阴阳和平之人。凡五人者，其态不同，其筋骨气血各不等。

五行有五，人亦应之，非徒一阴一阳而已。曰阴人阳人者，此略言其概耳。若推广其义，则五五又分二十五人，口弗能遍明也。

黄帝曰：其不等者，可得闻乎？少师曰：太阴之人，贪而不仁，下齐湛湛，好内而恶出，心和而不发，不务于时，动而后之，此太阴之人也（湛，音沉；内，音纳）。

湛湛，深沉之意。不务于时，动而后之，不躁动也。

少阴之人，小贪而贼心，见人有亡，常若有得，见人有荣，乃反愠怒，好伤好害，心疾而无恩，此少阴之人也。

心疾，心娼疾①也。

太阳之人，居处于于，好言大事，无能而虚说，志发于四野，举措不顾是非，为事如常自用，事虽败而常无悔，此太阳之人也。

于于，舒泰之象。志发于四野，志大而无当也。

少阳之人，諟谛好自贵，有小小官，则高自宣②，好为外交而不内附，此少阳之人也。

諟谛好自贵，小有精明，审谛而出，因以自负也。有小小官，则高自宣，高自位置也。

阴阳和平之人，居处安静，无为惧惧，无为欣欣，婉然从物，或与不争，与时变化，尊则谦谦，谭③而不治，是谓至治。

谭而不治，但谭其理，而不治其事。无为而治，是谓至治。

古之善用针艾者，视人五态乃治之，盛者泻之，虚者补之。

黄帝曰：治人之五态奈何？少师曰：太阴之人，多阴而无阳，其阴血浊，其卫气涩，阴阳不和，缓筋而厚皮，不之疾泻，不能移之。

少阴之人，多阴而少阳，小胃而大肠，六腑不调，其阳明脉小，而太阳

---

① 娼疾：嫉妒。
② 宣：原作"宜"，据《灵枢·通天第七十二》改。下同。
③ 谭：通"谈"。

脉大，必审调之，其血易脱，其气易败也。

太阳之人，多阳而少阴，必谨调之，无脱其阴，而泻其阳，阳重脱者易狂，阴重脱者暴死，不知人也。

少阳之人，多阳而少阴，经小而络大，血中而气外，实阴而虚阳，独泻其络脉则强，气脱而疾，中气不足，病不起也。

阴阳和平之人，其阴阳之气和，血脉调。谨诊其阴阳，视其邪正，安容仪，审有余不足，盛则泻之，虚则补之，不盛不虚以经取之。此所以调阴阳，别五态之人者也。

实阴而虚阳，宜实其阴而虚其阳。独泻其络脉，即虚其阳，是以强也。安容仪者，安详其容仪，以审之也。

黄帝曰：夫五态之人者，相与无故，卒然新会，未知其行也，何以别之？少师答曰：众人之属，不如五态之人者，故五五二十五人，而五态之人不与焉。五态之人，尤不合于众者也。

黄帝曰：别五态之人奈何？少师曰：太阴之人，其状黮黮然黑色，念然下意，临临然长大，腘然未偻，此太阴之人也。

少阴之人，其状清然窃然，固以阴贼，立而躁险，行而似伏，此少阴之人也。

太阳之人，其状轩轩储储，反身折腘，此太阳之人也。

少阳之人，其状立则好仰，行则好摇，两臂两肘，常出于背，此少阳之人也。

阴阳和平之人，其状委委然，随随然，颙颙然，愉愉然，暶暶然，豆豆然，众皆曰君子，此乃阴阳和平之人也（颙，音雍；黮，音谭；暶，音旋）。

黮黮，色黑而不明也。念然下意，意下而心深也。腘然未偻，膝屈而非偻。委委、随随、颙颙、愉愉、暶暶、豆豆，皆从容和适之象也。

黄帝问于伯高曰：愿闻人之肢节，以应天地奈何？伯高答曰：天圆地方，人头圆足方以应之；天有日月，人有两目；天有风雨，人有喜怒；天有雷电，人有声音；天有冬夏，人有寒热；天有昼夜，人有卧起；天有列星，人有牙齿；天有阴阳，人有夫妻；天有四时，人有四肢；天有五音，人有五脏；天有六律，人有六腑；天有十日，人有手十指；辰有十二，人有足十指、茎、垂以应之，女子不足二节，以抱人形；岁有十二月，人有十二节；岁有三百六十五日，人有三百六十五节；地有高山，人有肩膝；地有山石，人有高骨；地有小山，人有小节；地有深谷，人有腋腘；地有聚邑，人有䐃肉；地有泉脉，人有卫气；地有林木，人有募筋；地有草蓂，人有毫毛；地有四时不生草，人有无子；地有九州，人有九窍；地有十二经水，人有十二经脉。此人与天地相应者也（此段旧误在《邪客》）。

阴阳二十五人五十六①

黄帝曰：余问阴阳之人何如？伯高曰：天地之间，六合之内，不离于五，人亦应之，故五五二十五人之形，而阴阳之人不与焉。黄帝曰：其态又不合于众者五，余已知之矣。愿闻二十五人之形，血气之所生，别而以候，从外知内何如？岐伯曰：悉乎哉问也！此先师之秘也，伯高犹不能明之也。黄帝避席遵循而却曰：余闻之，得其人弗教，是谓重失，得而泄之，天将厌之。余愿得而明之，金匮藏之，不敢扬之。岐伯曰：先立五形金木水火土，别其五色，异其五形之人，而二十五人具矣。黄帝曰：愿卒闻之。岐伯曰：慎之慎之，臣请言之。

伯高答辞，在《通天》篇。遵循，与逡巡同。

木形之人，比于上角，似于苍帝。其为人苍色，小头长面，大肩背，直身，小手足，有才，好劳心②，少力，多忧劳于事。能春夏不能秋冬，秋冬感而病生，足厥阴佗佗然。太角之人，比于左足少阳，少阳之上遗遗然。左角之人，比于右足少阳，少阳之下随随然。钛角之人，比于右足少阳，少阳之上推推然。判角之人，比于左足少阳，少阳之下，括括然（能，音耐，下同；佗，音驼；钛，音代）。

足厥阴，肝经，属木。佗佗，筋力松懈，足膝迟重之意。上角，木形之全者。左之上为太角，右之下为左角，右之上为钛角，左之下为判角（判，半也），于上角而分左右，于左右而分上下，是木形之五人也。比于足少阳者，少阳与厥阴为表里，皆属木也。遗遗、随随、推推、括括，形容其象也。下四段，皆仿此。

火形之人，比于上徵，似于赤帝。其为人赤色，广肕，锐面小头，好肩

---

① 五十六：原缺，据目录补。
② 有才好劳心：原作"好有才劳心"，据《灵枢·阴阳二十五人第六十四》改。

背髀腹，小手足，行安地，疾①行摇肩，背肉满，有气轻财，少信多虑，见事明，好颜，急心，不寿暴死。能春夏不能秋冬，秋冬感而病生，手少阴核核然。质徵之人，比于左手太阳，太阳之上肌肌然。少徵之人，比于右手太阳，太阳之下慆慆然。右徵之人，比于右手太阳，太阳之上鲛鲛然。质判之人比于左手太阳，太阳之下支支颐颐然（朋，音引）。

　　朋，脊肉也。此火形之五人。质徵亦作太徵。质判，太徵之半也。

　　土形之人，比于上宫，似于上古黄帝。其为人黄色，圆面大头，美肩背，大腹，美股胫，小手足，多肉，上下相称，行安地，举足浮，安心，好利人，不喜权势，善附人也。能秋冬不能春夏，春夏感而病生，足太阴敦敦然。太宫之人，比于左足阳明，阳明之上婉婉然。加宫之人，比于左足阳明，阳明之下坎坎然。少宫之人，比于右足阳明，阳明之上枢枢然。左宫之人，比于右足阳明，阳明之下兀兀然。

　　此土形之五人。

　　金形之人，比于上商，似于白帝。其为人，方面，白色，小头，小肩背，小腹，小手足，如骨发踵外，骨轻，身清廉，急心，静悍，善为吏。能秋冬不能春夏，春夏感而病生，手太阴敦敦然。钛商之人，比于左手阳明，阳明之上廉廉然。右商之人，比于左手阳明，阳明之下脱脱然。太商之人，比于右手阳明，阳明之上监监然。少商之人，比于右手阳明，阳明之下严严然。

　　此金形之五人。

　　水形之人，比于上羽，似于黑帝。其为人黑色，面不平大头，廉颐，小肩，大腹，动手足，发行摇身，下尻长，背延延然，不敬畏，善欺绐人，戮死。能秋冬不能春夏，春夏感而病生，足少阴汗汗然。太羽之人，比于右足太阳，太阳之上颊颊然。少羽之人，比于左足太阳，太阳之下纡纡然。众之为人，比于右足太阳，太阳之下洁洁然。桎之为人，比于左足太阳，太阳之上安安然。

　　此水形之五人。众，众羽。桎，桎羽。

　　是故五形之人二十五变者，众之所以相欺者是也。

---

① 疾：原为"疾心"，据《灵枢·阴阳二十五人第六十四》删。

黄帝曰：得其形，不得其色，何如？岐伯曰：形胜色，色胜形者，至其胜时年加，感则病行，失则忧矣。形色相得者，富贵大乐。

黄帝曰：其形色相胜之时，年加可知乎？岐伯曰：凡年忌下上之人，大忌常加。七岁，十六岁，二十五岁，三十四岁，四十三岁，五十二岁，六十一岁，皆人之大忌，不可不自安也，感则病行，失则忧矣。当此之时，无为奸事，是谓年忌。

众之所以相欺者，众人疑惑而不能辨也。形胜色者，如木形而黄色。色胜形者，如白色而木形也。失则忧者，既病而又有所失也。加可知乎，加以感伤，可推而知也。

黄帝曰：夫子之言，脉之上下，气血之候，以知形气奈何？岐伯曰：足阳明之上，血气盛则髯美长；血少气多则髯短；气少血多则髯少；气血皆少则无髯，两吻多画。足阳明之下，血气盛则下毛美长至胸；血多气少则下毛美短至脐，行则善高举足，足指少肉，足善寒；血少气多则肉而善瘃；血气皆少则无毛，有则稀枯悴，善痿厥足痹（瘃，音竹）。

足阳明之上者，挟口，环唇，而为髯（口旁须）。足阳明之下者，会于气街，而为下毛。瘃，足寒裂也。

足少阳之上，气血盛则通髯美长；血多气少则通髯美短；血少气多则少须；气血皆少则无须；感于寒湿则善痹，骨痛爪枯也。足少阳之下，血气盛则胫毛美长，外踝肥；血多气少则胫毛美短，外踝皮坚而厚；血少气多则胻毛少，外踝皮薄而软；血气皆少则无毛，外踝瘦①无肉。

足少阳之上者，下大迎，加颊车，而为须髯（在颐曰须，在颊曰髯）。足少阳之下者，出膝外，抵绝骨，而为胫毛。

足太阳之上，血气盛则美眉，眉有毫毛；血多气少则恶眉，面多少理；血少气多则面多肉；血气和则美色。足太阳之下，血气盛则跟肉满，踵坚；气少血多则瘦，跟空；血气皆少则喜转筋，踵下痛。

足太阳之上者，起目眦，上额颅，而为眉。足太阳之下者，贯腨肠，出外踝，而为循踵。

手阳明之上，血气盛则髭美；血少气多则髭恶；血气皆少则无髭。手阳

---

① 瘦：原作"痠"，据《灵枢·阴阳二十五人第六十四》改。

明之下，血气盛则腋下毛美，手鱼肉以温；血气皆少则手瘦以寒。

手阳明之上者，挟口，交人中，而为髭（口上曰髭，口下曰须）。手阳明之下者，从臑外上肩，而为腋毛。

手少阳之上，血气盛则眉美以长，耳色美；血气皆少则耳焦恶色。手少阳之下，血气盛则手卷多肉以温；血气皆少则寒以瘦；气少血多则瘦以多脉。

手少阳之上者，出耳前，交锐眦，而为眉。手少阳之下者，起名指，循手表，而走腕。

手太阳之上，血气盛则有多须，面多肉以平；血气皆少则面瘦恶色。手太阳之下，血气盛则掌肉充满；血气皆少则掌瘦以寒。

手太阳之上者，循颈，上颊，而为须。手太阳之下者，起小指，循外踝，而上臂。

黄帝曰：二十五人者，刺之有约乎？岐伯曰：美眉者，足太阳之脉气血多；恶眉者，气血少；其肥而泽者，血气有余；肥而不泽者，气有余，血不足；瘦而不泽者，气血俱不足。审察其形气有余不足而调之，可以知逆顺矣。

黄帝曰：刺阴阳逆顺奈何？岐伯曰：按其寸口、人迎，以调阴阳。切循其经络之凝涩，结而不通者，此于身皆为痛痹，甚则不行，故凝涩。凝涩者，致气以温之，血和乃止。其结络者，脉结血不和，决之乃行。故曰：气有余于上者，导而下之；气不足于上者，推而往①之；其稽留不至者，因而迎之；寒与热争者，导而行之；其宛陈血不结者，则而与之，必明于经隧，乃能持之。必先明知二十五人，则血气之所在，左右上下，刺约毕矣。

必明于经隧，乃能持之，明于经隧之滑涩行止，乃能维持之，而得其平也。

黄帝曰：妇人无须者，无气无血乎？岐伯曰：冲脉、任脉皆起于胞中，上循背里，为经络之海。其浮而外者，循腹右上行，会于咽喉，别而络唇口。血气盛则充肤热肉，血独盛则淡渗皮肤，生毫毛。今妇人之生，有余于气，不足于血，以其数脱血也，冲任之脉不荣口唇，故须不生焉。

黄帝曰：士人有伤于阴，阴气绝而不起，阴不用，然其须不去，其故何

---

① 往：原作"休"，据《灵枢·阴阳二十五人第六十四》改。

也？宦者独去何也？愿闻其故。岐伯曰：宦者去其宗筋，伤其冲脉，血泻不复，皮肤内结，唇口不荣，故须不生。

黄帝曰：其天宦者，未尝被伤，不脱于血，然其须不生，其故何也？岐伯曰：此天之所不足也。其任冲不盛，宗筋不成，有气无血，唇口不荣，故须不生。

天宦，生而宦者也。

黄帝曰：善乎哉！圣人之通万物也。若日月之光影，音声鼓响，闻其声而知其形，其非夫子，孰能明万物之精。是故圣人视其颜色，黄赤者多热气，青白者少热气，黑色者多血少气。美眉者太阳多血，通髯极须者少阳多血，美须者阳明多血，此其时然也。夫人之常数，太阳常多血少气，少阳常多气少血，阳明常多气多血，厥阴常多血少气，少阴常少血多气，太阴常多血少气，此天之常数也（以上二段，旧误在《五音五味》）。

通髯极须，其髯上下相通，而至于须也。

五音五味五十七①

右徵与少徵，调右手太阳上。左商与左徵，调左手阳明上。少徵与太宫，调左手阳明上。右角与太角，调右足少阳下。太徵与少徵，调左手太阳上。众羽与少羽，调右足太阳下。少商与右商，调右手太阳下。桎羽与众羽，调右足太阳下。少宫与太宫，调右足阳明下。判角与少角，调右足少阳下。钛商与上商，调右足阳明下。钛商与上角，调左足太阳下。

太宫与上角同，右足阳明上。左角与太角同，左足阳明上。少羽与太羽同，右足太阳下。左商与右商同，左足阳明上。加宫与太宫同，左足少阳上。质判与太宫同，左手太阳下。判角与太角同，左足少阳下。太羽与太角同，右足太阳上。太角与太宫同，右足少阳上。

右徵、质徵、少徵、上徵、判徵。右角、钛角、上角、太角、判角。右商、少商、钛商、上商、左商。少宫、上宫、太宫、加宫、左宫。众羽、桎羽、上羽、太羽、少羽。

上徵与右徵同，谷麦，畜羊，果杏，手少阴，脏心，色赤，味苦，时

①五十七：原缺，据目录补。

夏。上羽与太羽同，谷大豆，畜彘，果栗，足少阴，脏肾，色黑，味咸，时冬。上宫与太宫同，谷稷，畜牛，果枣，足太阴，脏脾，色黄，味甘，时季夏。上商与右商同，谷黍，畜鸡，果桃，手太阴，脏肺，色白，味辛，时秋。上角与太角同，谷麻，畜犬，果李，足厥阴，脏肝，色青，味酸，时春。

此明《阴阳二十五人》之义。文多错误，难可强解。

病　论[①]

口问五十八

黄帝闲居，辟左右而问于岐伯曰：余已闻九针之经，论阴阳逆顺，六经已毕，愿得口问。岐伯避席再拜曰：善乎哉问也！此先师之所口传也。

黄帝曰：愿闻口传。岐伯答曰：夫百病之始生也，皆生于风雨寒暑，阴阳喜怒，饮食居处，大惊卒恐，则血气分离，阴阳破散，经络厥绝，脉道不通，阴阳相逆，卫气稽留，经脉虚空，血气不次，乃失其常。论不在经者，请道其方。

血气不次，错乱不循次序也。

黄帝曰：人之欠者，何气使然？岐伯答曰：卫气昼日行于阳，夜半则行于阴，阴者主夜，夜者卧；阳者主上，阴者主下。阴气积于下，阳气未尽，阳引而上，阴引而下，阴阳相引，故数欠。阳气尽，阴气盛，则目瞑；阴气尽而阳气盛，则寤矣。泻足少阴，补足太阳。

欠者，张口呵气也。卫气昼行于阳，夜行于阴，阳动则寤，阴静则寐。日暮阳衰，而未至遽尽，阴引而下，阳引而上，阴阳相引，故数欠伸。阳尽阴盛，蛰藏得政，则目瞑，阴尽阳盛，生发当令，则人寤。泻足少阴，补足太阳，阳旺而阴不能引，则欠止矣。

黄帝曰：人之哕者，何气使然？岐伯曰：谷入于胃，胃气上注于肺。今

[①]病论：原缺，据目录补。

有故寒气与新谷气，俱还入于胃，新故相乱，真邪相攻，气并相逆，复出于胃，故为哕。补手太阴①，泻足少阴。

故寒新谷，入于胃中，新故相乱，正邪相攻，气并相逆，复出于胃，故为哕也。补手太阴，泻足少阴，肺气下行，则哕止矣（水泻土燥，胃降则肺收矣）。

黄帝曰：人之唏者，何气使然？岐伯曰：此阴气盛而阳气虚，阴气疾而阳气徐，阴气盛而阳气绝，故为唏。补足太阳，泻足少阴。

唏，歔欷也。悲欢歔欷，阴惨之象，故为阴盛阳虚。

黄帝曰：人之噫者，何气使然？岐伯曰：寒气客于胃，厥气从下上散，复出于胃，故为噫。补足太阴、阳明。一曰补眉本也。

寒气在胃，胃气上逆，故为噫。噫者，食停而嗳气也。此脾胃之虚，故补足太阴、阳明。眉本，足太阳之攒竹也。

黄帝曰：人之嚏者，何气使然？岐伯曰：阳气和利，满于心，出于鼻，故为嚏。补足太阳荣②。眉本，一曰眉上也。

肺窍于鼻，阳气和利，满于心部，不及下行，逆行而上，出于鼻窍，故为嚏。此阳气不降，补足太阳而荣其眉本，使脏气得政而阳降于下也。眉上，足太阳之曲差也，亦与攒竹同治。

黄帝曰：人之太息者，何气使然？岐伯曰：忧思则心系急，心系急则气道约，约则不利，故太息以伸出之。补手少阴、心主、足少阳，留之也。

忧思郁结，心系急而气道约，约则气息身不利，故太息以伸出之。补手少阴、心主、足少阳，留之双益君相之火，使之下根，阴退湿消，肺胃下行，气道自开矣。

黄帝曰：人之哀而泣涕出者，何气使然？岐伯曰：心者，五脏六腑之主也；目者，宗脉之所聚也，上液之道也；口鼻者，气之门户也。故悲哀愁忧则心动，心动则五脏六腑皆摇，摇则宗脉感，宗脉感则液道开，液道开故泣涕出焉。液者，所以灌精濡空窍者也，故上液之道开则泣，泣不止则液竭，液竭则精不灌，精不灌则目无所见矣，故命曰夺精。补天柱，经挟颈。

心为脏腑之主，目为宗脉所聚，上液之道，口鼻为气之门户。悲哀愁忧，动其心君，心动则脏腑摇而宗脉感，液道开而门户辟，故泣涕出焉（泣出于目，涕出于

---

① 阴：原作"阳"，据《灵枢·口问第二十八》改。
② 荥：原作"荣"，据《灵枢·口问第二十八》改。

鼻）。液者，所以灌精而濡空窍者也，液道开而泣不止，则液竭而精不灌，精不灌则目无所见，故命曰夺精。补太阳之天柱，以益其水，其经挟颈项之后，其穴在柱骨之旁也。

黄帝曰：人之涎下者，何气使然？岐伯曰：饮食者皆入于胃，胃中有热则虫动，虫动则胃缓，胃缓则廉泉开，故涎下。补足少阴。

廉泉，任脉穴。补足少阴，以清胃气也。

黄帝曰：人之弹者，何气使然？岐伯曰：胃不实则诸脉虚，诸脉虚则筋脉懈惰，筋脉懈惰则行阴用力，气不能复，故为弹。因其所在，补分肉间（弹，音朵）。

弹，战摇也。胃弱脉虚，筋脉懈惰，益以行阴用力（入房），气不能复，故为弹。因其所在之处，补分肉之间，以助其胃也。

黄帝曰：人之振寒者，何气使然？岐伯曰：寒气客于皮肤，阴气盛，阳气虚，故为振寒寒栗，补诸阳。

寒客皮毛，阴盛阳虚，鼓动于中，不能外发，故为振寒寒栗。补诸阳者，手足六经之阳也。

黄帝曰：人之耳中鸣者，何气使然？岐伯曰：耳者，宗脉之所聚也，胃中空则宗脉虚，虚则下溜，脉有所竭，故耳鸣。补客主人、手大指爪甲上与肉交者也。

胃气空乏，宗脉虚弱，清气下溜，浊气上逆，脉有所竭，故耳鸣。竭者，浊阴盛而清阳竭也。足少阳脉循两耳，自头走足，补足少阳之客主人，使之降也。手大指爪甲上与肉交者，手太阴之少商，补之使其收敛浊气而下行也。

黄帝曰：人之自啮舌者，何气使然？岐伯曰：此厥逆走上，脉气辈至也。少阴气至则啮舌，少阳气至则啮颊，阳明气至则啮唇矣。视主病者，则补之。

厥逆走上，脉气辈至，厥逆之气走于上焦，脉气群辈而至也。少阴之脉连舌本，故气至则啮舌。少阳之脉循耳颊，故气至则啮颊。阳明之脉环唇口，故气至则啮唇。气至者，气壅而不行也。视主病者补之，何经主病，则补何经也。

凡此十二邪者，皆奇邪之走空窍者也。故邪之所在，皆为不足。上气不足，脑为之不满，耳为之苦鸣，头为之苦倾，目为之眩；中气不足，溲便为之变，肠为之苦鸣；下气不足，则乃为痿厥心悗。

上气不足，清陷浊逆，故脑虚、耳鸣、头倾、目眩。中气不足，脾郁肝陷，故溲便变色，气滞肠鸣。下气不足，阳逆阴陷，故腿足痿厥，心宫痞悗。

黄帝曰：治之奈何？岐伯曰：肾主为欠，取足少阴；肺主为哕，取手太阴、足少阴；唏者，阴盛阳绝，补足太阳，泻足少阴；噫者，补足太阴、阳明；嚏者，补足太阳眉本；太息，补手少阴心主，足少阳留之；泣出，补天柱，经挟颈。挟颈者，头中分也；涎下，补足少阴；弹，因其所在，补分肉间；振寒者，补诸阳；耳鸣，补客主人、手大指爪甲上与肉交者；自啮舌，视主病者，则补之；目眩头倾，补足外踝下留之；痿厥心悗，刺足大指间上二寸留之，一曰足外踝下留之。

足外踝下，足太阳之昆仑也。足大指间上二寸，足厥阴之太冲也。留之，留针也。

五脏气：肝主语，心主噫，脾主吞，肺主咳，肾主欠。六腑气：胆为怒，胃为气逆为哕，大肠、小肠为泄，膀胱不约为遗溺，下焦溢为水，是谓五气所病也。

五并：精气并肝则怒，并心则喜，并脾则忧，并肺则悲，并肾则恐[①]，是谓五精之气并于脏也。

五藏：肝藏魂，心藏神，脾藏意，肺藏魄，肾藏精，此五脏所藏也。

五主：肝主筋，心主脉，脾主肉，肺主皮，肾主骨，此五脏所主也。

五液：肝主泪，心主汗，脾主涎，肺主涕，肾主唾，此五液所出也。

五恶：肝恶风，心恶热，脾恶湿，肺恶燥，肾恶寒，此五脏所恶也。

五劳：久行伤筋，久视伤血，久坐伤肉，久卧伤气，久立伤骨，此五劳所病也。

五味：酸入肝，苦入心，甘入脾，淡入胃，辛入肺，咸入肾，是谓五味。

五走：酸走筋，苦走血，甘走肉，辛走气，咸走骨，是谓五走也。

五裁：病在筋无食酸，病在血无食苦，病在肉无食甘，病在气无食辛，病在骨无食咸。口嗜而欲食之，不可多矣，必自裁也，命曰五裁。

五发：阴病发于骨，阳病发于血，阴病发于肉，阳病发于冬，阴病发于夏，是谓五发。

[①] 精气并肝则怒并心则喜并脾则忧并肺则悲并肾则恐：《素问·宣明五气篇第二十三》作"精气并于心则喜，并于肺则悲，并于肝则忧，并于脾则畏，并于肾则恐"。

五邪，邪入于阳则为狂，邪入于阴则为血痹，邪入于阳搏则为巅疾，邪入于阴搏则为喑，阳入之于阴则静，阴出之阳则怒，是谓五邪。

此与《素问·宣明五气篇》同。

阳明多血多气，太阳多血少气，少阳多气少血，太阴多血少气，厥阴多血少气，少阴多气少血。故曰：刺阳明出血气，刺太阳出血恶气，刺少阳出气恶血，刺太阴出血恶气，刺厥阴出血恶气，刺少阴出气恶血也。足阳明太阴为表里，少阳厥阴为表里，太阳少阴为表里，是谓足之阴阳也；手阳明太阴为表里，少阳心主为表里，太阳少阴为表里，是谓手之阴阳也。形乐志苦，病生于脉，治之以灸刺。形苦志乐，病生于筋，治之以熨引。形乐志乐，病生于肉，治之以针石。形苦志苦，病生于咽嗌，治之以甘药。形数惊恐，筋脉不通，病生于不仁，治之以按摩醪药。是谓五形志也（二段旧误在《九针论》）。

此与《素问·血气形志》相同。

大惑论五十九①

黄帝问于岐伯曰：余尝上于清冷之台，中阶而顾，匍匐而前，则惑。余私异之，窃内怪之，独瞑独视，安心定气，久而不解，独转独眩，披发长跪，俯而视之，复久之不已也。卒然自上，何气使然？

岐伯对曰：五脏六腑之精气，皆上注于目而为之精。精之窠为眼，骨之精为瞳子，筋之精为黑眼，血之精为络，其窠气之精为白眼，肌肉之精为约束，裹撷筋、骨、血、气之精，而与脉并为系，上属于脑，后出于项中。故邪中于项，因逢其身之虚，其入深，则随眼系以入于脑，入于脑则脑转，脑转则引目系急，目系急则目眩以转矣。邪中其精，其精所中不相比也，则精散，精散则视歧，视歧故见两物。

精之窠为眼，精之窠穴，开两窍而为眼也。骨之精为瞳子，肾主骨而藏精，瞳子者，阳中之阴根也。筋之精为黑眼，肝主筋，黑眼者，瞳子外之黑睛也。血之精为络，心主脉而藏血，络者，白精之红丝也。其窠气之精为白眼，肺主气而色白，黑睛外之白睛也。肌肉之精为约束，脾主肌肉，目之上下网也，约

---

① 五十九：原缺，据目录补。

束目外。裹撷筋骨气血之精，而与宗脉并为目系，上属脑，后出于项中。故邪中于项，因逢其身之虚，而其入深，则随眼系以入于脑，脑转系急，则目眩以转矣。邪中其精，其精所中之处不相比合，精散视歧，故见两物。

瞳子、黑眼法于阴，白眼、赤脉法于阳。故阴阳合抟而精明也。目者，五脏六腑之精也，营卫魂魄之所常营也，神气之所生也。目者，心使也。心者，神之舍也。神劳则魂魄散，志意乱。神精乱而不转，卒然见非常处，精神魂魄散不相得，故曰惑也。

目者，心使也，心者，神之舍也，心藏神，神明则见，故目之视物，心所使也。

黄帝曰：余疑其然。余每之东苑，未尝不惑，去之则复，余唯独为东苑劳神乎？何其异也？岐伯曰：不然也。心有所喜，神有所恶，卒然相感，则精气乱，视误故惑，神移乃复，是故间者为迷，甚者为惑。

唯，思也。间，差也。

黄帝曰：人之善忘者，何气使然？岐伯曰：上气不足，下气有余，肠胃实而心肺虚，虚则营卫留于下，久之不以时上，故善忘也。

上气不足，失根于下，下气有余，孤阴独旺，阳泄不藏，肠胃下实而心肺上虚，虚则营卫俱陷，留于下焦，久之不以时上，精不藏神，故善忘也。

黄帝曰：人之善饥而不嗜食者，何气使然？岐伯曰：精气并于脾，热气留于胃，胃热则消谷，消谷故善饥；胃气逆上，则胃脘塞，故不嗜食也。

胃气逆上，上脘填塞，故不嗜食也。

黄帝曰：病而不得卧者，何气使然？岐伯曰：卫气不得入于阴，常留于阳，留于阳则阳气满，阳气满则阳跷盛，不得入于阴则阴气虚，故目不瞑矣。

卫气夜不入阴，故不得卧。

黄帝曰：病目而不得视者，何气使然？岐伯曰：卫气留于阴，不得行于阳，留于阴则阴气盛，阴气盛则阴跷满，不得入于阳则气虚，故目闭也。

卫气出于目，则目开而能视，卫不入阳，故目闭也。

黄帝曰：人之多卧者，何气使然？岐伯曰：此人肠胃大而皮肤涩，而分肉不解焉。肠胃大则卫气留久，皮肤涩而分肉不解，则其行迟。夫卫气者，昼日常行于阳，夜行于阴，阳气尽则卧，阴气尽则寤。故肠胃大，则卫气行留久；皮肤湿，分肉不解，则行迟。留于阴也久，其气不精，则欲瞑，故多卧矣。其肠胃小，皮肤滑以缓，分肉解利，卫气之留于阳也久，故少瞑焉。

分肉不解，不解利也。

黄帝曰：其非常经也，卒然多卧者，何气使然？岐伯曰：邪气留于上焦，上焦闭而不通，已食若饮汤，卫气久留于阴而不行，故卒然多卧焉。

非常经者，平常不然也。邪留上焦，上焦闭塞，益以食饮，中气愈阻，故卫气久留阴分而不上行，故卒然多卧。

黄帝曰：善。治此诸邪奈何？岐伯曰：先其脏腑，诛其小过，后调其气，盛者泻之，虚者补之，必先明知其形志之苦乐，定乃取之。

定者，已经审定也。

灵枢悬解卷七终

灵枢悬解卷八

昌邑黄元御解

贼 邪①

九宫八风六十②

太乙常以冬至之日，居叶蛰之宫四十六日，明日居天留四十六日，明日居仓门四十六日，明日居阴洛四十五日，明日居天宫四十六日，明日居玄委四十六日，明日居仓果四十六日，明日居新洛四十五日，明日复居叶蛰之宫，曰冬至矣。

太乙日游，以冬至之日，居叶蛰之宫，数所在日，从一处至九日复反于一，常如是无已，终而复始。

太乙即北极（中宫天极星，其一明者，太乙之所居也）。北极居中不动，而斗之七星，环运于外（北极，天之枢也。《论语》：譬如北辰，居其所而众星拱之）。自一至四为魁，自五至七为杓，斗杓旋指十二辰，以立月建。正月指寅，二月卯，三月辰，四月巳，五月午，六月未，七月申，八月酉，九月戌，十月亥，十一月子，十二月丑。一岁八节，太乙移居八宫。周岁三百六十六日，分属八宫，每宫得四十六。冬至之日，居叶蛰之宫四十六日，即坎宫也。明日（四十六日之明日，自立春日始）居天留四十六日，即艮宫也。明日（春分）居仓门四十六日，即震宫也。明日（立夏）居阴洛四十五日，即巽宫也。明日（夏至）居天宫四十六日，即离宫也。明日（立秋）居玄委四十六日，即坤宫也。明日（秋分）居仓果四十六日，即兑宫也。明日（立冬）居新洛四十五日，即乾宫也。乾为天门，巽

---

① 贼邪：原缺，据目录补。
② 六十：原缺，据目录补。

为地户，天不足西北，地不足东南，故两宫止四十五日。合之中央招摇，是为九宫。太乙按节移居，周而复始。

太乙移日，天必应之以风雨，以其日风雨则吉，岁美民安少病矣。先之则多雨，后之则多旱。

太乙在冬至之日有变，占在君；太乙在春分之日有变，占在相；太乙在中宫之日有变，占在吏；太乙在秋分之日有变，占在将；太乙在夏至之日有变，占在百姓。所谓有变者，太乙居五宫之日，病风折树木，扬沙石。各以其所主占贵贱，因视风所来而占之。风从其所居之乡来为实风，主生，长养万物；从其冲后来为虚风，伤人者也，主杀主害。谨候虚风而避之，故圣人曰避邪虚之道，如避石矢然，邪弗能害，此之谓也。

冬至、夏至、春分、秋分，四正之宫，合之中宫，是谓五宫。风自其所居之乡来，如冬至之北风，夏至之南风，春分之东风，秋分之西风是也。从其冲后来，谓从其对面来，如冬之南风，夏之北风是也。

是故太乙入徙，立于中宫，以朝八风，以占吉凶也。风从南方来，名曰大弱风，其伤人也，内舍于心，外在于脉，其气主为热。风从西南方来，名曰谋风，其伤人也，内舍于脾，外在于肌，其气主为弱。风从西方来，名曰刚风，其伤人也，内舍于肺，外在于皮肤，其气主为燥。风从西北方来，名曰折风，其伤人也，内舍于小肠，外在于手太阳脉，脉绝则溢，脉闭则结不通，善暴死。风从北方来，名曰大刚风，其伤人也，内舍于肾，外在于骨与肩背①之膂筋，其气主为寒。风从东北方来，名曰凶风，其伤人也，内舍于大肠，外在于两胁腋骨下及肢节。风从东方来，名曰婴儿风，其伤人也，内舍于肝，外在于筋纽，其气主为身湿。风从东南方来，名曰弱风，其伤人也，内舍于胃，外在于肌肉，其气主体重。

此八风皆从其虚之乡来，乃能病人，三虚相抟，则为暴病卒死。两实一虚，病则为淋露寒热，犯其雨湿之地则为痿。故圣人避风，如避石矢焉。其有三虚而偏中于风邪，则为击仆偏枯矣。

风从南方来，谓冬至四十六日。八风皆然，故曰从其虚之乡来。三虚，义详《岁露论》，乘年之衰，逢月之空，失时之和也。抟，聚也，谓三虚相合也。淋露，淋带之证也。

---

① 背：原作"臂"，据《灵枢·九宫八风第七十七》改。

岁露论六十一①

黄帝问于少师曰：余闻四时八风之中人也，故有寒暑，寒则皮肤急而腠理闭，暑则皮肤缓而腠理开，贼风邪气因得以入乎？将必须八正虚邪乃能伤人乎？少师答曰：不然。贼风邪气之中人也，不得以时，然必因其开也，其入深，其内极病，其病人也卒暴；因其闭也，其入浅以留，其病人也徐以迟。

黄帝曰：有寒温和适，腠理不开，然有卒病者，其故何也？少师答曰：帝弗知邪入乎？虽平居，其腠理开闭缓急，其故常有时也。黄帝曰：可得闻乎？少师曰：人与天地相参也，与日月相应也。故月满则海水西盛，人血气积，肌肉充，皮肤致，毛发坚，腠理郄，烟垢著。当是之时，虽遇贼风，其入浅不深。至其月郭空，则海水东盛，人气血虚，其卫气去，形独居，肌肉减，皮肤纵，腠理开，毛发残，烟垢落。当是之时，遇贼风则其入深，其病人也卒暴。

黄帝曰：其有卒然暴病暴死者，何也？少师答曰：三虚者，其死暴疾也；得三实者，邪不能伤人也。黄帝曰：愿闻三虚。少师曰：乘年之衰，逢月之空，失时之和，因为贼风所伤，是谓三虚。故论不知三虚，工反为粗。黄帝曰：愿闻三实。少师曰：逢年之盛，遇月之满，得时之和，虽有贼风邪气，不能危之也。黄帝曰：善乎哉论！明乎哉道！请藏之金匮，命曰三实。然此一夫之论也。

愿闻岁之所以皆同病者，何因而然？少师曰：此八风之候也。黄帝曰：候之奈何？少师曰：候此者，常以冬至之日，太乙立于叶蛰之宫，其至也，天必应之以风雨者矣。风雨从南方来者为虚风，贼伤人者也。其以夜半至也，万民皆卧而弗犯也，故其岁民少病；其以昼至者，万民懈惰而皆中于虚风，故万民多病。虚邪入客于骨而不发于外，至其立春，阳气大发，腠理开，因立春之日风从西方来，万民又皆中于虚风，此两邪相抟，经气结代者矣。故诸逢其风而遇其雨者，命曰遇岁露焉。因岁之和而少贼风者，民少病而少死；岁多贼风邪气，寒温不和，则民多病而死矣。

黄帝曰：虚邪之风，其所伤贵贱何如？候之奈何？少师曰：正月朔日，

---

①六十一：原缺，据目录补。

太乙居天留之宫，其日西北风，不雨，人多死矣。正月朔日，平旦北风，春，民多死。正月朔日，平旦北风行，民病多者十有三也。正月朔日，日中北风，夏，民多死。正月朔日，夕时北风，秋，民多死。终日北风，大病死者十有六。正月朔日，风从南方来，命曰旱乡；从西方来，命曰白骨，将国有殃，人多死亡。正月朔日，风从东方来，发屋，扬沙石，国有大灾也。正月朔日，风从东南方行，春有死亡。正月朔日，天温和不风，籴贱，民不病；天寒而风，籴贵，民多病。此所谓候岁之风，戕伤人者也。二月丑不风，民多心腹病；三月戌不温，民多寒热；四月巳不暑，民多瘅病；十月申不寒，民多暴死。诸所谓风者，皆发屋，折树木，扬沙石，起毫毛，发腠理者也（郄、隙同；戕，残同）。

乘年之衰，如五运阴年，岁气不及，又遇六气之邪克之是也。逢月之空，即月郭空也。失时之和，春不温，夏不热，秋不凉，冬不寒也。经气结代，即脉结代。两邪相合，外束皮毛，经脉壅遏，故病结代（结代者，动而中止也）。旱乡，南方火位，火旺则旱也。白骨将，西方金位，金主杀，如好杀之将，白骨成丘也。

贼风六十二①

黄帝问于岐伯曰：人有八虚，各何以候？岐伯答曰：以候五脏。黄帝曰：候之奈何？岐伯曰：肺心有邪，其气留于两肘；肝有邪，其气留于两腋；脾有邪，其气留于两髀；肾有邪，其气留于两腘。凡此八虚者，皆机关之室，真气之所过，血络之所游，邪气恶血固不得住留，住留则伤筋络骨节，机关不得屈伸，故病挛也。

八虚皆身之大关节，邪气伏留之所也（此段旧误在《邪客》）。

黄帝曰：夫子言贼风邪气之伤人也，令人病焉，今有其不离屏蔽，不出室穴之中，卒然病者，非不离贼风邪气，其故何也？岐伯曰：此皆尝有所伤于湿气，藏于血脉之中，分肉之间，久留而不去；若有所堕坠，恶血在内而不去。卒然喜怒不节，饮食不适，寒温不时，腠理闭而不通。其开而遇风寒，血气凝结，与故邪相袭，则为寒痹。其有热则汗出，汗出则受风，虽不遇贼风邪气，必有因加而发焉。

① 六十二：原缺，据目录补。

黄帝曰：今夫子所言者，皆病人之所自知也，其毋所遇邪气，又毋怵惕之所志，卒然而病者，其故何也？唯有因鬼神之事乎？岐伯曰：此亦有故邪留而未发，因而志有所恶，及有所慕，血气内乱，两气相搏。其所从来者微，视之不见，听而不闻，故似鬼神。

黄帝曰：其祝而已者，其故何也？岐伯曰：先巫者，因知百病之胜，先知其病之所从生者，可祝而已也。

旧有湿气，或有恶血，阻其经脉，梗而不流。偶因喜怒饮食乖常失度，伤其脏腑，迩时适逢寒温不时，感其皮毛。寒则腠理闭而不通，温则孔窍开而遇风寒，风寒闭束，血气凝结，与故邪相袭（湿气、恶血），则为寒痹。其开而遇风寒，以其有热则汗出，汗出则受风也。此虽不遇贼风邪气，亦必有所因加而发焉，所以病也。

黄帝问于岐伯曰：《经》言夏日伤暑，秋病疟，疟之发以时，其故何也？岐伯对曰：邪客于风府，病循膂而下，卫气一日一夜大会于风府，其明日日下一节，故其日作晏。此其先客于脊背也，故每至于风府则腠理开，腠理开则邪气入，邪气入则病作，此所以日作益晏也。卫气之行于风府，日下一节，二十一日下至尾骶，二十二日入脊内，注于伏冲之脉，其行九日出于缺盆之中，其气上行，故其作稍益早，其内搏于五脏，横连募原，其道远，其气深，其行迟，不能日作，故次日乃蓄积而作焉。

黄帝曰：卫气每至于风府，腠理乃发，发则邪入焉。其卫气日下一节，则不当风府奈何？岐伯曰：风府无常，卫气之所应，必开其腠理，气之所舍，则其府也。

黄帝曰：善。夫风之与疟也，相与同类，而风常在，而疟特以时休何也？岐伯曰：风气留其处，疟气随经络沉以内搏，故卫气应乃作也。黄帝曰：善。

此与《素问·疟论》同（此段旧误在《岁露论》）。

邪客六十三①

黄帝问于伯高曰：夫邪气之客人也，或令人目不瞑，不卧出者，何气使

---

① 六十三：原缺，据目录补。

然？伯高曰：五谷入于胃也，其糟粕、津液、宗气分为三隧，故宗气积于胸中，出于喉咙，以贯心肺，而行呼吸焉。营气者，泌其津液，注之于脉，以化为血，以营四末，内注五脏六腑，以应刻数焉。卫气者，出其悍气之慓疾，而先行于四末分肉皮肤之间，而不休者也，昼日行于阳，夜行于阴，常从足少阴之分间，行于五脏六腑。今厥气客于五脏六腑，则卫气独卫其外，行于阳不得入于阴，行于阳则阳气盛，阳气盛则阳跷满，不得入于阴，则阴虚故目不瞑。

卫气昼行于阳，夜行于阴（详见《卫气行》篇）。其行于阴也，常从足少阴之分间（经脉分部之间），行于五脏六腑。卫气入阴，阳藏不泄，故静而能寐。今厥气客于五脏六腑（下焦阴气，厥逆上行），阴凝寒旺，阳根虚败，则卫气独卫其外，但行于阳，不得入于阴。行于阳则阳气盛，阳气盛则阳跷之脉满，不得入于阴则阴中之阳虚，阳气失藏，故目不瞑也。

黄帝曰：善。治之奈何？伯高曰：补其不足，泻其有余，调其虚实，以通其道而去其邪；饮以半夏汤一剂，阴阳已通，其卧立至。

黄帝曰：善。此所谓决渎壅塞，经络大通，阴阳和得者也，愿闻其方。伯高曰：其汤方以流水千里以外者八升，扬之万遍，取其清五升煮之，炊以苇薪，火沸，置秫米一升，制半夏五合，徐炊，令竭为一升半，去其滓，饮汁一小杯，日三，稍益，以知为度。故其病新发者，覆杯则卧，汗出则已矣。久者，三饮而已也。

治法：先以针补其不足，泻其有余，调其阴阳虚实，以通其道路，而去其里邪。乃饮以半夏汤一剂，阴阳已通，其卧立至。盖不卧之原，因于里阴内凝，胃气不降，卫泄而阳浮也。流水、秫米，利水泄湿，半夏降胃逆以蛰阳气，胃土降蛰，阳气下根，则卧寐立至矣。决渎壅塞，决通其壅塞也。秫米，高粱米，赤色大粒（大如绿豆），秸高丈余，北方皆有之。

疾病①

百病始生六十四②

黄帝问于岐伯曰：夫百病之始生也，皆生于风雨寒暑，清湿喜怒。喜怒不节则伤脏，风雨则伤上，清湿则伤下。三部之气，所伤异类，愿闻其会。岐伯曰：三部之气各不同，或起于阴，或起于阳，请言其方。喜怒不节则伤脏，脏伤则病起于阴也；清湿袭虚则病起于下；风雨袭虚则病起于上，是谓三部。至于其淫泆，不可胜数。

黄帝曰：余固不能数，故问先师，愿卒闻其道。岐伯曰：风雨寒热不得虚，邪不能独伤人。卒然逢疾风暴雨而不病者，盖无虚，故邪不能独伤人。此必因虚邪之风，与其身形，两虚相得，乃客其形。两实相逢，众人肉坚，不中于虚邪也。因于天时，与其身形，参以虚实，大病乃成。气有定舍，因处为名，上下中外，分为三员。

三员，即三部也。

是故虚邪之中人也，始于皮肤，皮肤缓则腠理开，开则邪从毛发入，入则抵深，深则毛发立，毛发立则淅然，故皮肤痛。留而不去，则传舍于络脉，在络之时，痛于肌肉，其痛之时息，大经乃代。留而不去，传舍于经，在经之时，淅洒喜惊。留而不去，传舍于腧，在腧之时，六经不通，四肢则肢节痛，腰脊乃强。留而不去，传舍于伏冲之脉，在伏冲之时，体重身痛。留而不去，传舍于肠胃，在肠胃之时，贲响腹胀，多寒则肠鸣飧泄，食不化，多热则溏出糜。留而不去，传舍于肠胃之外、募原之间，留著于脉，稽留而不去，息而成积。或著孙脉，或著络脉，或著经脉，或著俞脉，或著于伏冲之脉，或著于膂筋，或著于肠胃之募原，上连于缓筋，邪气淫泆，不可胜论。

痛之时息，大经乃代，痛止则内传大经，代络脉而受病也。腧，十二经之腧穴，地在四肢关节之间。邪客腧穴，格阻经脉，故六经不通，肢节痛而腰脊强。伏冲之脉，即冲脉之在脊者，督之伏行者曰伏冲，亦曰伏膂，前行即为冲

---

① 疾病：原缺，据目录补。
② 六十四：原缺，据目录补。

脉,实一脉也。溏出糜,便溏而胶黏也。募,肠胃之募穴,原,肓之原也(《素问·病能论》:肓之原,在脐下。肓,足少阴之肓俞是也)。肠胃之外,募原之间,其地空虚,邪气稽留,故止而成积。

黄帝曰:愿尽闻其所由然。岐伯曰:其著孙络之脉而成积者,其积往来上下臂手,孙络之居也。浮而缓,不能句①积而止之,故往来移行肠胃之间,水凑渗注灌,濯濯有音,有寒则䐜满雷引,故时切痛。其著于阳明之经,则挟脐而居,饱食则益大,饥则益小。其著于缓筋也,似阳明之积,饱食则痛,饥则安。其著于肠胃之募原也,病而外连于缓筋,饱食则安,饥则痛。其著于伏冲之脉者,揣之应手而动,发手则热气下于两股,如汤沃之状。其著于膂筋在肠后者,饥则积见,饱则积不见,按之不得。其著于输之脉者,闭塞不通,津液不下,孔窍干壅,此邪气之从外入内,从上下也(句,音钩)。

此言感外邪而成内积者。其著于孙络之脉而成积者,其积往来上下于臂手,是孙络之所居也。络脉浮缓,不能句积而留止之,故往来移行于肠胃之间。周身之水,凑渗注灌,濯濯有音。若再有寒②气凝郁,则腹满雷引,故时切痛。其著于阳明之经而成积者,则挟脐而居(阳明经挟脐下行),饱食则益大,饥则益小。其著于缓筋而成积者(缓筋,大筋之支者),亦似阳明之积,饱食则痛,饥则安。其著于肠胃之募原而成积者,病连于缓筋,饱食则安,饥则痛(饱食胃气壮,故安,饥则胃虚,故痛也)。其著于伏冲之脉而成积者,冲脉之下行者,注少阴之大络,出于气冲,循阴股内廉,而入腘中,揣之则气冲应手而动(气冲,足阳明经穴,亦名曰气街,毛际两旁之动脉也),发手则热气下于两股,如热汤浇沃之状。其著于膂筋③,在肠后脊前者,饥则积见,饱则积不见,按之不得。其著于输脉者,经脉闭塞不通,津液格而不下,孔窍干涩壅阻。此皆邪气之从外入内,从上而下也(此上下二部之病起于阳者)。

黄帝曰:积之始生,至其已成奈何?岐伯曰:积之始生,得寒乃生,厥乃成积也。黄帝曰:其成积奈何?岐伯曰:厥气生足悗,悗生胫寒,胫寒则血脉凝涩,血脉凝涩则寒气上入于肠胃,入于肠胃则䐜胀,䐜胀则肠外之汁沫迫聚不得散,日以成积。卒然多食饮则肠满,起居不节、用力过度则络脉

---

① 句:弯曲,纠结。
② 寒:原脱,据上文补。
③ 筋:原作"脉",据上文改。

伤。阳络伤则血外溢，血外溢则衄血；阴络伤则血内溢，血内溢则后血。肠胃之络伤，则血溢于肠外，肠外有寒汁沫与血相抟，则并合凝聚不得散而成积矣。卒然外中于寒，若内伤于忧怒，则气上逆，气上逆则六腧不通，湿①气不行，凝血蕴里而不散，津液涩渗，著而不去，而积皆成矣。

厥，逆也，厥乃成积，即下文：气上逆则六腧不通，温气不行，凝血蕴里，津液涩渗，而积成也。气厥则生足悗，悗生胫寒，胫寒则血脉凝涩，血脉凝涩则寒气上入于肠胃而生䐜胀，䐜胀则肠外之汁沫迫聚不散，日以成积，此时但是汁沫凝结而已。再当饮食过度，肠胃充满之时，而起居不节，用力过度，伤其络脉。阳络伤则血外溢于鼻孔，阴络伤则血内溢于大便，肠胃之络伤则血溢于肠外。其衄泄所不尽者，与肠外之寒汁沫两相抟结，则并合凝聚，而积成矣。再当外中风寒，或因内伤忧怒，经脏壅迫，则气必上逆，气逆则六腧不通（六经腧穴，不能旁通），湿气不行（血中湿气，不得运行），凝血蕴里而不散，肠外津液涩渗于此，著而不去，而积皆成矣。此以汁沫而得凝血，凝血而得津液，皆积聚所由成也。

黄帝曰：其生于阴者奈何？岐伯曰：忧思伤心，重寒伤肺，忿怒伤肝，醉以入房，汗出当风伤脾；用力过度，若入房汗出浴，则伤肾。此内外三部之所生病者也。

黄帝曰：善。治之奈何？岐伯曰：察其所痛，以知其应，有余不足，当补则补，当泻则泻，毋逆天时，是谓至治。

内外三部，见上文。察其所痛，以知其应，察其何部之所苦，以知其何部之应也。毋逆天时，顺时令之阴阳也。

春气在毛，夏气在皮肤，秋气在分肉，冬气在筋骨。刺此病者，各以其时为齐。刺肥人者，以秋冬为之齐；刺瘦人者，以春夏为之齐（此段旧误在《终始》）。

齐，准也。

---

① 湿：原作"温"，据上文改。

邪气脏腑病形六十五①

黄帝问于岐伯曰：邪气之中人也奈何？岐伯答曰：邪气之中人高也。黄帝曰：高下有度乎？岐伯曰：身半以上者，邪中之也；身半以下者，湿中之也。故曰：邪之中人也，无常，中于阴则溜于腑，中于阳则溜于经。

身半以上，风邪中之，故曰邪中人高。

黄帝曰：阴之与阳也，异名同类，上下相会，经络之相贯，如环无端。邪之中人，或中于阳，或中于阴，上下左右，无有恒常，其故何也？岐伯曰：诸阳之会，皆在于面。其中人也，方乘虚时，及新用力，若饮食汗出腠理开，而中于邪。中于面则下阳明，中于项则下太阳，中于颊则下少阳，其中于膺背两胁亦下其经。

手之三阳，自手走头，足之三阳，自头走足，故诸阳之会，皆在于面。面者，头也。阳明行身之前，故中于面，则下阳明。太阳行身之后，故中于项，则下太阳。少阳行身之侧，故中于颊，则下少阳。此邪中于颈项以上者。阳明行于膺前，太阳行于背后，少阳行于两胁，亦各下其本经，此邪中于颈项以下者也。

黄帝曰：其中于阴奈何？岐伯曰：中于阴者，常从臂胻始。夫臂与胻，其阴皮薄，其肉淖泽，故俱受于风，独伤其阴。

黄帝曰：此固伤其脏乎？岐伯答曰：身之中于风也，不必动脏，故邪入于阴经，则脏气实，邪气入而不能容，还之于腑。故中阳则溜于经，中阴则溜于腑。

胻，足胫也。手三阴行于臂里，足三阴行于胻里，故中于阴经者，常从臂胻始。其里面皮薄，其肌肉淖泽，孔窍常开，邪气易入，故俱受于风，独伤其阴经。

黄帝曰：邪之中人脏奈何？岐伯曰：愁忧恐惧则伤心，形寒寒饮则伤肺，以其两寒相感，中外皆伤，故气逆而上行。有所堕坠，恶血留内，若有所大怒，气上而不下，积于胁下，则伤肝。有所击仆，若醉入房，汗出当风，则伤脾。有所用力举重，若入房过度，汗出浴水，则伤肾。

黄帝曰：五脏之中风奈何？岐伯曰：阴阳俱感，邪乃得往。

---

① 六十五：原缺，据目录补。

邪之中人脏者，五情之邪，伤其五脏也。五脏之中风者，内伤而加外伤，阴阳俱感，邪乃得往也。

黄帝曰：善哉。邪之中人，其病形何如？岐伯曰：虚邪之中人也，洒淅动形；正邪之中人也微，先见于色，不知于身，若有若无，若亡若存，有形无形，莫知其情。

洒淅动形，皮毛振悚之义。

黄帝曰：善哉。余闻之，见其色，知其病，命曰明。按其脉，知其病，命曰神。问其病，知其处，命曰工。余愿闻见而知之，按而得之，问而极之，为之奈何？岐伯答曰：夫色脉与尺之相应也，如桴鼓影响之相应也，不得相失也，此亦本末根叶之出候也，故根死则叶枯矣。色脉形肉不得相失也，故知一则为工，知二则为神，知三则神且明矣。

黄帝曰：愿卒闻之。岐伯答曰：色青者，其脉弦也；赤者，其脉钩也；黄者，其脉代也；白者，其脉毛；黑者，其脉石。见其色而不得其脉，反得其相胜之脉则死，得其相生之脉则病已矣。

尺为根，色脉为叶。肝木色青，其脉弦，心火色赤，其脉钩，脾土色黄，其脉代，肺金色白，其脉毛，肾水色黑，其脉石。

黄帝曰：五脏之所生变化之病形何如？岐伯答曰：先定其五色五脉之应，其病乃可别也。黄帝曰：色脉已定，别之奈何？岐伯曰：调其脉之缓、急、小、大、滑、涩，而病变定矣。

黄帝曰：调之奈何？岐伯答曰：脉急者，尺之皮肤亦急；脉缓者，尺之皮肤亦缓；脉小者，尺之皮肤亦减而少气；脉大者，尺之皮肤亦贲而起；脉滑者，尺之皮肤亦滑；脉涩者，尺之皮肤亦涩。凡此六变者，有微有甚。故善调尺者，不待于寸；善调脉者，不待于色。能参合而行之者，可以为上工，上工十全九；行二者为中工，中工十全七；行一者为下工，下工十全六。

参合而行之，三者相合而行之也（贲，与愤同）。

黄帝曰：请问脉之缓、急、小、大、滑、涩之病形何如？岐伯曰：臣请言五脏之病变也。心脉急甚者为瘛疭；微急为心痛引背，食不下。缓甚为狂笑；微缓为伏梁，在心下，上下行，时唾血。大甚为喉吤；微大为心痹引背，善泪出。小甚为善哕；微小为消瘅。滑甚为善渴；微滑为心疝引脐，小腹鸣。涩甚为喑；微涩为血溢维厥，耳鸣癫疾。

《难经》：心脉急甚者，肝邪干心也，微急者，胆邪干小肠也。心脉大甚者，心邪自干心也，微大者，小肠邪自干小肠也。心脉缓甚者，脾邪干心也，微缓者，胃邪干小肠也。心脉涩甚者，肺邪干心也，微涩者，大肠邪干小肠也。心脉沉甚者，肾邪干心也，微沉者，膀胱邪干小肠也。此即其义。小，肾脉也。滑，肝脉也。瘛，筋急也。疭，筋缓也。喉吤，喉中气塞也。喑，哑也。维厥，四维厥逆也（即四肢）。

肺脉急甚为癫疾；微急为肺寒热，怠惰，咳唾血，引腰背胸，若鼻息肉不通。缓甚为多汗；微缓为痿瘘、偏风，头以下汗出不可止。大甚为胫肿；微大为肺痹，引胸背，起恶日光。小甚为泄，微小为消瘅。滑甚为息贲上气；微滑为上下出血。涩甚为呕血；微涩为鼠瘘，在颈支腋之间，下不胜其上，其应善酸。

鼠瘘，在颈支腋之间，在颈上，而连腋下也。鼠瘘，胆木上逆之病。胆木逆则肝木必陷，下陷不胜其上逆，故其应善酸。瘘者，木郁之所生也。

肝脉急甚者为恶言；微急为肥气，在胁下，若覆杯。缓甚为善呕；微缓为水瘕痹。大甚为内痈，善呕衄；微大为肝痹、阴缩，咳引小腹。小甚为多饮；微小为消瘅。滑甚为癀疝；微滑为遗溺。涩甚为溢饮；微涩为瘛挛筋痹。

《难经》：肝之积，曰肥气，在左胁下，如覆杯。

脾脉急甚为瘛疭；微急为膈中，食饮入而还出，后沃沫。缓甚为痿厥；微缓为风痿，四肢不用，心慧然若无病。大甚为击仆；微大为疝①气，腹裹大脓血，在肠胃之外。小甚为寒热；微小为消瘅。滑甚为癀癃，微滑为虫毒蛔蝎，腹热。涩甚为肠癀；微涩为内癀，多下脓血。

膈中，即噎膈也。后沃沫，饮食吐后，多吐涎沫也。击仆，中风昏迷，若被击而颠仆也。虫毒蛔蝎，蛔蛲之属也。肠癀，肠聚也。内癀，内积也。

肾脉急甚为骨癫疾；微甚为沉厥奔豚，足不收，不得前后。缓甚为折脊；微缓为洞，洞者，食不化，下嗌还出。大甚为阴痿；微大为石水，起脐以下至小腹腄腄然，上至胃脘，死不治。小甚为洞泄；微小为消瘅。滑甚为癃癀；微滑为骨痿，坐不能起，起则目无所见。涩甚为大痈；微涩为不月、

---

① 疝：《灵枢·邪气脏腑病形第四》作"痔"。

沉痔。

骨癫疾者，肾主骨，水旺而木陷，故脉急而病癫也。沉厥，肾水寒陷而四肢厥冷也。奔豚，风木奔冲，若惊豚也。肾脉贯脊，缓甚为折脊，土克水也。腄腄，积水下垂貌。洞泄，泄之甚者。呕泄之极，皆谓之洞（空也）。沉痔，木陷而肛肿也。

黄帝曰：病之六变者，刺之奈何？岐伯答曰：诸急者多寒，缓者多热；大者多气少血，小者气血皆少；滑者阳气盛，微有热；涩者多血少气，微有寒。是故刺急者，深内而久留之。刺缓者，浅内而疾发针，以去其热。刺大者，微泻其气，无出其血。刺滑者，疾发针而浅内之，以泻其阳气而去其热。刺涩者，必中其脉，随其逆顺而久留之，必先按而循之，已发针，疾按其痏，无令其血出，以和其脉。诸小者，阴阳形气俱不足，勿取以针，而调以甘药也。

涩为少血，曰刺涩者，无令其血出，血少可知，此曰多血，字误也。

黄帝问于岐伯曰：首面与身形也，属骨连筋，同血合气耳。天寒则裂地凌冰，其卒寒或手足懈惰，然而其面不衣，何也？岐伯答曰：十二经脉，三百六十五络，其血气皆上于面而走空窍，其精气上走于目而为睛，其别气走于耳而为听，其宗气上出于鼻而为息，其浊气出于胃走唇舌而为味，其气之津液皆上熏于面，而皮又厚，其肉坚，故天气甚寒不能胜之也。

空窍，七窍也。

病本六十六①

先病而后逆者，治其本；先逆而后病者，治其本；先寒而后生病者，治其本；先病而后生寒者，治其本；先病而后泄者，治其本；先泄而后生他病者，治其本，必且调之，乃治其他病；先热而后生病者，治其本；先病而后生中满者，治其标；先中满而后烦心者，治其本。

大小便利，治其本；大小便不利，治其标。先大小便不利而后生他病者，治其本。人有客气，有同气。病发而有余，本而标之，先治其本，后治其标；病发而不足，标而本之，先治其标，后治其本。谨察间甚，以意

---

① 六十六：原缺，据目录补。

调之，间者并行，甚者独行。

此与《素问·标本病传论》同。

病传六十七①

黄帝曰：余受九针于夫子，而私览于诸方，或有导引行气、乔摩、灸熨、刺焫、饮药之一者，可独守耶，将尽行之乎？岐伯曰：诸方者，众人之方也，非一人之所尽行也。

黄帝曰：此乃所谓守一勿失，万物毕者也。今余已闻阴阳之要，虚实之理，倾移之过，可治之属，愿闻病之变化，淫传绝败而不可治者，可得闻乎（乔、跷同。焫，音锐）？

众人之方，非一人之所尽行，言众人各有所长，非一人之所能尽用也。守一勿失，则殊途同归，故万物毕。

岐伯曰：要乎哉问！道，昭乎其如日醒，窘乎其如夜瞑，能被而服之，神与俱成，毕将服之，神自得之，生神之理，可著于竹帛，不可传于子孙。

黄帝曰：何谓日醒？岐伯曰：明于阴阳，如惑之解，如醉之醒。黄帝曰：何谓夜瞑？岐伯曰：喑乎其无声，漠乎其无形，折毛发理，正气横倾，淫邪泮衍，血脉传溜，大气入脏，腹痛下淫，可以致死，不可以致生。

道之光明，昭乎其如日醒，道之幽微，窘乎其如夜瞑。毕，终也。服，习也。服习之久，故神自得之。生神之理，可著于竹帛，不可传于子孙，言淫传绝败之义，至显而至晦也。日醒者，哲人明于阴阳，如惑之解，如醉之醒也。夜瞑者，不知阴阳，失于保护，邪之中人，喑而无声，漠而无形，折毫毛而发腠理，正气横倾（倾，败也），淫邪泮涣游衍，血脉传溜不停，大气入脏，腹痛下淫（淫泆），可以致死，不可致生也。

黄帝曰：大气入脏奈何？岐伯曰：病先发于心，一日而之肺，三日而之肝，五日而之脾，三日不已死。冬夜半，夏日中。

冬夜半，水旺火败也。夏日中，火胜无制也。

病先发于肺，三日而之肝，一日而之脾，五日而之胃，十日不已死，冬日入，夏日出。

---

① 六十七：原缺，据目录补。

冬日入，金旺水生也。夏日出，木旺生火也。

病先发于肝，三日而之脾，五日而之胃，三日而之肾，三日不已死。冬日入，夏早食。

冬日入，金旺木刑也。夏早食，火旺木虚也。

病先发于脾，一日而之胃，二日而之肾，三日而之膂膀胱，十日不已死。冬人定，夏晏食。

夹脊之肉曰膂，膀胱之经所行也。冬人定，水旺侮土也。夏晏食，金旺土虚也。

病先发于胃，五日而之肾，三日而之膂膀胱，五日而上之心，二日不已死。冬夜半，夏日昳（昳，音迭）。

冬夜半，水旺侮土也。夏日昳，土旺湿生也（日昃曰昳）。

病先发于肾，三日而之膂膀胱，三日而上之心，三日而之小肠，三日不已死。冬大晨，夏晏晡。

冬大晨，火生水死也。夏晏晡，土旺水刑也（申时曰晡）。

病先发于膀胱，五日而之肾，一日而之小肠，一日而之心，二日不已死。冬鸡鸣，夏下晡。

冬鸡鸣，水旺无制也。夏下晡，土旺水刑也（下晡，申后）。

诸病以次相传，如是者皆有死期，不可刺也。间一脏及二、三、四脏者，乃可刺也。

此与《素问·标本病传论》大略相同。

手太阴气绝则皮毛焦。太阴者，行气温于皮毛者也，故气不荣则皮毛焦，皮毛焦则津液去皮节，津液去皮节者，则爪枯毛折，毛折者则毛先死。丙笃丁死，火胜金也。

肺主皮毛，肺气绝则毛先死。皮节，《难经》作皮节伤。肺藏气，气化津，津枯皮槁，故焦卷如竹节也。

足厥阴气绝则筋绝。厥阴者肝脉也，肝者筋之合也，筋者聚于阴器，而脉络于舌本，故脉弗荣则筋急，筋急则引舌与卵，故唇青舌卷卵缩，则筋先死。庚笃辛死，金胜木也。

肝主筋，肝气绝则筋先死。

足太阴气绝则脉不荣其唇舌。唇舌者，肌肉之本也，脉不荣则肌肉软，肌肉软则舌萎人中满，人中满则唇反，唇反者肉先死。甲笃乙死，木胜土也。

脾主肉，脾气绝则肉先死。

足少阴气绝则骨枯。少阴者冬脉也，伏行而濡骨髓者也，故骨不濡则肉不能著也，骨肉不相亲则肉软却，肉软却故齿长而垢，发无泽，发无泽者骨先死。戊笃己死，土胜水也。

肾主骨，肾气绝则骨先死。

手少阴气绝则脉不通，脉不通则血不流，血不流则髦色不泽，故其面黑如漆柴者，血先死。壬笃癸死，水胜火也。

心主脉，心气绝则血先死。

五阴气俱绝则目系转，转则目运，目运者为志先死，志死者则远一日半死矣。

五阴，五脏也。

六阳气俱绝则阴与阳相离，离则腠理发泄，绝汗乃出，故旦占夕死，夕占旦死（以上七段，旧误在《经脉》）。

六阳，六腑也。绝汗，《难经》，大如贯珠，转出不流是也。

淫邪发梦六十八①

黄帝曰：愿闻淫邪泮衍奈何？岐伯曰：正邪从外袭内，而未有定舍，反淫于脏，不得定处，与营卫俱行，而与魂魄飞扬，使人卧不得安而善梦。气淫于腑，则有余于外，不足于内；气淫于脏，则有余于内，不足于外。

黄帝曰：有余不足有形乎？岐伯曰：阴气盛，则梦涉大水而恐惧；阳气盛，则梦大火而燔焫；阴阳俱盛，则梦相杀。上盛则梦飞，下盛则梦堕。甚饥则梦取，甚饱则梦予。肝气盛则梦怒；肺气盛则梦恐惧、哭泣、飞扬；心气盛则梦善笑、恐畏；脾气盛则梦歌乐，身体重不举；肾气盛则梦腰脊两解不属。凡此十二盛者，至而泻之，立已。

厥气客于心，则梦见丘山烟火；客于肺，则梦飞扬，见金铁之奇物；客于肝，则梦山林树木；客于脾，则梦丘陵大泽，坏屋风雨；客于肾，则梦临渊，没居水中；客于膀胱，则梦游行；客于胃，则梦饮食；客于大肠，则梦田野；客于小肠，则梦聚邑冲衢；客于胆，则梦斗讼自刭；客于阴器，则梦

---

① 六十八：原缺，据目录补。

接内；客于项，则梦斩首；客于胫，则梦行走而不能前，及居深地窌苑中；客于股肱，则梦礼节拜起；客于胞䐃，则梦溲便。凡此十五不足者，至而补之，立已也。

本气盛，则自能为梦，本气虚，则厥气客之，而后为梦，总由外邪之内袭也。

顺气一日分为四时六十九①

黄帝曰：夫百病之所始生者，必起于燥湿寒暑风雨，阴阳喜怒，饮食居处，气合而有形，得脏而有名，余知其然也。夫百病者，多以旦慧、昼安、夕加、夜甚，何也？岐伯曰：四时之气使然。

黄帝曰：愿闻四时之气。岐伯曰：春生、夏长、秋收、冬藏，是气之常也，人亦应之。以一日分为四时，朝则为春，日中为夏，日入为秋，夜半为冬。朝则人气始生，病气衰，故旦慧；日中人气长，长则胜邪，故安；夕则人气始衰，邪气始生，故加，夜半人气入脏，邪气独加于身，故甚也。

黄帝曰：其时有反者，何也？岐伯曰：是不应四时之气，脏独主其病者，是必以脏气之所不胜时者甚，以其所胜时者起也。

黄帝曰：治之奈何？岐伯曰：顺天之时，而病可与期。顺者为工，逆者为粗。

黄帝曰：善。

人气，阳气也（即卫气也）。

杂病七十

厥，挟脊而痛者至顶，头沉沉然，目䀮䀮然，腰脊强，取足太阳腘中血络。厥，胸满面肿，唇漯漯然，暴言难，甚则不能言，取足阳明。厥，气走喉而不能言，手足清，大便不利，取足少阴。厥，而腹向向然，多寒气，腹中榖榖，便溲难，取足太阴（䀮，音荒。榖，音斛）。

足太阳腘中血络，委中穴也。唇漯漯然，纵缓不收也。腹向向然，多寒气。腹中榖榖，中寒土湿，水谷不消，滞气郁勃也。

---

① 六十九：原缺，据目录补。

嗌干，口中热如胶，取足少阴。喉痹不能言，取足阳明；能言，取手阳明。齿痛，不恶清饮，取足阳明；恶清饮，取手阳明。聋而不痛，取足少阳；聋而痛者，取手少阳。衄而不止，衃血流，取足太阳；衃血，取手太阳；不已，刺宛骨下；不已，刺腘中出血。

清饮，冷饮也。衃血，血块也。宛骨，耳后高骨也。

疟不渴，间日而作，取足阳明；渴而日作，取手阳明。中热而喘，取足少阴腘中血络。

气逆上，刺膺中陷者与胸下动脉。哕以草刺鼻嚏，嚏而已；无息而疾迎引之，立已；大惊之，亦可已。

喜怒而不欲食，言益少，刺足太阴；怒而多言，刺足少阳。

足少阴腘中血络，阴谷穴也。胸下动脉，手太阴之中府也。无息而疾迎引之，闭口无息，而疾迎引之于鼻窍，使之嚏出也。

颇痛，刺手阳明与颇之盛脉出血。颇痛，刺足阳明曲周动脉见血，立已；不已，按人迎于经，立已。项痛不可俯仰，刺足太阳；不可以顾，刺手太阳。

足阳明曲周动脉，即颊车也（以其周绕曲颊而名）。人迎，足阳明动脉。

心痛引腰脊，欲呕，取足少阴。心痛引背，不得息，刺足少阴；不已，取手少阳。心痛，当九节刺之，已刺按之，立已；不已，上下求之，得之立已。心痛但短气不足以息，刺手太阴。心痛腹胀，啬啬然大便不利，取足太阴。心痛引小腹满，上下无常处，便溲难，刺足厥阴。

足少阴脉贯腰脊，心痛引腰脊背者，水克火也，刺足少阴以泻水，取手少阳以益火。当九节刺之，督脉之悬枢也。上下求之，上求之脊中，下求之命门也。心痛，腹胀啬啬然，大便不利，脾土湿陷也。心痛，引小腹满，上下无常处，便溲难，肝脉遏陷也。

腹满，食不化，腹向向然，不能大便，取足太阴。腹满，大便不利，腹大，亦上走胸嗌，喘息喝喝然，取足少阴。小腹满大，上走胃至心，淅淅身时寒热，小便不利，取足厥阴。

腹满，食不化，腹向向然（向向，气不调也），不能大便，土湿脾郁也。腹满，大便不利，上走胸嗌，喘息喝喝者，水泛土湿，邪冲肺部也。小腹满大，上走胃，至心，淅淅身时寒热，小便不利，肝气郁陷，胆气郁升，乙木不能疏泄水道也。

腹痛，刺脐左右动脉，已刺按之，立已；不已，刺气街，已刺按之，立已。

腰痛，痛上寒，取足太阳、阳明；痛上热，取足厥阴；不可以俯仰，取足少阳。

脐左右动脉，足少阴之肓俞，足阳明之天枢也。气街，足阳明穴，毛际两旁动脉也。腰痛，痛上寒至末，与《素问·刺腰痛》同义，详彼篇。

膝中痛，取犊鼻，以员利针，发而间之，针大如氂，刺膝无疑。痿厥，为四末束，悗乃疾解之，日二，不仁者十日而知，无休，病已止。

犊鼻，足阳明穴。发而间之，发针而少停也。痿厥，为四末束，束其四末，令其经气蓄积而盛大也。悗乃疾解之，气郁生悗，疾解其缚，则积气冲决，隧路皆通。一日二次，不仁者，十日而知。为之无休，病已而止也。

温疟汗不出，为五十九痏。风痟肤胀，为五十七痏，取皮肤之血者，尽取之。

徒痟，先取环谷下三寸，以铍针针之，已刺而筒之，而内之，入而复之，以尽其痟，必坚，来缓则烦悗，来急则安静，间日一刺之，痟尽乃止。饮闭药，方刺之时徒饮之，方饮无食，方食无饮，百三十五日。

疠风者，素刺其肿上，已刺，以锐针针其处，按出其恶血，肿尽乃止，常食方食，无食他食。

著痹不去，久寒不已，卒取其三里。

骨为干，转筋于阳治其阳，转筋于阴治其阴，皆焠刺之（痟，音水）。

温疟，汗不出，为五十九痏，风痟肤胀，为五十七痏，即《素问·水热穴论》热腧五十九穴，水腧五十七穴也。痟，水病也。环谷，意即足少阳之环跳也。已刺而筒之，而内之，入而复之，以尽其痟，刺后以细筒内入，频复吸取，以尽其水也。饮闭药，收敛封闭之药，恐泻其气也。三里，足阳明穴。转筋于阳，腿外也。治其阳，阳经也。转筋于阴，腿里也。治其阴，阴经也。焠刺，烧针也。

飧泄，补三阴①之上，补阴陵泉，皆久留之，热行乃止。

肠中不便，取三里，盛泻之，虚补之。

腹中常鸣，气上冲胸，喘不能久立，邪在大肠，刺肓之原、巨虚上廉、

---

① 阴：原作"里"，据《灵枢·四时气第十九》及下文改。

三里。

小腹控睾，引腰脊，上冲心，邪在小肠者，连睾系，属于脊，贯肝肺，络心系。气盛则厥逆，上冲肠胃，熏肝，散于肓，结于脐，故取之肓原以散之，刺太阴以予之，取厥阴以下之，取巨虚下廉以去之，按其所过之经以调之。

善呕，呕有苦，长太息，心中憺憺，恐人将捕之，邪在胆，逆在胃。胆液泄则口苦，胃气逆则善呕，故曰呕胆。取三里以下胃气逆，刺少阳血络以闭胆逆，却调其虚实以去其邪。饮食不下，膈塞①不通，邪在胃脘，在上脘则抑而下之，在下脘则散而去之。

小腹痛肿，不得小便，邪在三焦约，取之太阳大络，视其络脉与厥阴小络结而血者。肿上及胃脘，取三里（以上二段，旧误在《四时气》）。

三阴之上，意即足太阴之三阴交也。阴陵泉，亦足太阴穴。皆久留之，阳回则热行而泄止矣。肠中不便，气不舒也。大肠与肺为表里，腹中常鸣，大肠陷而肝气郁也。肠陷则肺逆，故气上冲胸，喘不能久立，其根缘邪在大肠也。《九针十二原》：肓之原，出于脖胦，即任脉之下气海也。巨虚上廉，足阳明穴，《本输》：大肠属上，谓上廉也。若小腹前控睾丸，后引腰脊，上冲于心，是邪在小肠者。其脉连睾系，属于脊，贯肝肺，络心系。其气盛则厥逆而升。上冲肠胃，熏肝肺，下散于肓而结于脐（小肠病则下陷，其散于肓，结于脐者，小肠之邪。其厥逆而上者，是心肺之邪，以其脉贯肺而络心也），故取之肓原以散之（与大肠同法），刺太阴以予之（其脉贯肺，故补手太阴），取厥阴以下之（其脉贯肝，故取足厥阴，以下胆逆）。取巨虚下廉以去之（《本输》：小肠属下，谓下廉也），按其所过之经以调之（谓睾、脊、肝、肺、心系诸处也），善呕而有苦味，长太息，心中憺憺虚怯，恐人将捕之，是邪在胆而逆在胃也。胆木化气于相火，胆液泄，则口苦（炎上作苦）。胃以戊土而主降，胃气逆，则善呕。呕者，胃气上逆，阻胆经下行之路，甲木郁升，而贼戊土，受盛失职，则生呕吐，故曰呕胆。呕胆者，呕缘于胆木也。取三里以下胃气，刺足少阳之血络以闭胆逆，却调其虚实，以去其邪也。若饮食不下，膈中闭塞不通，是阳明上逆，邪在胃脘也。其在上脘，则抑而下之，其在下脘，则散而去之（在下脘者，根原寒水湿土）。若小腹痛肿，不得小便，是邪在

---

① 塞：原作"膝"，据《灵枢·四时气第十九》及下文改。

三焦，约而不开也（《本输》：三焦者，入络膀胱，约下焦，实则闭癃）。取之足太阳之大络，飞扬穴也。与足厥阴之小络结而血者，亦取之，肝主疏泄也。若其肿上及胃脘，则取三里，兼泄阳明也。

气满胸中喘息，取足太阴大指之端，去爪甲如薤叶，寒则留之，热则疾之，气下乃止。心疝暴痛，取足太阴、厥阴，尽刺去其血络。喉痹舌卷，口中干，烦心心痛，臂内廉痛不可及头，取手小指次指爪甲下去端如韭叶。风痓身反折，取太阳腘中血络出血；中有寒，刺三里。癃，取之阴跷及三毛上血络出血。男子如蛊，女子如怚，身体腰脊如解，不欲饮食，先取涌泉出血，视跗上盛者，尽见血也（此段旧误在《热病》）。

足太阴大指之端，隐白也。手小指次指，手少阳之关冲也。太阳腘中，委中也。阴跷，足少阴之照海也。三毛上，足厥阴之大敦也。蛊，惑也。怚，疑也。跗上盛者，足阳明之冲阳也。

偏枯，身偏不用而痛，言不变，志不乱，病在分腠之间，巨针取之，益其不足，损其有余，乃可复也。痱之为病也，身无痛者，四肢不收，智乱不甚，其言微知，可治；甚则不能言，不可治也（此段旧误在《热病①》）。

痱者，四肢痿废，不止偏枯也。

颈侧之动脉，人迎。人迎，足阳明也，在婴筋之前。婴筋之后，手阳明也，名曰扶突。次脉，手少阳也，名曰天牖。次脉，足太阳也，名曰天柱。腋下动脉，臂太阴也，名曰天府。阳逆头痛，胸满不得息，取之人迎。暴喑气梗，取扶突与舌本出血。暴聋气蒙，耳目不明，取天牖。暴挛痫眩，足不任身，取天柱。暴瘅内逆，肝肺相搏，血溢鼻口，取天府。此为天牖五部（此段旧误在《寒热病》）。

婴筋，颈筋也。

臂阳明有入頄遍齿者，名曰大迎，下齿龋取之。臂恶寒补之，不恶寒泻之。足阳明有入頄遍齿者，名曰角孙，在鼻与頄前，上齿龋取之。方病之时其脉盛，则泻之，虚则补之。

刺虚者，刺其去也；刺实者，刺其来也。

一曰取之出鼻外。足阳明有挟鼻入于面者，名曰悬颅，属口，对入系目

---

① 热病：原作"病热"，据《灵枢》篇名改。

本，视有过者取之，损有余，益不足，反者益甚。足太阳有通项入于脑者，正属目本，名曰眼系，在项中两筋间，入脑乃别，头目苦痛取之（此段旧误在《寒热病》）。

颇，颧也，手阳明脉有入颇遍齿者，出于足阳明之大迎，脉入下齿，故下齿龋取之。足阳明脉有入颇遍齿者，出于手少阳之角孙，在鼻与颇前，脉入上齿，故上齿龋取之。一曰取之出鼻外，手阳明之禾髎、迎香也。足阳明脉有挟鼻入于面者，出于足少阳之悬颅，属口，对入而系目本，上下口目之间，视其有过者取之。足太阳有通于项而入于脑者，正属目本，名曰眼系，其脉在项中两筋之间，入于脑而乃别，头目苦痛者取之。

阴跷、阳跷，阴阳相交，阳入阴，阴出阳，交于目内眦，阳气盛则瞋目，阴气盛则瞑目。

目中赤痛，从内眦始，取之阴跷。

目眦外决于面者，为锐眦；在内近鼻者，为内眦。上为外眦，下为内眦。

阳跷起足太阳之申脉，阴跷起①足少阴之照海，皆交于目内眦而合于足太阳之睛明（《脉度》：阴跷属目内眦，合于太阳、阳跷而上行）。阳跷气盛，则瞋目而不合，阴跷气盛，则瞑目而不开（《大惑论》：阳跷盛则目不瞑，阴跷盛则目闭）。目赤痛，从内眦始者，阳跷盛也。取之阴跷，泻阳而补阴也。外决于面者，眼外角也。上，目上网也。下，目下网也（旧本阴跷、阳跷七句，误在《寒热病》。目中赤痛二句，误在《热病》。目眦外决四句，误在《癫狂》）。

灵枢悬解卷八终

---

① 起：原脱，据《灵枢·脉度第十七》补。

灵枢悬解卷九

昌邑黄元御解

疾病①

胀论七十一②

黄帝曰：脉之应于寸口，如何而胀？岐伯曰：其脉大坚以涩者，胀也。黄帝曰：何以知脏腑之胀也？岐伯曰：阴为脏，阳为腑。

黄帝曰：夫气之令人胀也，在于血脉之中耶，脏腑之内乎？岐伯曰：三者皆在焉，然非胀之舍也。黄帝曰：愿闻胀之舍。岐伯曰：夫胀者，皆在于脏腑之外，排脏腑而郭胸胁，胀皮肤，故命曰胀。

阴为脏，胀在内也。阳为腑，胀在外也。郭，充满也（同廓）③。排脏腑而郭胸胁，胀皮肤，言气在脏腑之外，胸胁之间，皮肤之内也。

黄帝曰：脏腑之在胸胁腹里之内也，若匣匮之藏禁器也，各有次舍，异名而同处，一域之中，其气各异，愿闻其故。岐伯曰：夫胸腹者，脏腑之郭也。膻中者，心主之宫城也。胃者，太仓也。咽喉、小肠者，传送也。胃之五窍者，闾里门户也。廉泉玉英者，津液之道也。故五脏六腑，各有畔界，其病各有形状。营气循脉，卫气逆为脉胀；卫气并脉循分为肤胀。三里而泻，近者一下，远者三下，无问虚实，工在疾泻。

一域之中，其气各异，言五脏六腑同处一域，而其病各异也。胃之五窍，咽门、贲门、幽门、阑门、魄门也，是皆水谷出入之道，故曰胃之五窍。闾里门户，闾里之门户也。廉泉、玉英（即玉堂），任脉二穴，适当咽喉之外，是津

---

① 疾病：原缺，据目录补。
② 七十一：原缺，据目录补。
③ 同廓：原作"廓同"，据前后文例乙转。

液之道路也。故五脏六腑，各有畔界，其病各有形状，不相同也。营气循脉而行，不得逆也，卫行脉外，旁无界限，逆而妄行，阻其脉道，营气壅遏，则为脉胀。卫气并脉而行，循其所行之分，而生壅满，则为肤胀，肤胀者，不及于脉也。胃为五脏六腑之海，针其三里而泻之，病近者一下（一次），病远者三下，无论虚实，工在泻之于早也。

　　黄帝曰：愿闻胀形。岐伯曰：夫心胀者，烦心短气，卧不安。肺胀者，虚满而喘咳。肝胀者，胁下满而痛引小腹。脾胀者，善哕，四肢烦悗，体重不能胜衣，卧不安。肾胀者，腹满引背央央然，腰髀痛。六腑胀：胃胀者，腹满，胃脘痛，鼻闻焦臭，妨于食，大便难。大肠胀者，肠鸣而痛濯濯，冬日重感于寒，则飧泄不化。小肠胀者，少腹䐜胀，引腰而痛。膀胱胀者，小腹满而气癃。三焦胀者，气满于皮肤中，轻轻然而不坚。胆胀者，胁下痛胀，口中苦，善太息。凡此诸胀者，其道在一，明知逆顺，针数不失。泻虚补实，神去其室，致邪失正，真不可定，粗之所败，谓之夭命。补虚泻实，神归其室，久塞其空，谓之良工。

　　央央，不快之意，心主五臭，自入为焦臭（《难经》语），鼻闻焦臭，胃土不降，心火上炎也。轻轻，虚浮之意。凡此诸胀，其道在一，总因卫气之逆也。真不可定，定，住也。

　　黄帝曰：胀者焉生？何因而有？岐伯曰：卫气之在身也，常然并脉，循分肉，行有逆顺，阴阳相随，乃得天和，五脏更始，四时循序，五谷乃化。厥气在下，营卫留止，寒气逆上，真邪相攻，两气相搏，乃合为胀也。黄帝曰：善。何以解惑？岐伯曰：合之于真，三合而得。黄帝曰：善。

　　卫气之在身也，虽行脉外，常然并脉而行，循其分肉，行有逆顺（有顺营气者，有逆营气者，以营气原有逆顺也），阳阴相随（营阴卫阳，相随而行），乃得天和。营卫不乱，则五脏更始（更迭司令，周而复始），四时循序（四时代更，循序不乱），而后五谷乃化。此卫气之顺者，若厥气在下，逆而上行，阻格气道，以致营卫留止，此皆中气之败也。土败水侮，寒气逆上，真邪相攻，两气相搏，结而不散，乃合为胀。此卫气之逆者也。解惑，解其病之所在，而不惑也。合之于真，合诸病证于其本气也。三合而得，合之血脉、脏、腑三者，而得其所在也。

水胀七十二①

黄帝问于岐伯曰：水与肤胀、鼓胀、肠覃、石瘕、石水，何以别之？岐伯答曰：水始起也，目窠上微肿，如新卧蚕起之状，其颈脉动，时咳，阴股间寒，足胫肿，腹乃大，其水已成矣。以手按其腹，随手而起，如裹水②之状，此其候也（窠，音科）。

目窠，目下也。颈脉，足阳明之人迎，寒水侮土，胃气上逆，故颈脉动甚，望而知之也。肺气莫降，故时咳。足三阴行于股内，阴盛于下，故阴股间寒（股内为阴）。胃气不能下行，故足胫肿。水泛土湿，中气不运，故腹乃大也。

黄帝曰：肤胀何以候之？岐伯曰：肤胀者，寒水客于皮肤之间，𪔝𪔝然不坚，腹大，身尽肿，皮厚，按其腹，窅而不起，腹色不变，此其候也（𪔝，音空；窅，音夭）。

𪔝𪔝，空洞如鼓声也。窅，深也。

鼓胀何如③？岐伯曰：腹胀，身皆大，大与肤胀等也，色苍黄，腹筋起，此其候也。

色苍黄，腹筋起（青筋），肝木克脾土也（木主五色，入土为黄，自入为青。苍，青也）。

肠覃何如？岐伯曰：寒气客于肠外，与卫气相搏，气不得营，因有所系，癖而内著，恶气乃起，息肉乃生。其始生也，大如鸡卵，稍以益大，至其成，如怀子之状，久者离岁，按之则坚，推之则移，月事以时行，此其候也。

气不得营，营，行也。因有所系，系，恋不消也。癖而内著，痞结而留著也。恶气乃起，滞气因阻而成积也。息肉，瘀肉也。离岁，逾岁也。

石瘕何如？岐伯曰：石瘕生于胞中，寒气客于子门，子门闭塞，气不得通，恶血当泻不泻，衃以留止，日以益大，状如怀子，月事不以时下。皆生于女子，可导而下。

衃，血块也。

---

① 七十二：原缺，据目录补。
② 裹水：原作"水裹"，据《灵枢·水胀第五十七》乙转。
③ 何如：原作"如何"，据《灵枢·水胀第五十七》乙转。

黄帝曰：肤胀、鼓胀可刺耶？岐伯曰：先泻其胀之血络，刺去其血络，后调其经也。

泻其血络，工在疾泻也。后调其经，虚补而实泻也。

黄帝曰：《胀论》言，无问虚实，工在疾泻，近者一下，远者三下，今有其三而不下者，其过焉在？岐伯对曰：此言陷于肉肓而中气穴者也。不中气穴则气内闭，针不陷肓则气不行，上越中肉则卫气相乱，阴阳相逐。其于胀也，当泻不泻，气故不下，三而不下，必更其道，气下乃止，不下复始，可以万全，乌有殆者乎！其于胀也，必审其脉，当泻则泻，当补则补，如鼓应桴，恶有不下者乎！

一下、三下而病去者，此言陷于肉肓，而中气穴者也（分肉空隙之处，谓之肉肓）。不中气穴，则气反内闭，不陷肉肓，则气不得行，上越①而中分肉，则卫气相乱，阴阳相逐，反以益病。其于胀也，当泻而不泻，气故不下。无论虚实，工在疾泻者，泻其血络也。必审其脉，当泻则泻，当补则补，调其经也（此段旧误在《胀论》）。

周痹七十三②

黄帝问于岐伯曰：周痹之在身也，上下移徙，随脉其上下，左右相应，间不容空，愿闻此痛，在血脉之中耶，将在分肉之间乎？何以致是？其痛之移也，间不及下针，其憷痛之时，不及定治而痛已止矣，何道使然？愿闻其故。岐伯答曰：此众痹也，非周痹也。

黄帝曰：愿闻众痹。岐伯对曰：此各在其处，更发更止，更居更起，以右应左，以左应右，非能周也，更发更休也。黄帝曰：善。刺之奈何？岐伯对曰：刺此者，痛虽已止，必刺其处，勿令复起（憷，音触）。

憷，痛也。

黄帝曰：善。愿闻周痹何如？岐伯对曰：周痹者，在于血脉之中，随脉以上，随脉以下，不能左右，各当其所。黄帝曰：刺之奈何？岐伯对曰：痛从上下者，先刺其下以遏之，后刺其上以脱亡；痛从下上者，先刺其上以遏

---

① 越：原作"起"，据上文改。
② 七十三：原缺，据目录补。

之，后刺其下以脱之。

遏，止其流也。脱，拔其本也。

黄帝曰：善。此痛安生？何因而有名？岐伯对曰：风寒湿气，客于外分肉之间，迫切而为沫，沫得寒则聚，聚则排分肉而分裂也，分裂则痛，痛则神归之，神归之则热，热则痛解，痛解则厥，厥则他痹发，发则如是。此内不在脏，而外未发于皮，独居分肉之间，真气不能周，故命曰周痹。故刺痹者，必先切循其下之六经，视其虚实，及大络之血结而不通，及虚而脉陷空者而调之，熨而通之，其瘛坚，转引而行之。黄帝曰：善。余已得其意矣，亦得其事矣。

瘛，筋急也。坚，筋硬也。

上膈七十四①

黄帝曰：气为上膈者，饮食入而还出，余已知之矣。虫为下膈，下膈者，食②晬时乃出，余未得其意，愿卒闻之。岐伯曰：喜怒不适，饮食不节，寒温不时，则寒汁流于肠中，流于肠中则虫寒，虫寒则积聚，守于下管，肠胃充郭，卫气不营，邪气居之。人食则虫上食，虫上食则下管虚，下管虚则邪气胜之，积聚已留，留则痈成，痈成则下管约。其痈在管内者，即为痛深；其痈在外者，则痈外而痛浮，痈上皮热。

黄帝曰：刺之奈何？岐伯曰：微按其痈，视气所行，先浅刺其旁，稍内益深，还而刺之，无过三行；察其沉浮，以为深浅；已刺必熨，令热入中，日使热内，邪气益衰，大痈乃溃。伍以参禁，以除其内；恬憺无为，乃能行气。后以咸苦，化谷乃下矣（晬，音醉；管、脘同；郭、廓同；憺，音淡）。

上膈即噎膈，下膈即反胃也，晬时，周时。反胃之家，肾寒脾湿，饮食不化，下窍约结，无入二肠之路，既不下行，故久之而上吐也。虫生于木，土湿木郁，是以虫化。虫温则动，寒则静。饮食寒冷，寒汁下流，虫寒不动，则积聚之寒湿，守于下管，充廓肠胃之中，卫气不得营运于内，但有邪气居之（即寒湿积聚）。人食下则虫得温气而上食，下管空虚，邪气愈胜，积聚留结，因而痈

---

① 七十四：原缺，据目录补。
② 食：原作"日"，据《灵枢·上膈第六十八》改。

成，痛成则下管闭塞，是以食不下行而上吐也。浅刺其旁，泻其标也。还而刺之，拔其本也。伍以参禁，饮食起居之际，参伍为禁，以为调摄也。后以咸苦之味，化其下焦之凝寒，谷乃下行，呕吐不作也。

忧恚无言七十五①

黄帝问于少师曰：人之卒然忧恚而言无音者，何道之塞，何气出行，使音不彰？愿闻其方。少师答曰：咽喉者，水谷之道也。喉咙者，气之所以上下者也。会厌者，音声之户也。口唇者，音声之扇也。舌者，音声之机也。悬雍垂者，音声之关也。颃颡者，分气之所泄也。横骨者，神气所使，主发舌者也。故人之鼻洞涕出不收者，颃颡不开，分气失也。是故厌小而薄，则发气疾，其开阖利，其出气易；其厌大而厚，则开阖难，其出气迟，故重言也。人卒然无音者，寒气客于厌，则厌不能发，发不能下，至则开阖不致，故无音。

黄帝曰：刺之奈何？少师曰：足之少阴上系于舌，络于横骨，终于会厌，两泻其血脉，浊气乃辟。会厌之脉，上络任脉，取之天突，其厌乃发也。

咽在后，是谓咽喉，水谷之道也，喉在前，是谓喉咙，气之所以上下者也。会厌在喉咙之间，主司开阖，分别食气，发扬音声，是音声之户也。口唇者，启闭攸赖，是音声之扇也。舌者，动止所存，是音声之机也。悬雍②垂者，喉上重舌，是音声之关也。颃颡者，喉之上管，通乎鼻窍，是分气之所泄也。横骨者，喉上软骨，是神气所使，主发舌者也。故人之鼻窍空洞，涕出不收者，是其颃颡不开，分气失也。咽喉之气，分别于此，是谓分气。风闭皮毛，肺郁莫泄，分气冲逆，淫蒸鼻窍而为清涕，则曰鼻洞。颃颡不开者，旁无透窍，是以分气失其升降之恒也（有升无降）。音声发扬，全在会厌，厌小而薄，则开阖利而出气易，厌大而厚，则开阖难而出气迟，故重言也，重言者，语言謇涩而重复也。卒然无音者，寒气客于会厌，则会厌不能发声，发而不能下至旧所，则开阖失职，故无声音。刺法：足少阴上系于舌，络于横骨，终于会厌。左右两

---

① 七十五：原缺，据目录补。
② 雍：其下原有"下"字，据上文删。

泻其血脉，浊气乃辟，辟者，开也。会厌之脉，上络任脉，取之任脉之天突，其厌乃发，发则声出矣。

癫狂七十六[①]

癫疾始生，先不乐，头重痛，视举，目赤，甚作，极已而烦心，候之于颜，取手太阳、阳明、太阴，血变而止。

阴盛则癫，病在肺肾，金水旺也。阳盛则狂，病在肝心，木火旺也。而皆缘土湿，土气燥运，则四维不病也。心主喜，肝主怒，肾主恐，肺主悲，先不乐，水胜火也。头重痛，浊气上逆也。视举，瞳子高也，目赤，火刑肺也。甚者，发作之极。已而烦心，君火失根而上逆也。颜，庭也（天庭）。取手太阳，支正、小海。手阳明，偏历、温溜。手太阴，太渊、列缺。泻其血中之邪，血色变而止。

癫疾始作，而引口啼呼喘悸者，候之手阳明、太阳，左强者攻其右，右强者攻其左，血变而止。

啼者，肺之声也。呼者，肝之声也。喘者，肺气逆也。悸者，心下动也。癫狂之病，皆生惊悸，胆木失根，惊悸乃作，实则为狂，虚则为癫也。左强攻右，右强攻左，所谓缪刺也。

癫疾始作，先反僵，因而脊痛，候之足太阳、阳明、太阴、手太阳，血变而止。

反僵脊痛，足太阳行身之背，其脉急也，取足太阳之委阳、飞扬、仆参、金门。太阳寒水泛滥，脾胃二土必湿，取足阳明之三里、解溪，足太阴之隐白、公孙，泄其湿也。取手太阳者，丙火化气于寒水，足太阳之上源也。

治癫疾者，常与之居，察其所当取之处。病至，视之有过者泻之，置其血于瓠壶之中，至其发时，血独动矣。不动，灸穷骨二十壮。穷骨者，骶骨也。

瓠，瓠卢，壶，酒器也（以瓠卢为壶也）。骶骨，尾骶骨，督脉之长强也。

骨癫疾者，顀、齿、诸腧、分肉皆满，而骨居，汗出烦悗，呕多沃沫，气下泄，不治（顀，音坎）。

[①] 七十六：原缺，据目录补。

鬓旁曰颅。颅、齿、诸腧、分肉皆满，邪气充塞也。骨居，形肉脱，骨独居也。呕多沃沫，胃败而气逆也。气下泄，脾败而气陷也，是以不治。

筋癫疾者，身卷挛，急大，刺项大经之大杼脉。呕多沃沫，气下泄，不治。

身卷挛，筋缩急也。急大，脉弦浮也。项大经之大杼脉，足太阳穴也。

脉癫疾者，暴仆，四肢之脉皆胀而纵。脉满，尽刺之出血；不满，灸之挟项太阳，灸带脉于腰相去三寸，诸分肉本腧。呕多沃沫，气下泄，不治。癫疾，疾发如狂者，死不治。

脉满者，邪盛，故刺之，不满者，正虚，故灸之。挟项太阳，足太阳之天柱、大杼。带脉，足少阳穴，少阳行于两胁，其穴与腰相去三寸，是皆宜灸之穴。及诸分肉本腧之不满者，悉宜灸之。癫疾，发作如狂者，阳根尽脱，升泄无归，故死不治。

狂始生，先自悲也，喜忘，苦怒，善恐者，得之忧饥，治之取手太阴、阳明，及取足太阴、阳明，血变而止。

取手足太阴、阳明，泄其湿也。

狂始发，少卧不饥，自高贤也，自辩智也，自尊贵也，善骂詈，日夜不休。治之，取手阳明、太阳、太阴、舌下、少阴，视之盛者皆取之，不盛者释之也。

舌下，任脉之廉泉也。少阴，手少阴之神门、少冲也。

狂言，惊，善笑，好歌乐，妄行不休者，得之大恐，治之取手阳明、太阳、太阴。

恐伤肾气，君相失根，故病惊、狂、笑、歌。

狂，目妄见、耳妄闻、善呼者，少气之所生也，治之取手太阳、太阴、阳明、足太阴、头，两颅。

肝主呼，惊呼不宁者，肝气怯少也。

狂者多食，善见鬼神，善笑而不发于外者，得之有所大喜，治之取足太阴、太阳、阳明，后取手太阴、太阳、阳明。

大喜伤心，君相升泄，则善笑。

狂而新发，未应如此者，先取曲泉左右动脉，及盛者见血，有顷已；不已，以法治之，灸骶骨二十壮。

曲泉，足厥阴穴。

厥病七十七①

厥头痛，面若肿起而烦心，取之足阳明、太阴。厥头痛，员员头重而痛，泻头上五行、行五，先取手少阴，后取足少阴。厥头痛，头脉痛，心悲善泣，视头动脉反盛者，尽刺去血，后调足厥阴。厥头痛，意善忘，按之不得，取头面左右动脉，后取足太阴。厥头痛，头痛甚，耳前后脉涌有热，泻出其血，后取足少阳。厥头痛，项先痛，腰脊为应，先取天柱，后取足太阳。

头半寒痛，先取手少阳、阳明，后取足少阳、阳明。真头痛，头痛甚，脑尽痛，手足寒至节，死不治。头痛不可取于腧者，有所击堕，恶血在于内；若内伤，痛未已，可则刺，不可远取也。头痛不可刺者，大痹为恶，日作者，可令少愈，不可已。

气逆曰厥，平人清升浊降，头上清虚，故痛不作，头痛，浊气之上逆也，故名曰厥。取足阳明、太阴者，泻脾湿而降胃逆也。员员，头运之象。头上五行，行五者，热病五十九腧之穴，义详《素问·水热穴论》。先取手少阴，后取足少阴，交济水火，使之清升而浊降也。肺主悲，心悲善泣，肺金侮心火也。头上动脉，两额、两颊、耳前诸动脉也，义见《素问·三部九候论》。后调足厥阴，肝藏血，其脉会于巅也。意善忘，君火上逆而失藏也。耳前后脉涌有热，足少阳脉循耳前后下行，相火上逆，故其脉上涌而有热也。真头痛，脑痛，节寒，水凌土败（脾主四肢，脾败，故手足寒至节），阴邪上填于阳位也。则刺，则而刺之，破其恶血也。不可刺者，不可刺愈，以其大痹为恶，日日发作者，但可令其少愈，不能全已也。

耳鸣，取耳前动脉。耳聋无闻，取耳中。耳鸣，取手中指爪甲上，左取右，右取左，先取手，后取足。耳聋，取手小指次指爪甲上与肉交者，先取手，后取足。耳痛不可刺者，耳中有脓，若有干耵聍，耳无闻也。

耳前动脉，手少阳之耳门也。耳中，手太阳之听宫也。手中指爪甲上，手厥阴之中冲也。手小指次指爪甲上与肉交者，手少阳之关冲也。耵聍，耳垢也，垢塞耳窍，以致无闻，当以法去之，未可以刺愈也。耳病亦缘浊气上逆，故谓之厥病（耵聍，音丁宁）。

---

① 七十七：原缺，据目录补。

厥心痛，与背相控，善瘛，如从后触其心，伛偻者，肾心痛也，先取京骨、昆仑，发针不已，取然谷。厥心痛，腹胀胸满，心尤痛甚，胃心痛也，取之大都、太白。厥心痛，痛如以锥针刺其心，心痛甚者，脾心痛也，取之然谷、太溪。厥心痛，色苍苍如死状，终日不得太息，肝心痛也，取之行间、太冲。厥心痛，卧若徒居，心间痛，动作痛益甚，色不变，肺心痛也，取之鱼际、太渊。真心痛，心痛甚，手足清至节，旦发夕死，夕发旦死。心痛不可刺者，中有盛聚，不可取于腧。

肠中有虫瘕及蛟蛕，皆不可取以小针；心肠憹㤙作痛，肿聚，往来上下行，痛有休止，腹热喜渴，涎出者，是蛟蛕也。恚①腹㤙痛，形中上者，以手聚按而坚持之，无令得移，以大针刺之，久持之，虫不动，乃出针也。

控，牵引也。瘛，筋急也。伛偻，身俯不能仰也。京骨、昆仑，足太阳穴。然谷，足少阴穴。腹胀胸满，胃气逆也。大都、太白，足太阴穴。太溪，足少阴穴。行间、太冲，足厥阴穴。卧若徒居，身无倚著也。鱼际、太渊，手太阴穴。真心痛，心痛节清，水灭火也。中有盛聚，积聚盛也。恚腹，腹脖胀也。㤙痛，憹㤙作痛。形中上者，形自中焦而上冲也，言其痛或往来上下而行，或自中焦而上行也。心痛亦缘浊气逆上，故谓之厥病。

足髀不可举，侧而取之，在枢合中，以员利针，大针不可刺。

转筋者立而取之，可令遂已。痿厥者张而取之，可令立快也（转筋者四语，旧误在《本输》）。

足髀，股上骨也。侧，侧卧也。在枢合中，髀枢中也。转筋者，必腿屈，故立而取之。痿厥者，必足卷，故张而取之。

风痹，病不可已者，足如履冰，时如入汤中，烦心头痛，时呕时悗，久则目眩，眩已汗出，股胫淫泺，悲以喜恐，短气不乐，不出三年死也（泺，音鹿，又音洛）。

股胫淫泺，汗常出也。

---

① 恚（peng怦）：《字汇》："恚，音烹。"

寒热七十八①

黄帝问于岐伯曰：寒热瘰疬在于颈腋者，皆何气使生？岐伯曰：此皆鼠瘘寒热之毒气也，留于脉而不去者也。

黄帝曰：去之奈何？岐伯曰：鼠瘘之本皆在于脏，其末上出于颈腋之间。其浮于脉中，而内未著于肌肉，而外为脓血者，易去也。

黄帝曰：去之奈何？岐伯曰：请从其本引其末，可使衰去而绝其寒热。审按其道以予之，徐往徐来以去之。其小如麦者，一刺知，三刺而已。

黄帝曰：决其死生奈何？岐伯曰：反其目视之，其中有赤脉，上下贯瞳子。见一脉，一岁死；见一脉半，一岁半死；见二脉，二岁死；见二脉半，二岁半死；见三脉，三岁而死。见赤脉不下贯瞳子，可治也。

足少阳胆经，下缺盆，贯胸膈而行胁肋，甲木化气相火，经气上逆，相火郁闭，则生寒热，筋脉壅肿，则生瘰疬，瘰疬穿漏，久而不瘳，则为鼠瘘。少阳与厥阴同气，少阳之上逆者，厥阴必病下陷，女子经涩血瘀，多生此证。是虽肝胆之证，而根源脾胃，阳虚湿旺，脾陷胃逆，是其得病之由来也。皆在于脏，在肝脾也。肝脾为本，胆胃为标，其末上出于颈腋之间，足少阳之经病之标也。请从其本引其末者，从厥阴以引少阳也。

寒热病七十九②

皮寒热者，不可附席，毛发焦，鼻槁腊，不得汗。取三阳之络，以补手太阴。肌寒热者，肌痛，毛发焦而唇槁腊，不得汗。取三阳于下以去其血，补足太阴以出其汗。骨寒热者，病无所安，汗注不休。齿未槁，取其少阴于阴股之络；齿已槁，死不治。骨厥亦然。

肺主皮，皮寒热者，肺病也。干肉曰腊。脾主肉，肌寒热者，脾病也。肾主骨，骨寒热者，肾病也。取少阴于阴股之络，足少阴行于股内之后廉也。齿，骨之余，齿槁则骨枯而肾绝，故死不治。

骨痹，举节不用而痛，汗注烦心，取三阴之经补之。厥痹，厥气上及腹，取阴阳之络，视主病者，泻阳补阴经也。

---

① 七十八：原缺，据目录补。
② 七十九：原缺，据目录补。

热厥，取足太阴、少阳，皆留之；寒厥，取足阳明、少阴于足，皆留之。振寒洒洒，鼓颔，不得汗出，腹胀烦悗，取手太阴。舌纵涎下，烦悗，取足少阴。

视主病者，主病之络也。《素问·厥论》：厥之寒热者，何也？故寒热诸病，多厥证。

风逆，暴四肢肿，身漯漯，唏然时寒，饥则寒，饱则善变，取手太阴表里，足少阴、阳明之经，肉清取荥，骨清取井、经也。

厥逆为病，足暴清，胸若将裂，肠若将以刀切之，烦而不能食，脉大小皆涩，暖取足少阴，清取足阳明，清则补之，温则泻之。厥逆腹胀满，肠鸣，胸满不得息，取之下胸二胁，咳而动手者，与背俞以手按之立快者是也。内闭不得溲，刺足少阴、太阳，与骶上以长针；气逆则取其太阴、阳明、厥阴，甚取少阴、阳明动者之经也。

少气，身漯漯也，言吸吸也，骨痠体重，懈惰不能动，补足少阴。短气，息短不属，动作气索，补足少阴，去血络也（漯，音累；唏，音希）。

风逆，感风而病厥逆也。身漯漯，懈倦不收也。唏然时寒，时而抽息寒噤也。饱则善变，生他证也。取手太阴表里，手太阴与手阳明为表里也。肉清，肉寒也。暖，热也，暖取足少阴，泻火而补水也。清取足阳明，泻阴而补阳也。清则补之，温则泻之，补阳而泻火也。取之下胸二胁，咳而动手者，胸下两胁之间，咳嗽而脉动于手者，足厥阴之章门、期门也。与背俞，足太阳之背俞，以手按之，立快者，是其腧穴也。内闭不得溲，刺足少阴，涌泉、筑宾也，足太阳，委阳、飞扬、仆参、金门也，骶上，尾骶骨上，督脉之长强也。气逆则取太阴，隐白、公孙也，阳明，三里、解溪也，厥阴，章门、期门也。甚则取少阴、阳明动者之经，少阴之肓俞、阴谷、太溪，阳明之大迎、人迎、气街、冲阳，皆动脉也。言吸吸，声音不续也。动作气索，气力虚泛，索然无余也（此段旧误在《癫狂》）。

身有所伤，血出多，及中风寒，若有所坠堕，四肢懈惰不收，名曰体惰，取其小腹脐下三结交。三结交者，阳明、太阴，脐下三寸关元也。

病注下血，取曲泉。

关元，任脉穴，在脐下三寸。三结交者，任脉与阳明、太阴同结于脐下三寸关元之穴，是三气之所交会也。病注下血，风木陷泄也。曲泉，足厥阴穴（病注下血句，旧误在《厥病①》）。

刺诸热者，如以手探汤；刺寒清者，如人不欲行。

胀取三阳，飧泄取三阴。

阴有阳疾者，取之下陵、三里，正往无殆，气下乃止，不下复始也。病高而内者，取之阴之陵泉；疾高而外者，取之阳之陵泉也。

热气慓悍易得，故针欲疾发，如以手探汤者，出之疾也。寒气凝涩难致，故针欲迟留，如人不欲行者，留之迟也。胀取三阳，阳气虚也。飧泄取三阴，阴气旺也。阴有阳疾，阴分而有阳疾也（下热）。下陵、三里，足阳明穴。气下，气退也。阴陵泉，足太阴穴。阳陵泉，足少阳穴（此段旧误在《九针十二原》）。

四时之变，寒暑之胜，重阴必阳，重阳必阴。故阴主寒，阳主热；寒甚则热，热甚则寒。故曰：寒生热，热生寒。此阴阳之变也。故曰：冬伤于寒，春生瘅热；春伤于风，夏生后泄肠澼；夏伤于暑，秋生痎疟；秋伤于湿，冬生咳嗽。是谓四时之序也。

瘅热，即温病也。冬伤于寒，春必温病诸义，详见《素问》阴阳应象诸论。（此段旧误在《论疾诊尺》）。

春取络脉，夏取分腠，秋取气口，冬取经腧。凡此四时，各以时为齐。络脉治皮肤，分腠治肌肉，气口治筋脉，经腧治骨髓。

热病八十②

热病先肤痛，窒鼻充面，取之皮，以第一针，五十九刺；苛轸鼻，索皮于肺，不得，索之火，火者心也。

肺主皮，开窍于鼻，肤痛、窒鼻、充面，此肺病也，故取之皮，以第一针，五十九刺。若苛恙见于轸鼻之间（轸、枕同，即头后枕骨），则索皮于肺。不得，宜索之火，此必是心火上炎，而刑肺金也。

热病先身涩，倚而热，烦悗，唇口嗌干，取之脉，以第一针，五十九刺；肤胀口干，寒汗出，索脉于心，不得，索之水，水者肾也。

身体燥涩，倾倚无力，热而烦悗，唇口嗌干，此脉病也，故取之脉，以第

---

① 病：原作"论"，据《灵枢》篇名改。
② 八十：原缺，据目录补。

一针，五十九刺。若肤胀口干，身寒汗出，则索脉于心。不得，宜索之水，此必是肾水泛滥而刑心火也。

热病身重骨痛，耳聋而好瞑，取之骨，以第四针，五十九刺；骨病不食，啮齿耳青，索骨于肾，不得，索之土，土者脾也。

身重骨痛，耳聋而好瞑，是骨病也，故取之骨，以第四针，五十九刺。若骨①病不食，啮齿耳青，则索骨于肾。不得，宜索之土，此必是脾土埋郁而刑肾水也。

热病嗌干多饮，善惊，卧不能起，取之肤肉，以第六针，五十九刺；目眦青，索肉于脾，不得，索之木，木者，肝也。

嗌干多饮，善惊，卧不能起，此肉病也，故取之肤肉，以第六针，五十九刺。若目眦青，则索肉于脾。不得，宜索之木，此必是肝木抑遏而刑脾土也。

热病面青脑痛，手足躁，取之筋间，以第四针，于四逆；筋躄目浸，索筋于肝，不得，索之金，金者肺也。

面青脑痛，手足躁，此筋病也，故取之筋间，以第四针，于四逆（四肢厥逆）。若筋躄目浸（眼泪浸淫），则索筋于肝。不得，宜索之金，此必是肺金横塞而刑肝木也。

热病数惊，瘛疭而狂，取之脉，以第四针，急泻有余者；癫疾毛发去，索血于心，不得，索之水，水者肾也。

瘛，筋急，疭，筋缓。余义同上文（瘛，音炽，疭，音纵）。

热病头痛，颞颥，目瘈脉痛，善衄，厥热病也，取之以第三针，视有余不足。热病体重，肠中热，取之以第四针，于其输及下诸指间，索气于胃络，得气也。热病挟脐急痛，胸胁满，取之涌泉与阴陵泉，以第四针，针嗌里。

颞颥，即鬓骨，位当足少阳之脑空。目瘈脉痛，目系急缩，抽掣作痛也。厥热病者，邪热上逆之病也。于其输者，体重取脾输之太白，肠热取肠输之三间也。及下诸指间，谓足经诸指之穴也。索气于胃络，得气者，阳明之络曰丰隆，别走太阴，故索之于此，而得脾气也。足少阴、太阴之脉，自足走胸，挟脐上行，故挟脐急痛，胸胁满，取足少阴之涌泉，与足太阴之阴陵泉。足少阴、

---

① 若骨：原作"骨若"，据上文乙转。

太阴之脉，皆上络咽喉，故针嗌里，嗌里者，任脉之廉泉也。

热病三日，而气口静、人迎躁者，取之诸阳，五十九刺，以泻其热而出其汗，实其阴以补其不足者。身热甚，阴阳皆静者，勿刺也；所谓勿刺者，有死征也。其可刺者，急取之，不汗出则泄。

气口静，人迎躁者，阴虚而阳盛也，故泻其热而出其汗，实其阴以补其虚。身热甚，阴阳皆静者，所谓病热而身脉静也（《素问·阴阳应象论》语）。勿刺者，以其有死征也。其可刺者，而不得汗出，则泻其热，以出其汗。

热病七日八日，脉口动喘而短者，急刺之，汗且自出，浅刺手大指间。

热病而汗且出，及脉顺可汗者，取之鱼际、太渊、大都、太白，泻之则热去，补之则汗出；汗出太甚，取内踝上横脉以止之。

七日、八日，经尽表解之期，脉口动喘而短者，阴气非衰，热欲泄而未能，是其汗且自出，但须待时耳，故急刺之，以泻其热而出其汗。手大指间，手太阴之少商也。鱼际、太渊，手太阴穴。大都、太白，足太阴穴。泻之则热去，泻其阳也。补之则汗出，补其阴也。内踝上横脉，足太阴之三阴交也。

热病已得汗出，而脉尚躁，喘且复热，喘甚者死，勿肤刺。热病七日八日，脉不躁，躁不散数，后三日中有汗；三日不汗，四日死。未曾汗者，勿腠刺之。

勿肤、腠刺者，亦以其有死征也。

热病已得汗，而脉尚躁盛，此阴脉之极也，死；其得汗而脉静者，生。热病脉尚盛躁而不得汗者，此阳脉之极也，死；脉盛躁得汗静者，生。

阴脉之极，阴气绝也。阳脉之极，阳气亢也。

热病七日八日，脉微小，病者溲血，口中干，一日半而死；脉代者，一日死。

热病不知所痛，耳聋不能自收，口中干，阳热甚，阴颇有寒者，热在髓，死不可治。

阳亢阴枯，则死。

热病不可刺者有九：一曰汗不出，大颧发赤，哕者死；二曰泄而腹满甚者死；三曰目不明，热不已者死；四曰老人婴儿热而腹满者死；五曰汗不出，呕下血者死；六曰舌本烂，热不已者死；七曰咳而衄，汗不出，出不至足者死；八曰髓热者死；九曰热而痉者死，腰折、瘛疭、齿噤龄也。凡此九者，不可刺也（龄，音介）。

腰折、瘛疭、齿噤龂，痉之证也（牙闭曰噤。切齿曰龂）。

所谓五十九刺者，两手外内侧各三，凡十二痏；五指间各一，凡八痏，足亦如是；头入发一寸傍三分各三，凡六痏；更入发三寸傍五，凡十痏；耳前后口下各一，项中一，凡六痏；巅上一，囟会一，发际二，廉泉一，风池二，天柱二。

两手外内侧各三。外侧：太阳之少泽，少阳之关冲，阳明之商阳；内侧：太阴之少商，厥阴之中冲，少阴之少冲。左右共十二穴。五指间各一，太阳之后溪，少阳之中渚，阳明之三间，少阴之少府，手太阴、厥阴本节后无穴，四经左右共计八穴。足亦如是，太阳之束骨，少阳之临泣，阳明之陷谷，太阴之太白，足厥阴本节后无穴，少阴入足心，不行于指，四经左右共计八穴。头入发一寸傍三，足太阳之五处、承光、通天也，左右共六穴。更入发三寸傍五，足少阳之临泣、目窗、正营、承灵、脑空也，左右共十穴。耳前后口下各一，耳前，足少阳之听会，耳后，足少阳之完骨，口下，任脉之承浆，项中一，督脉之哑门，左右前后共六穴。巅上一，督脉之百会也。囟会一，督脉穴。发际二，前发际，督脉之神庭，后发际，督脉之风府，前后共二穴。廉泉一，任脉穴。风池二，足少阳穴。天柱二，足太阳穴。共计五十九穴（此与《素问·水热穴论》热病五十九腧穴多不同，另是一法）。

病始手臂者，先取手阳明、太阴而汗出；病始头首者，先取项太阳而汗出；病始足胫者，先取足阳明而汗出。臂太阴可汗出，足阳明可汗出。

病先起于阳，后入于阴者，先取其阳，后取其阴，浮而取之。

故取阴而汗出甚者，止之于阳；取阳而汗出甚者，止之于阴。

首六句与《素问·刺热》同（此段旧误在《寒热病》。先起于阳五句，在本篇中）。

痈疽八十一①

黄帝曰：余闻肠胃受谷，上焦出气，以温分肉，而养骨节，通腠理。中焦出气如露，上注溪谷，而渗孙脉，津液和调，变化而赤为血，血和则孙脉先满溢，乃注于络脉，皆盈，乃注于经脉。阴阳已张，因息乃行，行有经纪，周有道理，与天合同，不得休止。切而调之，从虚去实，泻则不足，疾

---

① 八十一：原缺，据目录补。

则气减，留则气后。从实去虚，补则有余，血气已调，形气乃持。余已知血气之平与不平，未知痈疽之所从生，成败之时，死生之期，有远近，何以度之，可得闻乎？

阴阳已张，因息乃行，经脉为阴，络脉为阳，阴阳已盛，以息往来也。其行则有经纪（营行阴阳相间，卫行夜阴昼阳），其周则有道理（经脉周身十六丈二尺，一日一夜五十周），与天度合同，不得休止（一日百刻，两刻一周）。疾则气减，疾出针也。留则气后，久留针也。形气乃持，得其平也。

岐伯曰：经脉流行不止，与天同度，与地合纪。故天宿失度，日月薄蚀；地经失纪，水道流溢，草萱不成，五谷不殖，径路不通，民不往来，巷聚邑居，则别离异处。血气犹然，请言其故。夫血脉营卫，周流不休，上应星宿，下应经数。寒邪客于经络之中则血泣，血泣则不流，不流则卫气归之，不得复反，故痈肿。寒气化为热，热盛则肉腐，肉腐则为脓，脓不泻则烂筋，筋烂则伤骨，骨伤则髓消，不当骨空，不得泄泻，血枯空虚，则筋骨肌肉不相荣，经脉败漏，熏于五脏，脏伤故死矣（泣，涩同）。

下应经数，应于经水之数也。寒邪客于经络之中，阻其营血，血涩不通，卫气归之，不得复反（前行遇阻，不能后退），故生痈肿（痈，壅也；壅阻不散，故作肿）。寒邪外束，内郁为热，肉腐脓化，烂筋伤骨，骨伤髓消，而不当骨空，不得泄泻，血枯而空虚，则筋骨肌肉不相荣养，经脉败漏，熏于五脏，脏伤故死矣。

黄帝曰：愿尽闻痈疽之形与忌曰名。岐伯曰：痈发于嗌中，名曰猛疽。猛疽不治，化为脓，脓不泻，塞咽，半日死；其化为脓者，泻则合豕膏，冷食，三日而已。

泻则合豕膏，冷食，泻法如是也。

发于颈，名曰夭疽。其痈大以赤黑，不急治，则热气下入渊腋，前伤任脉，内熏肝肺，熏肝肺十余日而死矣。

渊腋，足少阳穴。

阳气大发，消脑留项，名曰脑烁。其色不乐，顶痛而如刺以针，烦心者，死不可治。

烦心者死，神败故也。

发于肩及臑，名曰疵痈。其状赤黑，急治之。此令人汗出至足，不害五脏。痈发四五日，逞焫之。

臂内嫩肉曰臑。汗出至足者，地在肺肝两经之介，胆火刑肺，收敛失政也。此在经络，故不害五脏。逞焫之者，逞时早灸之也。

发于腋下，赤坚者，名曰米疽。治之以砭石，欲细而长，疏砭之，涂以豕膏，六日已，勿裹之。其痛坚而不溃者，为马刀挟缨，急治之。

马刀挟缨，即瘰疬也，弯如马刀，挟于缨旁，故名。缨，冠缨也（即带结于颈者）。

发于胸，名曰井疽，其状如大豆，三四日起，不早治，下入腹，不治，七日死矣。

下入腹，不治，五脏皆败也。

发于膺，名曰甘疽。色青，其状如谷实瓜蒌，常苦寒热。急治之，去其寒热。十日①死，死后出脓。

谷实，谷粒也。

发于胁，名曰败疵。败疵者，女子之病也。灸之，其病大痈脓。治之，其中乃有生肉，大如赤小豆，剉䔖翘草根各一升，以水一斗六升煮之，竭为取三升，则强饮厚衣，坐于釜上，令汗出至足已。

䔖翘草，即䔖角、连翘二草也。

发于股胫，名曰股胫疽。其状不甚变，而痈脓抟骨，不急治，三十日死矣。

其状不甚变，而痈脓抟骨，外不甚变，而脓浸于骨也。

发于尻，名曰锐疽。其状赤坚大，急治之。不治，三十日死矣。

尻，尾骶也。

发于股阴，名曰赤施。不急治，六十日死。在两股之内，不治，十日而当死。

在两股之内，双股俱病也。

发于膝，名曰疵痈。其状大痈，色不变，寒甚如坚石，勿石，石之者死，须其柔乃石之者生。

诸痈疽之发于节而相应者，不可治也。发于阳者百日死，发于阴者三十日死。

---

① 日：原作"岁"，据《灵枢·痈疽第八十一》改。

勿石，勿用砭石也。须其柔，乃石之，脓成而肉软也。发于筋节而相应者，左右相应也。阳者，在外，阴者，在内也。

发于胫，名曰兔啮。其状赤至骨，急治之，不治害人也。

胫，膝下大骨也。

发于内踝，名曰走缓。其状痈色不变。数石其腧，而止其寒热，不死。

石其腧，砭石刺其腧穴也。

发于足上下，名曰四淫。其状大痈，不急治之，百日死。

发于足上下，地居四肢之末，邪气淫泆，故曰四淫。

发于足傍，名曰厉痈。其状不大，初如小指发，急治之，去其黑者；不消辄益，不治，百日死。

不消辄益，不消减即增益也。

发于足指，名曰脱痈，其状赤黑，死不治；不赤黑，不死。不衰，急斩之，不则死矣（不，否同）。

不衰，急斩之，势不衰减，急斩其指也。

五脏身有五部：伏兔一；腓二，腓者腨也；背三；五脏之腧四；项五。此五部有痈疽者死（此段旧误在《寒热病》）。

伏兔，足阳明穴。

黄帝曰：夫子言痈疽，何以别之？岐伯曰：营卫稽留于经脉之中，则血泣而不行，不行则卫气从之而不通，壅遏而不得行，故热。大热不止，热胜则肉腐，肉腐则为脓，然不能陷，骨髓不为焦枯，五脏不为伤，故命曰痈。

黄帝曰：何谓疽？岐伯曰：热气淳盛，下陷肌肤，筋髓枯，内连五脏，血气竭，当其痈下，筋骨良肉皆无余，故命曰疽。疽者，上之皮夭以坚，上如牛领之皮。痈者，其皮上薄以泽，此其候也。

痈者，气血浅壅于外；疽者，气血深阻于内也。

灵枢悬解卷九终

难经悬解

清·黄元御 撰

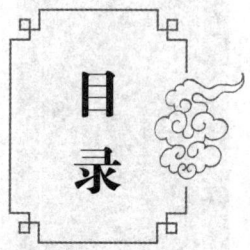

新刻难经悬解叙 …………………………………… 660
难经悬解自序 ……………………………………… 661
难经悬解卷上 ……………………………………… 662
  一　难 …………………………………………… 662
  二　难 …………………………………………… 663
  三　难 …………………………………………… 663
  四　难 …………………………………………… 663
  五　难 …………………………………………… 664
  六　难 …………………………………………… 664
  七　难 …………………………………………… 665
  八　难 …………………………………………… 665
  九　难 …………………………………………… 665
  十　难 …………………………………………… 666
  十一难 …………………………………………… 666
  十二难 …………………………………………… 666
  十三难 …………………………………………… 667
  十四难 …………………………………………… 667
  十五难 …………………………………………… 669
  十六难 …………………………………………… 670
  十七难 …………………………………………… 672

- 十八难 ·· 672
- 十九难 ·· 673
- 二十难 ·· 674
- 二十一难 ·· 674
- 二十二难 ·· 674
- 二十三难 ·· 675
- 二十四难 ·· 675
- 二十五难 ·· 676
- 二十六难 ·· 677
- 二十七难 ·· 677
- 二十八难 ·· 678
- 二十九难 ·· 678
- 三十难 ·· 679

难经悬解卷下 ·· 680
- 三十一难 ·· 680
- 三十二难 ·· 680
- 三十三难 ·· 680
- 三十四难 ·· 681
- 三十五难 ·· 681
- 三十六难 ·· 682
- 三十七难 ·· 682
- 三十八难 ·· 682
- 三十九难 ·· 683
- 四十难 ·· 683
- 四十一难 ·· 683
- 四十二难 ·· 684
- 四十三难 ·· 684
- 四十四难 ·· 685
- 四十五难 ·· 685
- 四十六难 ·· 686

四十七难 ·· 686
四十八难 ·· 686
四十九难 ·· 686
五十难 ·· 687
五十一难 ·· 688
五十二难 ·· 688
五十三难 ·· 688
五十四难 ·· 688
五十五难 ·· 689
五十六难 ·· 690
五十七难 ·· 690
五十八难 ·· 691
五十九难 ·· 691
六十难 ·· 692
六十一难 ·· 692
六十二难 ·· 692
六十三难 ·· 692
六十四难 ·· 693
六十五难 ·· 693
六十六难 ·· 693
六十七难 ·· 694
六十八难 ·· 694
六十九难 ·· 694
七十难 ·· 695
七十一难 ·· 695
七十二难 ·· 695
七十三难 ·· 695
七十四难 ·· 696
七十五难 ·· 696
七十六难 ·· 697
七十七难 ·· 697

七十八难 …………………………………… 697
七十九难 …………………………………… 698
八十难 ……………………………………… 698
八十一难 …………………………………… 698

新刻难经悬解叙

昔黄帝与岐伯、雷公、鬼臾区之论，质疑辨难，更相问答，作《素问》《灵枢》，垂法万世。其理玄，其趣博，文约而旨丰，事近而义远，读之者且浩乎莫寻其津涯①，杳乎莫测其渊深也，又孰从而难之哉！勃海秦越人，析其秘，撷其腴②，著《难经》二卷，信足阐古圣之精微，为大道之津筏③，后有作者，弗可及矣。惜乎！去圣逾远，斯道逾微。虽注之者先后数十家，多出自凡庸之手。或援经引典，半涉支离，或编说绘图，适形固陋，间有一斑略识，而豹管徒窥，非无寸莛④偶持，而鲸铿⑤莫发，适以滋下士之聚讼，何足衍先哲之绪言。盖非至明者，不能究厥指归，且非至精者，不能穷其理致也。昌邑黄坤载先生，博极群书，兼综众妙，蕴探玉版⑥，钥启灵兰⑦，意蕊⑧争飞，心源默印。遂草兹玄构，以绍彼薪传，顿使榛芜路辟，匣镜尘捐，宿障云开，旧疑冰释。然而青萍结绿⑨，识者綦难，白雪阳春，知音盖鲜，苟非广为流传，将虑久而湮没。偶得秘帙，亟付梓人⑩，庶几斯学晦而复明，微言绝而更续，播之后代，永永无穷耳。

同治十一年壬申四月阳湖冯承熙叙

---

① 津涯：范围、边际。

② 腴：精华。

③ 津筏：渡河的木筏。比喻引导人们达到目的的路径、方向。

④ 寸莛：同"寸莛撞钟"之义，用草茎去敲钟是绝对发不出声音的。比喻自不量力，徒劳无功。语本《汉书·东方朔传·答客难》："以管窥天，以蠡测海，以莛撞钟，岂能通其条贯，考其文理，发其音声哉。"

⑤ 鲸铿：鲸杵撞钟发出的声音。形容铿锵如击巨钟。语本汉班固《东都赋》："于是发鲸鱼，铿华钟。"

⑥ 玉版：古代用以刻字的玉片。代指珍贵的典籍。

⑦ 灵兰：灵台和兰室，传说中黄帝藏书的地方。

⑧ 意蕊：指心情，心意。

⑨ 青萍结绿：代指稀世珍宝。青萍，宝剑名；结绿，美玉名。

⑩ 梓人：印刷业的刻板工人。

难经悬解自序

昔黄帝传《内经》，扁鹊作《难经》，《史·仓公传》所谓黄帝、扁鹊之脉书。黄帝脉书即《内经》，扁鹊脉书即《难经》也。妙理风生，疑丛雾散，此真千古解人①！其见五脏癥结，全恃乎此，不须长桑灵药，上池神水也。而《史》传载之，此子长②不解耳。扁鹊姓秦，名越人，齐勃海人也，家于郑。为医或在齐，或在赵，在齐号卢医，在赵名扁鹊。过邯郸，闻贵妇人，即为带下医。过洛阳，闻周人爱老人，即为耳目痹医。入咸阳，闻秦人爱小儿，即为小儿医。扁鹊名闻天下，其生虢太子也，天下尽以扁鹊能生死人。扁鹊曰：越人非能生死人也，此自当生者，越人能使之起耳《史·扁鹊传》。嗟乎！秦越人不能生死人，何今之人偏能死生人耶？天下之病，孰非当生者，遇越人而生，遇余人而死。越人，一人而已，而后世医工，自仲景以来，不知其几千人也，则其当生者，万不一生矣。人无不病，医无不死，遥遥二千年中，死于兵荒刑戮者十之一，死于医药服食者十之九。天地之大德曰生，庸妄之大憝③曰杀，天地之善生，不敌庸妄之善杀也，仁人君子，能无恸乎！来者悲生灵之毒祸，伤今古之奇冤，未得晏然自已也。丙子五月，《灵枢解》④成。岐黄而后，难《灵》《素》者，扁鹊耳。代天地司生者寥寥无几，代天地司杀者芸芸不绝，《难经》不可不解也。五月十六日创始，二十二日书竣。扁鹊，千古死人也，孰知死人而生死人？扁鹊生不能生死人也，况其死乎！但使自今以往，当生者皆使之起，则扁鹊虽死，而其德大矣！

乾隆二十一年五月丙子⑤黄元御撰

---

① 解人：见事高明，通解理趣之人。
② 子长：指司马迁，字子长。
③ 憝（duì 兑）：坏、恶。
④《灵枢解》：即《灵枢悬解》。
⑤ 子：原为"寅"，据上文及历史纪年表改。

难经悬解卷上

昌邑黄元御坤载解

一 难

一难曰：十二经中，皆有动脉，独取寸口，以决五脏六腑死生吉凶之法，何谓也？然，寸口者，脉之大会，手太阴之动脉也。

难，问难也。《难经》者，问难《黄帝内经》之义也（黄帝咨岐伯，作《素问》《灵枢》经，谓之《内经》）。十二经中，皆有动脉，手太阴脉动中府、云门、天府、侠白，手阳明脉动合谷、阳溪，手少阴脉动极泉、神门，手太阳脉动天窗，手厥阴脉动劳宫，手少阳脉动禾髎，足太阴脉动箕门、冲门，足阳明脉动大迎、人迎、气街、冲阳，足少阴脉动太溪、阴谷，足太阳脉动委中，足厥阴脉动太冲、五里、阴廉，足少阳脉动听会、颔厌（皆穴名）。然，答语辞。寸口者，脉之大会，以肺主气，十二经之脉动，肺气鼓之也。故肺朝百脉（十二经脉，皆朝宗于肺），而大会于寸口。寸口者，气口成寸，以决死生（《素问·经脉别论》语），故曰寸口（气口即寸口也）。寸口三部，鱼际为寸，太渊为关，经渠为尺（皆穴名），是手太阴肺经之动脉也。《四十五难》脉会太渊，亦是此义。

人一呼脉行三寸，一吸脉行三寸，呼吸定息，脉行六寸。人一日一夜，凡一万三千五百息，脉行五十度，周于身，漏水下百刻。营卫行阳二十五度，行阴亦二十五度，为一周也。故五十度复会于手太阴。寸口者，五脏六腑之所终始，故法取于寸口也。

《灵枢·五十营》：漏水下百刻，以分昼夜。人一呼脉再动，气行三寸；一吸脉亦再动，气行三寸；呼吸定息，气行六寸。十息，气行六尺。二百七十息，气行十六丈二尺，气行一周于身，下水二刻。二千七百息，气行十周于身，下水二十刻，一万三千五百息，气行五十营于身，水下百刻，凡行八百一十丈。《灵枢·营卫生会》：人受气于谷，谷入于胃，以传于肺。其清者为营，浊者为卫，营在脉中，卫在脉外，营周不休，五十而复大会。卫与营，俱行于阳二十五度（手足六阳），行于阴亦二十五度（手足六阴），一周也。故五十度而复大会于手太阴矣（会于手太阴之寸口）。经脉一日五十周，今日平旦，始于手太阴之寸口，明日平旦，又会于手太阴之寸口，此五脏六腑之所终始，故法取于寸口也。会寸口者，营气也，故气口成寸，以决死生，但言营气。若卫气，则今日平旦，始于足太阳之睛明，明日平旦，又会于睛明，不会于寸口也。

二 难

二难曰：脉有尺寸，何谓也？然，尺寸者，脉之大要会也。从关至尺是尺内，阴之所治也，从关至鱼际是寸口内，阳之所治也。故分寸为尺，分尺为寸，故阴得尺中一寸，阳得寸内九分，尺寸始终，一寸九分，故曰尺寸也。

寸口者，脉之大要会，言是经脉中绝大之要会也。尺中主阴，寸口主阳，关上阴阳之中分也。分寸为尺者，分一尺之一寸为尺也。分尺为寸者，分一尺之九为寸也。阴得尺中之一寸，曰尺者，以一寸为一尺也。阳得寸内之九分，曰寸者，以一分为一寸也。其实尺寸始终，止得一寸九分而已。

三 难

三难曰：脉有太过，有不及，有阴阳相乘，有覆有溢，有关有格，何谓也？然，关之前者，阳之动也，脉当见九分而浮，过者法曰太过，减者法曰不及。遂上鱼为溢，为外关内格，此阴乘之脉也。关以后者，阴之动也，脉当见一寸而沉。过者法曰太过，减者法曰不及。遂入尺为覆，为内关外格，此阳乘之脉也。故曰覆溢，是其真脏之脉，人不病而死也。

掌内手大指根丰肉曰鱼。关前为阳脉，当见九分而浮，遂上鱼为溢，此不止九分，而浮亦乘常，是阳脉之太过者，为外关内格，此阴乘阳位之脉也。关后为阴脉，当见一寸而沉，遂入尺为覆，此不止一寸，而沉亦殊恒，是阴脉之太过者，为内关外格，此阳乘阴位之脉也。外关内格者，阴格于内而阳关于外也。内关外格者，阳格于外而阴关于内也。溢者，如水之满溢也。覆者，如墙之倾覆也。真脏之脉，胃气绝也（义详《素问·玉机真脏》）。《灵枢·终始》：人迎四盛，且大且数，名曰溢阳，溢阳为外格，外格不通，死不治。寸口四盛，且大且数，名曰溢阴，溢阴为内关，内关不通，死不治。义与此异。

四 难

四难曰：脉有阴阳之法，何谓也？然，呼出心与肺，吸入肾与肝，呼吸之间，脾受谷味也，其脉在中。浮者阳也，沉者阴也，故曰阴阳也。

阳浮而阴沉。心肺为阳，故呼出者，心肺之气也。肾肝为阴，故吸入者，肾肝之气也。呼吸之间，不浮不沉，其应在脾，是脾之受谷味，而在中者也。

心肺俱浮，何以别之？然，浮而大散者，心也。浮而短涩者，肺也。肝肾俱沉，何以别之？然，牢而长者，肝也。按之而濡，举指来实者，肾也。脾主中州，故其脉在中。是阴阳之法也。

心肺俱浮，而心则大散，肺则短涩，是肺脉浮而微沉也。肝肾俱沉，而肾则濡实，肝则牢长，是肝脉沉而微浮也。

脉有一阴一阳，一阴二阳，一阴三阳，有一阳一阴，一阳二阴，一阳三阴，如此之言，寸口有六脉俱动耶？然，此言者，非有六脉俱动也，谓浮沉长短滑涩也。浮者阳也，滑者阳也，长者阳也，沉者阴也，短者阴也，涩者阴也。所谓一阴一阳者，谓脉来沉而滑也。一阴二阳者，谓脉来沉滑而长也。一阴三阳者，谓脉来浮滑而长，时一沉也。所谓一阳一阴者，谓脉来浮而涩也。一阳二阴者，谓脉来长而沉涩也。一阳三阴者，谓脉来沉涩而短，时一浮也。各以其经所在，名病逆顺也。

各以其经所在，名病逆顺，左寸候心，右寸候肺，两关候肝脾，两尺候肾也。

五 难

五难曰：脉有轻重，何谓也？然，初持脉，如三菽之重，与皮毛相得者，肺部也；如六菽之重，与血脉相得者，心部也；如九菽之重，与肌肉相得者，脾部也；如十二菽之重，与筋平者，肝部也；按之至骨，举指来疾者，肾部也。故曰轻重也。

肺主皮，心主脉，脾主肉，肝主筋，肾主骨，故其脉各见其部。菽，豆也。

六 难

六难曰：脉有阴盛阳虚，阳盛阴虚，何谓也？然，浮之损小，沉之实大，故曰阴盛阳虚。沉之损小，浮之实大，故曰阳盛阴虚。是阴阳虚实之意也。

阴位于里，其脉沉；阳位于表，其脉浮。

七 难

七难曰：经言少阳之至，乍大乍小，乍短乍长；阳明之至，浮大而短；太阳之至，洪大而长；太阴之至，紧大而长；少阴之至，紧细而微；厥阴之至，沉短而敦。此六者，是平脉也？将病脉耶？然，皆王脉也。

经，《内经》。《素问·著至教论》[1]：太阳脉至，洪大以长；少阳脉至，乍数乍疏，乍短乍长；阳明脉至，浮大而短（旧[2]误在《平人气象论》）。王脉，脉之得令而气王也。

其气以何月，各王几日？然，冬至后，得甲子，少阳王，复得甲子，阳明王，复得甲子，太阳王，复得甲子，太阴王，复得甲子，少阴王，复得甲子，厥阴王。王各六十日，六六三百六十日，以成一岁。此三阴三阳之王时日大要也。

一岁三百六十日，六气分王，各六十日。冬至子半阳生，始得甲子，三阳当令；夏至午半阴生，始得甲子，三阴司气。日六竟而周甲，甲六复而终岁（《素问·六节藏象论》语），六气分王六甲，而终一岁，一定之数也。

八 难

八难曰：寸口脉平而死者，何谓也？然，诸十二经脉者，皆系于生气之原。所谓生气之原者，谓十二经之根本也，谓肾间动气也。此五脏六腑之本，十二经脉之根，呼吸之门，三焦之原，一名守邪之神。故气者，人之根本也，根绝则茎叶枯矣。寸口脉平而死者，生气独绝于内也。

气根于水，肾间动气，是谓人身生气之原，五脏六腑之本，十二经脉之根，呼吸之门，三焦之原，一名守邪之神。此气者，人之根本，譬之树木，根绝则茎叶枯矣。寸口脉平而人死者，水中生气独绝于内也（守邪之神，保固真气，捍御外邪也）。

九 难

九难曰：何以别知脏腑之病？然，数者腑也，迟者脏也。数则为热，迟

---

[1]《素问·著至教论》：此后三阳脉论述见于《素问·平人气象论篇第十八》。
[2] 旧：指《难经》之世传本。下同。

则为寒，诸阳为热，诸阴为寒。故以别知脏腑之病也。

腑脉数，脏脉迟。数为热，迟为寒。

十难

十难曰：一脉十变者，何谓也？然，五邪刚柔相逢之意也。假令心脉急甚者，肝邪干心也；心脉微急者，胆邪干小肠也；心脉大甚者，心邪自干心也；心脉微大者，小肠邪自干小肠也；心脉缓甚者，脾邪干心也；心脉微缓者，胃邪干小肠也；心脉涩甚者，肺邪干心也；心脉微涩者，大肠邪干小肠也；心脉沉甚者，肾邪干心也；心脉微沉者，膀胱邪干小肠也。五脏各有刚柔邪，故令一脉辄变为十也。

一脉十变，义见《灵枢·邪气脏腑病形论》。五邪，五脏五腑之邪。刚柔，脏邪刚，腑邪柔。肝脉急，肝合胆；心脉大，心合小肠；脾脉缓，脾合胃；肺脉涩，肺合大肠；肾脉沉，肾合膀胱。刚则脉甚，柔则脉微。脏腑之邪各五，二五为十，故令一脉变为十也。此候小肠与心脉，即候心小肠于左寸、肺大肠于右寸之法也。大小肠腑虽至浊，而其经自手走头，乃六阳中之至清者，故可候于两寸。后世庸愚，乃欲候二肠于两尺，狂妄极矣。

十一难

十一难曰：经言脉不满五十动而一止，一脏无气者，何脏也？然，人吸者随阴入，呼者因阳出。今吸不能至肾，至肝而还，故知一脏无气者，肾气先尽也。

经，《灵枢·五十营》：五十动而不一代者，五脏皆受气，四十动一代者，一脏无气，三十动一代者，二脏无气，二十动一代者，三脏无气，十动一代者，四脏无气，不满十动一代者，五脏无气。人吸者随阴入，呼者因阳出，今吸不能至肾，至肝而还，则五十动中，必见代止，故知一脏无气者，肾气先尽也。由肾而肝，由肝而脾，由脾而心，由心而肺，其次第也。

十二难

十二难曰：《经》言五脏脉已绝于内，用针者反实其外，五脏脉已绝于外，用针者反实其内，内外之绝，何以别之？然，五脏脉已绝于内者，肾肝脉绝于内也，而医反补其心肺。五脏脉已绝于外者，心肺脉绝于外也，而医反补其肾肝。阳绝补阴，阴绝补阳，是谓实实虚虚，损不足而补有余。如此死者，医杀之耳。

经，《灵枢·九针十二原》：五脏之气已绝于内，而用针者反实其外，是谓重竭。重竭则必死，其死也静。五脏之气已绝于外，而用针者反实其内，是谓逆厥。逆厥则必死，其死也躁。肝肾为阴，心肺为阳，阳在外，阴在内。绝于内者，肾肝之气也；绝于外者，心肺之气也。

十三难

十三难曰：《经》言见其色而不得其脉，反得相胜之脉者即死，得相生之脉者病即自已，色之与脉，当参相应，为之奈何？然，五脏有五色，皆见于面，亦当与寸口尺内相应。假令色青，其脉当弦而急，色赤，其脉浮大而散，色黄，其脉中缓而大，色白，其脉浮涩而短，色黑，其脉沉濡而滑。此所谓五色之与脉，当参相应也。

经，《灵枢·邪气脏腑病形》：色青者，其脉弦；赤者，其脉钩；黄者，其脉代；白者，其脉毛；黑者，其脉石。见其色而不得其脉，反得其相胜之脉则死矣，得其相生之脉则病已矣（濡、软同）。

脉数，尺之皮肤亦数。脉急，尺之皮肤亦急。脉缓，尺之皮肤亦缓。脉涩，尺之皮肤亦涩。脉滑，尺之皮肤亦滑。

此段，《灵枢·邪气脏腑病形》文。

五脏各有声色臭味，当与寸口尺内相应，其不应者，病也。假令色青，其脉浮涩而短，若大而缓，为相胜；浮大而散，若小而滑，为相生也。《经》言知一为下工，知二为中工，知三为上工。上工者十全九，中工者十全八，下工者十全六，此之谓也。

肝木色青，浮涩而短，肺脉，胜肝者也。大而缓，脾脉，肝所胜也。浮大而散，心脉，肝所生也。小而滑，肾脉，生肝者也。《经》言知一为下工六语，亦《邪气脏腑病形》文。

十四难

十四难曰：脉有损至，何谓也？然，一呼再至曰平，三至曰离经，四至曰夺精，五至曰死，六至曰命绝，此至之脉也。何谓损？然，一呼一至曰离经，二呼一至曰夺精，三呼一至曰死，四呼一至曰绝命，此损之脉也。至脉从下上，损脉从上下也。

至脉从下上，自下而升也。损脉从上下，自上而降也。

损脉之为病奈何？然，一损损于皮毛，皮聚而毛落；二损损于血脉，血脉虚少，不能荣于五脏六腑也；三损损于肌肉，肌肉消瘦，饮食不能为肌肤；四损损于筋，筋缓不能自收持；五损损于骨，骨痿不能起于床。反此者，至脉之病也。从上下者，骨痿不能起于床者死；从下上者，皮聚而毛落者死。

肺主皮毛，心主血脉，脾主肌肉，肝主筋，肾主骨。损脉从上下，骨痿不起者，自肺而之①肾也。至脉从下上，皮聚毛落者，自肾而之肺也。

治损之法奈何？然，损其肺者，益其气；损其心者，调其营卫；损其脾者，调其饮食，适其寒温；损其肝者，缓其中；损其肾者，益其精，此治损之法也。

肝病者，木郁土贼，腹满里急，故宜缓其中。

脉有一呼再至，一吸再至；有一呼三至，一吸三至；有一呼四至，一吸四至；有一呼五至，一吸五至；有一呼六至，一吸六至；有一呼一至，一吸一至；有再呼一至，再吸一至。脉来如此，何以别知其病也？

损至之脉有轻重，则病亦不同，应有分别之法。

然，脉来一呼再至，一吸再至，不大不小，曰平。一呼三至，一吸三至，为适得病，前大后小，即头痛目眩，前小后大，即胸满短气。一呼四至，一吸四至，病欲甚，脉洪大者苦烦满，沉细者腹中痛，滑者伤热，涩者中雾露。一呼五至，一吸五至，其人当困，沉细夜加，浮大昼加，不大不小，虽困可治，其有大小者，为难治。一呼六至，一吸六至，为死脉也，沉细夜死，浮大昼死。

前谓寸，后谓尺。寸大尺小，浊气上逆，故头痛目眩；寸小尺大，清气下陷，脾肝不升，则肺胃不降，故胸满短气。脉洪大者苦烦满，胆胃上逆而火升也（胆木化气相火）。沉细者腹中痛，肝脾下陷而土贼也。滑者伤热，温气内郁而

---

① 之：至。

肝病也。涩者中雾露，寒气外袭而肺病也。夜为阴，昼为阳，沉细阴盛故夜加，浮大阳盛故昼加，甚者则死也。

一呼一至，一吸一至，名曰损。人虽能行，犹当著床，所以然者，血气皆不足故也。再呼一至，再吸一至，名曰无魂。无魂者，当死也，人虽能行，名曰行尸。

无魂，魂绝而神败也。

上部有脉，下部无脉，其人当吐，不吐者死。上部无脉，下部有脉，虽困无能为害。所以然者，人之有尺，譬如树之有根，枝叶虽①枯槁，根本将自生，脉有根本，人有元气，故知不死。

饮食不消，停蓄中脘，阳遏不降，故上部有脉，下部无脉，当吐之则愈。若非吐证，而见此脉者，是根本败竭，法主死也。

十五难

十五难曰：《经》言春脉弦，夏脉钩，秋脉毛，冬脉石，是王脉耶？将病脉也？然，弦钩毛石者，四时之脉。春脉弦者，肝东方木也，万物始生，未有枝叶，故其脉之来，濡弱而长，故曰弦。夏脉钩者，心南方火也，万物之所茂，垂枝布叶，皆下曲如钩，故其脉之来疾去迟，故曰钩。秋脉毛者，肺西方金也，万物之所终，草木华叶，皆秋而落，其枝独在，若毫毛也，故其脉之来，轻虚以浮，故曰毛。冬脉石者，肾北方水也，万物之所藏也，极冬之时，水凝如石，故其脉之来，沉濡而滑，故曰石。此四时之脉也。

经，《素问·玉机真脏论》。

如有变奈何？然，春脉弦，反者为病。何谓反？然，其气来实强，是谓太过，病在外；气来虚微，是谓不及，病在内。气来②厌厌聂聂，如循榆叶曰平；益实而滑，如循长竿曰病；急而劲益强，如新张弓弦曰死。春脉微弦曰平，弦多胃气少曰病，但弦无胃气曰死，春以胃气为本。

《素问·平人气象论》：平肺脉来，厌厌聂聂，如落榆荚，曰肺平。

夏脉钩，反者为病，何谓反？然，气来实强，是谓太过，病在外；气来

---

① 虽：原脱，诸本均同，据《难经本义·十四难》及下文"根本将自生"补。
② 来：原脱，诸本均同，据《难经本义·十五难》补。

虚微，是谓不及，病在内。脉来累累如环，如循琅玕曰平；来而益数，如鸡举足曰病；前曲后居，如操带钩曰死。夏脉微钩曰平，钩多胃气少曰病，但钩无胃气曰死。夏以胃气为本。

《平人气象论》：实而益数，如鸡举足，曰脾病。

秋脉毛，反者为病。何谓反？然，其气来实强，是谓太过，病在外；气来虚微，是谓不及，病在内。其脉来蔼蔼如车盖，按之益大曰平；不上不下，如循鸡羽曰病；按之萧索，如风吹毛曰死。秋脉微毛曰平，毛多胃气少曰病，但毛无胃气曰死。秋以胃气为本。

仲景《脉法》[①]：脉蔼蔼如车盖者，名曰阳结也。

冬脉石，反者为病。何谓反？然，气来实强，是谓太过，病在外；气来虚微，是谓不及，病在内。脉来上大下兑[②]，濡滑如雀之喙曰平；啄啄连属，其中微曲曰病；来如解索，去如弹石曰死。冬脉微石曰平，石多胃气少曰病，但石无胃气曰死。冬以胃气为本。

《平人气象论》：锐坚如鸟之喙，曰脾死。喘喘连属，其中微曲，曰心病。

胃者，水谷之海，主禀四时，皆以胃气为本，是谓四时之变病，生死之要会也。脾者，中州也，其平和不可得见，衰乃见耳，来如雀之喙，如水之下漏，是脾衰之见也。

主禀四时，四时所禀也。此篇引《玉机真脏》《平人气象》二论，而语微颠倒。

十六难

十六难曰：脉有三部九候，有阴阳，有轻重，有六十首，一脉变为四时，离圣久远，各自是其法，何以别之？然，是其病，有内外证。

三部九候，见《十八难》。阴阳，见《四难》。轻重，见《五难》。六十首，《素问·方盛衰论》：圣人持诊之道，先后阴阳而持之，奇恒之势，乃六十首，盖上古诊法也。一脉变为四时，即《十五难》春弦、夏钩、秋毛、冬石也。脉法不一，离圣久远，人各自是其法，何以别其是非长短也？是其病，有内外

[①]《脉法》：即《伤寒论·辨脉法》。
[②] 兑：通"锐"。《道德经》："锉其兑，解其纷，和其光，同其尘。"

证，言凡病，但以内外之证验之，自得其真，不必拘拘于诸法也。

其病为之奈何？然，假令得肝脉，其外证：善洁，面青，善怒；其内证：脐左有动气，按之牢若痛。其病：满闭，溲便难，四肢转筋。有是者，肝也。无是者，非也。

肝脉弦，其色青，其志怒（凡物稍不如意则怒生，是为善洁）。其位在脐左，其主筋，其性疏泄。风木郁遏，疏泄不行，则腹满便闭，前后皆阻，四肢转筋也。

假令得心脉，其外证：面赤、口干、善笑；其内证：脐上有动气，按之牢若痛。其病：烦心，心痛，掌中热而哕。有是者，心也。无是者，非也。

心脉钩，其色赤，其声笑，其位在脐上。哕，呕而无物，心烦作恶也。

假令得脾脉，其外证：面黄，善噫，善思善味；其内证：当脐上有动气，按之牢若痛。其病：腹胀满，食不消，体重节痛，怠惰嗜卧，四肢不收，有是者，脾也。无是者，非也。

脾脉代（脾脉缓，随四时更代，弦钩毛石之中而有缓象，是即脾脉，脾不主时也），其色黄，其志思，其主味，其位在当脐，其主四肢。脾为太阴湿土，湿旺脾郁，不能消化水谷，则腹满食停（脾郁腹满，则胃气上逆，而生哕噫），体重节痛（湿流关节），怠惰嗜卧（脾土困倦，则欲卧眠），四肢不收也。

假令得肺脉，其外证：面白，善嚏，悲愁不乐，欲哭；其内证：脐右有动气，按之牢若痛。其病：喘咳，洒淅寒热。有是者，肺也。无是者，非也。

肺脉毛，其色白。其窍鼻，肺气逆冲，出于鼻窍，则为嚏。其志悲，其声哭，其位在脐右，其藏气，肺气阻逆，则生喘咳。其主皮毛，皮毛感伤，则生寒热（洒淅，皮毛振悚）。

假令得肾脉，其外证：色黑，善恐欠；其内证：脐下有动气，按之牢若痛。其病：逆气，小腹急痛，泄而下重，足胫寒而逆。有是者，肾也。无是者，非也。

肾脉石，其色黑，其志恐，其性蛰藏。日暮阴隆，肾气上引，阳将蛰而未蛰，阴引而下，阳引而上，则为欠。欠者，开口呵气也。其位在脐下，木生于水，水寒不能生木，甲木上拔，则病逆气，乙木下冲，则小腹急痛，泄而下重。其主骨髓，骨髓失温，则足胫寒逆也。

十七难

十七难曰：《经》言病或有死，或有不治自愈，或连年月不已，其生死存亡，可切脉而知之耶？然，可尽知也。

经，《素问、脉要精微、平人气象》诸论。

诊病若闭目不欲见人者，脉当得肝脉强急而长，而反得肺脉浮短而涩者，死也。

肝窍于目，闭目不欲见人，肝木陷也。故当得肝脉，而反得肺脉者，死，金克木也。

病若开目而渴，心下牢者，脉当得紧实而数，而反得沉濡而微者，死也。

肝胆同气，开目而渴，心下牢者，胆木上逆也，故当得胆脉，而反得肾脉者，死，胆木化气于相火，水克火也。

病若吐血，复鼽衄血者，脉当沉细，而反浮大而牢者，死也。（鼽，音求。）

吐血衄血，肺胃上逆，收气不行也，而反得心脉者，死，火克金也。

病若谵言妄语，身当有热，脉当洪大，而反手足厥冷，脉沉细微者，死也。

谵言妄语，心火上炎也。故身当有热，脉当洪大，而反得肾脉者，水克火也。水胜火息而谵言者，神败也，是以死。

病若大腹而泄者，脉当微细而涩，反紧大而滑者，死也。

大腹而泄者，脾土湿陷而木贼也，微细而涩，肺脉也，而反得肝脉者，死，木克土也。

十八难

十八难曰：脉有三部，部有四经，手有太阴、阳明，足有太阳、少阴，为上下部，何谓也？然，手太阴、阳明，金也；足少阴、太阳，水也。金生水，水流下行而不能上，故在下部也。足厥阴、少阳，木也，生手太阳、少阴火，火炎上行而不能下，故为上部。手心主少阳火，生足太阴、阳明土，土主中宫，故在中部也。此皆五行子母更相生养者也。

脉有三部，寸、关、尺也。部有四经，两寸：心、肺、二肠；两关：肝、胆、脾、胃；两尺：肾、膀胱、心主、三焦也。手太阴肺、阳明大肠，金也（右寸），生足少阴肾、足太阳膀胱水（左尺），水流下行而不能上，故在下部。足厥阴肝、少阳胆，木也（左关。其实肝脾见于左关，胆胃见于右关），生手太阳小肠、手少阴心火（左寸），火炎上行而不能下，故为上部。手心主包络、少阳三焦，火也（右尺），生足太阴脾、足阳明胃土（右关），土主中宫，故在中部也。

脉有三部九候，各何所主之？然，三部者，寸、关、尺也。九候者，浮、中、沉也。上部法天，主胸以上至头之有疾也；中部法人，主膈下至脐之有疾也；下部法地，主脐下至足之有疾也。审而刺之者也。

《素问·三部九候》法与此不同。

人病有沉滞久积聚，可切脉而知之耶？然，诊病在右胁有积聚，得肺脉结，脉结甚则疾甚，结微则积微。诊不得肺脉，而右胁有积气者，何也？然，肺脉虽不见，右手脉沉伏。其外痼疾同法耶？将异也？然，结者，脉来去时一止，无常数，名曰结也。伏者，脉行筋下也。浮者，脉在肉上行也。左右表里，法皆如此。假令脉结伏者，内无积聚，脉浮结者，外无痼疾，有积聚脉不结伏，有痼疾脉不浮结，而脉不应病，病不应脉，是为死病也。

脏病曰积，腑病曰聚。

十九难

十九难曰：脉有逆顺，男女有恒，而反者，何谓也？然，男子生于寅，寅为木，阳也；女子生于申，申为金，阴也。故男脉在关上，女脉在关下。是以男子尺脉恒弱，女子尺脉恒盛，是其常也。反者，男得女脉，女得男脉也。

男子生于寅，女子生于申，男一岁起丙寅，顺行二岁丁卯，以阳生于子，子至寅而三阳成也。女一岁起壬申，逆行二岁辛未，以阴生于午，午至申而三阴成也（命家起小运法）。寅木生火，火炎上，故男脉在关上；申金生水，水流下，故女脉在关下。是以男子尺脉恒弱，寸脉恒盛，女子尺脉恒盛，寸脉恒弱，是其常也。反者，男得女脉，寸弱而尺盛也，女得男脉，尺弱而寸盛也。

其为病何如？然，男得女脉为不足，病在内。左得之，病在左，右得之，病在右，随脉言之也。女得男脉为太过，病在四肢。左得之，病在左，右得之，病在右，随脉言之，此之谓也。

男得女脉，以阳而变阴，故为不足。阴盛于内，故病在内。女得男脉，以阴而变阳，故为太过。阳盛于四肢，故病在四肢。

二十难

二十难曰：《经》言脉有伏匿，伏匿于何脏而言伏匿耶？然，谓阴阳更相乘，更相伏也。脉居阴部，而反阳脉见者，为阳乘阴也。脉虽时沉涩而短，此谓阳中伏阴也。脉居阳部，而反阴脉见者，为阴乘阳也。脉虽时浮滑而长，此谓阴中伏阳也。

阳脉而见阴来，谓之阳中伏阴；阴脉而见阳来，谓之阴中伏阳。

重阳者狂，重阴者癫。脱阳者见鬼，脱阴者目盲。

重阳者狂，木火之阳旺也。重阴者癫，金水之阴旺也。心主喜，肝主怒，狂者木火有余，故多喜怒。肾主恐，肺主悲，癫者金水有余，故多悲恐。脱阳者阴旺，鬼，阴类也，故见之。肝窍于目，缘肝藏血，血舍魂，魂化神，魂神升发，而生光明，上开双窍，则为两目。阴者，阳之宅也。阴脱宅倾，神魂散亡，是以目盲。名曰脱阴，而实脱阴中之阳气也。

二十一难

二十一难曰：《经》言人形病脉不病曰生，脉病形不病曰死，何谓也？然，人形病脉不病，非有不病者也，谓息数不应脉数也，此大法。

形病脉不病，非有不病，此以诊者息数不调，不应脉数也。

二十二难

二十二难曰：《经》言脉有是动，有所生病，一脉辄变为二病者，何也？然，《经》言是动者，气也，所生病者，血也。邪在气，气为是动；邪在血，血为所生病。

经，《灵枢·经脉》也。

气主呴之，血主濡之。气留而不行者，为气先病也；血滞而不濡者，为血后病也。故先为是动，后所生也。

气留则血滞，故气先病而血后病。

二十三难

二十三难曰：手足三阴三阳脉之度数，可晓以不？然，手三阳之脉，从手至头，长五尺，五六合三丈。手三阴之脉，从手至胸中，长三尺五寸，三六一丈八尺，五六三尺，合二丈一尺。足三阳之脉，从足至头，长八尺，六八四丈八尺。足三阴之脉，从足至胸，长六尺五寸，六六三丈六尺，五六三尺，合三丈九尺。人两足跷脉，从足至目，长七尺五寸，二七一丈四尺，二五一尺，合一丈五尺。督脉、任脉，各①长四尺五寸，二四八尺，二五一尺，合九尺。凡脉长一十六丈二尺，此所谓经脉长短之数也。

此引《灵枢·脉度》文。

经脉十二，络脉十五，何始何穷也？然，经脉者，行血气，通阴阳，以荣于身者也。其始从中焦注手太阴、阳明，阳明注足阳明、太阴，太阴注手少阴、太阳，太阳注足太阳、少阴，少阴注手心主少阳，少阳注足少阳、厥阴，厥阴复还注手太阴。别络十五，皆因其原，如环无端，转相灌溉，朝于寸口人迎，以处百病而决死生也。

经脉十二相注之次，见《灵枢·经脉》。别络十五别走之道，见《灵枢·经别》。络脉之行，皆与经脉同原，而别交他经，如环无端，转相灌溉，而悉朝于寸口人迎（人迎，足阳明动脉，在喉旁），以处百病而决死生也。

经曰：明知终始，阴阳定矣。何谓也？然，知终始者，脉之纪也。寸口人迎阴阳之气通于朝使，如环无端，故曰始也。终者，三阴三阳之脉绝，绝则死，死各有形，故曰终也。

《灵枢·终始》：凡刺之道，毕于终始，明知终始，五脏为纪，阴阳定矣。朝，朝宗也。使，使道也（即经隧也）。三阴三阳之脉绝则死，死各有形，故曰终，是谓十二经终，详见《灵枢·终始》（亦载《素问·诊要经终》）。

二十四难

二十四难曰：手足三阴三阳气已绝，何以为候？可知其吉凶否？然，足少阴气绝则骨枯，少阴者，冬脉也，伏行而温于骨髓。故骨髓不温即肉不著骨，骨肉不相亲即肉濡而却，肉濡而却故齿长而枯，发无润泽。无润

---

① 各：原为"合"，据《难经集注·二十三难》及文义改。

泽者骨先死，戊日笃，己日死。

肾主骨，其荣发。戊笃己死，土胜水也。

足太阴气绝，则脉不荣其口唇。口唇者，肌肉之本也。脉不荣则肌肉不滑泽，肌肉不滑泽则人中满，人中满则唇反，唇反则肉先死，甲日笃，乙日死。

脾主肉，其荣唇。甲笃乙死，木胜土也。人中满，旧讹作肉满，依《灵枢》改。

足厥阴气绝，则筋缩引卵与舌卷。厥阴者，肝脉也。肝者，筋之合也。筋者，聚于阴器而络于舌本，故脉不荣即筋缩急，筋缩急引卵与舌，故舌卷卵缩，此筋先死，庚日笃，辛日死。

肝主筋，聚于阴器而终于舌本。庚笃辛死，金胜木也。

手太阴气绝，则皮毛焦。太阴者，肺也，行气温于皮毛者也。气弗荣则皮毛焦，皮毛焦则津液去，津液去则皮节伤，皮节伤则皮枯毛折，毛折者则毛先死，丙日笃，丁日死。

肺主皮，其荣毛。丙笃丁死，火胜金也。

手少阴气绝，则脉不通，脉不通则血不流，血不流则色泽去，故面黑如黧①，此血先死，壬日笃，癸日死。

心主脉，其荣色。壬笃癸死，水胜火也。

五阴气俱绝，则目眩转，转则目瞑。目瞑者为失志，失志者则志先死，志先死则远一日半死矣。

五阴，五脏之阴也。五脏主藏五神，目瞑不见，神败光失也。

六阳气俱绝，则阴与阳相离，阴阳相离则腠理泄，绝汗乃出，大如贯珠，转出不流，即气先死，旦占夕死，夕占旦死。

六阳，六腑之阳也。阳主外卫，阳亡表泄，故出绝汗。此篇全引《灵枢·病传》文（旧误在《经脉》中），而字句微异。其讹舛之甚者，依《灵枢》正之。

二十五难

二十五难曰：有十二经，五脏六腑十一耳，其一经，何等经也？然，一

---

①黧：通"黎"，黑色。《释名》："土青曰黎。似黎草色也。则谓借为藜。"

经者，手少阴与心主别脉也。心主与三焦为表里，俱有名而无形，故言经有十二也。

心主，手厥阴心包络也，与手少阳三焦为表里。

二十六难

二十六难曰：三焦何禀何生，何始何终？其治常在何许，可晓以不？然，三焦者，水谷之道路，气之所终始也。上焦者，在心下，下膈，当胃上口，主内而不出，其治在膻中，玉堂下一寸六分直两乳间陷者是。中焦者，在胃中脘，不上不下，主腐熟水谷，其治在脐旁。下焦者，在脐下，当膀胱上口，主分别清浊，出而不内，以传导也，其治在脐下一寸。故名曰三焦，其府在气街。

膻中者，《素问·十二脏相使》①：膻中者，臣使之官，喜乐出焉。《灵枢·胀论》：膻中者，心主之宫城也。膻中即心包所在。玉堂，任脉穴。气街，足阳明穴。其府在气街，府，气府也。《素问·气府论》：经络腧穴，气之府也。气街，气之道路也。《灵枢·标本》：胸气有街。腹气有街，头气有街，胫气有街。盖气之所聚会曰府，气之所通达曰街。足阳明，脏腑之原，多血多气，故独有气街之名。三焦下腧，并足太阳之经，下行胸中，出于委阳（见《灵枢·本输》），路由阳明之气街（在毛际两旁），是亦三焦之气府也。三焦之经，为手少阳三焦相火，生脾胃而化水谷，全赖乎此。故上焦主受纳饮食，中焦主腐化水谷，下焦主传输便溺，所谓决渎之官，水道出焉（《十二脏相使》语）。缘其火足土燥，蒸水化气，气降水生，注于膀胱，而后水道能出也。

二十七难

二十七难曰：经有十二，络有十五，余三络者，是何等络也？然，有阳络，有阴络，有脾之大络。阳络者，阳跷之络也，阴络者，阴跷之络也，故络有十五焉。

十五络，见《灵枢·经别》。本以督脉之别、任脉之别与脾之大络合为十五，不数阴阳二跷，与此不同。

---

① 十二脏相使：与全元起注本篇名同。王冰注本作"灵兰秘典论"。下同。

二十八难

二十八难曰：脉有奇经八脉者，不拘于十二经，何谓也？然，有阳维，有阴维，有阳跷，有阴跷，有冲，有督，有任，有带之脉。凡此八脉者，皆不拘于经，故曰奇经八脉也。

不拘于经，不与经脉同行也。

经有十二，络有十五，凡二十七气，相随上下，何独不拘于经也？然，圣人图设沟渠，通利水道，以备不然。天雨下降，沟渠溢满，当此之时，霶霈①妄行，圣人不能复图也，此络脉满溢，诸经不能复拘也。

十二经脉，各有疆界，自经脉而入奇经，则经脉不能复拘。譬之天雨下降，沟渠满溢，霶霈妄行，不拘井田分画之旧制也。

二十九难

二十九难曰：其奇经八脉者，既不拘于十二经，皆何起何经也？然，督脉者，起于下极之腧，并于脊里，上至风府，入属于脑。

下极，篡后之屏翳穴，即会阴也。督行于背，自脊里而上风府（督脉穴名），入于脑中。

任脉者，起于中极之下，以上毛际，循腹里，上关元，至咽喉，上颐，循面，入目，络舌。

中极，任脉穴名。任行于腹，自腹里而上关元（任脉穴名），升于头上。

冲脉者，起于气冲，并足阳明之经，挟脐上行，至胸②中而散。

并足阳明之经，《素问·经络论》作少阴之经（旧本误，在《骨空论》）。按，冲脉起于足阳明之气冲，上会横骨、大赫等十一穴，皆足少阴经也。

带脉起于季胁，回身一周。

回，绕也。

阳跷脉者，起于跟中，循外踝上行，入风池也。

阳跷，足太阳之别，起于足太阳之申脉，循外踝上行，入于足少阳之风池也。

---

① 霶霈（pāng pèi 乓佩）：大雨。
② 胸：原为"腹"，据《素问·骨空论篇第六十》《难经集注·二十八难》改。

阴跷脉者，亦起于跟中，循内踝上行，至咽喉，交贯冲脉。

阴跷，足少阴之别，起于足少阴之照海，循内踝，上至咽喉，而交冲脉。

阳维、阴维者，维络于身，故阳维起于诸阳会，阴维起于诸阴交也。

阳维阴维，维络于身。阳维主一身之表，起于诸阳会，足太阳之金门也。阴维主一身之里，起于诸阴交，足少阴之筑宾也。

比于圣人，图设沟渠，沟渠满溢，流于深湖，故圣人不能拘通也。而人脉隆盛，入于八脉，而不环周，溢蓄不能环流灌溉诸经者也，故十二经亦不能拘之。其受邪气，蓄则肿热，砭射之也。

八脉者，十二经之络脉也。经脉隆盛，入于八脉，则溢蓄于外，不能灌溉诸经，故经脉不能拘之。其受邪气感袭，则表阳蓄积，而生肿热，宜以砭石泻之也。

三十难

三十难曰：奇经之为病何如？然，阴跷为病，阳缓而阴急。阳跷为病，阴缓而阳急。冲之为病，逆气而里急。督之为病，脊强而厥。任之为病，其内苦结，男子七疝，女子瘕聚。带之为病，腹满，腰溶溶如坐水中。阳维为病苦寒热，阴维为病苦心痛。阳维维于阳，阴维维于阴，阴阳不能自相维，则怅然失志，溶溶不能自收持。此奇经八脉之为病也。

阴跷行于腿①里，病则外缓而内急。阳跷行于腿外，病则内缓而外急。冲行于身前，病则经气上冲，逆气而里急。督则行于身后，病则经脉失荣，脊强而身厥。任为诸阴之宗，阳根下潜，蛰藏于此。阳泄根拔，寒凝气结，男子则为七疝，女子则为瘕聚。带脉环腰如带，横束诸经，病则带脉不束，腹满，腰冷溶溶，若坐水中。阳维主一身之表，病则表伤而苦寒热。阴维主一身之里，病则里伤而苦心痛。盖阳维维于诸阳，阴维维于诸阴，若阴阳不能自相维，则怅然失志，溶溶不能自收持，表里越泄，丧其保障故也。

《难经悬解》卷上终

---

① 腿：通"骽"。腿。《集韵》："骽吐猥切，音骸。"下同。

难经悬解卷下

昌邑黄元御坤载解

三十一难

三十一难曰：营气之行，常与卫气相随不？然，《经》言人受气于谷，谷入于胃，以传于肺，五脏六腑皆以受气，其清者为营，浊者为卫，营行脉中，卫行脉外，营周不休，五十而复大会，阴阳相贯，如环无端，故知营卫相随也。

此引《灵枢·营卫生会》文。营自平旦起于手太阴之气口，五十度而复会于气口，卫气自平旦起于足太阳之睛明，五十度而复会于睛明，本不同道，曰相随者，言其并行于经中也。若宗气，则与营气相随耳（胸中大气曰宗气）。义详《灵枢》《营气》《卫气》诸篇。

三十二难

三十二难曰：五脏俱等，而心肺俱在鬲上者，何也？然，心者血，肺者气，血为营，气为卫，相随上下，谓之营卫。通行经络，营周于外，故令心肺在鬲上也。

在脏腑曰气血，在经络曰营卫。

三十三难

三十三难曰：肝青象木，肺白象金，肝得水而沉，木得水而浮，肺得水而浮，金得水而沉，其义何也？然，夫肝者，非为纯木也。乙，角也，庚之柔，大言阴与阳，小言夫与妇，释其微阳，而吸其微阴之气，其意乐金，又行阴道多，故令肝得水而沉也。肺者，非为纯金也。辛，商也，丙之柔，大言阴与阳，小言夫与妇，释其微阴，婚而就火，其意乐火，又行阳道多，故令肺得水而浮也。肺热而复沉，肝热而复浮者，何也？故知辛当归庚，乙当归甲也。

乙与庚合，其意乐金，又自水位上升，是行于阴道多也，故肝得水沉。辛与丙合，其意乐火，又自火位下降，是行于阳道多也，故肺得水浮。及至肺热而复沉，肝热而复浮，则是辛金终当归庚，乙木终当归甲也。

三十四难

三十四难曰：五脏各有声、色、臭、味，皆可晓知以不？然，《十变》言肝色青，其臭臊，其味酸，其声呼，其液泣；心色赤，其臭焦，其味苦，其声言，其液汗；脾色黄，其臭香，其味甘，其声歌，其液涎；肺色白，其臭腥，其味辛，其声哭，其液涕；肾色黑，其臭腐，其味咸，其声呻，其液唾，是五脏声色臭味也。

肝主五色，心主五臭，脾主五味，肺主五声，肾主五液。

五脏有七神，各何所主也？然，脏者，人之神气所舍藏也。故肝藏魂，肺藏魄，心藏神，脾藏意与智，肾藏精与志也。

魂、魄、神、意、智、精、志，是谓七神。

三十五难

三十五难曰：五脏各有所，腑皆相近，而心肺独去大肠、小肠远者，何谓也？然，《经》言心营肺卫，通行阳气，故居在上，大肠小肠，传阴气而下，故居在下，所以相去而远也。

心肺行其精华，故居于上，二肠传其糟粕，故居于下，因而相去之远也。

又谓：腑者，皆阳也，清净之处，今大肠、小肠、胃与膀胱皆受不净，其义何也？然，诸腑者，谓是，非也。《经》言小肠者，受盛之腑也。大肠者，传泻行道之腑也。胆者，清净之腑也。胃者，水谷之腑。膀胱者，津液之腑。一腑犹无两名，故知非也。小肠者，心之府；大肠者，肺之府；胃者，脾之府；胆者，肝之府；膀胱者，肾之腑。小肠为赤肠，大肠为白肠，胆者为青肠，胃者为黄肠，膀胱者为黑肠，下焦所治也。

谓是非也，谓其如是，则非也。经，《素问·十二脏相使》（王冰改为《灵兰秘典》)。据《内经》所言，清净之腑，唯有胆也。其余皆受水谷，而传渣滓，何得清净？一腑并无两名，经之所言，即今之所称，故知此谓非也。盖腑者，五脏之府库也。诸腑皆谓之肠，是肠则传导糟粕而下，悉属下焦所治，下为浊阴，故受不净也。

三十六难

三十六难曰：脏各有一耳，肾独有两者，何也？然，肾两者，非皆肾也，其左者为肾，右者为命门。命门者，诸精神之所舍，原气之所系也，男子以藏精，女子以系胞，故知肾有一也。

火降于右，水升于左，故左者为肾，右者为命门。命门者，神根于此，精藏于中，是一身原气之所系也。男子以之藏精，女子以之系胞，《素问·腹中论》：胞络者，系于肾是也。

三十七难

三十七难曰：脏唯有五，腑独有六者，何也？然，所以腑有六者，谓三焦也。有原气之别焉，主持诸气，有名而无形，其经属手少阳，此外府也，故言腑有六焉。

肾为原气之正，三焦为原气之别。外府，谓在诸腑之外也。按，《灵枢·本脏》曰：三焦膀胱厚、三焦膀胱薄，是有形也，与此不同。

三十八难

三十八难曰：《经》言腑有五，脏有六者，何也？然，六腑者，止有五腑也。然，五脏亦有六脏者，谓肾有两脏也，其左为肾，右为命门。命门者，谓精神之所舍也，男子以藏精，女子以系胞，其气与肾通，故言脏有六也。腑有六[①]者何也？然，五脏各一腑，三焦亦是一腑，然不属于五脏，故言腑有五焉。

其气与肾通，命门之阳气通于肾也。

[①] 腑有六：《难经集注·三十九难》及下文均言"腑有五"。

三十九难

三十九难曰:肝独有两叶,以何应也?然,肝者,东方木也。木者,春也,万物之始生,其尚幼小,意无所亲,去太阴尚近,离太阳尚远,犹有两心,故令有两叶,亦应木叶也。

心为阳中之太阳,肾为阴中之太阴(见《素问·六节藏象论》)。

四十难

四十难曰:《经》言肝主色,心主臭,脾主味,肺主声,肾主液。鼻者肺之候,而反知香臭,耳者肾之候,而反闻声,其意何也?然,肺者,西方金也,金生于巳,巳者南方火。火者心,心主臭,故令鼻知香臭。肾者,北方水也。水生于申,申者西方金。金者肺,肺主声,故令耳闻声。

心主臭,火也。肺金开窍于鼻,而内有巳火,故能知臭。肺主声,金也,肾水开窍于耳,而内有申金,故能闻声。

四十一难

四十一难曰:五脏之气,于何发起,通于何许,可晓以不?然,五脏者,尝内阅于上七窍也。故肺气通于鼻,鼻和则知香臭矣;肝气通于目,目和则知黑白矣;脾气通于口,口和则知谷味矣;心气通于舌,舌和则知五味矣;肾气通于耳,耳和则知五音矣。五脏不和则七窍不通,六腑不和则留结为聚。

尝内阅于上七窍也,旧讹作当上阅于九窍也,以《灵枢》改正之(张洁古认真,九窍添三焦之气通于喉,喉和则声鸣矣,二句谬妄不通)。

《经》言气独行于五脏,不荣于六腑者,何也?然,夫气之行,如水之流,不得息也。故阴脉荣于五脏,阳脉荣于六腑,如环无端,莫知其纪,终而复始。其流溢之气,内温于脏腑,外濡于腠理。

其流溢之气,旧讹作而不覆溢人气,依《灵枢》正之。

邪在六腑则阳脉不和,阳脉不和则气留之,气留之则阳脉盛矣。邪在五脏则阴脉不和,阴脉不和则血留之,血留之则阴脉盛矣。阴气太盛,则阳气不得相荣也,故曰格。阳气太盛,则阴气不得相荣也,故曰关。阴阳俱盛,不得相荣也，故曰关格。关格者，不得尽其命而死也。

气无独行而不相荣者，其不相荣者，邪客之也。阴盛格阳于外曰格，阳盛关阴于内曰关。

此篇全引《灵枢·脉度》文。

四十二难

四十二难曰：人肠胃长短，受水谷多少，各几何？然，唇至齿，长九分，口广二寸半。齿以后至会厌，深三寸半，大容五合。舌重十两，长七寸，广二寸半。咽门重十两，广二寸半，至胃长一尺六寸。喉咙重十二两，广二寸，长一尺二寸，九节。胃重二斤十四两，纡曲屈伸，长二尺六寸，大一尺五寸，径五寸，容谷二斗，水一斗五升。小肠重二斤十四两，长三丈二尺，广二寸半，径八分分之少半，左回叠积十六曲，容谷二斗四升，水六升三合合之大半。大肠重二斤十二两，长二丈一尺，广四寸，径一寸半，当脐右回叠积十六曲，盛谷一斗，水七升半。肛门重十二两，大八寸，径二寸大半，长二尺八寸，受谷九升三合八分合之一。膀胱重九两二铢，纵广九寸，受溺九升八合。此肠胃长短，受水谷之数也。

会厌在喉咙上，所以分司气管、食管之开阖者。肛门，谓广肠下至肛门，即直肠也。

此引《灵枢·肠胃》文。

肝重四斤四两，左三叶，右四叶，凡七叶，主藏魂。心重十二两，中有七孔三毛，盛精汁三合，主藏神。脾重二斤三两，扁广三寸，长五寸，有散膏半斤，主裹血，温五脏，主藏意。肺重三斤三两，六叶两耳，凡八叶，主藏魄。肾有两枚，重一斤二两，主藏志。胆在肝之短叶间，重三两二铢，盛精汁三合。

魂、神、意、魄、精，是谓五神。

四十三难

四十三难①曰：人不食饮者，七日而死，何也？然，胃大一尺五寸，径

---

① 四十三难：文出《难经集注·四十二难》。

五寸，长二尺六寸，横屈，受水谷三斗五升，其中长留谷二斗，水一斗五升。小肠大二寸半，径八分分之少半，长三丈二尺，受谷二斗四升，水六升三合合之大半。回肠大四寸，径一寸半，长二丈一尺，受谷一斗，水七升半。广肠大八寸，径二寸半，长二尺八寸，受谷九升三合八分合之一。肠胃凡长五丈八尺四寸，合受水谷九斗二升一合八分合之一。此肠胃所受水谷之数也（此段旧误，在《四十二难》中。依《灵枢》正之）。人胃中常留谷二斗，水一斗五升。平人日再至圊，一行二升半，日中五升，七日五七三斗五升，而水谷尽矣。故平人不食饮七日而死者，水谷津液俱尽，即死矣。

此篇全引《灵枢·平人绝谷》文。

四十四难

四十四难曰：七冲门何在？然，唇为飞门，齿为户门，会厌为吸门，胃为贲门，太仓下口为幽门，大肠、小肠会为阑门，下极为魄门，故曰七冲门也。

冲，要也。贲与奔同，胃之上口，水谷下奔之路也。太仓，胃也。幽门，胃之下口，即小肠上口。阑门，小肠下口，即大肠上口。下极，谓会阴穴，在前后二阴之间，会阴之后，即魄门。《二十九难》督脉起于下极之腧，即此。

四十五难

四十五难曰：《经》言八会者何也？然，腑会太仓，脏会季胁，筋会阳陵泉，髓会绝骨，血会膈俞，骨会大杼，脉会太渊，气会三焦外一筋直两乳内也。热病在内者，取其会之气穴也。

太仓，胃也。地当任脉之中脘，胃为六腑之长，故腑会于此。季胁，足厥阴之章门，脾之募也。脾为五脏之长，故脏会于此。阳陵泉，足少阳穴，肝胆主筋，故筋会于此。绝骨，外踝上光骨，当足少阳之悬钟。膈俞，足太阳穴。大杼，亦足太阳穴，在大椎上。太渊，手太阴穴。三焦，上焦地在外一筋直两乳之内，当任脉之膻中，宗气在此，三焦之上源也。热病在内者，取其所会之气穴，以泻其热也。

四十六难

四十六难曰：老人卧而不寐，少壮寐而不寤者，何也？然，《经》言少壮者，血气盛，肌肉滑，气道通，营卫之行，不失其常，故昼日精，夜不寤。老人血气衰，肌肉不滑，营卫之道涩，故昼日不能精，夜不能寐也，故知老人不能寐也。

《灵枢·营卫生会篇》。

四十七难

四十七难曰：人面独能耐寒者，何也？然，人头者，诸阳之会也，诸阴脉皆至颈胸中而还，独诸阳脉皆上至头耳，故令面耐寒也。

此难，《灵枢·邪气脏腑病形篇》，其面不衣一段。足之三阴，自足走胸（其上者，至颈而止），手之三阴，自胸走手（手少阴，上挟咽），手之三阳，自手走头，足之三阳，自头走足，惟手足三阳皆上至头，是诸阳之所会也。

四十八难

四十八难曰：人有三虚三实，何谓也？然，有脉之虚实，有病之虚实，有诊之虚实也。脉之虚实者，濡者为虚，紧牢者为实。病之虚实者，出者为虚，入者为实，言者为虚，不言者为实，缓者为虚，急者为实。诊之虚实者，濡者为虚，牢者为实，痒者为虚，痛者为实，外痛内快，则为外实内虚，内痛外快，为内实外虚。

自内而外出者为虚，内先损伤也。自外而内入者为实，外先感袭也。缓者，气松缓也。急者，气迫急也。

四十九难

四十九难曰：有正经自病，有五邪所伤，何以别之？然，忧、愁、思、虑则伤心，形寒饮冷则伤肺，恚怒气逆，上而不下则伤肝，饮食劳倦则伤脾，久坐湿地，强力入水则伤肾，是正经自病也。

久坐湿地，则湿土贼水，强力汗出入水，水入汗孔化湿，亦能贼水，故皆伤肾。

何谓五邪？然，有中风，有伤暑，有饮食劳倦，有伤寒，有中湿，此之谓五邪。

五邪，皆自外至者。

假令心病，何以知中风得之？然，其色当赤。何以言之？肝主色，自入为青，入心为赤，入脾为黄，入肺为白，入肾为黑，肝为心邪，故知当赤色也。其病身热，胁下满痛，其脉浮大而弦。

肝脉行于两胁。心脉浮大，肝脉弦。

何以知伤暑得之？然，当恶臭。何以言之？心主臭，自入为焦臭，入脾为香臭，入肺为腥臭，入肾为腐臭，入肝为臊臭，故知心病伤暑得之，当恶臭也。其病身热而烦，心痛，其脉浮大而散。

心脉浮大而散。

何以知饮食劳倦得之？然，当喜苦味也。虚为不欲食，实为欲食。何以言之？脾主味，自入为甘，入肺为辛，入肾为咸，入肝为酸，入心为苦，故知脾邪入心，为喜苦味也。其病身热而体重嗜卧，四肢不收，其脉浮大而缓。

土湿则体重。脾倦则嗜卧。中气不运，四肢失禀，则纵缓不收。脾脉缓。

何以知伤寒得之？然，当谵言妄语。何以言之？肺主声，自入为哭，入肾为呻，入肝为呼，入心为言，入脾为歌，故知肺邪入心，为谵言妄语也。其病身热，洒洒恶寒，甚则喘咳，其脉浮大而涩。

肺脉涩。

何以知中湿得之？然，当喜汗出不可止。何以言之？肾主液，自入为唾，入肝为泣，入心为汗，入脾为涎，入肺为涕，故知肾邪入心，为汗出不可止也。其病身热，小腹痛，足胫寒而逆，其脉沉濡而大。此五邪之法也。

肾脉沉濡。

五十难

五十难曰：病有虚邪，有实邪，有贼邪，有微邪，有正邪，何以别之？然，从后来者为虚邪，从前来者为实邪，从所不胜来者为贼邪，从所胜来者为微邪，自病为正邪。何以言之？假令心病，中风得之为虚邪，伤暑得之为正邪，饮食劳倦得之为实邪，伤寒得之为微邪，中湿得之为贼邪。

心为火，假令心病，中风木邪，火所由生也，是自后来。伤暑火邪，是为自病。饮食劳倦土邪，火之所由生也，是从前来。伤寒金邪，是从所胜来。中湿水邪，是从所不胜来也。

五十一难

五十一难曰：病有欲得温者，有欲得寒者，有欲见人者，有不欲①见人者，而各不同，病在何脏腑也？然，病欲得寒，而欲见人者，病在腑也。病欲得温，而不欲见人者，病在脏也。何以言之？腑者阳也，阳病欲得寒，又欲见人；脏者阴也，阴病欲得温，又欲闭户独处，恶闻人声，故以别知脏腑之病也。

阳病热，阴病寒，阳病动，阴病静，其性然也。

五十二难

五十二难曰：腑脏发病，根本等不？然，不等也。其不等奈何？脏病者，止而不移，其病不离其处；腑病者，仿佛贲响，上下流行，居处无常，故以此知脏腑根本不同也。

仿佛者，游移无定之象。贲响，贲走而鸣转也。

五十三难

五十三难曰：病有积，有聚，何以别之？然，积者阴气也，聚者阳气也，故阴沉而伏，阳浮而动。气之所积名曰积，气之所聚名曰聚。积者五脏所生，聚者六腑所成。积者阴气也，其发有常处，其痛不离其部，上下有所终始，左右有所穷处；聚者阳气也，其始发无根本，上下无所留止，其痛无常处。故以是别知积、聚也。

此申明上章之义。

五十四难

五十四难曰：五脏之积，各有名乎？以何月何日得之？然，肝之积，名曰

---

① 不欲：原为"欲不"，据《难经集注·五十一难》及下文"而不欲见人者"乙转。

肥气，在左胁下，如覆杯，有头足，久不愈，令人发咳逆，痎疟，连岁不已，以季夏戊己日得之。何以言之？肺病传肝，肝病传脾，脾季夏适王，王者不受邪，肝复欲还肺，肺不肯受，故留结为积，故知肥气以季夏戊己日得之。

肝位在左胁，肝胆同气，咳逆，胆火逆刑肺金也。痎疟，胆火闭于重阴之中，鼓动欲出，而阴邪外束，故生寒栗，及其郁蒸透发，则寒变而为热也。

心之积，名曰伏梁，起脐上，大如臂，上至心下，久不愈，令人病烦心，以秋庚辛日得之。何以言之？肾病传心，心当传肺，肺秋适王，王者不受邪，心复欲还肾，肾不肯受，故留结为积，故知伏梁以秋庚辛日得之。

心位在脐上。

脾之积，名曰痞气，在胃脘，覆大如盘，久不愈，令人四肢不收，发黄疸，饮食不为肌肤，以冬壬癸日得之。何以言之？肝病传脾，脾当传肾，肾以冬适王，王者不受邪，脾复欲还肝，肝不肯受，故留结为积，故知痞气以冬壬癸日得之。

脾位在中脘。

肺之积，名曰息贲，在右胁下，覆大如杯，久不已，令人洒淅寒热，喘咳，发肺壅，以春甲乙日得之。何以言之？心病传肺，肺当传肝，肝以春适王，王者不受邪，肺复欲还心，心不肯受，故留结为积，故知息贲以春甲乙日得之。

肺位在右胁。息贲，喘息奔逆也。

肾之积，名曰贲豚，发于少腹，上至心下，若豚状，或上或下无时，久不已，令人喘逆，骨痿少气，以夏丙丁日得之。何以言之？脾病传肾，肾当传心，心以夏适王，王者不受邪，肾复欲还脾，脾不肯受，故留结为积，故知贲豚以夏丙丁日得之。此五积之要法也。

肾位在少腹。贲豚发作，状如豚奔，上至心下，痛苦欲死，故曰贲豚。

五十五难

五十五难曰：《经》言七传者死，间脏者生，何谓也？然，七传者，传其所胜也。间脏者，传其子也。何以言之？假令心病传肺，肺传肝，肝传脾，脾传肾，肾传心，一脏不再伤，故言七传者死也。间脏者，传其所生也。假令心病传脾，脾传肺，肺传肾，肾传肝，肝传心，是子母相传，周而复始，如环无端，故言生也。

间脏者，不传所胜，隔二脏而传其所生也。

五十六难

五十六难曰：脏病难治，腑病易治，何谓也？然，脏病所以难治者，传其所胜也；腑病易治者，传其子也，与七传间脏同法也。

脏病之难治者，传其所胜也；腑病之易治者，传其所生也。脏病深，故传所胜；腑病浅，故传所生。盖平人无病，皆传所生，腑病轻微，未至乖常失度，彼此克贼，故传其所生，与平人相同也。

五十七难

五十七难曰：泄凡有几，皆有名不？然，泄皆有五，其名不同，有胃泄，有脾泄，有大肠泄，有小肠泄，有大瘕泄，名曰后重。胃泄者，饮食不化，色黄。脾泄者，腹胀满，泄注，食即呕吐逆。大肠泄者，食已窘迫，大便色白，肠鸣切痛。小肠泄者，溲而便脓血，少腹痛。大瘕泄者，里急后重，数至圊而不便，茎中痛。此五泄之法也。

胃泄者，甲木之克戊土也。胃以受盛为职，乘以甲木之邪，胃腑郁迫，水谷莫容，则生吐泄。伤寒阳明、少阳之泄，皆此证也。脾泄者，乙木之贼己土也。脾土湿寒，不能蒸水化气，水谷并下，脾湿愈滋，土陷木遏，肝气不达，风木冲决，开其后窍，则生泄注。内伤之泄，皆此证也。食则呕吐逆者，脾陷则胃逆也。大肠泄者，金敛而木不泄也。乙木陷于大肠，上达无路，欲冲后窍而出，而大肠敛之，不得畅泄，故窘迫欲后，肠鸣而痛切也。大便白者，金色也。小肠泄者，寒水郁其丙火也。小肠以丙火而化寒水，水寒生泄，不过大便溏注而已，不作脓血也。病则丙火不化寒水，郁于湿土之中（丙火不化寒水，因于土湿）。内热淫蒸，脓血腐化。寒水绝其上源，故溲溺淋涩。风木郁冲，故小腹痛作也。大瘕泄者，水土之郁陷也。水土湿寒，阴气凝结，瘕块累生。乙木不得温升①，陷冲后窍，而疏泄失政，未能顺下，故溲便频数，里急后重，而粪溺艰涩不利也。泄虽有五，唯胃泄为胆胃病，其四皆脾肝之证，而癸水之寒，乃其根本也。

---

① 升：原为"生"，据下文"陷冲后窍"改。

五十八难

五十八难曰：伤寒有几，其脉有变不？然，伤寒有五，有中风，有伤寒，有湿温，有热病，有温病，其所苦，各不同。

中风，风伤卫也，伤寒，寒伤营也，详仲景《伤寒》。湿温，中湿①而发热者也。热病，暑病也，即仲景暍病。温病，春月而病感者也。《素问》热病，即温病之发于夏月者（《评热病论》：先夏至者为病温，后夏至者为病暑是也），与此不同。

中风之脉，阳浮而滑，阴濡而弱。湿温之脉，阳濡而弱，阴小而急。伤寒之脉，阴阳俱甚而紧涩。热病之脉，阴阳俱浮，浮之而滑，沉之散涩。温病之脉，行在诸经，不知何经之动也，各随其经之所在而取之。

温病各经不同，行在于诸经之中，不知何经之动也，各随其经之所在而取之。温病不过六经，而经随日传，六日而尽，须逐日诊之，难以预定也（温病一日太阳，二日阳明，三日少阳，四日太阴，五日少阴，六日厥阴，法详《素问·热论》）。

伤寒有汗出而愈，下之而死者，有汗出而死，下之而愈者，何也？然，阳虚阴盛，汗之而愈，下之即死；阳盛阴虚，汗出而死，下之而愈。

阳虚阴盛，下则亡阳，故可汗愈；阳盛阴虚，汗则亡阴，故可下愈。

寒热之病，候之如何也？然，皮寒热者，皮不可近席，毛发焦，鼻槁，不得汗。肌寒热者，皮肤痛，唇舌槁，无汗。骨寒热者，病无所安，汗注不休，齿本槁痛。

此段引《灵枢·寒热病》文。

五十九难

五十九难曰：狂癫之病，何以别之？然，狂之始发，少②卧而不饥，自高贤也，自辩智也，自贵倨也，妄笑好歌乐，妄行不休是也。癫病始发，意不乐，直视僵仆，其脉三部阴阳俱盛是也。

此引《灵枢·癫狂》文。

---

① 湿：原为"温"，据文义改。
② 少：原为"坐"，据《难经集注·五十八难》及《灵枢·癫狂第二十二》改。

六十难

六十难曰：头心之病，有厥痛，有真痛，何谓也？然，手三阳之脉受风寒，伏留而不去者，则名厥头痛，入连在脑者，名真头痛。其五脏相干，名厥心痛；其痛甚，但在心，手足清者，即名真心痛。其真心痛者，旦发夕死，夕发旦死。

此难，《灵枢·厥病》：厥病真头痛，头痛甚，脑尽痛，手足寒至节，死不治。

六十一难

六十一难曰：《经》言望而知之谓之神，闻而知之谓之圣，问而知之谓之工，切而知之谓之巧，何谓也？然，望而知之者，望见其五色，以知其病。闻而知之者，闻其五音，以别其病。问而知之者，问其所欲五味，以知其病所起所在。切脉而知之者，诊其寸口，视其虚实，以知病在何脏腑也。《经》言以外知之曰圣，以内知之曰神，此之谓也。

以外知之，验其外而知之也。以内知之，洞其内而知之也。

六十二难

六十二难曰：脏井荥有五，腑独有六者，何谓也？然，腑者，阳也，三焦行于诸阳，故置一腧，名曰原。所以腑有六者，亦与三焦共一气也。

五脏五腧，井荥输经合也，六腑六腧，井荥输原经合也，详见《灵枢·本输》。腑有六腧者，以五腑之外，又有三焦一腑，故多置一原穴以配之，此亦与三焦共一气也。

六十三难

六十三难曰：《十变》言五脏六腑荥合，皆以井为始者，何谓也？然，井者，东方木也，万物之始生，故蚑行喘息，蜎飞蠕动。当生之物，莫不以春生，故岁数始于春，日①数始于甲，故以井为始也。

---

① 日：原为"月"，据《难经集注·六十三难》改。

荥合以井为始，义详《灵枢·本输》。蚑行喘息，蜎飞蠕动，谓行息飞动，一切诸虫也。

六十四难

六十四难曰：十变又言阴井木，阳井金，阴荥火，阳荥水，阴输土，阳输木，阴经金，阳经火，阴合水，阳合土，阴阳皆不同，其意何也？然，是刚柔之事也。阴井乙木，阳井庚金。阳井庚，庚者，乙之刚也；阴井乙，乙者，庚之柔也。乙为木，故言阴井木也；庚为金，故言阳井金也。余皆仿此。

阴井木，阳井金，义详《灵枢·本输》。

六十五难

六十五难曰：《经》言所出为井，所入为合，其法奈何？然，所出为井，井者，东方春也，万物始生，故言所出为井；所入为合，合者，北方冬也，阳气入藏，故言所入为合也。

万物出于春，井之义也。阳气入于冬，合之义也。

六十六难

六十六难曰：《经》言肺之原，出于太渊，心之原，出于大陵；肝之原，出于太冲；脾之原，出于太白；肾之原，出于太溪；少阴之原，出于兑骨；胆之原，出于丘墟；胃之原，出于冲阳；三焦之原，出于阳池；膀胱之原，出于京骨；大肠之原，出于合谷；小肠之原，出于腕骨。十二经皆以输为原者，何也？然，五脏腧者，三焦之所行，气之所留止也。三焦所行之腧为原者何也？然，脐下肾间动气者，人之生命也，十二经之根本也，故名曰原。三焦者，原气之别使也，主通行三气，经历于五脏六腑，原者，三焦之尊号也，故所止辄为原。五脏六腑之有病者，皆取其原也。

肺之原，出于太渊五句，义见《灵枢·九针十二原》，此皆五脏之输穴也。左右各一，共十穴，连膏之原、肓之原（膏之原，出于鸠尾，肓之原，出于脖胦），合为十二原。少阴之原，出于兑骨，谓神门也。手少阴无腧，所谓心之原出于大陵者，皆手厥阴之腧也（义见《灵枢·逆顺肥瘦》。旧本误，在《邪客》），故此补少阴之原句。胆之原，出于丘墟六句，义见《灵枢·本输》，此皆六腑之原穴也。十二经皆以输为原者，谓《九针十二原》中，皆以五脏之腧穴为原，非谓六腑也，以五脏之腧，乃三焦之所行，是其气所留止，故称曰原。盖肾间动气，一身之原气也。三焦者，肾中原气之别使，行于上下三焦，经历五脏六腑之腧穴，其所留止，辄谓之原，以其原于动气间而得名也。

六十七难

六十七难曰：五脏六腑，各有井荥输经合，皆何所主？然，《经》言所出为井，所流为荥，所注为输，所行为经，所入为合。井主心下满，荥主身热，输主体重节①痛，经主喘咳寒热，合主逆气而泄，此五脏六腑井荥输经合所主病也。

六十八难

六十八难曰：五脏募皆在阴，俞皆在阳者，何谓也？然，阴病行阳，阳病行阴，故令募在阴，俞在阳也。

五脏之募皆在腹，肝之募期门，心之募巨阙，脾之募章门，肺之募中府，肾之募京门，俞皆在背，总出于足太阳之经。背为阳，腹为阴，阴病必行于阳，阳病必行于阴。故令募在于腹，俞在于背也。以募者，脏中阳气之所结也，是以阳病行于阴；俞者，脏中阴气之所输也，是以阴病行于阳也。

六十九难

六十九难曰：《经》言虚者补之，实者泻之，不虚不实，以经取之，何谓也？然，虚者补其母，实者泻其子，当先补之，然后泻之。不实不虚，以经取之者，是正经自生病，不中他邪也。当自取其经，故言以经取之。

经，《灵枢·经脉》。自取其经，取其本经，不取其子母也。

---

① 节：原为"筋"，据《难经集注·六十八难》改。

七十难

七十难曰：《经》言春夏刺浅，秋冬刺深者，何谓也？然，春夏者，阳气在上，人气亦在上，故当浅取之；秋冬者，阳气在下，人气亦在下，故当深取之。

经，《素问·四时刺逆从论》诸篇。

春夏各致一阴，秋冬各致一阳者，何谓也？然，春夏温，必致一阴者，初下针，沉之至肾肝之部，得气，引而持之阴也；秋冬寒，必致一阳者，初内针，浅而浮之至心肺之部，得气，推而内之阳也，是谓春夏必致一阴、秋冬必致一阳也。

肾肝之部，筋骨也。心肺之部，皮脉也。

七十一难

七十一难曰：《经》言刺营无伤卫，刺卫无伤营，何谓也？然，针阳者，卧针而刺之；刺阴者，先以左手摄按所针荥俞之处，气散乃内针，是谓刺营无伤卫，刺卫无伤营也。

卫为阳，营为阴。刺卫者，卧针而刺之，则不伤营，卫行脉外，针入浅也；刺营者，先以左手摄按所针荥俞之处，卫气开散乃内针，则不伤卫，营行脉中，针入虽深，而未尝及卫也。

七十二难

七十二难曰：《经》言能知迎随，气可令调，调气之方，必在阴阳，何谓也？然，所谓迎随者，知营卫之流行，经脉之往来也。随其逆顺而取之，故曰迎随。调气之方，必在阴阳者，知其内外表里，随其阴阳而调之，故曰调气之方，必在阴阳。

经，《灵枢》终始、九针十二原：往者为逆，来者为顺。明知逆顺，正行无问。迎而夺之，恶得无虚，追而济之，恶得无实。迎之随之，以意和之是也。

七十三难

七十三难曰：诸井者，肌肉浅薄，气少不足使也，刺之奈何？然，诸井者，木也；荥者，火也。火者木之子，当刺井者，以荥泻之。故《经》曰：补者不可以为泻，泻者不可以为补，此之谓也。

诸井穴在手足指端，经脉初发，肌肉浅薄，气少不足使用，当刺者，泻其荥穴。以荥火者，井木之子，所谓实则泻其子也。井穴宜补不宜泻，是故《经》云补者不可以为泻，泻者不可以为补也。

七十四难

七十四难曰：经言春刺井，夏刺荥，季夏刺输，秋刺经，冬刺合者，何也？然，春刺井者，邪在肝；夏刺荥者，邪在心；季夏刺输者，邪在脾；秋刺经者，邪在肺；冬刺合者，邪在肾。其肝、心、脾、肺、肾而系于春、夏、秋、冬者，何也？然，五脏一病，辄有五也。假令肝病，色青者肝也，臊臭者肝也，喜酸者肝也，喜呼者肝也，喜泣者肝也，其病众多，不可尽言也。四时有数，而并系于春、夏、秋、冬者，针之要妙，在于秋毫者也。

《灵枢·刺法》，冬刺井，春刺荥，夏刺输，长夏刺经，秋刺合，与此不同。井为木，春刺井者，以其邪在肝木也。荥为火，夏刺荥者，以其邪在心火也。输为土，季夏刺输者，以其邪在脾土也。经为金，秋刺经者，以其邪在肺金也。合为水，冬刺合者，以其邪在肾水也。然五脏一病，辄有五条，未可拘也。假令肝病，色青者肝也，肝主色也。臊臭者肝也，而中有心病，心主臭，入肝为臊也；喜酸者肝也，而中有脾病，脾主味，入肝为酸也；喜呼者肝也，而中有肺病，肺主声，入肝为呼也；喜泣者肝也，而中有肾病，肾主液，入肝为泣也。其病众多，不可尽言，虽四时有数，并系于春夏秋冬（刺法系于四时），而针之要妙，则在于秋毫之间，其变无穷也。

七十五难

七十五难曰：《经》言东方实，西方虚，泻南方，补北方，何谓也？然，金、木、水、火、土，当更相平。东方木也，西方金也，木欲实，金当平之，火欲实，水当平之，土欲实，木当平之，金欲实，火当平之，水欲实，土当平之。东方者，肝也，则知肝实；西方者，肺也，则知肺虚。泻南方火，补北方水。南方火，火者，木之子也；北方水，水者，木之母也。水胜火，子能令母实，母能令子虚，故泻火补水，欲令金得平木也。《经》曰：

不得治其虚，何问其余，此之谓也。

火者木之子，子能令母实，故泻其子；水者木之母，母能令子虚，故补其母。泻火补水，使木气不实，则金得平之矣。

七十六难

七十六难曰：何谓补泻？当补之时，何以取气？当泻之时，何以置气？然，当补之时，从卫取气；当泻之时，从营置气。其阳气不足，阴气有余，当先补其阳，而后泻其阴；阴气不足，阳气有余，当先补其阴，而后泻其阳，营卫通行，此其要也。

置，舍置也。卫性收敛，故从卫取气。营性疏泄，故从营置气。

七十七难

七十七难曰：《经》言上工治未病，中工治已病者，何谓也？然，所谓治未病者，见肝之病，则知肝当传之于脾，故先实其脾气，无令得受肝之邪也，故曰治未病焉。中工治已病者，见肝之病，不晓相传，但一心治肝，故曰治已病也。

肝病传脾，克其所胜也。

七十八难

七十八难曰：针有补泻，何谓也？然，补泻之法，非必呼吸出内针也。知为针者，信其左；不知为针者，信其右。当刺之时，必先以左手厌按所针之处，弹而怒之，爪而下之，其气之来，如动脉之状，顺针而刺之。得气，推而内之是谓补，动而伸之是谓泻。不得气，乃与男外女内。不得气，是谓十死不治也。

补者候呼内针，候吸出针；泻者候吸内针，候呼出针，此补泻之恒法耳。持针，右手也，而刺法之妙，全在左手。故知为针者，信其左手，不知为针者，信其右手。当刺之时，必先以左手厌（同压）按所针之处，以指弹而怒之，以爪引而下之，以致其气。其气之来，如动脉之状，然后顺针而刺之，此方是右手事耳。针下得气，推其针而内入之，是谓补；动其针而引伸之，是谓泻。若不得气，乃与男外女内以求之。仍不得气，是谓十死不治也。

七十九难

七十九难曰：《经》言迎而夺之，安得无虚？随而济之，安得无实？虚之与实，若得若失，实之与虚，若有若无，何谓也？然，迎而夺之者，泻其子也；随而济之者，补其母也。假令心病，泻手心主输，是谓迎而夺之者也，补手心主井，是谓随而济之者也。所谓实之与虚者，濡牢之意也。气来实牢者为得，濡虚者为失，故曰若得若失也。

经，《灵枢·九针十二原》。心为火，荥亦为火，泻手心主输土，火之子也，是谓迎而夺之；补手心主井木，火之母也，是谓随而济之。手少阴无腧，故取手心主。

八十难

八十难曰：《经》言有见如入，有见如出者，何谓也？然，所谓有见如入者，谓左手见气来至乃内针，针入见气尽乃出针，是谓有见如入，有见如出也。

有见如入，有见如出，有所见而入，有所见而出也。

八十一难

八十一难曰：《经》言无实实，无虚虚，损不足而益有余，是寸口脉耶？将病自有虚实也？其损益奈何？然，是非谓寸口脉也，谓病自有虚实也。假令肝实而肺虚，肝者木也，肺者金也，金木当更相平，当知金平木。假令肺实，故知肝虚，微少气，用针不补其肝，而反重实其肺，故曰实实虚虚，损不足而益有余。此者，中工之所害也。

肺金克肝木者，常也。假令肝实而肺虚，则当助金以平木。假令肺实，则肝气必虚矣。若不补其肝，而反实其肺，是实其实，虚其虚，损不足而益有余。若此者，乃中工之所害也。

《难经悬解》卷下终